# OFTALMOLOGIA

## PARA FORMAÇÃO DO ESPECIALISTA

# OFTALMOLOGIA

# PARA FORMAÇÃO DO ESPECIALISTA

2023

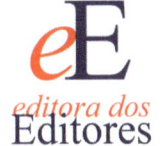

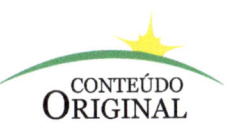

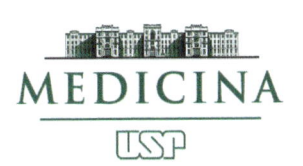

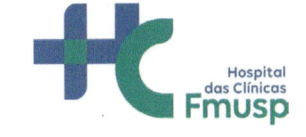

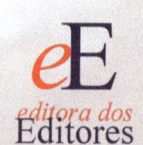

**OFTALMOLOGIA PARA FORMAÇÃO DO ESPECIALISTA**
Suzana Matayoshi

**Produção editorial**
**Projeto gráfico**
**Diagramação**
PRESTO | Catia Soderi

**Foto de Capa**
Rodolpho Matsumoto

Impresso no Brasil
*Printed in Brazil*
1ª impressão – 2023

ISBN: 978-85-85162-80-1

**Editora dos Editores**
São Paulo:  Rua Marquês de Itu,408 - sala 104 – Centro.
(11) 2538-3117
Rio de Janeiro:  Rua Visconde de Pirajá, 547 - sala 1121 – Ipanema.
www.editoradoseditores.com.br

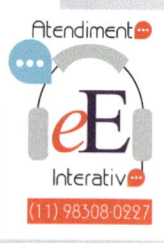

Atendiment•••
Interativ•••
(11) 98308-0227

Este livro foi criteriosamente selecionado e aprovado por um Editor científico da área em que se inclui. A Editora dos Editores assume o compromisso de delegar a decisão da publicação de seus livros a professores e formadores de opinião com notório saber em suas respectivas áreas de atuação profissional e acadêmica, sem a interferência de seus controladores e gestores, cujo objetivo é lhe entregar o melhor conteúdo para sua formação e atualização profissional.
Desejamos-lhe uma boa leitura!

Dados Internacionais de Catalogação na Publicação (CIP)
(Câmara Brasileira do Livro, SP, Brasil)

Matayoshi, Suzana

Oftalmologia para formação do especialista / Suzana Matayoshi. -- 1. ed. -- São Paulo : Editora dos Editores, 2023.

ISBN 978-85-85162-80-1

1. Oftalmologia 2. Oftalmologia - Estudo e ensino 3. Olhos - Doenças - Diagnóstico 4. Olhos - Doenças - Prevenção 5. Olhos - Doenças - Tratamento I. Título.

23-164568                                                                                     CDD-617.7

Índices para catálogo sistemático:

1. Oftalmologia : Ciência médicas   617.7
Aline Graziele Benitez - Bibliotecária - CRB-1/3129

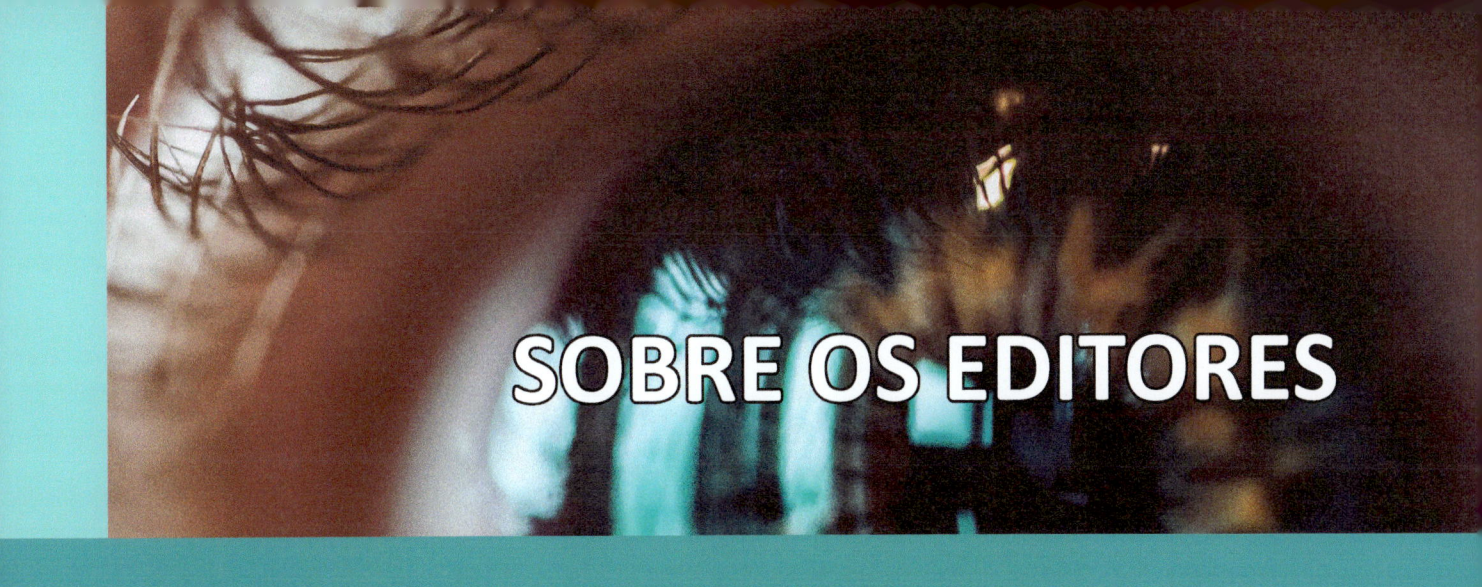

# SOBRE OS EDITORES

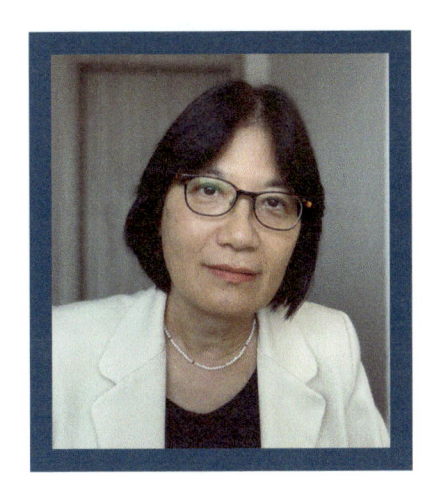

### ● Suzana Matayoshi

*Professora Associada do Departamento de Oftalmologia e Otorrinolaringologia da Universidade de São Paulo.*

*Chefe do Serviço de Plástica Ocular da Clínica Oftalmológica do Hospital das Clínicas da Faculdade de Medicina da Universidade de São Paulo.*

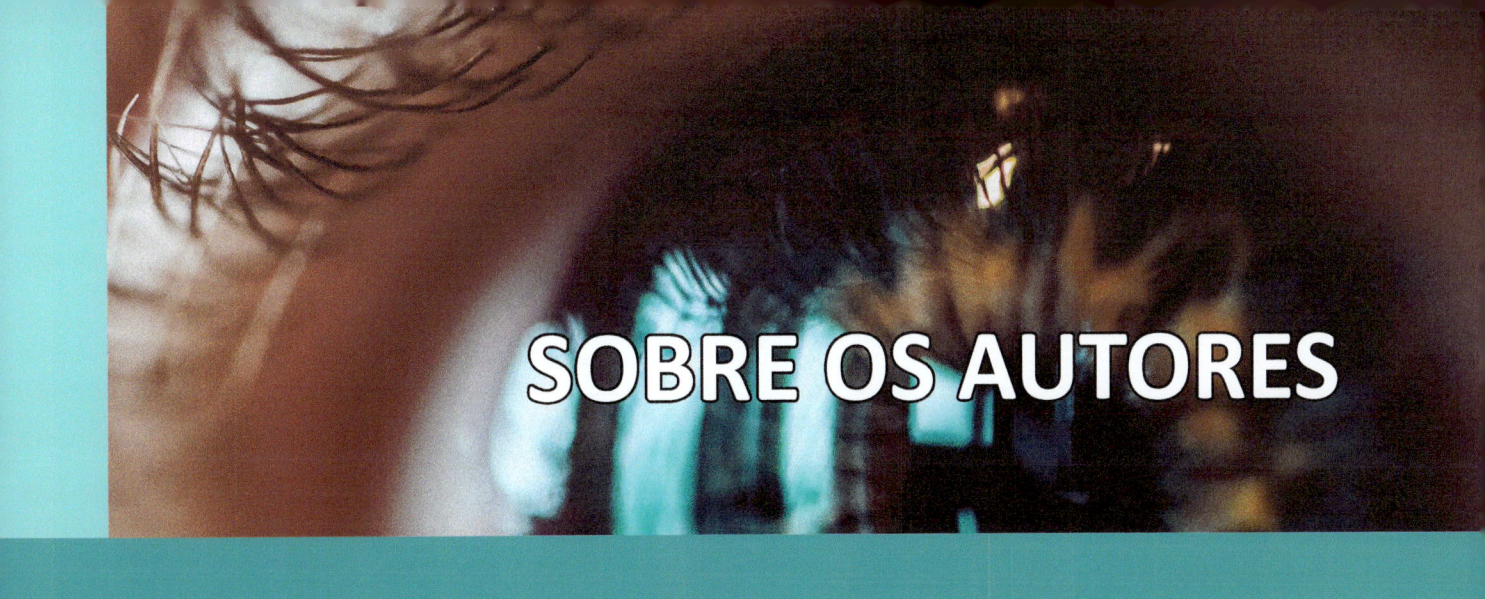

# SOBRE OS AUTORES

### Abelardo Couto Souza Junior

*Médico, Doutor em Oftalmologia pela Universidade Federal do Rio de Janeiro.*

*Aperfeiçoamento em Plástica Ocular e Órbita pelo Departamento de Oftalmologia e Otorrrinolaringologia do Hospital das Clínicas da Faculdade de Medicina da Universidade de São Paulo.*

### Allan C. Pieroni Gonçalves

*Professor associado de pós-graduação da Disciplina de Oftalmologia da Faculdade de Medicina da USP.*

*Chefe do serviço de Plástica Ocular da Faculdade de Medicina do ABC – SP.*

### André Borba da Silva

*Médico, Doutor em Oftalmologia pela Universidade de São Paulo.*

### Artur Lins Tenório

*Oftalmologista, Mestre pela Universidade Federal de Pernambuco.*

*Especialista em Genética Ocular da Clínica Oftalmológica do Hospital das Clínicas da Faculdade de Medicina da Universidade de São Paulo.*

### Carlos Eduardo Hirata

*Médico, Doutor em Oftalmologia pela Universidade de São Paulo.*

*Chefe do Serviço de Uveites da Clínica Oftalmológica do Hospital das Clínicas da Faculdade de Medicina da Universidade de São Paulo.*

### Cleide Guimarães Machado

*Médica, Doutora em Oftalmologia pela Universidade de São Paulo.*

*Médica Assistente da Clínica Oftalmológica do Hospital das Clínicas da Faculdade de Medicina da Universidade de São Paulo.*

### Cristiano dos S. Correia

*Médico Oftalmologista. Especialista em Estrabismo.*

### Daniel de Queiroz Omote

*Médico Residente de Oftalmologia do Hospital das Clínicas da Faculdade de Medicina da universidade de São Paulo, São Paulo.*

● **Edson dos Santos-Neto**

*Médico da Clínica Oftalmológica do Hospital das Clínicas da Faculdade de Medicina da Universidade de São Paulo.*

● **Eduardo Damous Feijó**

*Médico, Doutor em Oftalmologia pela Universidade de São Paulo.*

● **Erick Marcet Santiago de Macedo**

*Médico, Doutor em Oftalmologia pela Universidade de São Paulo.*

● **Felipe Baccega**

*Fellow de Oncologia Ocular.*

● **Fernanda Maria Silveira Souto**

*Médica Pós-Graduanda Programa Oftalmologia da Faculdade de Medicina da Universidade de São Paulo.*

● **Francisco Max Damico**

*Professor Orientador do Programa de Pós-Graduação em Oftalmologia da Faculdade de Medicina da Universidade de São Paulo.*

● **Helen Nazareth Santos Veloso**

*Médica Colaboradora, especialista em Uveítes, Hospital das Clínicas da Faculdade de Medicina da Universidade de São Paulo.*

● **Ivana Cardoso Pereira**

*Médica, Doutora em Oftalmologia pela Universidade de São Paulo.*
*Pos-Doutorado pela Universidade de São Paulo.*

● **Jaqueline Silva de Rezende**

*Fellow do serviço de Órbita e Plástica Ocular da Faculdade de Medicina da USP.*

● **João Victor Veloso Gonçalves Godinho**

*Médico colaborador do setor da Catarata do Hospital das Clínicas da Universidade de São Paulo.*

● **Joyce Hisae Yamamoto**

*Professora Orientadora do Programa de Pós-Graduação em Oftalmologia da Faculdade de Medicina da Universidade de São Paulo.*
*Chefe do Serviço de Uveítes da Clínica Oftalmológica do Hospital das Clínicas da Faculdade de Medicina da Universidade de São Paulo.*

● **Juliana Mika Kato**

*Fellow do Serviço de Plástica Ocular da Clínica Oftalmológica do HCFMUSP.*

● **Larissa Yuri Yaegaschi**

*Médica Oftalmologista. Assistente da Clínica Oftalmológica do HCFMUSP.*

● **Leandro Cabral Zacharias**

*Professor Orientador do Programa de Pós-Graduação em Oftalmologia da Faculdade de Medicina da Universidade de São Paulo.*
*Chefe do Centro Cirúrgico de Oftalmologia do Hospital das Clínicas da Faculdade de Medicina da Universidade de São Paulo.*

● **Leopoldo Barbosa**

*Médico, Pós-Graduando Programa Oftalmologia da Faculdade de Medicina da Universidade de São Paulo.*
*Especialista em Glaucoma e Catarata.*
*Diretor Clínico do Instituto de Olhos de Maceió.*

● **Lívia da Silva Conci**

*Médica, Pós-Graduanda Programa Oftalmologia da Faculdade de Medicina da Universidade de São Paulo.*

## Luciana Olivalves

*Médica da Clínica Oftalmológica do Hospital das Clínicas da Faculdade de Medicina da Universidade de São Paulo.*

## Marcos Wilson Sampaio

*Médico, Doutor pela Universidade de São Paulo.*

## Maria Aparecida Onuki Haddad

*Médica, Doutora pela Universidade de São Paulo.*

*Chefe do Serviço de Visão Subnormal do Hospital das Clínicas da Faculdade de Medicina da Universidade de São Paulo.*

## Maria Fernanda Abalem

*Professora Assistente, Universidade de MichiganMédica Colaboradora, especialista em Retina e Vítreo, Hospital das Clínicas da Faculdade de Medicina da Universidade de São Paulo.*

## Mariana Dias Gumiero

*Médica Pós-Graduanda Programa Oftalmologia da Faculdade de Medicina da Universidade de São Paulo.*

## Mariana Nobrega Meireles

*Médica Oftalmologista. Sócia da Sociedade Brasileia de Cirurgia Plástica Ocular.*

## Mário Luiz Ribeiro Monteiro

*Professor Associado, Coordenador do Programa de Pós-Graduação em Oftalmologia da Faculdade de Medicina da Universidade de São Paulo.*

*Chefe do Serviço de Neuroftalmologia do Hospital das Clínicas da Faculdade de Medicina da Universidade de São Paulo.*

## Marlos Rodrigues Lopes e Silva

*Médico, Doutor em Oftalmologia pela Universidade de São Paulo – Ribeirão Preto.*

*Chefe do Centro de Referencia em Oftalmologia da Universidade Federal de Goias.*

## Mauro Goldchmit

*Doutor pela Universidade Federal de São Paulo.*

*Diretor-Presidente e Fundador do Instituto Strabos.*

*Ex-Presidente do Centro Brasileiro de Estrabismo (CBE) e do Conselho Latinoamericano de Estrabismo (CLADE).*

*Membro do Conselho da International Strabismological Association (ISA).*

*Membro da Comissão Científica da World Society of Pediatric Ophthalmology and Strabismus (WSPOS).*

## Milton Ruiz Alves

*Professor associado da Faculdade de Medicina de São Paulo, São Paulo.*

## Patricia Picciarelli

*Médica Assistente do Pronto-Socorro de Oftalmologia.*

*do Hospital das Clínicas da Faculdade de Medicina da Universidade de São Paulo.*

*Patologista Ocular da Divisão de Anatomia Patológica do HCFMUSP.*

*Especialização em Córnea, Doenças Externas e Lentes de Contato pelo HCFMUSP.*

## Pedro Carlos Carricondo

*Oftalmologista, Doutor em Oftalmologia pela FMUSP, Diretor do Pronto-Socorro e Co-chefe do setor da Catarata do Hospital das Clínicas da Universidade de São Paulo.*

● **Priscilla Luppi Ballalai**

*Médica, Doutora pela Universidade Federal de São Paulo.*

*Pós-Doutorado pela Universidade de São Paulo. Especialista em Oncologia Ocular.*

● **Rachel Camargo Carneiro**

*Médica, Doutora em Oftalmologia pela Universidade de São Paulo.*

*Professora Associada Departamento de Oftalmologia e Otorrinolaringologia da Universidade de São Paulo.*

*Chefe do Serviço de Plástica Ocular do Hospital das Clínicas da Faculdade de Medicina da Universidade de São Paulo.*

● **Renato Germano**

*Médico, Doutor em Oftalmologia pela Universidade de São Paulo.*

*Chefe do Setor de Glaucoma da Clínica Oftalmológica do HCFMUSP.*

*Coordenador da Residência Médica da Clínic CEO-Bauru-SP.*

● **Rodolfo Bonatti**

*Fellow do Serviço de Plástica Ocular do HCFMUSP.*

● **Rosa Maria Graziano**

*TextoMédica, Doutora em Oftalmologia pela Universidade de São Paulo.*

*Assistente da Clínica Oftalmológica do Hospital das Clínicas da Faculdade de Medicina da Universidade de São Paulo.*

● **Ruth Miyuki Santo**

*Professora Assistente do Departamento de Oftalmologia do Hospital das Clínicas da Faculdade de Medicina da Universidade de São Paulo (HCFMUSP).*

*Diretora Médica do Banco de Tecidos Oculares do HCFMUSP.*

*Doutora em Medicina pela Universidade Juntendo, Tóquio, Japão e pela Universidade de São Paulo.*

● **Simone Finzi**

*Médica, Doutorado pela Universidade Federal de São Paulo. Especialização em Glaucoma e Genética Molecular Tufts University.*

*Especialização em Genética Ocular Johns Hopkins University.*

*PPCR - Especialização em Pesquisa Clínica Harvard University.*

*Chefe do Setor de Genética Ocular da Clínica Oftalmológica do Hospital das Clínicas da Faculdade de Medicina da Universidade de São Paulo.*

● **Suzana Matayoshi**

*Professora Associada do Departamento de Oftalmologia e Otorrinolaringologia da Universidade de São Paulo.*

*Chefe do Serviço de Plástica Ocular da Clínica Oftalmológica do Hospital das Clínicas da Faculdade de Medicina da Universidade de São Paulo..*

● **Taurino Rodrigues**

*Médico Colaborador, especialista em Retina e Vítreo, Hospital das Clínicas da Faculdade de Medicina da Universidade de São Paulo.*

## Thaisa Silveira Barbosa

*Fellow de Retina Cirúrgica do Hospital das Clínicas da HCFMUSP.*

## Thales Antônio Cabral de Guimarães

*Clinical Research Fellow | Moorfields Eye Hospital, London, UK.*

*Candidato a doutorado | UCL Institute of Ophthalmology, London, UK.*

*Jovem Líder Médico | Academia Nacional de Medicina (ANM), Rio de Janeiro, Brazil.*

## Vera Regina Cardoso Castanheira

*Doutora em Oftalmologia e Assistente da Oftalmologia da Faculdade de Medicina da Universidade de São Paulo - SP.*

*Responsável pelo Ambulatório de Oncologia Ocular e Ultrassonografia Ocular.*

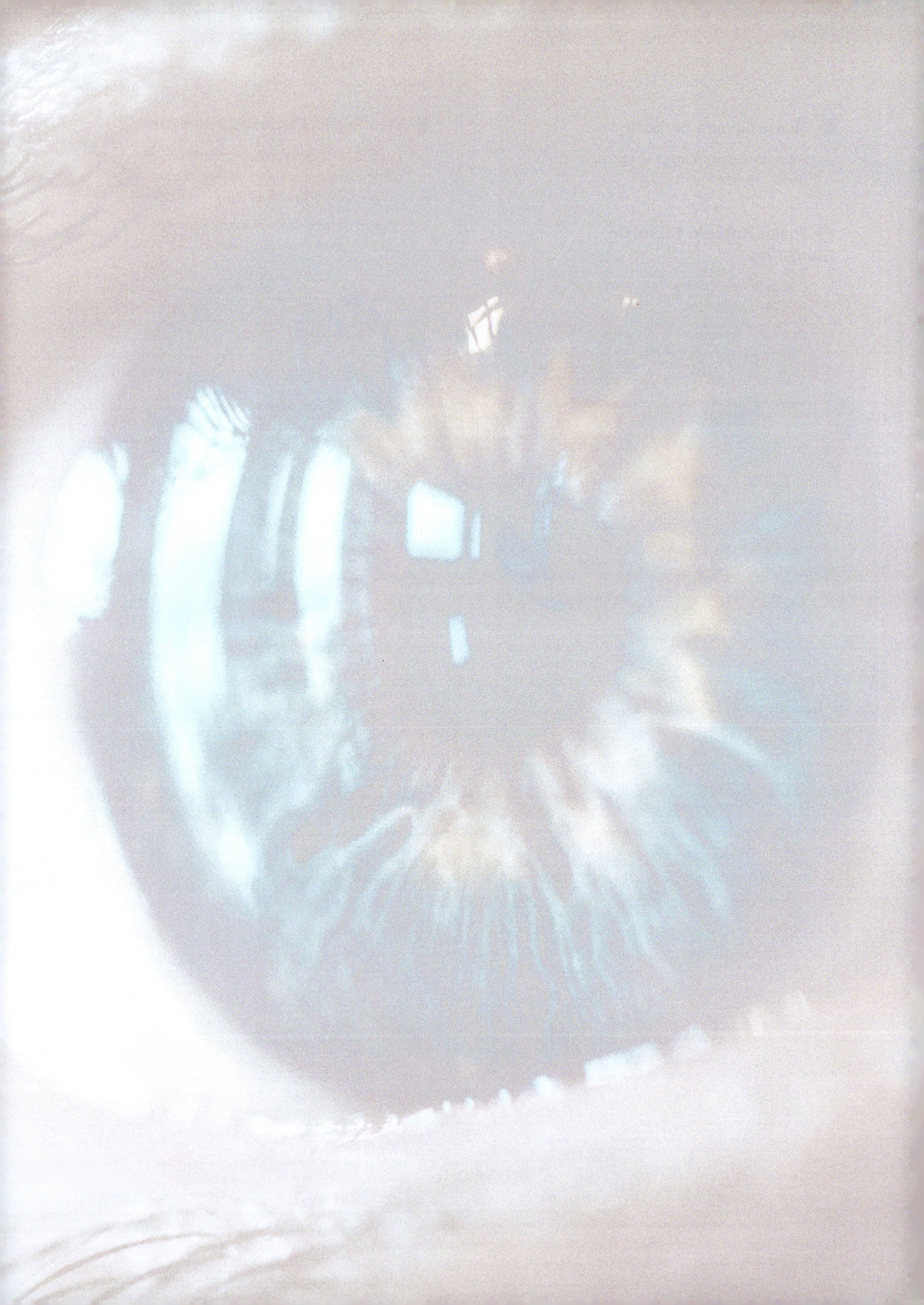

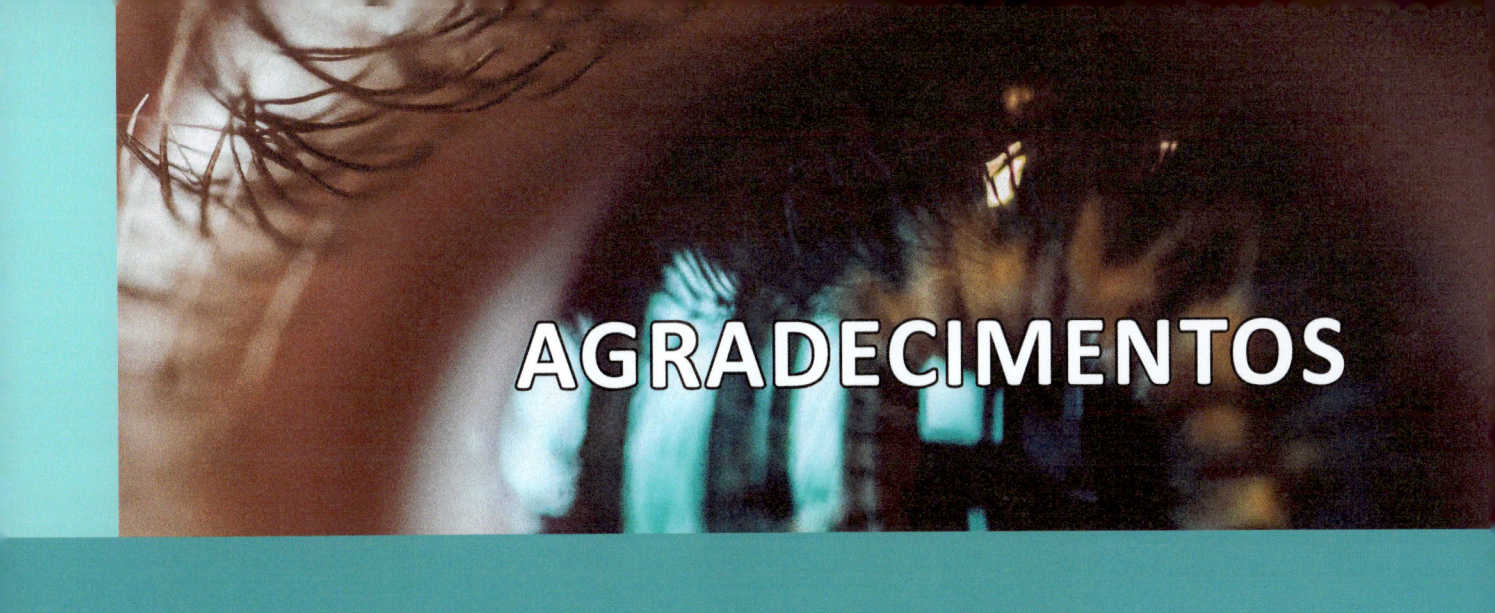

# AGRADECIMENTOS

Este livro não seria possível sem um time que nos apoiasse nos bastidores.

Em primeira mão, os nossos sinceros agradecimentos à equipe da Editora dos Editores, na figura do Alexandre Massa que possibilitou a concretização desta obra.

Agradeço o Professor Remo Susanna Jr que me confiou o projeto para que fosse executado da melhor forma possível. Sem o seu incentivo nesses anos, eu não seria a pessoa que sou hoje.

Nesse momento gostaria ainda de prestar meu agradecimento especial aos nossos professores atemporais, cuja dedicação e exemplo são os faróis que iluminam nossa jornada.

Logo no início do projeto, chamamos os colaboradores, os autores dos capítulos, sem os quais seria impossível a elaboração do livro. São 25 capítulos com 47 pessoas que dedicaram seu tempo e conhecimento para compartilhar parte da Oftalmologia que é extensa. Muito obrigada!

O capítulo 5 em especial, a semiologia oftalmológica seria um livro por si só. Tive a sorte de poder contar com três profissionais que muito ajudaram: Ivana Cardoso Pereira, Rodolfo Bonatti e Leandro Cabral Zacharias. Meus sinceros agradecimentos!

Agradeço ainda os preceptores e médicos residentes do Hospital das Clínicas da FMUSP que se empenharam para que pudéssemos registrar os passos da semiologia oftalmológica.

Em relação às ilustrações, compartilho com vocês leitores o meu profundo reconhecimento a três pessoas que muito colaboraram para tornar o texto compreensível: Mariana Nóbrega Meireles, Juliana Mika Kato e Rodrigo Viana Carneiro.

Por fim, nossos profundos agradecimentos aos pacientes, início e fim de nosso aprendizado e ensino na Medicina.

Suzana Matayoshi

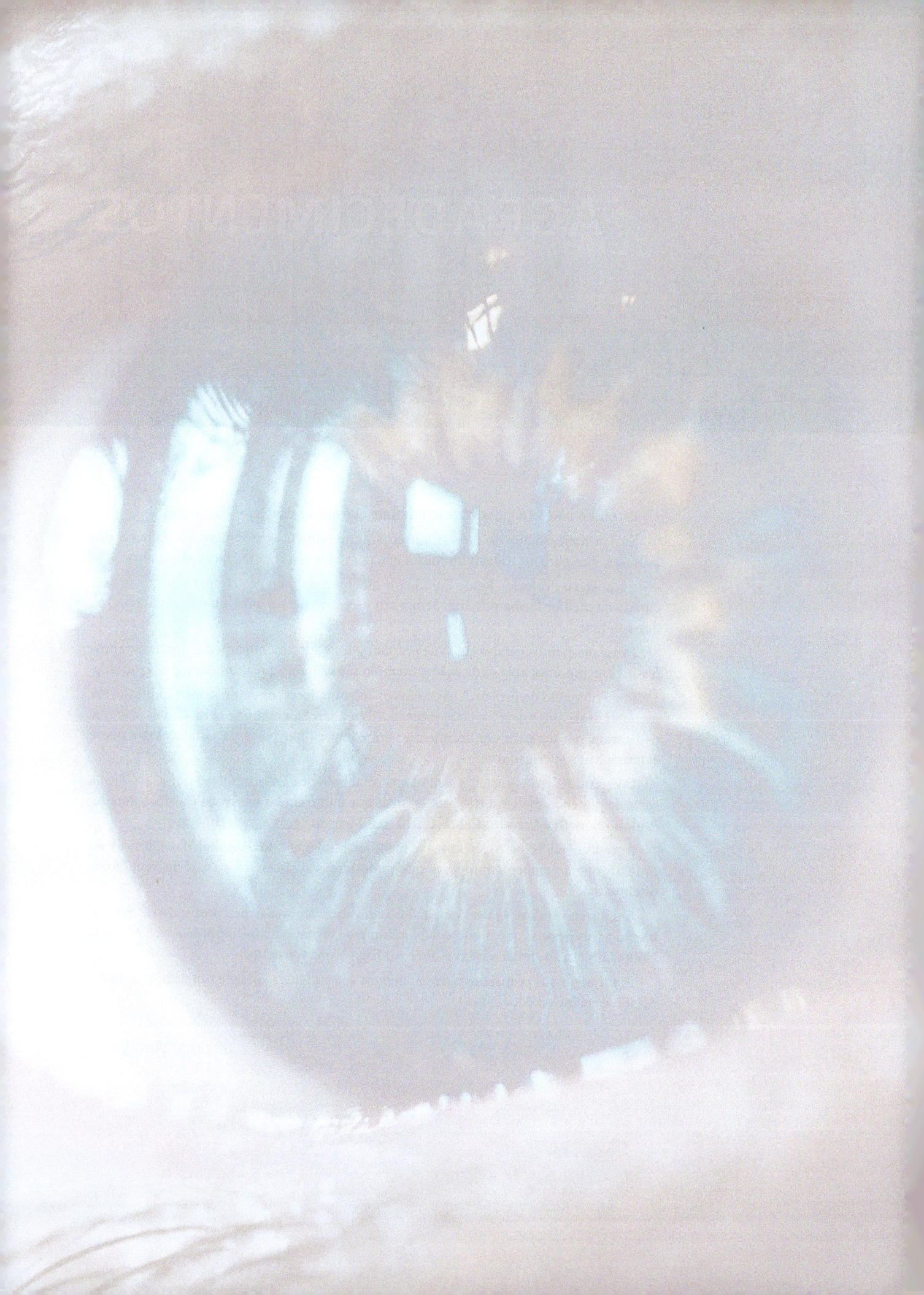

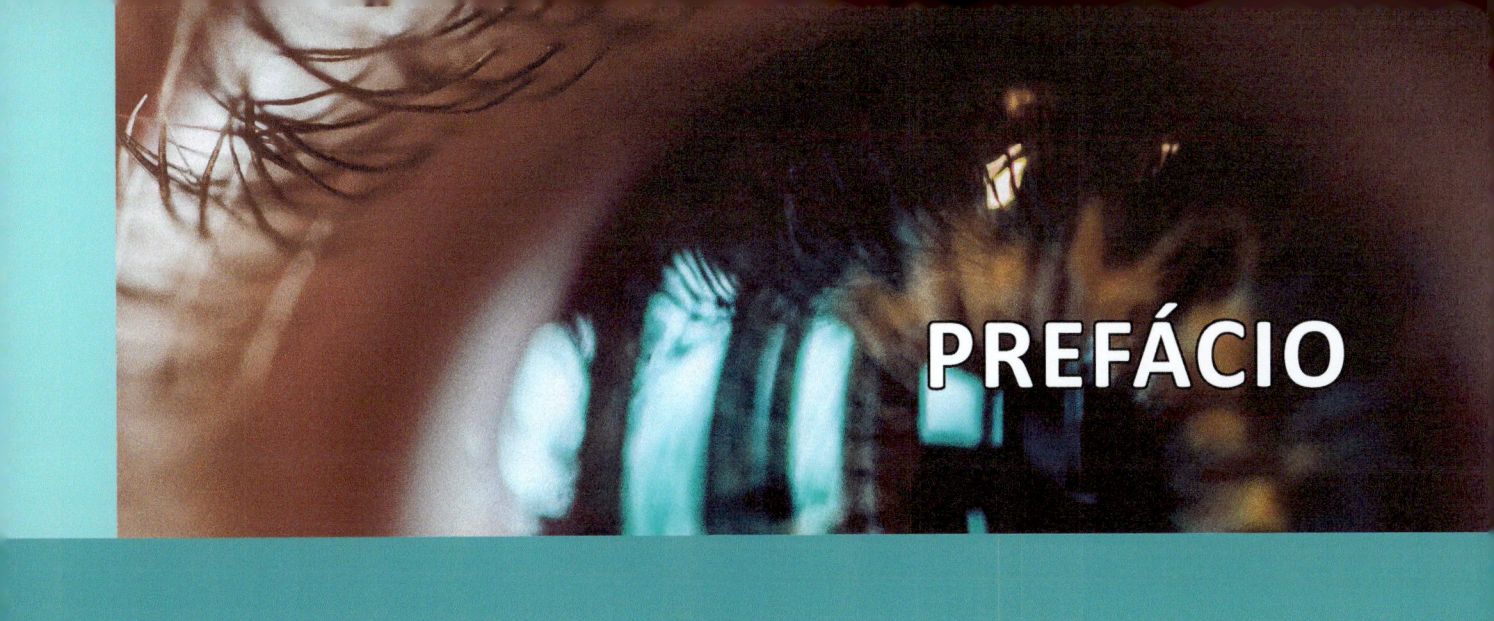

# PREFÁCIO

"Prefácio, palavra que nos tempos modernos substituiu a palavra *Incipt* do latim cujo significado é "assim se inicia", é provavelmente a primeira página que o leitor lê, mas é a última página que é escrita, após cuidadosa analise do conteúdo de um livro."

Este não é somente um livro recomendado para ser lido, e sim que deve ser lido por todos aqueles que se dedicam ou escolheram a oftalmologia como sua especialidade.

A cegueira é o segundo temor da humanidade, sendo superado apenas pelo câncer incurável.

O combate a cegueira, ao sofrimento que a mesma ocasiona aos pacientes, a seus familiares assim como o prejuízo econômico e social para a sociedade, inicia pela leitura deste livro.

Escrito pelos maiores especialistas nas respectivas subespecialidades de forma abrangente, contempla os mais recentes conhecimentos em cada campo da oftalmologia, e orienta de forma prática, de como utiliza-los no dia a dia do consultório.

Nos últimos anos a oftalmologia passou por grandes avanços, condensar estes avanços em um livro tornou-se um imperativo cuja execução envolve tempo, organização, liderança, mas sobretudo vontade de ensinar e contribuir com o conhecimento humano.

Desta forma, gostaria de parabenizar a Prof. Suzana Matayoshi por este trabalho hercúleo e a todos que dele participaram tornando esta obra um marco na oftalmologia brasileira.

**Remo Susanna Jr**
*Prof. Titular da Divisão de Clinica Oftalmológica*
*da Universidade de São Paulo*

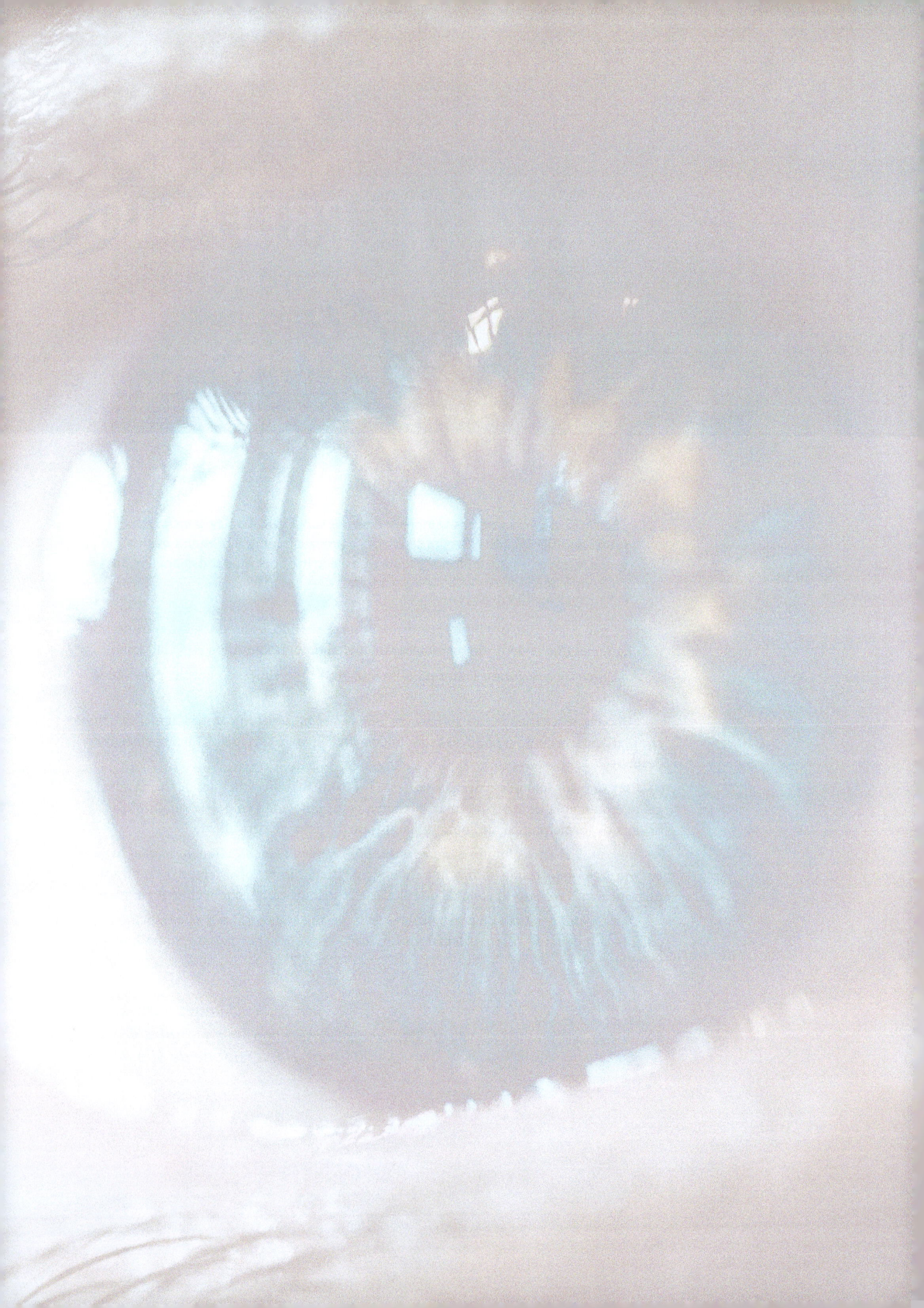

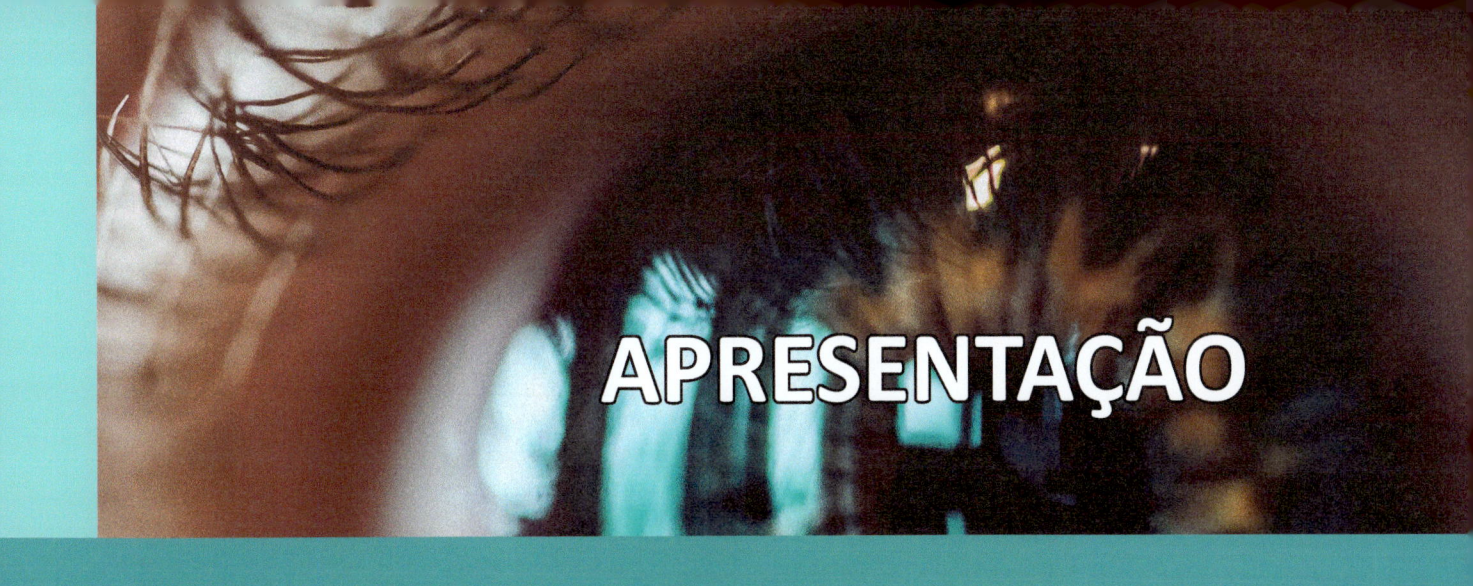

# APRESENTAÇÃO

Na vida universitária já há anos, tenho me dedicado tanto ao ensino da Oftalmologia para a graduação de Medicina como na Residência Médica e nos cursos de complementação especializada.

Os anos me ensinaram que a linguagem para a educação médica deve ser direta e prática para que o aluno absorva melhor o conteúdo.

Quanto mais inexperiente o aluno, mais o educador tem de se esforçar para que o conteúdo científico seja compreendido.

Este livro se insere dentro dessa filosofia, de repassar a informação médica especializada de uma forma clara, ilustrada, com vídeos e entrevistas que certamente irão acrescentar e solidificar conhecimento.

Boa leitura!

Suzana Matayoshi

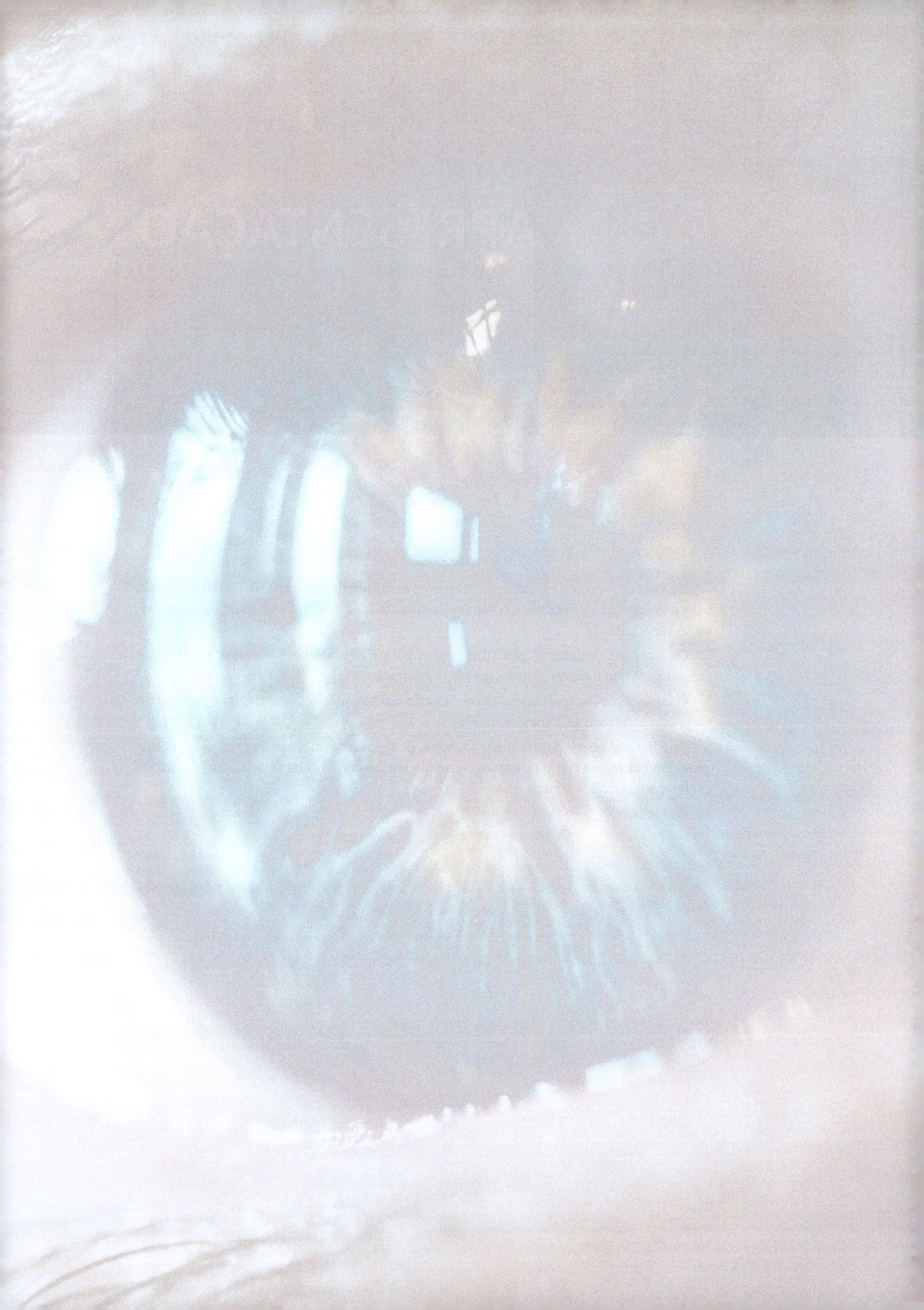

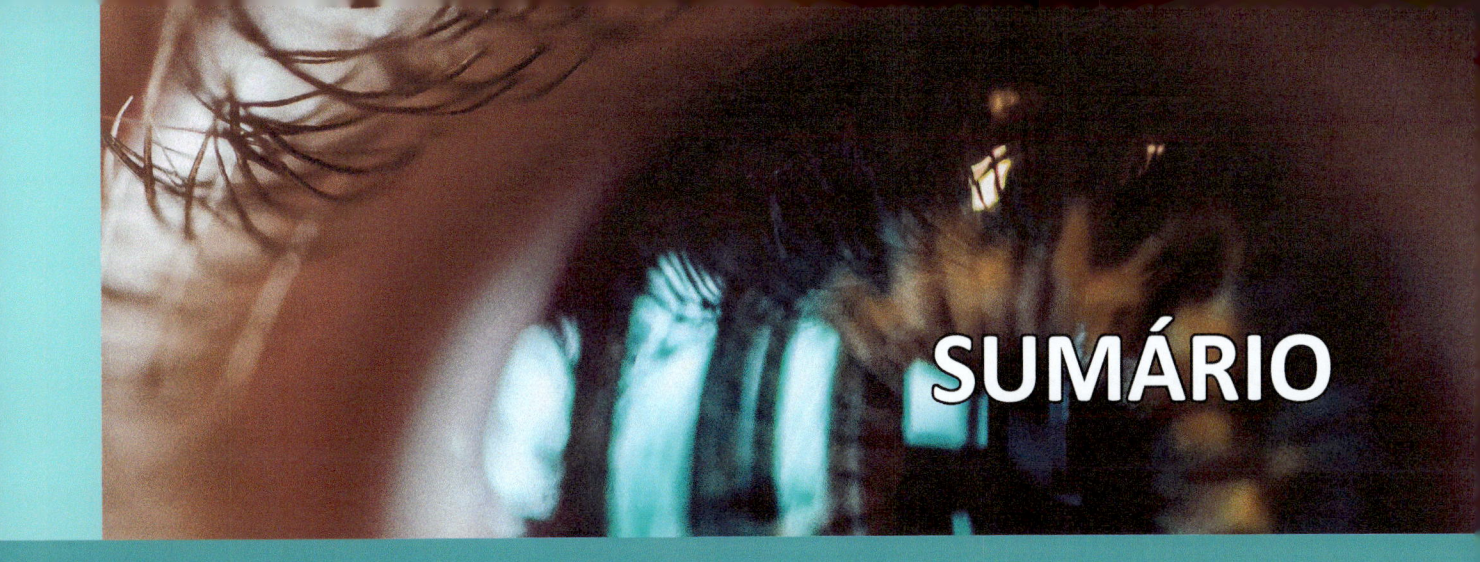

# SUMÁRIO

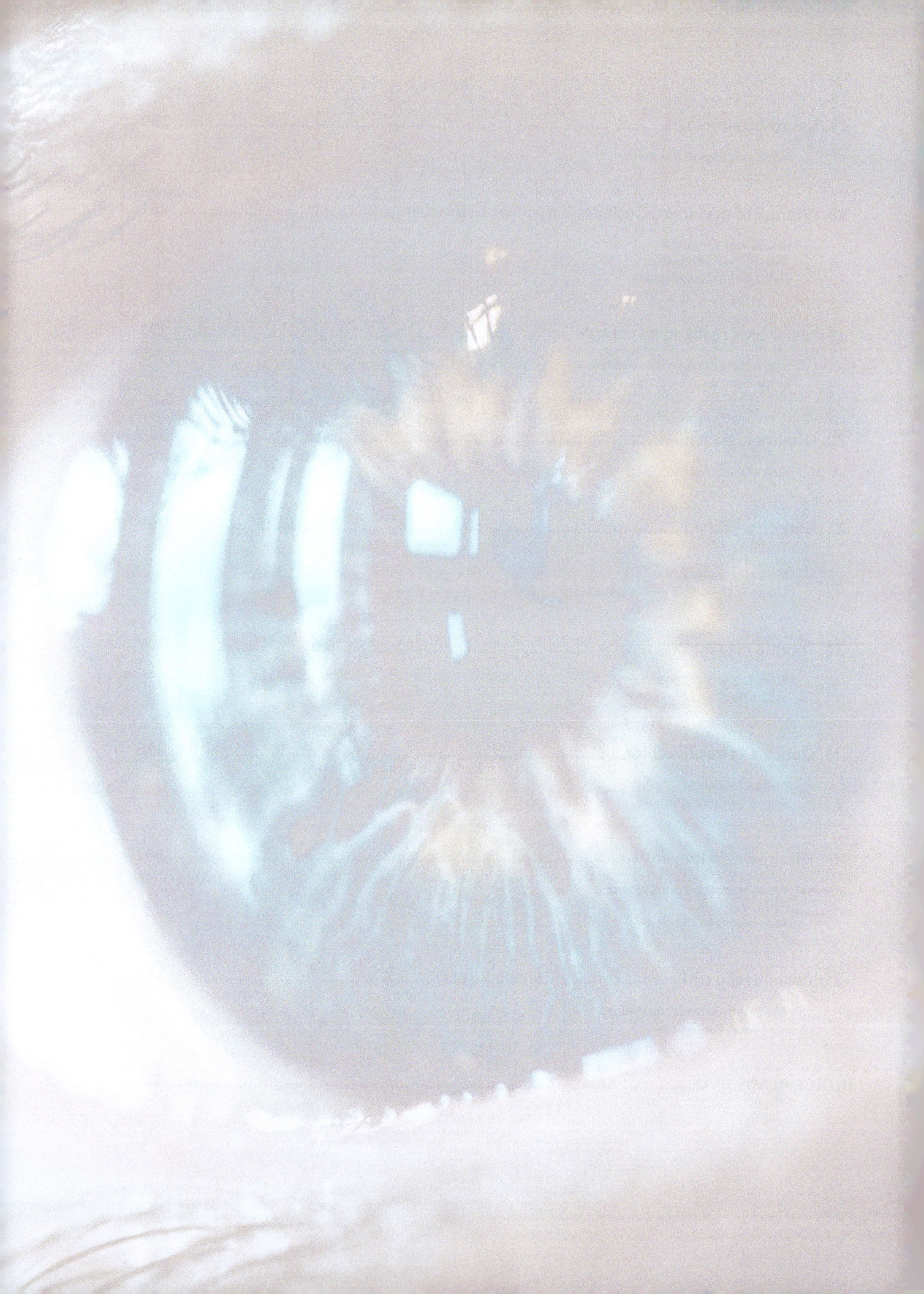

# Anatomia Ocular

Erick Marcet Santiago de Macedo

Rachel Camargo Carneiro

Ilustrações de Rodrigo Viana Carneiro

Neste capítulo serão descritas as estruturas anatômicas do globo ocular e anexos para uma melhor compreensão clínica e cirúrgica da região.

## ÓRBITA

A órbita é composta por sete ossos e quatro paredes[1,2]. Seu volume é de aproximadamente 30 ml, e seu espaço é preenchido pelo olho, músculos e gorduras. Sua principal função é dar sustentação e proteção ao globo ocular. Possui um formato de pirâmide com base anterior, suas quatro paredes convergem posteriormente. As paredes lateral e medial da **órbita formam um ângulo de 45° graus**.

A parede superior da órbita, teto, é formada pelo processo orbital do osso frontal e da asa menor do esfenoide, seus defeitos podem causar proptose pulsátil. A cerca de 2,5 cm da linha média encontramos um pequeno entalhe na borda óssea que pode ser sentido a palpação, a incisura supra-orbital.[3] A fossa da glândula lacrimal, é uma depressão grande e lisa em sua porção ântero-lateral. (Figura 1.1)

A parede medial é formada pelo processo frontal do osso maxilar, do lacrimal, do =sfenóide e de parte do etmóide. Na borda ínfero-medial dessa área localizamos uma depressão denominada fossa lacrimal, formada pelos ossos maxilar e lacrimal, que abriga o saco.[1] A lâmina papirácea do etmóide, que cobre a parede medial, é muito delgada sendo perfurada pelos forames etmoidais anterior e posterior, dando passagem aos nervos e artérias para a fossa anterior do crânio. (Figura 1.1) Por essa razão a celulite orbitária frequentemente é secundária à uma sinusite etmoidal. Na sua extremidade anterior se encontra o sulco lacrimal, esse é contínuo com o canal lácrimonasal que, por sua vez, desemboca no meato inferior da cavidade nasal.

O assoalho é formado por três ossos: zigomático, maxilar e palatino. A área central é formada pela placa orbitária da maxila, região mais frequente de ocorrer as conhecidas fraturas" *blowou*t "após trauma contuso na região. (Figura 1.1)

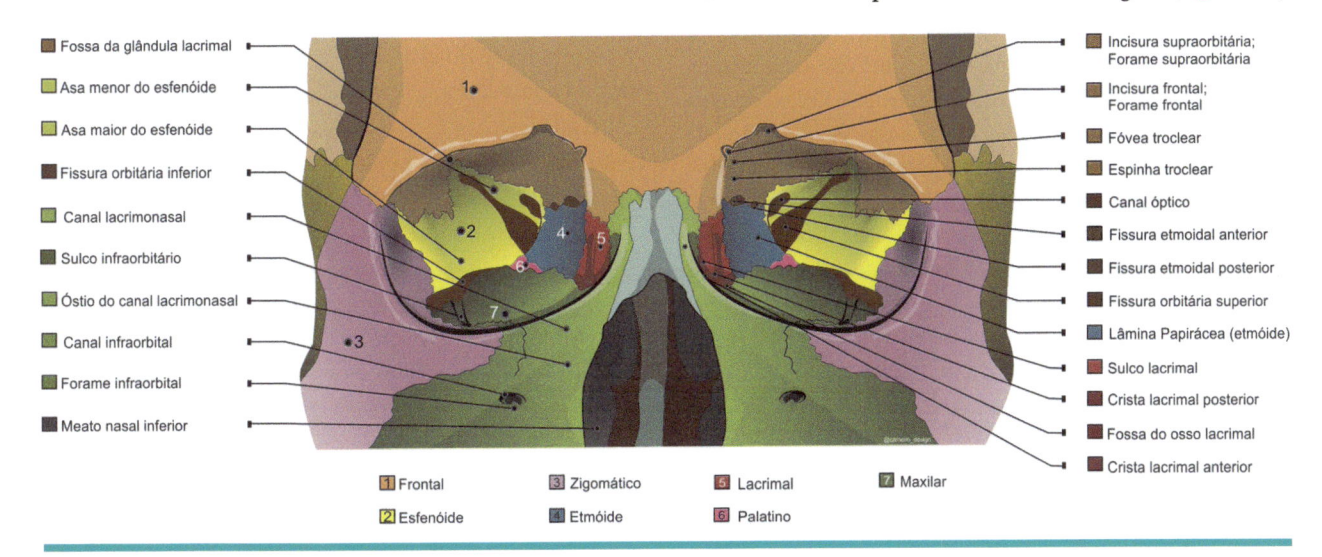

Fossa da glândula lacrimal

Asa menor do esfenóide

Asa maior do esfenóide

Fissura orbitária inferior

Canal lacrimonasal

Sulco infraorbitário

Óstio do canal lacrimonasal

Canal infraorbital

Forame infraorbital

Meato nasal inferior

Incisura supraorbitária;
Forame supraorbitária

Incisura frontal;
Forame frontal

Fóvea troclear

Espinha troclear

Canal óptico

Fissura etmoidal anterior

Fissura etmoidal posterior

Fissura orbitária superior

Lâmina Papirácea (etmóide)

Sulco lacrimal

Crista lacrimal posterior

Fossa do osso lacrimal

Crista lacrimal anterior

1 Frontal    3 Zigomático    5 Lacrimal    7 Maxilar

2 Esfenóide    4 Etmóide    6 Palatino

**Figura 1.1.** Órbita (vista anterior) mostrando as paredes e os ossos.

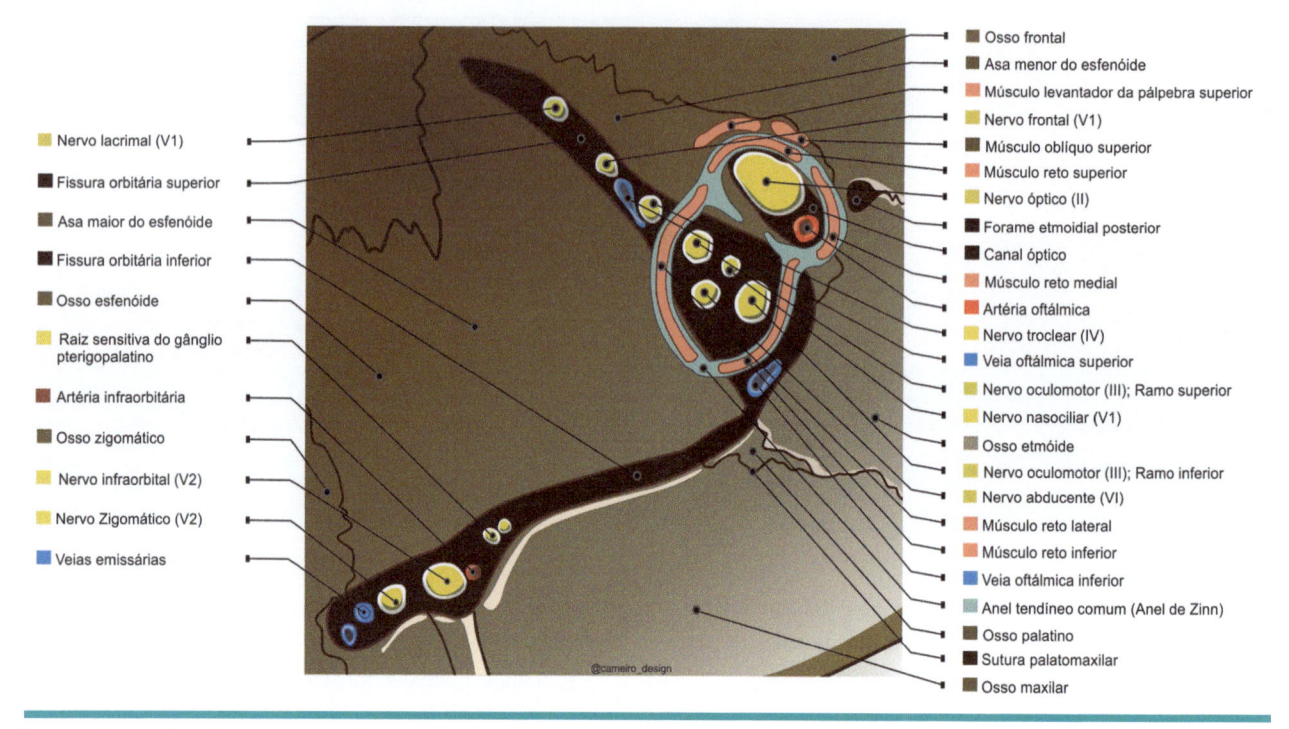

Nervo lacrimal (V1)
Fissura orbitária superior
Asa maior do esfenóide
Fissura orbitária inferior
Osso esfenóide
Raiz sensitiva do gânglio pterigopalatino
Artéria infraorbitária
Osso zigomático
Nervo infraorbital (V2)
Nervo Zigomático (V2)
Veias emissárias

Osso frontal
Asa menor do esfenóide
Músculo levantador da pálpebra superior
Nervo frontal (V1)
Músculo oblíquo superior
Músculo reto superior
Nervo óptico (II)
Forame etmoidial posterior
Canal óptico
Músculo reto medial
Artéria oftálmica
Nervo troclear (IV)
Veia oftálmica superior
Nervo oculomotor (III); Ramo superior
Nervo nasociliar (V1)
Osso etmóide
Nervo oculomotor (III); Ramo inferior
Nervo abducente (VI)
Músculo reto lateral
Músculo reto inferior
Veia oftálmica inferior
Anel tendíneo comum (Anel de Zinn)
Osso palatino
Sutura palatomaxilar
Osso maxilar

**Figura 1.2.** Anel tendíneo comum (Zinn), fissura orbitária superior e inferior - vista anterior

A parede lateral é a mais forte da órbita, formada posteriormente pela asa maior do esfenóide e anteriormente pelo osso zigomático.[2] (Figura 1.1)

O ápice é o local de entrada para todos os nervos e vasos do olho e origem de todos os músculos extraoculares, exceto o oblíquo inferior, que se origina na parede medial da órbita. Os quatro músculos retos (superior, inferior, medial e lateral) têm origem em um anel de tecido conjuntivo, anel de Zinn, que envolve o canal óptico e parte da fissura orbitária superior. No ápice orbitário encontra-se o forame óptico através do qual passam as seguintes estruturas: nervo óptico (II), artéria oftálmica e fibras simpáticas do plexo carotídeo. Lateralmente ao forame, estão as fissuras orbitárias superior e inferior. Através da fissura orbitária superior passam os nervos: oculomotor (III), nervo troclear (IV), nervo abducente (VI) e divisão oftálmica do nervo trigêmeo (V1), além das fibras simpáticas do plexo cavernoso, veia oftálmica superior, ramos orbitários da artéria lacrimal e ramos orbitários das artérias meníngeas médias. Através da fissura orbitária inferior localizada entre o assoalho e a parede lateral da órbita passam os vasos infra-orbitários, os ramos ascendentes do gânglio esfenopalatino e os nervos maxilar (V2) e zigomático (V2). (Figura 1.2 e Figura 1.3)

### Inervação e irrigação da órbita

A partir do ápice, os nervos cranianos acessam o espaço orbitário, se ramificando e inervando tanto a órbita como parte da face.

O nervo óptico (II) é responsável pela inervação da retina (cones e bastonetes) (Figura 1.2 e Figura1.3)

O nervo oculomotor (III), troclear (IV) e abducente (VI) são os responsáveis pela motilidade ocular extrínseca (III – eleva, abaixa e aduz o olho; IV – inciclotorção; VI – abduz o olho). O nervo oculomotor (III), também inerva o músculo levantador da pálpebra superior (elevando assim a pálpebra superior). Fibras parassimpáticas trafegam junto ao III nervo (via gânglio ciliar e nervos ciliares curtos inervam o músculo ciliar e o esfíncter da pupila, que tem função respectivamente na acomodação do cristalino e na miose. O gânglio cervical superior através dos nervos ciliares longos (fibras simpáticas) ativa o músculo dilatador da pupila e produz midríase. A acomodação do cristalino, miose e midríase representam a chamada motilidade ocular intrínseca.

Dois ramos do nervo facial (VII) (temporal e zigomático), inervam os músculos orbicular, prócerus, corrugador do supercílio e frontal. Esses músculos são responsáveis pela expressão facial. (Figura 1.2 e Figura 1.3)

O nervo trigêmeo (V) é o principal nervo sensitivo da face através de seus ramos oftálmico(V1), maxilar(V2) e mandibular(V3). Entretanto, apenas o ramo oftálmico(V1) e maxilar(V2) atravessam a órbita. (Figura 1.3)

O nervo oftálmico(V1) se divide em mais três ramos:

1. Lacrimal – responsável pela inervação da glândula lacrimal, conjuntiva e pele da pálpebra superior

2. Frontal – emite dois ramos

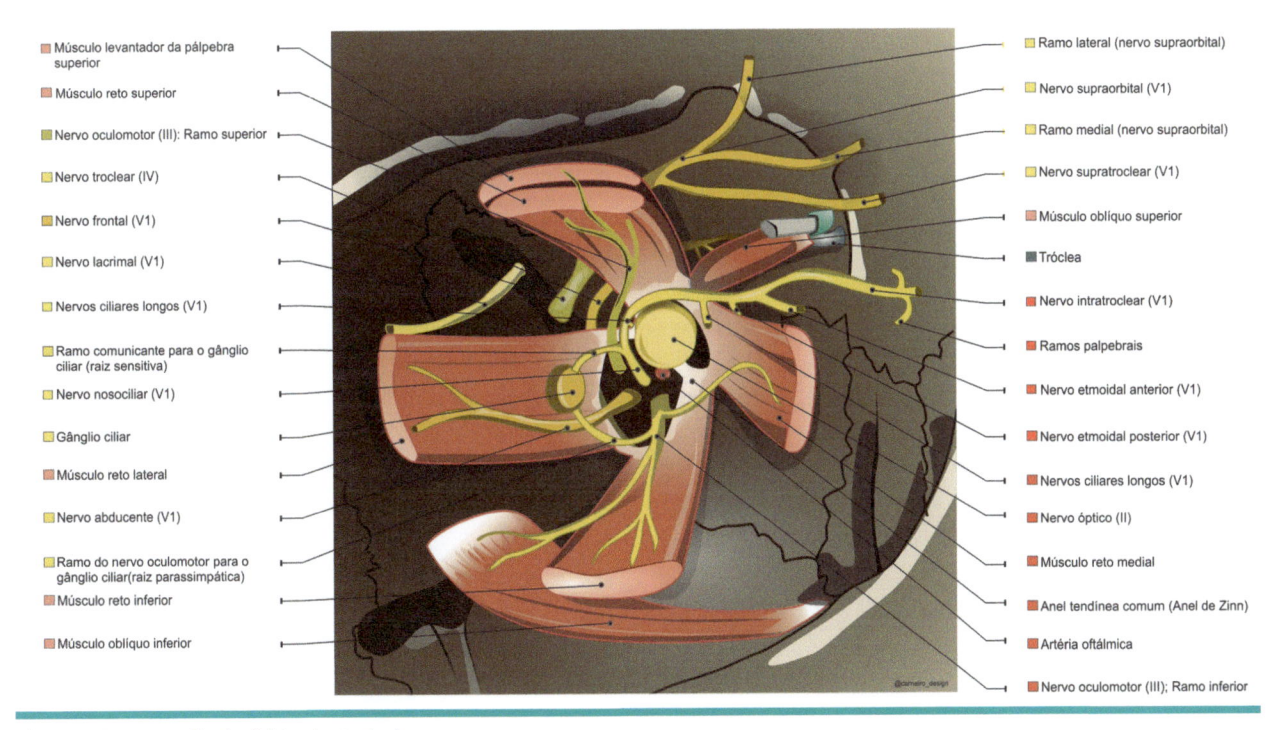

Músculo levantador da pálpebra superior

Músculo reto superior

Nervo oculomotor (III): Ramo superior

Nervo troclear (IV)

Nervo frontal (V1)

Nervo lacrimal (V1)

Nervos ciliares longos (V1)

Ramo comunicante para o gânglio ciliar (raiz sensitiva)

Nervo nosociliar (V1)

Gânglio ciliar

Músculo reto lateral

Nervo abducente (V1)

Ramo do nervo oculomotor para o gânglio ciliar(raiz parassimpática)

Músculo reto inferior

Músculo oblíquo inferior

Ramo lateral (nervo supraorbital)

Nervo supraorbital (V1)

Ramo medial (nervo supraorbital)

Nervo supratroclear (V1)

Músculo oblíquo superior

Tróclea

Nervo intratroclear (V1)

Ramos palpebrais

Nervo etmoidal anterior (V1)

Nervo etmoidal posterior (V1)

Nervos ciliares longos (V1)

Nervo óptico (II)

Músculo reto medial

Anel tendinea comum (Anel de Zinn)

Artéria oftálmica

Nervo oculomotor (III); Ramo inferior

**Figura 1.3.** Inervação da órbita (anterior)

- Supraorbital: Testa, couro cabeludo, pálpebra superior e seio frontal
- Supratroclear: Testa e pálpebra superior.

3. Nasociliar

- Ramo comunicante para o gânglio ciliar.
- Nervos ciliares longos: Úvea e córnea.
- Nervo infratroclear: Pálpebras, pele do nariz e saco lacrimal.
- Nervo etmoidal posterior: Seio etmoidal e esfenoidal.
- Nervo etmoidal anterior: Pele do nariz e mucosa nasal.

O nervo maxilar (V2) emite ramos colaterais e terminais, os ramos terminais originam o nervo infraorbital que caminha pelo assoalho da órbita, sulco, canal e forame infraorbital, onde se exterioriza. Irá inervar a pálpebra inferior (n. palpebral inferior), nariz (n. nasal) e lábio superior (n. labial superior). Ou seja, nervo infraorbital é responsável pela sensibilidade de parte da órbita e do 1/3 médio da pálpebra inferior.

## Irrigação

A fonte principal de irrigação da região orbitária é feita pela artéria oftálmica, primeiro grande ramo da artéria carótida interna, sendo responsável pelo fornecimento sanguíneo das estruturas orbitais, incluindo nervos, músculos, aparelho lacrimal, parte da pálpebra, parte do dorso e região superior do nariz e parte da fronte.[11,12] A artéria oftálmica irriga principalmente a parte média e superior da órbita e a artéria infra-orbitária ramo da artéria maxilar interna, que por sua vez é ramo da carótida externa irriga a parte inferior. (Figura 1.4)

Os principais ramos da artéria oftálmica que irrigam a órbita são:

- Artéria lacrimal - pálpebra, bochecha e região temporal
- Artéria etmoidais anterior e posterior - cavidade do nariz
- Artéria supratroclear e supra-orbital - região frontal;
- Artéria palpebral medial
- Artéria dorsal do nariz -face;

Importante considerar a presença de anastomoses entre o sistema da carótida interna (via os ramos acima descritos) e a externa (via vasos faciais) (Figura 1.4)

O sistema venoso da órbita é muito complexo, pois não existe correspondência entre as artérias e veias, com exceção para a veia oftálmica superior, que tem correspondência com a artéria oftálmica.12

A drenagem venosa da órbita (Figura 1.5) é realizada pelas veias oftálmicas inferior e superior, e drenam o

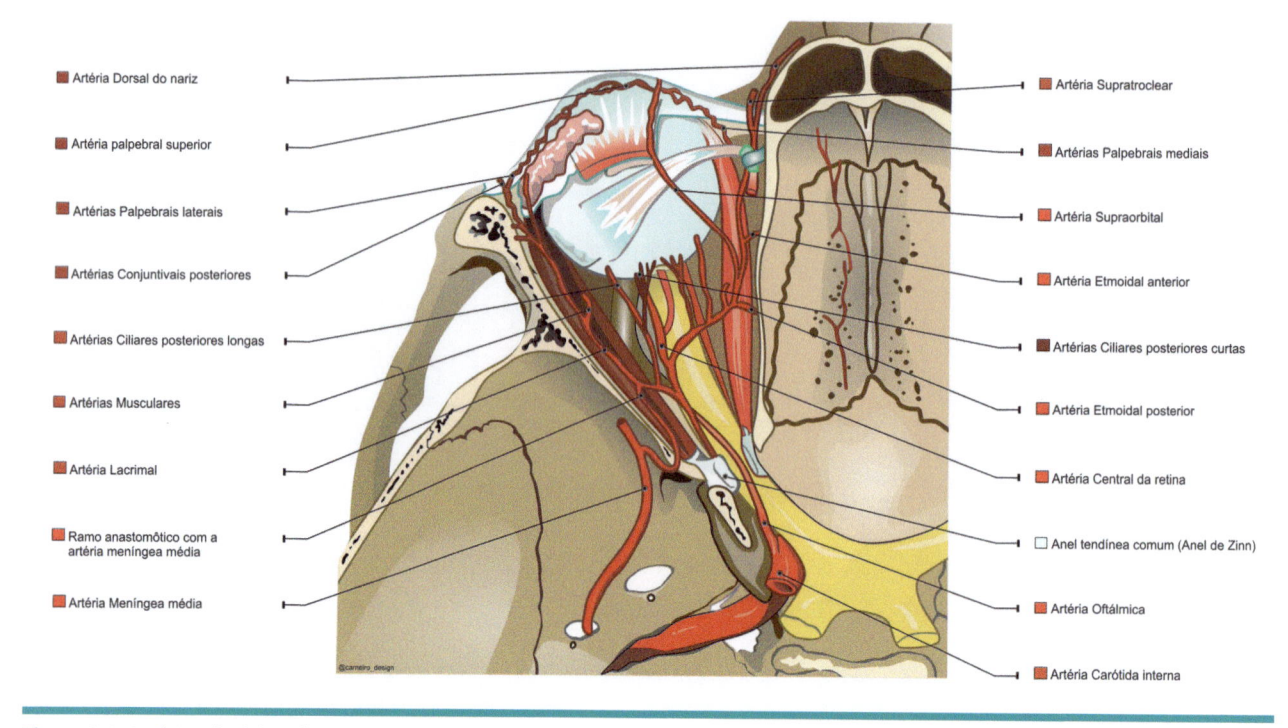

**Figura 1.4.** Artérias da órbita (corte superior esquerdo)

sangue proveniente das veias vorticosas, da veia central da retina e das veias ciliares anteriores havendo comunicação com o seio cavernoso através da fissura orbitária superior, terminando na jugular interna. Parte drena para o plexo pterigoide, cuja via final é a jugular externa (Figura 1.5)

## MÚSCULOS EXTRAOCULARES

O globo ou bulbo ocular é ligado a seis músculos extraoculares, cinco originam-se do ápice orbitário, formando em seu conjunto o anel de Zinn, são eles: os retos medial,

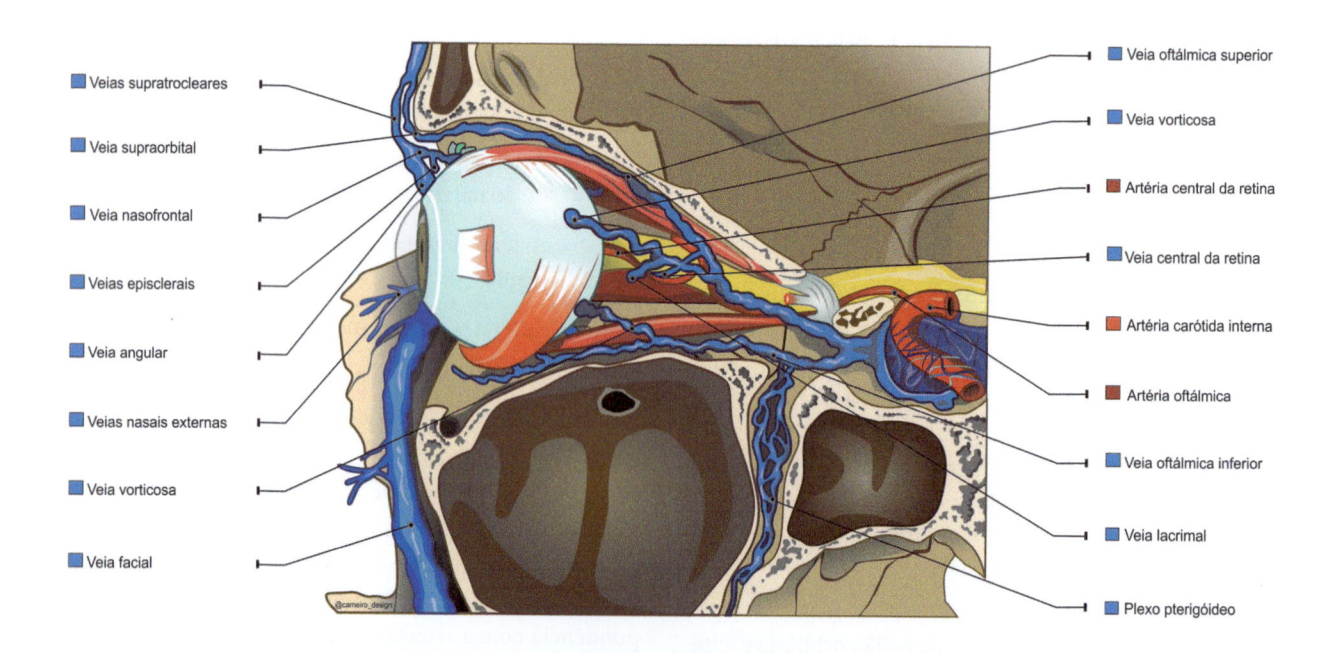

**Figura 1.5.** Drenagem venosa da órbita (corte lateral esquerdo)

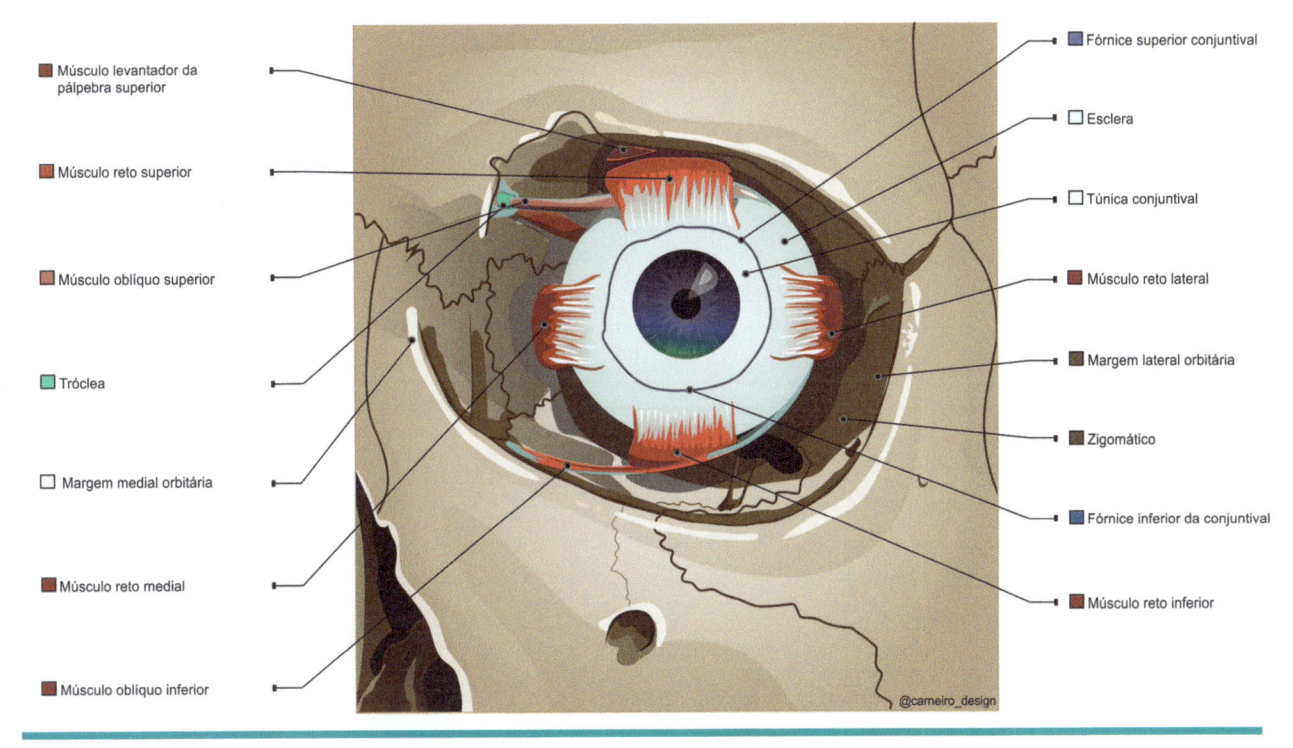

**Figura 1.6.** Músculos extraoculares

lateral, superior e inferior, além do oblíquo superior. O oblíquo inferior é o único músculo extraocular que tem origem na porção ínfero anterior da parede medial da órbita.[8] (Figura 1.6)

O espaço intraconal é o espaço retrobulbar (atrás do olho) entre os músculos retos, através do qual passam alguns nervos como o abducente, oculomotor, óptico e a artéria oftálmica. A inserção dos quatro músculos retos ocorre em torno do limbo, e de forma progressiva, do reto medial ao reto superior, descrevendo uma linha imaginária em torno do limbo chamada espiral de Tillaux. Os oblíquos estão inseridos próximos as saídas das veias vorticosas. [8]

Dos dozes pares cranianos, três são exclusivamente destinados a movimentação dos músculos oculares. O **nervo oculomotor (III)** inerva os seguintes músculos: reto medial, reto superior, reto inferior e o oblíquo inferior. Já o reto lateral e o oblíquo superior são inervados, respectivamente, pelos **nervos abducente (VI)** e **troclear (IV)**. [8]

Os músculos extraoculares possuem ação específica cada um conforme descrito na tabela abaixo (Tabela 1.1).

## PÁLPEBRAS

As pálpebras são estruturas em forma de elipse com importantes funções de proteção do globo ocular, drenagem da lágrima e sua distribuição. Sua pele é fina e frouxamente aderida aos tecidos subjacentes. O espaço entre as pálpebras inferior e superior é chamado de fissura ou fenda palpebral.

## Tabela 1.1 . Ação dos músculos extraoculares

| Músculo | Ação primária | Açao secundária |
|---|---|---|
| Reto superior | elevação | Adução* e intorção** |
| Reto inferior | depressão | adução e extorsão*** |
| Reto medial | adução | - |
| Reto lateral | Abdução**** | - |
| Oblíquo superior | intorção | depressão e abdução |
| Oblíquo inferior | extorção | elevação e abdução |

adução* = trazer o olho para a linha média; intorção**=girar o olho para dentro em relação ao eixo sagital;extorsão***=girar o olho para fora em relação ao eixo sagital; abdução****= girar o olho para fora em relação ao eixo sagital.

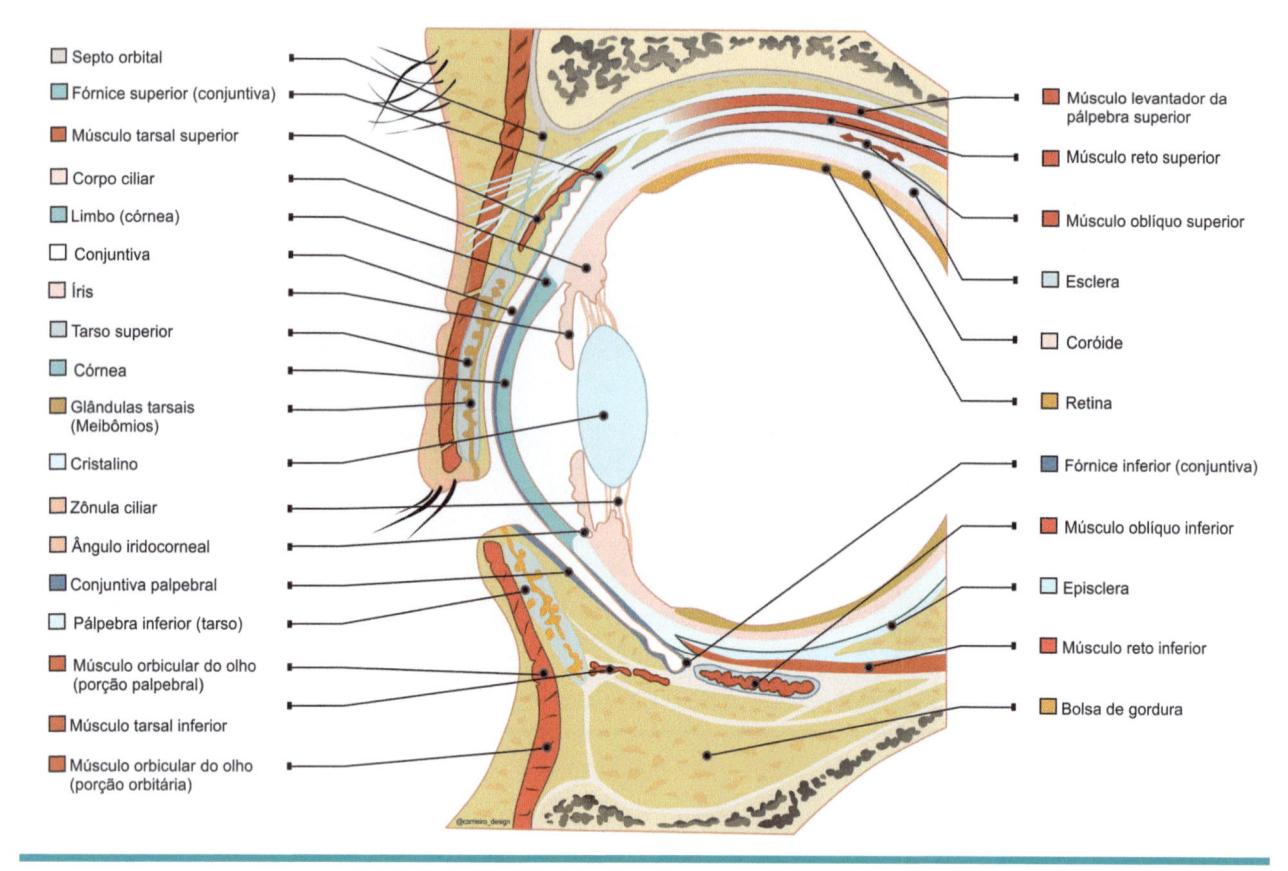

**Figura 1.7.** Corte sagital do olho

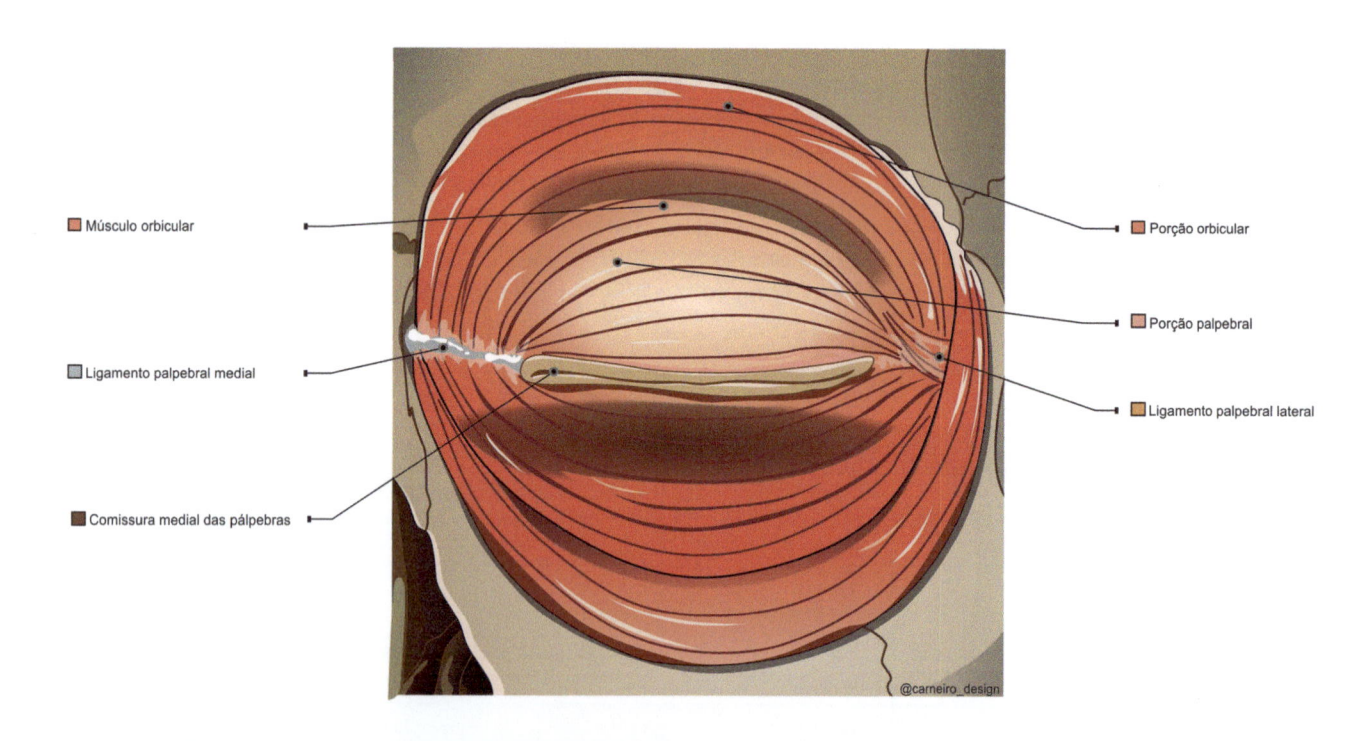

**Figura 1.8.** Músculo orbicular

As margens palpebrais estão em contato durante seu fechamento e ato de piscar, nelas encontram-se as glândulas de Meibomius, Zeiss e Moll. Os cílios, possuem a função de proteção contra a entrada de pequenas partículas e luz excessiva. (Figura 1.7)

O músculo orbicular é o mais importante músculo relacionado à oclusão palpebral e pode ser dividido em duas porções: palpebral e orbitária. O orbicular possui duas regiões com características especificas, o músculo tensor do tarso (ou músculo de Horner), que promove entrada da lágrima no saco lacrimal ao se contrair e ao relaxar leva ao escoamento da lágrima para o ducto lacrimo-nasal.[14,17] A região conhecida como músculo de Riolan, situa-se entre os cílios e os orifícios meibomianos e corresponde a linha cinzenta, importante marcador anatômico na cirurgia palpebral. (Figura 1.7 e Figura1.8)

O tarso se localiza posteriormente à pele e ao músculo orbicular, sendo uma faixa de tecido conjuntivo denso de forma semielíptica e plana. Sua função é dar estrutura à pálpebra estabilizando a margem palpebral. (Figura 1.7)

O músculo levantador da pálpebra (MLPS) é o principal retrator palpebral, tendo sua origem na asa menor do osso esfenóide, anteriormente apresenta uma porção aponeurótica e insere-se no tarso superior. Posterior ao MLPS, encontra-se o músculo de Müller (MM) ou tarsal superior. O MM se insere na margem superior da lâmina tarsal, sendo inervado pelo sistema nervoso simpático e contribui para elevação tônica de cerca de 2-3 mm da pálpebra. (Figura 1.9)

Os músculos retratores da pálpebra inferior têm origem na bainha do músculo reto inferior e sua inserção na borda inferior do tarso inferior. São responsáveis pelo abaixamento da pálpebra inferior ao olhar para baixo. (Figura 1.7)

O tendão cantal medial é formado pelas inserções dos músculos orbicular pré-tarsal e pré-septal. Sua porção superficial insere-se na crista lacrimal anterior e a profunda, na crista lacrimal posterior.[3]

O septo orbital é uma membrana fibrosa de tecido conjuntivo que separa a órbita da pálpebra. Ele funde-se lateralmente com o tendão cantal lateral e medialmente com a aponeurose do musculo levantador da pálpebra superior. Na pálpebra inferior, o septo e a porção capsulopalpebral do músculo reto inferior (que corresponde ao retrator inferior) inserem-se na margem inferior do tarso e no fórnice inferior.[7] (Figura 1.9)

As bolsas de gordura palpebrais estão localizadas atrás do septo orbital e à frente dos retratores da pálpebra. Na pálpebra inferior, existem três compartimentos: medial, central e lateral. Na pálpebra superior, existem dois compartimentos: a gordura pré-aponeurótica e a gordura medial. A glândula lacrimal dispõe-se lateralmente, podendo ser confundida com uma bolsa lateral que na verdade não existe. (Figura 1.13)

A vascularização da pálpebra é realizada pelo sistema carotídeo externo e interno. O sistema carotídeo externo é representado pela artéria angular que é ramo da artéria facial, já o interno é composto pelos ramos terminais da artéria oftálmica e ambos os sistemas apresentam

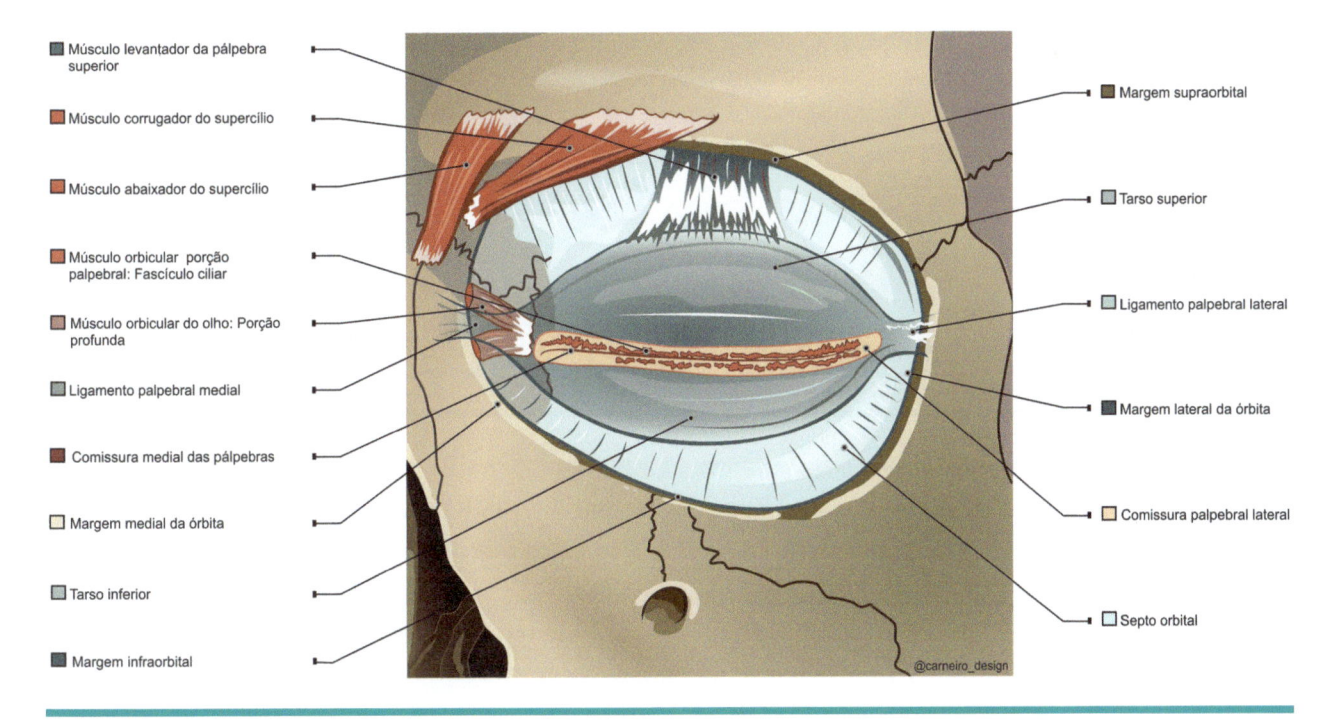

**Figura 1.9.** Septo orbital

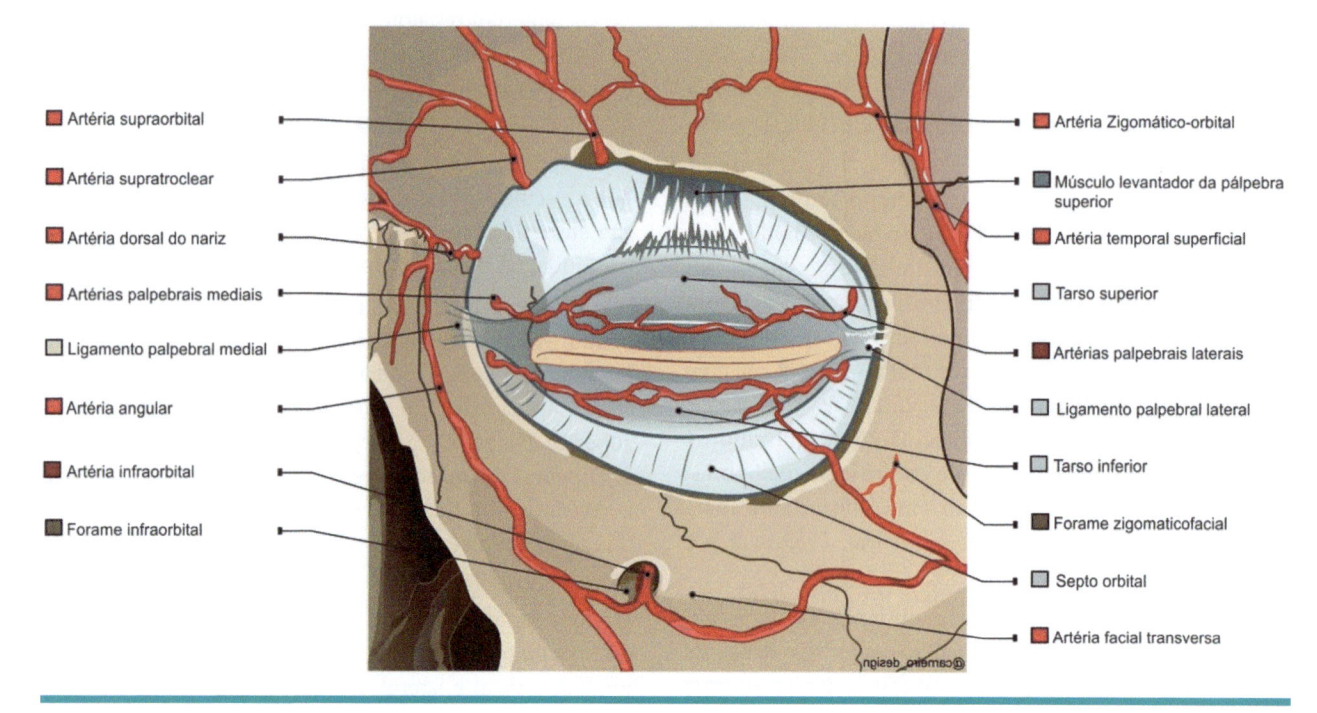

**Figura 1.10.** Artérias – pálpebra – olho esquerdo

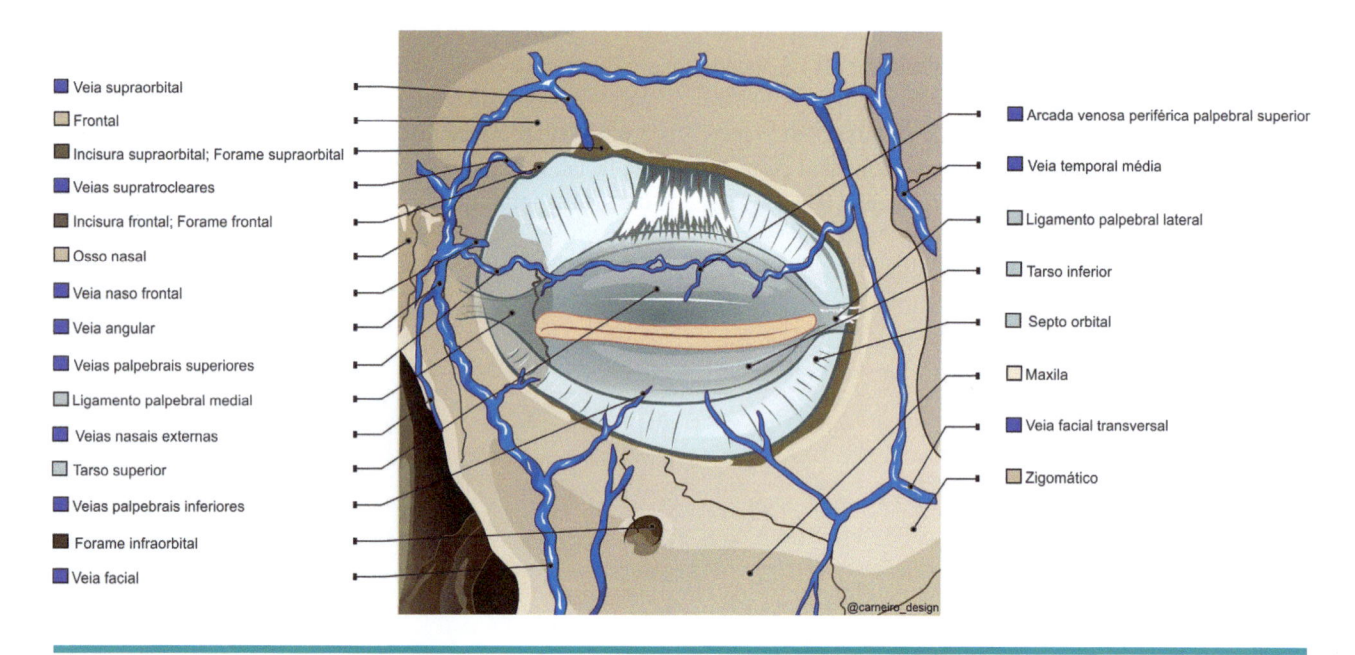

**Figura 1.11.** Drenagem venosa da pálpebra

anastomoses formando as arcadas marginais e periféricas. (Figura 1.10)

A drenagem venosa (Figura 1.11) divide-se em pré--tarsal e pós-tarsal, sendo que a pré- tarsal, realizada para a veia angular medialmente e para veia temporal lateralmente. A pós-tarsal é realizada para as veias da órbita, vasos profundos da veia facial, plexo pterigóideo e seio cavernoso. Essa comunicação explica como infecções palpebrais podem se disseminar para o seio cavernoso.

A inervação sensitiva é feita pelo nervo trigêmeo (V), através do ramo oftálmico (V1) e maxilar (V2). A pálpebra superior é inervada pelos ramos supra-orbital e supratroclear do nervo frontal (V1). A pálpebra inferior

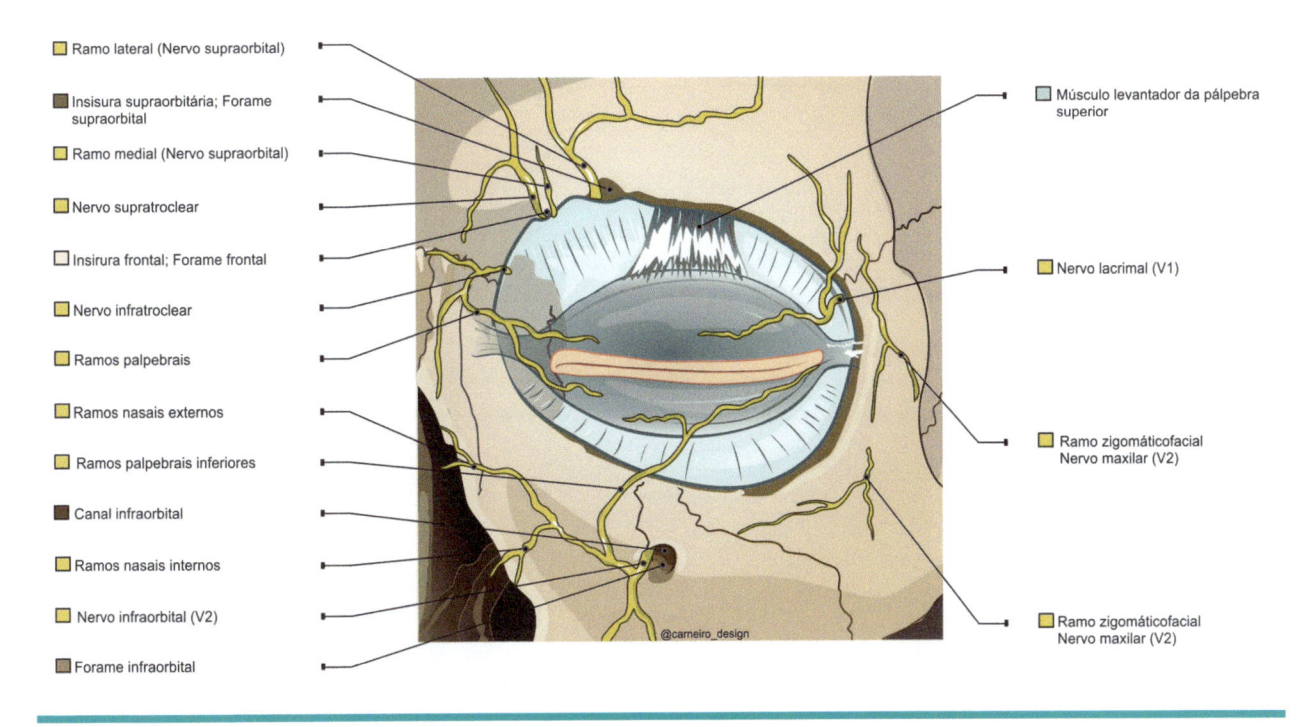

- Ramo lateral (Nervo supraorbital)
- Insisura supraorbitária; Forame supraorbital
- Ramo medial (Nervo supraorbital)
- Nervo supratroclear
- Insirura frontal; Forame frontal
- Nervo infratroclear
- Ramos palpebrais
- Ramos nasais externos
- Ramos palpebrais inferiores
- Canal infraorbital
- Ramos nasais internos
- Nervo infraorbital (V2)
- Forame infraorbital
- Músculo levantador da pálpebra superior
- Nervo lacrimal (V1)
- Ramo zigomáticofacial Nervo maxilar (V2)
- Ramo zigomáticofacial Nervo maxilar (V2)

@carneiro_design

**Figura 1.12.** Inervação palpebral

é inervada pelos ramos infra-orbitais do nervo maxilar(V2). A inervação motora dos retratores da pálpebra é feita pelo oculomotor (III), já o musculo orbicular e inervado pelo facial (VII). (Figura 1.13 e Figura 1.12)

A drenagem linfática ocorre para os nodos submandibulares e para os nodos pré-auriculares superficias e depois para vasos cervicais profundos.

## APARELHO LACRIMAL

Aparelho lacrimal é constituído pela glândula lacrimal, glândulas lacrimais acessórias e pelo sistema de drenagem. A glândula lacrimal está localizada na borda súpero-lateral da órbita produzindo a lágrima quando estimulada (produção reflexa), já as glândulas lacrimais

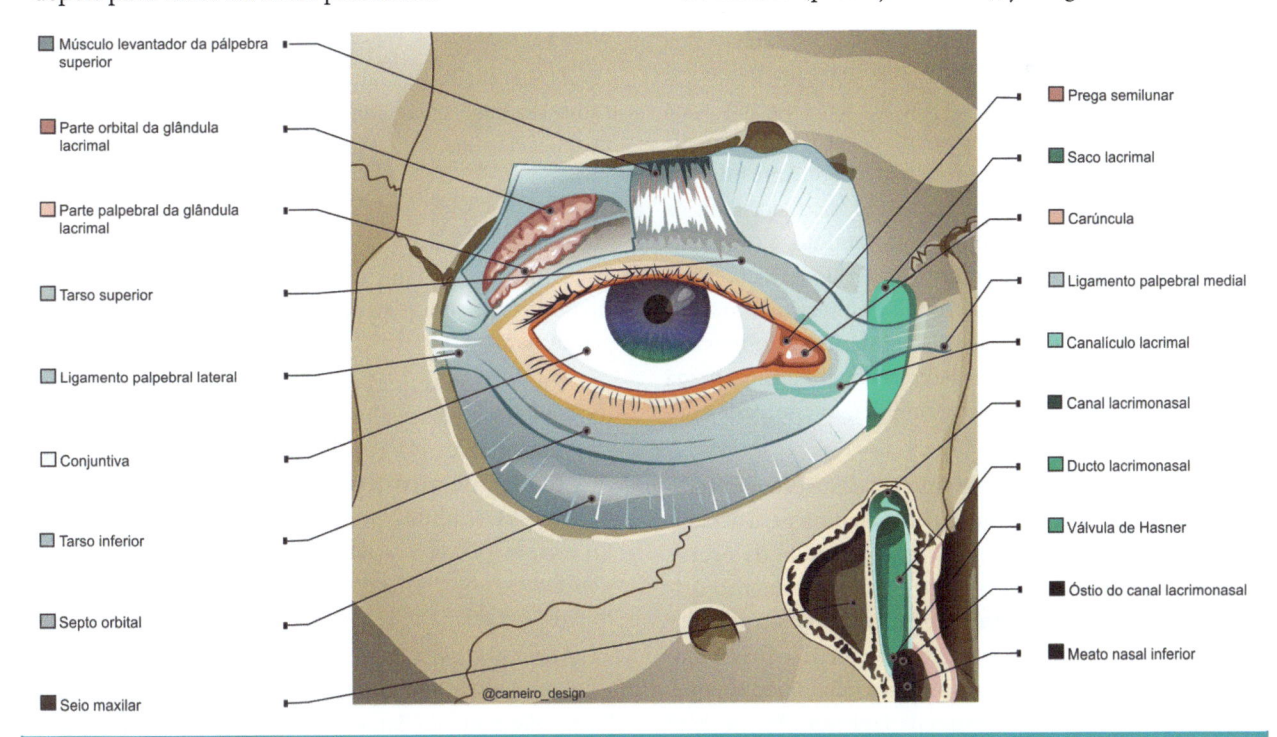

- Músculo levantador da pálpebra superior
- Parte orbital da glândula lacrimal
- Parte palpebral da glândula lacrimal
- Tarso superior
- Ligamento palpebral lateral
- Conjuntiva
- Tarso inferior
- Septo orbital
- Seio maxilar
- Prega semilunar
- Saco lacrimal
- Carúncula
- Ligamento palpebral medial
- Canalículo lacrimal
- Canal lacrimonasal
- Ducto lacrimonasal
- Válvula de Hasner
- Óstio do canal lacrimonasal
- Meato nasal inferior

@carneiro_design

**Figura 1.13.** Aparelho lacrimal

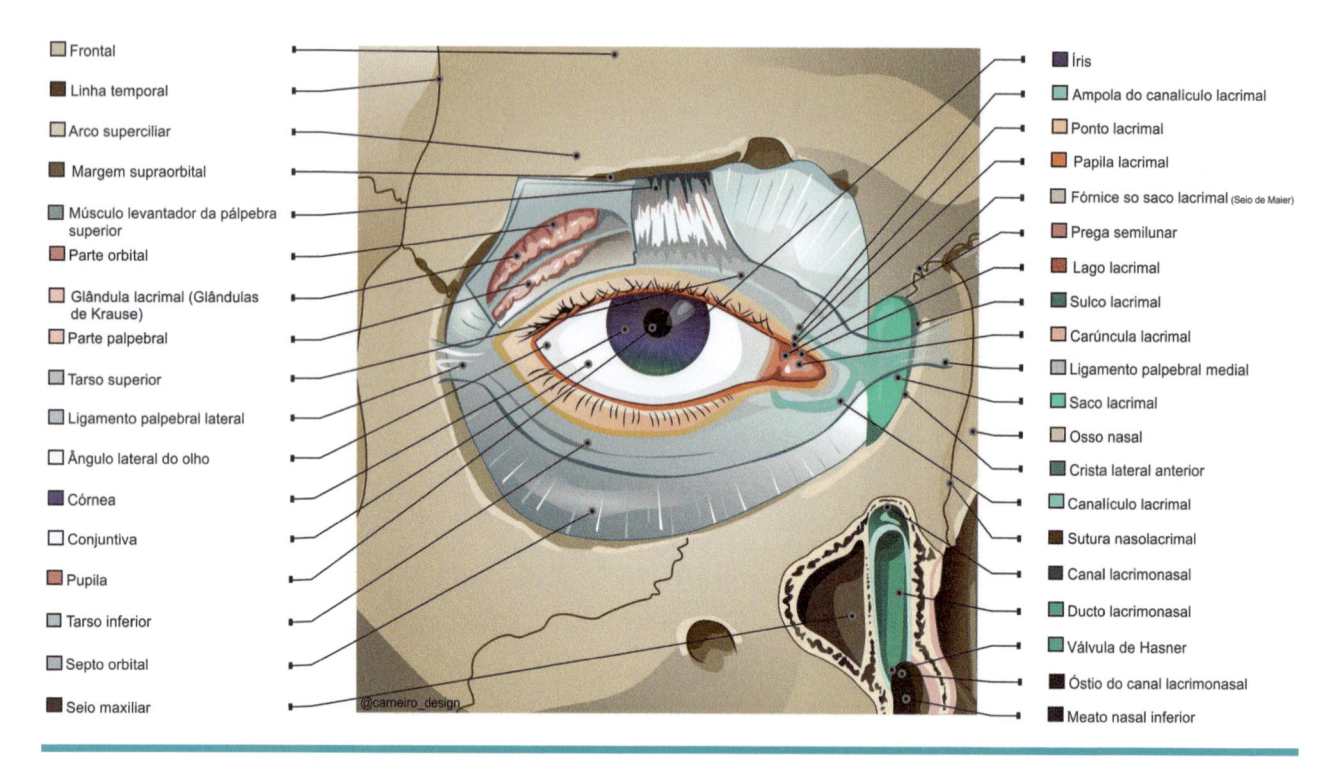

Frontal
Linha temporal
Arco superciliar
Margem supraorbital
Músculo levantador da pálpebra superior
Parte orbital
Glândula lacrimal (Glândulas de Krause)
Parte palpebral
Tarso superior
Ligamento palpebral lateral
Ângulo lateral do olho
Córnea
Conjuntiva
Pupila
Tarso inferior
Septo orbital
Seio maxilar

Íris
Ampola do canalículo lacrimal
Ponto lacrimal
Papila lacrimal
Fórnice so saco lacrimal (Seio de Maier)
Prega semilunar
Lago lacrimal
Sulco lacrimal
Carúncula lacrimal
Ligamento palpebral medial
Saco lacrimal
Osso nasal
Crista lateral anterior
Canalículo lacrimal
Sutura nasolacrimal
Canal lacrimonasal
Ducto lacrimonasal
Válvula de Hasner
Óstio do canal lacrimonasal
Meato nasal inferior

@carneiro_design

**Figura 1.14.** Sistema Lacrimal

acessórias localizadas sob a conjuntiva (glândulas de Wolfrinng e Krause), são responsáveis pela produção contínua da lágrima (secreção basal). O sistema de drenagem lacrimal se inicia na margem palpebral medial e desemboca na cavidade nasal, sendo composto pelos pontos lacrimais, canalículos, saco lacrimal e o ducto lacrimo nasal. (Figura 1.13)

Os pontos lacrimais são os orifícios de origem dos canalículos e estão localizados na margem palpebral medial superior e inferior. Os canalículos possuem uma porção vertical que mede aproximadamente 2 mm e outra horizontal de 8 a 10 mm de extensão. Antes de penetrarem na parede antero-lateral do saco lacrimal, os dois canalículos se unem em um só conduto, o canalículo comum. O canalículo comum atravessa a fáscia lacrimal e desemboca no saco lacrimal, na altura da união do terço superior com os dois terços inferiores do mesmo. Na união do canalículo ao saco lacrimal há uma prega anti-reflexo, a válvula de Rosenmuller, que impede a lágrima de refluir. (Figura 1.14)

O saco lacrimal, consiste em uma dilatação membranosa, tendo aparentemente a forma de uma pera achatada e localizando-se na porção antero-medial da órbita, na fossa lacrimal. (Figura 1.13) Seu estreitamento origina o canal lacrimo-nasal que percorre o osso maxilar superior se dirigindo ao meato inferior das fossas nasais. Seu orifício de saída apresenta a válvula de Hasner, que também impede o refluxo da lágrima. (Figura 1.13 e Figura 1.14)

A vascularização da via lacrimal provém da artéria oftálmica através das artérias palpebrais medial superior e inferior, da artéria infra-orbitária e da artéria nasal que forma anastomose com a artéria angular (ramo da facial). (Figura 1.10)

A drenagem venosa é realizada pelas veias infra-orbitária e angular. A drenagem linfática é feita pelos gânglios submaxilares. (Figura1.11)

A inervação é realizada pelo nervo infratroclear, ramo do naso ciliar, nervo infra-orbitário e nervos etmoidais. (Figura 1.12)

## CONJUNTIVA

É uma membrana mucosa transparente e pode ser dividida em conjuntiva palpebral, bulbar, fórnice e prega semilunar.[9]

A porção marginal da conjuntiva inicia-se na borda posterior das pálpebras junto à linha cinzenta. Posteriormente, ela recobre as pálpebras e reflete-se nos fundos de saco (fórnices) inferior e superior até o limbo. A conjuntiva, contém também células caliciformes, responsáveis pela secreção de mucina, e outras glândulas, contribuindo na formação do filme lacrimal. (Figura 1.7)

A conjuntiva é rica em vasos linfáticos, os da região medial drenam para os linfonodos submandibulares, enquanto os laterais drenam para os linfonodos pré-auriculares.

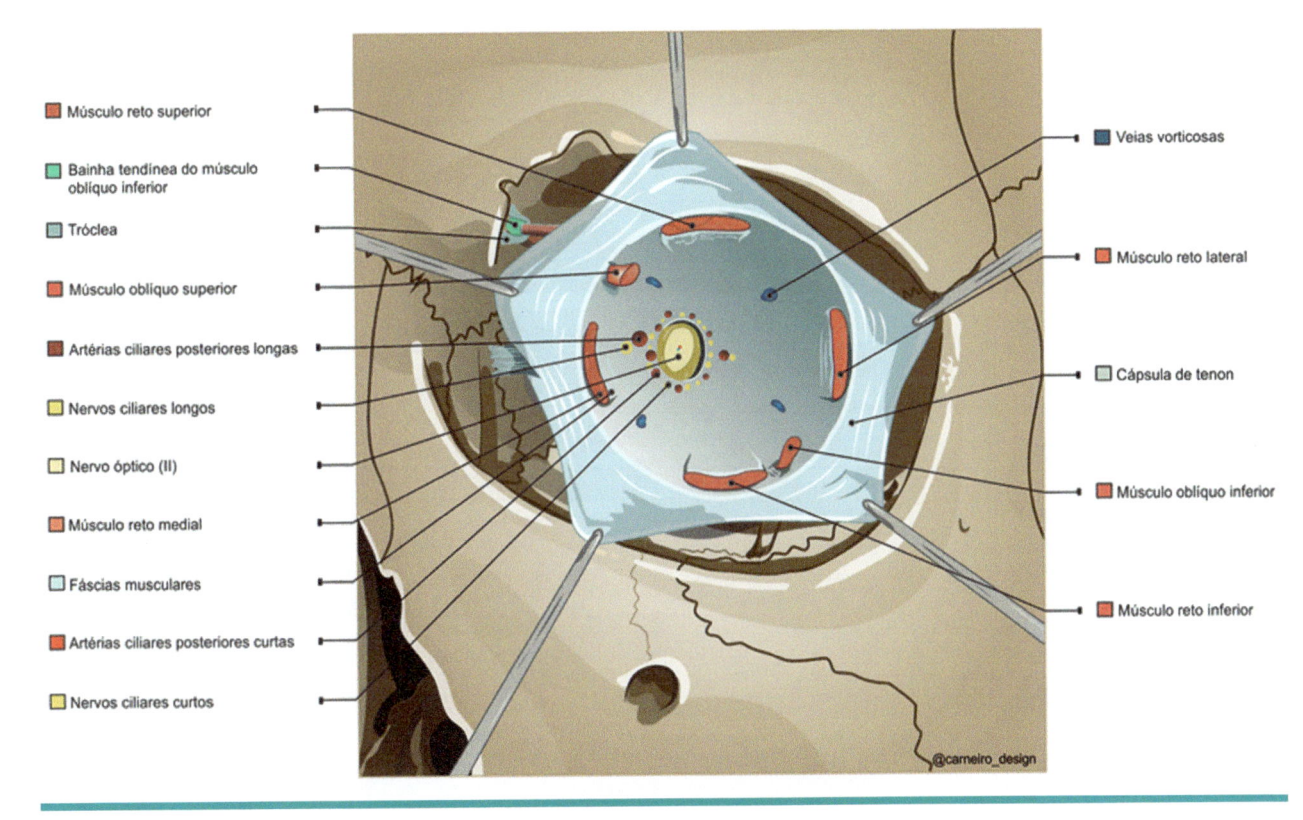

**Figura 1.15.** Cápsula de Tenon

Músculo reto superior

Bainha tendínea do músculo oblíquo inferior

Tróclea

Músculo oblíquo superior

Artérias ciliares posteriores longas

Nervos ciliares longos

Nervo óptico (II)

Músculo reto medial

Fáscias musculares

Artérias ciliares posteriores curtas

Nervos ciliares curtos

Veias vorticosas

Músculo reto lateral

Cápsula de tenon

Músculo oblíquo inferior

Músculo reto inferior

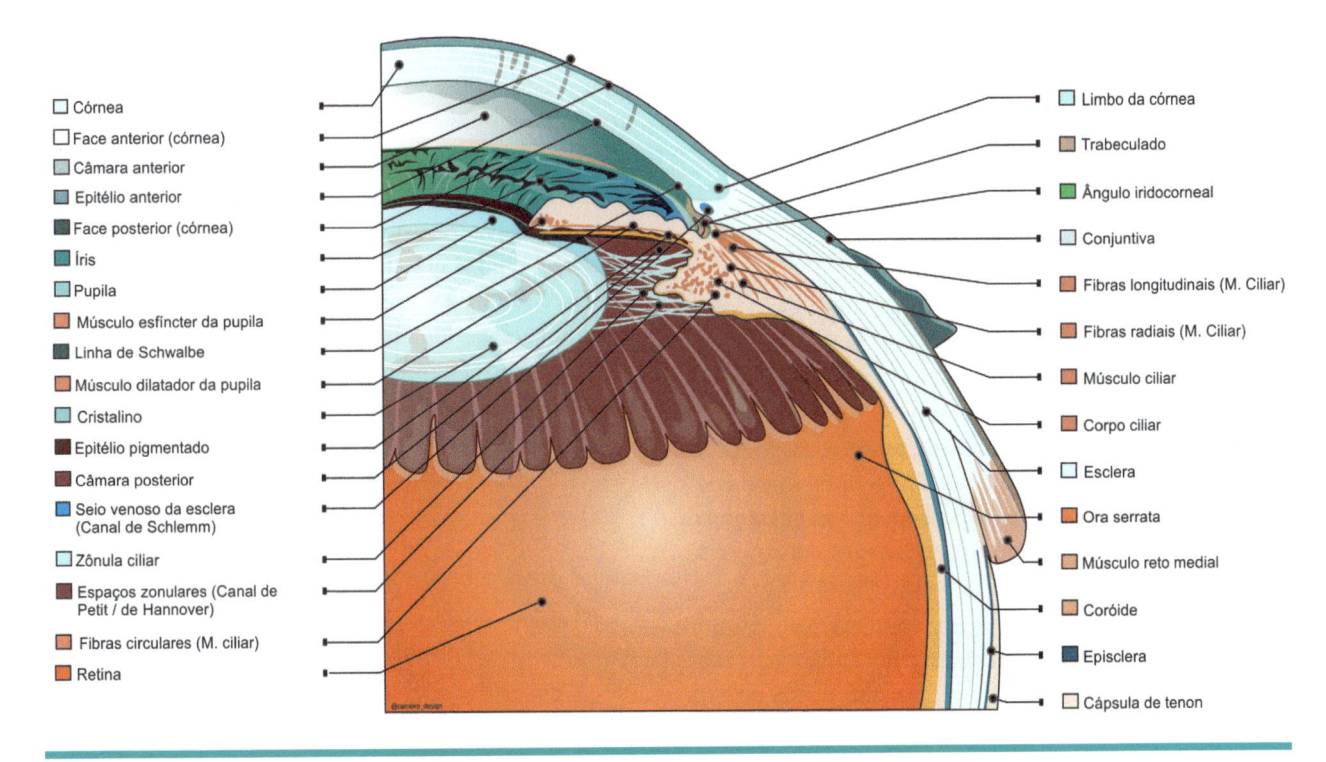

Córnea

Face anterior (córnea)

Câmara anterior

Epitélio anterior

Face posterior (córnea)

Íris

Pupila

Músculo esfíncter da pupila

Linha de Schwalbe

Músculo dilatador da pupila

Cristalino

Epitélio pigmentado

Câmara posterior

Seio venoso da esclera (Canal de Schlemm)

Zônula ciliar

Espaços zonulares (Canal de Petit / de Hannover)

Fibras circulares (M. ciliar)

Retina

Limbo da córnea

Trabeculado

Ângulo iridocorneal

Conjuntiva

Fibras longitudinais (M. Ciliar)

Fibras radiais (M. Ciliar)

Músculo ciliar

Corpo ciliar

Esclera

Ora serrata

Músculo reto medial

Coróide

Episclera

Cápsula de tenon

**Figura 1.16.** Olho – corte transversal

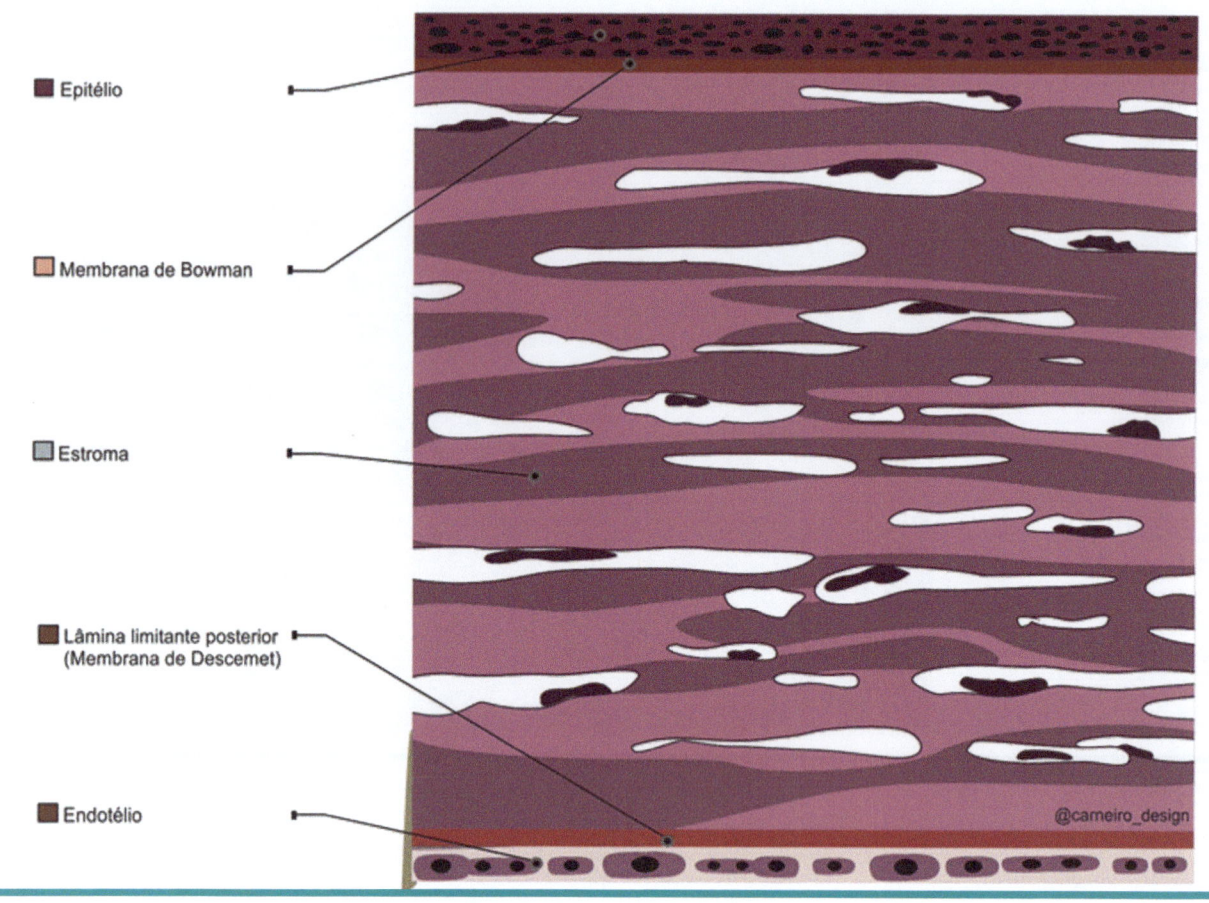

- Epitélio
- Membrana de Bowman
- Estroma
- Lâmina limitante posterior (Membrana de Descemet)
- Endotélio

@cameiro_design

**Figura 1.17.** Camadas da córnea (Histologia)

Sua vascularização é predominantemente originada de ramos da artéria oftálmica e sua inervação sensorial é mediada por ramos do nervo oftálmico (V1).

## CÁPSULA DE TENON

A cápsula de Tenon é uma membrana delgada que envolve o globo ocular, desde o limbo esclerocorneano até a entrada do nervo óptico.[9] (Figura 1.15)

## CÓRNEA

É uma estrutura transparente e asférica, ou seja, inicia convexa no centro e à medida que se aproxima da periferia torna-se mais plana, especialmente na sua porção medial. A córnea continua posteriormente com a esclera, formando a capa fibrosa do olho. (Figura 1.7)

A córnea é avascular, sendo nutrida pelo humor aquoso, pelo filme lacrimal, e por difusão de vasos presentes no limbo. A zona límbica, margem de 0,5 mm da córnea adjacente a esclera, é a área de transição entre córnea e esclera possuindo os vasos sanguíneos perilímbicos que assumem papel importante também nos

processos inflamatórios da córnea. Além disso, contém o seio venoso da esclera, canal de Schlemm, por onde é drenado o humor aquoso. (Figura 1.16)

O filme lacrimal é uma película aquosa que se deposita sobre a superfície corneana e preenche as depressões causadas pelos microvilos da membrana celular das células epiteliais corneanas, regularizando a interface refrativa do olho. É formado por uma mistura de secreções glandulares distribuídas em três camadas, lipídica, aquosa e mucosa. A camada lipídica é a mais superficial e derivada das secreções meibomianas. A camada aquosa, intermediária, é a mais espessa e formada pelas glândulas lacrimais e, também pelas glândulas acessórias de Krause e Wolfring. Já a camada mucosa, composta de mucina, é produzida pelas células caliciformes conjuntivais.

Histologicamente a córnea subdivide-se em 5 camadas: epitélio corneano, membrana de Bowman, estroma, membrana de Descemet e endotélio. (Figura 1.17) (Capítulo 3 – Histologia)

A córnea embora seja avascular é ricamente inervada por fibras do ramo oftálmico do nervo trigêmeo (V1).

Bulbo do olho (Axial)

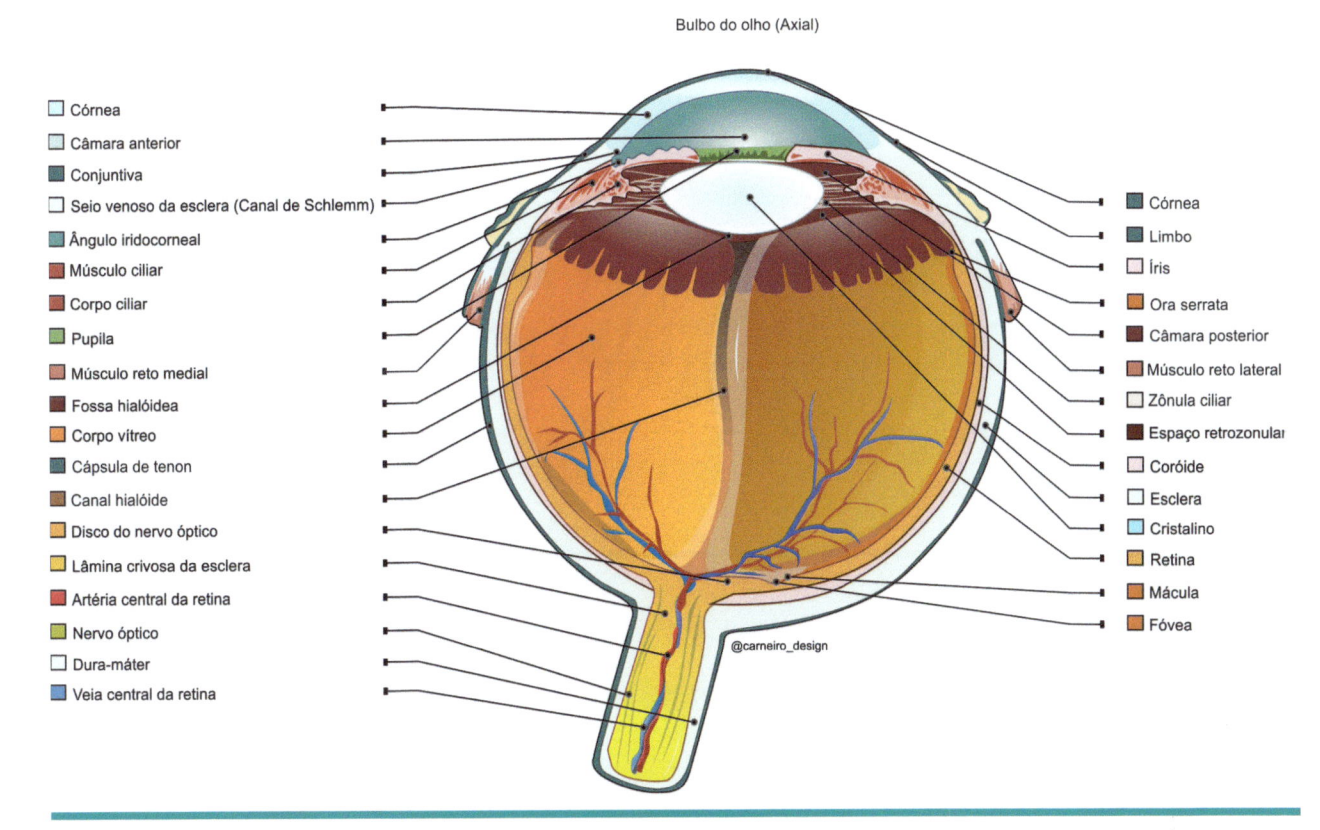

- Córnea
- Câmara anterior
- Conjuntiva
- Seio venoso da esclera (Canal de Schlemm)
- Ângulo iridocorneal
- Músculo ciliar
- Corpo ciliar
- Pupila
- Músculo reto medial
- Fossa hialóidea
- Corpo vítreo
- Cápsula de tenon
- Canal hialóide
- Disco do nervo óptico
- Lâmina crivosa da esclera
- Artéria central da retina
- Nervo óptico
- Dura-máter
- Veia central da retina

- Córnea
- Limbo
- Íris
- Ora serrata
- Câmara posterior
- Músculo reto lateral
- Zônula ciliar
- Espaço retrozonular
- Coróide
- Esclera
- Cristalino
- Retina
- Mácula
- Fóvea

@carneiro_design

**Figura 1.18.** Olho corte transversal

## ESCLERA

Os vasos próximos ao limbo fornecem oxigênio e nutrientes por difusão.

É uma camada fibrosa de consistência densa e cor branca, é recoberta pela cápsula de Tenon, externamente,

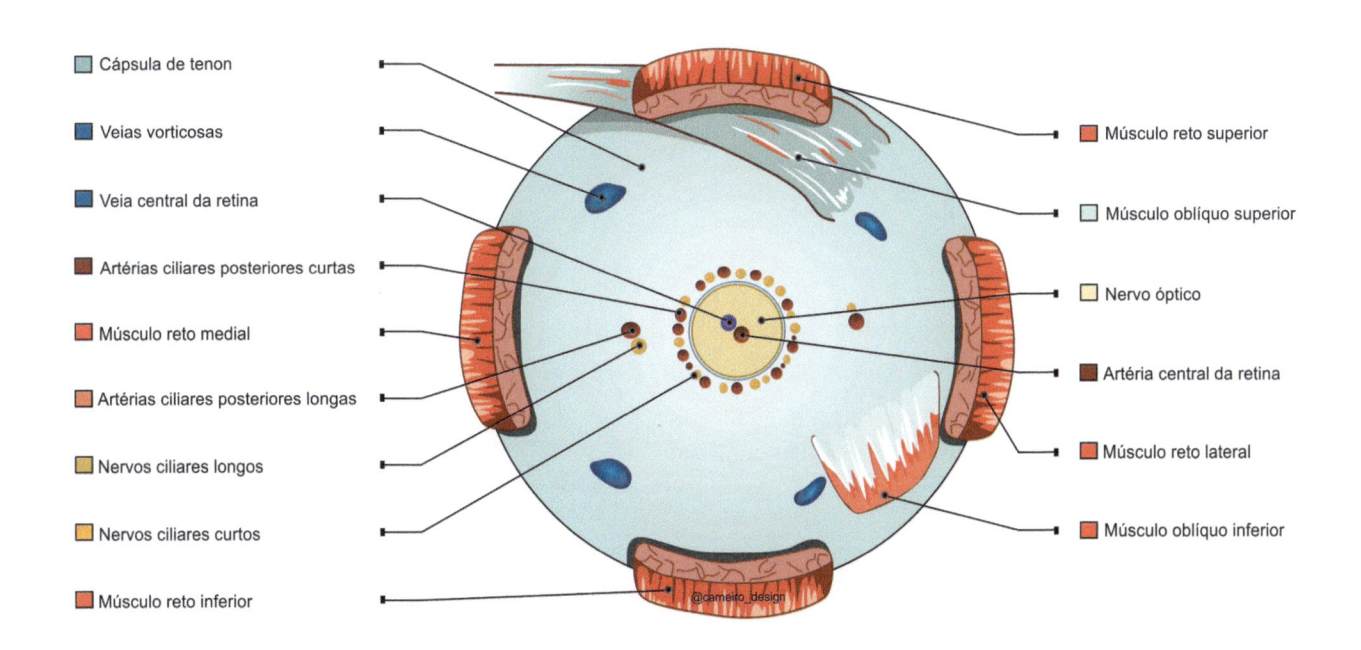

- Cápsula de tenon
- Veias vorticosas
- Veia central da retina
- Artérias ciliares posteriores curtas
- Músculo reto medial
- Artérias ciliares posteriores longas
- Nervos ciliares longos
- Nervos ciliares curtos
- Músculo reto inferior

- Músculo reto superior
- Músculo oblíquo superior
- Nervo óptico
- Artéria central da retina
- Músculo reto lateral
- Músculo oblíquo inferior

@carneiro_design

**Figura 1.19.** Esclera (vista posterior)

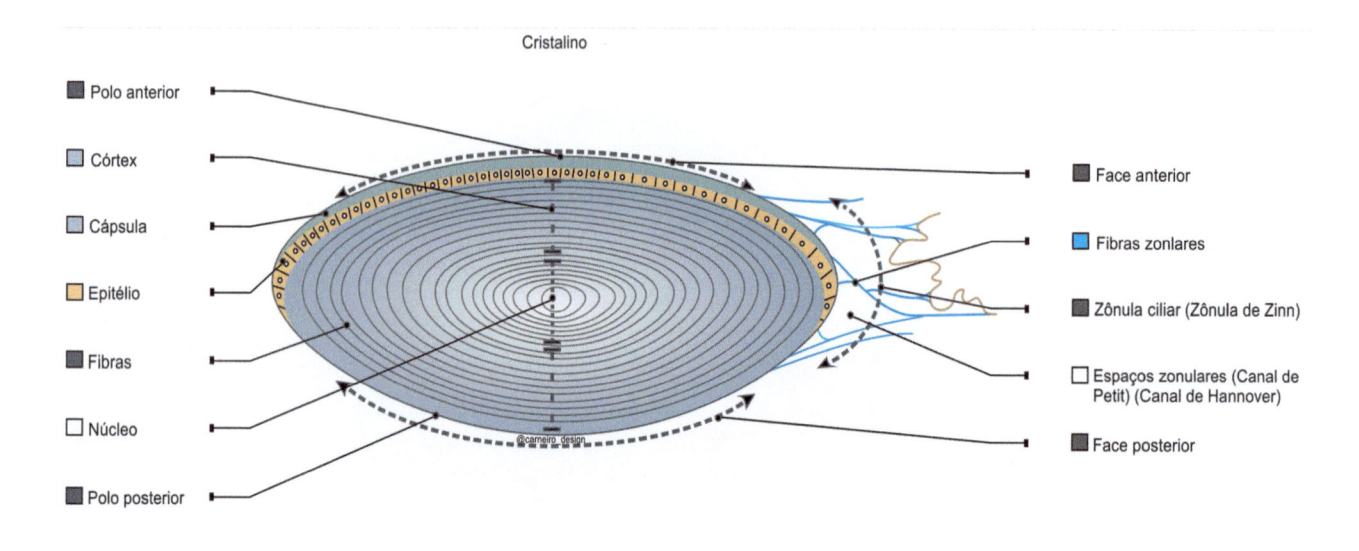

**Figura 1.20.** Cristalino

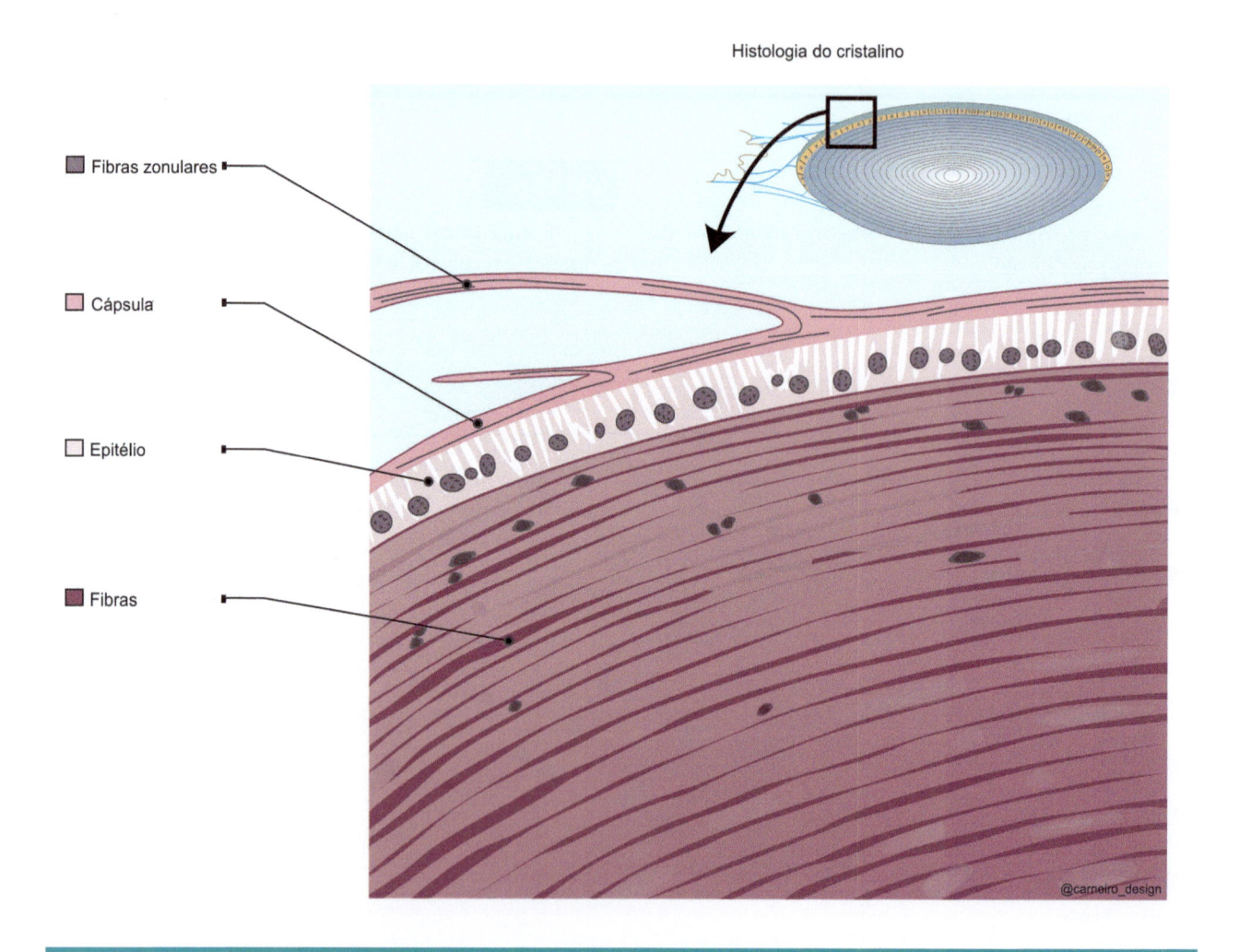

**Figura 1.21.** Histologia do cristalino

e internamente está em contato com a coróide e o corpo ciliar. (Figura 1.18)

Sua principal função é manter a integridade e proteção. As fibras esclerais atravessam transversalmente o nervo óptico e formam a lâmina crivosa. Histologicamente é uma estrutura uniforme, que pode ser dividida três camadas: episclera, estroma e lâmina fosca (Capítulo 3 – Histologia)

As quatros artérias e veias ciliares anteriores penetram na esclera cerca de 4 mm posterior ao limbo, próximo à inserção dos músculos retos. As veias vorticosas, em número de quatro: supra-externa, supra-interna, infra-externa e infra-interna deixam a esclera um pouco atrás do equador ocular. (Figura 1.19)

A esclera é irrigada pelas artérias ciliares posteriores longas, ciliares curtas, ciliares anteriores e por vasos da coróide. A episclera é suprida por ramos das artérias ciliares anteriores e posteriores. (Figura 1.19)

Circundando o nervo óptico a esclera é atravessada por duas artérias e dois nervos ciliares longos posteriores, além de aproximadamente vinte artérias ciliares e vinte nervos ciliares curtos que suprem e inervam à esclera posterior e à coróide. (Figura1.19)

## CÂMARA ANTERIOR

A câmara anterior é delimitada anteriormente pelo endotélio corneano e posteriormente pelos fibroblastos e melanócitos do estroma iriano, orifício pupilar e cápsula anterior do cristalino. A periferia compõe o ângulo da câmara anterior (seio camerular), incluindo a linha de Schwalbe, endotélio da trama trabecular, esporão escleral, corpo ciliar e raíz da íris.[10] O humor aquoso é produzido pelos processos ciliares, circula pela pupila, preenche a câmara anterior sendo drenado pelo ângulo camerular. A profundidade da câmara varia de acordo com a idade, erro refracional, estado de acomodação e genética. (Figura 1.16 e Figura 1.18)

## CRISTALINO E ZÔNULA

O cristalino é uma estrutura biconvexa e avascular, localizado atrás da íris e na frente do corpo vítreo, na chamada fossa patelar, depressão que o cristalino produz sobre o vítreo. Sua face posterior possui convexidade maior que a anterior e está relacionada com o corpo vítreo. A linha que passa através do centro do cristalino que é chamada de eixo e os pontos centrais das superfícies anterior e posterior são chamados de pólos. (Figura 1.18)

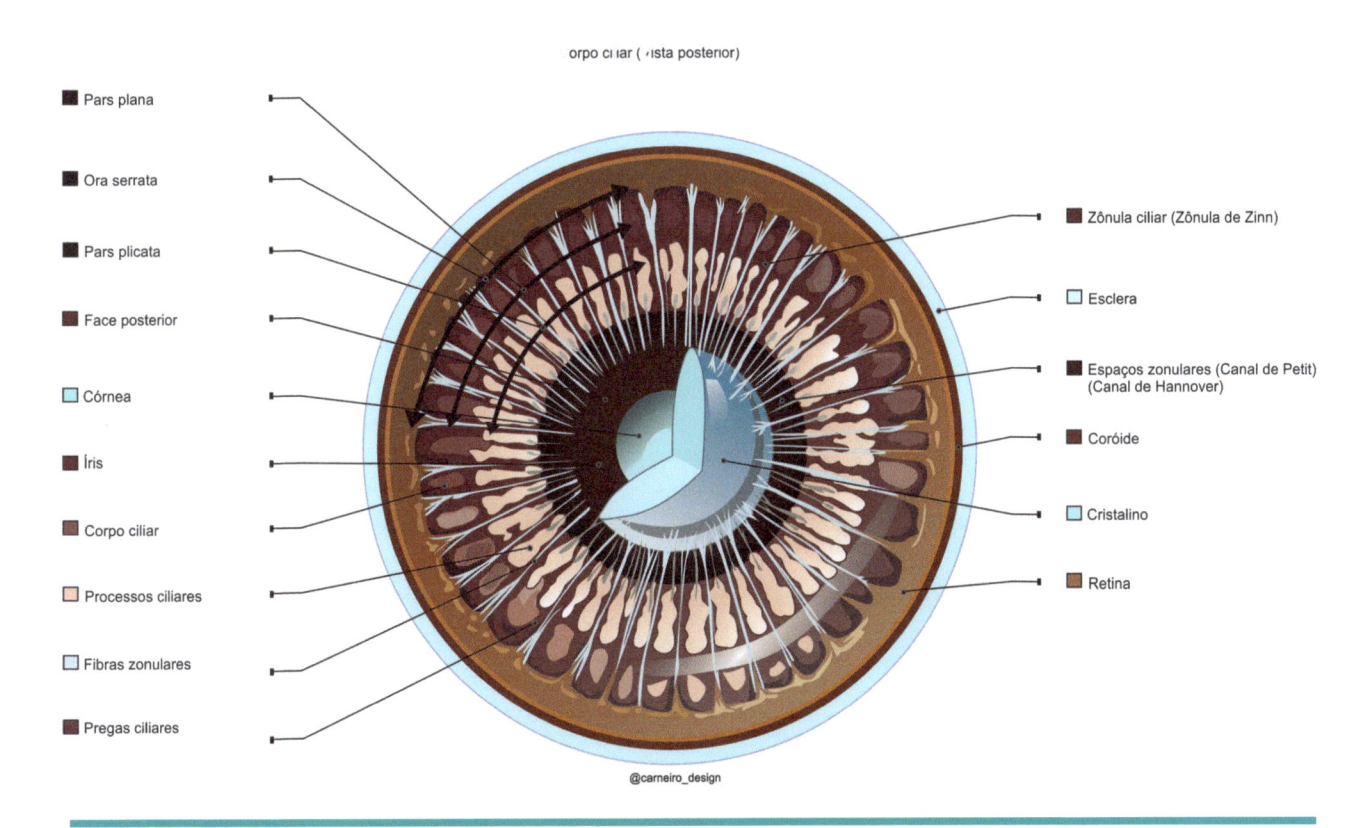

orpo ciliar (vista posterior)

- ■ Pars plana
- ■ Ora serrata
- ■ Pars plicata
- ■ Face posterior
- □ Córnea
- ■ Íris
- ■ Corpo ciliar
- ■ Processos ciliares
- □ Fibras zonulares
- ■ Pregas ciliares

- ■ Zônula ciliar (Zônula de Zinn)
- □ Esclera
- ■ Espaços zonulares (Canal de Petit) (Canal de Hannover)
- ■ Coróide
- □ Cristalino
- ■ Retina

@carneiro_design

**Figura 1.22.** Corpo ciliar (vista posterior)

O cristalino é um dos componentes refrativos ao aparelho visual, auxiliando no foco da imagem na retina. Histologicamente, o cristalino é dividido em três camadas, cápsula, epitélio e fibras lenticulares. A cápsula é a membrana basal do epitélio cristaliniano e envolve o cristalino por completo, sendo conhecida também como saco capsular, funciona também como membrana semipermeável que regula o transporte de substâncias entre o humor aquoso e cristalino. (Figura 1.20 e Figura 21)

O epitélio cristaliniano é constituído por uma camada única de células poligonais e está internamente aderido à sua membrana basal (cápsula anterior). As fibras lenticulares compõem a maior parte do cristalino e se depositam do centro para a periferia do cristalino. (Figura 1.20 e Figura 1.21)

A zônula ciliar é um sistema de fibras que nascem ao nível do corpo ciliar e inserem-se à altura das faces anterior e posterior do equador cristaliniano. Entre as fibras anteriores e posteriores da zônula fica um "triângulo" chamado canal de Hannover, já entre a zônula e o humor vítreo fica o canal de Petit. (Figura 1.16)

## TÚNICA VASCULAR DO OLHO

A íris, o corpo ciliar e a coróide formam a úvea, ou túnica vascular do olho.

### Íris

A íris é a porção mais anterior do trato uveal, e separa a câmara anterior, da posterior. Possui uma face anterior, que pode variar de tonalidade, e a posterior que é

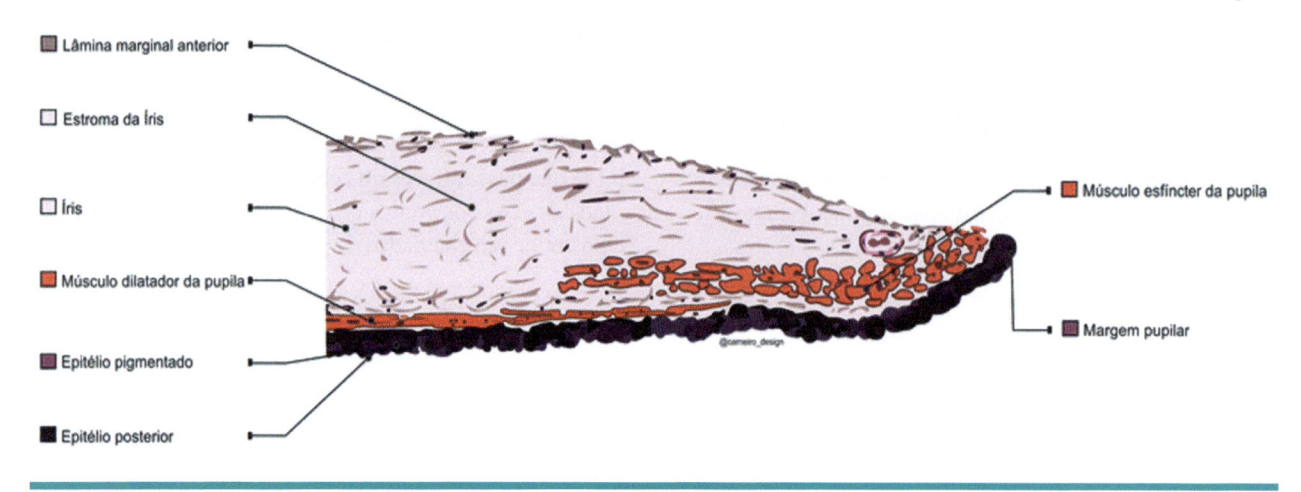

**Figura 1.23.** Histologia da íris

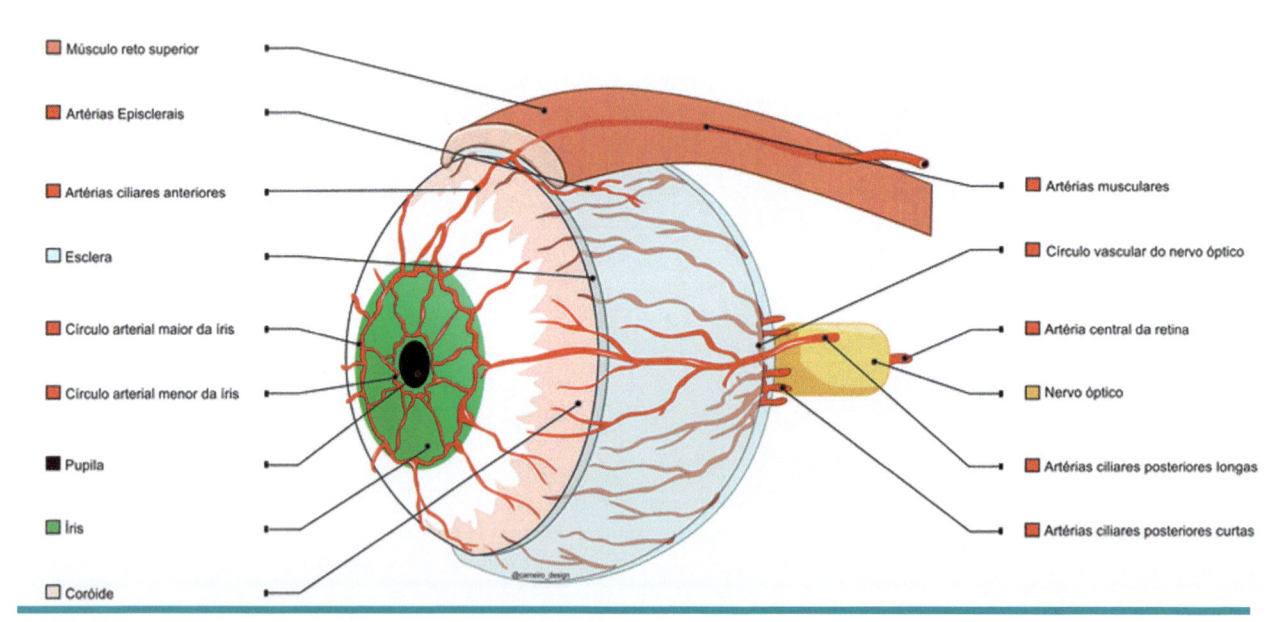

**Figura 1.24.** Irrigação arterial do olho

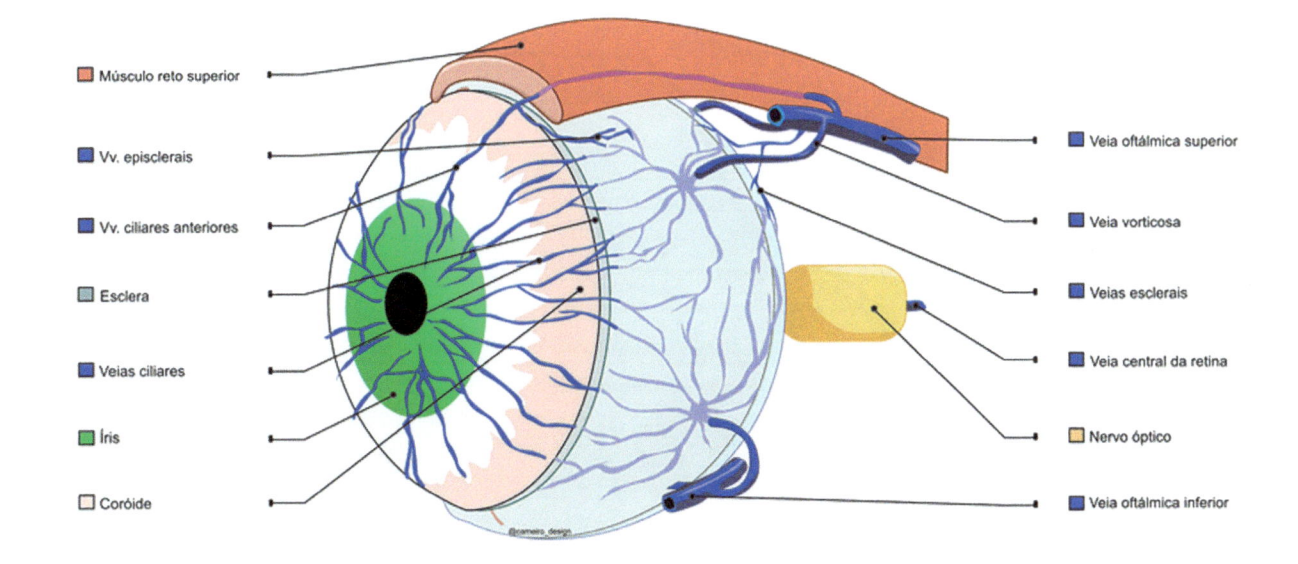

**Figura 1.25.** Drenagem venosa do olho

sempre negra. Tem a função de controlar a luminosidade que chega a retina através da abertura pupilar.

Face anterior da íris é dividida em duas regiões, zona ciliar e zona pupilar, as quais são separadas pelo círculo arterial menor da íris (colarete). Este círculo está conectado a artérias radiais que se originam no círculo arterial maior da íris. (Figura 1.22)

Sua base está intimamente ligada ao corpo ciliar e a raiz da íris representa o ínicio do recesso angular. O contato entre a íris e o cristalino forma uma válvula que evita o refluxo de humor aquoso da câmara anterior até a posterior. A zona ciliar é dividida em três porções: a parte plana, a parte ondulada e a raiz da íris.

Histologicamente, é composta por três camadas: lâmina marginal anterior, estroma e epitélio posterior. (Figura 1.23)

No estroma iriano encontra-se o músculo esfíncter da pupila, inervado pelo SNA parassimpático através do nervo oculomotor. O músculo dilatador da pupila localiza-se imediatamente acima do epitélio pigmentado. (Figura 1.23)

A irrigação sanguínea é feita pelos círculos arteriais maior e menor da íris, formados pelas artérias maior e menor da íris, que são provenientes das artérias ciliares anteriores e posteriores curtas e longas, ambas sendo ramos da artéria oftálmica. (Figura 1.24)

A drenagem venosa da íris é feita para a coróide e posteriormente para as veias vorticosas. Sua inervação é realizada pelos nervos ciliares curtos, longos e nervo nasociliar. (Figura 1.25)

## Corpo Ciliar

O corpo ciliar é responsável pela produção do humor aquoso além de atuar no processo de acomodação ocular pela contração do músculo ciliar.

O corpo ciliar estende-se desde a íris até a ora serrata[*], podendo ser dividida em duas áreas, a *pars plicata*, que contém os processos ciliares e localiza-se no terço anterior e a *pars plana* que corresponde à parte plana e está adjacente a retina. Encontra-se firmemente aderido ao esporão escleral. (Figura 1.22)

Os processos ciliares apresentam-se na forma de pirâmide com a base para íris e o vértice para a ora *serrata* e são responsáveis pela produção do humor aquoso. As fibras zonulares têm sua origem nas depressões existentes entre os processos ciliares e estão em contato com o músculo ciliar (formado por fibras musculares lisas - estende-se do limbo córneo escleral à ora serrata, em disposição circular) cuja inervação é parassimpática.

A irrigação provém das artérias ciliares anteriores e posteriores longas que se anastomosam para formar o círculo arterial maior da íris. Este é responsável pela irrigação do músculo ciliar, os processos ciliares e a íris. (Figura 1.23) A drenagem venosa desemboca nas veias vorticosas. (Figura 1.25)

A inervação (Figura 1.24) é realizada por ramos dos nervos ciliares curtos e longos e as fibras sensitivas originam-se da divisão oftálmica do trigêmeo.

---

[*] Ora serrata: região que limita a retina anteriormente com o corpo ciliar.

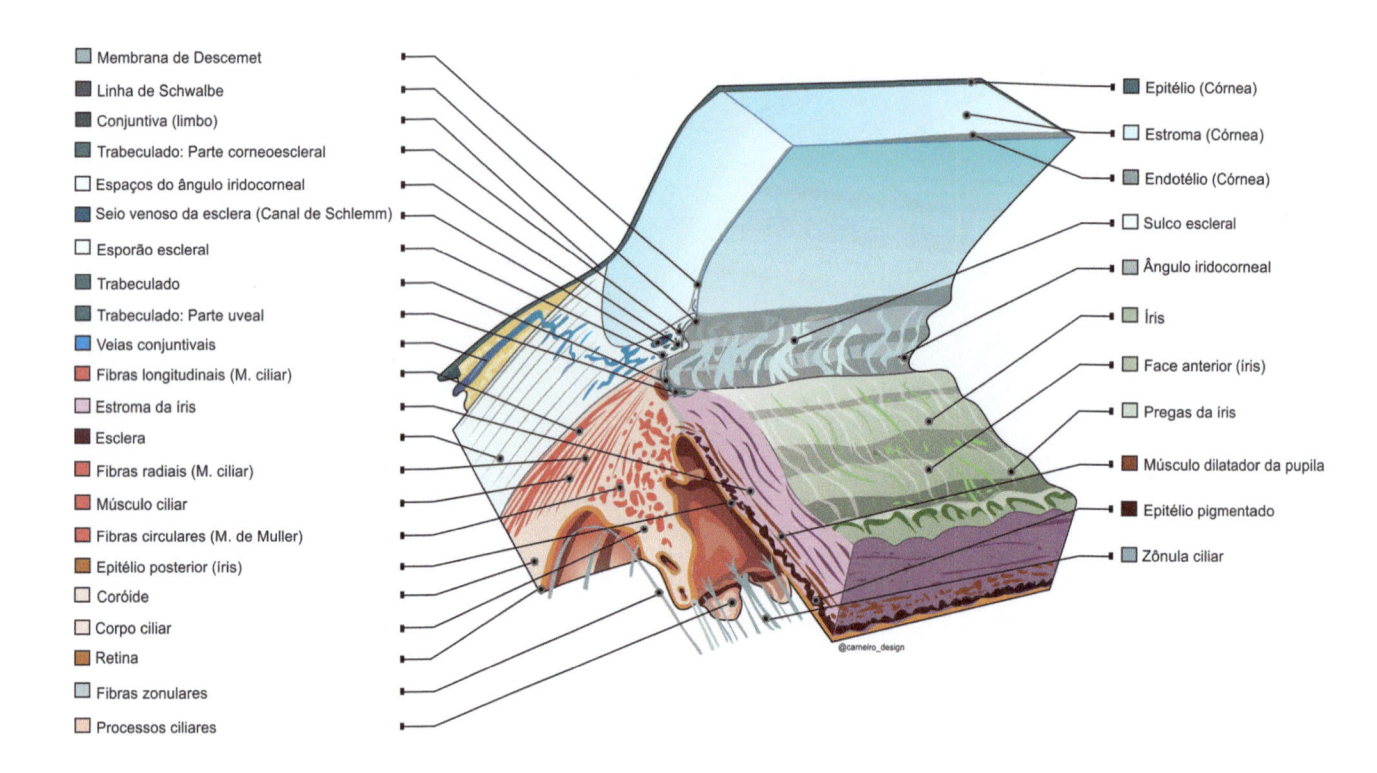

- ⬜ Membrana de Descemet
- ⬛ Linha de Schwalbe
- ⬛ Conjuntiva (limbo)
- ⬛ Trabeculado: Parte corneoescleral
- ⬜ Espaços do ângulo iridocorneal
- ⬛ Seio venoso da esclera (Canal de Schlemm)
- ⬜ Esporão escleral
- ⬛ Trabeculado
- ⬛ Trabeculado: Parte uveal
- 🟦 Veias conjuntivais
- 🟥 Fibras longitudinais (M. ciliar)
- 🟪 Estroma da íris
- ⬛ Esclera
- 🟥 Fibras radiais (M. ciliar)
- 🟥 Músculo ciliar
- 🟥 Fibras circulares (M. de Muller)
- 🟧 Epitélio posterior (íris)
- ⬜ Coróide
- ⬜ Corpo ciliar
- 🟧 Retina
- ⬜ Fibras zonulares
- ⬜ Processos ciliares

- ⬛ Epitélio (Córnea)
- ⬜ Estroma (Córnea)
- ⬛ Endotélio (Córnea)
- ⬜ Sulco escleral
- ⬜ Ângulo iridocorneal
- 🟩 Íris
- 🟩 Face anterior (íris)
- ⬜ Pregas da íris
- 🟥 Músculo dilatador da pupila
- ⬛ Epitélio pigmentado
- ⬜ Zônula ciliar

**Figura 1.26.** Ângulo iridocorneal

A câmara posterior é um espaço fluido localizado entre a região posterior medial da íris e o corpo ciliar e com limite posterior na face anterior do vítreo. (Figura18)

## Câmara Posterior

Dividida em três compartimentos, compartimento pré-zonular, correspondente câmara anterior propriamente dita, o compartimento zonular ou canal da Hannover e o retrozonular, conhecido como canal de Petit. O canal de Petit tem sua importância nas cirurgias, sendo delimitado posteriormente pela face anterior do vítreo. (Figura 1.16 e Figura 1.22)

O sulco ciliar é conhecido como o ângulo da câmara posterior e é formado pela junção da parte posterior da íris com o corpo ciliar.

## Ângulo Camerular

As estruturas do ângulo que podem ser visibilizadas são a linha de Schwalbe, trabeculado, canal de Schlemm, esporão escleral, corpo ciliar, recesso angular e vasos sanguíneos[8]. (Figura 1.26)

A linha de Schwalbe é uma linha opaca e representa a terminação periférica da membrana de Descemet e o limite anterior do trabeculado. A malha trabecular é a estrutura pela qual o humor aquoso deixa o olho, e possui três tramas, a uveal, corneoscleral e justacanalicular. O canal de Schlemm é uma passagem circular conectada a veias, mas que habitualmente não contém sangue. O esporão escleral representa a projeção anterior da esclera e área de inserção das fibras longitudinais do músculo ciliar. O corpo ciliar localiza-se por trás do bordo escleral e possui uma coloração marrom opaca ou acinzentada. A íris se insere no corpo ciliar e essa região é conhecida como recesso angular. Os processos da íris dispõem-se desde a íris para se inserirem-se ao nível do esporão escleral[8]. (Figura 1.26)

## Coróide

A coróide representa o segmento posterior da túnica vascular, geralmente é marrom e sua vascularização é formada principalmente pelas artérias ciliares posteriores curtas (círculo de Zinn).

Tem três camadas: externa, de grandes vasos, intermediária, de vasos médios e coriocapilar de pequenos vasos. A maioria dos grandes vasos é constituída por veias que se unem até formar quatro troncos venosos, as veias vorticosas. Estas veias, atravessam a esclera atrás do equador e desembocam nas veias oftálmicas. (Figura 1.25)

As artérias ciliares posteriores longas atravessam a esclera ao nível do nervo óptico e dividem-se em dois ramos na altura do corpo ciliar, um ramo ascendente e um descendente, que contribuem para formação do círculo arterial maior da íris. Já as artérias ciliares anteriores dirigem-se através dos músculos retos para a câmara anterior do olho e penetram na esclera enviando ramos recorrentes para ajudar a suprir a coróide. Estas artérias

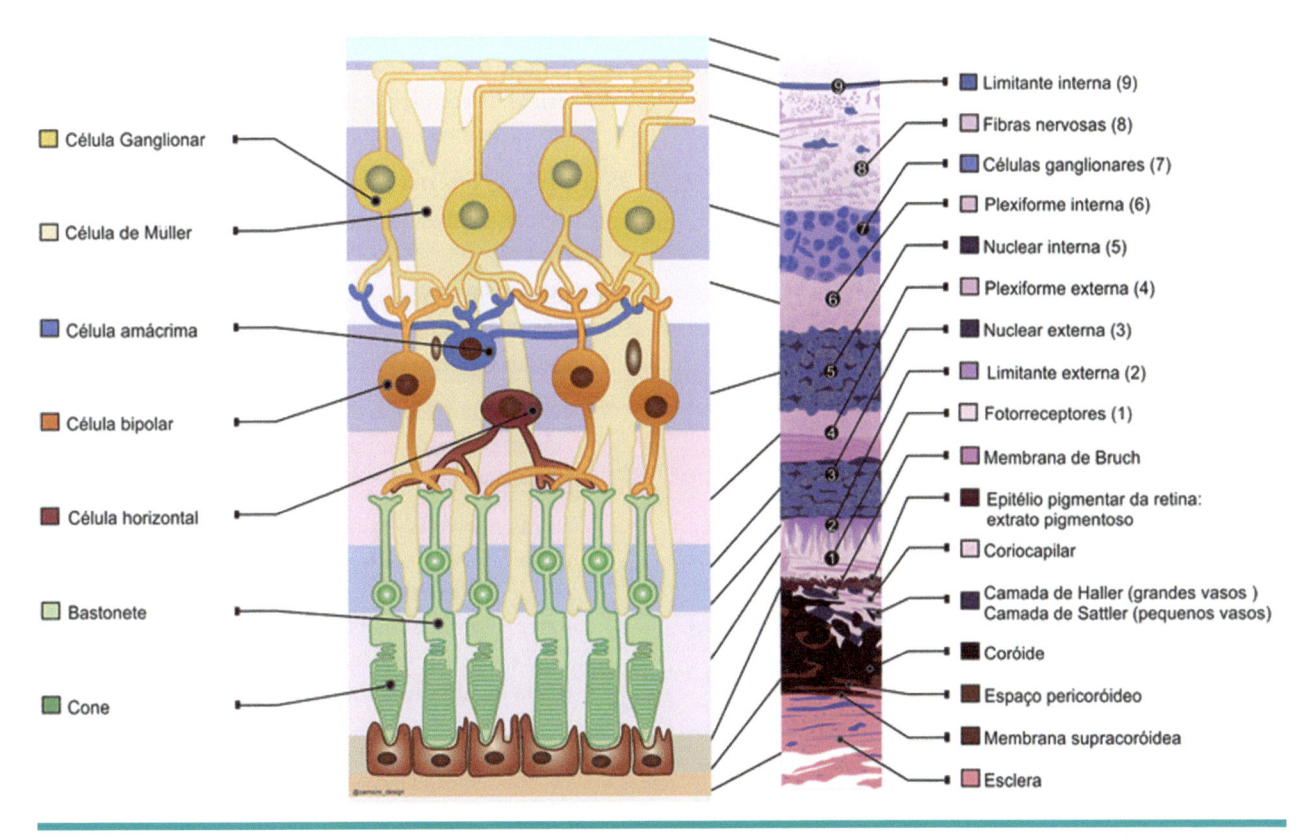

**Figura 1.27.** Retina: à esquerda a representação dos tipos celulares; à direita corte histológico desde a esclera até a limitante interna.

unem-se com os ramos da artéria ciliar posterior formando o círculo arterial maior da íris (Figura 1.24)

A coriocapilar é formada por capilares tipo fenestrados, derivados das artérias ciliares posteriores longas e curtas e das ciliares anteriores. A sua função é nutrir a retina nos seus dois terços externos.

A inervação é feita através dos nervos nasociliar curtos, nasociliar e dos ciliares longos.

## HUMOR VÍTREO

O humor vítreo é um gel transparente que preenche parte do globo ocular e está em contato posterior com a retina e anterior com o corpo ciliar, zônula e cristalino. É constituído por água (99%), colágeno e ácido hialurônico. Tem como funções a manutenção do suporte ocular e pela preservação da transparência para o estímulo visual chegar à retina.

É aderido à macula e aos vasos retinianos de forma tênue e firmemente a estes tecidos na retina periférica, na *pars plana*, na base do vítreo e ao redor da papila óptica. (Figura 1.18)

O vítreo sofre algumas alterações com o envelhecimento, na miopia, afacia e pseudofacia devido a diminuição do suporte das fibras colágenas e do àcido hialurônico, podendo se descolar total ou parcialmente da retina.

## RETINA

A retina é um tecido fino que recobre a face anterior dos dois terços posteriores da parede do globo. Responsável pela recepção do estímulo visual. Firmemente aderida ao vítreo em duas áreas: *disco óptico e ora serrata*.[8] Posteriormente todas as camadas da retina, exceto a camada de fibras nervosas, terminam na cabeça do nervo óptico. Perifericamente a retina sensorial estende-se até a ora serrata, onde tem continuação com o epitélio ciliado não-pigmentado da *pars plana*.

A retina central, também chamada de pólo posterior é centrada entre as arcadas vasculares temporais. A mácula é uma área oval no polo posterior medindo cerca de 5 mm de diâmetro, possui células ganglionares e pigmento de xantofila. Clinicamente, possui áreas importantes como a fóvea, fovéola e a zona foveal avascular. A fóvea é uma depressão na superfície mais interna da retina, localizada no centro da mácula. A fovéola é a parte mais delgada da retina, sua espessura total consiste apenas de cones e bastonetes e não possui células ganglionares.

O epitélio pigmentar da retina (EPR) é uma camada única de células hexagonais que reside sobre a membrana de Bruch. Sua função é manter as células fotorreceptoras sobrejacentes e para isso, ela tem como função cinco processos principais: a absorção da luz dispersada, o transporte ativo de metabólitos, a apresentação de uma barreira hematorretiniana, a regeneração dos pigmentos visuais e fagocitose.

A adesão entre o EPR e a retina sensorial é mais fraca que entre o EPR e a membrana de Bruch. A membrana de Bruch é um complexo de membrana basal que situa-se entre o EPR e a coróide. Consiste em cinco camadas, as quais da retina para coróide são:

1. Lâmina basal do EPR

2. Camada colágena interna

3. Camada de elastina

4. Camada colágena externa

5. Lâmina basal da coriocapilar

Histologicamente a retina apresenta-se composta por várias camadas, a partir do EPR em direção ao vítreo, conforme a figura. (Figura 1.28)(Capítulo 3 – Histologia)

1. **fotorreceptores** – está intimamente ligada ao EPR

2. **membrana limitante externa**- formada por complexo juncional entre células gliais, terminações das células de Müller e segmento interno dos fotorreceptores

3. **nuclear externa** – esta camada contém os corpos celulares dos cones e bastonetes

4. **plexiforme externa** – região onde os axônios das células fotorreceptoras fazem sinapse com os dendritos das células bipolares e os processos das células horizontais

5. **nuclear interna** – camada que contém os núcleos dos neurônios bipolares, as células horizontais e amácrinas.

6. **plexiforme interna** – formada por prolongamento dendríticos das células ganglionares e axônios das células bipolares da camada nuclear interna.

7. **células ganglionares** – é formada pelos corpos celulares das células ganglionares, sendo mais espessa na mácula e desaparece na região da fovéola.

8. **fibras nervosas** – esta camada é mais espessa próximo ao nervo óptico e mais delgada na periferia da retina. Os axônios amielinicos das células ganglionares, circundados por células gliais e terminações das células de Müller, convergem para formar a camada de fibras nervosas e nervo óptico.

9. **limitante interna** – camada que está em íntimo contato com o vítreo, formada pelas membranas das células gliais e das terminações das células de Müller, por fibras colágenas do corpo vítreo e mucopolissacarídeos.

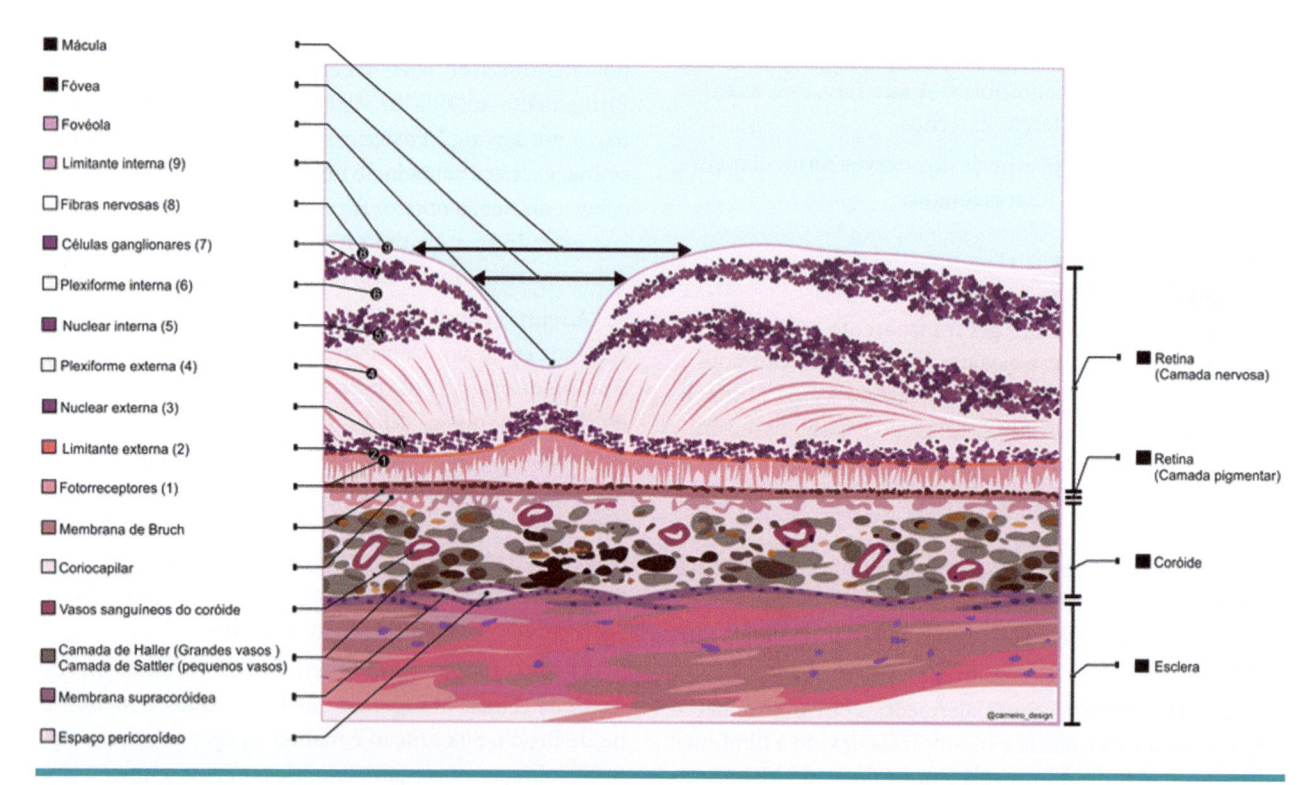

**Figura 1.28.** Retina (Histologia)

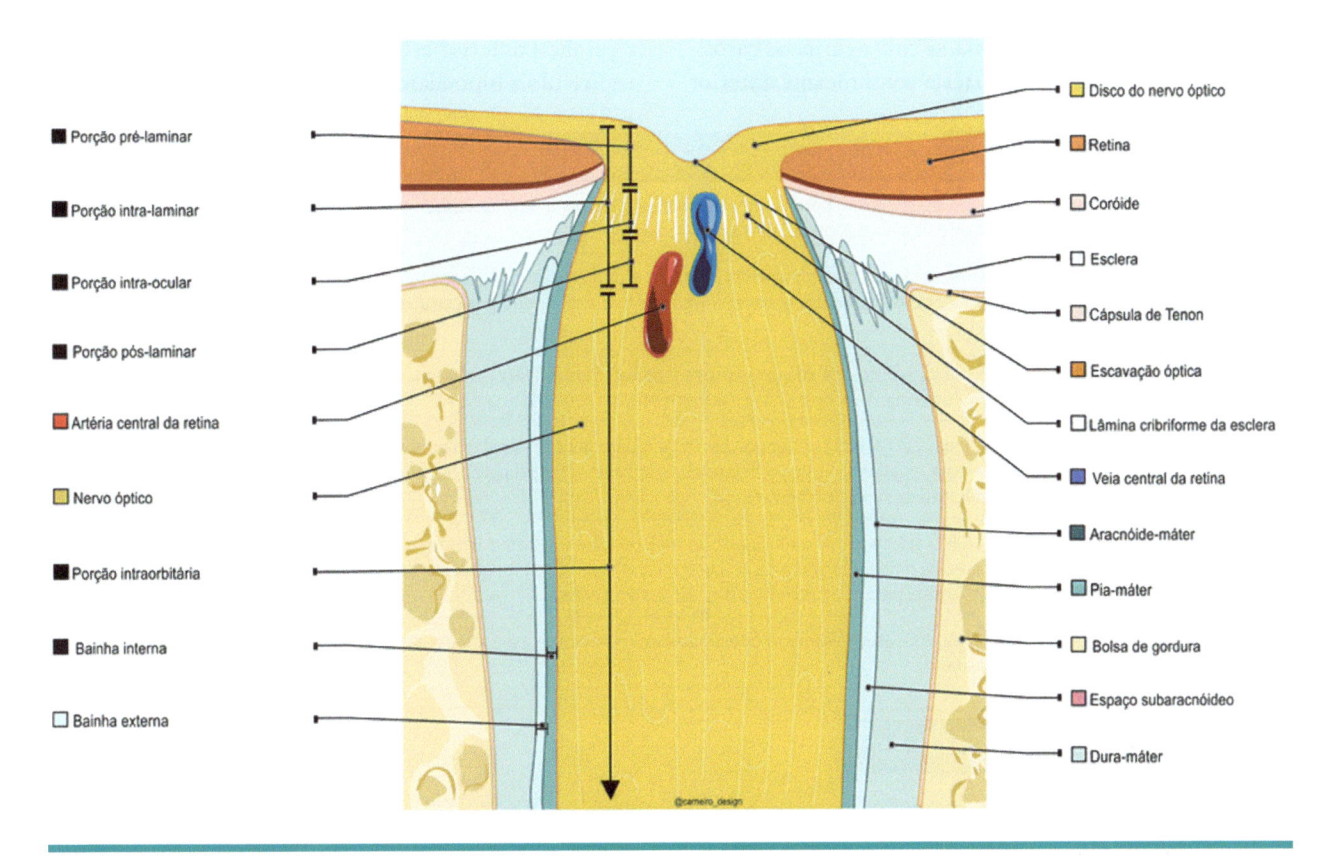

Porção pré-laminar

Porção intra-laminar

Porção intra-ocular

Porção pós-laminar

Artéria central da retina

Nervo óptico

Porção intraorbitária

Bainha interna

Bainha externa

Disco do nervo óptico

Retina

Coróide

Esclera

Cápsula de Tenon

Escavação óptica

Lâmina cribriforme da esclera

Veia central da retina

Aracnóide-máter

Pia-máter

Bolsa de gordura

Espaço subaracnóideo

Dura-máter

@carneiro_design

**Figura 1.29.** Nervo óptico

## Vascularização

A nutrição da retina possui duas áreas com características diferentes quanto ao foco nutridor: um avascular e outro vascular. A nutrição da camada pigmentada e de cones e bastonetes é avascular, sendo realizada pela coriocapilar. A camada nuclear interna, ganglionar, até a camada de fibras nervosas, são nutridas pela artéria central da retina.

A artéria central da retina deixa a oftálmica, penetra no nervo óptico, atravessa a lâmina crivosa, divide-se em arteríola e progressivamente se bifurca até a formação de capilares. Os capilares se comunicam com as vênulas que aos pares vão formar a veia central da retina, a qual desemboca na veia oftálmica, formada pelas veias vorticosas e ciliares. A artéria central da retina e seus ramos estão posicionados medialmente à veia na cabeça do nervo óptico. As artérias são mais estreitas e retas que suas veias correspondentes.

## NERVO ÓPTICO

O nervo óptico, mais do que um nervo, é um trato de fibras nervosas que transmite para o cérebro a informação visual captada pela retina. Conduz ainda os impulsos relacionados ao reflexo luminoso e da acomodação.

O nervo óptico (II) pode ser dividido em 4 porções principais: intraocular; intraorbitária, intracanalicular e intracraniana. É o ponto de convergência dos axônios, das células ganglionares da retina e contém cerca de 1 milhão de fibras sendo responsáveis, em sua maioria pelas vias ópticas e pupilar. Sua vascularização é derivada da artéria oftálmica e através de seu ramo, a artéria central da retina, que passa entre o feixe de fibras do nervo óptico para a superfície da retina. Na porção central do nervo óptico, há uma área pálida sem tecido neural, denominada escavação óptica, por onde passam os vasos (Figura 1.29).

O nervo óptico está envolto por três camadas de meninges: dura-máter, aracnóide e pia-máter. A dura-máter do cérebro é contínua com o nervo óptico, no bulbo ocular une-se com a cápsula de Tenon e no forame óptico está aderida ao periósteo. A pia-máter e a aracnóide envolvem o nervo óptico e se fundem com a esclera na união do nervo ao globo ocular. O espaço subdural e subaracnóideo do nervo óptico são contínuos com o cérebro e divididos pela fina aracnóide. Um pequeno espaço subdural e um grande espaço subaracnóideo é formado por onde se transmite a pressão intracraniana. No forame óptico, o nervo envolto pelas origens dos músculos retos, e no ápice da órbita, entra no canal óptico. Juntamente seguem a artéria e veia oftálmica, nervo nasociliar, filamentos do plexo simpático carotídeo e extensões das meninges intracranianas que formam a bainha do nervo óptico. Após sair do canal óptico, o nervo progride e se une ao nervo contra-lateral formando o quiasma óptico.

O quiasma óptico relaciona-se com as artérias carótidas internas nas laterais; a artéria comunicante anterior e cerebral anterior estão em frente e acima; e o terceiro ventrículo e hipotálamo estão atrás e acima.

| Pontos chave |
|---|
| O conhecimento anatômico das estruturas oculares e perioculares é imprescindível para a compreensão do funcionamento do órgão visual bem como para tratar clinica e cirurgicamente as afecções que o atingem. |
| O olho pode ser comparado a um sensor esférico que capta as imagens do mundo externo e o transmite à região occipital. Esse sensor apresenta elementos que permitem seu funcionamento, assim como também é circundado por estruturas que o protegem contra traumatismos e agressões externas. |
| O sensor esférico que é o bulbo tem sua parede constituída pela córnea e pela esclera; a úvea mantém a irrigação interna, o humor aquoso e o vítreo que são elementos aquosos-viscosos mantém a estrutura e a transparência requeridas para a passagem do estímulo luminoso. |
| As estruturas de proteção são constituídas pela órbita (arcabouço ósseo de 4 paredes e 7 ossos), pálpebras (superior e inferior, que através de movimentos de oclusão, piscar e abertura facilitam a visão e a defesa quando necessário), supercílios, sistema lacrimal (produção e escoamento lacrimal: lubrificação, limpeza e oxigenação da superfície ocular). |
| A imagem para ser formada necessita ser capturada por uma superfície transparente e refrativa (córnea), centralizada (pupila), refratada (cristalino) e focada nos fotorreceptores da retina. A captura da imagem necessita ainda de um sistema de mobilidade ocular que é propiciada pela musculatura ocular extrínseca (inervada pelo n. oculomotor, troclear e abducente). |
| A estimulação retiniana transmite o impulso elétrico via nervo óptico, quiasma, trato óptico até chegar a região occipital, área 17 de Brodmann, onde é realizado o processamento visual. |

## REFERÊNCIAS BIBLIOGRÁFICAS

1. Thiagarajan B. Anatomy of Orbit: Otolaryngologist's perspective. ENT1. SCHOLAR. 2013;1:1-33.
2. Petruzzelli GJ, Hampson CM, Meyers AD, Kokoska MS, Kellman RM, Slack2. CL, et al. Orbit Anatomy.[Internet]. New York: Medscape; 2011 [cited 2013 Sept 9]. Available from: http://emedicine.medscape.com/article/835021-overview
3. Anatomy of the periorbital region Anatomia da região periorbital Review article Authors: CP, Eliandre.Surg Cosmet Dermatol 2013;5(3):24556 www.surgicalcosmetic.org.br/exportar-pdf/5/5_n3_284_en/Anatomia-da... · Arquivo PDF
4. Martins C, Costa e Silva IE, Campero A, Yasuda A, Aguiar LR, Tatagiba M,11. et al. Microsurgical anatomy of the orbit: the rule of seven. Anat Res Int. 2011; 2011: 458727.
5. Hayreh SS. Orbital vascular anatomy. Eye (Lond). 2006 [cited 2013 Sept12. 9];20(10):1130-44. Available from: http://www.nature.com/eye/journal/v20/n10/full/6702377a.html
6. Kaminer MS, Dover JS, Arndt kA. Atlas of Cosmetic Surgery. Saunders,14. 2002, 351-384.
7. Pitangy I, Sbrissa RA. Atlas de cirurgia palpebral. Rio de. Janeiro: Colina Livr. Ed.; 1994. p.21-252.
8. Bicas, H.E.A; Oculomotricidade e seus fundamentos .Arq Bras Oftalmol 2003;66:687-700. Disponível: http://www.scielo.br/pdf/abo/v66n5/18162.pdf
9. Putz,Carla Oftalmologia - Ciências Básicas - Ed. Cultura Médica -2001; cap.6;p.105-158
10. Rezende, Flávio. Cirurgia de Catarata. Rio de janeiro: 2°edição-Ed. Cultura Médica,2002 - cap 3; p.9

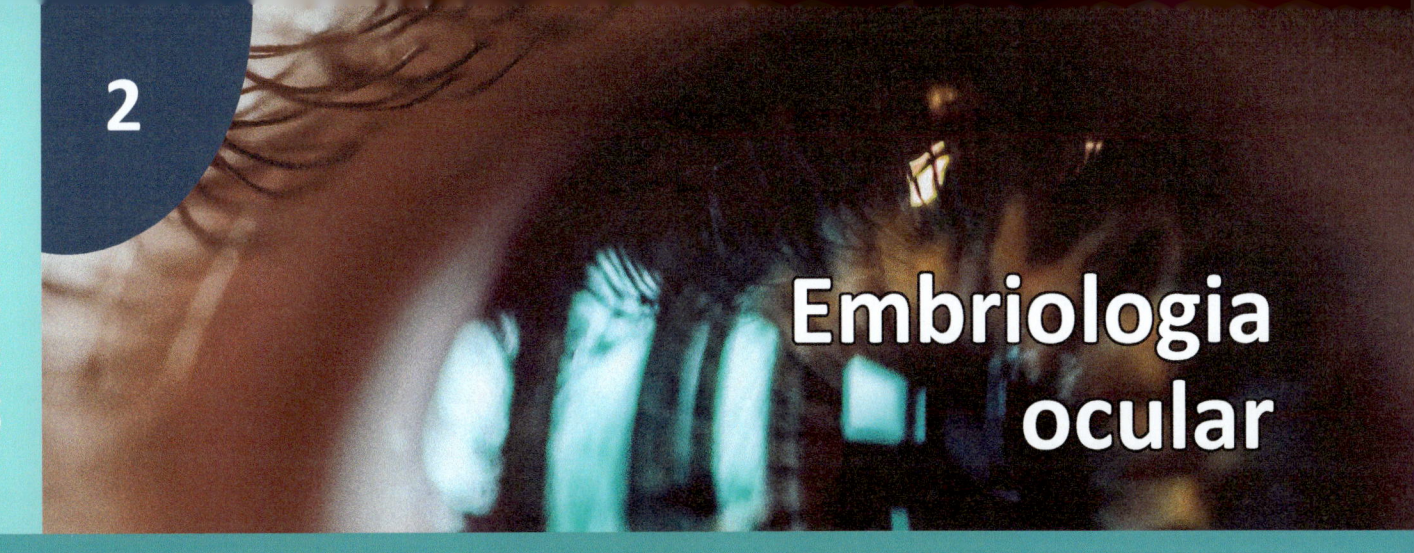

# Embriologia ocular

Patrícia Picciarelli

Juliana Mika Kato

## PRINCÍPIOS GERAIS

O desenvolvimento ocular ocorre por meio de uma sequencia de eventos que é regulada por uma **cascata de genes**, que é ativada em tipos específicos de células e em uma ordem específica. Antes da fecundação, na fase de ovócito, já está presente um RNA mensageiro que fornece as instruções genéticas iniciais para o ovo fertilizado. Porém, o genoma embriogênico só começa a ser transcrito na fase de blástula, algumas horas após a fertilização.

Os **genes Homeobox (Hox)** são os reguladores mestres do desenvolvimento embrionário, permitindo que os órgãos sejam formados e no lugar certo. São genes altamente conservados, presentes em animais, vegetais e fungos, que contêm um segmento de DNA característico de 180 pares de bases de comprimento que codificam uma sequência de 60 aminoácidos. Essa proteína, denominada **homeodomínio**, é altamente conservada e DNA-específica. O principal gene homeótico é o **PAX-6** (*Paired homeoboX 6*), que comanda a formação do olho.

Cabe aos **fatores morfogênicos** uma sinalização moduladora em tempo real para as células, por meio de um gradiente de concentração (gradiente morfogênico). Dentre eles, destacam-se o ácido retinóico, Wnt (é uma glicoproteína), os membros da família *hedgehog* [*Shh (Sonic Hedghog)* e *lhh (Indian Hedgehog)*] e o **FGF** (*Fibroblast Growth Factor*), que regula a expressão do gene MITF (*microphthalmia transcription factor*), induzindo a formação da retina neurossensorial a partir das células neuroectodérmicas do cálice óptico.

São três os estágios de desenvolvimento humano:

## Embriogênese (da fecundação ao 20º dia)

Com as sucessivas divisões celulares percorre-se os estágios de:

- Mórula (ainda são células-tronco)
- Blástula (as células delimitam uma cavidade interna)
- Gástrula, em que são formadas as 3 camadas germinativas primitivas: **ectoderme, mesoderme e endoderme**.

Ao redor do 18º dia, formam-se as **pregas** e o **sulco neural** (neurulação). A invaginação do sulco origina o **tubo neural**. (Figura 2.1)

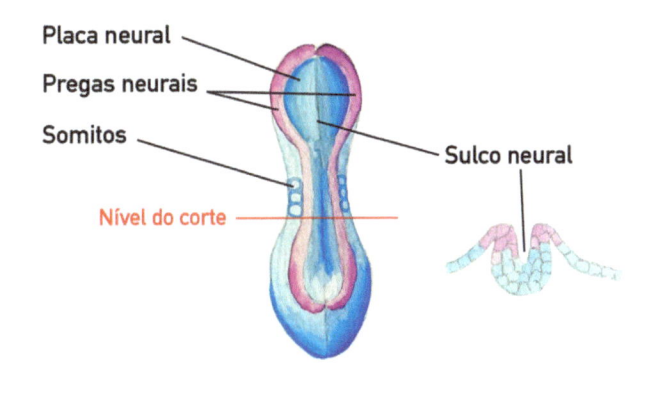

**Figura 2.1.** Embrião aos 20 dias, vista dorsal e corte transversal

## Organogênese (21º dia ao final do 2º mês)

A ectoderme divide-se em **ectoderme superficial** e **neuroectoderme**.

A ectoderme superficial forma espessamentos em ambos os lados da cabeça em desenvolvimento por volta dos **28 dias**, que é o chamado **placoide do cristalino**. Trata-se do início do desenvolvimento ocular.

Ao mesmo tempo, o neuroectoderme forma duas **fossetas ópticas** que se aprofundam de modo a formar bolsas em ambos os lados da linha média; são as chamadas **vesículas ópticas**. Elas estão conectadas diretamente com o cérebro anterior em desenvolvimento.

Assim que a vesícula óptica toca a face interna da ectoderme superficial, ela se invagina para formar o **cálice óptico**. A região estreita que o conecta ao cérebro em desenvolvimento é chamada **pedículo óptico**.

Com a formação dos cálices ópticos, dois processos se iniciam:

- **Ectoderme superficial** começa a invaginar para formar o **cristalino**.

A área entre o cálice óptico e o ectoderme superficial se preenche com uma mistura de células provenientes da mesoderme e da crista neural. Essas células, chamadas ectomesenquimais ou células da **crista neural**, são células tronco transitórias que podem dar origem a tecidos com características ectodérmicas e mesodérmicas, fundamentais para o desenvolvimento ocular. Também são responsáveis por diversas estruturas faciais, dentárias e da calota craniana.

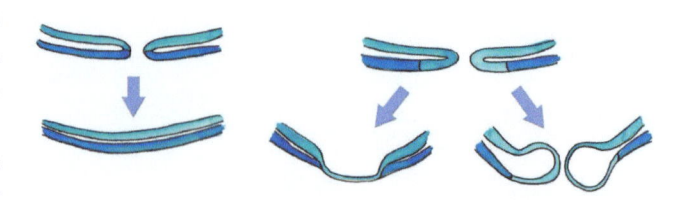

**Figura 2.2.** Fechamento normal da fissura embrionária (à esquerda): as camadas interna e externa do cálice óptico se encontram e se fundem; Formação de coloboma (à direita): ocorre um ectrópio da camada interna e as células da camada externa são deslocadas lateralmente, gerando um coloboma simples ou um cisto colobomatoso, quando a cavidade se alarga na região adjacente ao ponto de defeito do fechamento

Inicia-se então a invaginação da parte inferonasal do cálice óptico e do pedículo óptico, de modo a formar um sulco ventral que permite a entrada de células da mesoderme e da crista neural (**fissura embrionária**) (Figura 2.2). A artéria hialoidea entra na cavidade pela parte posterior da fissura.

A fissura se fecha entre a 5ª e 7ª semana, primeiro no centro e depois anterior e posteriormente.

Falha de fechamento resulta em **coloboma**. Colobomas anteriores são mais comuns (que causam defeitos na íris e esclera anterior) e os colobomas centrais são os menos comuns. Colobomas posteriores dão origem a defeitos na cabeça nervo óptico. A localização do fechamento da

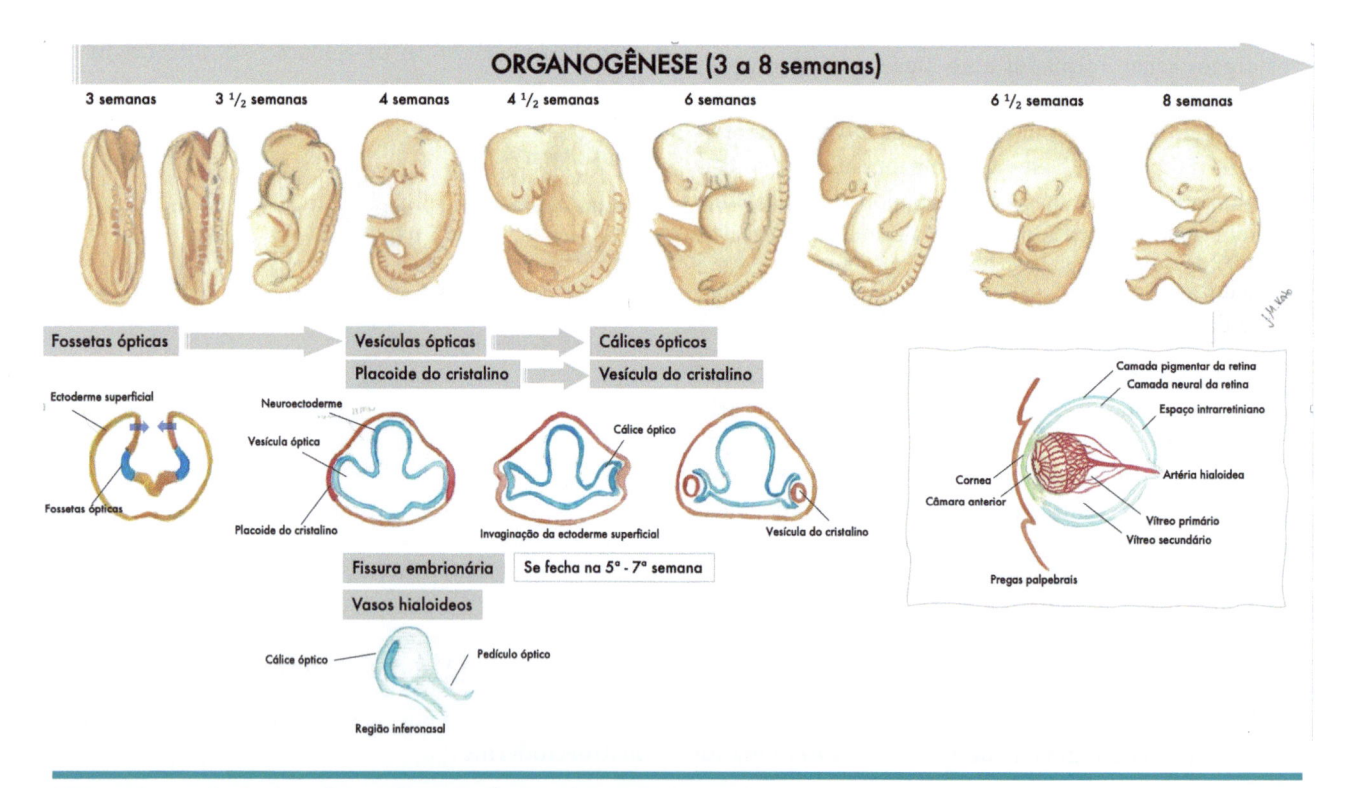

**Figura 2.3.** Correlação do estágio embrionário fetal e a formação das estruturas oculares, em ordem cronológica

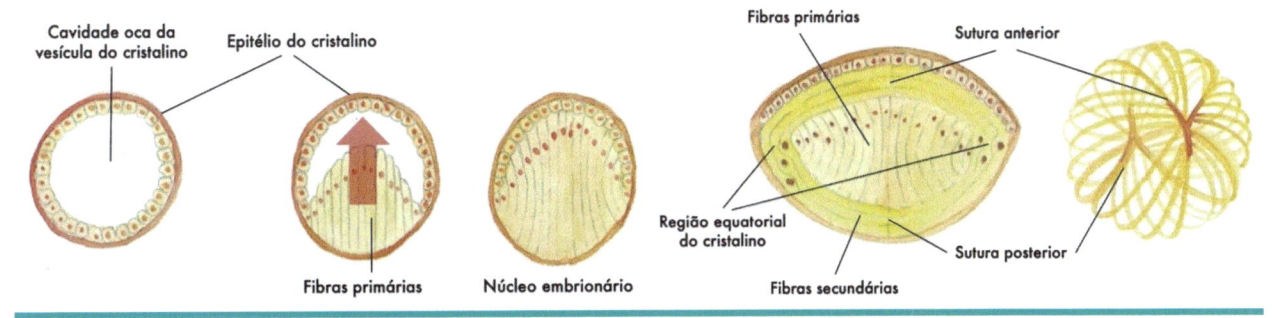

**Figura 2.4.** Desenvolvimento do cristalino

fissura se correlaciona com o quadrante inferonasal, que é onde os colobomas são clinicamente encontrados.

## · Diferenciação (a partir do 3º mês).

Inicia-se a diferenciação dos tecidos oculares, porém várias estruturas não finalizam esse processo ao nascimento, tais como mácula, ápice orbitário e vias lacrimais.

## EMBRIOLOGIA POR ESTRUTURA

### Cristalino

O **placoide do cristalino** se forma ao redor dos 30 dias com a proliferação de células da **ectoderme superficial**. Esse processo depende do fator de crescimento BMP (*bone morphogenetic protein*). O placoide se **invagina**, formando uma **fosseta**. Conforme a fosseta se aprofunda, ela fecha anteriormente e se separa da superfície para formar a **vesícula do cristalino** (Figura 2.3).

A **vesícula do cristalino** é uma esfera revestida por uma única camada de células cuboides. As células anteriores permanecem cuboides e em camada única, já as células posteriores se alongam, preenchem a cavidade da vesícula do cristalino e formam as chamadas **fibras primárias** do cristalino. Está formado, então, o **Núcleo Embrionário** por volta dos 40 dias. As **fibras**

**secundárias** se formam a partir da região equatorial do cristalino, se alongam e se unem na região anterior (sutura **anterior**, em formato de **Y**) e posterior (sutura **posterior**, em formato de **Y invertido**). Essas fibras envolvem as fibras primárias e formam o **Núcleo Fetal** por volta de 13 semanas. Ao longo da maturação das fibras do cristalino, elas perdem seu núcleo e outras organelas, reduzindo a dispersão de luz. (Figura 2.4)

A membrana basal do ectoderme superficial se torna a **cápsula do cristalino**.

As fibras zonulares começam a se desenvolver ao final do 3º mês a partir de tecidos secretados pelo epitélio ciliar.

### Córnea

A **córnea** é formada por tecido da **ectoderme superficial** (epitélio da córnea) e células da **crista neural** (estroma e endotélio). (Figura 2.5)

Aos 33 dias, quando a vesícula do cristalino se separa do ectoderme superficial, deixa células restantes na superfície que formarão o epitélio da córnea. Segue-se então três ondas de migração das células da crista neural, (Figura 2.6) que formarão:

1ª onda: endotélio da córnea

2ª onda: íris e parte da membrana pupilar

3ª onda: queratócitos do estroma da córnea

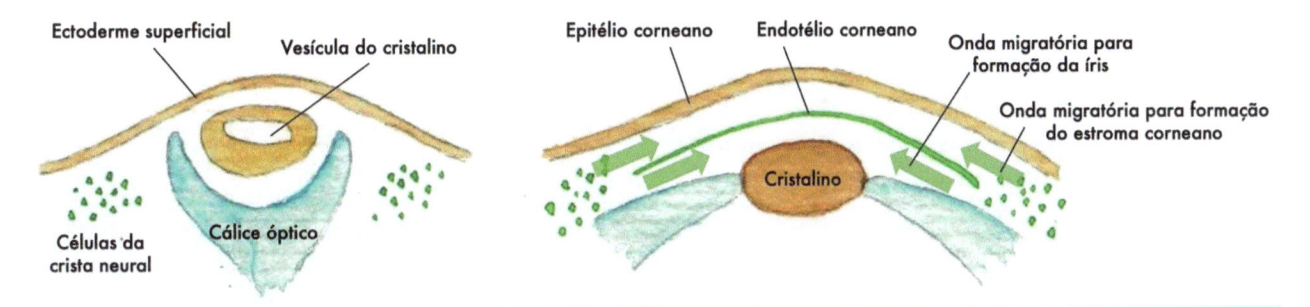

**Figura 2.5.** Formação da córnea

| Idade | Esquema histológico | Descrição |
|---|---|---|
| 39 dias | 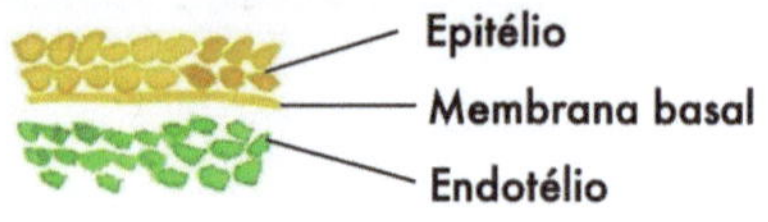 Epitélio — Membrana basal — Endotélio | Há 2 camadas de células epiteliais sobre uma membrana basal separadas de 2-3 camadas de células endoteliais por um espaço acelular. |
| 7 semanas | 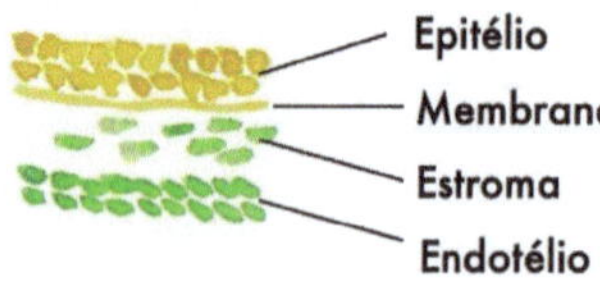 Epitélio — Membrana basal — Estroma — Endotélio | Células mesenquimais da periferia migram para este espaço acelular. Em alguns dias elas formam cerca de 4-5 camadas e estão em volta de fibras de colágeno. A produção da camada de Descemet se inicia por volta da 8ª semana pela camada endotelial. |
| 3 meses | 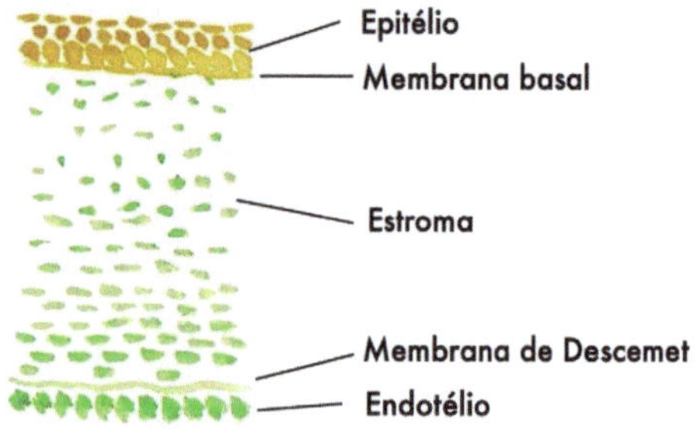 Epitélio — Membrana basal — Estroma — Membrana de Descemet — Endotélio | O epitélio está com 2-3 camadas de células, o estroma com 25-30 camadas de queratócitos (células mesenquimais) dispostos mais regularmente na porção posterior. A camada de Bowman só começa a ser produzida por volta do 4º mês. |

**Figura 2.6.** Desenvolvimento da córnea

## Úvea

A úvea (coróide, corpo ciliar e íris) se desenvolve a partir de uma combinação de tecidos da **neuroectoderme**, **mesoderme** (músculos esfíncter e dilatador da íris, e partes não pigmentadas da úvea, ou seja, o estroma da íris e o músculo ciliar) e células da **crista neural** (componentes pigmentados e epiteliais da úvea).

## Retina

A retina é formada a partir do **cálice óptico**, que é uma estrutura contínua com a parede do encéfalo. A **superfície interna** do **cálice óptico** origina as nove camadas da retina neurossensorial; e a **superfície externa** do cálice óptico origina o epitélio pigmentado da retina (EPR).

Na 7ª semana, a retina neural consiste em uma camada neuroblástica externa (células bipolares, células horizontais e células precursoras dos fotorreceptores), uma camada neuroblástica interna (células de Muller, células ganglionares e células amácrinas) e uma camada de fibras nervosas de Chievitz separando-as. Essa camada é transitória e fará parte da camada plexiforme interna.

O desenvolvimento da retina ocorre centrifugamente, do centro do cálice óptico à periferia.

As membranas limitantes interna e externa se formam quando as células deixam de proliferar e começam a diferenciar-se.

A diferenciação das camadas ocorre por volta da 8ª-12ª semana. As células ganglionares são as primeiras a se diferenciar. Alguns axônios das células ganglionares crescem em direção ao nervo óptico, obliterando a cavidade do pedículo óptico. Em meados do 4º mês todas as camadas do adulto já estão formadas.

As células dos cones e bastonetes se alongam a partir do 5º e 7º mês, respectivamente. Destaca-se o gene Nrl (neural retinal leucine zipper), um fator de transcrição da subfamília Maf, que regula o desenvolvimento dos bastonetes. (Figura 2.7)

O EPR é derivado da neuroectoderme (camada externa do cálice óptico). Forma-se a partir de células epiteliais colunares pseudoestratificadas que criam tight junctions e depositam uma membrana basal. A produção de melanina no EPR começa no polo posterior e segue anteriormente.

## Nervo óptico

O nervo óptico se desenvolve a partir do pedículo óptico, estrutura que liga a vesícula óptica ao cérebro anterior (diencéfalo). O pedículo óptico se forma a partir de células da neuroectoderme, que estão rodeadas por células da crista neural. (Figura 2.8) Na 6ª semana, as células da neuroectoderme começam a vacuolizar e degenerar, proporcionando espaço para os axônios das células ganglionares da retina interna migrarem.

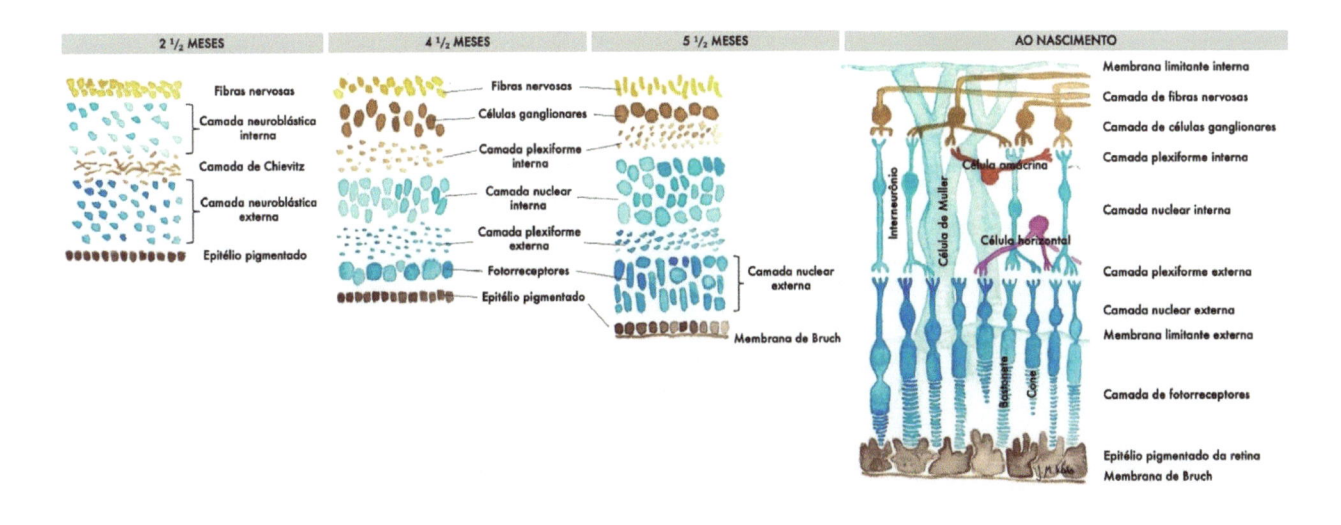

**Figura 2.7.** Desenvolvimento da retina.

A camada externa do pedículo óptico origina a lâmina cribiforme.

As células da crista neural ao redor formam as meninges, enquanto as células neuroectodérmicas formam oligodendrócitos (para produzir bainha de mielina). A mielinização ocorre a partir do 7º mês, do quiasma à lâmina cribiforme.

## Vítreo

Aos 35 dias ocorre a formação do vítreo primário, da união de material fibrilar secretado pelas células da retina embrionária (ectoderme) e pelos vasos hialoideos (mesoderme). Os vasos hialoides ocupam o espaço entre o cristalino e a ectoderme neural. (Figura 2.9)

Por volta do 2º mês a rede capilar alcança sua extensão máxima, e forma-se o vítreo secundário ao redor do primário, com a regressão do sistema vascular. O vítreo secundário substitui o vítreo primário no 6º mês.

Ocorre também uma condensação vítrea ao longo da borda anterior do vítreo secundário, que irá formar as fibras zonulares do cristalino (vítreo terciário).

## Esclera

A esclera é formada a partir de células da crista neural (maior parte) e da mesoderme (parte temporal superior). Seu desenvolvimento se inicia na parte anterior. Na região próxima do equador, a esclera se junta à

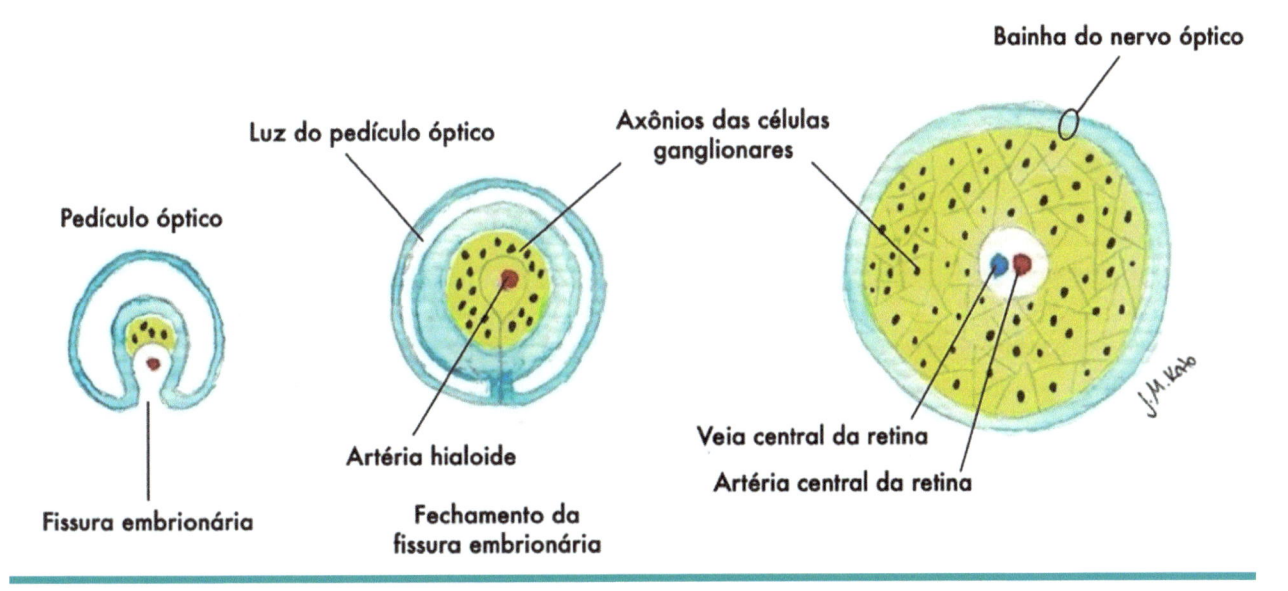

**Figura 2.8.** Formação do nervo óptico (corte transversal)

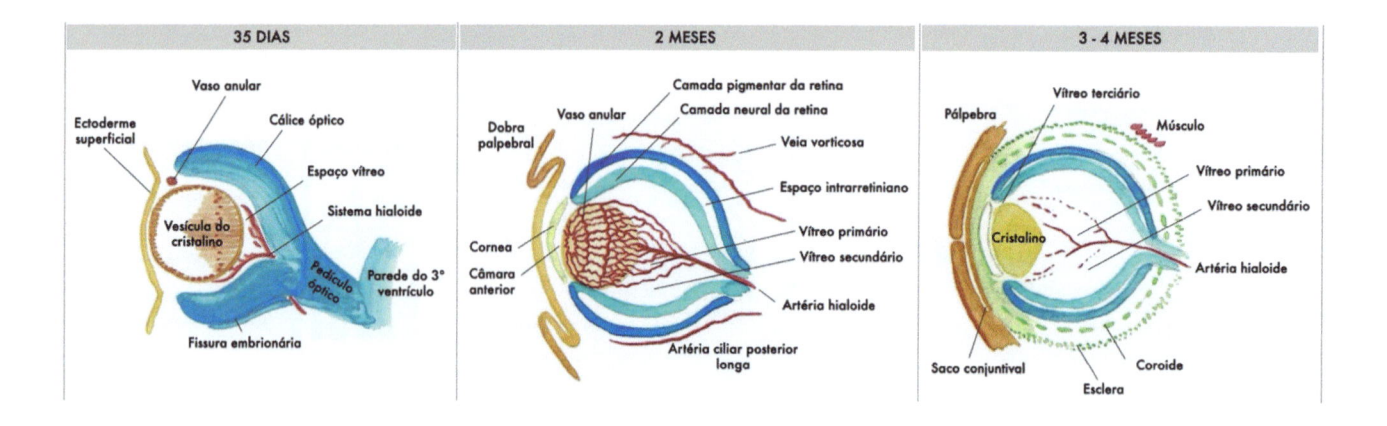

**Figura 2.9.** Desenvolvimento vítreo

córnea em desenvolvimento, mas a esclera continua a se expandir e envolver o cálice óptico.

O esporão escleral e a cápsula de Tenon se formam depois, no momento da inserção dos músculos extraoculares.

## Órbita

Ossos, cartilagem, gordura e tecidos conectivos da órbita se desenvolvem a partir de células da crista neural que migram para os processos frontonasal e maxilar.

Há dois tipos de ossificação:

- Membranosa, que ocorre diretamente do tecido conectivo. Exemplos: osso frontal, maxilar, zigomático, lacrimal e palatino.

- Endocondral, que ocorre a partir de cartilagem preexistente.

O osso esfenoide é o único osso da órbita que surge tanto de ossificação membranosa quanto endocondral.

O primeiro osso a se desenvolver é o osso maxilar, por volta da 6ª semana. Na 7ª semana formam-se os ossos frontal, zigomático e palatino.

De modo geral, a ossificação começa no 3º mês de gestação, e a fusão ocorre entre o 6º e 7º mês. Ao nascimento, a única parede ainda não completamente ossificada é o ápice da órbita.

Durante o desenvolvimento dos ossos e da face, a posição dos olhos converge gradativamente, mudando de lateral para frontal. Aos 2 meses, o ângulo formado pelos eixos orbitários é de 84º.

## Musculatura Ocular Extrínseca

Os músculos extraoculares (MOE) se formam a partir do mesoderme (fibras musculares) e das células da crista neural (bainha e tendão).

Os primórdios dos MOE podem ser vistos ao redor dos 27 dias, atrás das vesículas ópticas. Eles crescem em direção anterior e desenvolvem suas inserções na esclera no 2º mês. O músculo elevador da pálpebra superior é o último a aparecer e se diferenciar. As interações entre o cálice óptico, mesoderme e células da crista neural são cruciais para o bom desenvolvimento e organização dos MOE.

O mesênquima do músculo e do nervo associado se desenvolvem em conjunto. Dessa forma, um atraso na inervação do mesênquima muscular pode levar à diferenciação prematura desse mesênquima em tecido conectivo (fibrose). Esse atraso ou ausência de inervação pode fornecer uma janela para inervação inadequada por outro nervo craniano, como a inervação trigeminal do músculo elevador da pálpebra (síndrome de Marcus Gunn) e a inervação do oculomotor no músculo reto lateral (síndrome de Duane). O grau do atraso pode estar relacionado à gravidade da fibrose (por exemplo, gravidade da ptose congênita e disfunção do músculo elevador). Alguns distúrbios de denervação cranianas congênitas que envolvem os MOE têm mutações genéticas identificadas, como a fibrose congênita dos músculos extraoculares e os genes KIF21A, PHOX2A.

## Pálpebras

Na 4ª-5ª semana, a proliferação do ectoderme superficial na região do futuro canto externo dá origem à pálpebra superior. Após 2 semanas, desenvolve-se a pálpebra inferior. Trata-se de duas dobras do ectoderme superficial que crescem encobrindo o olho (Figura 2.10).

Na 8ª-10ª semana, as dobras palpebrais se fundem, processo que se inicia pela região nasal.

À medida que se aderem umas às outras, inicia-se o desenvolvimento de outras estruturas palpebrais, como cílios e glândulas. Os apêndices palpebrais e as unidades pilossebáceas se desenvolvem a partir de invaginações

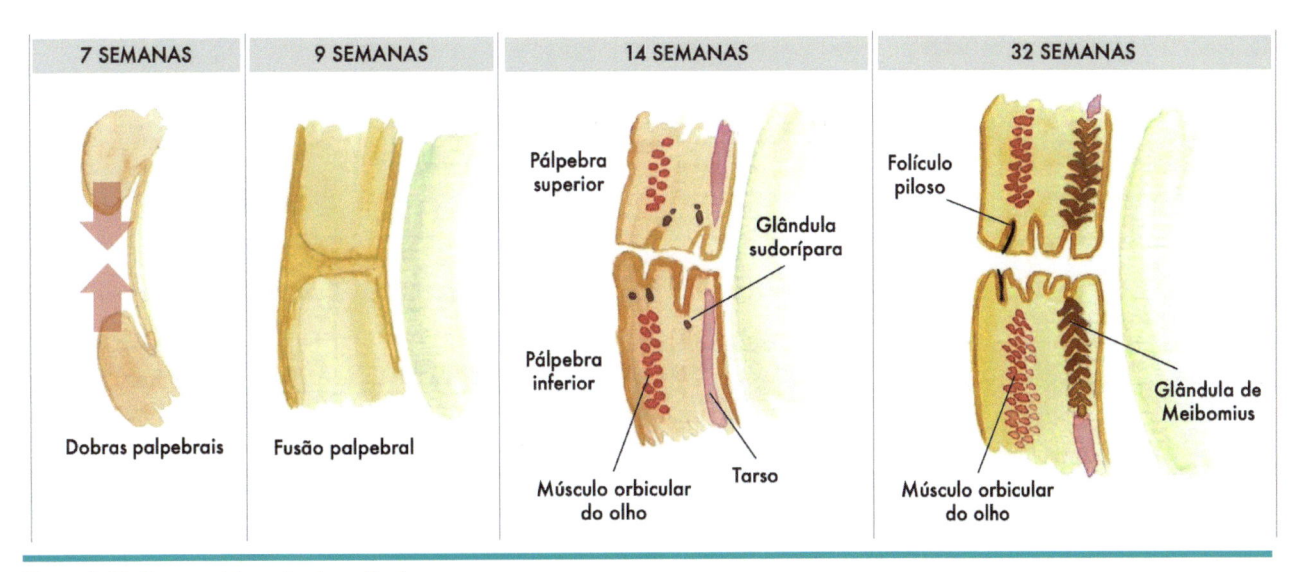

| 7 SEMANAS | 9 SEMANAS | 14 SEMANAS | 32 SEMANAS |

Dobras palpebrais | Fusão palpebral | Pálpebra superior · Glândula sudorípara · Pálpebra inferior · Músculo orbicular do olho · Tarso | Folículo piloso · Glândula de Meibomius · Músculo orbicular do olho

**Figura 2.10.** Desenvolvimento das pálpebras

de células epiteliais para o mesênquima subjacente. O músculo orbicular se origina do mesênquima da da mesoderme e se condensa na dobra palpebral por volta da 10ª semana.

Aos 2 meses, é possível discernir pálpebra superior e inferior como dobras de pele indiferenciadas que envolvem o mesênquima. Mais tarde, o mesênquima da mesoderme se infiltra nas pálpebras e se diferencia em musculatura palpebral.

Dos 5-7 meses, as pálpebras gradualmente se separam, processo concomitante à secreção de sebo pelas glândulas sebáceas, o crescimento dos cílios e a cornificação da superfície do epitélio.

Fechamento incompleto das pálpebras leva ao Coloboma; falha na abertura palpebral resulta em Anquilobléfaro.

## Glândula Lacrimal

A glândula lacrimal tem origem no tecido do ectoderma superficial. Seu desenvolvimento se inicia na 6ª-7ª semana e se completa somente após o nascimento.

Cordões de células epiteliais se proliferam a partir da camada de células basais da conjuntiva na região temporal do fórnice. Células da crista neural se agregam nas pontas desses cordões e se diferenciam em ácinos. Aos 3 meses, se formam os ductos da glândula por vacuolização das células e ocorre o desenvolvimento do lúmen. Mas o reflexo para produção de lágrima só ocorre a partir de 20 dias do nascimento.

## Vasos

Da artéria carótida interna saem as artérias oftálmicas dorsal e ventral primitivas nas margens do cálice

óptico. A vascularização primitiva é plexiforme. Essas artérias se anastomosam anteriormente formando o vaso anular, próximo ao cristalino.

A artéria oftálmica dorsal primitiva migra em direção caudal ao longo da artéria carótida interna. Emite o ramo ciliar posterior e a artéria hialoide.

O ramo supraorbitário da artéria estapédia, que tem origem na artéria carótida interna, se anastomosa com a oftálmica dorsal primitiva, formando as artérias frontal, supraorbital, etmoidal, lacrimal. A artéria estapédia se tornará artéria meníngea média.

A artéria oftálmica dorsal se torna a artéria oftálmica definitiva por volta da 6ª semana. (Figura 2.11) Se ramifica e origina a artéria central da retina, artéria ciliar posterior longa temporal e as artérias ciliares posteriores curtas. A artéria oftálmica ventral atrofia e o remanescente se torna a artéria ciliar posterior longa nasal. (Figura 2.12)

A artéria hialoide, ramo da artéria oftálmica dorsal, penetra no olho pela fissura embrionária e cresce em direção ao cristalino. Seus ramos contribuem para

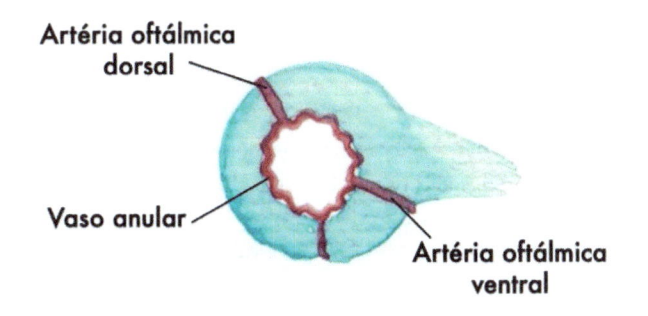

Artéria oftálmica dorsal · Vaso anular · Artéria oftálmica ventral

**Figura 2.11.** Desenvolvimento da circulação arterial: artéria oftálmica

**Tabela 2.1.** Principais estruturas oculares e sua origem embrionária, baseado na American Academy of Ophthalmology[1]

| Ectoderme | | | Mesoderme |
|---|---|---|---|
| **Neuroectoderme** | **Crista neural** | **Ectoderme superficial** | |
| • Retina neurossensorial<br>• Nervo óptico, axônio e células gliais<br>• Epitélio pigmentado da retina | • Ossos<br>• Cartilagem (tróclea)<br>• Estroma da coroide<br>• Gânglios ciliares<br>• Tecido conectivo da órbita<br>• Estroma e endotélio da córnea<br>• Bainha e tendão da MOE<br>• Gordura* (+mesoderme)<br>• Epitélio pigmentado da íris<br>• Melanócitos (uveal e epitelial)<br>• Bainha do nervo óptico<br>• Células de Schwann<br>• Esclera* (+mesoderme)<br>• Malha trabecular<br>• Vasculatura: músculo e tecido conectivo dos vasos oculares e orbitários | • Epitélio conjuntival<br>• Epitélio da córnea<br>• Epitélio, glândulas e cílios das pálpebras<br>• Sistema lacrimal<br>• Glândula lacrimal* (+crista neural)<br>• Cristalino<br>• Vítreo* (+mesoderme) | • Fibras musculares da MOE<br>• Músculo Orbicular Oculi e outros músculos palpebrais<br>• Gordura*<br>• Músculo esfíncter e dilatador da íris<br>• Estroma da íris<br>• Esclera*<br>• Endotélio vascular<br>• Vítreo* |

*mais de um tecido embrionário*

a formação do vítreo primário e completam a túnica vascular do cristalino ao se anastomosar com ramos do vaso anular.

O sistema hialoide se atrofia e regride no 3º trimestre.

Os remanescentes que podem ser observados no adulto são: membrana pupilar persistente e vasculatura fetal persistente. (Figura 2.13)

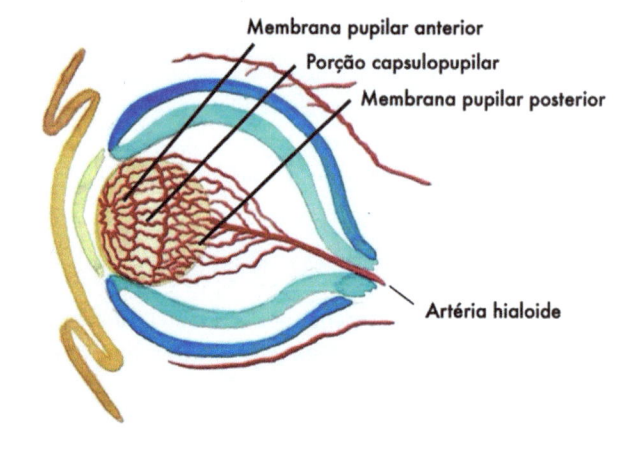

**Figura 2.13.** Túnica vasculosa lentis

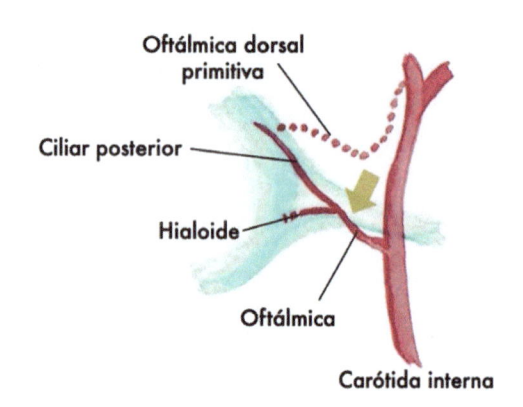

**Figura 2.12.** Desenvolvimento arterial: a.hialóide e ciliares

A vascularização retiniana segue um padrão centrífugo de desenvolvimento. Os capilares atingem a ora serrata por volta do 8º mês. Apesar da retina ter origem ectodérmica, seus vasos são formados a partir de tecido mesodérmico que acompanha os vasos hialoideos e que invadem a superfície retiniana por baixo da membrana limitante interna. (Figura 2.14)

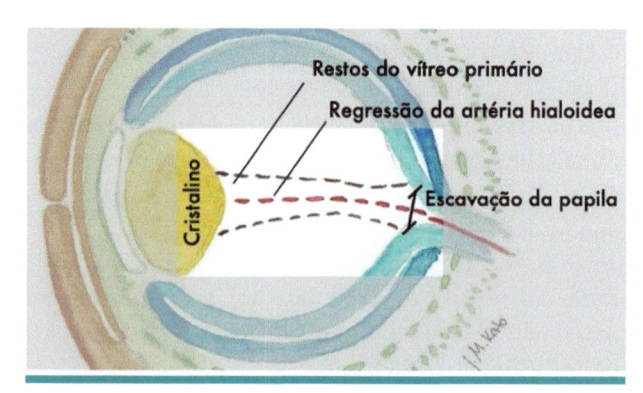

**Figura 2.14.** Olho aos 2 meses evidenciando a regressão da artéria hialoidea e sua possível relação com a determinação da escavação fisiológica da papila

| Pontos chave |
| --- |
| O principal gene que comanda a formação do olho é o PAX-6, sendo que os fatores morfogênicos mais importates o ácido retinóico, o Wnt, o Hedgehog e o FGF. |
| O inicio do desenvolvimento ocular ocorre por volta do 28º dia com a formação do placoide do cristalino (ectoderme) e pela formação das vesículas ópticas (neuroectoderme). |
| A Tabela 2.1 mostra que quase todo "arcabouço ocular e estruturas de sustentação interna" tem origem na ectoderme. |

## REFERÊNCIAS

1. American Academy of Ophthalmology. Fundamentals and Principles of Opthalmology, Basic and Clinical Science Course, 2018-2019.

2. Dantas AM. Embriologia do Aparelho Visual. Embriologia, Genética e Malformações do Aparelho Visual. 3.ed. Rio de Janeiro: Cultura Médica: Guanabara Koogan, 2013. p.3-158

3. Moore KL, Persaud TVN. Embriologia Clínica. 7.ed. Rio de Janeiro: Elsevier, 2004. p.506-526

4. Graw J. Eye Development. Curr Top Dev Biol. 2010;90:343-86.

5. Tawfik HA, Abdulhafez MH, Fouad YA, Dutton JJ. Embryologic and Fetal Development of the Human Eyelid. Ophthalmic Plast Reconstr Surg. 2016 Nov/Dec;32(6):407-414.

6. Toma N. Anatomy of the Ophthalmic Artery: Embryological Consideration. Neurol Med Chir (Tokyo). 2016;56(10):585–591.

# Histologia do aparelho da visão

Patricia Picciarelli

Juliana Mika Kato

## INTRODUÇÃO

Este capítulo tem como objetivo apresentar as características histológicas do aparelho visual para facilitar o entendimento da fisiopatologia, quadro clínico e tratamento das afecções oculares.

O aparelho da visão é constituído pelo bulbo ocular, composto pelo globo ocular e pelo nervo óptico; e pelas suas estruturas anexas (Figura 3.1). Os anexos do bulbo ocular são constituídos por órbita, músculos extrínsecos, supercílios, pálpebras, conjuntiva e aparelho lacrimal[1.]

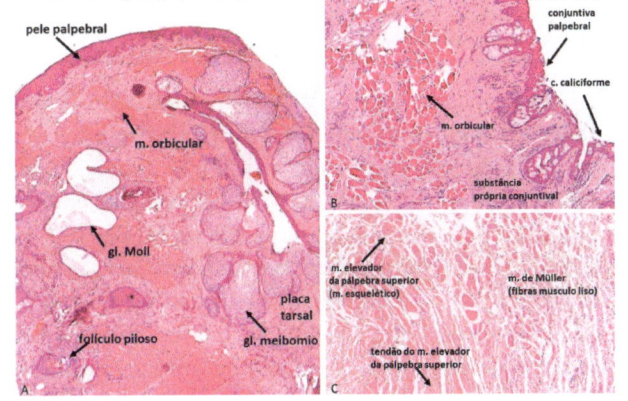

**Figura 3.2.** Pálpebra. A. Pele, m.orbicular e glândulas. B. Conjuntiva palpebral, com células caliciformes. C. Músculos de Müller e elevador da pálpebra superior.

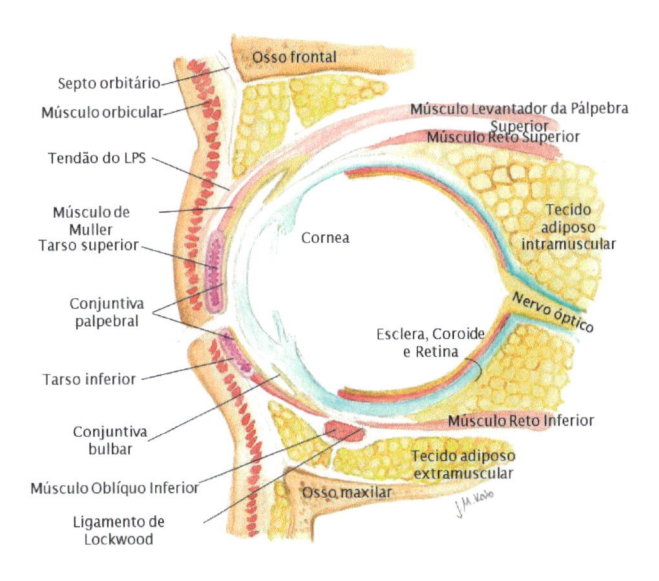

**Figura 3.1.** Estrutura do aparelho da visão, em corte sagital, mostra o bulbo ocular e suas estruturas anexas.

## Pálpebras

As pálpebras (Figura 3.2) apresentam os seguintes componentes, da região externa para a interna: 1. pele, 2. margem da pálpebra, 3. tecido conjuntivo subcutâneo, .4. músculo *orbicular oculi*, 5. septo orbital, 6. músculo levantador da pálpebra superior, 7. músculo de Müller, 8. Tarso e 9. Conjuntiva.

A **pele da pálpebra** é a pele mais fina no corpo. Apresenta pêlos finos, glândulas sebáceas e sudoríparas. Na borda livre da pálpebra a linha cinzenta (ou sulco intermarginal) histologicamente é a porção mais superficial do músculo orbicular, o músculo da Riolan; e é o plano avascular da pálpebra[2.] As margens contêm as glândulas de Zeis, que são glândulas sebáceas modificados associadas aos cílios, e as glândulas de Moll, que são glândulas sudoríparas apócrinas da pele[2]. O tecido conjuntivo frouxo da pálpebra é fino e não contém gordura.

O **músculo orbicular** apresenta fibras musculares curtas, ligadas por junções miomusculares. A inervação ocorre pelo nervo facial (NC VII) e placas terminais estão dispostas em agrupamentos ao longo de todo o comprimento do músculo[2].

> Alterações e mecanismos específicos- tratamento do blefaroespasmo: A disposição das placas terminais no músculo orbicular é uma característica que influencia na ação de toxina botulínica do tipo A no tratamento do blefaroespasmo[2].

O **septo orbital** é uma fina camada de tecido conjuntivo, como uma extensão do periósteo do teto e do assoalho da órbita. A gordura orbitária situa-se posterior ao septo orbital e é uma barreira ao extravasamento de conteúdos, como sangue e à propagação da inflamação.

> Alterações e mecanismos específicos- edema palpebral: Sangue ou outros fluidos podem se acumular sob a pele e causar rapidamente grande edema nas pálpebras.

Após o ligamento de Whitnall, o **músculo levantador da pálpebra superior** (MELPS) (Figura 3.2C) muda de direção para mais vertical e se subdivide anteriormente como aponeurose e posteriormente como o músculo tarsal superior, ou **músculo de Müller** (Figura 3.2). O músculo Müller é um músculo liso, inervado por fibras simpáticas, que se insere no tarso superior e no fórnice superior. Na pálpebra inferior, um músculo liso semelhante surge a partir do m. reto inferior. As **placas do tarso** são formadas por tecido conjuntivo denso. As glândulas do tarso, ou meibomianas, são glândulas sebáceas modificadas, holócrinas, verticais, em filas paralelas. Os bulbos capilares dos cílios estão na derme da pele palpebral, anteriores aos orifícios da glândula meibomiana[2]. A conjuntiva palpebral (Figura 3.13B) é uma membrana vascularizada coberta por epitélio não queratinizado que reveste a superfície interna das pálpebras. É contínua com a conjuntiva fórnices, como fundo de saco; e funde-se com a conjuntiva bulbar, antes de se inserir no limbo. A carúncula contém glândulas sebáceas e finos pêlos incolores e é coberta por epitélio escamoso estratificado não queratinizado. A prega semilunar é uma dobra da conjuntiva lateral, histologicamente similar à conjuntiva bulbar; o epitélio é rico em células caliciformes e o estroma contém gordura e pequena quantidade de músculo liso[2].

## Aparelho Lacrimal

A **glândula lacrimal principal** (Figura 3.3) é exócrina e produz secreção serosa[1]. Apresenta tecido conjuntivo, unidades secretoras e ductos excretores, intralobulares e interlobulares. O tecido conjuntivo de sustentação contém fibroblastos, linfócitos e plasmócitos. As células acinares são piramidais e formam as unidades secretoras, com um lúmen central, grânulos secretores e são revestidas por uma camada de células mioepiteliais, cuja contração leva à ejeção da secreção das células piramidais para os ductos. As glândulas lacrimais acessórias de Krause e Wolfring estão localizadas nas bordas proximais da pálpebra ou nos fundos de saco. Apresentam estrutura citológica igual à da glândula lacrimal principal1. O sistema de drenagem lacrimal inclui os pontos lacrimais superior e inferior, os canalículos lacrimais superior e inferior, o saco lacrimal e o ducto nasolacrimal. Os pontos e os canalículos lacrimais são revestidos por epitélio escamoso estratificado não queratinizado que se funde com o epitélio das margens da pálpebra. Nos canalículos, a substância própria contém tecido conjuntivo com fibras colágenas e elásticas. Próximo ao saco lacrimal, o epitélio é constituído por uma camada de epitélio colunar e uma camada de células achatadas e pode conter células caliciformes e raramente, cílios. A parede do saco lacrimal contém extenso plexo venoso e fibras elásticas[1].

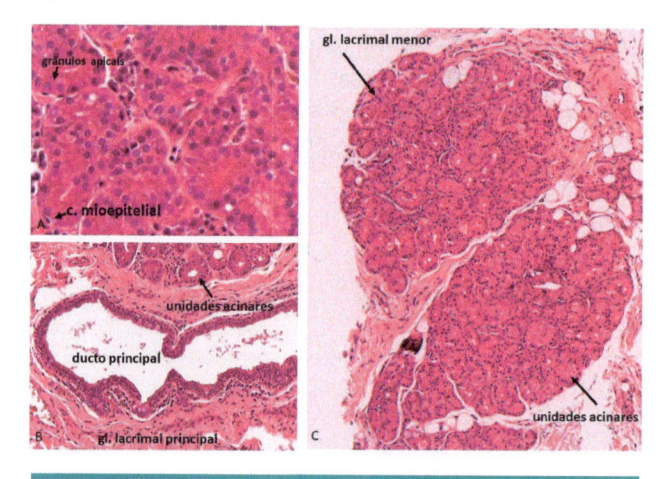

**Figura 3.3.** Glândula lacrimal. A. Unidades acinares. B. Ducto principal. C. Glândula lacrimal menor.

## Cápsula de Tenon e Músculos Extraoculares

A **cápsula Tenon**, ou fáscia bulbi, é um envelope de tecido conjuntivo com fibras colágenas, elásticas e fibroblastos. Se funde posteriormente com a bainha do nervo óptico e anteriormente com o septo intermuscular. Os **músculos extraoculares** (MEO) são estriados esqueléticos, com alta de cada fibra nervosa para cada fibra muscular epermite o controle preciso dos movimentos oculares[2]. As fibras musculares dos MEO podem ser formadas por dois tipos de fibras: tipo lentas ou tipo tônicas e tipo contração muscular, ou fibras rápidas.

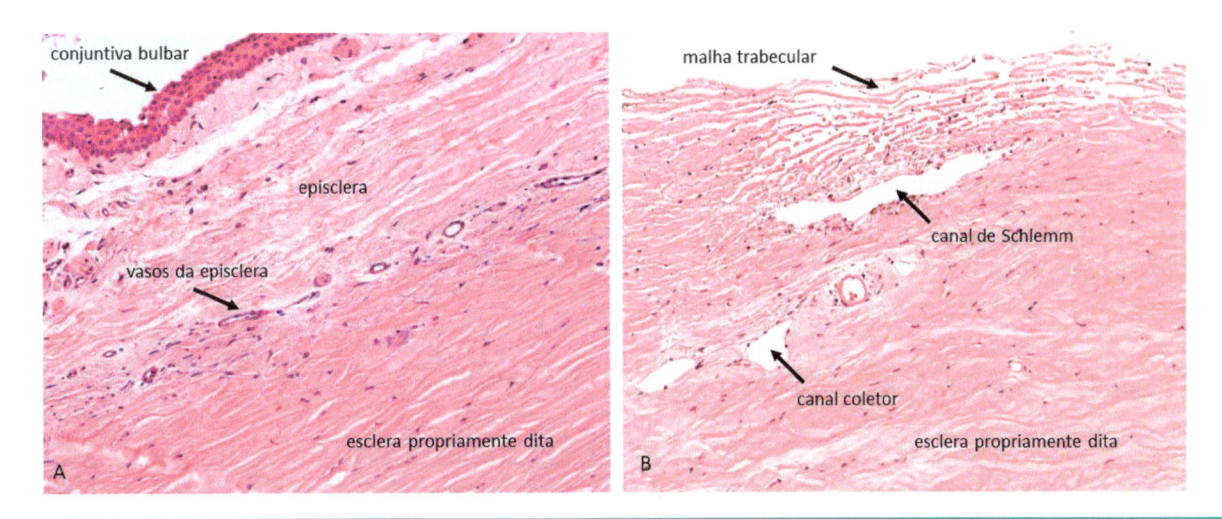

**Figura 3.4.** A. Conjuntiva bulbar, episclera e esclera propriamente dita. B. Na região do limbo, detalhe da malha trabecular, canal de Schlemm e canais coletores.

A **conjuntiva** (Figura 3.4A) pode ser dividida em 3 regiões: palpebral, forniceal e bulbar. É formada por duas camadas: o epitélio e substância própria[1]. O epitélio é estratificado não queratinizado, com numerosas células caliciformes. A substância própria é formada por tecido conjuntivo, com fibras colágenas, vasos sanguíneos e contém vasos linfáticos, plasmócitos, macrófagos, mastócitos e tecido linfoide. Em algumas regiões, agregados de tecido linfóide associado a conjuntiva (CALT) correspondem ao tecido linfóide associado à mucosa (MALT),

formado por coleções de linfócitos T e B abaixo de um epitélio modificado, com função de processamento de antígenos[2]. A espessura do epitélio conjuntival varia de 2 a 5 células. As células basais são cubóides e evoluem para células poliédricas achatadas à medida que atingem a superfície. As células caliciformes estão concentradas nas partes inferior e medial da conjuntiva, especialmente na região da carúncula e da prega semilunar. São escassamente distribuídas por todo o restante da conjuntiva e estão ausentes na região límbica.

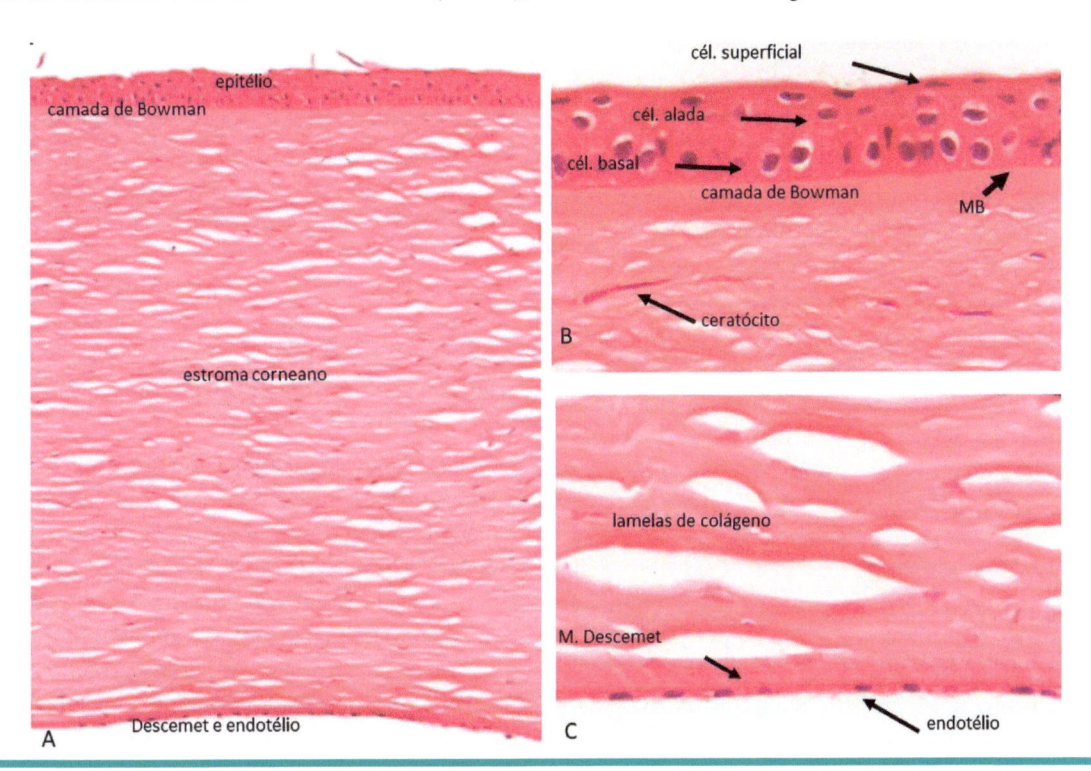

**Figura 3.5.** A. Córnea com demonstração das camadas. B. Detalhes do epitélio anterior, MB, camada de Bowman e ceratócitos. C. Detalhes da região posterior, M. Descemet e endotélio.

## Córnea

A córnea apresenta as seguintes seis camadas[2,4] (Figura 3.5):

1. epitélio corneano anterior e membrana basal

2. camada de Bowman ou lâmina limitante anterior

3. estroma corneano

4. camada pré Descemet ou Camada de Dua

5. membrana de Descemet

6. endotélio corneano (ou epitélio corneano posterior).

O epitélio corneano anterior apresenta 5 a 6 camadas no centro e 8 a 10 camadas na periferia1. É classificado como escamoso estratificado não queratinizado, com microvilosidades[1]. Existem três tipos de células (Figura 3.5B): células planas da camada superficial; células aladas e células basais. O epitélio corneano é altamente inervado por numerosas terminações nervosas livres[1].

As células epiteliais superficiais da córnea são finas e achatadas, associadas por zônulas de oclusão, com propriedades de membrana semipermeável[2,] para a manutenção da barreira epitelial a substâncias, como os colírios, por exemplo. As microvilosidades aumentam a área e facilitam o transporte[1].

> Alterações e mecanismos específicos – alterações refracionais e olho seco: As microvilosidades resultam em uma superfície irregular, mas a presença do filme lacrimal pré-corneano torna a superfície opticamente lisa2. Assim, no olho seco, pode haver alterações refracionais devido a irregularidade da superfície corneana.

As células aladas constituem a camada intermediária. São globosas, unidas por desmossomos e são um estágio de transição entre as basais e as superficiais. A camada basal do epitélio é uma camada única de células altas e colunares e é a camada germinativa, com muitas mitoses. As células são originadas das células tronco da conjuntiva do limbo. Apresentam desmossomos e a superfície basal está ligada a membrana basal por hemidesmossomos[1].

> Alterações e mecanismos específicos- lesões no limbo: A recuperação de lesões epiteliais corneanas depende da viabilidade das células tronco na conjuntiva do limbo. Se as células tronco forem destruídas, a cobertura normal do epitélio poderá não se concluir ou ser mantida[1].

A **membrana basal** (MB) (Figura 3.5B) é sintetizada pela célula basal e se localiza na região subepitelial. Cora-se pela coloração de PAS. É composta por proteínas em malha molecular entre as células e o tecido conjuntivo subjacente[1]. O colágeno do tipo IV é o principal componente e forma uma rede responsável pela resistência mecânica da MB. A MB tem função no suporte mecânico, migração, diferenciação e atração celular; e atua como uma membrana semipermeável.

> Alterações e mecanismos específicos- lesões do epitélio corneano: Quando as células epiteliais migram, as ligações com os hemidesmossomos são interrompidas. Caso haja lesão da MB, as células basais migrarão para o estroma descoberto e posteriormente secretarão uma nova MB. Embora a lesão possa ser totalmente recoberta por células, a completa recuperação da lesão é mais lenta, pois uma nova MB começa a se formar em cerca de seis semanas. Além disto, o reestabelecimento das ligações normais com o epitélio pode levar mais tempo, o que pode contribuir em erosões recorrentes[1].

> Alterações e mecanismos específicos- destruição da membrana basal em inflamações: O colágeno IV é susceptível à degradação por colagenases, como as originadas de leucócitos em inflamações, por exemplo[1].

Células **não epiteliais** podem estar dentro da camada epitelial da córnea. Na periferia, é comum a presença de histiócitos, macrófagos, linfócitos, melanócitos e células de Langerhans apresentadoras de antígenos[2.]

> Alterações e mecanismos específicos- transplante corneano: Transplantes corneanos entre indivíduos não relacionados podem sem bem sucedidos sem rejeição imune devido em parte à ausência de vasos sanguíneos e linfáticos e devido à tolerância imune local produzida pelas células apresentadoras de antígenos oculares e fatores imunoregulatórios do humor aquoso5.

A **camada de Bowman** (Figura 3.5B) situa-se entre a MB do epitélio e o estroma corneano. Formada por fibrilas de colágeno dispersas na substância fundamental, é acelular e é considerada uma região modificada do estroma corneano anterior[2.] O colágeno tipo I é o principal constituinte, além dos tipos V, VI e VII1. Fibras nervosas sensoriais passam através desta camada e terminam no epitélio corneano. A camada de Bowman surge no quarto mês da vida embrionário, contudo, posteriormente, as células não são mais capazes de sintetizá-la[1.]

O **estroma corneano** é um tecido conjuntivo especializado[1,] composto por ceratócitos produtores de colágeno, lamelas de colágeno, fibras elásticas finas e substância fundamental[2.] A maioria do colágeno é do tipo I, arranjado em 200-250 lamelas. O colágeno está associado a polissacarídeos denominados glicosaminoglicanos (GAGs); que se associam a proteínas e formam os proteoglicanos; e estes constituem a substância fundamental. As fibrilas apresentam extrema uniformidade no tamanho e nas distâncias de separação entre si; esta regularidade contribui para determinar a transparência da córnea.

Alterações e mecanismos específicos – lesões corneanas: todas as rupturas ou lesões da camada de Bowman originam lesões cicatriciais e opacidades corneanas definitivas[1].

Alterações e mecanismos específicos – alterações estromais e opacidade corneana: A separação das fibrilas de colágeno por fluido de edema leva a opacificação do estroma.

Os **fibroblastos do estroma corneano** são chamados de **ceratócitos** (Figura 3.5B), dispostos entre as lamelas; e produzem colágeno e proteoglicanos. Seu perfil achatado e distribuição garantem mínima perturbação à transmissão de luz[2]. A **camada Pré Descemet ou Camada de Dua** é uma fina membrana de 15 µm, formada por colágeno resistente, provavelmente sintetizado por fibroblastos estromais. Pode estar relacionada com a proteção a danos, pois lesões podem levar à infiltração de humor aquoso no estroma, ou hidropsia da córnea[3].

A membrana de Descemet (Figura 3.5C) é a MB do endotélio corneano, é por ele produzida e é rica em colágeno IV. É uma membrana basal verdadeira e cora-se pela coloração de PAS.

O **endotélio corneano** (Figura 3.5C) é uma camada única de células hexagonais. No jovem, a densidade é de 3.000 células/mm[2]. Células endoteliais adjacentes se interdigitam, mas desmosomos não são observados entre elas. Os complexos juncionais estão nas fronteiras látero-apicais e formam uma barreira para íons e fluxo de água, mas esta barreira é menor do que a formada pelas zônulas de oclusão presentes no epitélio corneano anterior. O número global de células endoteliais diminui com a idade; as células residuais migram e se ampliam. O endotélio realiza o transporte ativo de íons e transfere água do estroma da córnea para o humor aquoso, mantendo a transparência estromal.

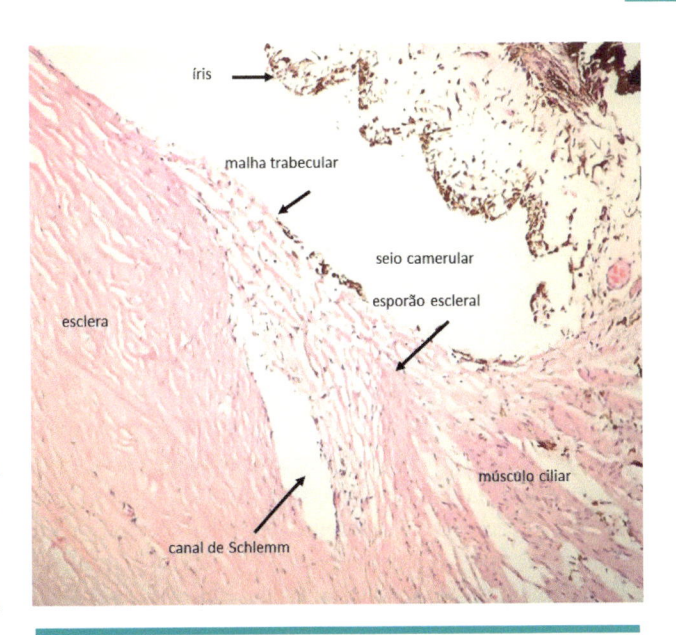

**Figura 3.6.** Seio camerular e estruturas adjacentes.

Alterações e mecanismos específicos – disfunção ou perda das células endoteliais: lesões, inflamação ou distrofias podem causar descompensação endotelial, edema estromal e baixa acuidade visual.

## Esclera

A esclera (Figura 3.4A), como a córnea, é essencialmente avascular, exceto pelos vasos superficiais da episclera e do plexo vascular intra-escleral. Sua opacidade e coloração esbranquiçada contrastam com a transparência da córnea, pois na esclera há maior variação na separação e no diâmetro da fibrilas colágenas e maior grau de entrelaçamento entre elas. Estão presentes três camadas: 1. episclera, 2. esclera propriamente dita e 3. lâmina fosca. A **episclera** é um tecido conjuntivo denso vascularizado que se funde inferiormente com a esclera propriamente dita e

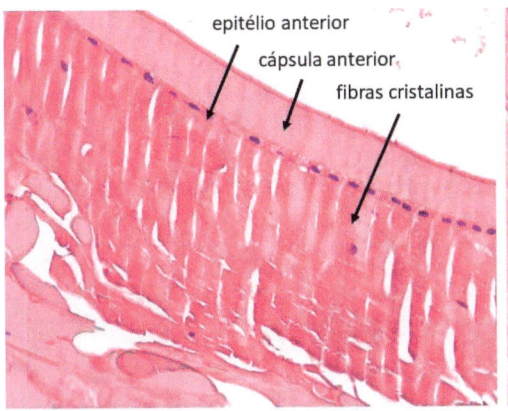
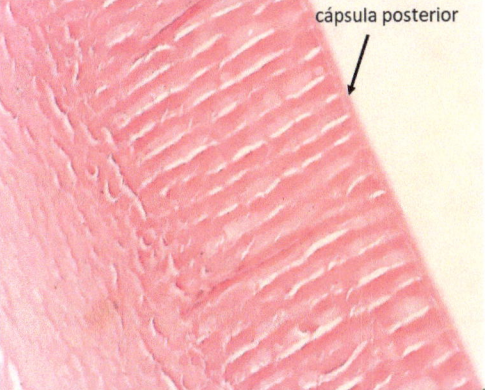

**Figura 3.7.** Cristalino. A. Detalhes da cápsula anterior, epitélio anterior e fibras cristalinas. B. Cápsula posterior.

superiormente com a cápsula de Tenon e com a conjuntiva. A **esclera propriamente dita**, é composta de feixes de colágeno, fibroblastos e substância fundamental, com fibrilas de colágeno não contínuas, como as presentes na córnea. A **lâmina fusca** é a camada interior da esclera, as fibras de colágeno se misturam com lamelas supracoroidais e supraciliares do trato uveal. Os feixes de colágeno contêm fibroblastos e melanócitos.

O **limbo** (Figura 3.4B) é a zona de transição entre a córnea e a esclera e dele participam a esclera, a córnea e as vias de drenagem do humor aquoso. Apresenta as seguintes estruturas, em ordem, da região externa para o interior: 1. conjuntiva e paliçadas limbares, com presença de células tronco; 2. cápsula Tenon; 3. episclera; 4. estroma corneano e 5. aparelho de drenagem do humor aquoso. O **seio camerular** (Figura 3.4) situa-se circunferencialmente na câmara anterior.

O **esporão escleral** (Figura 3.4) é uma projeção da esclera anterior em cunha, formado por tecidos elástico e colágeno contínuos com o colágeno córneo-escleral e possui células similares a miofibroblastos. A **malha trabecular** (Figura 3.3B e Figura 3.4) é uma massa esponjosa circular de tecido conjuntivo revestida por trabeculócitos, células similares às células do endotélio corneano. Trabeculócitos têm propriedades contráteis e fagocíticas e influenciam na resistência à drenagem do humor aquoso. O **seio venoso escleral ou canal de Schlemm** (Figura 3.4B e Figura 3.6) é um tubo circular similar a um vaso linfático, com uma monocamada contínua de endotélio não fenestrado unido por zônulas de oclusão, MB e parede fina de tecido conjuntivo. A partir do canal de Schlemm emergem 25 a 30 canais coletores (Figura 3.4B).

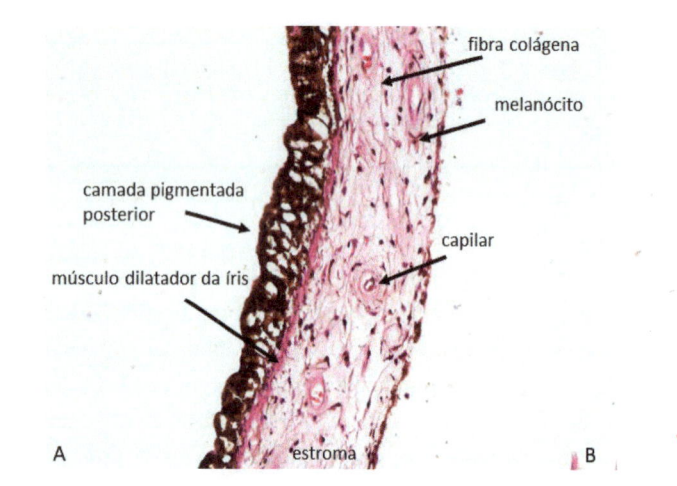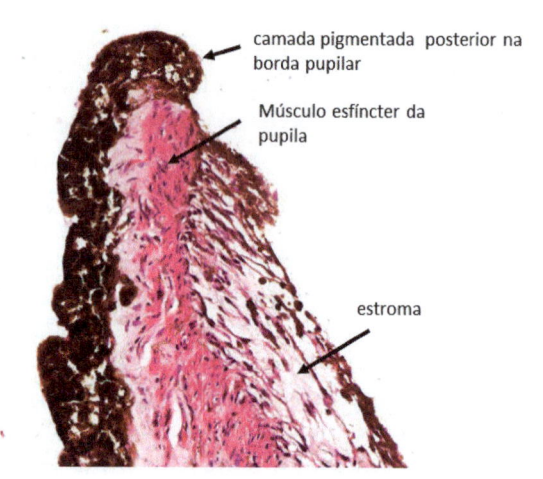

**Figura 3.8.** A. Íris, com detalhes do estroma, músculo dilatador e epitélio posterior. B. Região pupilar, mostra o músculo esfíncter da pupila.

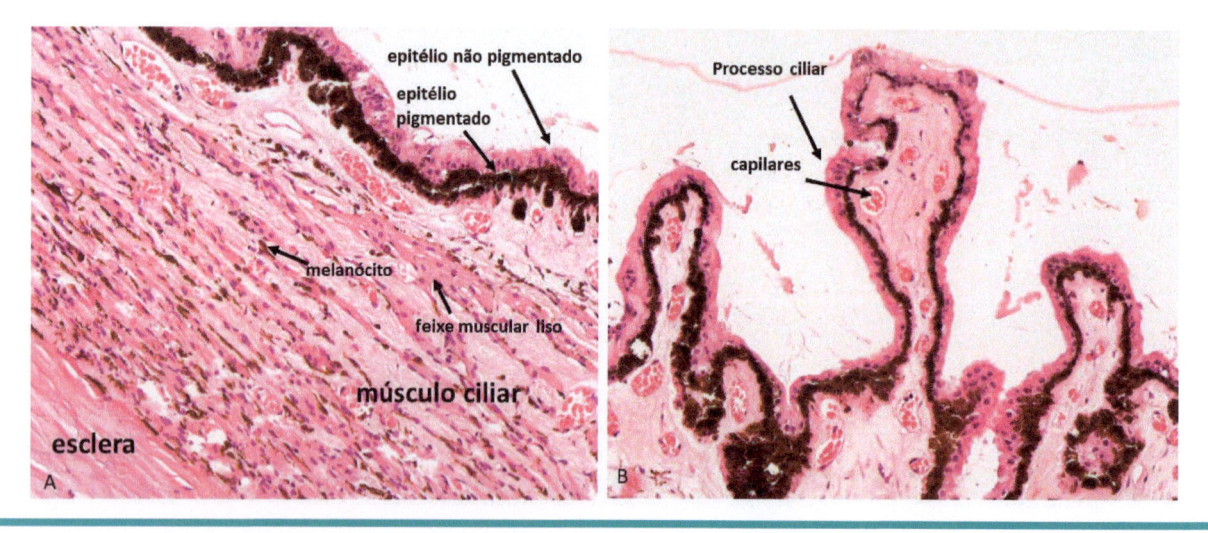

**Figura 3.9.** Corpo Ciliar. A. Detalhes do músculo ciliar, ENP e EP. B. Pars plicata com os processos ciliares.

## Cristalino

O **cristalino** (Figura 3.7) é uma estrutura lenticular que apresenta cápsula, uma camada epitelial e fibras cristalinianas, que formam um córtex e um núcleo. Não apresenta inervação e é avascular[2.] A cápsula é produzida e fechada no período embrionário. É uma MB produzida pelo epitélio do cristalino, rica em colágeno tipo IV, outras proteínas da matriz e filamentos finos. A síntese da cápsula da anterior continua ao longo da vida e sua espessura aumenta com a idade, diferente da cápsula posterior, que permanece constante. No adulto, a espessura da cápsula anterior é de 15,5 µm e a da cápsula posterior é de 2,8µm[2].

> Alterações e mecanismos específicos – ruptura de cápsula posterior: A estrutura muito fina da cápsula posterior cria um potencial de ruptura durante a cirurgia de catarata[2].

O **epitélio do cristalino** (Figura 3.7A) forma uma camada abaixo da cápsula nas regiões anterior e equatorial, com diferenças regionais; e está ausente sob a cápsula posterior. As porções basais das células estão em contato com a cápsula e as laterais se interdigitam. A **zona central** contém uma população estável de células, que diminui lentamente com a idade. A **zona intermédia** contém células menores com mitoses ocasionais. Na periferia, células cubóides pré-equatoriais formam a **zona germinativa**. Na zona germinativa, as células sofrem mitose, se alongam e são diferenciadas em **fibras do cristalino,** que são fusiformes. A divisão celular continua ao longo da vida e é responsável pelo crescimento contínuo do cristalino. O córtex se forma com as novas fibras adicionados após o nascimento.

> Alterações e mecanismos específicos – opacidade de cápsula posterior: Células germinativas remanescentes após a cirurgia de facoemulsificação podem apresentar proliferação aberrante e a migração ocasionar opacificação da cápsula posterior[2].

O sistema de **fibras zonulares** mantém o cristalino no lugar (Capítulo 1). Estas fibras têm origem a partir da MB do ENP, são compostas de múltiplos filamentos de fibrilina e se inserem na cápsula próximo ao equador, em ambos os lados anterior e posterior.

## Úvea (Íris, corpo ciliar e coroide)

A íris (Figura 3.8) é constituída por vasos sanguíneos e por tecido conjuntivo com melanócitos, responsável por suas distintas cores. Apresenta duas regiões: o estroma e a camada pigmentada posterior[1.] O estroma da íris (Figura 3.8A) contém melanócitos e células não pigmentadas, fibrilas de colágeno, uma matriz contendo ácido hialurônico e uma camada descontínua de células de tecido conjuntivo na superfície. As diferenças

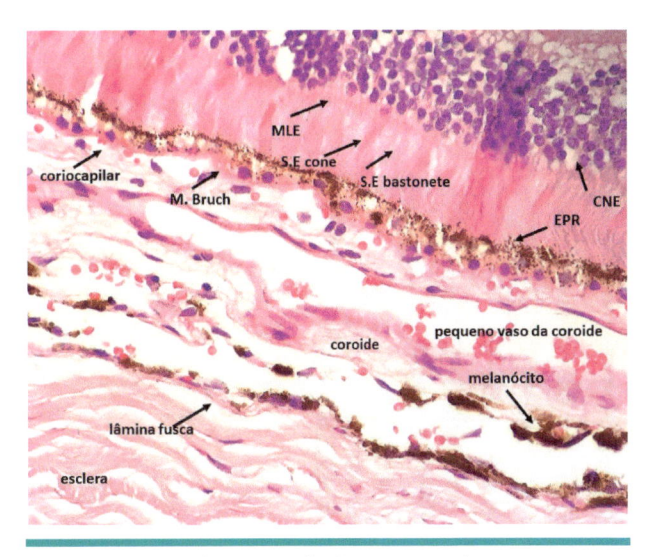

**Figura 3.10.** Coroide e suas relações com a esclera e a retina.

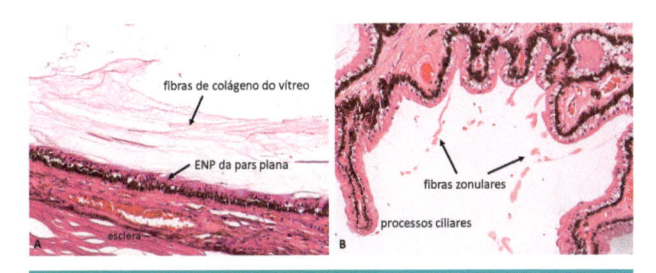

**Figura 3.11.** Vítreo. A. Fibras de colágeno do vítreo na região da pars plana. B. Fibras zonulares na pars plicata.

de cor da íris estão relacionadas com a quantidade de pigmento nos melanossomos dos melanócitos. Os vasos sanguíneos constituem a maior parte do estroma. O diâmetro dos capilares é grande, o endotélio é não fenestrado e está rodeado por uma MB, associada a pericitos e a uma zona de filamentos de colágeno. Fibras nervosas mielinizadas e não mielinizadas tem funções sensoriais, vasomotora e musculares ao longo do estroma. A camada pigmentada posterior (Figura 3.8A) é contínua com o epitélio não pigmentado do corpo ciliar e daí com a porção neurossensorial da retina. A superfície basal do epitélio é direcionada para câmara posterior, já a apical é voltada para o estroma e adere à camada pigmentada anterior, que dá origem ao músculo dilatador. A camada pigmentada posterior se curva em torno da margem pupilar como um colarete de pigmento (Figura 3.8B). O músculo dilatador da íris (Figura 3.8A) é paralelo e anterior ao epitélio pigmentado posterior, com células musculares lisas, com miofilamentos finos e melanossomas. O músculo esfíncter da íris (Figura 3.8B) é uma banda circular de fibras de músculo liso, localizada perto da margem pupilar no estroma profundo.

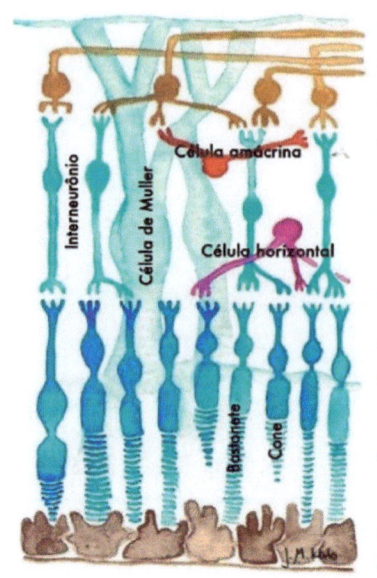

Membrana limitante interna
Camada de fibras nervosas
Camada de células ganglionares
Camada plexiforme interna
Camada nuclear interna
Camada plexiforme externa
Camada nuclear externa
Membrana limitante externa
Camada de fotorreceptores
Epitélio pigmentado da retina
Membrana de Bruch

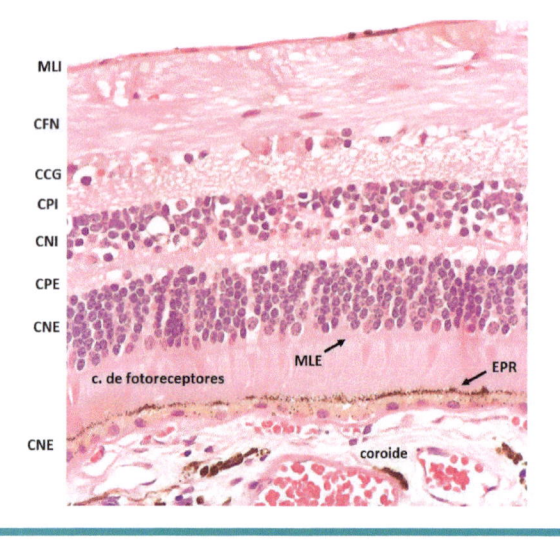

**Figura 3.12.** A. Estrutura das camadas da retina, em secção transversal, com as 10 camadas da retina neurosensorial e a camada do epitélio pigmentado da retina (EPR). B. Corte histológico, com coroide, EPR e retina neurosensorial.

Alterações e mecanismos específicos – cor da íris: em indivíduos com pouca melanina nos melanossomos do estroma da íris, a luz de cor azul é refletida de volta a partir do epitélio pigmentado na superfície da íris posterior. À medida que a densidade da melanina aumenta no estroma, a cor da íris muda através de vários tons de verde, cinza e marrom. Indivíduos com albinismo quase não têm pigmento e a cor rosada de sua íris se deve ao reflexo da luz incidente nos vasos sanguíneos do estroma5.

A

O **corpo ciliar** (Figura 3.9) é constituído por duas partes, a *pars plana* e *pars plicata*. A **pars plana** é relativamente avascular, lisa, pigmentada e estende-se da ora serrata aos processos ciliares. A **pars plicata** (Figura 3.9B) é ricamente vascularizada e contém cerca de 70

processos ciliares, cada um com um plexo capilar formado por arteríolas do círculo arterial maior. As **fibras zonulares** do cristalino se inserem nos vales dos processos ciliares e ao longo da pars plana. O corpo ciliar é revestido por uma dupla camada de células epiteliais: o **epitélio não pigmentado** (EPN) e o **epitélio pigmentado** (EP). O ENP está localizado entre o humor aquoso da câmara posterior e o EP. Os ápices das células do EP e do EPN são fundidos por junções e interdigitações celulares. Nos espaços laterais, perto da borda apical do ENP, estão presentes zônulas de oclusão, que formam a **barreira hemato-aquosa**[2]. O EP tem células cúbicas com invaginações basais e muitos melanossomos. O músculo ciliar é constituído de 3 camadas: longitudinal (a mais externa), radial (na porção média) e circular (mais interna). As fibras musculares são lisas, com várias miofibrilas, estão rodeadas por uma MB e os feixes de fibras são cercados por uma bainha fibroblástica fina e não por colágeno.

A coroide (Figura 3.10) apresenta três camadas, com a camada mais interna formada por capilares (ou coriocapilares); a média por pequenos vasos e a externa por grandes vasos. A membrana de Bruch é formada pela fusão da MB da coriocapilar da coroide com a MB do EPR. Apresenta folhas de tecido conjuntivo permeáveis a pequenas moléculas, tais como fluoresceína. Tem positividade para a coloração de PAS, pois é formada por membranas basais.

A **coriocapilar** é uma camada contínua de capilares de grande diâmetro, em plano único, abaixo do EPR. As paredes são finas, com fenestrações e pericitos. Diferente da coriocapilar, as paredes dos vasos das outras duas camadas (de pequenos e de grandes vasos) não são fenestradas. Os vasos maiores apresentam uma lâmina elástica interna e células musculares lisas na parede; e moléculas pequenas, como a fluoresceína que se difunde através do endotélio da coriocapilar, não passam através deles. O **estroma da coroide** é formado por fibras de colágeno, fibras nervosas, melanócitos, além de macrófagos, linfócitos, mastócitos e plasmócitos. Os melanócitos possuem melanossomas e a pigmentação da coróide é determinada pela menor ou maior quantidade de melanina nos melanossomas.

Alterações e mecanismos específicos – fotocoagulação da retina: O grau de pigmentação na coróide deve ser considerado quando for planejada fotocoagulação, pois o pigmento influencia na absorção da energia do laser[2].

Alterações e mecanismos específicos – albinismo: Em albinos, os melanossomas estão ausentes nos melanócitos da coroide e nos melanócitos do EPR[2].

## Corpo Vítreo

O **humor vítreo** (Figura 3.11) é um dos tecidos conjuntivos mais delicado do corpo, cuja transparência é importante para o metabolismo dos tecidos intra-oculares. É composto por uma rede de filamentos de colágeno delicados, principalmente do tipo II, associados a ácido hialurônico ligado à moléculas de água. As células identificadas no vítreo são denominadas **hialócitos** e provavelmente representam histiócitos modificados, células gliais, ou fibroblastos[2.] Atrás da ora serrata, a MB das células de Müller é denominada membrana limitante interna (MLI). Na borda do disco óptico, a MLI passa a ser chamada de limitante interna de Elschnig, possivelmente formada pela MB da astróglia do disco óptico. Na região central do disco óptico, fica mais fina, é composta apenas de glicosaminoglicanos sem fibras colágenas e é chamada de menisco central de Kuhnt[1].

> Alterações e mecanismos específicos – Proliferação celular anormal a partir do disco óptico e de suas proximidades: Estas alterações, p. ex. na retinopatia diabética proliferativa e na formação de membranas pré maculares, podem estar relacionadas com as diferenças estruturais entre a MLI, o menisco central de Kuhnt e a membrana de Elschig[1].

## Retina

A retina pode ser dividida em central e periférica. É pela formada pela retina neurosensorial, que contém 10 camadas; e pelo epitélio pigmentado da retina (EPR)[1](Figura 3.12).

O EPR (Figura 3.11 e Figura 3.12) consiste em uma monocamada de células hexagonais, a partir do disco óptico até a ora serrata, onde se funde com o EP da pars plana1. As células do EPR são polarizadas, o aspecto basal é intricadamente dobrado, para fixação na membrana de Bruch. Os ápices possuem processos vilosos que se envolvem com os segmentos externos dos fotorreceptores. As células EPR são contíguas e estão firmemente ligadas por complexos juncionais intercelulares laterais do tipo zônulas de oclusão e zônulas aderentes, que fornecem estabilidade estrutural e tem papel na manutenção da barreira hemato-retiniana externa. Na fóvea, o EPR mostra células mais altas e mais finas, quando comparadas com as células da periferia. O citoplasma do EPR contém múltiplos grânulos de pigmento melânico. Na fóvea, a quantidade e o tamanho dos melanossomas do EPR é maior, comparado ao EPR da periferia.

> Alterações e mecanismos específicos – Degeneração Macular Relacionada com a Idade (DMRI): Uma das principais causas de cegueira em idosos é a DMRI, com perda de visão central. Alterações degenerativas na mácula incluem a despigmentação do EPR, o espessamento da membrana de Bruch e a perda de fotorreceptores, produzindo pontos cegos[5].

> Alterações e mecanismos específicos – Angiografia com fluoresceína: As variações na quantidade de pigmento do EPR causam em parte a diminuição da transmissão da fluorescência da coroide observada durante a angiografia com fluoresceína2. Na mácula, o mascaramento de fluorescência coróide é causado em parte pelo pigmento de xantofila e em parte pelo maior teor de melanina do EPR foveal[5].

**Grânulos de lipofucsina** são depósitos de cor marrom-clara à histologia, fluorescem à luz ultravioleta e representam estágios finais de fagossomos do EPR[1,] com aumento gradual de sua concentração com a idade.

> Alterações e mecanismos específicos – Autofluorescência e lipofuscina: Clinicamente, os grânulos de lipofuscina são responsáveis pelo sinal observado à autofluorescência do fundo de olho[2].

> Alterações e mecanismos específicos – Drusas: Ao longo da vida, pigmento de lipofuscina, fagossomos e outros materiais são excretados abaixo da MB do EPR e contribuem para a formação de drusas. As drusas podem variar em tamanho e são localizadas entre a MB do EPR e a membrana de Bruch[2].

A **retina neurosensorial** (Figura 3.11 e Figura 3.12) é composta por elementos neuronais, gliais e vasculares[2]. A **camada fotoreceptora** apresenta células neuroepiteliais especializadas, os cones e bastonetes, que apresentam um segmento externo (SE) e um segmento interno (SI), unidos por um cílio de conexão. Os SE formam a camada de fotorreceptores, localizada entre o EPR e a membrana limitante externa (MLE)[2.] Os SE fazem contato com os processos apicais do EPR, mas não estão presentes estruturas do tipo junções ou outras conexões intercelulares neste contato[2].

> Alterações e mecanismos específicos – Descolamento de retina: O EPR e a camada fotorreceptora da retina não estão firmemente unidos. Traumas cranianos ou outras condições podem fazer com que as duas camadas se separem com um espaço intermediário. Neste local, as células fotorreceptoras não têm mais acesso ao suporte metabólico da camada pigmentada e da coróide e, eventualmente, morrem[5].

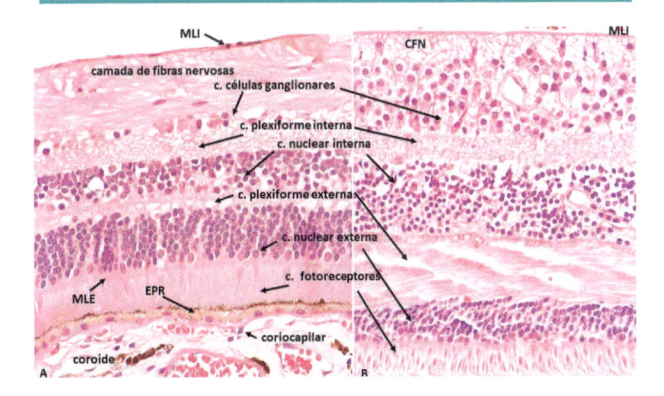

**Figura 3.13.** Comparação histológica entre a retina periférica e a mácula A. Retina periférica. B. Retina na região da mácula, onde a principal característica é a presença de mais de uma camada de células ganglionares.

Outros **elementos neuronais** são as células horizontais, bipolares, amácrinas e ganglionares. As células horizontais fazem sinapses com bastonetes e cones e enviam processos celulares horizontalmente ao longo da camada plexiforme externa. As células bipolares são orientadas verticalmente, seus dendritos fazem sinapse com bastonetes ou cones e os axônios fazem sinapse com as **células ganglionares** e com **células amácrinas**. Os axônios das células ganglionares estão paralelos à superfície interna da retina, onde formam a **camada de fibras nervosas** (CFN) e depois os **axônios do nervo óptico**. Os **elementos gliais** são as células de Müller, os astrócitos e a micróglia; que fornecem suporte estrutural e nutricional. As **células de Müller** se estendem verticalmente a partir da MLE para até MLI e os seus núcleos estão localizados na camada nuclear interna.

Os vasos sanguíneos da retina são análogos aos vasos sanguíneos cerebrais e mantêm a barreira hemato-retiniana interna, devido à única camada de células endoteliais não fenestradas, cujas zônulas de oclusão são impermeáveis à substâncias, p.ex a fluoresceína. Uma MB cobre a superfície externa do endotélio e contém uma camada contínua de pericitos, cercados por sua MB. As células de Müller e outros elementos gliais são geralmente ligados à MB de vasos sanguíneos da retina; onde vênulas e arteríolas se cruzam, compartilham uma MB comum. Os vasos sanguíneos da retina não contêm a lâmina elástica interna e a camada contínua de células musculares lisas como os outros vasos do corpo, exceto em alguns vasos próximos da cabeça do nervo óptico.

Alterações e mecanismos específicos- oclusão venosa: Por compartilharem uma MB comum, nos cruzamentos arteriovenosos há maior possibilidade de distúrbios da oclusão venosa[2].

A **membrana limitante externa** (MLE) apresenta inúmeros complexos juncionais tipo zônulas de aderência que ligam extremidades das células de Müller e células fotorreceptoras adjacentes[1,] desta forma, a MLE não é uma membrana verdadeira. A camada nuclear externa (CNE) é formada pelos núcleos dos cones e dos bastonetes. A camada plexiforme externa (CPE) é composta das sinapses entre os fotorreceptores e as células horizontais e bipolares. Na mácula, a CPE é mais espessa e contém mais fibras, porque os axônios dos cones e bastonetes se tornam mais oblíquos conforme desviam da fóvea, onde a CPE é conhecida como a **camada de fibras de Henle**[2.] Na borda do fovéola, a CPE encontra-se quase paralelamente à MLI. A camada nuclear interna (CNI) contém os núcleos das células bipolares, de Müller, das horizontais e das amácrinas. A camada plexiforme interna (CPI) consiste em axônios de células bipolares e amácrinas e de dendritos das células ganglionares e suas sinapses.

A camada de células ganglionares (CCG) é constituída pelo corpos celulares das células ganglionares. A camada de fibras nervosas (CNF) é formada pelos axônios das células ganglionares. Normalmente, esses axônios não se tornam mielinizados até passarem através da lâmina crivosa do nervo óptico. A membrana limitante interna (MLI) não é uma membrana verdadeira e é formada pela MB das células de Müller.

Histologicamente, a mácula (Figura 3.13B), ou mácula lútea, é a região com mais de uma camada de núcleos de células ganglionares[2] e possui pigmentos carotenóides, principalmente na camada de fibras de Henle: a zeaxantina e luteína. A lipofuscina, é observada no citoplasma das células ganglionares perifoveais.

Alterações e mecanismos específicos – exsudatos em estrela macular: Na fóvea, como a camada de fibras de Henle é paralela à superfície, podem surgir padrões radiais ou em forma de estrela quando os espaços extracelulares são preenchidos por soro ou exsudato[2].

Na fóvea, os corpos celulares das camadas de células ganglionares e nuclear interna são dispersos perifericamente, permanecendo apenas os cones, que são alongados, estreitos e compactamente arranjados. Na **fovéola**, os núcleos das células fotorreceptoras se curvam para periferia e apenas os fotorreceptores de tipo cone, células de Müller e outras células gliais estão presentes. Na fovéola os cones estão em arranjo compacto, o que leva à alta acuidade visual desta pequena área. A zona foveal avascular, ou ZFA, ou zona livre de capilares, tem praticamente a mesma localização da fovéola[2.]

Alterações e mecanismos específicos – diferentes padrões de sangramento e de exsudatos na retina: Em geral, as células e os seus processos na retina estão orientados perpendicularmente ao plano do EPR nas camadas médias e externas, mas paralelos à superfície da retina nas camadas mais internas. Por esta razão, os depósitos de sangue ou exsudatos tendem a formar manchas redondas (pontos) nas camadas externas, em que os pequenos capilares são encontrados; e padrões lineares ou em forma de chama na camada de fibras nervosas[2].

## Nervo Óptico

O **nervo óptico** (Figura 3.14) contém 1 milhão de axônios originados na camada de células ganglionares. É dividido em: 1- região intra-ocular, 2- área pré-laminar, 3-área laminar e 4- área retrolaminar. As fibras nervosas da retina são segregadas por astrócitos em aproximadamente 1000 fascículos[2.] Quando alcançam a lâmina crivosa, os fascículos nervosos e seus astrócitos são separados por tecido conjuntivo. A lâmina crivosa é uma extensão de colágeno escleral e de fibras elásticas através do nervo. A coróide externa também envia tecido conjuntivo à parte anterior da lâmina. Na parte

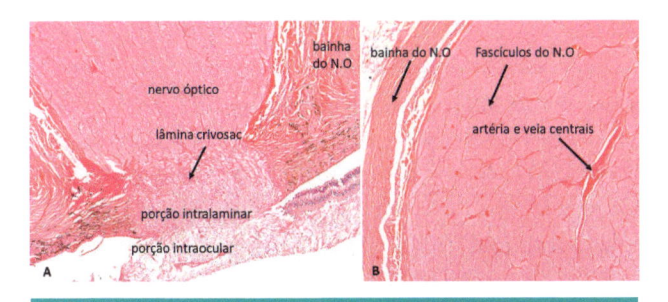

**Figura 3.14.** Nervo Óptico. A. Porções intraocular, laminar e retrolaminar. B. Corte transversal sobre a porção retrolaminar, mostra os vasos centrais e a bainha do nervo óptico.

externa da lâmina crivosa, as fibras nervosas se tornam mielinizadas e colunas de oligodendrócitos e alguns astrócitos estão presentes. Os feixes continuam separados por septos do tecido conjuntivo derivados da pia-máter até o quiasma. Os vasos centrais (Figura 3.14B) da retina são cercados por um tecido conjuntivo perivascular ao longo de seu trajeto no nervo. Este tecido conjuntivo se mistura com o tecido conjuntivo da lâmina crivosa.

| Pontos Chave do Capítulo de Histologia Ocular |
|---|
| A pele da pálpebra é fina. A linha cinzenta corresponde à porção marginal do m. orbicular. As margens contêm as glândulas de Zeis, sebáceas associadas aos cílios, e as glândulas de Moll, sudoríparas apócrinas. O músculo de Müller é um músculo liso, inervado por fibras simpáticas. As placas do tarso são tecido conjuntivo denso e contêm as glândulas do tarso, ou meibomianas (sebáceas modificadas). |
| A glândula lacrimal principal é exócrina, com tecido conjuntivo, unidades secretoras e ductos excretores, intralobulares e interlobulares. As células acinares têm grânulos secretores e são revestidas por uma camada de células mioepiteliais. As glândulas lacrimais acessórias são citologicamente iguais à da glândula lacrimal principal. |
| Os pontos e os canalículos lacrimais são revestidos por epitélio escamoso estratificado não queratinizado. No saco lacrimal, há uma bicamada epitelial, pode haver células caliciformes e a parede tem extenso plexo venoso e fibras elásticas. |
| A cápsula Tenon, é um envelope de tecido conjuntivo com fibras colágenas, elásticas e fibroblastos. Os músculos extraoculares são estriados esqueléticos, com alta proporção de fibras nervosas para cada fibra muscular, que podem ser de tipo lentas, ou tipo tônicas, ou do tipo contração muscular, ou fibras rápidas. |
| Na conjuntiva , há epitélio e substância própria; o epitélio é estratificado não queratinizado, com células caliciformes, estas concentradas nas partes inferior e medial, mas são escassas no restante da conjuntiva e ausentes no limbo. |
| O epitélio corneano tem 6 camadas, a superficial é unida por zônulas de oclusão, que mantêm a barreira à substâncias. A camada basal é germinativa, originada das células tronco do limbo, cuja lesão pode afetar a capacidade de recuperação e manutenção do epitélio.* A camada de Bowman não se regenera e lesões originam opacidades. O colágeno estromal tem extrema uniformidade estrutural e determina a transparência da córnea. A contagem endotelial diminui com a idade ou com lesões, o que pode diminuir a transparência corneana. |
| Na esclera há variação na separação e no diâmetro do colágeno, por isso é opaca e esbranquiçada, em contraste com a transparência da córnea. |
| A malha trabecular é um tecido conjuntivo revestido por trabeculócitos, que influenciam na resistência à drenagem do humor aquoso. No canal de Schlemm , há monocamada de endotélio não fenestrado unido por zônulas de oclusão. |
| O cristalino apresenta cápsula, uma camada epitelial subcapsular anterior e equatorial e fibras cristalinianas. Na zona germinativa, há mitose e diferenciação em fibras do cristalino. O humor vítreo contém filamentos de colágeno delicado associados a ácido hialurônico e moléculas de água. As células do vítreo são denominadas hialócitos. |
| Na íris há o estroma, com vasos sanguíneos, melanócitos e tecido conjuntivo; e a camada pigmentada posterior. A quantidade de melanina nos melanossomas gera as distintas cores. O m.dilatador da íris é liso, com melanossomas, o m. esfíncter da íris é uma banda circular de músculo liso. |
| No corpo ciliar há dupla camada epitelial: o EPN e o EP. No ENP, estão as zônulas de oclusão, que formam a barreira hemato-aquosa. O músculo ciliar contém 3 camadas, com fibras musculares que são lisas. |
| A coroide tem três camadas vasculares. Os coriocapilares são fenestrados e permeáveis a pequenas moleculas, os demais vasos não são fenestrados. O estroma contém melanócitos. A membrana de Bruch é formada pela fusão da MB da coriocapilar com a MB do EPR. |
| A retina neurosensorial contem 10 camadas. O EPR tem zônulas de oclusão para a barreira hemato-retiniana externa. Os vasos mantêm a barreira hemato-retiniana interna, com endotélio não fenestrado com zônulas de oclusão. Na mácula há mais de uma camada de células ganglionares. Na fóvea, os corpos celulares das outras camadas são dispersos perifericamente e há somente cones compactamente arranjados, o que permite alta acuidade visual. |
| No nervo óptico, a lâmina crivosa é uma extensão de colágeno escleral, onde os fascículos nervosos e seus astrócitos são separados por tecido conjuntivo e partir de onde as fibras se tornam mielinizadas. Os feixes são separados por septos do tecido da pia-máter. |

## REFERÊNCIAS BIBLIOGRÁFICAS

1. Dantas AM. Anatomia do Aparelho Visual. Olho. 3.ed. Rio de Janeiro: Cultura Médica: Guanabara Koogan, 2013. p.425-530

2. American Academy of Ophthalmology. Fundamentals and Principles of Opthalmology, Basic and Clinical Science Course, 2018-2019.

3. Yanoff M. Ocular Pathology. Neural (Sensory) Retina. 8.ed. Philadelphia: Elsevier, 2020. p.407-408

4. Gartner LP. Textbook of Histology. Special Senses. 4.ed. Philadelphia: Elsevier, 2017. p.592-600

5. Mescher AL. Junqueira's Basic Histology. Text and Atlas. The Eye and Ear: Special Senses Organs.15.ed. p 501-503. Mc Graw Hill Education

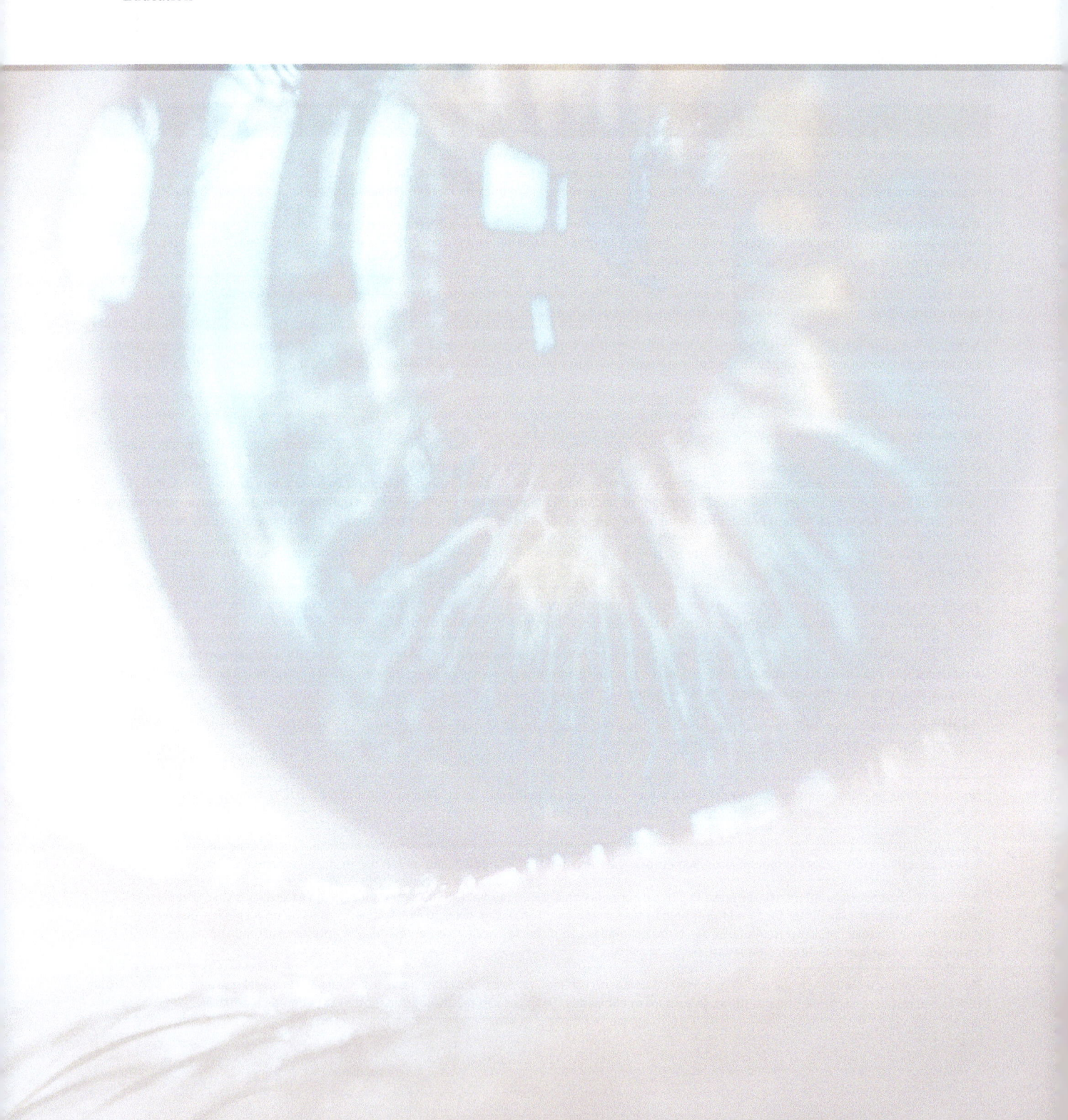

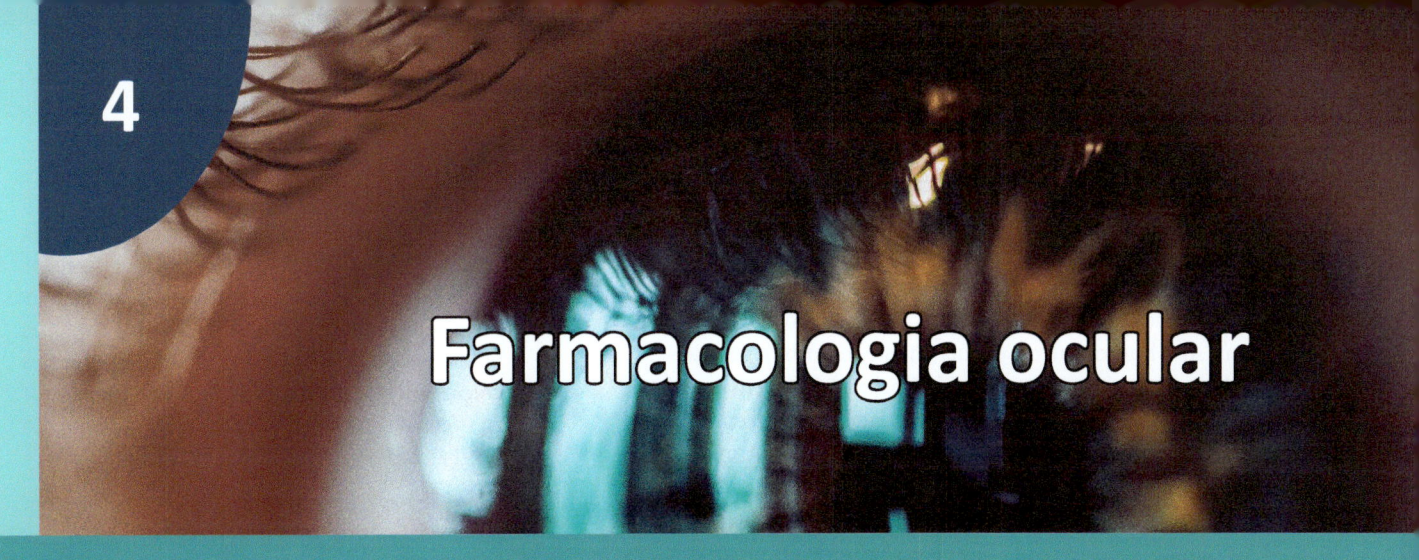

# Farmacologia ocular

**Edson dos Santos-Neto**

**Mariana Nobrega Meireles**

## INTRODUÇÃO

O globo ocular é um órgão nobre, com tecidos transparentes e avasculares (devido à sua função óptica) e não tem boa resposta a infecções, inflamações e hemorragias. Durante a evolução das espécies, a natureza criou mecanismos protetores para isolar o olho no interior da órbita, evitando assim danos físicos, químicos e uma proteção extra contra infecções e inflamações, além de isolar os tecidos oculares contra agentes nocivos originados no interior do próprio organismo (tecidos adjacentes à órbita ou circulação sistêmica). Em humanos, esses tecidos são protegidos por membranas ou camada de células, que dificultam a penetração não só desses agentes nocivos, mas também da chegada de fármacos administrados localmente ou por via sistêmica. Embora os princípios clássicos de farmacocinética (como absorção, distribuição, metabolismo e eliminação de drogas) determinem a disponibilização dos medicamentos nos olhos, as barreiras oculares (córnea e barreira hematorretiniana) e as vias alternativas de administração de medicamentos introduzem outras variáveis capazes de alterar a circulação livre de medicamentos no interior do órgão.

Nas últimas décadas, o desenvolvimento das ciências básicas (como a biologia molecular e bioquímica) esclareceu detalhes do mecanismo de ligação das drogas aos receptores de membrana e ativação da cascata de sinalização intracelular, até o efeito biológico resultante. Isso permitiu o aprimoramento de moléculas conhecidas e o desenvolvimento de numerosos princípios ativos com ação específica na patogênese de diversas doenças. Devido às características fisiológicas do globo ocular, diferentes vias de administração de agentes farmacológicos podem ser utilizadas.

Os medicamentos biológicos recentemente apresentados para os oftalmologistas possuem particularidades que precisam ser consideradas. A farmacologia ocular também lida com dificuldades específicas, seja para se obter amostras de tecidos ou fluidos intraoculares ou a determinação de concentrações de medicamentos administrados, seja para avaliar a toxicidade desses medicamentos quando administrados diretamente sobre a retina ou a necessidade de não interferir com as propriedades ópticas do olho[1-3].

## ABSORÇÃO

O princípio básico que norteia a absorção e distribuição de medicamentos em tecidos biológicos baseia-se no fato de que a membrana celular (barreira que impossibilita o acesso de drogas ao espaço intracelular) é composta por lipoproteína e, portanto, altamente permeável a substâncias lipossolúveis, porém dificulta a entrada de fármacos hidrossolúveis. Este fato é determinante na escolha de agentes farmacológicos e os métodos de administração destes medicamentos na superfície ocular e nos tecidos intraoculares. Assim, nos últimos anos, laboratórios farmacêuticos vêm desenvolvendo produtos para serem aplicados diretamente no local de ação (ex. retina), ou mesmo dispositivos que prolongam a ação de fármacos nos tecidos oculares (nanotecnologia).

A interferência na distribuição de substância nos tecidos oculares é influenciada diretamente pela ausência de vasculatura na maioria destes tecidos. Outro fator importante é o *turnover* da lágrima, e humores (vítreo e aquoso) no interior do globo ocular. Em especial, o *washout* da lágrima impede a permanência de fármacos por longo tempo na superfície ocular, sendo que 95% de uma gota de colírio se perde (nas vias lacrimais e pálpebras) instantaneamente pelo lacrimejamento e pelo piscar.

## DISTRIBUIÇÃO E EXCREÇÃO

Os fármacos utilizados em oftalmologia (tanto de uso tópico, como sistêmico) têm a distribuição facilitada no interior do globo ocular devido a circulação do humor aquoso e humor vítreo. Similarmente, na órbita (extraocular) e nos anexos oculares (pálpebras), a intensa vascularização destes tecidos também facilitam a drenagem e excreção dos diversos medicamentos. Em contrapartida, a existência de barreiras oculares (córnea e esclera), bem como de estruturas avasculares (vítreo e cristalino), dificultam sobremaneira a livre dispersão e excreção dos medicamentos no interior do globo ocular. Veja o Vídeo 4.1 - Cuidados na administração de colírios.

## VIAS DE ADMINISTRAÇÃO

De uma forma esquemática podemos dividir os medicamentos usados em oftalmologia de acordo com a sua via de administração:

a. **Uso Local:** A via de administração tópica local é a forma preferencial escolhida pelo médico, devido à atuação direta do fármaco nos tecidos oculares. São utilizados colírios, unguentos (gel e pomada), injeções intraoculares e perioculares. Alguns parâmetros são decisivos nessa atuação:

b. **Drogas lipossolúveis** atravessam a parede ocular e penetram facilmente no interior do olho, sendo dispersadas pelas vias do humor aquoso. Ex.: latanoprost (medicamento usado para tratamento de glaucoma).

c. **Drogas hidrossolúveis** têm dificuldade de atravessar as barreiras oculares e devem ser administradas por injeções perioculares ou intraoculares, diretamente nos tecidos alvos. Ex.: Avastin (antiangiogênico utilizado no tratamento da degeneração macular relacionada à idade)

d. **Lubrificantes oculares:** em geral são fármacos com pouca penetração ocular e servem para a hidratação da superfície ocular (lágrima artificial). São as substâncias mais comercializadas em oftalmologia.

e. **Nanotecnologia:** Introduzida na oftalmologia na década de 80, a técnica manipula os chamados corpos lipídicos (micelas, lipossomos, etc.). A estratégia de uso dessas substâncias está ligada ao fato da mucina (proteína produzida na mucosa conjuntival) ter carga elétrica negativa e atrair compostos lipídicos catiônicos. Assim, fármacos lipídicos são incorporados no interior destes corpúsculos com exclusiva função terapêutica. Ex. pilocarpina (utilizado no tratamento do glaucoma).

f. **Injeção Periocular:** vários medicamentos em oftalmologia são usados apenas nos tecidos orbitários, sem que haja penetração para o interior do globo ocular. Por serem desnecessários nos tecidos intraoculares, esses medicamentos podem (inclusive) ser altamente tóxicos para esses tecidos mais sensíveis. Antibióticos e anestésicos são exemplos clássicos desses medicamentos.

g. **Injeção Intraocular:** esta é uma via de administração extremamente explorada pelas companhias farmacêuticas nos últimos anos. Os alvos terapêuticos preferidos são o humor vítreo, humor aquoso e retina. Ex. corticoide, antiangiogênicos e antibióticos.

a. **Uso Sistêmico:** Por essa forma de administração, podem ser utilizados medicamentos via oral, intravenosa ou intramuscular. Neste caso, deve ser lembrado a restrição de acesso da circulação sistêmica aos vasos sanguíneos oculares, o que dificulta a atuação de agentes farmacológicos nos tecidos alvos. Também, parte dos tecidos intraoculares devem ser tratados como o sistema nervoso central, em que a barreira hematoencefálica (no caso uveoretiniana) impede o livre acesso dos medicamentos. Por isso, substâncias lipossolúveis são a melhor opção para o uso sistêmico, pela maior penetração, tendo como alvo final o interior do globo ocular. Devido a essas barreiras, a regra é aumentar a concentração dos agentes terapêuticos usados em oftalmologia, o que podem inviabilizar o uso destes (quando usados por longos períodos). Melhores opções são os similares tópicos, que provocam menos efeitos colaterais sistêmicos (exemplo anestésicos, corticoides, antibióticos).

## COLÍRIOS USADOS EM OFTALMOLOGIA

### Mióticos, Midriáticos e Cicloplégicos ——————

O século XX trouxe um grande avanço para a farmacologia ocular, não apenas para a tratamento das diversas

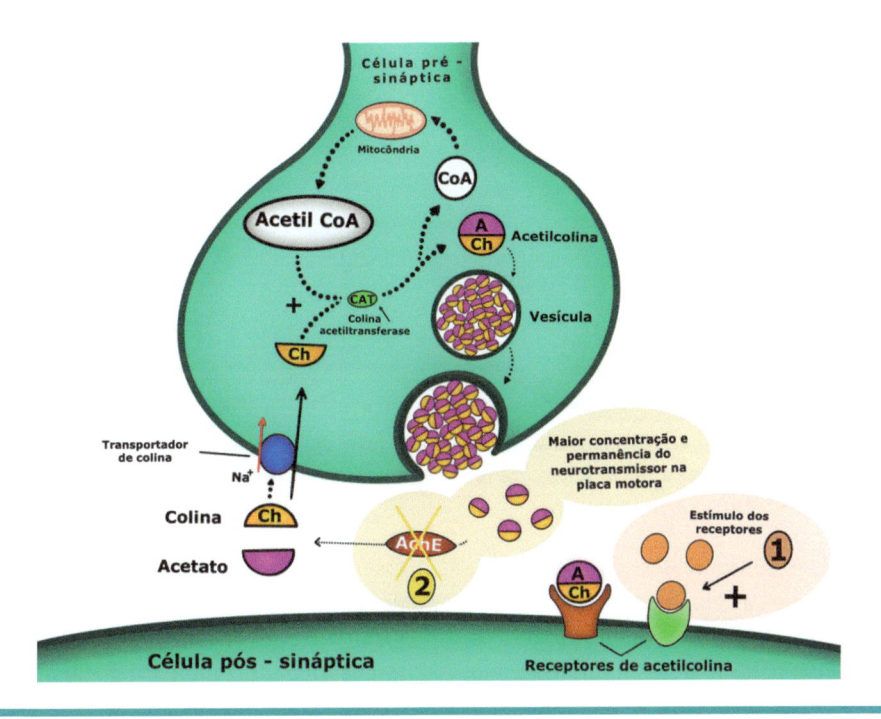

**Figura 4.1.** Via colinérgica e ação das drogas colinérgicas: síntese de acetilcolina (Ach) a partir da acetil CoA e colina; armazenamento em vesículas; liberação do neurotransmissor na fenda sináptica; ligação da Ach aos seus receptores; degradação da Ach pela enzima acetilcolinesterase (AchE) e reciclagem da colina que é captada pelo neurônio. 1- Ação das drogas parassimpaticomiméticas de ação direta, estimulando receptores; 2- ação dos agentes colinérgicos de ação indireta através da inibição da AchE, aumentando a concentração da Ach na fenda sináptica, potencializando a sua ação.

doenças, mas igualmente para o auxílio no diagnóstico em oftalmologia. Algumas medicações que são usadas na terapêutica atualmente, primariamente foram usadas como coadjuvantes no diagnóstico das afecções oculares, como (por exemplo) a atropina e seus derivados.

Agentes Colinérgicos ou Parassimpatomiméticos, são substâncias que estimulam a liberação da acetilcolina (ACh) ou mimetizam a ação do Sistema Nervoso Parassimpático. Os agentes farmacológicos desta categoria podem atuar diretamente por estimulação dos receptores nicotínicos ou muscarínicos (colinérgicos), ou indiretamente por inibição da enzima acetilcolinesterase (agentes anticolinesterásicos) (Figura 4.1)

Os agentes colinérgicos, há séculos, são conhecidos em medicina e alguns ainda são muito usados (via oral, muscular ou intravenosa) em diversas especialidades médicas.

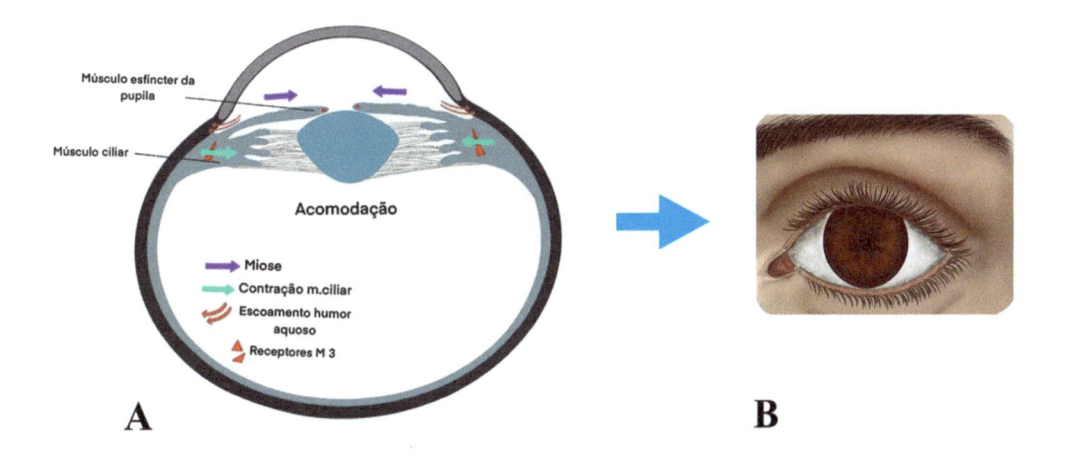

**Figura 4.2.** A. Locais de ação dos agonistas colinérgicos (pilocarpina). Ação no músculo esfíncter da pupila resultando em miose, músculo ciliar e o espasmo acomodativo e abertura do ângulo da câmara com aumento da drenagem do humor aquoso - ação hipotensora. B. Miose.

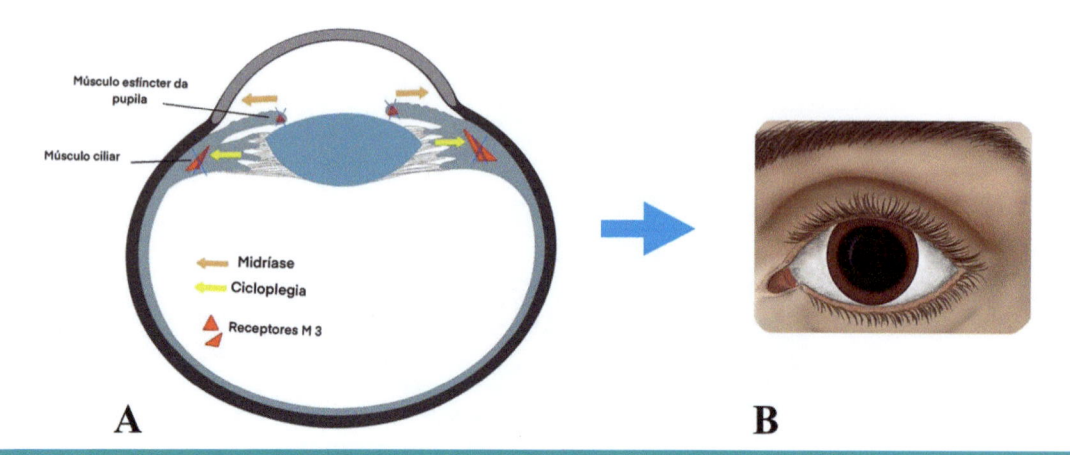

**Figura 4.3.** A. Bloqueio da acetilcolina pelos cicloplégicos nos receptores muscarínicos M3, causando midríase, paralisia dos músculos ciliares (cicloplegia). B. Midríase.

Potencializam a ação da ACh nos tecidos oculares e provocam miose (constrição pupilar) em graus variáveis, sendo também conhecidos como mióticos (exemplo dessa classe a pilocarpina). No século passado foram muito utilizados como hipotensores oculares, mas com o lançamento de novos medicamentos mais potentes nos anos 90, foram praticamente abandonados (Figura 4.2).

Alguns autores incluem neste grupo drogas midriáticas, que se ligam ao mesmo a receptores parassimpáticos da ACh (placa motora), porém causando um bloqueio. No caso do bloqueio dos receptores do músculo esfíncter da pupila, ocorre midríase (dilatação pupilar) variável de acordo com a concentração da droga. Se por um lado

esse é um dado auxiliar importante para a visibilização de cristalino, vítreo e retina (na propedêutica oftalmológica), por outro, a midríase é um importante mecanismo terapêutico utilizado para evitar as sinéquias anteriores e posteriores, nos casos de uveítes (Figura 4.3).

Outra ação importante dos derivados da atropina é a cicloplegia, pela inibição dos receptores colinérgicos ligados ao músculo ciliar, bloqueando (total ou parcialmente) a contração do músculo. É um efeito importante, tanto para terapêutica ocular (ameniza a fotofobia na uveítes), quanto para o diagnóstico dos erros refracionais. Assim, de forma geral, podemos dividir os fármacos colinérgicos em 3 grandes grupos:

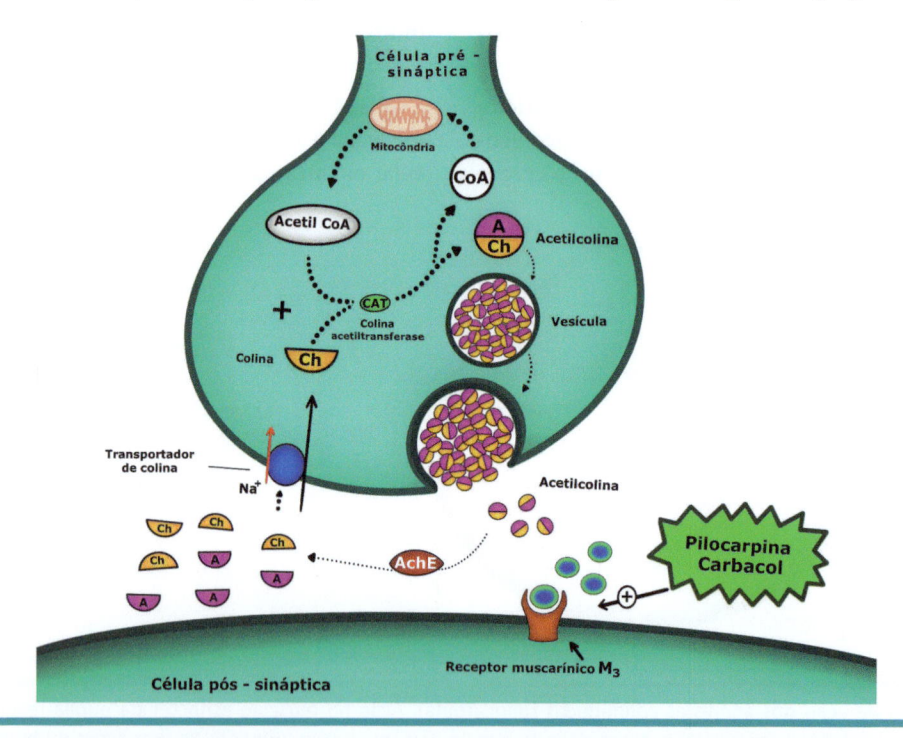

**Figura 4.4.** Terminação nervosa colinérgica. Ação dos agonistas colinérgicos de ação direta ativando os receptores muscarínicos M3, provocando constrição pupilar (miose).

1. **Agonistas Colinérgicos Mióticos de Ação Direta** – são fármacos de ação direta sobre o receptor de ACh, ativando-o e mimetizando (ou potencializando) sua ação como neurotransmissor: (a) Derivados Ésteres da ACh: Betanecol, Carbacol e Metacolina; (b) Alcalóides: Muscarina e Pilocarpina (Figura 4.4);

2. **Anticolinesterásicos Mióticos de Ação Indireta** - Não tem ação direta sobre os receptores colinérgicos, mas aumentam a concentração da ACh na placa motora, pela inibição da enzima acetilcolinesterase (anticolinesterásicos). Essa enzima degrada a ACh e a ligação do fármaco com a enzima proporciona maior permanência do neurotransmissor (ACh) na placa motora, assim, potencializando sua ação. Fazem parte desse grupo a Piridostigmina, Neostigmina, Fisiostigmina, Rivastigmina, Donepezila, Galantamina e Memantina e o Iodeto de Fosfolina. (Figura 4.5).

3. **Colinérgicos Midriáticos** - Esses agentes bloqueiam as ações do sistema parassimpático, tendo atividade ocular similar às drogas simpaticomiméticas, com destaque para a midríase e a cicloplegia: (a) Grupo dos similares da Atropina: Homatropina, Tropicamida e Ciclopentolato; (b) Grupo da Atropina: Atropina (Beladona), Hioscina (escopolamina) e Pirenzepina. A tropicamida é o colírio mais utilizado para "dilatar" a pupila nos exames de fundoscopia direta e indireta (Figura 4.6).

## LUBRIFICANTES OCULARES E EPITELIZANTES

Lágrimas artificiais são colírios lubrificantes utilizados para tratar ressecamento e irritação dos olhos associada à deficiência lacrimal na ceratoconjuntivite sicca (olho seco). Em alguns países como nos EUA, a incidência de olho seco é superior a 50% da população acima de 40 anos, justificando a alta demanda desse colírio. Também são usados para umedecer os olhos em usuários de lentes de contato, ou em diversas situações como em pós-operatório de cirurgias oculares, palpebrais ou como coadjuvantes no tratamento de alergias, inflamações, lesões abrasivas e queimaduras oculares.

O uso diário de colírios lubrificantes vem sendo feito principalmente por pessoas que passam muito tempo em frente aos computadores, ou expostos a níveis elevados de poluição e condições de baixa umidade (como nas exposições prolongadas ao ar condicionado).

Na grande maioria, os colírios lubrificantes se baseiam na reposição da camada aquosa da lágrima (derivados de celulose, ácido poliacrílico, álcool polivinílico e povidona são os mais utilizados). Nos casos das lesões oculares, algumas substâncias compostas nos colírios lubrificantes

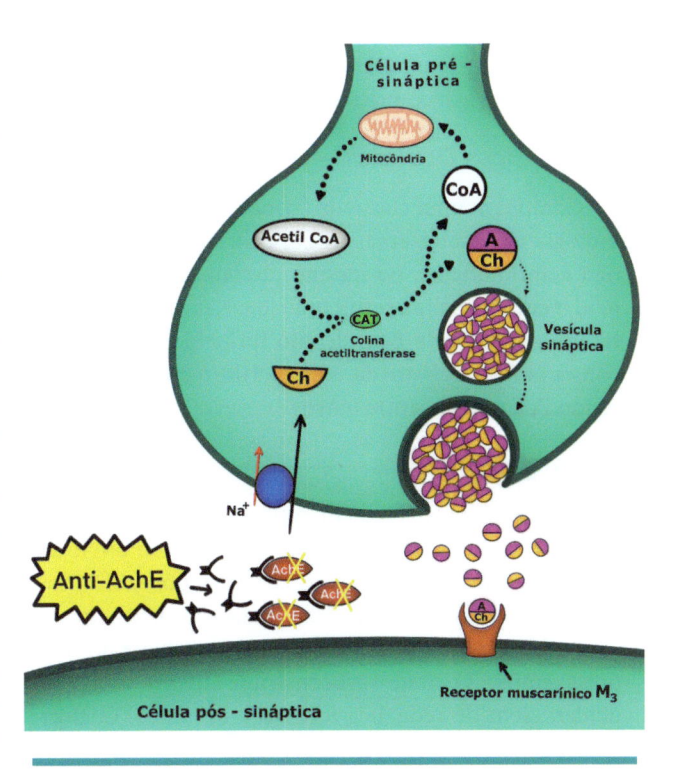

**Figura 4.5.** Terminação nervosa colinérgica. Ação dos Anticolinesterásicos de ação indireta. Aumentam a concrentração de Ach na fenda sináptica por inibição da enzima AchE. (Anti-AchE - inibidor de acetilcolinesterase - AchE).

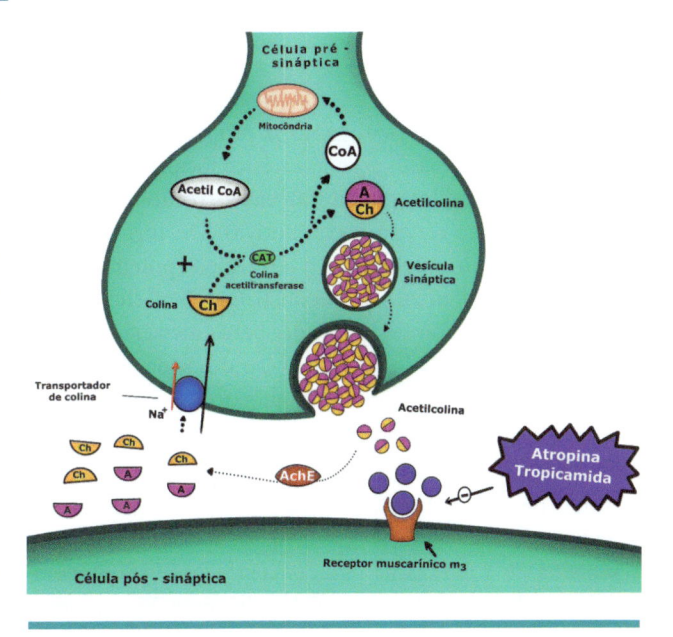

**Figura 4.6.** Terminação nervosa colinérgica. Ação dos colinérgicos midriáticos. Drogas que se ligam ao receptor muscarínico M3 causando seu bloqueio. (AchE - acetilcolinesterase).

(como o hialuronato de sódio) podem auxiliar na reparação do epitélio, ou mesmo na proteção deste contra o ressecamento e descamação. (Capítulo 10 – Córnea).

## Antissépticos Oculares

Compõem uma classe de fármacos usados em oftalmologia como conservantes em colírios (associados ou não a antibióticos), ou mesmo diretamente na mucosa ocular com a finalidade microbicida. Nessa classe se destacam o Cloreto de Benzalcônio (principalmente como conservante), Sulfato de Zinco, Hidróxido de Zinco, Ácido Poliacrílico, entre outros.

## Descongestionantes

Estes fármacos (também conhecidos por vasoconstritores) são especialmente indicados para o alívio de irritações leves e vermelhidão causadas por resfriados, rinite, corpos estranhos, poeira, fumaça, uso de lentes de contato, exposição solar ou à água de piscina e do mar, por exemplo. O efeito vasoconstritor alivia a congestão ocular, além de reduzir a formação de muco. O cloridrato de nafazolina é o vasoconstritor mais utilizado devido a sua marcante atividade alfa-adrenérgica (droga simpaticomimética), com ação imediata e de efeito prolongado. São usados também nos estados de edema e congestão de outras membranas mucosas, como a mucosa nasal. Fenilefrina e tetrahidrozolina são compostos de ação similar à nafazolina. Comumente, adiciona-se fármacos anti-histamínicos a estes compostos (Ex. feniramina e epinastina), com ação adjuvante anti-inflamatória e vasodilatadora, contrapondo parcialmente o efeito vasoconstritor dos simpaticomiméticos.

## Anestésicos

O colírio anestésico, como o próprio nome diz, é um colírio que possui ação anestésica local, eliminando a dor e a sensibilidade natural das estruturas oculares mais expostas (córnea e conjuntiva). De forma geral, possui como princípio ativo a tetracaína (potente anestésico) e a fenilefrina (vasoconstritor). Seu efeito é de longa duração, sendo indicado para anestesia ocular em cirurgias, retirada de corpos estranhos da córnea ou conjuntiva e procedimentos diagnósticos.

A proximetacaína (na forma de cloridrato de proximetacaína) é um éster do ácido meta-aminobenzóico com propriedade anestésica local. Utilizado em anestesia de superfície na concentração de 0,5%, apresenta potência semelhante à tetracaína (em concentrações iguais), com indução da anestesia em aproximadamente 20 segundos (após a instilação) e tempo de ação acima de 15 minutos. Ainda, a proximetacaína apresenta menor toxicidade corneana, quando comparada a outros colírios anestésicos tópicos (oxibuprocaína 0,4% e lidocaína 2% a 4%).

Dentre as anestesias perioculares, nas últimas décadas, o bloqueio peribulbar tem sido a técnica mais utilizada, em detrimento da anestesia retrobulbar devido à sua similar eficácia e reduzido risco associado. Ambas são indicadas nos casos em que é necessário a paralisia da musculatura extraocular associada a anestesia dos tecidos oculares, como por exemplo cirurgia de estrabismo e catarata. Vários anestésicos locais (ou misturas destes) são usados para a anestesia peribulbar, porém não há um agente recomendado universalmente. Soluções tradicionais misturando drogas de curta latência (como a lidocaína) com agentes de ação prolongada (como a bupivacaína) são utilizadas tradicionalmente com o intuito de se obter rápida condição cirúrgica, associado ao tempo prolongado de bloqueio e analgesia pós-operatória. A ropivacaína é outro anestésico que ganhou espaço nos últimos anos devido a menor toxicidade sistêmica quando comparada à bupivacaína.

## Antialérgicos

As alergias oculares são muito comuns e podem ter diversos fatores causadores como poluição, poeira, pólen, lentes de contato, maquiagem nos olhos, etc. O tecido ocular mais sensível a esses alérgenos é a conjuntiva, embora as pálpebras comumente são afetadas no curso da afecção. Nesses casos, a inflamação da conjuntiva (conjuntivite alérgica) associadas (ou não) às pálpebras (blefaroconjuntivites) são muito frequentes no dia-a-dia do oftalmologista (em torno de 30% das crianças). O tratamento ideal, nestes casos, é evitar o contato dos olhos com alérgenos provocativos, associado ao uso tópico ou sistêmico de fármacos antialérgicos, afim de aliviar os sintomas (coceiras, hiperemias, irritação, olho seco, inchaço, etc.) e combater possíveis infecções (além, claro, de cuidados locais como compressas geladas). Colírios anti-inflamatórios (corticoides e imunossupressores) auxiliam na estratégia terapêutica; mas, não são fármacos de primeira escolha, principalmente porque as alergias são condições crônicas, cujo tratamento é costumeiramente prolongado.

Os colírios antialérgicos também servem para minimizar os sintomas de reações alérgicas. Controlar a ação da histamina (substância liberada nas reações alérgicas) é o objetivo principal no alívio do desconforto ocular. Atualmente, os antialérgicos mais utilizados são a alcaftadina, olopatadina, cloridrato de epinastina, cromoglicato de sódio e cetotifeno,

## Anti-inflamatórios Não-Hormonais

Alguns anti-inflamatórios não-esteroides (AINEs) foram introduzidos no mercado oftalmológico (na forma de colírio), nas últimas décadas. Em especial, destacam-se alguns fármacos como diclofenaco sódico (um derivado do ácido fenilacético) e o flurbiprofeno (do ácido propiônico). As duas drogas interferem na produção de prostaglandinas e tromboxanos através da inibição da enzima ciclo-oxigenase (que sintetiza o ácido araquidônico) por um mecanismo competitivo, tempo-dependente e irreversível. Além disso, o diclofenaco ainda reduz a produção de leucotrienos (in vitro) desviando parcialmente o ácido araquidônico e os triglicerídeos. Similarmente, o cetorolac de trometamina é um derivado pirrolo-pirrólico do ácido carboxílico e sua ação anti-inflamatória é também devida à inibição da enzima ciclo-oxigenase, provocando a redução dos níveis de prostaglandina no humor aquoso, especialmente da prostaglandina E2 (PGE2). Associa-se a isso o seu efeito analgésico, que é comparável ao da morfina sem, entretanto, o efeito narcotizante (potencial para causar dependência).

Os AINEs, entretanto, agem de forma anti-inflamatória com menor efetividade que os esteroides e imunossupressores, mas também com os menores efeitos colaterais. São usadas no pós-operatório de catarata conjuntamente aos corticoides. Atuam também na prevenção do edema cistoide de mácula. Podem ser usados no pré-operatório também para aumentar a midríase e diminuir a inflamação.

## Corticosteroides

Os corticoides foram introduzidos na prática médica em 1949, para o tratamento da artrite reumatóide. Suas indicações, desde então, se espalham pelas diversas especialidades médicas, incluindo a dermatologia, a endocrinologia, a oncologia e a oftalmologia. São um grupo de substâncias com alto poder anti-inflamatório, tanto na forma sistêmica (via oral, intramuscular ou endovenosa), como na forma local (colírios, pomadas, injeção periocular ou intraocular).

O efeito anti-inflamatório e imunossupressor dos glicocorticoides ocorre devido a várias ações teciduais: interferem na circulação das células imunes, promovem apoptose das células linfóides, inibem a síntese de citoquinas, modulam direta e indiretamente a função das células B e inibem o movimento de células e fluidos a partir do compartimento intravascular.

Pacientes em uso de corticoides podem apresentar efeitos colaterais indesejáveis (hipertensão arterial, descompensação diabética, retenção de líquido, etc), especialmente quando altas doses da medicação sistêmica e longos períodos de tratamento. Por apresentarem tantos efeitos paralelos indesejáveis, seu uso deve ser sempre individualizado e planejado. O uso sistêmico crônico de corticoides (VO, EV ou IM) também provoca afeitos colaterais nos tecidos oculares, como catarata e glaucoma, além de depressão imunológica local (o que possibilita o surgimento de infecções oportunistas).

Os corticoides têm alta penetração nos tecidos oculares (inclusive córnea) e são usados corriqueiramente nas afecções de segmento anterior, através de pomadas e colírios. Para atingir o polo posterior e tecidos orbitários, as vias de acesso opcionais são a periocular e a intravítrea. São drogas de primeira escolha nas ceratoconjuntivites não infecciosas, uveítes, neurorretinites e várias formas de maculopatias. As fórmulas disponíveis no mercado apresentam dexametasona, betametasona e prednisolona; a fluormetolona é menos potente que as demais, mas também afeta menos a PIO.

O tratamento inicial deve ser mais agressivo, na tentativa de se evitar complicações em longo prazo; quanto mais crônica for a evolução da doença mais difícil é mantê-la sob controle. Assim a melhor estratégia, nestes casos, é iniciar com doses altas e redução progressiva da medicação após a melhora do quadro, com um esquema de regressão lento, para evitar "efeito rebote" e recrudescimento da afecção. A pressão intraocular deve ser sempre cuidadosamente monitorada.

A via periocular de corticoide é constantemente utilizada: subconjuntival (preparações de curta duração) ou subtenoniana (preparações de depósito de longa duração), o que permite maiores e mais prolongadas concentrações intraoculares e menor efeitos secundários.

## Imunossupressores

Nas afecções oculares onde é imperativo o uso de anti-inflamatórios por longos períodos, uma opção vantajosa são os imunossupressores (via sistêmica), que numa terapia a longo prazo são menos tóxicos que os esteróides. Algumas doenças oculares têm indicação formal para o emprego de imunossupressores. Atuam inibindo a divisão celular de maneira inespecífica e, deste modo, diminuem o processo inflamatório. Porém, o controle do nível de plaquetas e a porcentagem de neutrófilos são mandatórios, pois estas células são as mais sensíveis à inibição dos imunossupressores. Em oftalmologia tem se utilizado com frequência os compostos alquilantes (clorambucil e ciclofosfamida). Além da depleção sanguínea, deve-se lembrar (nos usos sistêmicos, em altas doses) outros efeitos indesejáveis como oligospermia (em indivíduos em idade reprodutiva), cistite hemorrágica (especialmente com a ciclofosfamida) e a predisposição ao desenvolvimento de tumores (especialmente em pacientes mais idosos).

Na tentativa de controlar os efeitos deletérios dos imunossupressores, novas drogas têm sido desenvolvidas - pela inibição da produção de interleucinas - com efeito específico de inibir a função dos linfócitos TH. São os "imunossupressores seletivos", como a ciclosporina A (inicialmente utilizada para impedir a rejeição de transplantes renais), que é muito utilizada atualmente. Esta droga tem se mostrado bastante efetiva em síndrome de Behçet e algumas uveítes crônicas não-infecciosas. O efeito indesejável mais importante com o uso dela é a nefrotoxicidade, embora também seja considerada hepatotóxica. Uma opção tópica ao tratamento sistêmico dos imunossupressores é a sua manipulação sob a forma de colírios ou pomadas (ciclosporina e tacrolimus), com excelentes resultados em olho seco, conjuntivite alérgica e algumas formas de uveítes.

## Antimicrobianos

Os agentes antimicrobianos deveriam merecer um capítulo extenso na farmacologia ocular, mas em termos gerais são utilizados tanto nas vias de administração sistêmica (EV, VO e IM), mas principalmente no uso tópico local (colírios e unguentos). Outras formas de administração - como injeção subconjuntival, injeção retrobulbar ou compostos com liberação prolongada (ex.: nanocompostos) - são recursos disponíveis quando se pretendem níveis intraoculares superiores aos obtidos pela via tópica.[4]

Como foi descrito anteriormente, alguns parâmetros farmacocinéticos devem ser lembrados no uso de antimicrobianos: (1) Por via sistêmica, a passagem dos fármacos para os tecidos oculares é dificultada por diversas barreiras biológicas, sendo necessário recorrer a doses mais elevadas, com maior risco de efeitos adversos oculares e sistêmicos; (2) Regra geral, no comprometimento da superfície ocular, a obtenção de concentrações intraoculares elevadas não constitui preocupação premente, tendo em vista o acesso direto dos antibióticos aos tecidos oculares na infecção. No entanto, em relação ao tratamento de ceratites profundas e à profilaxia da infecção pós-operatória, a penetração intraocular dos fármacos assume maior importância; (3) Nos processos mais graves utilizam-se as vias de administração local, sendo antimicrobianos sistêmicos adjuvantes (para integrar um determinado esquema terapêutico), com objetivo de aumentar a concentração e atuação intraocular dos antimicrobianos; (4) Outras associações importantes no esquema terapêutico das infecções oculares são: o uso combinado com (i) anti-inflamatórios (uso tópico ou sistêmico), (ii) analgésicos, (iii) imunossupressores e (iv) hipotensores oculares.

As infecções oculares são preocupações frequentes em oftalmologia, devido ao alto poder destrutivo dos tecidos oculares nessas ocorrências. São tecidos extremamente vulneráveis a qualquer tipo de inflamação (principalmente de origem infecciosa) por apresentar um baixo nível de defesa imunológica (presença de barreiras oculares), bem como a própria ausência de vasos sanguíneos nos tecidos que compõem o eixo visual (córnea, cristalino, vítreo e mácula).

Outra problema específico é o tipo de agente microbiano que origina as infecções oculares: bactérias, fungos, vírus e parasitas. Na sua maioria, as infecções bacterianas podem ser tratadas com terapêutica tópica, acompanhada em casos particulares por terapêutica sistêmica adjuvante (ex.: conjuntivite gonocócica). Os antibióticos utilizados são em geral fármacos com largo espectro de ação.[4] Ao considerar-se a etiologia das infecções da superfície ocular, não podem ser esquecidas as causas traumáticas, que (pelo espectro das lesões a que se associam) figuram como um dos meios mais frequentes para invasão por bactérias dos tecidos oculares e periorbitários.[5]

As conjuntivites bacterianas superficiais são causadas na sua maioria por bactérias Gram positivas oriundas da flora autóctone da pele palpebral e da conjuntiva, e em menor grau por bactérias Gram negativas.[4] Tais fatos, associados à benignidade destas infecções e às elevadas concentrações que se podem atingir com os antibacterianos tópicos, fundamentam algum empirismo na seleção do agente antibacteriano. Se, conforme referido previamente, o doente for portador de lentes de contato, o espectro de agentes infecciosos envolvidos obriga ao ajuste do esquema de tratamento empírico, sendo boa prática a colheita de material para estudo microbiológico, incluindo as próprias lentes de contato. As conjuntivites e blefarites constituem-se como as infecções bacterianas mais frequentes sendo, na sua maioria, causadas pelo gênero Staphylococcus, com participação menor de outros cocos Gram positivos e negativos, podendo ser alvo de antibioticoterapia empírica.[4] Fluorquinolonas são as drogas mais utilizadas no momento (ciprofloxacina 0,3%, moxifloxacina 0,5% ou gatifloxacina 0,3%). Nas crianças Haemophilus influenzae e Streptococcus pneumoniae são os principais agentes infecciosos da superfície ocular.

Por outro lado, situações mais graves (como ceratites ou úlceras no centro da córnea) prestam-se a terapêutica empírica pela necessidade de intervenção precoce, mas exigem diagnóstico etiológico. Nesses casos frequentemente associam-se administração de antibacterianos por via subconjuntival ou sistêmica.[4] Nos casos de úlcera de córnea bacteriana existem formulações fortificadas (preparadas em farmácias de manipulação) como a cefazolina 5% e gentamicina 2% que são administradas de hora em hora.

Nas úlceras corneanas de menor gravidade (periféricas, superficiais e menores que 3 mm), é instituída monoterapia com fluorquinolonas tópica de 1 em 1 hora.

No uso de lentes de contato (sobretudo se associado a maus hábitos de utilização prolongada), a higiene deficiente ou o contato com água corrente, revela-se um fator preponderante na etiopatogênese de infecções por agentes específicos (ex. Pseudomonas, Serratia, Acanthamoeba) obrigando à ponderação de determinados fármacos na terapêutica empírica. A cirurgia refrativa da córnea, principalmente após criação de flaps corneanos (ex. LASIK), está associada a uma maior incidência de ceratites por micobactérias atípicas e Nocardia. Também, infecções por fungos e Acanthamoeba foram descritas, particularmente em climas tropicais. A ceratite por Acanthamoeba tem grande relevância enquanto infecção da superfície e merece avaliação especializada. Está relacionada a usuários de lentes de contato frequentadores de piscinas. Drogas como propamidina 1%; hexamidina 1%,biguanida 0,02%; clorexidine 0,02%) são prescritas para uso tópico.

As infecções oculares por fungos são pouco comuns e tendem a ocorrer em situações específicas (ex.: doentes imunodeprimidos, traumatismos envolvendo solo ou vegetais)[4] e a suspeita do envolvimento de fungos (tendo em vista o prognóstico reservado de algumas destas infecções) justificam terapêutica antifúngica empírica. Tais infecções podem ser causadas por diversos fungos, decorrendo também daqui evoluções clínicas diferentes, pelo que é recomendável a colheita de material infectado visando a identificação do agente causal e posterior ajuste do tratamento. Os antifúngicos mais prescritos são na forma de colírio: a natamicina 5% e a anfotericina B 0,15%. Quando não suficientes podem ser complementados por uso sistêmico de cetoconazol ou fluconazol.

As infecções virais da conjuntiva e da córnea são relativamente frequentes, constituindo as conjuntivites adenovirais e as ceratites herpéticas (causadas pelo vírus Herpes simplex) como algumas das formas mais comuns. O aciclovir, o valaciclovir, o ganciclovir e o valganciclovir (entre outros) são alguns exemplos de antivirais recomendados para o tratamento da ceratite herpética.[6] As infecções oculares por parasitas geralmente manifestam-se na forma de uveíte (anterior, intermediária, posterior, panuveíte) e, menos frequentemente, como conjuntivite, ceratite ou retinite.

## Antiglaucomatosos

O glaucoma é uma doença neurodegenerativa de origem multifatorial. De acordo com a OMS, esta afecção é a segunda causa de cegueira do mundo – superada apenas pela catarata – e a primeira de causa irreversível. A lesão do nervo óptico (associado à perda de campo visual correspondente) decorrente da elevação da pressão intraocular (PIO) é o principal fator de risco, sendo até o momento, o único fator possível de tratamento no manejo de pacientes glaucomatosos. Assim, o controle da PIO (hipotensores oculares) é de fundamental importância para o sucesso no tratamento.

Os hipotensores oculares pertencem a uma classe de fármacos que se caminharam paralelamente à evolução da oftalmologia nas últimas décadas e representam, atualmente, o maior mercado mundial de vendas na área farmacêutica na especialidade. Desde o uso inicial da eserina (miótico) no final do século XIX, várias drogas progressivamente mais potentes foram utilizadas, até a introdução das prostaglandinas (final do século XX), que finalmente revolucionaram o tratamento do glaucoma.

Os análogos da prostaglandina (PGs) reduzem a PIO por aumentar o fluxo de drenagem do humor aquoso (HA) via uveoescleral. As PGs são colírios hipotensores potentes e a posologia (dose única a noite) facilita a adesão do paciente ao tratamento prolongado. Os principais agentes dessa classe são: latanoprosta, travoprosta e bimatoprosta. Os efeitos colaterais mais frequentes são: hiperemia ocular, edema macular cistoide, aumento dos cílios, hiperpigmentação (iriana e periocular) e reabsorção parcial da gordura orbitária. São fármacos que reduzem a PIO em 5-7 mm Hg, suficiente para prorrogar a necessidade de intervenção cirúrgica em mais de 80% dos casos que, em relação ao período anterior à introdução das PGs, seriam inevitavelmente realizados. Esse fato é importante quando ose considera o alto índice de insucesso cirúrgico no glaucoma (procedimentos fistulizantes). As PGs são contraindicadas em casos de inflamação e infecção ativa ocular.

Os betabloqueadores pertencem ao segundo grupo de colírios mais receitados nos casos de glaucoma. Diminuem a PIO pela redução da produção do HA. São medicações simpaticolíticas ou antagonistas de receptores β adrenérgicos (que estimulam a produção do HA), localizados no corpo ciliar. São incluídos nesta categoria: timolol, metilpranolol, levobunolol, carteolol e betaxolol. Em geral, são utilizados de 12 em 12h. Seus principais efeitos colaterais são: bradicardia, hipotensão, broncoespasmo, alucinações, letargia, cefaleia, diarreia, dislipidemias, hiperemia ocular e olho seco. São contraindicados portanto, em pacientes asmáticos (com DPOC), cardiopatas, portadores de bloqueio atrioventricular de 2º e 3º grau, bradicárdicos e em casos de choque cardiogênico. Uma das características marcantes desse grupo é que apresentam perda de efetividade ao longo do tempo, fenômeno denominado de taquifilaxia.

Os alfa-2-agonistas também pertencem à classe dos hipotensores oculares e reduzem a PIO pela diminuição na produção do HA, através da inibição da adenilatociclase, no corpo ciliar. Os principais representantes desta classe são: brimonidina e apraclonidina (com prescrição de uma gota de 12/12h). A brimonidina possui efeito adicional hipotensor por aumentar a drenagem do HA via uveoescleral. Além disso, diferente das outras drogas hipotensoras, não apresenta perda do efeito a longo prazo (taquifilaxia). Os efeitos colaterais mais comuns são: fadiga, boca seca, conjuntivite folicular, retração palpebral, uveite, miose, cefaleia, letargia, reações alérgicas. A apraclonidina é contraindicada em pacientes em uso de inibidores da enzima monoaminoxidase (MAO).

Os inibidores da anidrase carbônica (IAC) diminuem a PIO pela redução na produção do HA. O mecanismo principal é a diminuição da formação do bicarbonato no epitélio do corpo ciliar (que participa da produção do HÁ). A acetozolamida é a única droga de apresentação oral, com dose máxima de 250mg (6/6h), sendo auxiliar em casos de síndrome do fechamento angular (glaucoma agudo) e glaucoma maligno. Apresenta como efeitos colaterais: acidose metabólica, depleção do potássio, parestesias, diarreias, náuseas, vômito, litíase renal e discrasias sanguíneas. Por esses efeitos colaterais sistêmicos, não devem ser utilizadas de forma prolongada e é contraindicada em casos de hipocalemia, acidose, obstrução pulmonar, alergia a sulfa, uso crônico de ácido acetilsalicílico, anemia falciforme, falência adrenal e hepática. As apresentações tópicas dos IACs são brinzolamida e dorzolamida, normalmente utilizadas de 8/8h ou 12/12h e comumente são associadas a outros colírios hipotensores. Isoladamente, apresentam efeitos colaterais como gosto metálico, conjuntivite e borramento visual.

Os mióticos, atualmente, representam apenas um componente histórico neste grupo de hipotensores oculares. Durante muitas décadas, esses fármacos foram a única opção no tratamento do glaucoma, mas pela baixa potência hipotensora e pelos vários efeitos colaterais indesejáveis (miose acentuada, cistos de iris, espasmos de acomodação, miopia, entre outras), eles são raramente prescritos. Atualmente, encontramos à venda no mercado apenas a pilocarpina e o carbacol, que podem ser administrados até 4 doses diárias.

## Antiangiogênicos

Uma das grandes causas de cegueira em idosos no mundo está relacionada à doença macular relacionada

### Efeitos adversos de medicações usadas em Oftalmologia

| Grupo | Substância | Vias | Indicações de Uso | Efeitos colaterais |
|---|---|---|---|---|
| 1. Midriáticos | Atropina Cicloclégico Homatropina | Tópica | Diagnóstica: FO, Refração Terapêutica: Fotofobia, Inflamação Intraocular Uveítes | Glaucoma Agudo Irritação Ocular Lesão Retina (midríase) Alucinações |
| 2. Mióticos | Pilocarpina, Eserina Carbacol | Tópica | Glaucoma Agudo e Crônico | Dor ocular, Irritação, Hiperemia, Escurecimento Visão |
| 3. Anestésicos | Tetracaína, Xilocaína, Lidocaína, Proximetacaína | Tópica Periocular | Anestesia Córnea e Retrobulbar | Retardo de Cicatrização, Úlcera de Córnea Toxicidade Local |
| 4. Anti-inflamatórios Não Hormonais | Diclofenac Flubiprofeno | Tópica | Anti-inflamatório Pós-Facoemulsificação | Irritação Ocular |
| 5. Anti-inflamatórios Hormonais | Dexametasona, Betametasona, Predinisolona, Fluometalona | Tópica Periocular Sistêmica | Anti-inflamatórioa Imunossupressor | Elevação PIO, Catarata Úlcera de Córnea Irritação Ocular |
| 6.Imunossupressores | Ciclosporina, Clorambucil, Tracolimus | Tópica Sistêmica | Anti-inflamatórioa Imunossupressor | Irritação Ocular |
| 7. Antibióticos | Cloranfenicol, Cefalosporina, Garamicina, Neomicina, Polimixina, Tobramina, Oxacilina Vancomicina, Ciprofloxacina | Tópica Periocular Sistêmica | Conjuntivites, Ceratites, Endoftalmites, Blefarites, Celulite Palpebral Dacriocistite, Hordéolos | Ceratites Tóxicas, Conjuntivites, Blefarites Alérgicas Infecções Oportunistas |
| 8. Antivirais | Aciclovir Ganciclovir Valciclovir | Tópica Sistêmica | Ceratites, Herpes, Conjuntivites | Ceratites Tóxicas, Conjuntivites, Blefarites Alérgicas |
| 9. Antiglaucomatosos | Mióticos, Prostaglandinas, B-Bloqueadores, A-Agonistas, Inibidores Anidrase Carbônica | Tópica Sistêmica | Vários Tipos de Glaucoma | Irritação Ocular, Piora da Inflação, Crescimento de Cílios, Hiperemia, Olho Seco, Hiperpigmentação da Pele |

à idade (DMRI). A forma mais severa da doença apresenta neovascularização na mácula. Estudos mostraram que a inibição do fator de crescimento vascular (VEGF, do inglês Vascular Endothelial Growth Factor) interrompe o processo, sendo o principal tratamento no momento. Os principais antiangiogênicos são os anticorpos monoclonais ranibizumabe, bevacizumabe e o aflibercepte, que são aplicados na forma de injeções intravítreas periódicas. Esses anticorpos monoclonais são utilizados no tratamento de várias neoplasias como o câncer de cólon. Podem cursar com vários efeitos colaterais como hipertensão, nefrotoxicidade, perfuração gastrintestinal, infarto do miocárdio e choque.[7]

### Pontos chave

O uso de medicamentos em Oftalmologia tem algumas particularidades que devem ser salientadas:

Existem barreiras à penetração de fármacos no olho: córnea e barreira hematorretiniana, pouca vascularização de estruturas oculares.

Grande parte de medicações são de aplicação local na forma de colírios

Podem ser agrupados em 3 classes:
1. Diagnósticos e para uso em procedimentos: midriáticos, cicloplégicos, corantes e anestésicos
2. Aqueles utilizados para manutenção de superfície ocular: lubrificantes e descongestionantes oculares
3. Terapêuticos propriamente: anti-inflamatórios, antimicrobianos, antiglaucomatosos e antiangiogênicos.

## BIBLIOGRAFIA

1. Rosenfeld PJ, Moshfeghi AA, Puliafito CA. Optical coherence tomography findings after an intravitreal injection of bevacizumab (avastin) for neovascular age-related macular degeneration. Ophthalmic Surg Lasers Imaging. 2005; 36(4):331-5. Comment in: Ophthalmic Surg Lasers Imaging. 2005;36(4):270-1.

2. Lima Filho AAS, Dantas AM, Sallum JMF, Ferreira Filho N, Marback RL. Fisiologia da retina e das vias ópticas. In: Conselho Brasileiro de Oftalmologia. Bases da oftalmologia. São Paulo: Cultura Médica; 2008. p.627-794. (Série Brasileira de Oftalmologia).

3. Mello Filho PAA, Maia M, Rodrigues EB, Farah ME. Farmacologia ocular aplicada no tratamento de doenças do vítreo, retina e coróide Arq Bras Oftalmol. 2010;73(3):294-9.

4. Brunton, L., Goodman & Gilman's The Pharmacological Basis of Therapeutics. Eleventh ed. 2006: McGraw Hill.

5. Poon, A., P.J. McCluskey, and D.A. Hill, Eye injuries in patients with major trauma. J Trauma, 1999. 46(3): p. 494-9.

6. Guimaraes, S., Terapeutica Medicamentosa e suas Bases Farmacologicas. Quinta ed. 2006: Porto Editora.

7. K Ghasemi Falavarjani, Q D Nguyen. Adverse events and complications associated with intravitreal injection of anti-VEGF agents: a review of literatureEye (Lond) 2013 Jul; 27(7): 787–. 794. Published online 2013 May 31. doi: 10.1038/eye.2013.107.

# Técnicas de exame ocular

Ivana Cardoso Pereira

Leandro Cabral Zacharias

Rodolfo Bonatti

## ANAMNESE OCULAR E QUEIXAS MAIS FREQUENTES

A anamnese representa o primeiro ato médico, a base para qualquer diagnóstico. Estabelece o elo de confiança entre o médico e o paciente, através do qual se obtem um conjunto de informações e dá uma direção para determinar o diagnóstico correto.

Faz parte da anamnese:

- Identificação do paciente: nome, idade, sexo, cor, estado civil, profissão, procedência, entre outros.

- Queixa principal: determinar o motivo ou os motivos que levaram o paciente a procurar o médico.

- História da doença atual: época e modo de aparecimento do problema, forma de evolução, fatores de melhora ou piora e tratamentos já realizados.

- Antecedentes pessoais e familiares (direcionado no caso às doenças oftalmológicas)

As queixas mais frequentes em consultório oftalmológico são as seguintes:

- Dificuldade visual ou visão borrada

- Perda aguda/crônica da visão

- Dor ocular e desconforto visual

- Irritação ocular

- Secreção nos olhos

- Olho vermelho

- Halos luminosos e "moscas"em campo visual

- Inchaço e dor palpebral

- Visão dupla

Ao longo dos capítulos mostraremos como essas queixas poderão ser direcionadas para se chegar ao diagnóstico e tratamento.

## Exame ocular básico

### Exame ocular externo ou ectoscopia

É a inspeção geral como se procede em todos os ramos da Medicina: observação da face como um todo; verificação de padrão sindrômico (facies) posição de cabeça; observação de lacrimejamento ou secreção ocular; presença de edema ou assimetria; ferimentos, cortes, cicatrizes, exoftalmia ou enoftalmia, uso de óculos, próteses oculares e/ou lentes de contato; posicionamento palpebral; lesões ou pigmentação nas pálpebras; posicionamento dos cílios; alterações conjuntivais;

Nessa parte do exame, que é feito sem o auxílio de equipamentos, sob iluminação apropriada, o profissional pode ainda utilizar recursos de palpação nos casos de lesões palpebrais, orbitárias, verifica consistência e se engala,há infiltração local; determinação de soluções de continuidade na órbita ou fraturas; calor local; presença de crepitações (enfisema, subcutâneo), frêmitos (que podem ser auscultados também) que podem indicar fístulas carótido-cavernosas.

O exame ectoscópico é particularmente importante no exame de doenças orbitárias e palpebrais, onde as alterações são mais visíveis. Tumores orbitários ou doença tireoidiana podem causar proptose (exoftalmia) com deslocamento do olho. A posição palpebral é avaliada e se verifica a altura das pálpebras superiores e inferiores por meio de medidas para quantificar ptose ou retração palpebral; pode-se notar ainda alterações da margem palpebral que pode se encontrar evertida (ectrópio) ou invertida (entrópio).

## Medida da acuidade visual

A medida da acuidade visual é a principal ferramenta clínica para a avaliação funcional da visão. Nesse sentido, o uso de tabelas de acuidade visual é, sem dúvida, a prática mais comum do exame oftalmológico.

Pode ser caracterizada de duas maneiras: a do mínimo visível e o mínimo separável. O mínimo visível representa a capacidade se um objeto está ou não presente em um campo normalmente vazio de estímulos visuais, o que é chamado de visibilidade. O conceito do mínimo separável, também chamado de resolução, se refere à habilidade de discriminar dois estímulos visuais separados no espaço.

Acuidade visual, por definição, é o inverso do ângulo visual limiar em minutos de arco (α). Limiar é um termo usado em vários campos do conhecimento para denotar a menor quantidade de estímulo capaz de gerar uma resposta. No caso da acuidade visual, o limiar é o menor ângulo que permite a discriminação de dois pontos como separados.

Os testes clínicos normalmente empregados para aferir a acuidade visual também avaliam o sentido da forma ou leitura e dependem, em parte, de fatores neuropsíquicos. Os estímulos ópticos consistem em letras (Snellen), números, *figura*s ou anéis quebrados (Landolt). (Figura 5.1 e Figura 5.2)

A acuidade é geralmente expressa em termos da fração de Snellen, no qual o numerador indica a distância entre o optotipo e o paciente, e o denominador, o tamanho relativo do optotipo, em termos de distância na qual o estímulo visual subtende um ângulo de um minuto de arco ao atingir a fóvea. Portanto, uma acuidade de 20/30 indica que o teste foi realizado a 20 pés e que os segmentos de letra subtendem um minuto de arco a uma distância de 30 pés (1).

A distância do exame é motivo de controvérsia. Na França o exame é feito a 5 metros, enquanto em países de língua inglesa, a distância é de 6 metros ou 20 pés, em outros países a 4 metros.

A maioria das medidas de acuidade visual necessita de rigor científico, sendo mal definidos o nível de iluminação, cor, distância, contraste entre fundo e letra, tamanho da pupila, estado de adaptação (dia/noite), entre outros fatores. Desta maneira, a medida determinada nas diferentes localidades e por diferentes métodos de exame podem apresentar variações.

## Testes de acuidade visual

### Acuidade visual estática

A medida da acuidade visual é o teste mais comumente utilizado para a determinação da função visual na prática oftalmológica e, embora a técnica de exame seja simples, o processo utilizado é complexo e exige a interação de muitos fatores, tanto fisiológicos quanto psicológicos. A avaliação da acuidade visual requer que o olho detecte o objeto e faça distinção entre seus componentes. Essa informação é, então, transmitida ao córtex cerebral, onde é comparada com as formas existentes na memória. O paciente deve ser capaz de comunicar o reconhecimento do objeto ao examinador. A medida detecta grande parte das disfunções visuais.

O registro do valor de acuidade visual depende não apenas da percepção, mas também da cognição e de sua resposta, quando afecções como a da agnosia visual (o não entendimento simbólico e semiótico das imagens), afasia (o distúrbio de formulação e expressão do pensamento) e apraxia (a incapacidade de realização de uma ação desejada) podem comprometer a avaliação e interpretação do teste realizado.

A acuidade visual é determinada pela menor imagem retiniana que pode ser percebida, sendo medida pelo menor objeto que pode ser visto com nitidez à determinada distância.

Historicamente, a medida da visão remontam aos estudos de Kuechler, Jaeger, Donders e Snellen. A tabela criada por Snellen é um método universalmente aceito para medir a AV. Desde Snellen, foram poucas as melhorias na medida da acuidade visual. Landolt, propôs uma modificação, com optotipos circulares anelados, com somente um elemento de quebra, com variação em sua orientação. Assim, os pacientes poderiam identificar a orientação de uma lacuna nos anéis, mesmo sem habilidade na leitura.

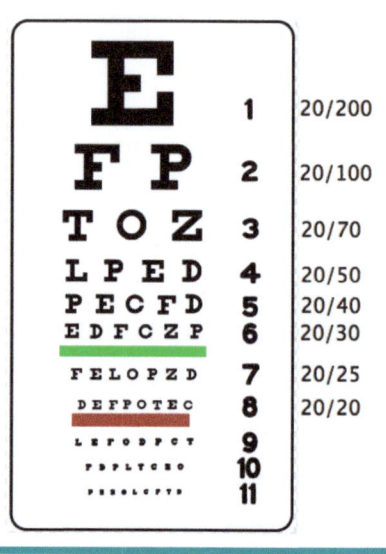

**Figura 5.1.** Escala optométrica de Snellen

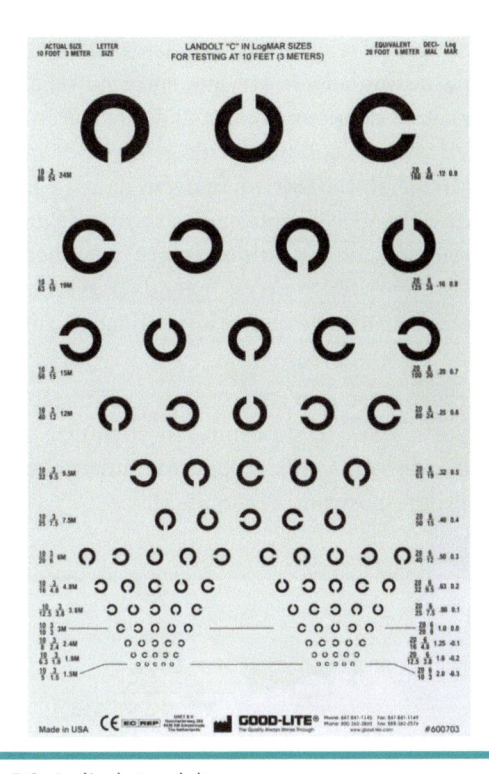

**Figura 5.2.** Anéis de Landolt

## O EXAME

Em condições normais de exame, o paciente é orientado para identificar os optotipos no sentido do maior para o menor tamanho, da esquerda para a direita. O teste deve ser aplicado de maneira forçada, ou seja, o paciente deve tentar identificar cada letra até que uma quantidade suficiente e erros for cometida para justificar o término do exame. A menor linha de optotipos reconhecida caracteriza a medida subjetiva de acuidade visual. A maioria dos examinadores recomenda que, pelo menos 2/3 das letras de uma linha devem ser corretamente identificados para se qualificar aquela linha como limite de resolução.

A acuidade visual é medida para cada olho separadamente e, depois, com os dois olhos em conjunto, antes e depois do exame de refração. O método mais usual de registrar acuidade visual é pela fração de Snellen, sendo que a maioria das tabelas de acuidade estão limitadas em 20/200 ou 20/400 quando administradas na distância padrão (2).

Para pacientes com acuidade pior, normalmente o médico recorre a contar dedos a uma determinada distância. Atualmente este tipo de registro não é recomendado pelos especialistas de visão subnormal, devendo o oftalmologista aproximar o paciente do optotipo e registrar esta distância no numerador de Snellen em pés (ex:5/200).

Se um optotipo grande é aproximado e não pode ser identificado em nenhuma distância, o paciente apresenta visão de movimentos manuais. A maior distância de percepção de movimentos deve ser anotada.

Quando o paciente não percebe movimentos da mão, o próximo passo é testar a localização de uma fonte luminosa forte, chamada de projeção luminosa. A localização deve ser testada em pelo menos quatro quadrantes. A percepção de luz é uma forma de visão e deve ser preservada a todo custo.

### Acuidade visual para perto

A acuidade de perto é geralmente testada para avaliar a visão de leitura. Existem diversas tabelas para avaliar a acuidade de perto, que é normalmente efetuada a uma distância de 33-40cm. A tabela de Jaeger é baseada em uma escala numérica que não obedece nenhuma progressão lógica, exceto o tamanho das letras e varia de 1 a 6. (Figura 5.3).

**Figura 5.3.** Tabela de leitura para perto

## Optotipos para crianças

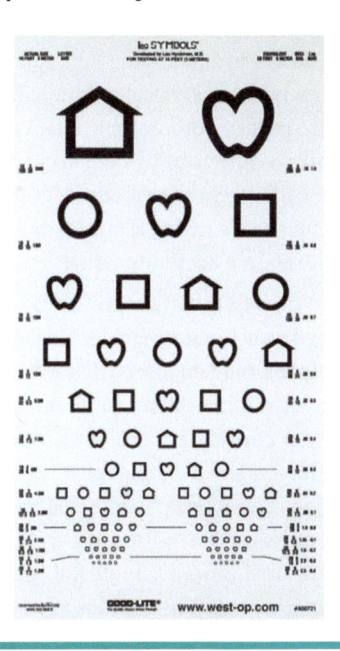

**Figura 5.4.** Tabela com optotipos infantis

Aproximadamente, aos quatro anos de idade, uma criança já pode ser avaliada mediante apresentação de optotipos com imagens de objetos, sinais ou números, onde o reconhecimento se faz verbalmente. Em idade menor que esta, a acuidade visual pode ser testada com optotipos direcionais não verbais (mão virada para cima, para baixo, direita e esquerda). (Figura 5.4). Em crianças menores, a visão é testada com o método do Olhar preferencial (vide capítulo de Oftalmopediatria).

### Refração

Dizemos que que o olho é emétrope, quando está naturalmente com um foco ótimo para a distância, já o olho amétrope (míope, astigmata ou hipermetrope) necessita de lentes corretivas para adequar o foco para a visão à distância. Refração 'o procedimento pelo qual esse erro óptico natural é caracterizado e quantificado (Capítulo 23 - Óptica e refração).

O exame refracional é em geral necessário para distinguir se a baixa visual é decorrente de um erro refracional (e portanto corrigível com óculos, lentes de contato ou cirurgia refrativa) ou se ocorre por algum outro distúrbio do sistema visual. Assim é imperativo que o oftalmologista saiba realizar exame refracional adequado.

O estado refrativo do olho pode ser testado por testes objetivos ou subjetivos. Objetivamente (sem informação do paciente), pode-se estimar a refração através da retinoscopia e da refratometria computadorizada (Capítulo 23). O teste subjetivo alia a colaboração do examinado para se chegar ao valor da refração.

### Avaliação das Pupilas

A pupila é responsável por regular a quantidade de luz que entra no olho, através do aumento ou diminuição do seu diâmetro, de modo a melhorar a qualidade da imagem final. Quando a retina é exposta a condições fotópicas, a pupila contrai (reflexo fotomotor), reagindo da mesma maneira quando o olho foca um objeto perto (reflexo da acomodação), e dilata em condições escotópicas de modo a permitir a entrada da maior quantidade de luz possível no olho, melhorando a acuidade visual.

O tamanho da pupila varia entre 1mm (miose) e 8mm (midríase). Em condições normais são simétricas na forma, posição e têm aproximadamente o mesmo tamanho (isocoria), sendo aceitável uma diferença de até 0,4mm, embora alguns autores considerem aceitáveis diferenças de até 1mm. As pupilas tendem a dilatar em situações de ativação simpática (medo, alegria, surpresa) e nos mais jovens, pois o envelhecimento associa-se a uma maior rigidez do esfíncter (causado por uma diminuição da inibição mesencefálica). Por oposição, nos recém-nascidos as pupilas tendem a ser menores devido ao elevado tonus parassimpático.

Controlando o diâmetro pupilar, o olho consegue regular a quantidade de luz que entra no olho em até 30 vezes. Este diâmetro é controlado pela ação de dois músculos antagônicos: o músculo esfíncter da pupila de forma circular, localizado na margem da iris e inervado pelo parassimpático promovendo a constrição da pupila; e o músculo dilatador da iris que corre radialmente à iris até ao bordo periférico do esfíncter da pupila e que tem inervação simpática da qual resulta a dilatação da pupila (Capítulo 1 - Anatomia).

O reflexo fotomotor corresponde à contração pupilar em resposta à luz, tendo como função ajudar o olho a adaptar-se de forma muito rápida às mudanças das condições de luminosidade. (Figura 5.5).

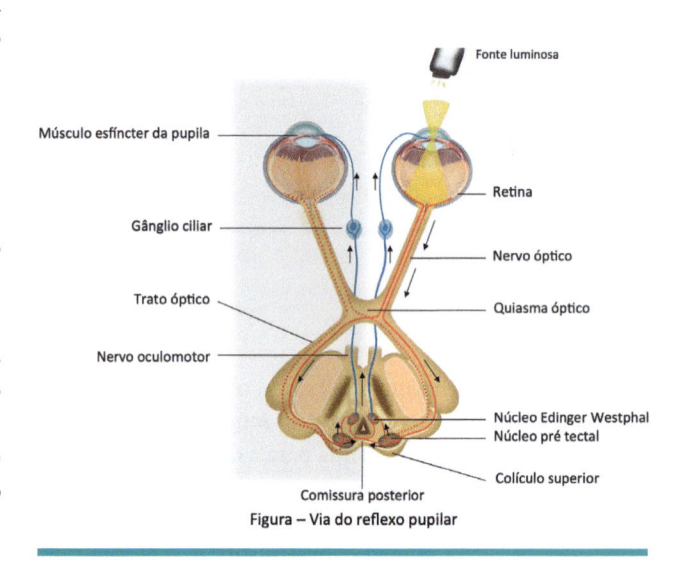

Figura – Via do reflexo pupilar

**Figura 5.5.** Esquema da condução nervosa (ver LEIA MAIS 5.1 - Reflexo pupilar)

As anormalidades da pupila podem ser consequências de lesões ou doenças da íris ou podem refletir alterações da inervação aferente ou eferente do arco reflexo pupilomotora.

As pupilas contraem-se normalmente em resposta à luz - reflexo pupilar direto - ou acomodação. Esta resposta é mediada pelo sistema parassimpático, através de um sistema neuronal de 4ª ordem (3 sinapses). Para cada pupila, a informação da luz é veiculada pelas células ganglionares retinianas, seguindo depois pelo nervo óptico, quiasma óptico e tracto óptico, terminando no núcleo pré-tectal do mesencéfalo dorsal. Estes últimos núcleos recebem informação simultânea das duas pupilas. Os núcleos pré-tectais enviam depois fibras para ambos os núcleos de Edinger-Westphal. Esta dualidade de vias constitui a razão pela qual, quando fazemos incidir a luz sobre uma pupila e esta contrai, a outra igualmente contrai - reflexo pupilar consensual. As fibras parassimpáticas seguem depois pelo 3º par craniano até ao gânglio ciliar ipsilateral, de modo a inervarem o esfíncter pupilar (contração da pupila) e o músculo ciliar (acomodação do cristalino).

A resposta à acomodação é supostamente gerada em centros corticais superiores, enviando fibras que fazem um "*bypass*" aos núcleos pré-tectais e contactam diretamente com os núcleos de Edinger-Westphal, sendo a restante via semelhante à descrita para a resposta à luz. Estas duas vias da constrição pupilar justificam a existência de quadros patológicos em que existe uma dissociação entre a resposta à luz e a resposta à acomodação, por eventual lesão de uma das vias e preservação da outra - dissociação luz – acomodação(3).

## EXAME OBJETIVO

A avaliação da pupila faz parte do exame neuroftalmológico, principalmente na avaliação das vias visuais anteriores e do sistema nervoso autônomo. Em primeiro lugar deve-se avaliar o tamanho, forma, posição e simetria das pupilas. Em seguida testam-se os diferentes reflexos.

O reflexo fotomotor deve ser testado numa sala com baixa luminosidade, o que permitirá à pupila estar ligeiramente dilatada tornando mais fácil a observação de alterações no seu tamanho, e o paciente deverá focar um ponto longínquo evitando assim a miose causada pelo reflexo da acomodação. (Vídeo 5.1).

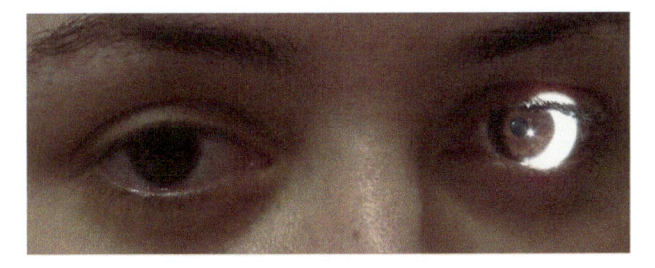

Vídeo 5.1. Reflexos pupilares direto e consensual

**Reflexo direto** - ilumina-se o olho com uma lanterna obliquamente posicionada em relação ao olho, de modo a evitar o reflexo da acomodação, e verifica-se se houve ou não contração da pupila, o que ocorrerá em condições normais.

**Reflexo consensual** - usando-se a mão do doente ou um oclusor para servir de barreira entre os dois olhos, o que previne que a luz incida diretamente no olho a ser examinado e cause um reflexo direto, ilumina-se um dos olhos e observa-se a reação no olho contralateral. Normalmente, ambas as pupilas irão contrair.

Teste de luz alternante - iluminam-se os olhos do paciente alternadamente avaliando os reflexos fotomotor direto e consensual. Será de esperar que ambas as pupilas contraiam à iluminação e comecem a dilatar enquanto se alterna de olho. Este teste serve para verificar a existência de um **defeito pupilar aferente relativo**, cujo diagnóstico é feito se após a iluminação de um primeiro olho e respectivo reflexo consensual no olho contralateral, ao alternar-se a iluminação para o segundo olho este continuar a dilatar, em vez de retomar a contração (3).

Reflexo pupilar da acomodação - Pede-se ao examinando para focar um ponto distante e depois aproxima-se um ponteiro até 10 cm dos olhos da pessoa. O reflexo estará presente se ambos os olhos convergirem continuamente e as pupilas contraírem.

## *Motilidade ocular*
## *(mais detalhes Capítulo 16 – Estrabismo)*

Tem-se como objetivo do exame avaliar o alinhamento dos dois olhos e seus movimentos.

No exame oftalmológico básico avaliam-se 3 pontos: fixação; presença de desvios e a presença ou não de limitações de movimento.

- **Avaliação de fixação:** ilumina-se o paciente de frente com uma lanterna e pede-se ao paciente para fixar: os dois pontos luminosos devem estar centrados nas pupilas.

- **Presença de desvios:** Teste de cobertura (*cover*) (Vídeo 5.2).

a. teste de cobertura monocular: ocluir e desocluir um olho e observar o tipo, a direção e a velocidade do movimento de refixação do olho contralateral. É o principal teste para diferenciar a foria (desvio latente) da tropia (desvio manifesto).

b. teste de cobertura alternada: oclusão alternada dos olhos e observação do movimento de refixação do olho imediatamente desocluído.

c. teste de cobertura alternado com prisma: quantifica o ângulo total do desvio ocular.

O desvio ocular pode ser mensurado por meio de prismas (Testes de Krimsky e Hirshberg) (Capítulo 16)

- Estudo das versões: avalia-se a limitação ou o aumento da excursão ocular devido a hiper ou hipofunção muscular. Pede-se para o paciente seguir um objeto móvel com os dois olhos testando-se os movimentos oculares nas 9 posições: posição primária do olhar, supraversão, dextroversão, supradextroversão, infradextroversão, infraversão, infralevoversão e supralevoversão.

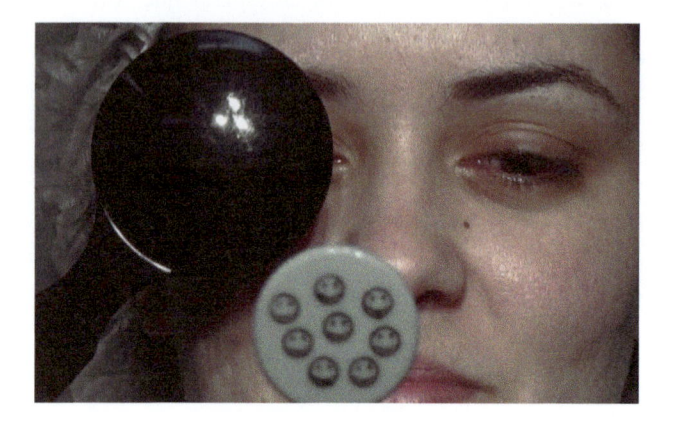

Vídeo 5.2. Teste de cobertura monocular e alternada

### Biomicroscopia

A biomicroscopia é exame microcópico do olho, realizado de forma binocular em uma mesa com uma fonte de luz. Utiliza-se para isso a lâmpada de fenda, que é composto por três sistemas: de iluminação, do microscópio e de focalização.

O sistema de iluminação é composto por vários elementos: lâmpadas, espelhos, diafragmas, rotação da fenda, inclinação do sistema de iluminação, acoplar e desacoplar os sistemas de iluminação e filtros. (Figura 5.6). O sistema do microscópio é composto pelas oculares, sistemas de prismas, objetivas e pelos canhões das oculares, graduados em dioptrias. O sistema de focalização é composto pelo joystick, base e cremalheira

Vídeo 5.3 – Biomicroscopia: aparelho

A lâmpada de fenda oferece uma ampliação de 6 a 40 vezes e permite a obtenção de cortes ópticos de diferentes formas, inclinações e intensidades, o que possibilita a observação das estruturas transparentes de modo estereoscópico. Assim podem ser examinadas as pálpebras , córnea, filme lacrimal, conjuntiva, íris, pupila, cristalino e escler. Vídeo 5.4. – Biomicroscopia: exame

Podem ser utilizadas lentes de contato com espelhos que permitem o exame de outras estruturas, como do ângulo da câmara anterior (gonioscopia) e da retina (biomicroscopia de fundo).

A biomicroscopia, junto com a medida da acuidade visual e a fundoscopia constituem a base do exame oftalmológico.

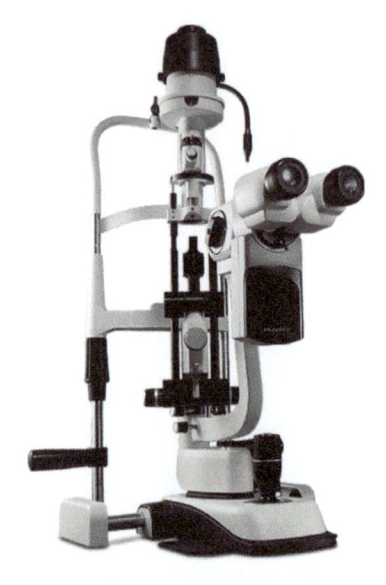

**Figura 5.6.** Representação de uma lâmpada de fenda

## Tonometria

A tonometria é a medida da pressão intraocular e é realizada através de diferentes tipos de tonômetros: indentação, aplanação, pneumotônometros, sendo que os mais utilizados são os de aplanação (acoplados à lâmpada de fenda ou portáteis). A avaliação da pressão ocular pode ser complementada com testes provocativos (sobrecarga hídrica) e com o estudo da variabilidade diária (curva tensional diária).

A tonometria de aplanação mede a pressão intraocular através da aplicação de uma determinada força que aplana a córnea. O princípio de funcionamento se baseia em se variar a força aplicada sobre a córnea. A córnea é aplanada por uma superfície de aplanação do tonômetro, sendo de tal forma que a força aplicada para aplanar essa superfície é multiplicada por 10, correspondendo à pressão intraocular em mmHg.

Para o exame, no caso do uso do tonômetro de Goldman, anestesia-se a córnea com colírio e instila-se uma gota de fluoresceína a 1% para visibilização dos arcos no prisma do aparelho.

Vídeo 5.5. – Tonometria de aplanação

### 2.8. Oftalmoscopia direta

O oftalmoscópio direto fornece uma imagem direta e magnificada (até 15 vezes) do fundo de olho, porém o campo de visão é bastante restrito. Apresenta duas estruturas principais: uma abertura, através da qual podemos enxergar o que há do outro lado e uma fonte de luz, em um mesmo ponto da abertura, possibilitando a iluminação e, portanto, o exame do fundo de olho.

Acoplado à abertura, um conjunto de lentes permite, quando necessário, correção refrativa, ou seja, o foco em casos de altas ametropias. Na fonte luminosa, há diafragmas e filtros que regulam quantidade e cor de luz emitida pelo oftalmoscópio. (LEIA MAIS 5.2 - Otfalmoscópio direto)

A fundoscopia direta pode ser realizada sem dilatação pupilar quando se objetiva avaliar o polo posterior. Contudo, o exame ideal é feito sob midríase medicamentosa e com a sala em penumbra para facilitar o exame até a médio periferia da retina. Para realização do exame, obtem-se o reflexo vermelho através da abertura,

e aproxima-se o máximo possível, pelo lado temporal, até que apareça alguma estrutura do fundo de olho. Focaliza-se a imagem, utilizando o conjunto de lentes do oftalmoscópio. Ao se focalizar um vaso, seguimos o trajeto até a papila, observando suas formas, limites e escavação. Ao examinarmos os vasos, podemos avaliar o calibre, tortuosidade e relação entre artéria e veia, frequentemente alterada em casos de arterioloesclerose. O exame da mácula é feito por último, uma vez que essa região é mais sensível à luminosidade, provocando desconforto ao paciente.

A fundoscopia direta faz parte do exame clínico completo e é muito difundida entre os médicos generalistas, portanto o domínio de sua técnica é essencial para todos os profissionais médicos. O teste do reflexo vermelho, realizado com oftalmoscópio direto, é realizado em todo recém nascido ainda no berçário. Na prática oftalmológica, é muito utilizada para avaliação do doente restrito ao leito, sobretudo quando está contraindicada a dilatação pupilar, e em casos neurooftalmológicos, pois permite ampliação da papila e avaliação de suas bordas para caracterização de edema.

Vídeo 5.6. - Fundoscopia direta

## Oftalmoscopia indireta

A oftalmoscopia binocular indireta, realizada esporadicamente desde o século XIX, foi popularizada por Schepens a partir da década de 50. Incorpora uma fonte luminosa e um espelho côncavo numa unidade única que é fixa na cabeça do observador. Possui um sistema prismático que reduz a distância interpupilar do observador, de modo a tornar possível o exame estereoscópico de todo o fundo de olho.

A lente interposta entre o examinador e o paciente é positiva, entre +14 e +30 dioptrias, sendo a lente de 20 dioptrias a mais difundida. Quanto maior a dioptria, maior o campo de visão, porém menor a imagem observada. Durante o exame, forma-se uma imagem real e invertida entre a lente e o examinador. Ao se associar a depressão escleral da periferia retiniana, pode-se avaliar com detalhes as estruturas oculares até a periferia retiniana.

A oftalmoscopia binocular indireta é particularmente útil para a avaliação da extrema periferia retiniana, permitindo o diagnóstico e tratamento de lesões periféricas da retina. É também utilizada em procedimentos cirúrgicos para a visiblização de estruturas oculares, como na retinopexia com introflexão escleral, criopexias, ou biópsias vitreorretinianas.

Vídeo 5.7.- Oftalmoscopia indireta

## EXAMES OFTALMOLÓGICOS ESPECIALIZADOS

São exames que não fazem parte do exame oftalmológico padrão, mas são realizados com indicações mais específicas do caso.

### Avaliação de acuidade visual

#### Potencial visual evocado (PEV) e avaliação da acuidade visual na infância

A criança recém-nascida apresenta seu sistema nervoso central incompletamente desenvolvido e, portanto, as vias ópticas estão ainda por amadurecer, o que acontece aos sete anos de idade, aproximadamente. A avaliação da acuidade visual de uma criança deve portanto, levar em consideração a sua idade.

O recém-nascido apresenta reflexo pupilar e fechamento da fenda palpebral em resposta a uma luz intensa.

Aos 2-3 meses de vida a fixação do olhar, que era pobre até então, se torna bem desenvolvida. A acomodação e o acompanhamento visual se firmam entre dois a cinco meses de vida.

Aos seis meses de vida o potencial evocado visual (PEV) é um teste objetivo que produz resposta semelhante à do adulto. O PEV é o registro obtido por eletrodos na região occipital a um estímulo elétrico gerado e transmitido pelo olho e vias ópticas em resposta a um estímulo visual. Este estímulo pode ser uma luz intensa flash ou pattern produzida por uma grade de faixas verticais ou padrão xadrez.

É um método de avaliação não invasivo, no qual é possível analisar o funcionamento e o grau de integridade das vias visuais. (Figura 5.7). Para realização do exame, eletrodos captadores são colocados sobre o couro cabeludo para obtenção de sinais elétricos. O paciente

é posicionado 70 a 100cm em frente a um monitor. O teste é realizado monocularmente, com a correção visual adequada, sem dilatação pupilar.

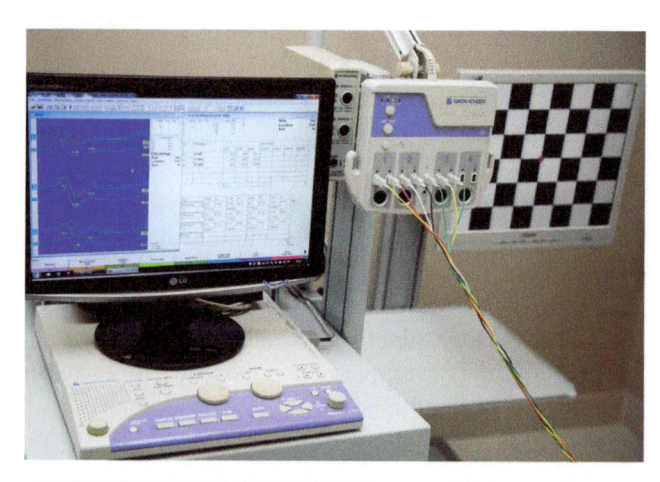

**Figura 5.7.** Teste de potencial evocado visual

Após a apresentação do estímulo luminoso, os sinais elétricos são captados em forma de ondas, onde se mede a amplitude e a latência. Usando como referência a linha de base, os estímulos podem ser positivos (P) ou negativos (N). Como eemplo de anotação, o P100 é um ponto com polaridade. positiva, onde o vértice tem latência média de 100 milisegundos.

No potencial visual evocado por padrão reverso, o estímulo mais utilizado é do tipo padrão reverso, análogo a um tabuleiro de xadrez. Neste estímulo, quadrados pretos e brancos se alternam entre si em intervalos de tempo iguais e estímulo constante de 80 cd.m$^{-2}$. Especial atenção é dada na análise da onda P100.

No potencial evocado por flash, o estímulo pode ser gerado por uma cúpula. Os componentes mais importantes são N2 (que ocorre ao redor de 90 ms) e P2. (ao redor de 120 ms). Este tipo de estímulo é bastante utilizado em crianças ou pacientes com opacidades de meio que dificultem a fixação central.

Existe também a modalidade de potencial evocado multifocal, que possibilita registrar respostas localizadas de vários potenciais evocados visuais em diferentes regiões do campo visual.

Em pediatria, as principais indicações do Potencial Evocado Visual são: cálculo de acuidade visual em idade pré-verbal ou em crianças maiores que não colaboram com os testes habituais; detecção de ambliopia; diagnóstico de cegueira cortical; avaliação de sinais de maturidade e atraso no desenvolvimento; e identificação de alterações como asfixia neonatal, compressão do nervo óptico, doenças desmielinizantes ou neurodegenerativas.

O Potencial Evocado Visual também é muito útil para detecção de distúrbios da condução do impulso elétrico do nervo óptico pré-quiasmático. Processos compressivos, desmielinizantes ou inflamatórios podem causar alteração de latência na onda P100.

## Acuidade visual dinâmica

A acuidade visual dinâmica é feita com estímulos visuais em movimento e tende a diminuir com a idade e com certas maculopatias antes da acuidade visual estática.

É o modo mais fácil de sustentar o diagnóstico do exame de hipofunção vestibular bilateral. Inicialmente, coloca-se um quadro de acuidade visual, como por exemplo, a tabela de Snellen, frente ao paciente e mede-se a acuidade visual basal, que é a última linha que o paciente consegue ler nessa tabela. Posteriormente, o avaliador deve balançar a cabeça do paciente para a direita e esquerda em frequência entre 1 e 2 Hz e medir a acuidade visual durante essas movimentações. Nos indivíduos normais, geralmente a acuidade visual não se modifica ou sofre mínima variação durante as movimentações cefálicas. Nos casos em que a acuidade visual reduz mais que uma linha na tabela de Snellen, suspeita-se de alteração no reflexo vestíbulo-ocular, e se reduzir mais que duas linhas, o "déficit" do reflexo vestíbulo-ocular é altamente significativo.

Na rotina clínica, a acuidade visual é avaliada estaticamente, ou seja, com alvo e indivíduo parados. No cotidiano, os indivíduos executam a movimentação cefálica em diversas frequências e simultaneamente realizam a fixação da imagem na retina. Assim, um mesmo indivíduo pode apresentar normalidade no teste de acuidade visual estática e alteração na acuidade visual dinâmica.

Os movimentos do observador induzem decréscimo na acuidade visual dinâmica para um optotipo fixo, que reflete a função vestibular. A movimentação cefálica gera deslizamento da imagem na retina. Nas movimentações de baixa frequência até 2Hz, a manutenção da fixação visual é determinada pelo rastreio ocular (perseguição lenta) e sistema optocinético, durante os movimentos lentos de cabeça, cujos valores de latência estão entre 70 e 125ms após o estímulo. Nas movimentações rápidas de cabeça (acima de 2Hz), somente o reflexo vestíbulo-ocular de latência de 16ms opera na manutenção da fixação visual, com o auxílio dos movimentos compensatórios dos olhos. Essa transição ocorre em decorrência dos mecanismos de perseguição lenta (rastreio ocular) e os movimentos controlados pelo reflexo vestíbulo-ocular ocorrem quando as oscilações de cabeça excedem as frequências acima de 2Hz.

## Teste de sensibilidade ao contraste

A sensibilidade ao contraste mede-se através de estímulos visuais onde varia a luminância e a frequência espacial. A luminância é uma grandeza fotométrica que representa o fluxo luminoso por unidade de ângulo sólido e por unidade de área emitido por uma fonte. Desta forma uma superfície preta terá luminância zero e uma superfície branca terá luminância um.

Os estímulos utilizados na medição da sensibilidade ao contraste consistem em grades, cuja distribuição de luminância se pode representar pela função sinusoidal. Numa grade, a distância entre dois picos de luminância máxima ou dois picos de luminância mínima, corresponderá a um ciclo. A frequência espacial corresponde ao número de ciclos que integra cada grau de ângulo visual subtenso, exprimindo-se em ciclos por grau (ciclos/grau).

Grades com muitos ciclos correspondem a frequências espaciais altas, enquanto grades com poucos ciclos correspondem a frequências espaciais baixas. A sensibilidade ao contraste é determinada ao medir o menor contraste detectável que ocorre em uma grande variação de frequências espaciais.

A sensibilidade ao contraste fornece informação sobre a integridade das estruturas através das quais a informação visual viaja desde a córnea até ao córtex. Dividindo este trajeto em três segmentos tem-se: a) segmento anterior; b) retina; c) nervo óptico e áreas visuais superiores. (Figura 5.8).

As alterações das estruturas do segmento anterior provocam, numa boa parte dos casos, uma diminuição da sensibilidade ao contraste em todas as frequências. Em cirurgias refrativas ou de catarata é comum medir-se a sensibilidade ao contraste antes e depois da cirurgia para avaliar o nível de sucesso da cirurgia.

No caso de patologias retinianas, a sensibilidade ao contraste pode ser usada para a detecção de alterações fisiológicas que ainda não se refletem numa diminuição da acuidade visual de Snellen ou quando ainda não são visíveis ao exame de fundo de olho. Um exemplo é a retinopatia diabética, onde a sensibilidade ao contraste se altera antes da diminuição da acuidade visual. Outro caso é o da degeneração macular relacionada à idade: o acúmulo de drusas no epitélio pigmentar da retina são visíveis ao oftalmoscópio e não implica a existência de doença, no entanto, é considerado um dos principais fatores de risco para o seu desenvolvimento. Nestes casos, a sensibilidade ao contraste altera-se em estágios mais precoces do que a alteração da acuidade visual.

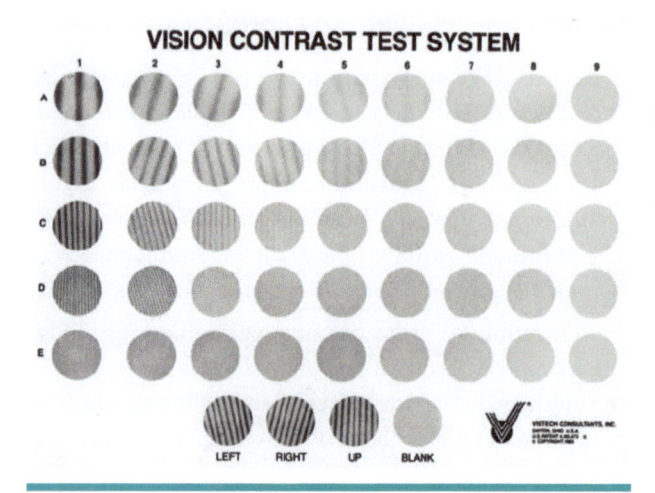

**Figura 5.8.** Tabela para teste de sensibilidade ao contraste

## Testes de Potencial de Acuidade Visual

Estes testes fornecem uma previsão da acuidade futura, por exemplo, após a realização de uma cirurgia de catarata. Os testes mais empregados são:

Fenômeno Entópico de Campo Azul: projeta-se um campo azul fortemente iluminado e o paciente normal enxerga pontos brancos se movendo de forma pulsada em trajetos sinuosos. Acredita-se que estes pontos são leucócitos nos capilares foveais e a percepção destas sugere que a fóvea é saudável e apresenta capacidade de acuidade visual elevada. (Figura 5.9).

**Figura 5.9.** Campo Azul

Interferômetros a laser: projetam uma grade de onda sinusoidal que é pouco afetada pelas alterações ópticas do olho em questão. (Figura 5.10). Precisam de uma janela nos meios opacos para projetar a grade na retina. A opacidade pode difratar a luz da grade afetando a percepção e o resultado do exame.

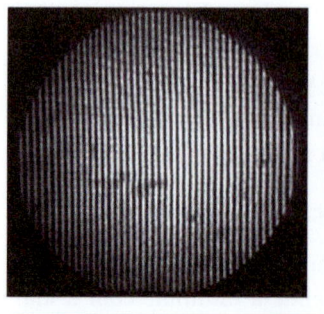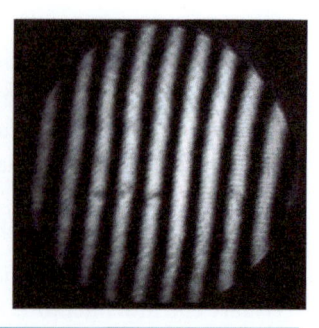

**Figura 5.10.** Franjas de interferência

PAM (Potencial Acuity Meter): é um aparelho com iluminação própria. E um sistema prismático, acoplado à lâmpada de fenda que projeta uma tabela de optotipos (tipo Snellen) fortemente iluminada sobre a mácula. (Figura 5.11).

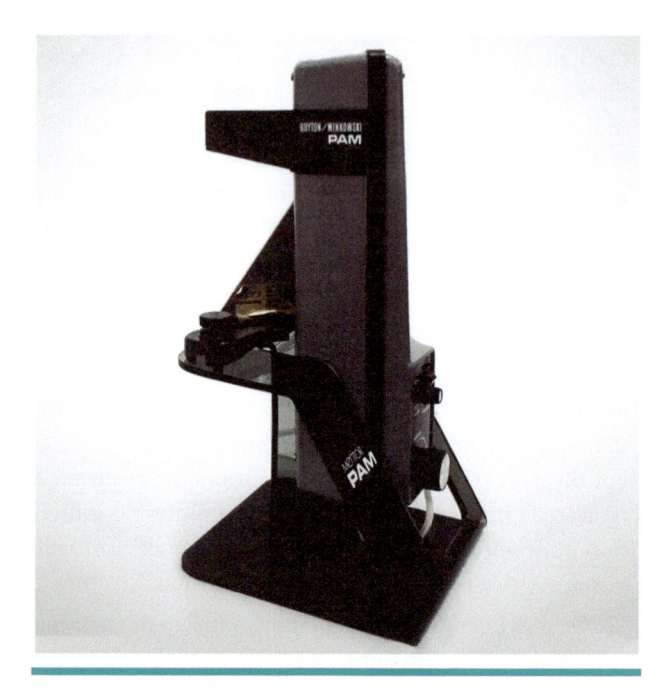

**Figura 5.11.** Aparelho PAM

### Teste de visão de cores

A percepção de cores do ser humano se faz pela presença de três tipos de pigmentos visuais nos cones que são sensíveis aos comprimentos de onda do vermelho, verde e azul. A visão de cores é devido à combinação diferenciada destas três luzes monocromáticas, de acordo com os fotopigmentos estimulados. Os testes de avaliação do sentido cromático avaliam, portanto, os cones da retina e, indiretamente, a função macular, que é a região da retina com o maior número de cones. A percepção de cores depende em boa parte de um ambiente com boa iluminação, sem o qual o olho está mais adaptado ao escuro e a percepção de cores é deficiente porque os bastonetes são mais exigidos que os cones.

A anomalia mais frequente é o chamado daltonismo (cegueira para cores verde e vermelho) que ocorre de 4-8% nos homens e é ligado ao cromossomo X.

Os testes para visão de cores caracterizam a presença dessas anomalias , sendo que podem ser simples como o uso de lanterna ou projetoe para avaliação grosseira de cores ou por apresentação de pranchas pseudo-isocromáticas.

## Teste de Ishihara

É o teste de pranchas mais conhecido e usado no mundo. Estudos mostram que ele ainda continua sendo o exame mais eficaz ("gold standard") para uma rápida identificação das deficiências congênitas para visão de cores. Apesar de ser desenvolvido para detecção e diagnóstico das alterações congênitas da visão de cores, o teste de Ishihara também pode ser usado na detecção de defeitos adquiridos da visão de cores. (Figura 5.12).

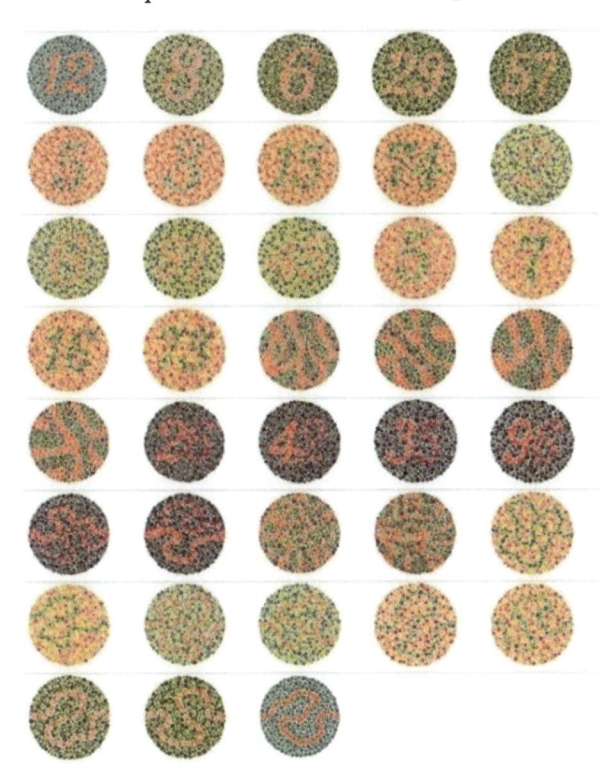

**Figura 5.12.** Teste de Ishihara

## Teste 100 Hue de Farnsworth-Munsell

85 discos coloridos numerados no verso são apresentados aleatoriamente ao paciente, que deve então ordená-los em sequência dentro de quatro caixas. Os erros são registrados e através de escores e transferências para

diagramas, o paciente é classificado como portador de defeito para vermelho, verde ou azul (4). (Figura 5.13).

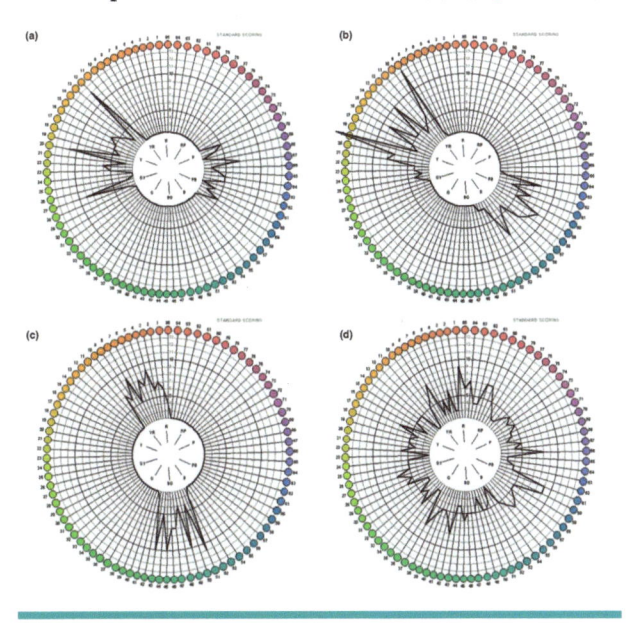

**Figura 5.13.** Gráficos polares do teste de Farnsworth-Munsell 100-Hue mostrando defeitos de sensibilidade cromática dos tipos protan (a), deutan (b), tritan (c) e inespecífico (d)

O Vídeo 5.8. mostra na prática como se avalia a sensibilidade de cores. Vídeo 5.8. - Teste cromático

## Testes sensoriais

Os testes sensoriais são utilizados para avaliar o estado de visão binocular e detectar a presença de adaptações sensoriais.

- Teste dos vidros estriados de Bagolini

- Teste da barra de filtro vermelho de Bagolini

- Teste da mosca ou Titmus: através de lentes polarizadas, uma mosca, grupos de animais e círculos são vistos estereoscopicamente. Vídeo 5.9. - Avaliação de estereopsia

## Avaliação de produção e da drenagem lacrimal

### Teste de Schirmer I

O teste de Schirmer I, também denominado teste de Schirmer sem anestesia tópica, é caracterizado pela inserção, no terço lateral de cada uma das pálpebras inferiores, uma tira padronizada e milimetrada de papel de filtro Wathmann número 41. Os pacientes são orientados a permanecer com os olhos fechados durante cinco minutos. As tiras são então retiradas e realiza-se a medida da área umidificada. O resultado médio do teste é de 12mm. Portanto, os valores abaixo de 5mm são considerados anormais; entre 5-15mm são suspeitos e acima de 15mm são normais. Esse teste avalia a camada aquosa do filme lacrimal da secreção total (secreção básica + reflexa).

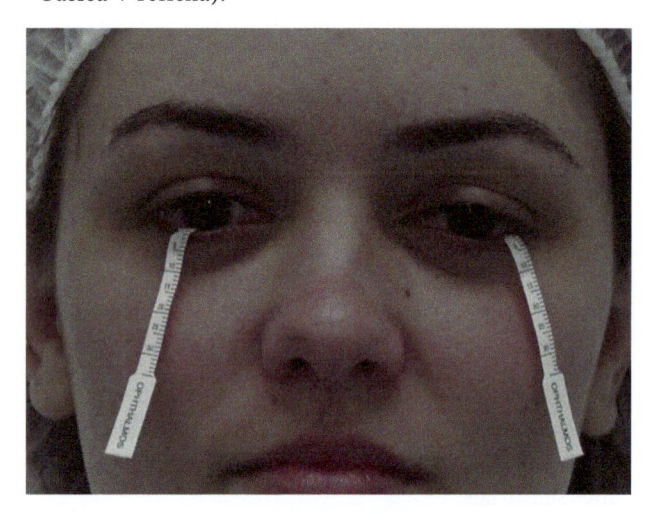

Vídeo 5.10.- Teste de Schirmer I

### Teste de Secreção Básica

Trata-se do Teste de Schirmer I acrescido do uso de colírio anestésico para eliminar qualquer estimulação sobre os secretores reflexos, medindo apenas a secreção básica.

### Teste de Schirmer II

Permite medir a secreção lacrimal reflexa. É realizado como o teste de Schirmer I com o uso de anestésico tópico e estimulação da mucosa nasal não anestesiada com fiapo de algodão.

### Tempo de rotura do filme lacrimal (BUT)

O exame é realizado na lâmpada de fenda e iluminação da luz azul de cobalto. Uma gota de fluoresceína é instilada no fundo de saco inferior dos pacientes. Os pacientes são solicitados a piscar algumas vezes e em seguida interromper o pestanejar, quando o cronômetro é imediatamente acionado. O tempo de aparecimento do primeiro ponto de ruptura do filme lacrimal na superfície da córnea é registrado. Nos olhos normais, o tempo de rotura varia entre 15 e 35 segundos

Vídeo 5.11. - Tempo de rotura do filme lacrimal

### Teste do corante Rosa Bengala

A avaliação do dano causado à superfície ocular é analisada com corante de rosa bengala 1%. Uma gota do corante é instilada na conjuntiva bulbar superior de ambos os olhos dos pacientes. Em seguida, eles são avaliados na lâmpada de fenda com iluminação e filtro verde. Os olhos são classificados de acordo com a área da superfície ocular exposta pela fenda naturalmente aberta, dividida em três terços: conjuntiva bulbar lateral, córnea e conjuntiva bulbar medial. Cada terço recebe do examinador uma pontuação que varia de 0 a 3, sendo:

- Escore 0: não cora com a rosa bengala;
- Escore 1: cora levemente, com pontos esparsos;
- Escore 2: cora moderadamente, com pontos próximos.
- Escore 3: cora intensamente, com pontos confluentes.

Os escores dos três terços são somados gerando um escore final que varia de 0 a 9 pontos, sendo 0 considerado ausência de dano à superfície e 9 dano máximo. Vídeo 5.12. - Teste da rosa bengala

### Teste de Milder (menisco lacrimal)

Este teste consiste na instilação de uma gota de fluoresceína no fundo de saco conjuntival do olho suspeito, e o menisco lacrimal é examinado com um filtro de cobalto da lâmpada de fenda após cinco minutos. A retenção do corante varia de 0 a 4+ (meniscos de 0 a 1+ são considerados normais; menisco de 2+ indica início de obstrução anatômica ou funcional; meniscos de 3+ a 4+ indicam alteração do fluxo lacrimal).

### Teste de irrigação da via lacrimal

Após aplicação de anestésico tópico, introduz-se soro fisiológico no canalículo superior ou inferior com o uso de cânula lacrimal adaptada a uma seringa. Se o paciente sente o soro no nariz ou garganta, indica que não há obstrução lacrimal total.

Vídeo 5.13. - Irrigação das vias lacrimais

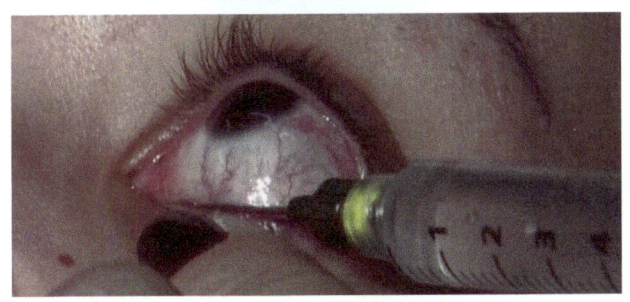

### Teste de Jones I

Este teste avalia a permeabilidade da via lacrimal excretora e consiste na instilação de fluoresceína no fundo de saco conjuntival do olho suspeito de obstrução e após 5 minutos, iremos notar este corante na ponta do algodão do cotonete que foi colocado no meato nasal inferior, previamente anestesiada a mucosa nasal com solução gel de xilocaína 2%. Considera-se o teste positivo quando há o corante na ponta do cotonete, indicando via lacrimal pérvia.

### Teste de Jones II

É realizado logo após o Teste de Jones I. O paciente deverá estar sentado, instila-se colírio anestésico tópico na conjuntiva bulbar, dilata-se o ponto lacrimal inferior do olho suspeito de obstrução e irriga-se a via lacrimal com 2ml de soro fisiológico através do canalículo inferior, observa-se o soro que sai pela fossa nasal. O soro colorido significa uma obstrução na via lacrimal excretora baixa.

## Exames complementares para avaliação corneana

### *Estesiometria*

Nas doenças corneanas, muitas vezes torna-se importante avaliar a sensibilidade corneana para fins diagnósticos (p. exemplo o comprometimento corneano pelo vírus da Herpes pode levar à hipoestesia corneana, bem como nos casos de lesão do nervo trigêmeo).

A medida da sensibilidade corneana consiste em tocar a córnea, após a abertura das pálpebras, com filamento de algodão ou através de estesiômetros. Deve-se testar a área central da córnea e seus quatro quadrantes. Efetua-se quatro toques em cada ponto e pergunta-se quantos pontos foram sentidos; considera-se o teste positivo quando houver 50% de acertos.

### *Ceratometria*

Em geral a medida da curvatura corneana é mensurada mais fidedignamente nos topógrafos. Os ceratômetros, aparelhos que eram exclusivamente designados para este fim acabaram em desuso. O ceratômetro mede o raio de curvatura da córnea em dois meridianos separados por 90 graus. Como em geral a córnea não é perfeitamente esférica os dois raios são diferentes, levando ao astigmatismo corneano. Essas medidas são importantes na determinação da curvatura corneanna para adaptação de lentes de contato, no controle de astigmatismo pós-operatório e para cálculo de lentes intra-oculares.

### *Topografia de córnea*

**É um sistema computadorizado, onde uma** câmara de vídeo captura as imagens dos anéis concêntricos refletidos na superfície corneana (fonte de luz emitida pelo aparelho). Ocorre então a digitalização dos dados que são mostrados em gráficos de cores, possibilitando a quantificação de irregularidades na superfície.

Vídeo 5.14. - Topografia de córnea

## Avaliação de células endoteliais

O aspecto morfológico e o número de células endoteliais estão relacionados à manutenção da função endotelial da córnea (preservação da transparência). Aparelhos que são lâmpadas de fenda modificadas conseguem capturar as imagens das células endoteliais, quantificar e qualificar para diagnóstico e seguimento de várias condições corneanas. (Figura 5.14).

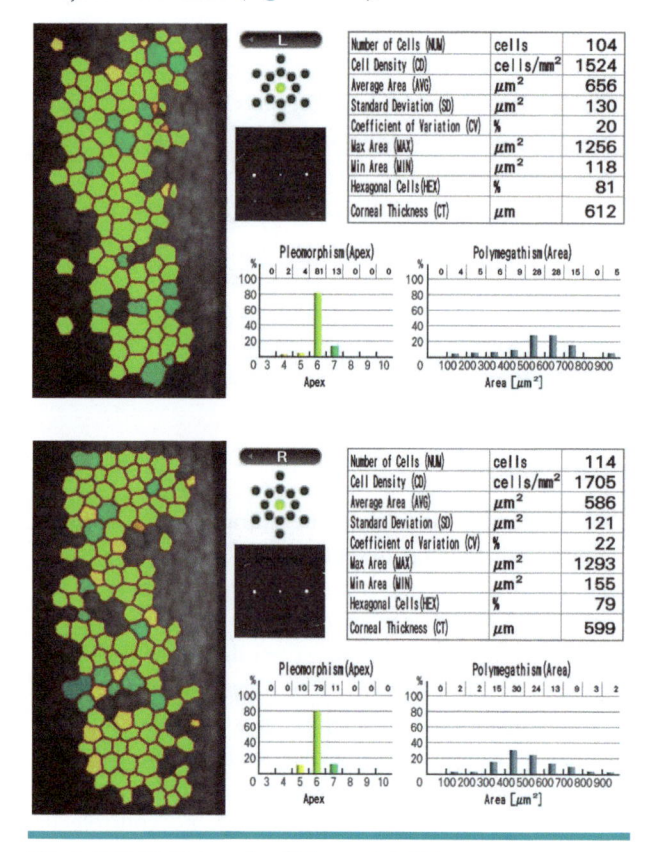

Figura 5.14 Contagem de células endoteliais

O Vídeo 5.15. mostra como é realizado o exame de microscopia especular da córnea. Vídeo 5.15 - Microscopia especular da córnea

## Exames para avaliação de glaucoma (ver outros exames no Capítulo 13. Glaucoma)*

### Gonioscopia

O ângulo entre a superfície posterior da córnea e a anterior da íris constitui o ângulo da câmara anterior (CA) ou ângulo camerular. A Goldmann se credita o gonioprisma que é usado para visibilização do ângulo. O exame é realizado com o paciente sentado à lâmpada de fenda, sendo utilizadas lentes como Koeppe, três espelhos de Goldmann ou de quatro espelhos de Zeiss.

A gonioscopia permite-nos avaliar a amplitude do ângulo (se é aberto ou fechado e neste caso se de forma transitória ou efinitiva), o nivel de inserção da íris e sua configuração periférica e visualizar outras imagens como sinéquias, pigmento ou vascularização.

O objetivo é a visibilização das estruturas angulares (linha de Schwalbe, trabéculo, esporão escleral, banda ciliar). Veja os parâmetros a serem avaliados no exame gonioscópico. (LEIA MAIS 5.3)

O Vídeo 5.16. mostra como é feita a gonioscopia com uma lente 3 espelhos. Vídeo 5.16. - Gonioscopia

## Campimetria visual

Campo visual é a porção do espaço em que os objetos são simultaneamente visíveis quando se fixa o olhar numa determinada direção. Portanto, ao fixarmos o olhar em um determinado ponto, o conjunto de imagens percebido pelo órgão visual nesse instante constitui o que denominamos campo visual.

Quando avaliado monocularmente, o campo visual apresenta formato elíptico e uma extensão aproximada de 60 graus superiormente, 60 graus nasalmente, 75 graus inferiormente e 100 graus temporalmente. Quando avaliado binocularmente, encontramos uma área de sobreposição horizontal de 120 graus na região central, além de 30 graus horizontais na extrema direita visibilizados somente pelo olho direito e de 30 graus horizontais na extrema esquerda visibilizados somente pelo olho esquerdo. Por convenção, o campo visual do paciente deve ser registrado da forma como este é visibilizado.

## O EXAME DE CAMPO VISUAL

Podem ser utilizadas duas abordagens diferentes para se realizar o exame do campo visual: a técnica cinética, que consiste em apresentar estímulos luminosos que se movem de áreas não visíveis para áreas visíveis do campo visual e a técnica estática, que consiste em apresentar estímulos fixos de luminância variável em diferentes regiões do campo visual. Na técnica cinética (utilizada na perimetria manual com o perímetro de Goldmann ou na campimetria com a tela de Bjerrum), os pontos que apresentam a mesma sensibilidade (testados com o mesmo estímulo) podem ser unidos por uma linha contínua, que recebe o nome de isóptera. A isóptera representa o limite que separa a região em que o estímulo não é percebido da região onde ele passa a ser percebido. Na técnica estática, o estímulo é apresentado sem movimento, permitindo a determinação do limiar de sensibilidade de cada ponto testado do campo visual. A determinação da sensibilidade dos diferentes pontos da retina é feita com a apresentação de estímulos que têm suas luminâncias aumentadas ou diminuídas, seguindo seqüências pré-programadas (algoritmos). A perimetria estática parece ser o método mais preciso e adequado para testar o campo visual central onde a ilha de visão é mais plana (apesar da existência do pico de sensibilidade foveal) e que representa melhor a integridade da função visual.

Como exemplos de perímetros cinéticos , temos o perímetro de Goldmann (Figura 5.15) e em relação aos estáticos os perímetros de Humphrey (Figura 5.16).

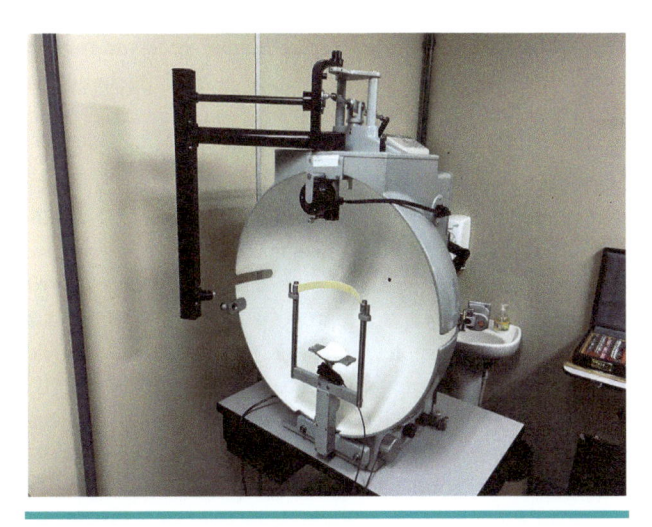

**Figura 5.15.** Perímetro de Goldmann

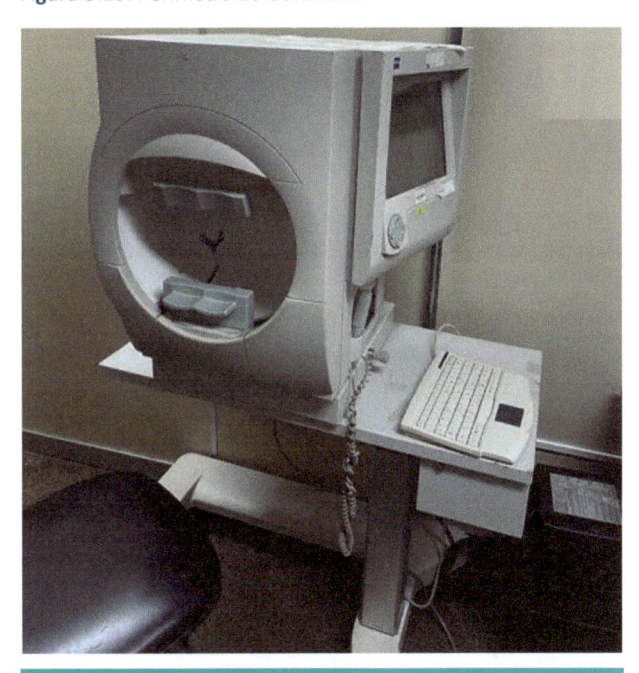

**Figura 5.16.** Perímetro de Humphrey

## AVALIAÇÃO DA RETINA

### Biomicroscopia de fundo

Assim como a biomicroscopia do segmento anterior, a biomicroscopia de fundo se utiliza da lâmpada de fenda para uma análise detalhada das estruturas oculares.

A análise biomicroscópica do segmento posterior se inicia da mesma maneira que a biomicroscopia do segmento anterior, uma vez que se posteriorizarmos o foco do sistema, aproximando a lâmpada de fenda do olho do paciente, podemos examinar o vítreo anterior retrocristaliniano, frequentemente alterado em casos inflamatórios, hemorrágicos ou até em casos de rasgaduras retinianas.

Partindo-se para a análise retiniana, necessitamos de uma lente de alta dioptria colocada entre o paciente e a lâmpada de fenda para podermos focar a imagem. A parte óptica geralmente não é desacoplada da iluminação (facilitando a obtenção da imagem), ou desacopla-se ligeiramente o sistema permitindo uma melhor estereopsia. Na prática diária, as lentes mais utilizadas são as de não contato, e as dioptrias mais utilizadas são 78 ou 90. As lentes de 90 dioptrias apresentam um campo de visão mais amplo mas não geram tanta ampliação da imagem quanto as lentes de 78 dioptrias. Para ambas as lentes, as imagens são invertidas. Solicitando ao paciente que olhe para diversas posições do olhar, podemos facilmente, com a pupila dilatada, realizar o exame biomicroscópico do segmento posterior até o equador ocular. Esse método de exame não é adequado para a avaliação da extrema periferia.

Uma outra maneira de se realizar a biomicroscopia do segmento posterior é com lentes de contato. Dentre estas, a lente de Goldmann de 3 espelhos é a mais utilizada, por proporcionar o exame da região macular com ótima estereopsia em seu espelho central e biomicroscopia de diferentes regiões da periferia retiniana através dos espelhos laterais. Para esta modalidade de exame, anestesiamos o olho do paciente e utilizamos gel viscoelástico na interface entre a córnea e a lente, uma vez que a presença de ar interfere na obtenção de imagem com boa resolução. Na prática diária, utilizamos esta modalidade de exame para avaliação da retina periférica (avaliando por exemplo a presença de rasgaduras retinianas periféricas) ou para a realização de fotocoagulação a laser na periferia da retina.

### 3.5.2 Retinografia

A retinografia nada mais é que a documentação fotográfica das estruturas do polo posterior. Apresenta utilidade legal (para documentação da presença ou ausência de determinada alteração) e também possibilita o acompanhamento seriado de determinada alteração.

A retinografia simples, ou retinografia colorida, permite uma documentação digital ou impressa das estruturas do polo posterior. O filtro aneritra, comumente utilizado, facilita a observação da camada de fibras nervosas e de eventuais defeitos localizados.

A retinografia estereoscópica consiste na aquisição de um par de fotografias ligeiramente desalinhadas, de modo que gerem efeito tridimensional ao serem observadas com visor ou óculos apropriados. Podem ser realizadas coloridas, com filtro aneritra ou até durante o exame de angiofluoresceinografia, discutido a seguir. Esta modalidade de aquisição é muito utilizada para documentação de casos de glaucoma ou suspeitos (retinografia estereoscópica de papila), pois permite comparação temporal e identificação de mínimas alterações ao longo do tempo.

As fotografias podem ter ângulo de documentação mais restrito ou mais extenso. A maioria dos retinógrafos convencionais realiza documentação em fotos de 30 a 50 graus, que podem ser combinadas manualmente ou através de *softwares* para documentar áreas mais extensas da retina. Atualmente, aparelhos mais modernos permitem a documentação de até 200 graus de retina em uma mesma foto (retinografia de grande angular). As Figuras de 17 a 22 exemplificam as imagens vistas no exame.

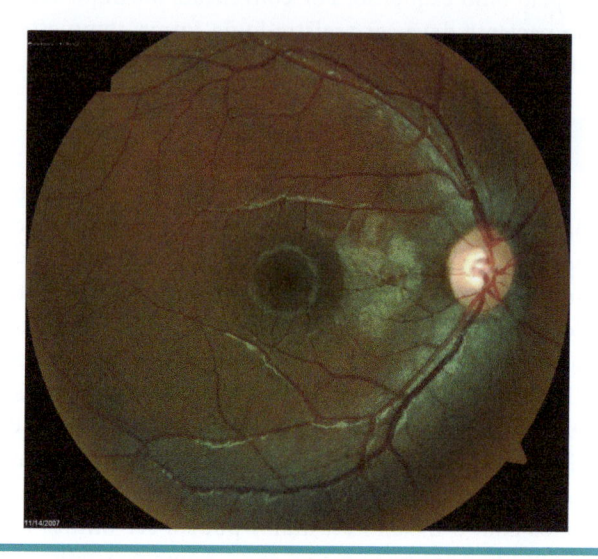

**Figura 5.17.** Retinografia normal. Observe o nervo óptico corado, escavação fisiológica, vasos com calibre e tortuosidade normais. Região macular com pigmentação característica.

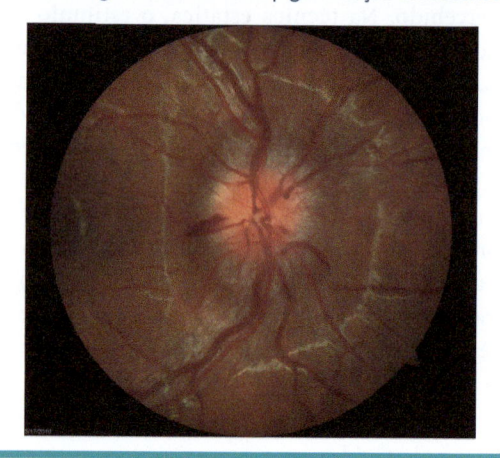

**Figura 5.18.** Borramento e hemorragia de disco em caso de hipertensão intracraniana

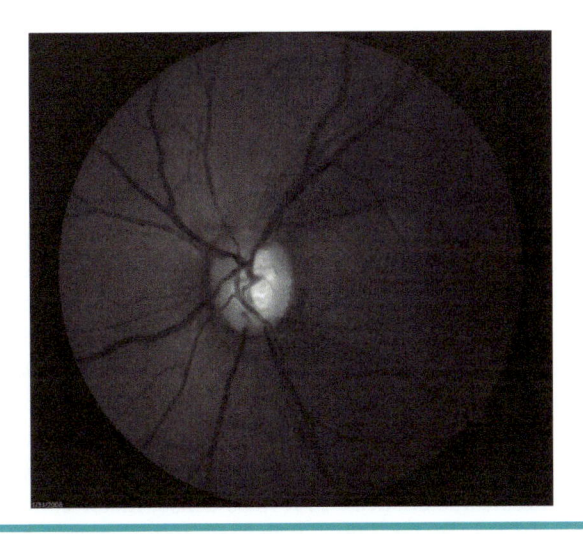

**Figura 5.19.** Fotografia aneritra demonstra perda localizada da camada de fibras nervosas (Sinal de Hoyt) em caso de glaucoma

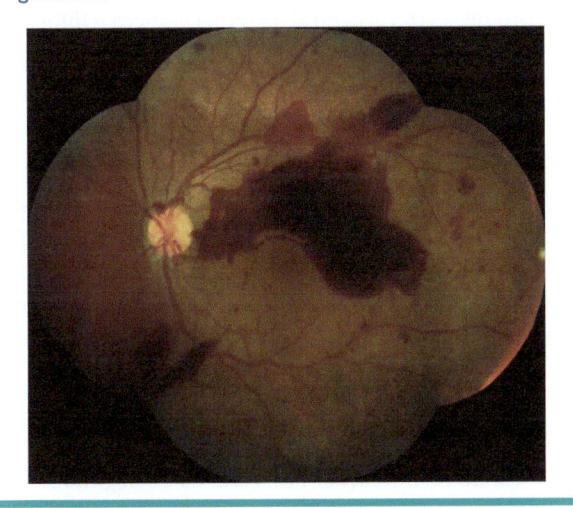

**Figura 5.20.** Montagem em caso de paciente diabético com retinopatia proliferativa e hemorragia pré-retiniana

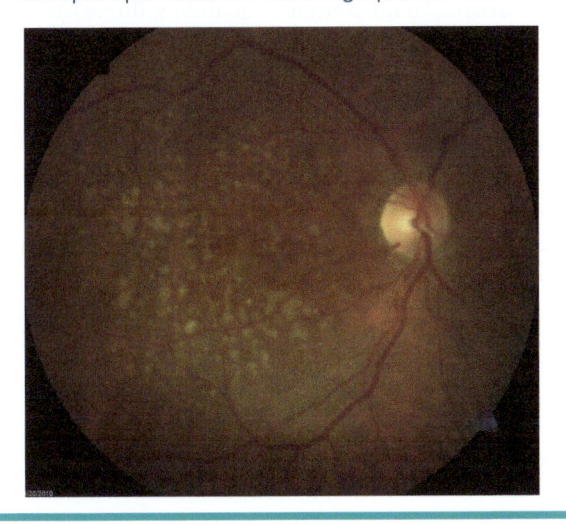

**Figura 5.21.** Paciente com degeneração macular relacionada à idade. Note os pontos amarelados no polo posterior compatíveis com drusas

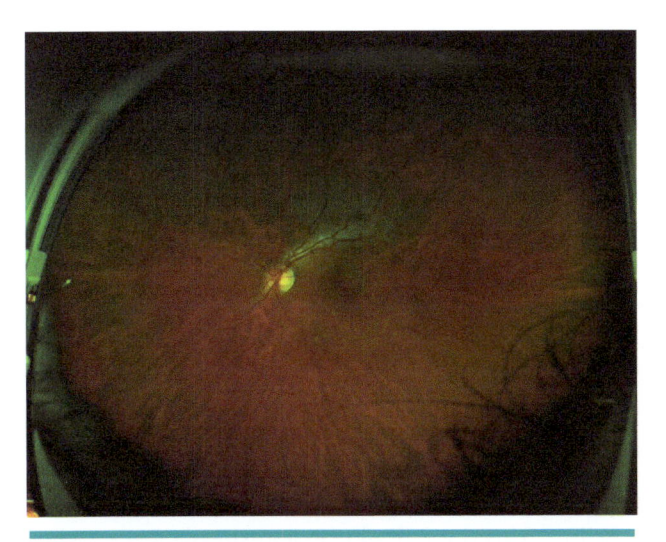

**Figura 5.22.** Retinografia de grande angular. É possível documentar até extrema periferia da retina em aquisição única. Atentar para artefato de cílios na região inferior, muito comum neste tipo de aquisição

## Angiofluoresceinografia

A angiofluoresceinografia (AF) foi introduzida na prática oftalmológica há aproximadamente 50 anos; durante este período, auxiliou aos especialistas em retina no diagnóstico e tratamento de diversas patologias vasculares e maculares.

### PRINCÍPIOS BÁSICOS

A fluorescência é a luminescência mantida somente por excitação continua. Em outras palavras, é necessária uma fonte excitatória para que ocorra o fenômeno da fluorescência. A excitação em determinada frequência de onda é seguida pela emissão imediata, em uma frequência de onda mais longa.

A fluoresceína sódica é um hidrocarbono que responde à energia luminosa entre 465 e 490 nm e fluoresce a uma amplitude entre 520 e 530 nm. Estas informações são essenciais para se entender os filtros utilizados no exame. A luz excitatória é azulada; a luz emitida é amarelo-esverdeada.

Durante o exame, o paciente é posicionado em frente a uma câmera, de modo a um filtro azul estar em frente ao flash. 80% da fluoresceína sódica permanece ligada à albumina e não fluoresce; 20% permanece livre na corrente sanguínea e é fluorescente. O filtro azul da câmera excita a fluoresceína presente nos vasos sanguíneos ou que tenha extravasado para estruturas oculares. O filtro azul absorve/ reflete todos os outros comprimentos de onda que não o azul, permitindo somente a passagem do comprimento de onda excitatório.

As estruturas que contenham fluoresceína sódica emitem então luz amarelo-esverdeada (entre 520 e 530 nm). As estruturas que não contém fluoresceína sódica simplesmente refletem a luz azul a que foram expostas. Ambos os comprimentos de onda se dirigem diretamente ao filme da câmera. Em frente ao filme, é colocado um filtro que permite a passagem da luz amarelo-esverdeada, mas filtra a luz azul. Deste modo, somente as estruturas com o contraste (fluoresceína) são vistas.

O contraste apresenta baixo peso molecular e se difunde rapidamente pela coriocapilar, mas não se difunde através das barreiras hematorretinianas (capilares retinianos e epitélio pigmentado da retina- EPR), a não ser que ocorra algum processo patológico. A eliminação ocorre pelos rins e fígado em aproximadamente 24 horas; a pele adquire tonalidade amarelada por algumas horas, e a urina permanece alaranjada por quase um dia após a aplicação.

## TÉCNICA DO EXAME

Punciona-se uma veia em membro superior e mantê-la pega durante o exame, caso haja qualquer intercorrência mais séria. Aproximadamente 3 a 5 ml de fluoresceína a 10% (dose de 15mg/Kg) devem ser injetadas em intervalo de 4 a 6 segundos, de modo a propiciar boas fotos iniciais. Após 8 segundos em indivíduos jovens e 12 segundos em idosos, deve-se iniciar a tomada das fotos, realizando-se 6 fotografias iniciais com intervalo de 2 segundos entre cada uma. Fotografias das áreas de interesse e periféricas são tomadas de tempos em tempos, totalizando-se ao redor de 10 minutos de exame.

Os seguintes efeitos adversos e complicações são descritos:

- Extravasamento local com consequente dor e possível necrose tecidual;
- Injeção arterial inadvertida;
- Náusea e vômitos (complicação mais comum);
- Reação vaso vagal;
- Reação alérgica (desde. prurido a problemas respiratórios com broncoespasmo e edema laríngeo) (prurido e sibilos são mais comonus também);
- Convulsões tônico-clônicas;
- Tromboflebite;
- Morte.
- No link veja a interpretação do exame. (link)

## INTERPRETAÇÃO DA ANGIOFLUORESCEINOGRAFIA

### EXAME NORMAL

Fase pré-arterial ou fase do enchimento coroidal: a fluorescência se inicia nos vasos da coroide 10 a 12 segundos após a injeção do contraste em pacientes jovens ou 12 a 15 segundos em pacientes mais idosos. A fluorescência inicial da coroide é discreta, irregular, em ilhas. Nos próximos segundos, o angiograma se torna muito fluorescente, exatamente pela fluorescência difusa do contraste na coriocapilar. Esta hiperfluorescência é menos notada na região macular devido a algumas peculiaridades anatômicas características: EPR mais denso, maior concentração de pigmentos visuais. Por este motivo, a macula se mantém mais escura no decorrer do angiograma.

Fase arterial: 1 a 3 segundos após o contraste aparecer na coroide, a artéria central da retina começa a fluorescer.

Fase arteriovenosa: Após o início do enchimento da artéria central, o contraste se dirige às ramificações arteriais, arteríolas pré-capilares, capilares, vênulas pós capilares, e finalmente às vênulas.

Fase venosa: O contraste chega das vênulas às paredes das veias. Como o fluxo venoso é mais rápido no centro do lúmen, observa-se inicialmente um padrão laminar de enchimento dos vasos. O centro hipofluorescente representa sangue que ainda não carrega a fluoresceína sódica. Nos próximos 5 a 10 segundos, as lâminas das paredes dos vasos se tornam mais grossas, até que se resulte na fluorescência completa das veias retinianas.

Fase de recirculação: Por volta de 30 segundos após a injeção, o bolus inicial de contraste começa a ser removido da circulação arterio- venosa. São seguidas fases de recirculação do contraste, quando a fluoresceína em concentrações mais diluídas continua a percorrer a circulação retiniana. Geralmente, após 3 a 5 minutos, as circulações coroideana e retiniana lentamente eliminam a fluoresceína e se tornam acinzentadas, e aos 10 minutos, a maioria dos pacientes sem patologia praticamente não apresentam mais contraste em seus vasos retinianos. Entretanto, como os vasos da coriocapilar permitem, através de seus capilares fenestrados, a passagem da fluoresceína, o contraste se difunde através do tecido coroidiano, membrana de Bruch e esclera, causando um tingimento tardio destas estruturas, que pode ser apreciado em pessoas pouco pigmentadas.

### EXAME ANORMAL

1. **HIPOFLUORESCÊNCIA**: Refere-se a qualquer área escura visível no angiograma. Pode ser causada por bloqueio ou por alteração da perfusão vascular.

a. **Hipofluorescência por bloqueio:** existe um tecido ou fluido que impede a visualização da circulação da coroide/ retina. Como exemplos: hemorragia pré-retiniana ou subretiniana.

b. **Hipofluorescência por má perfusão:** Não se observa a fluorescência porque esta não existe em determinada localização da retina - o contraste, por algum motivo, não perfundiu determinada área. Como exemplos, podemos citar oclusões vasculares ou alterações da perfusão capilar observadas em pacientes diabéticos, falciformes, etc. O ponto chave para se entender a causa da hipofluorescência é comparar a retinografia colorida com o exame angiofluoresceinográfico - no caso de bloqueio, veremos alterações oftalmoscópicas nas áreas correspondentes. (Figura 5.23).

1. **HIPERFLUORESCÊNCIA:** Existem diversas circunstâncias onde se observa uma fluorescência em excesso em determinada área ou tempo do angiograma.

    a. **Hiperfluorescência pré injeção do contraste:** Causada por estruturas que naturalmente autofluorescem (como drusas de papila ou astrocitoma) ou por filtros não bem interpostos (pseudofluorescência).

    b. **Fluorescência transmitida (defeito em janela):** Ocorre quando o contraste preenche a coriocapilar, mas, por uma falha do epitélio pigmentado da retina, é transmitido de maneira intensa. Caracteristicamente, é mais notado nas fases iniciais do angiograma e diminui de intensidade nas fases tardias.

    c. **Hiperfluorescência por vazamento:** Percebida nas fases mais tardias do angiograma, quando o contraste teve tempo de recircular e extravasar. Ocorre por uma quebra da barreira endotelial, e pode ser observado em diversas regiões anatômicas: intravítreo (como no caso de neovasos de disco), intrarretiniano (como em casos de edema macular diabético) ou subretiniano (como em membranas neovasculares subretinianas). Observa-se uma hiperfluorescência inicial, que aumenta no decorrer do angiograma, com borramento das estruturas estudadas (margens indistintas) nas fases mais tardias. O "pooling" representa um caso especial de hiperfluorescência por vazamento, onde o contraste se acumula em um espaço circunscrito. (Figura 5.24). Como exemplo, citamos o edema cistoide após cirurgia de catarata

(Sd. Irvine-Gass), descolamentos de retina exsudativos localizados (como em casos de coriorretinopatia central serosa), descolamentos pigmentado da retina.

d. **Hiperfluorescência por tingimento (staining):** alguns materiais, como tecido cicatricial subretiniano ou alguns tipos de drusas, retém fluoresceína, demonstrando hiperfluorescência precoce com discreto aumento da fluorescência tardio. Ao contrário do vazamento, as margens são distintas e visualizadas desde as fases iniciais do angiograma.

### EXEMPLOS:

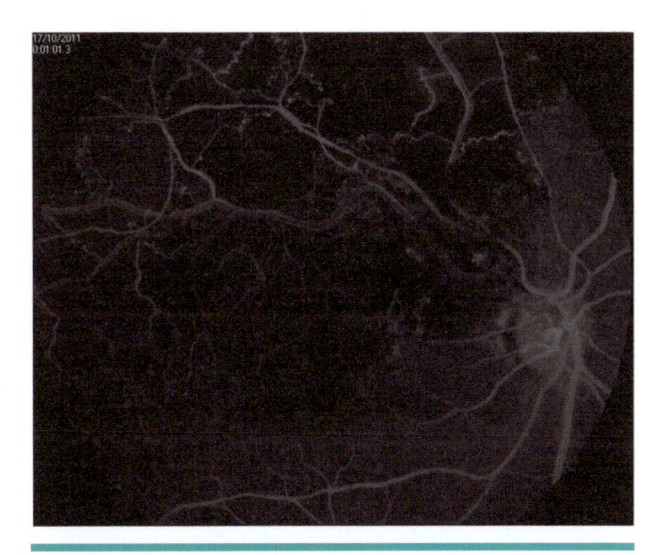

**Figura 5.23.** Hipofluorescência por má perfusão tissular

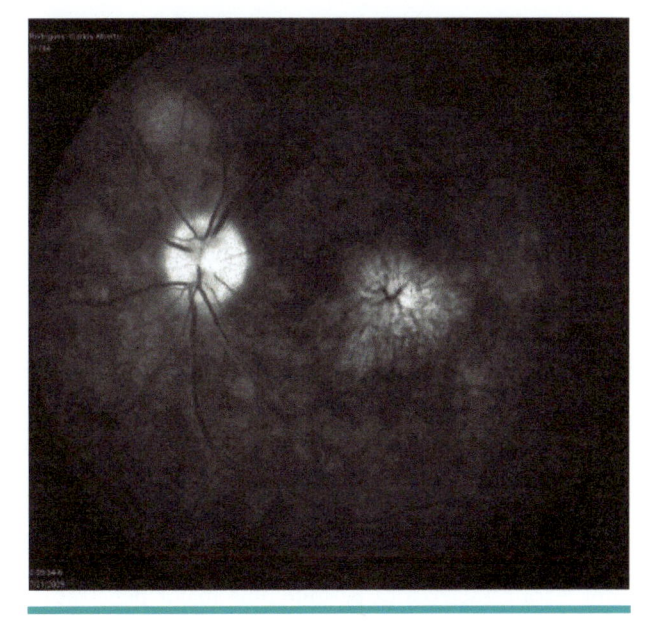

**Figura 5.24.** Pooling: edema cistoide macular em caso de uveite

## Autofluorescência

Os segmentos externos dos fotorreceptores são constantemente fagocitados pelas células do Epitélio Pigmentado da Retina (EPR). Uma parte desse produto não pode ser degradada e se acumula nos lisossomos das células. Essa substância é denominada lipofuscina e, em maior ou menor quantidade, o EPR de todas as pessoas apresenta depósito de lipofuscina com o decorrer do tempo.

A lipofuscina apresenta autofluorescência característica quando excitada com luz ultravioleta. Portanto, o exame de autofluorescência é uma maneira não invasiva de visualização desta. A faixa de excitação encontra-se entre 430 e 600nm, enquanto a faixa de emissão encontra-se entre 480 e 800nm.

Na retina normal, o nervo óptico aparece escuro pela ausência de EPR, os vasos retinianos também aparecem escuros devido à sombra causada, e a mácula tem sinal reduzido causado pelos pigmentos maculares e pela melanina.

### Causas de hipoautofluorescência incluem:

- Diminuição da densidade de lipofuscina por redução no número de células do Epitélio Pigmentado da Retina: Atrofia do EPR como na Degeneração Macular Relacionada a Idade com atrofia geográfica (exemplo a seguir)

- Aumento da melanina no EPR: Hipertrofia do EPR

- Absorção das ondas de excitação por camada anterior ao EPR: hemorragia subretiniana

- Fibrose

### Causas de hiperautofluorescência:

Acúmulo de lipofuscina: flecks na doença de Stargardt

### FluoróforosDrusas de Nervo Óptico.

Por ser um exame não invasivo, e pela popularização da avaliação multimodal em doenças retinianas, o exame de autofluorescência vem se tornando cada vez mais presente na parte oftalmológica.

## Angiografia com Indocianina verde

A indocianina verde é um corante que tem como característica absorver luz e fluorescer com ondas de comprimento próximo do infravermelho. O pico de absorção é ao redor de 800 nm e de emissão ao redor de 830 nm. Essa característica permite uma maior penetração nos tecidos pigmentados, permitindo melhor visualização da circulação da coroide. Ao ser injetada, 98% se liga rapidamente a proteínas, especialmente globulinas. Não

é detectada no líquor e não atravessa a placenta. Possui grande afinidade pelo endotélio vascular, o que explica sua persistência nos grandes vasos da coroide por muito tempo após a sua injeção.

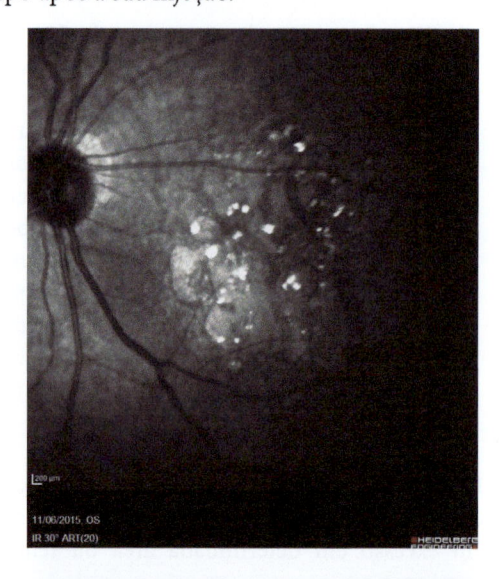

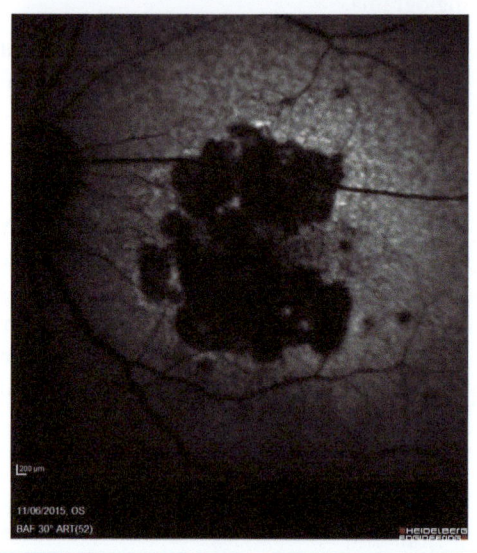

**Figura 5.25.** Exemplo de hipoautofluorescência em caso de degeneração macular relacionada à idade com atrofia geográfica. A autofluorescência permite melhor determinação da *extensão da doença quando comparado à retinografia convencional.*

Quanto ao metabolismo da indocianina, sua excreção é hepática, sendo eliminada sem modificação na bile. Não há secreção renal nem reabsorção entérica. Para garantir melhor solubilidade, contém 5% de iodeto de sódio.

A taxa de complicação é muito baixa, menor que da fluoresceína. A taxa de morte é de 3 por milhão de exames realizados. Deve-se evitar sua utilização em pacientes com alergia conhecida a iodo.

As características da indocianina permitem que a luz emitida atravesse a retina e a coroide, permitindo observação da circulação coroideana.

A circulação normal da indocianina pode ser descrita da seguinte maneira:

- Enchimento das artérias da coroide, começando da área peripapilar e se espalhando com distribuição radial em direção à periferia;

- Enchimento da coriocapilar em até 2 segundos após. Ocorre concomitantemente o enchimento dos vasos venosos coroideanos. As artérias e veias da retina aparecem como imagens negativas;

- Enchimento completo da coriocapilar e grandes vasos da coroide; (Figura 5.25).

- Enchimento das artérias e em seguida, das veias da retina;

- Diminuição da fluorescência e borramento dos vasos da coroide;

- Aparência "negativa" do disco óptico;

- Vasos da retina e grandes vasos da coroide aparecem também como imagens negativas, devido à circulação do contraste, restando corante no apenas no interstício da coroide.

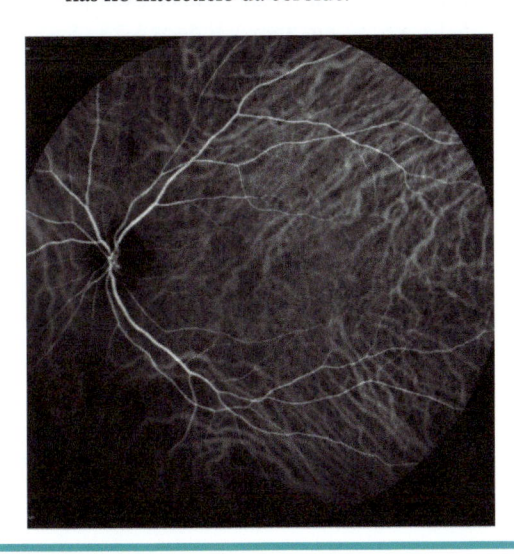

**Figura 5.26.** Exemplo de exame de indocianina verde, onde se visualiza com detalhes a circulação da coroide. Notar a hipocianescência característica do nervo óptico, ao contrário do observado na angiofluoresceinografia

Dentre as principais aplicações do exame (Figura 5.26), destacam-se:

- Avaliação de membranas neovasculares de coroide;

- Suspeita de vasculopatia polipoidal de coroide;

- Suspeita de proliferação angiomatosa da retina (membrana neovascular tipo II)

- Estudo dos tumores da coroide

- Doenças inflamatórias da coroide, como a Doença de Harada

- Outras doenças com acometimento da coroide, como a coriorretinopattia central serosa.

## Eletrorretinografia

A eletrorretinografia (ERG) avalia a função retiniana por meio do potencial de ação obtido mediante estímulo luminoso. Este estímulo pode ser não estruturado (luz) ou estruturado (padrão em tabuleiro).

A ERG é um exame muito útil no diagnóstico e acompanhamento de diversas doenças retinianas. Pode ser realizado o ERG de campo total, que avalia a atividade elétrica retiniana como um todo, ou o ERG multifocal, onde alterações retinianas mais localizadas podem ser evidenciadas[5].

### O exame

O paciente deve ter a pupila dilatada com midriáticos para realização do exame, que é dividido em duas fases: uma de adaptação ao escuro (escotópica) e uma de adaptação ao claro (fotópica).

Após cerca de 20 minutos de adaptação ao escuro, são posicionados eletrodos corneanos e inicia-se a estimulação escotópica, que avalia sobretudo a atividade de bastonetes. Segue breve adaptação ao claro, e procede-se com os estímulos fotópicos e flicker (superior a 25 Hz), que avaliam principalmente a função de cones.

Para a análise dos traçados eletrorretinográficos, considera-se as amplitudes das ondas em microvolts e as latências em milissegundos. A primeira onda (onda a, negativa) é gerada sobretudo pelos fotorreceptores. Sua amplitude depende do estado de adaptação ao escuro e da intensidade do estímulo luminoso. A onda b (positiva) é gerada sobretudo pelas células de Muller e pela camada de células bipolares, e. também apresenta morfologia variável de acordo com as condições e intensidade do estímulo.

Além da amplitude e latência, avalia-se também a relação entre as amplitudes de onda b/a, pois permitem correlacionar a função entre camadas interna e externa da retina. As aplicações clínicas da ERG tendem a crescer nos próximos anos, sobretudo com o desenvolvimento de novas terapias gênicas que possibilitem o tratamento de diversas distrofias e degenerações retinianas, antes intratáveis.

O Vídeo 5.17. mostra os detalhes da realização do exame eletrorretinográfico. Vídeo 5.17. Exame eletrorretinográfico

### Eletro-oculografia

Ao se colocar um eletrodo sobre a córnea e outro eletrodo em um ponto qualquer da região periocular, é possível captar uma diferença de potencial que varia de 2 a 20 mV entre eles. Essa diferença de potencial, causada pelo intenso metabolismo retiniano em comparação com o baixo metabolismo corneano, é constante e é a base do exame de eletro-oculografia (EOG).

A resposta do EOG consiste de um potencial insensível à luz (que resulta na medida do menor potencial) e um potencial sensível à luz, e depende da integridade do epitélio pigmentado da retina. Portanto, para realização do exame, o paciente senta-se a 1 metro de distância do estímulo, sem dilatação. O paciente é adaptado ao escuro por 12 minutos, realizando movimentos oculares horizontais entre dois pontos de fixação, enquanto o potencial corneorretiniano é. mensurado. Após o escuro, ocorre intensa estimulação que dura também 12 minutos, durante os quais o potencial corneorretiniano também é aferido.

A amplitude média do pico dividido pela amplitude média do vale (no escuro) multiplicado por 100 é conhecida como índice de Arden (1962). O índice normal deve ser superior a 185.

A principal aplicação clínica do EOG é na distrofia macular viteliforme de Best, onde geralmente se observa redução acentuada no índice de Arden.

### Tomografia de coerência óptica

A tomografia de coerência óptica (OCT, do inglês Optical Coherence Tomography) é um método diagnóstico, de não contato e com alta resolução, que capta imagens tridimensionais com resolução em micron. Utiliza-se de ondas luminosas infravermelhas e do princípio da interferometria para obter imagens de cortes transversais das estruturas oculares, permitindo uma análise qualitativa e quantitativa dessas estruturas, pois os diversos tecidos e seus limites apresentam propriedades ópticas distintas e refletem a luz infravermelha em diferentes intensidades.

A interferometria óptica consiste em uma técnica para obtenção de medidas de alta resolução em curto espaço de tempo. Pode ser realizada comparando ou correlacionando um feixe de luz com outro, de referência. A luz emitida por uma fonte luminosa é direcionada para um divisor de feixes, sendo então dividida em um feixe de referência e um feixe de medida. O feixe de medida é refletido a partir das estruturas oculares examinadas com diferentes retardos de tempo. A luz do feixe de referência é refletida a partir de um espelho de referência a uma distância conhecida, o que produz um retardo de tempo também conhecido. A luz refletida pelas estruturas oculares, constituída por múltiplos ecos, e a luz do espelho de referência, constituída por um único eco com retardo conhecido, são, então, combinadas e detectadas.

Os OCTs SD (*spectre domain oct*) comercialmente disponíveis têm resolução axial entre 4 e 7 micrômetros, e resolução transversal de 15 micrômetros. Esta alta resolução permite a visibilização detalhada da retina (6,7). As camadas normais da retina são mostradas na Figura 5.27.

O OCT estrutural permitiu um melhor entendimento das doenças vítreorretinianas, melhorando a acurácia diagnóstica e propiciando um melhor seguimento terapêutico. A avaliação estrutural tridimensional em casos normais e em casos alterados é exemplificada nos Vídeos 5.18. a 5.20. em anexo. Vídeos 5.18., 5.19. e 5.20

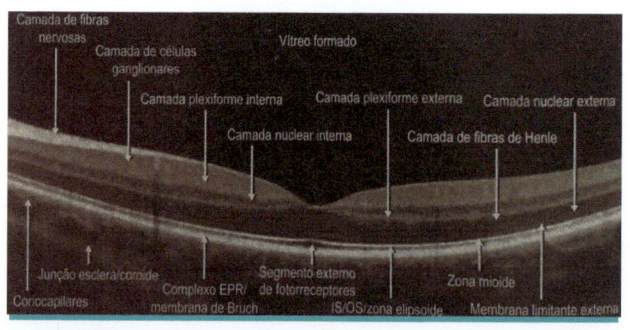

**Figura 5.27.** Exame de OCT-SD normal com a representação das estruturas retinianas

## Ultrassonografia

É um método que utiliza ondas sonoras, que são refratados ou refletidos. Aparelhos de ultrassom (US) emitem ondas da ordem de 8 a 10 MHz (1 megahertz = 1.000.000 ciclos por segundo). Essas altas frequências produzem comprimentos de onda pequenos (menores que 0,2 mm), que permitem boa resolução ocular e das estruturas orbitárias, podendo fornecer informações das características de lesões (sólido,cístico, vascularizado, calcificado).

Como uma onda longitudinal se propaga por um tecido, parte dessa onda pode ser refletida de volta à sua fonte geradora (transdutor), essa onda refletida é conhecida como eco. A sistematização dos ecos provenientes de várias estruturas permite o diagnóstico de afecções, que não seriam visibilizadas em casos de opacidade de meios como catarata e hemorragia ocular.

Existem 2 métodos de realizar o ultrassom: MODO -A e MODO-B.

### A ecografia Modo-A

É uma representação acústica unidimensional onde os ecos são representados por oscilações verticais a partir de uma linha base. O tempo entre dois picos de ecos pode ser convertido em distância conhecendo-se a velocidade do som no meio em que os ecos são refletidos. Os biômetros ultra-sônicos são amplamente usados na prática oftalmológica com o objetivo principal de calcular o valor da LIO a ser implantada no ato cirúrgico.

### A ecografia Modo-B

Ela é derivada do modo A pois utiliza as várias representações acústicas unidimensais para construir uma imagem bidimensional. É mais fácil de entender a imagem, entretanto o modo-A é mais exato para fins de quantificação. Vídeo 5.21. Ecografia

## Biometria óptica

Outro modo de se aferir a medida de se aferir o comprimento axial do olho é com o uso de biometria óptica, que é um método que é mais acurado que a biometria ultrassônica de contato. Fator limitante: opacidade intensa de meios e dificuldade de manter a fixação.

### Agradecimentos na colaboração dos vídeos do capítulo:

- Victória Moreira Fernandes
- Juliana Mika Kato
- Matheus Timm Avila
- Gustavo Sakuno
- Pedro Gomes Oliveira Braga
- Julia Castellan Bastian
- Renata Maia
- Larissa Yuri Yaegaschi
- Vera Regina Cardoso Castanheira
- Maria Kiyoko Oyamada
- Clarissa Pereira
- Felipe Baccega

| Pontos chave |
| --- |
| Exame Ocular básico consiste em: <br> • Avaliação da acuidade visual para longe e para perto com e sem correção óptica |
| Exame refracional e prescrição de óculos <br> • Pupilas – rellexos fotomotor direto e consensual <br> • Motilidade Ocular Extrínseca: fixação e desvios <br> • Biomicroscopia <br> • Medida da pressão intraocular <br> • Oftalmoscopia direta e indireta |
| Exames mais especializados citados neste capítulo são: <br> • Avaliação da acuidade visual: PEV, sensibilidade ao contraste, teste de visão de cores <br> • Avaliação da produção e drenagem lacrimal: Schirmer,Tempo de rotura do filme lacrimal, teste da rosa bengala, irrigação lacrimal, <br> • Avaliação de superfície ocular: estesiometria, ceratometria, topografia de córnea; microscopia especular de córnea, <br> • Avaliação do glaucoma: gonioscopia, campo visual, OCT <br> • Retina: biomicroscopia de fundo, retinografia, angiofluoresceinografia, indocianina verde,eletrorretinografia e oculografia,OCT <br> • Ultrassonografia <br> • Biometria |

## LEIA MAIS 5.1

A via aferente deste arco reflexo inicia-se quando os raios luminosos atingem a retina , prosseguindo pelo nervo óptico passando pelo quiasma até um pouco antes do corpo geniculado lateral, onde cerca de 10% das fibras nervosas se desviam e seguem até aos núcleos pré-tectais (cada núcleo recebe informação de ambos os olhos devido ao cruzamento das fibras nasais no quiasma óptico). De cada um dos núcleos surgem axônios que se dirigem ipsilateral e contralateralmente para ambos os núcleos de Edinger- Westphal. Esta conexão bilateral é a razão pela qual ambas as pupilas têm geralmente o mesmo tamanho e constitui a base teórica para o reflexo fotomotor consensual, que corresponde à contração da pupila após a iluminação do olho contralateral.

Dos núcleos Edinger-Westphal parte a via eferente parassimpática, mediada pela acetilcolina. Destes surgem fibras pré-ganglionares que compõem a porção visceral do nervo motor ocular comum e fazem sinapse no gânglio ciliar homolateral, situado posteriormente ao globo ocular.

Do gânglio surgem fibras pós-ganglionares que, através do nervo ciliar, vão inervar o músculo esfíncter da pupila levando à sua constrição. Caso a pessoa se encontre na escuridão este reflexo é inibido. O nervo ciliar inerva também o músculo ciliar, responsável por controlar o foco do cristalino, sendo por isso, importante também no reflexo da proximidade, constituído pela tríade: acomodação do cristalino, convergência dos globos oculares e constrição pupilar. No entanto, a origem deste reflexo advém dos centros corticais diretamente para os núcleos de Edinger-Westphal, não passando pelos núcleos pré-tectais, o que pode ajudar a diferenciar o local de determinadas lesões.

A dilatação pupilar é um processo dependente da inervação simpática, que tem origem ao nível do hipotálamo posterior, onde se situa o neuroônio central, cujo axônio desce até ao centro cilioespinhal de Budge, localizado na medula espinhal cervical (entre C8 e T2). Através dos ramos comunicantes brancos, do tronco simpático e do plexo braquial o 2o neurónio chega ao gânglio cervical superior, localizado entre o ângulo da mandibula e a bifurcação carotídea, onde faz sinapse. O 3o neurônio caminha lado a lado com a artéria carótida interna e com a artéria oftálmica, passando pelo seio cavernoso, juntando-se, depois, ao ramo oftálmico do trigêmeo e acompanhando-o até à órbita e olho onde inerva o músculo dilatador da íris.

## LEIA MAIS 5.2

### Oftalmoscópio direto

Aberturas e filtros do diafragma do oftalmoscópio:

- **Pequena abertura:** Fundo de olho em pupilas não dilatadas e ambientes com iluminação.

- **Média abertura:** Fundo de olho em pupilas pouco dilatadas.

- **Grande abertura:** Fundo de olho em pupila bem dilatada e Teste do reflexo vermelho (utilizado para avaliar reflexo pupilar alterado em recém-nascidos).

- **Abertura em fenda:** Percepção de profundidade.

- **Abertura com alvo:** Centralização macular (investigação de estrabismos).

- **Filtro verde:** Visão dos vasos e da fóvea.

- **Filtro azul:** Alterações pigmentadas com fluoresceína.

## LEIA MAIS 5.3

### Exame goniscópico - parâmetros ——————

Parâmetros a serem avaliados no exame gonioscópico:

**A - amplitude do ângulo**

*0º - nenhuma estrutura visível = ângulo fechado*

*1 – 10º - só o anel de Schwalbe é visível = oclusão provável*

*2 – 20º - trabeculo visível = oclusão possível*

*3 – 25º - 35º - esporão visível = oclusão improvável*

*4 – 35º - 45º - banda ciliar visível = oclusão impossível*

**B – pigmentação**

A pigmentação trabecular é fisiologicamente moderada mas pode variar com a idade e a raça. Está aumentada no Síndrome de Dispersão Pigmentar, no Glaucoma Pseudoexfoliativo, e nos processos inflamatórios ou tumorais.

**C – trabéculo**

A redução da drenagem trabecular pode resultar da deposição de pigmento, material pseudoexfoliativo, neovasos, material inflamatório com formação de sinéquias ou anomalias do anel de Schwalbe como nos Síndromes Irido-Corneo-Endoteliais.

**D – inserção da íris**

A raiz da íris, que se insere normalmente na face anterior do corpo ciliar ao nível da banda ciliar, pode nos casos de ângulo estreito inserir-se ao nível do esporão ou mesmo pouco atrás da linha de Schwalbe. É habitualmente discretamente convexa mas pode variar entre côncava (miopia), convexa (tumor ou cisto subiridiano) ou plana como nos casos de íris plateau em que a (CA) é profunda centralmente, a íris é plana mas sofre perifericamente uma angulação abrupta para o vértice do ângulo que é estreito ou mesmo fechado.

## REFERÊNCIAS

1. Green J. Notes on the clinical determination of the acuteness of vision, including the construction and gradation of optotypes, and on systems of notation. Trans Am Ophthalmol Soc. 1905;10(Pt 5):644-54

2. Bicas HEA. Acuidade visual. Medidas e notações. Arq Bras Oftalmol 2002;65(3):375-84.

3. Gross JR(1), McClelland CM, Lee MS. An approach to anisocoria. Curr Opin Ophthalmol. 2016 Nov;27(6):486-492.

4. Simunovic MP Acquired color vision deficiency.Surv Ophthalmol. 2016 Mar-Apr;61(2):132-55.

5. Young B, Eggenberger E, Kaufman D. Current electrophysiology in ophthalmology: a review. Curr Opin Ophthalmol. 2012;23(6):497–505.

6. Medeiros FA, Zangwill LM, Bowd C, Vessani RM, Susanna R, Weinreb RN. Evaluation of retinal nerve fiber layer, optic nerve head, and macular thickness measurements for glaucoma detection using optical coherence tomography. Am J Ophthalmol. 2005;139(1):44–55.

7. Costa RA, Skaf M, Melo LA, Calucci D, Cardillo JA, Castro JC, et al. Retinal assessment using optical coherence tomography. Prog Retin Eye Res.2006;25(3):325-53.

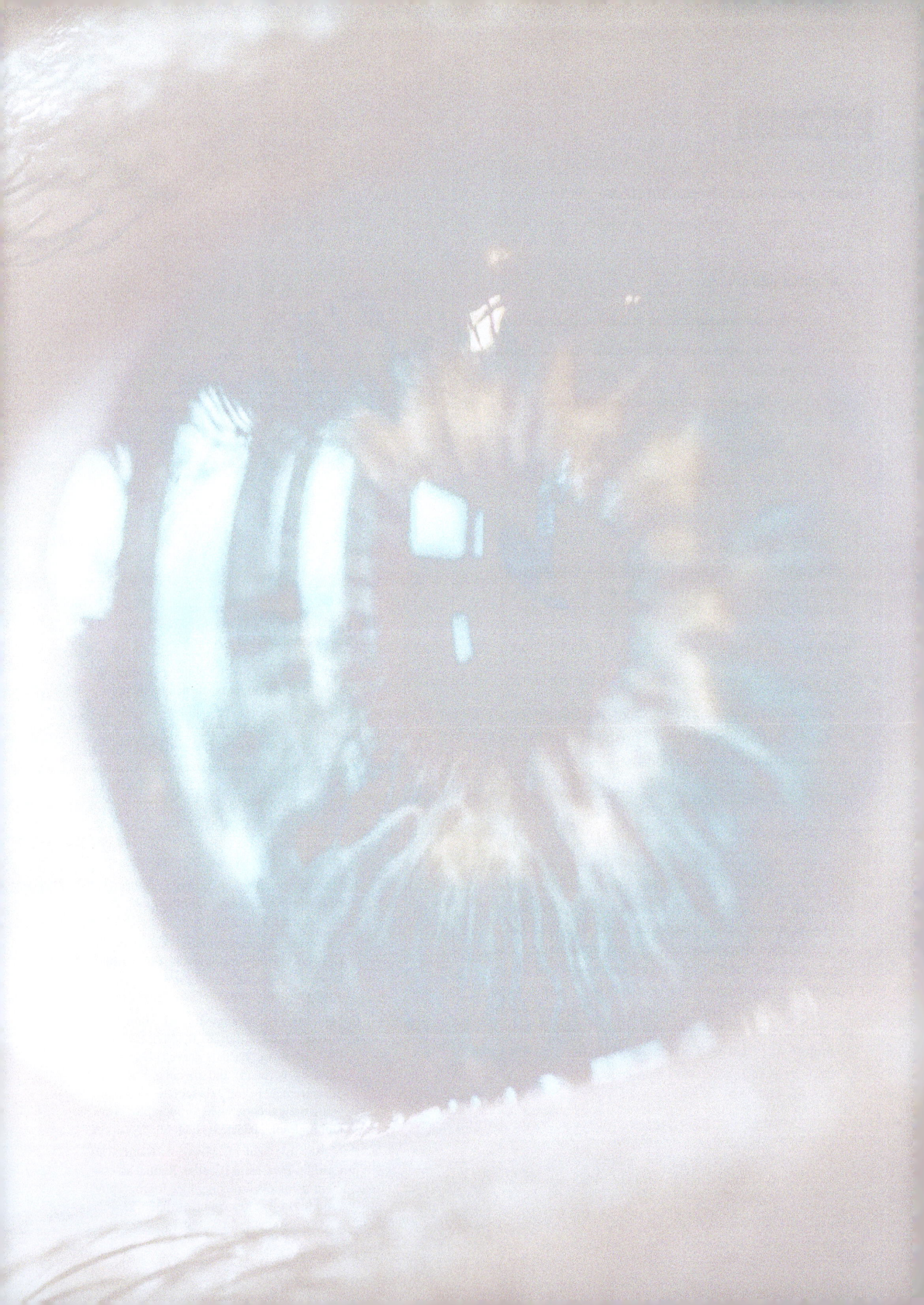

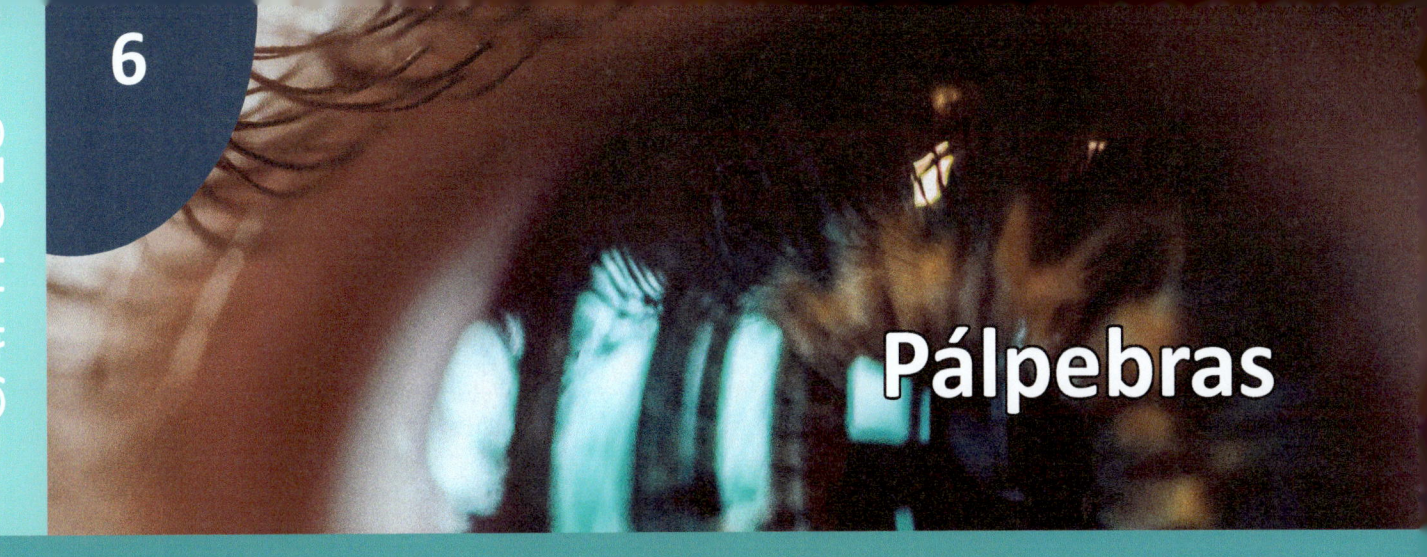

# Pálpebras

André Borba da Silva

Suzana Matayoshi

## AFECÇÕES INFLAMATÓRIAS E INFECCIOSAS

### Blefarite

A blefarite é uma causa muito comum de desconforto, prurido e irritação ocular. Afeta a área ao redor das bases dos cílios. Pode ser estafilocócica ou seborreica. Também pode ser causada por disfunção da glândula de Meibômio (DGM), dificultando a saída de secreção das glândulas, contribuindo para a irritação da superfície ocular e possivelmente permitindo o crescimento de *Staphylococus aureus*.

Há associação com acne rosácea e com a presença do ácaro *Demodex*, que reside no folículo piloso e na glândula sebácea. Esse ácaro pode ser visto sob aumento de 16x na lâmpada de fenda ou no microscópio.

### Diagnóstico

Geralmente bilateral e simétrico. São comuns a sensação de areia nos olhos, fotofobia, formação de crostas e vermelhidão das margens palpebrais. Pode estar associada a meibomite (Figura 6.1), conjuntivite papilar leve e hiperemia conjuntival crônica. A instabilidade do filme lacrimal provocada pela afecção pode levar à síndrome do olho seco.

### Tratamento

A cura permanente é pouco provável, mas o controle dos sintomas da doença é possível.

- Higiene palpebral pode ser realizada inicialmente uma ou duas vezes ao dia com água morna, durante alguns minutos. A limpeza das pálpebras com sabonete líquido neutro ajuda a remover mecanicamente as crostas das margens palpebrais.

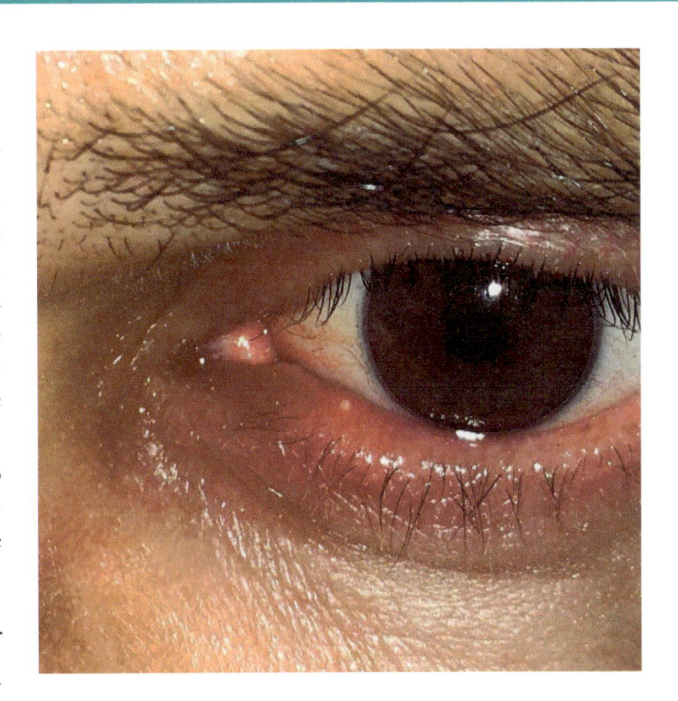

**Figura 6.1.** Quadro de blefarite crônica em tratamento com a presença de meibomite em usuário de prótese ocular à esquerda. Note o edema, eritema da borda palpebral e presença de ponto de secreção amarelada saindo no orifício da glândula de meibomios

- Lágrimas artificiais e outros tratamentos de olho seco são normalmente úteis para insuficiência e instabilidade lacrimal. Pomadas de ciprofloxacina, eritromicina ou cloranfenicol podem ser utilizados para tratar a foliculite ativa;

Antibiótico oral: doxiciclina (50 mg a 100 mg, duas vezes ao dia, por uma semana e depois diariamente, por 6 a 24 semanas), outras tetraciclinas ou azitromicina (500 mg diariamente por três dias em três ciclos separados com uma semana de intervalo).

- Corticosteroide tópico. Podem ser utilizados preparações de baixa potência, como fluorometolona 0,1% quatro vezes ao dia, por uma semana

Ivermectina tópica (creme a 1%) ou oral (duas doses de 200 μg/kg com uma semana de intervalo), devem ser prescritas para o tratamento do Demodex.

## Calázio/ Hordéolo

O calázio é uma lesão inflamatória granulomatosa estéril e crônica da glândula de Meibômio ou, algumas vezes, de Zeis, causada pela retenção das secreções sebáceas. É uma das afecções inflamatórias mais comuns das pálpebras. Caracteriza-se por uma elevação localizada da pálpebra acometida com edema, dor, sensibilidade e hiperemia. Ao exame, nota-se nódulo subcutâneo bem definido, visível ou palpável no interior da pálpebra e de consistência firme ou endurecida (Figura 6.2). Dependendo do grau de inflamação, pode apresentar sensibilidade à palpação, eritema e edema e até gânglio pré-auricular palpável.

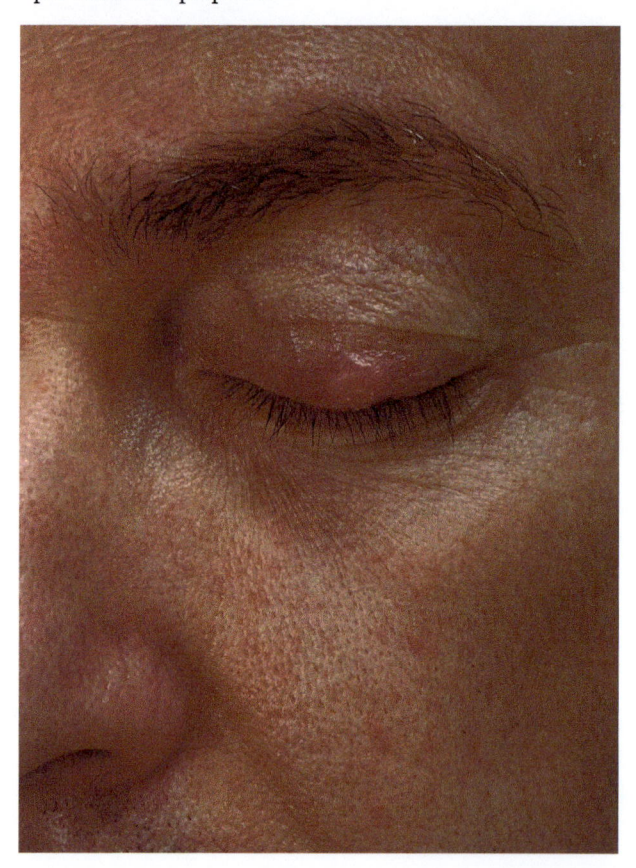

**Figura 6.2.** Calázio em pálpebra superior à esquerda em paciente com Acne Rosácea

Em geral, a histopatologia mostra um quadro inflamatório lipogranulomatoso crônico com depósitos de gordura extracelular circundados por células epitelioides carregadas de gordura, células gigantes multinucleadas e linfócitos.O calázio recorrente deve ser biopsiado para excluir carcinoma de células sebáceas.

## Diagnóstico diferencial

- Celulite pré-septal: quadro de hiperemia e edema mais difuso e calor palpebral. O paciente pode apresentar-se com febre. Recomenda-se o tratamento com antibioticoterapia por via tópica e via oral.

- Carcinoma das glândulas sebáceas da pálpebra: suspeita-se em determinados casos de calázio recidivante ou quando há espessamento da pálpebra superior ou inferior associado à perda localizada dos cílios

- Granuloma piogênico: a lesão pode ser removida facilmente, seguida de prescrição da associação de antibiótico e esteroides de 8/8 hs por 7 dias.

## Exame

Deve-se investigar meibomite além de everter a pálpebra durante o exame. Se houver edema e eritema difusos, investigar se houve trauma. A avaliação do nódulo e da espessura palpebral, levando -se em conta eventual perda de cílios e aspectos que gerem suspeita de tumor palpebral.

## Tratamento

1. Compressas de água morna, no mínimo quatro vezes ao dia por 10 minutos, massageando-se a lesão.

2. Considerar o emprego de um antibiótico tópico, como a tobramicina ou ciprofloxacina em pomada de 8/8 horas.

3. Se em aproximadamente três a quatro semanas de tratamento adequado o calázio não involuir, sugere-se a remoção pela técnica de curetagem do conteúdo intralesional com anestesia local.

Em situações menos comuns, pode-se optar por injeção de esteroide intralesional (ex., 0,05 mL a 0,1 mL de triancinolona na concentração de 20 mg/mL. Este procedimento poderá ser repetido quando necessário. Sugere-se a diluição do produto para evitar a despigmentação permanente e/ou atrofia local da pele.

## Celulite Pré-Septal

Quadro infeccioso palpebral que se caracteriza pelo aparecimento de edema, eritema, calor, e sensibilidade na pálpebra acometida (Figura 6.3). Os sintomas podem variar: dor, edema, eritema e sensibilidade na área periocular, irritabilidade e febrícula. Ao contrário da celulite orbitária, não ocorre proptose, limitação da motilidade ocular extrínseca ou dor na movimentação ocular. O edema no entanto, pode impedir que o paciente abra o olho.

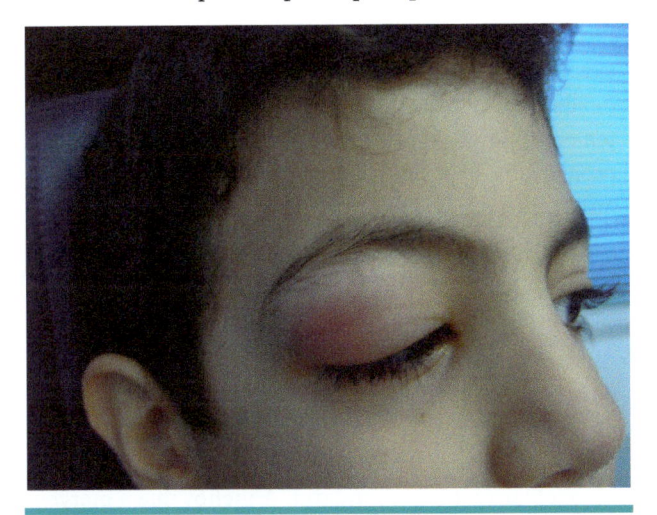

**Figura 6.3.** Celulite palpebral pré-septal à direita: edema, rubor e calor local.

Ao exame nota-se quemose, tensão da pele e edema palpebral das pálpebras. Em crianças com menos de cinco anos, a celulite pré-septal geralmente é causada por *Haemophilus influenzae*, sendo caracterizada por edema acentuado de ambas as pálpebras, que pode se estender para a região malar. Classicamente ocorre uma coloração vermelho-violácea da área envolvida. A criança pode apresentar outro quadro clínico associado, como: otite média, sinusite, leucocitose ou bacteremia.[1]

## Etiologia

Pode ser primariamente infecciosa ou inflamatória com potencial para infecção secundária. Devemos investigar a presença de lesão cutânea com a presença de pus, laceração, trauma com corpo estranho retido, contaminação por via hematogênica, ou extensão de um foco infeccioso contíguo. Algumas outras infecções podem ser investigadas: sinusite, dacriocistite ou calázio.

Os agentes mais frequentes são os *S. aureus* e *estreptococos*. Se houver secreção de odor fétido, necrose, ou história de mordida de animal ou humana, considerar a infecção por agentes anaeróbicos. Se eventualmente houver lesões concomitantes com erupção cutânea, aventar a hipótese de infecção viral (herpes simples ou zoster).

## Diagnóstico Diferencial

- Celulite orbitária (proptose, dor quando do movimento ocular, motilidade alterada e hipoestesia na região inervada pelo nervo trigêmeo).

- Outras doenças orbitárias que possam levar a proptose, desvio do olho ou alteração da motilidade ocular.

- Outras afecções inflamatórias palpebrais: Calázio - inflamação palpebral focal, com nodulação palpável, obstrução visível da glândula de meibômio, canaliculite (infecção no canalículo lacrimal), dacriocistite aguda – (inflamação do saco lacrimal) (Capítulo 7- Vias Lacrimais)

- Conjuntivite viral com edema palpebral: presença de folículos conjuntivais, hiperemia conjuntival, gânglio pré-auricular palpável, prurido, lacrimejamento, aderência palpebral matinal ou secreção aquosa.

- Erisipela: celulite estreptocócica de rápida instalação, geralmente demarcação nítida da área acometida, febre alta e calafrios).

- Trombose do seio cavernoso: proptose, tipicamente é bilateral; edema palpebral desproporcional; paresia dos nervos oculomotor, troclear e abducente; hipoestesia das áreas inervadas pelas primeira e segunda divisões do nervo trigêmeo.

- Edema palpebral alérgico - início abrupto, presença de prurido, ausência de sensibilidade; história de alergia, uso de medicamento tópico ou sistêmico. Considerar picada de inseto e edema angioneurótico.

## Exame

O exame oftalmológico completo deverá avaliar a sensibilidade facial na distribuição do primeiro e segundo ramos do nervo trigêmeo, a presença de uma paresia motora ocular ou proptose. O afastador de pálpebra ajuda no exame oftalmológico quando existe edema palpebral acentuado. A palpação da região periorbitária, deve buscar pela presença de alguma massa tumoral, presença de linfonodos na área do pescoço e da cabeça. O paciente deve ser investigado sobre a presença ou ausência de movimentos oculares dolorosos, tumores ou trauma prévios.

Recomenda-se a realização de um exame de Gram e cultura de qualquer ferida ou secreção e pedir uma tomografia computadorizada (TC) de crânio e órbitas (incidências coronal e axial) se houver qualquer história de trauma importante ou suspeita de corpo estranho, intraocular, celulite orbitária, abscesso subperiostal, trombose do seio cavernoso ou neoplasia.

Nos casos graves, observar os sinais vitais, solicitar hemograma completo e hemocultura.

O tratamento deve ser baseado em antibioticoterapia no mínimo por 10 dias e varia de acordo com a etiologia e faixa etária. Recomenda-se que o paciente seja acompanhado diariamente até os primeiros sinais de melhora, e a partir de então em dias alternados até a cura. Em caso de progressão da celulite pré-septal apesar da antibioticoterapia, o paciente deverá ser internado além de TC seriados.

a. Celulite pré-septal moderada em faixa etária maior que 5 anos, pode ser realizada com a amoxicilina/clavulanato. nas crianças: 20-40 mg/kg/dia, VO, de 8/8 horas e nos adultos: 500 mg, VO, de 8/8 horas. Outra alternativa é o Cefaclor, crianças: 20-40 mg/kg/dia, VO, 8/8 horas e dose máxima de 1 g/dia. Os adultos, 250-500 mg, VO, de 8/8 horas.

Em caso de alergia para penicilina, utiliza-se a eritromicina, em crianças: 30-50 mg/kg/dia, VO, divididas em três ou quatro doses e nos adultos: 250-500 mg, VO, de 6/6 horas.

b. Celulite pré-septal moderada ou severa, ou crianças com menos de 5 anos de idade e suspeita de *Hemophilus influenza*, internar no hospital para antibioticoterapia endovenosa com Ceftriaxona, nas crianças: 100 mg/kg/dia EV divididas de 12/12 horas e em adultos, 1-2 g EV de 12/12 horas. Outra opção é a Vancomicina: em recém-nascidos: 15 mg/kg inicialmente e manutenção com 10 mg/kg de 12/12 horas, crianças: 40 mg/kg/dia, EV, divididas em 3-4 doses/dia e adultos: 0,5-1 g, EV, de 12/12 horas.

## Observações

1. Quando houver a recuperação efetiva do paciente, a antibioticoterapia intravenosa poderá ser substituída pela oral, mantendo o tratamento de 10 a 14 dias.

2. Recomenda-se a realização de compressas mornas na área inflamada e o uso de pomada antibiótica 4 vezes ao dia dentro do olho, principalmente em caso de conjuntivite secundária ou presença de secreção.

3. Exploração e debridamento da lesão se houver um abscesso ou área flutuante. A incisão deve ser feita sobre a massa e a ferida explorada fazendo a cultura e corando com Gram qualquer da secreção colhida, evitando-se ultrapassar o septo orbitário. Nestes casos, pode optar-se pela colocação de um dreno.

## Molusco Contagioso

Molusco contagioso é uma infecção de pele, causada por um poxvírus humano, que geralmente afeta crianças saudáveis, com pico de incidência entre 2 e 4 anos de idade. A transmissão se dá por contato e, subsequentemente, por autoinoculação. Os pacientes imunocomprometidos além das crianças podem apresentar lesões múltiplas e confluentes.

A histopatologia mostra uma depressão central e lóbulos de epiderme hiperplásica com corpos de inclusão citoplasmática (Henderson-Patterson).

Ao exame, a presença de nódulos umbilicados pálidos cerosos, únicos ou múltiplos (Figura 6.4). As lesões na margem palpebral podem disseminar o vírus para dentro do filme lacrimal e dar origem a uma conjuntivite folicular crônica secundária. A menos que a margem palpebral seja examinada com cuidado, a lesão de molusco pode passar despercebida.

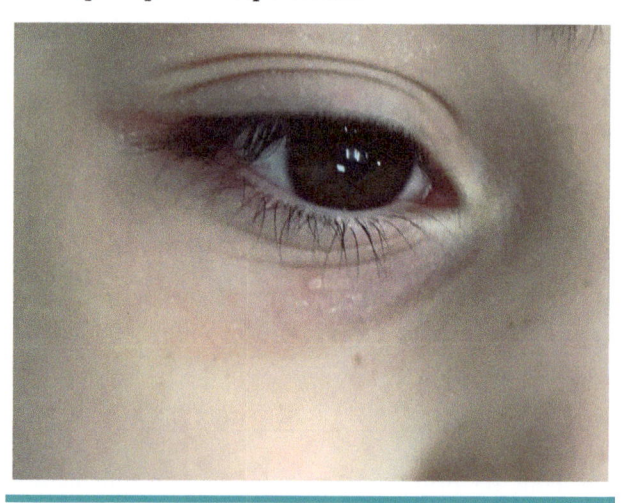

**Figura 6.4.** Molusco contagioso: lesão palpebral pequena, arredondada e com umbilicação central.

A resolução espontânea pode ocorrer dentro de alguns meses. No entanto, o tratamento é recomendado para evitar conjuntivite secundária.

As opções de tratamento são: *shaving* da lesão, cauterização, ablação química, crioterapia e laser local.

## Herpes Simples

A erupção cutânea do herpes simples resulta tanto da infecção primária como da reativação do vírus herpes simples previamente dormente no gânglio do trigêmeo. Dormência prodrômica facial e palpebral com duração de cerca de 24 horas é seguida de desenvolvimento de vesículas cutâneas na pálpebra e perioculares que aparecem ao longo de 48 horas. Em geral, há conjuntivite papilar associada, secreção e edema palpebral, úlceras corneanas dendríticas podem surgir, especialmente em pacientes atópicos, nos quais o envolvimento da pele pode ser extenso e grave (eczema herpético).

Em muitos pacientes, há resolução espontânea sem tratamento em cerca de uma semana. Se houver necessidade, um agente antiviral tópico (aciclovir creme, 5 vezes ao dia por 5 dias) ou oral (aciclovir, famciclovir ou valaciclovir oral) pode ser usado. Antibióticos (p. ex., amoxicilina com ácido clavulânico, eritromicina) também podem ser necessários em pacientes com infecção bacteriana secundária.

### Herpes-Zoster Oftálmico

O Herpes Zoster Oftálmico decorre da infecção pelo vírus da varicela-zoster que permanece latente no gânglio de Gasser até que seja reativado e comprometa a divisão oftálmica do nervo trigêmeo, com delineamento definido da linha média.

Frequentemente causa dor intensa e manifestações oftalmológicas como lesões vesiculares palpebrais, ceratoconjuntivite, esclerite, uveíte, paralisia oculomotora, miosite orbitária e neurite óptica.

Raramente o acometimento do ápice da órbita pode ser a manifestação inicial desta grave afecção.

Em pacientes com herpes-zoster oftálmico e imunodeprimidos, a terapia com aciclovir endovenoso melhora a evolução clínica. O aciclovir por via intravenosa, de 10 mg/kg a 15 mg/kg, a cada 8 horas, durante 10 a 14 dias (em doentes com função renal normal), seguido de valaciclovir oral, 1 g; 3 vezes por dia, durante 4-6 semanas é indicado nestas situações.[2]

O uso de cremes ou pomadas (incluindo aciclovir tópica ou penciclovir) não tem nenhum papel no tratamento do herpes-zoster.

### DISTÚRBIOS EDEMATOSOS

### Edema alérgico agudo

É geralmente causado pela exposição a pólen ou por picadas de inseto e manifesta-se com o desenvolvimento súbito de edema periocular bilateral acentuado, comumente acompanhado de inchaço conjuntival (quemose).

Em geral, não é necessário tratamento, mas podem ser administrados corticosteroides e anti-histamínicos sistêmicos.

### Blefarocálase

É uma doença incomum, caracterizada por episódios recorrentes de edema indolor, não depressível, de ambas as pálpebras superiores, que geralmente se resolve de forma espontânea após alguns dias.

Ocorre durante a puberdade, com os episódios se tornando menos frequentes com o passar do tempo.

Ao exame, nota-se a pele da pálpebra estirada e atrófica, lembrando papel de cigarro. Os casos graves podem dar origem a estiramento dos tendões do canto e da aponeurose do elevador, resultando em ptose, e pode ocorrer prolapso da glândula lacrimal (Figura 6.5).

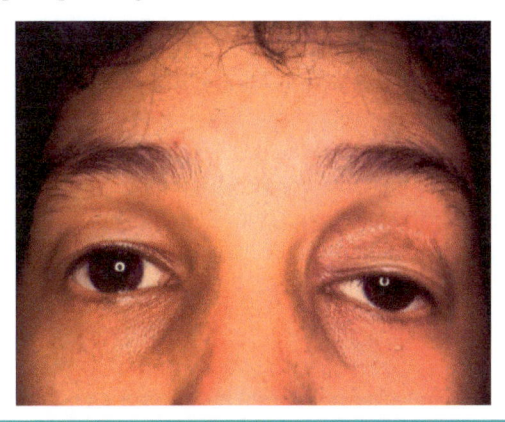

**Figura 6.5.**Blefarocálase.pele estirada e atrófica em paciente jovem. Observe a ptose palpebral secundária.

Foram descritas uma forma hipertrófica com herniação da gordura orbitária e uma forma atrófica com absorção da gordura orbital.

O diagnóstico diferencial inclui condições episódicas semelhantes, em particular urticária induzida por drogas e angioedema. O tratamento de escolha é a remoção do excesso da pele palpebral e correção da ptose, quando associada.

### AFECÇÕES PALPEBRAIS DO ADULTO

### Dermatocálase

Refere-se a excesso de pele na pálpebra superior, inferior ou ambas.

As queixas relacionam-se ao aspecto do curso natural da afecção, que é o aumento gradual do peso de ambas as pálpebras superiores causadas pelo envelhecimento da pele e frouxidão da musculatura palpebral. O problema pode provocar déficit de acuidade visual central ou diminuição do campo visual (pseudoptose), causado pela obstrução mecânica do eixo de visão e levando a alteração significativa da cosmética das pálpebras. Em alguns casos, a afecção está relacionada à cefaleia frontal e excessiva fadiga à leitura, pelo uso crônico compensatório da musculatura frontal para vencer a dificuldade visual.

Ao exame, nota-se excesso de pele e flacidez palpebral, podendo estar acompanhada da presença isolada de gordura orbital herniada ou a presença de excesso de gordura e tecido muscular hipertrófico nas pálpebras. A avaliação deve contemplar a avaliação dos supercílios e a presença de ptose palpebral mínima para atingir o melhor resultado possível.[3]

A blefaroplastia é o procedimento cirúrgico de escolha para corrigir ambos os aspectos, funcionais e cosméticos, relacionados a dermatocálase (Figura 6.6). A correção da altura dos supercílios e correção da ptose palpebral devem ser consideradas durante procedimento. Recomenda-se que outros tratamentos faciais complementares sejam realizados após o procedimento para otimizar os resultados. A combinação de alguns tratamentos bastante conhecidos na atualidade tem um papel importante como complemento no rejuvenescimento facial, como: aplicações de ácido hialurônico, toxina botulínica, laser de $CO_2$, peelings químicos e fios PDO.

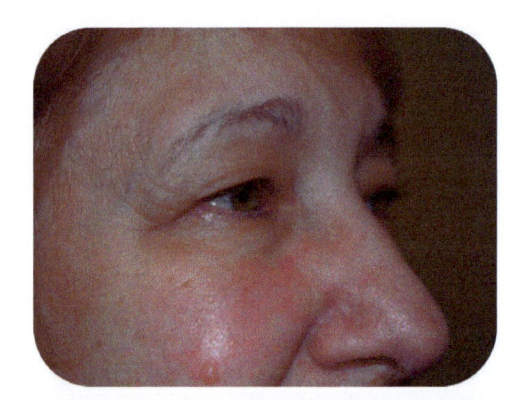

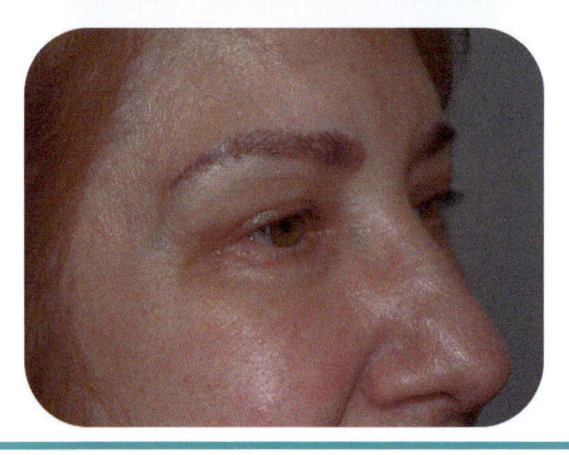

**Figura 6.6.** Dermatocálase superior e inferior e queda da cauda dos supercílios em paciente de 68 anos do sexo feminino. A foto ao lado mostra o pós-operatório da blefaroplastia com a correção da cauda dos supercílios após 1 mês do procedimento

## Ectrópio

É a eversão da margem palpebral. Além da exposição da borda palpebral, pode ocorrer lacrimejamento e irritação oculopalpebral.[4] Pode ser assintomático. O exame mostra a presença de ceratite punctata superficial e de ceratopatia pela exposição da conjuntiva exposta com eversão e espessamento secundário da borda palpebral pelo ressecamento crônico (Figura 6.7).

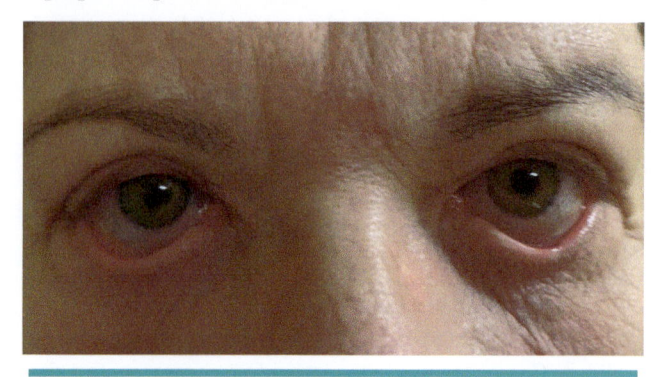

**Figura 6.7.** Ectrópio involucional bilateral. Note a frouxidão dos tecidos e falta de sustentação das pálpebras inferiores

As causas mais comuns são:

- Involutivo ou senil.

- Paralítico: paralisia do nervo facial.

- Cicatricial: queimadura química, cirurgia, cicatriz palpebral, doenças de pele (Figura 6.8), entre outras causas.

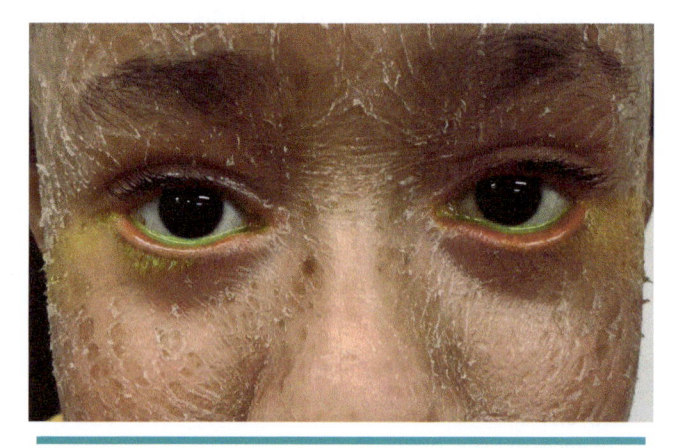

**Figura 6.8.** Ectrópio por retração da pele palpebral inferior devido ao quadro de Ictiose lamelar ou doença da "escama de peixe"

- Mecânico - originado por hérnia da gordura orbitária, tumor palpebral, entre outras causas.

- Congênito: síndromes dismórficas faciais ou anomalia isolada.

A anamnese deve contemplar o máximo de informações a respeito da história para guiar o diagnóstico correto: paralisia do nervo facial, trauma, queimadura química, alergia ou cirurgia prévia.

Durante o exame externo, deverão ser avaliados: a função do músculo orbicular, procurar tumor palpebral, cicatriz da pálpebra, hérnia da gordura orbitária, e outras causas. Na biomicroscopia, deve-se verificar a presença de ceratite punctata superficial por exposição e avaliar a integridade da conjuntiva.

O tratamento clínico baseia-se no uso de lubrificantes tópicos e pomada oftálmica antibiótica para o tratamento da ceratite de exposição e da margem palpebral exposta e inflamada. O posicionamento da pálpebra com fita adesiva pode ser uma medida temporária auxiliar até a resolução cirúrgica.

A técnica cirúrgica deve buscar a solução definitiva de acordo com a etiologia do ectrópio. Nos casos involucionais, preconiza-se melhorar a tensão horizontal da pálpebra, já nos cicatriciais enxertos de pele podem ser associados.

Nos casos de paralisia do nervo facial, sugere-se que a cirurgia deva ser adiada por três a seis meses, devido à possibilidade de resolução espontânea. A eficácia do tratamento deve ser reavaliada em uma a duas semanas nos pacientes que apresentem sinais de ressecamento conjuntival ou corneano.

## Entrópio

É a inversão da margem palpebral. Esta condição causa sintomas de irritação ocular, sensação de corpo estranho, lacrimejamento e olho vermelho. Ao exame externo, observa-se hiperemia conjuntival e ceratite punctata superficial causada pelo trauma mecânico dos cílios sobre a superfície corneana, podendo levar a úlcera de córnea (Figura 6.9).

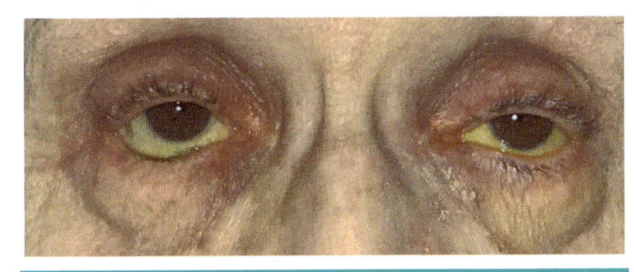

**Figura 6.9.** Entrópio palpebral à direita. Note a rotação da margem palpebral para dentro e cílios invertidos tocando a superfície ocular e provocando dor e desconforto ocular

As causas principais são:

- Involutivo: senil.
- Cicatricial: causado por tecido fibrocicatricial da conjuntiva em algumas condições, com: penfigoide ocular, síndrome de Stevens-Johnson, queimaduras químicas, trauma, tracoma, entre outras causas.
- Espástico: causado por irritação ocular, trauma cirúrgico ou blefaroespasmo.
- Congênito.

A história deverá ser considerada para o diagnóstico adequado: cirurgia prévia, doença ocular, trauma ou queimadura química. O exame de biomicroscopia pode mostrar ceratite punctata superficial e tecido cicatricial (simbléfaro), conjuntival ou palpebral.

Na maioria dos casos, inicia-se o tratamento com colírios lubrificantes e/ou gel ocular, de horário. Em geral, a pomada oftálmica de antibiótico de 8/8 horas é associada para tratamento da ceratite.

Esta condição não requer atenção urgente quando a córnea se apresenta relativamente saudável. Nos casos em que houver maior comprometimento corneano, o tratamento deve ser mais rápido e eficaz possível. Como medida terapêutica temporária até a data da cirurgia, recomenda-se a tração para baixo da borda palpebral com fita adesiva (tipo micropore), provocando a sua eversão, o que interrompe o atrito com a superfície ocular.

O uso da lente de contato terapêutica também pode ser considerado no período que antecede a cirurgia.

Excepcionalmente, quando o entrópio for espástico, há indicação da aplicação da toxina botulínica como forma terapêutica antes do procedimento cirúrgico.

O procedimento cirúrgico é necessário para se conseguir a correção permanente, abordando-se a técnica mais adequada para cada caso com reforço horizontal e vertical da pálpebra inferior.[5]

## Síndrome da Pálpebra Flácida

Esta condição ocorre quando a pálpebra superior é excessivamente frouxa e flácida. Os portadores são tipicamente obesos, hipertensos, frequentemente do sexo masculino e muitas vezes apresentam apneia do sono.

A queixa principal é de olho cronicamente irritado, vermelho, lacrimejamento, fotofobia e com a presença de secreção mucoide, pior ao acordar.

A pálpebra superior é facilmente evertida sem auxílio por contrapressão (Figura 6.10) e se mantém evertida ao soltá-la. Ao exame, nota-se que a placa tarsal superior é mais flácida e amolecida; presença de conjuntivite papilar tarsal superior, além de ceratite punctata superficial e ptose dos cílios superiores.

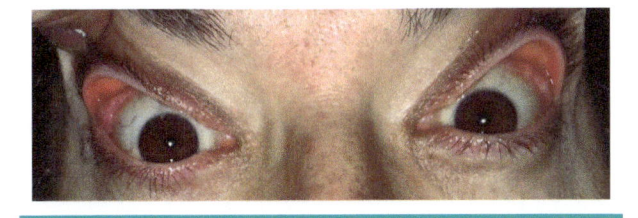

**Figura 6.10.** Síndrome da pálpebra flácida em paciente do sexo feminino após ter sido submetida à cirurgia bariátrica. Note a facilidade de eversão palpebral superior com exposição do tarso e glândula lacrimal bilateralmente

Os sintomas resultam da eversão espontânea da pálpebra superior que ocorre durante o sono, fazendo a conjuntiva tarsal superior entrar em atrito com a roupa de cama.

## Diagnóstico Diferencial

Todas as afecções abaixo relacionadas podem produzir conjuntivite papilar tarsal superior, porém, em nenhuma delas a pálpebra superior pode ser evertida facilmente como foi descrito na Síndrome da Pálpebra Flácida.

- Conjuntivite primaveril: prurido sazonal, secreção mucoide espessa, papilas volumosas e confluentes.

- Conjuntivite papilar gigante: frequentemente relacionada à presença de lentes de contato.

- Ceratoconjuntivite límbica superior: provoca espessamento e hiperemia da conjuntiva bulbar superior, associados a filamentos e *pannus* comeano.

O diagnóstico é baseado na clínica e ao tracionar a pálpebra superior para cima e verificar se ela everte-se espontaneamente ou é anormalmente flácida. A biomicroscopia da córnea e conjuntiva com fluoresceína demonstram ceratite.

O tratamento clínico é baseado no uso de colírios, géis e pomada oftálmica (associação antibiótica e esteroides) até a normalização dos efeitos inflamatórios secundários.

É importante orientar o uso de lubrificantes durante o dia para melhora do desconforto e tratar a ceratite punctata superficial. As pálpebras podem ser fechadas à noite com fita adesiva, ou com um protetor ocular para prevenir o roçar da pálpebra ao travesseiro. Solicita-se aos pacientes para não dormir de bruços.[6]

O procedimento cirúrgico deve ser bem avaliado e indicado, após o tratamento clínico. As técnicas mais utilizadas têm por objetivo melhorar a tensão muscular e cutânea palpebral. O paciente deve ser encaminhado ao pneumologista para avaliar e tratar a possível síndrome da apneia do sono.

## Blefarospasmo Essencial

É a condição conhecida pela incapacidade de manter os olhos abertos, causando sintomas, como: fechamento palpebral rápido, involuntário, e progressivo. A contração ou piscar incontrolável das pálpebras é sempre bilateral e causa comprometimento visual pelo bloqueio mecânico palpebral. Nos casos graves o blefarospasmo pode limitar o indivíduo a ponto de torná-lo funcionalmente cego. Caracteriza-se por contrações incontroláveis dos músculos orbiculares dos olhos, podendo apresentar movimentos não controláveis da cabeça, pescoço e músculos orofaciais.[7]

Todos os movimentos desaparecem durante o sono.

A causa desta distonia é idiopática. Outras causas que levem à irritação ocular devem ser pesquisadas, como: corpo estranho corneano ou conjuntival, triquíase, blefarite e olho seco.

## Diagnóstico Diferencial

- Espasmo hemifacial: contraturas unilaterais envolvendo um dos lados da face e que não desaparecem durante o sono. Neste caso, a etiologia mais frequente é a formação de lesão do nervo facial a nível do tronco cerebral. Uma imagem com ressonância magnética deve ser obtida para afastar um tumor do ângulo ponto-cerebelar. O paciente deve ser acompanhado por um neurocirurgião, que poderá indicar a observação ou a descompressão neurocirúrgica do nervo facial comprometido. A aplicação periódica de toxina botulínica também está indicada para amenizar o espasmo.

- Síndrome de Tourette: espasmos musculares compulsivos e múltiplos associados à emissão de sons bizarros ou palavras vis.

- Tique doloroso (nevralgia do trigêmeo): episódios agudos de dor que acometem a distribuição do nervo trigêmeo, geralmente causando um estremecimento ou tique.

- Discinesia: acometimento orofacial, muitas vezes com inquietação ou movimentos distônicos do tronco e membros, causada pelo uso crônico de medicamentos antipsicóticos

- Mioquimia palpebral: tremores palpebrais frequentemente causados por tensão, uso de cafeína ou nicotina.

O diagnóstico baseia-se na investigação do acometimento palpebral bilateral com aumento da força do piscar involuntariamente, dificultando a manutenção dos olhos abertos. À biomicroscopia, deve-se procurar uma causa ocular local, como: presença de corpo estranho, olho seco, blefarite, etc.

O afastamento da presença de outras anormalidades neuroftalmológicas concomitantes é fundamental. O blefaroespasmo essencial deve ser diferenciado da incapacidade em abrir os olhos (Apraxia), o que pode ocorrer em concomitância no mesmo paciente.

Alguns casos necessitam do exame de tomografia computadorizada (cortes axial e coronal) e/ou ressonância magnética da fossa posterior deve ser solicitado nos casos de Espasmo Hemifacial. É importante avaliar o aspecto psicológico do portador de blefaroespasmo. A doença pode desencadear traços de depressão e ansiedade pela incapacidade da realização das atividades desempenhadas anteriormente.

## Tratamento

O tratamento de escolha para o controle do blefaroespasmo essencial é a injeção de toxina botulínica nos principais pontos do Músculo orbicular bilateralmente (normalmente o efeito dura 3-4 meses).

Veja no vídeo 6.1, o vídeo de casos de blefaroespasmo antes e após a aplicação de toxina botulínica.

**Vídeo 6.1 - Blefaroespasmo pré e pós-aplicação de toxina botulínica**

A remoção cirúrgica dos músculos orbiculares das pálpebras superiores e supercílios (miectomia) deve ser considerada quando o espasmo não é aliviado com as injeções de toxina botulínica.

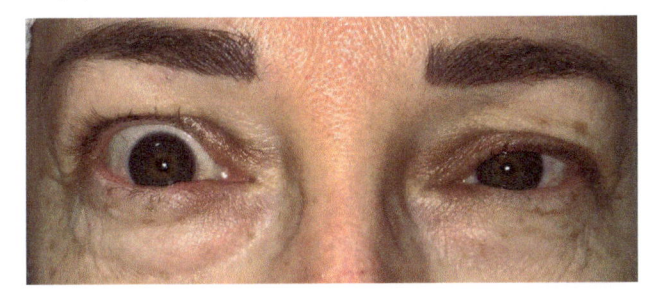

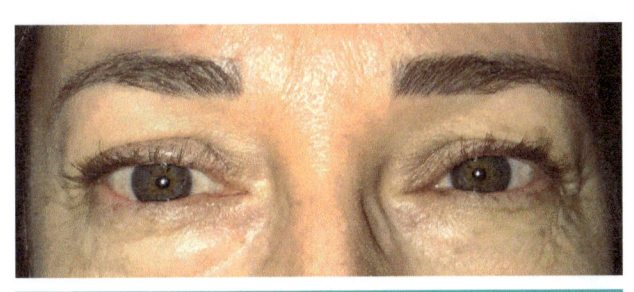

**Figura 6.11.** Fotos antes e após a correção de retração palpebral superior à direita por doença de Graves.

## Retração da pálpebra superior e inferior

Suspeita-se de retração da pálpebra superior quando a margem palpebral está ao nível ou acima do limbo superior. Nas pálpebras inferiores, é a condição em que a esclera inferior apresenta-se visível e distante da borda palpebral, podendo ser fisiológica em pacientes com olhos grandes ou órbitas rasas.

A etiologia da retração pálpebra superior pode ser local, sistêmica ou de origem no sistema nervoso central, e as mais comuns são: orbitopatia de Graves (Figura 6.11); compensação de ptose contralateral, trauma palpebral, sincinesia trigêmio-oculomotor e estímulo simpático temporário e iatrogênica, com excisão exagerada de gordura e pele durante a blefaroplastia. Nas pálpebras inferiores, pode estar relacionada com a doença de Graves, involucional e iatrogenia (ressecção excessiva de pele durante a blefaroplastia inferior) .

## Tratamento

O tratamento da retração deve ser baseado no seu mecanismo fisiopatológico.[8] Em alguns casos, colírios e pomadas lubrificantes podem ser suficientes para controlar os sintomas causados pela exposição corneana. A retração leve pode ser tratada com recessão do músculo de Müller. As retrações moderada a grave podem necessitar de recessão da aponeurose do elevador. Considerar o enxerto de pele nos casos de retração por deficiência de lamela anterior.

A correção cirúrgica para a retração das pálpebras inferiores varia de acordo com a fisiopatogenia. As técnicas mais comuns são: a reconstrução do canto lateral com a faixa tarsal e a recessão do músculo retrator da pálpebra inferior, com a utilização de espaçador lamelar posterior, nos casos mais graves. Os outros fatores de retração da pálpebra inferior são: a deficiência de lamela anterior (ou pele), retração cicatricial da lamela média e posterior causada por fibrose e inflamações locais após a blefaroplastia.

## Ptose

Ptose é uma posição anormalmente baixa da pálpebra superior. A idade de surgimento da ptose e sua duração vai geralmente distinguir os casos congênitos dos adquiridos. As fotografias antigas podem ser úteis nessa diferenciação. É importante perguntar sobre sintomas de provável doença sistêmica, presença de diplopia associada, variabilidade da ptose ao longo do dia e fadiga excessiva. Desta maneira, é possível definir as causas e indicar o tratamento adequado. As principais causas são:

- Ptose aponeurótica ou involucional é causada por um defeito na aponeurose do elevador relacionada a idade (Figura 6.12).

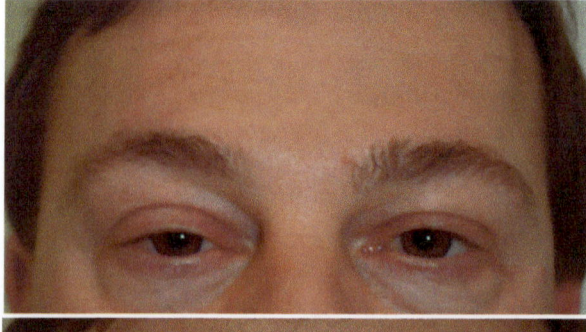

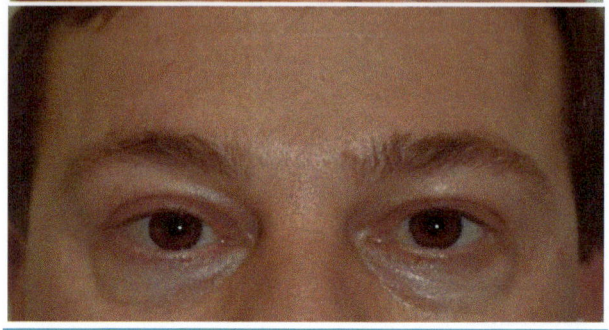

**Figura 6.12.** Fotos antes e após a correção de ptose palpebral bilateral, maior à direita. Note a assimetria dos sulcos palpebrais, sendo maior no lado mais ptótico

- Ptose neurogênica, defeito na inervação como paresia do terceiro nervo e síndrome de Horner.

- Ptose miogênica, miopatia do próprio músculo elevador da pálpebra ou por distúrbio na transmissão dos impulsos na junção neuromuscular (neuromiopática). A ptose miogênica adquirida ocorre na miastenia gravis, distrofia miotônica e oftalmoplegia progressiva externa.

- Ptose mecânica é causada pelo efeito gravitacional de excesso de pele ou a presença de massa ou cicatriz.

Durante o exame é fundamental avaliar em posição primária do olhar as seguintes medidas para o diagnóstico correto e condução adequada em cada caso: (Veja completo) (Vídeo 6.2 e LEIA MAIS 6.1 - EXAME DE PTOSE PALPEBRAL)

**Vídeo 6.2  Ptose palpebral – exame e vídeo**

- Distância margem-reflexo.

- Altura da fissura palpebral.

- Função do músculo elevador.

- Sulco da pálpebra superior.

- Fenômeno de Bell.

## Tratamento

As indicações incluem ptose de qualquer causa, contanto que haja mecanismo de proteção ocular funcionando (oclusão palpebral por m. orbicular e fenômeno de Bell presentes). A função de elevação determina o tipo de abordagem cirúrgica.

Em casos de função maior a 4-5 mm: refixa-se ou resseca-se o tendão do MLPS no tarso. A ressecção do músculo de Muller por via conjuntival pode corrigir casos de ptose leve com boa função do MLPS.

Quando a função é baixa (menos de 4-5 mm), é aconselhável uma suspensão da pálpebra no músculo frontal.

## Triquíase

Trata-se do crescimento desordenado dos cílios, ultrapassando os limites da transição cutâneo mucosa palpebral, causando sintomas de irritação ocular, sensação de corpo estranho, lacrimejamento e olho vermelho. Ao exame, observa-se a presença de cílios em direção ao globo que fazem atrito com a superfície ocular, podendo provocar ceratite punctata superficial e hiperemia conjuntival (Figura 6.13). A principal causa é idiopática. No entanto, considera-se como fatores inflamatórios secundários, como a blefarite crônica e meibomite - margem palpebral inflamada, eritematosa, com crostas espessas, vasos telangiectásicos e saída de secreção dos orifícios das glândulas de meibomios. Considera-se também os fatores cicatriciais que provocam a inversão e cicatrização da margem palpebral, como: queimaduras químicas, penfigoide ocular, tracoma, síndrome de Stevens-Johnson, trauma, cirurgia entre outras causas.

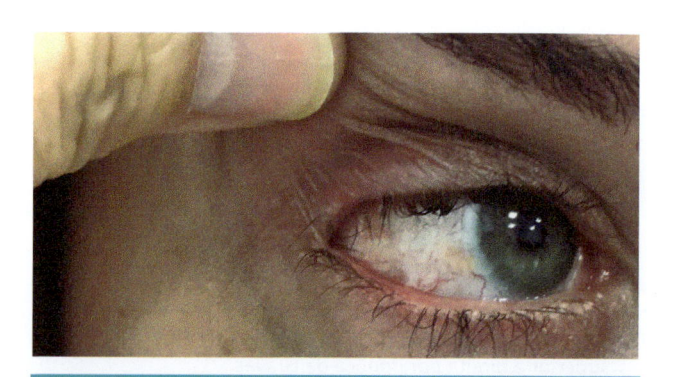

**Figura 6.13.** Triquíase: cílios direcionados para dentro causando iirritação da superfície ocular

O diagnóstico diferencial depende da história e exame detalhado:

- Entrópio: a margem palpebral vira para dentro, incluindo os cílios.

- Epibléfaro: afecção congênita, condição na qual a pele palpebral dobra-se e direciona os cílios em uma posição vertical onde entram em contato com a superfície ocular.

- Distiquíase: é uma segunda camada aberrante de cílios emana das glândulas de Meibomios. Pode ser congênita (raro) ou adquirido na inflamação crônica (mais comum).

Ao exame de biomicroscopia com fluoresceína, deve-se examinar a conjuntiva palpebral superior e inferior, realizando-se a eversão da pálpebra superior e a conjuntiva tarsal inferior.

O tratamento varia de acordo com a quantidade de cílios e acometimento inflamatório causado pela blefarite e meibomite, além da presença da ceratite punctata com pomada antibiótica.[9] As técnicas mais utilizadas são: a epilação mecânica, eletrólise, ablação com laser e a crioterapia . Veja LEIA MAIS 6.2 - TRATAMENTO DA TRIQUIASE.

### Afecções Palpebrais na Infância

### Ptose congênita

A ptose congênita provavelmente é resultado de uma falha na migração ou desenvolvimento neuronal, com sequelas musculares secundárias. Uma minoria dos pacientes tem uma história familiar. Pode ser unilateral ou bilateral de gravidade variável. Nestes casos há ausência da prega da pálpebra superior e má função do elevador. Há associações desta afecção com a fraqueza do músculo reto superior devido à sua associação embriológica íntima ao elevador da pálpebra. A elevação do queixo compensatória nos casos graves bilaterais é um dos sinais de ptose.

Cerca de 5% de todos os casos de ptose congênita estão associados ao fenômeno de mastigar-piscar de Marcus Gunn. A retração da pálpebra ptótica em conjunto com a estimulação dos músculos pterigoides ipsilaterais ao mastigar, sugar, abrir a boca ou movimento contralateral da mandíbula.

O tratamento é cirúrgico e deve ser realizado durante os anos pré-escolares, devendo considerar mais cedo nos casos graves para a prevenção da ambliopia (Figura 6.14). Geralmente, as técnicas mais utilizadas nas correções de ptose congênita são: ressecção máxima do elevador, suspensão do músculo frontal (com fio de silicone, prolene ou fáscia lata autóloga) e a

transferência do músculo frontal.[10] Nos casos do fenômeno de Marcos Gunn, indica-se a desinserção uni ou bilateral do músculo elevador com suspensão bilateral das sobrancelhas pode ser realizada para produzir um resultado simétrico.

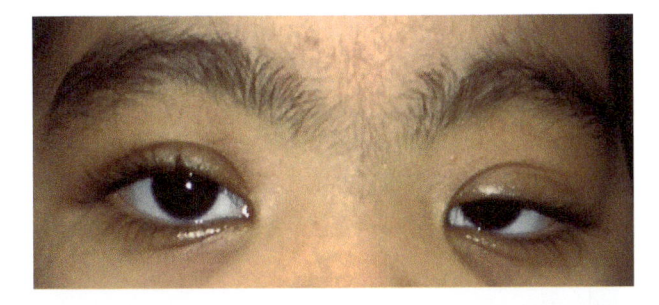

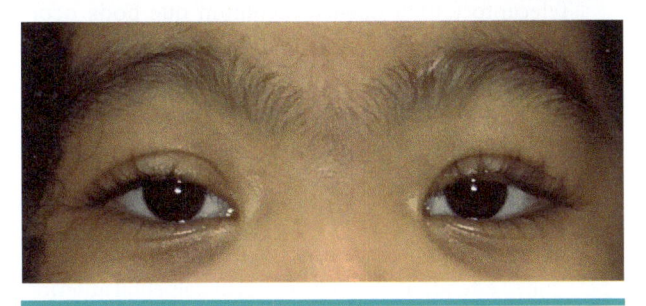

**Figura 6.14.** Paciente de 5 anos com ptose congênita antes e após a correção cirúrgica com fio de silicone à esquerda

### Síndrome de blefarofimose

A síndrome de blefarofimose, ptose e epicanto inverso (SBPE) é um complexo de malformações da pálpebra que consiste em ptose simétrica moderada a grave com má função do elevador, telecanto, epicanto inverso. A herança é normalmente autossômica dominante epicanto e do telecanto, seguida de suspensão frontal bilateral.[11]

### Hemangioma capilar

O hemangioma capilar é um dos tumores mais comuns da infância. Aparece logo após o nascimento como uma lesão unilateral, elevada, vermelho-vivo, geralmente na pálpebra superior. É mais comum em meninos do que em meninas.

A lesão descora com pressão e pode inchar com o choro. Pode haver extensão para a órbita. Algumas vezes, a lesão pode envolver a pele do rosto, e alguns pacientes têm hemangiomas capilares em outras partes do corpo.

A histopatologia mostra proliferação de canais vasculares de tamanhos variáveis na derme e no tecido subcutâneo. É importante estar atento à associação entre múltiplas lesões cutâneas e hemangiomas viscerais e considerar avaliação sistêmica nos casos apropriados.

### Entrópio congênito

O entrópio da pálpebra superior é geralmente secundário aos efeitos mecânicos de microftalmo, o qual causa graus variáveis de inversão da pálpebra superior. Muitas vezes, o entrópio da pálpebra inferior

### Epicanto ou dobras epicânticas

As dobras epicânticas são dobras de pele verticais bilaterais que se estendem da pálpebra superior ou inferior em direção aos cantos mediais. É uma causa de pseudoesotropia.

### Telecanto

Telecanto é uma doença incomum que pode ocorrer isolada ou em associação à blefarofimose e algumas síndromes sistêmicas. Consiste em aumento da distância entre os cantos mediais devido a tendões anormalmente longos do canto medial.

### Epibléfaro

Epibléfaro compreende uma dobra extra, horizontal, de pele que se estende ao longo da margem palpebral anterior; é muito comum em indivíduos de etnia leste asiática.

### Outras malformações congênitas

Coloboma, euribléfaro, microbléfaro, abléfaro, eversão congênita da pálpebra superior e criptoftalmo.

Leia mais em 6.3 - OUTRAS MALFORMAÇÕES CONGÊNITAS DAS PÁLPEBRAS).

## TUMORES PALPEBRAIS

### Lesões Palpebrais Benignas —————————

### Xantelasma

São placas amareladas subcutâneas, geralmente na porção medial das pálpebras, comumente bilaterais e múltiplas (Figura 6.15). É um subtipo de xantoma e o acometimento é intracelular, com histiócitos carregados de lipídios na derme.

O tratamento de escolha é a excisão simples quando houver pele suficiente. As lesões maiores podem necessitar de enxerto cutâneo. A literatura apresenta bons resultados com o uso de laser de $CO_2$ e peelings químicos com ácido tricloroacético. A recorrência pode ocorrer em até 50% dos casos.

### Neurofibroma

Acometem qualquer lugar da pele. Podem ser nodulares ou pedunculados. Os neurofibromas isolados são comuns em indivíduos normais, mas, se houver múltiplas lesões, considerar a possibilidade do diagnóstico de neurofibromatose. Na maioria dos casos acometem a pálpebra superior dando uma deformidade característica em que a pálpebra assume um formato em S. Esses tumores geralmente produzem ptose associada. O peso excessivo da pálpebra é o maior responsável, mas o tendão do músculo levantador da pálpebra superior pode estar infiltrado pelo tumor. O tratamento é cirúrgico para a remoção do tumor e reconstrução palpebral.

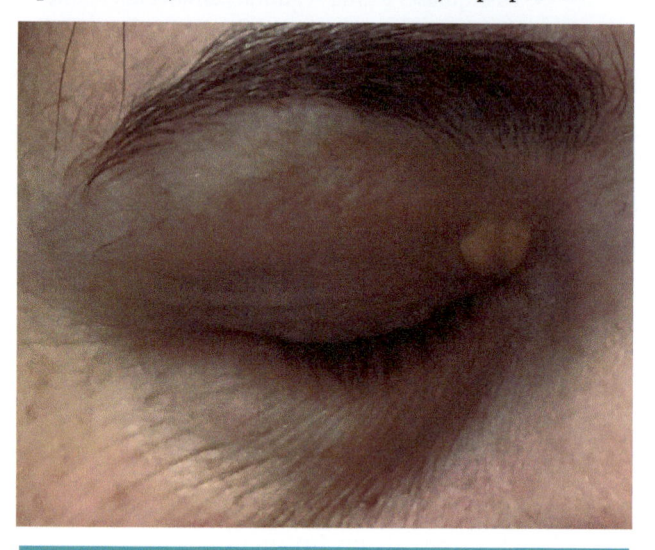

**Figura 6.15.**Xantelasma em canto medial da pálpebra superior

### Ceratose actínica

É uma lesão de crescimento lento comum que raramente se desenvolve nas pálpebras. Normalmente, afeta os indivíduos idosos de pele clara em áreas de pele fotodanificada, como testa e dorso das mãos, e se apresenta como uma placa hiperceratótica com bordas nítidas e superfície descamativa que pode se tornar fissurada.

Ocasionalmente, a lesão é nodular ou semelhante a uma verruga e pode dar origem a um corno cutâneo.

A histopatologia mostra epiderme displásica irregular com hiperceratose, paraceratose e formação de corno cutâneo. Tem possibilidade, apesar de baixa, de se transformar em carcinoma espinocelular.

O tratamento envolve biópsia, seguida de excisão ou crioterapia.

## OUTRAS LESÕES TUMORAIS BENIGNAS

A TABELA 6.1 seguir lista as características das pequenas lesões que ocorrem nas pálpebras.

O tratamento de escolha para essas pequenas lesões depende do tamanho e número de lesões, sendo os mais indicados: *shaving*, excisão simples, ablação a laser, crioterapia com nitrogênio líquido e peeling químico. Os nevus o tratamento é indicado por estética ou preventivo, pensando-se na possibilidade de malignização. A excisão deve ser completa e na maioria dos casos, excisa-se com uma margem de pelo menos 3 mm, principalmente se houver suspeita de melanoma.

## TUMORES PALPEBRAIS MALIGNOS

### Carcinoma basocelular

O CBC é o tumor maligno mais comum e normalmente afeta indivíduos de meia idade ou idosos. Os fatores de risco mais importantes são pele clara e exposição crônica à luz do sol. Geralmente, ele se origina na pálpebra inferior, seguido, em frequência relativa, por canto medial, pálpebra superior e canto lateral.[11]

Noventa por cento dos casos ocorrem em cabeça e pescoço e cerca de 10% destes envolvem as pálpebras.

Em geral, o CBC palpebral apresenta-se com vários padrões morfológicos, os mais importantes são 2:

- tipo nodular é um nódulo firme, endurecido, com pequenos vasos sanguíneos dilatados sobrejacentes. O centro pode ser ulcerado, bordas laminadas elevadas perláceas e vasos sanguíneos dilatados e irregulares (telangiectasias) sobre as suas margens laterais (Figura 6.16). O crescimento é lento e pode levar de 1 a 2 anos para o tumor atingir um diâmetro de 0,5 cm;

- tipo esclerodermiforme - menos comum e pode ser de difícil diagnóstico porque se infiltra abaixo da epiderme como uma placa endurecida. Pode ser impossível delinear clinicamente as margens do tumor, e a lesão tende a ser plana, muito mais extensa em palpação do que em inspeção.

O CBC apresenta crescimento lento e é localmente invasivo, mas não metastiza. Os tumores localizados próximo ao canto medial são mais propensos à invasão da órbita e dos seios paranasais, são mais difíceis de tratar do que os que se originam em outras áreas e apresentam o maior risco de recorrência. Tumores que recorrem após tratamento incompleto tendem a ser mais agressivos.

Embora o tratamento de escolha seja cirúrgico, alguns estudos propõem o tratamento clínico da lesão periocular por CBC com creme de imiquimode 5% tópico, apresentando resultados promissores.[12]

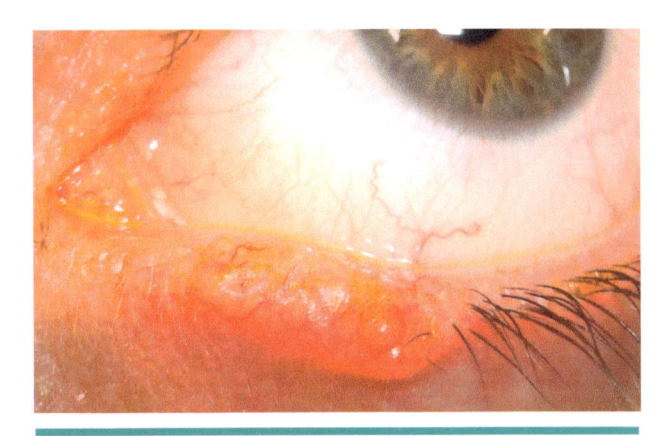

**Figura 6.16.** Carcinoma basocelular na pálpebra inferior à esquerda. Note a ausência de cílios e irregularidade da margem palpebral.

### Carcinoma espinocelular (CEC)

O CEC é o segundo mais frequente, em geral é mais agressivo que o CBC, com metástases para o linfonodo regional em cerca de 20% dos casos. Apresenta aspecto clínico variável, muitas vezes assemelhando-se com o CBC. A avaliação cuidadosa dos linfonodos regionais é importante no exame físico do paciente. O CEC é responsável por 5% a 10% das malignidades da pálpebra e pode surgir a partir de uma lesão pré-maligna, como: ceratose actínica preexistente ou carcinoma in situ (doença de Bowen, carcinoma intraepidérmico).

O tumor também pode exibir disseminação perineural para a cavidade intracraniana via órbita. Pacientes imunocomprometidos, como aqueles com síndrome da imunodeficiência adquirida (SIDA) ou após transplante renal, estão sob risco aumentado.

O tumor tem uma predileção pela pálpebra inferior e pela margem palpebral (Figura 6.27). Ocorre mais comumente em indivíduos mais velhos, com pele clara e história de exposição solar crônica. Lesões como ceratoacantoma (veja em LEIA MAIS 6.4 - CERATOACANTOMA) e corno cutâneo, podem revelar evidência histológica de CEC invasivo em níveis de corte mais profundos. O mesmo ocorre com os portadores do xeroderma pigmentoso, que é uma síndrome herdada de modo autossômico recessivo, caracterizada pela predisposição a qualquer dano na pele em exposição à luz do sol, acarretando o surgimento de carcinomas basocelulares (CBC), carcinomas espinocelulares (CEC) e melanoma. Origina-se da camada de células espinosas da epiderme e pode ter uma variante nodular e outra ulcerada. O tumor pode ser clinicamente indistinguível de um CBC, mas a vascularização de superfície geralmente está ausente, o crescimento é mais rápido e a hiperceratose é mais comum. O tratamento de escolha é o cirúrgico.

**TABELA 6.1**

| nome | local | clínica | histologia | |
|---|---|---|---|---|
| Cisto de Moll | Borda palpebral, mais na região lateral | Cisto de conteúdo translúcido | Cisto apócrino ou écrino de glândula sudorípara | <br>Figura 6.17. Cisto de Moll |
| Cisto de Zeis | Borda palpebral | Cisto com conteúdo sebáceo | Cisto em geral relacionado a folículo piloso | <br>Figura 6.18. Cisto de Zeiss |
| Cisto dermoide | Cauda do supercílio | Lesão maior e mais profunda, geralmente próximo à cauda do supercílio | Cisto epidérmico contendo ceratino, gordura, pelos | <br>Figura 6.19.Cisto dermóide |
| Mílio | Pálpebras inferiores | pequenas pápulas superficiais, brancas e arredondadas | oclusão de unidades pilossebáceas, resultando na retenção de ceratina | <br>Figura 6.20.mílio |
| Papiloma de células escamosas | Variável | aparência clínica variável. aumenta com a idade Relação com infecção com o vírus do papiloma humano. | Tumor epitelial projeções digitiformes de tecido conjuntivo fibrovascular coberto por epitélio escamoso acantótico e hiperceratótico irregular. | <br>Figura 6.21. Papiloma de células escamosas |
| Ceratose seborreica | Face toda, tronco | crescimento lento extremamente comum. indivíduos idosos, placa discreta, clara a marrom-escura, oleosa e verrucosa. | expansão do epitélio escamoso da epiderme devido a células basais em proliferação, algumas vezes com cornos cheios de ceratina ou inclusões císticas | <br>Figura 6.22. Ceratose seborreica |
| Seringoma | Pálpebra inferior | pequenas pápulas geralmente múltiplas e bilaterais | glândulas sudoríparas écrinas | <br>Figura 6.23. Siringoma |
| Granuloma piogênico | Conjuntiva tarsal | Histórico de cirurgia, trauma ou infecção na pele ou conjuntiva. lesão polipoide vascular de granulação, pedunculada e de crescimento rápido. | proliferação vascularizada de tecido de granulação | <br>Figura 6.24. Granuloma piogênico |

| Efélide ou sarda | Variável | mácula acastanhada pequena, geralmente 1 a 5 mm em pele fotoexposta | hiperpigmentação da camada basal da epiderme, com uma população normal de melanócitos | 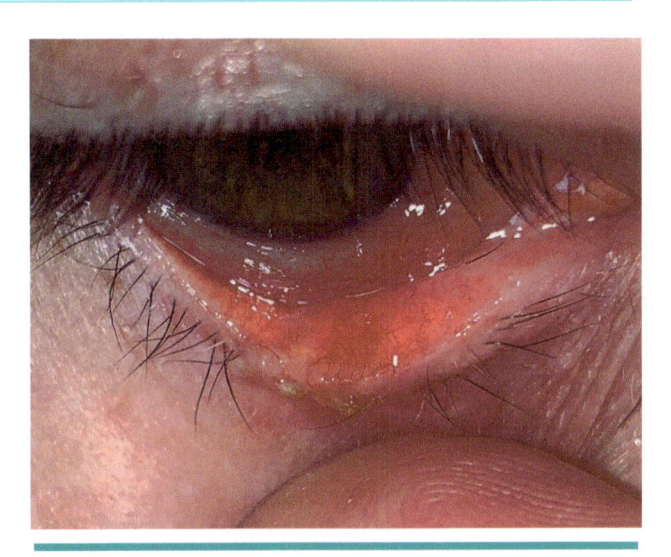... |
|---|---|---|---|---|

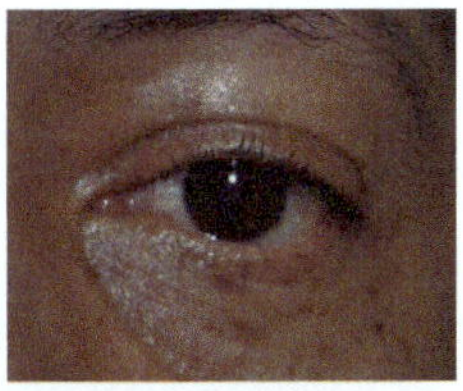

Figura 6.25. Efélide

| nevus | Variável Lesões variam mudando a profundidade com o passar dos anos. | Nevo superficial em jovem: nevo juncional | nevo juncional indivíduos jovens | 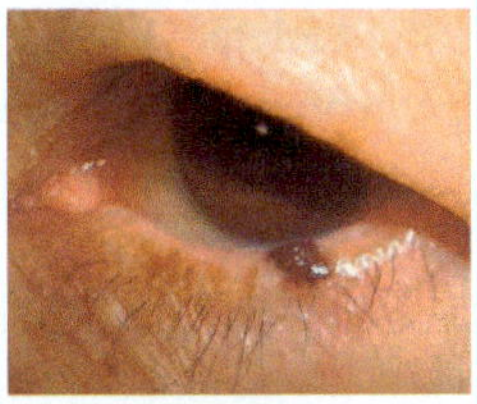 |
| | | meia idade: nevo composto: mancha escura papulosa elevada | nevocomposto. baixo potencial maligno | |
| | | pacientes mais velhos- nevo intradérmico,. lesão papilomatosa, com pouco ou nenhum pigmento | as células do nevo estão confinadas à derme não apresentam potencial maligno | |

Figura 6.26. Nevus composto

## Carcinoma de glândula sebácea *(CGS)*

Tumor de crescimento lento, raro, que afeta mais comumente os idosos, com predileção por mulheres. Geralmente, origina-se das glândulas de Meibômio. Histopatologicamente caracteriza-se pela presença de lóbulos celulares com citoplasma pálido espumoso e vacuolado, contendo lipídios, e grandes núcleos hipercromáticos. A mortalidade geral é entre 5% e 10%. Alguns fatores prognósticos de maior gravidade, incluem: tamanho do tumor maior ou igual a 10 mm e duração dos sintomas por mais de seis meses.

Ao contrário de CBC e CEC, o CGS ocorre mais comumente na pálpebra superior, onde as glândulas de Meibômio são mais numerosas; pode haver envolvimento simultâneo de ambas as pálpebras de um mesmo lado (5%).

- Material amarelado dentro do tumor é altamente sugestivo de CGS.

- CGS nodular pode ser confundido com um calázio. Apresenta-se como um nódulo endurecido discreto, mais comumente dentro da placa tarsal superior e pode exibir descoloração amarela devido à presença de lipídios(Figura 6.28).

- CGS disseminado pode ser confundido com blefarite. O tumor infiltra-se para dentro da derme e causa um espessamento difuso da margem palpebral, geralmente com distorção e perda dos cílios.

O tratamento de escolha é a exérese cirúrgica com margens amplas.

**Figura 6.27.** Carcinoma Espinocelular provocando lesão ulcerada e com infiltração na borda palpebral e conjuntiva da pálpebra inferior à direita

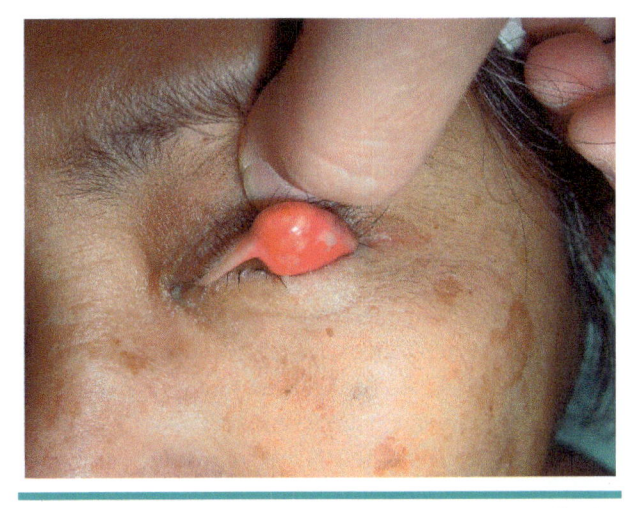

**Figura 6.28.** Carcinoma de células sebáceas em pálpebra superior: lesão se assemelha a um calázio grande.

## Melanoma

É o mais maligno dos tumores de pele, ocorre entre 30 e 60 anos de idade e a incidência vem aumentando no mundo, excepcional na puberdade, ligeiramente maior no sexo masculino e na raça branca. Pode se originar de um nevus já existente ou se apresentar de novo; pode-se ter casos familiares, e fatores físicos como a radiação ultra violeta. O melanoma raramente se desenvolve nas pálpebras. Apesar de a pigmentação ser um marco fundamental dos melanomas cutâneos, metade dos melanomas de pálpebra não são pigmentados, e isso pode dar origem à dificuldade diagnóstica. Características sugestivas de melanoma incluem surgimento recente de uma lesão pigmentada, mudança em uma lesão pigmentada existente, margens irregulares, formato assimétrico, alteração de cor ou presença de múltiplas cores e diâmetro maior que 6 mm (Figura 6.29)

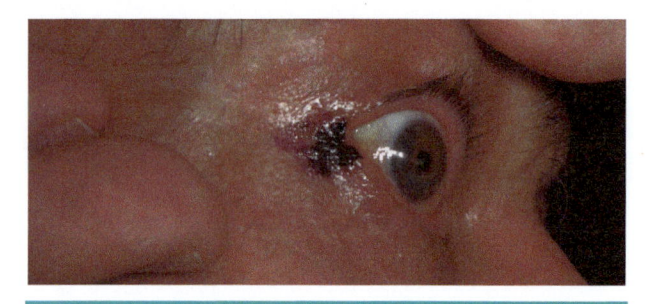

**Figura 6.29.** Melanoma no canto lateral: lesão enegrecida, margens não-delimitadas.

A histopatologia mostra grandes melanócitos atípicos invadindo a derme. O melanoma de disseminação superficial caracteriza-se por uma placa com contornos irregulares e pigmentação variável.

O tratamento consiste, em geral, na remoção cirúrgica com margens livres. Nos tumores localizados na face, é comum considerar a cirurgia de Mohs, que avalia se há ou não tumor nas bordas da área removida. Outros tratamentos incluem: a radioterapia, quimioterapia, terapia biológica e "alvo" também podem ser usadas, na maior parte das vezes, como adjuvantes.

## Carcinoma de células de Merkel

As células de Merkel são uma forma de receptor sensorial relacionado com a sensibilidade superficial. O carcinoma de células de Merkel é um tumor de crescimento rápido, altamente maligno e ocorre após 70 anos. O carcinoma de células de Merkel também afeta os jovens com sistema imunológico debilitado. A exposição ao sol aumenta o risco, assim como a possibilidade de ter um outro câncer.

Sua raridade causa dificuldade no diagnóstico e atraso no tratamento. Cerca de 50% dos pacientes têm disseminação metastática.

Ao exame, apresenta-se como um nódulo violáceo, bem delimitado, com pele sobrejacente intacta, é observado, mais frequentemente envolvendo a pálpebra superior (Figura 6.30).

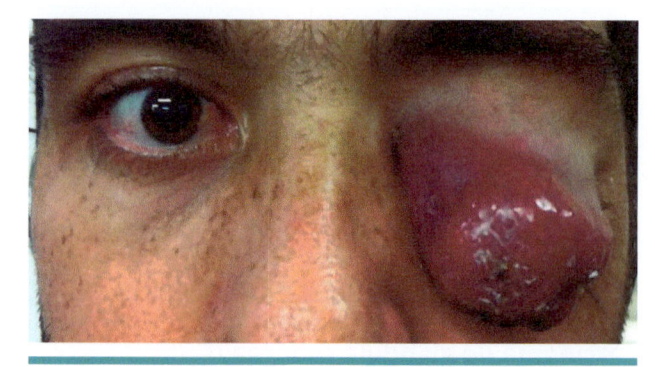

**Figura 6.30.** Carcinoma de células de Merkel em pálpebra superior – crescimento rápido em paciente imunodeprimido.

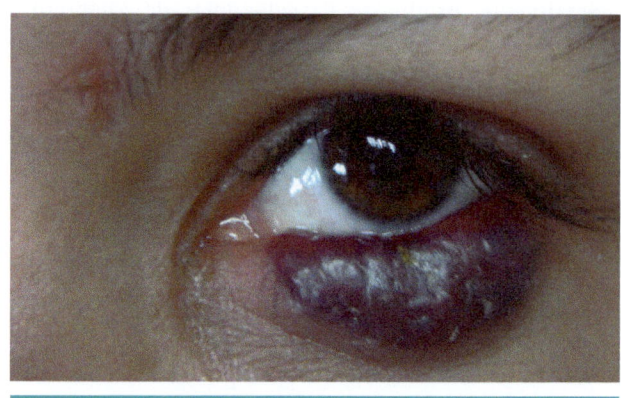

**Figura 6.31.** Sarcoma de Kaposi na pálpebra: lesão arroxeada e circunscrita. Esse paciente apresentava outras duas lesões no corpo.

## Sarcoma de Kaposi

O sarcoma de Kaposi é um tumor vascular que geralmente afeta doentes com Síndrome da Imunodeficiência Adquirida (SIDA). Muitos pacientes possuem doença sistêmica avançada, e em alguns casos, o tumor poder ser a única manifestação clínica da infecção pelo vírus da imunodeficiência humana (HIV). A histopatologia revela proliferação de células fusiformes, canais vasculares e células inflamatórias dentro da derme.

Apresenta-se clinicamente como uma lesão rosada, vermelho-violeta a marrom, desenvolve-se, a qual pode ser confundida com um hematoma ou nevo, podendo estender-se para a conjuntiva (Figura 6.31). O tratamento é realizado por radioterapia ou excisão e controle adequado da doença de base.

## Tratamento de tumores malignos

No tratamento dos tumores palpebrais malignos são consideradas várias questões de acordo com o tipo de tumor, local de acometimento e tamanho da lesão. A biópsia de congelação com análise de margens é aconselhável para evitar recidivas. A técnica micrográfica de Mohs, se disponível é de grande valia. As ressecções são seguidas por reconstruções que envolvem retalhos e enxertos. Como tratamentos secundários, podemos citar a radioterapia e a quimioterapia. Leia mais em LEIA MAIS 6.5 - CONDUÇÃO DO TRATAMENTO DOS TUMORES MALIGNOS DE PÁLPEBRA.

| Pontos chave |
| --- |
| As pálpebras apresentam várias afecções gerais de pele (infecções, inflamações, alergias, neoplasias) e outras específicas relacionadas à função (alterações de abertura/fechamento da fenda; inversão, eversão de bordas). |
| Os distúrbios podem ainda ser congênitos ou adquiridos; relacionados ao envelhecimento (dermatocálase, ptose palpebral) |
| Grande parte das afecções palpebrais tem tratamento cirúrgico. |

## LEIA MAIS 6.1

### PTOSE PALPEBRAL - EXAME

Segue o exame completo para análise da ptose palpebral.

1. Distância margem-reflexo, entre a pálpebra superior e o reflexo corneano de foco luminoso pelo examinador no qual o paciente se fixa; a medida normal é 4 mm a 5 mm.

2. Altura da fissura palpebral, distância entre as margens da pálpebra superior e inferior. A margem palpebral superior normalmente fica 2 mm abaixo do limbo superior, e a inferior 1 mm acima do limbo inferior. Essa medida varia entre homens (7 mm a 10 mm) e mulheres (8 mm a 12 mm).

3. Função do músculo elevador (excursão da pálpebra superior) é medida colocando-se firmemente um polegar contra a sobrancelha do paciente para se opor à ação do músculo frontal. O paciente, olha o máximo possível para cima e para baixo, e a dimensão da excursão é medida com uma régua. A função do elevador: normal (15 mm ou mais), boa (12 mm a 14 mm), média (5 mm a 11 mm) e fraca (4 mm ou menos).

4. Sulco da pálpebra superior é considerada como a distância vertical entre a margem palpebral e a prega da pálpebra à infraversão. Esta distância varia de acordo o sexo, sendo nas mulheres, cerca de 10 mm e nos homens 8 mm. Os ocidentais apresentam esta distância diminuída, em média de 5 a 7 mm. A ausência da prega em um paciente com ptose congênita é evidência de má função do elevador, enquanto uma prega grande sugere um defeito da aponeurose (involutiva).

5. Fenômeno de bell. Pode ser testado solicitando ao paciente que feche os olhos enquanto o avaliador tenta abri-lo. A resposta esperada é que o globo ocular faça uma rotação para cima, mostrando a esclera. Este é um sinal de segurança antes da indicação do procedimento e significa que haverá menor exposição corneana após a cirurgia.

## LEIA MAIS 6.2

### CERATOACANTOMA

Seguem os tratamentos mais utilizados para a Triquíase:

- A epilação com pinça é simples e eficaz, utilizada para poucos cílios, mas a recorrência em algumas semanas é invariável. Pode ser usada como medida temporária até a programação da eletrólise ou laser.

- A eletrólise são técnicas eletrocirúrgicas (cauterização) amplamente semelhantes, nas quais, sob anestesia local, insere-se um fio metálico fino abaixo do folículo piloso para fazer a ablação do cílio. No geral, é usado para um número limitado de cílios.

- A ablação a laser também é útil, aplicado na base dos cílios aberrantes e é realizada usando-se uma ponteira de 50 μm, duração de 0,1 a 0,2 s e potência de 800 a 1.000 mW.

- A crioterapia também é utilizada nos casos especialmente na distiquíase, podendo ser indicada para quando há muitos cílios e após a divisão cirúrgica da porção interna da lamela anterior da pálpebra, seguida de divisão da margem na linha cinzenta (Split). Um duplo ciclo de congelamento e descongelamento a -20 °C é aplicado, sob anestesia local.

## LEIA MAIS 6.3

### OUTRAS MALFORMAÇÕES PALPEBRAIS ————

Conheça as outras malformações palpebrais congênitas:

### Coloboma

O coloboma congênito é um defeito incomum, uni ou bilateral, parcial ou de espessura total. Ocorre quando o desenvolvimento da pálpebra é incompleto, devido tanto à falha na migração da ectoderma da pálpebra para fundir as dobras palpebrais como a forças mecânicas, tais como bandas amnióticas.

O tratamento de pequenos defeitos envolve fechamento primário, enquanto defeitos grandes necessitam de enxertos de pele e rotação de retalhos.

### *Euribléfaro*

Euribléfaro se refere ao alargamento horizontal da fissura palpebral com mau posicionamento do canto lateral associado e ectrópio lateral pode resultar em lagoftalmo e ceratopatia de exposição.

### *Microbléfaro*

Microbléfaro é caracterizado por pálpebras pequenas e, geralmente, associado ao anoftalmo.

### *Abléfaro*

Abléfaro ou ablefaria consiste na deficiência da lamela anterior das pálpebras. Muito rara, é uma condição grave e de difícil tratamento cirúrgico com utilização de enxertos e retalhos para minimizar a exposição corneana.

### *Eversão congênita da pálpebra superior*

A eversão congênita da pálpebra superior é uma doença rara, mais frequentemente vista em crianças de origem afro-caribenha, em síndrome de Down e em ictiose congênita. É normalmente bilateral e simétrica.

### *Criptoftalmo*

Criptoftalmo é uma anomalia congênita rara, na qual as pálpebras estão ausentes, substituídas por uma camada contínua de pele. Em geral associam-se a outras malformações de segmento anterior, com pouco ou nenhum prognós**tico visual.**

## LEIA MAIS 6.4

### CERATOACANTOMA ————————————

O ceratoacantoma é um tumor raro de crescimento rápido e subsequente regressão que geralmente ocorre em pessoas de pele clara com história de exposição crônica ao Sol. É considerado como parte do espectro de CEC, e, apesar de invasão e metástase serem raras, o tratamento definitivo é geralmente indicado. Na histopatologia, a epiderme irregular espessada está cercada por epitélio escamoso acantótico; uma transição bem demarcada da área espessada envolvida para a epiderme normal adjacente é denominada formação em ombro uma cratera cheia de ceratina pode ser observada.

### *Diagnóstico*

Uma lesão rosada hiperceratótica em forma de cúpula se desenvolve, geralmente na pálpebra inferior e pode dobrar ou triplicar de tamanho em semanas. O crescimento, então, se interrompe por 2 a 3 meses, após o qual ocorre involução espontânea, quando a cratera repleta de ceratina pode se formar. A involução completa pode levar até um ano e costuma originar a uma cicatriz desagradável.

### *Tratamento*

O tratamento usualmente envolve a excisão cirúrgica completa, com uma margem de pelo menos 3 mm, ou a utilização de cirurgia micrográfica de Mohs; radioterapia, crioterapia ou quimioterapia local são algumas vezes usadas. O tratamento expectante não é mais considerado apropriado.

## LEIA MAIS 6.5

### Condução do tratamento dos tumores malignos de pálpebra

#### Biópsia

A biópsia pode ser incisional, usando uma lâmina ou punch, na qual somente parte da lesão é removida para diagnóstico histológico, ou excisional, na qual a lesão inteira é removida. A excisão por shaving é realizada utilizando uma lâmina para remover tumores epiteliais superficiais, como papilomas e ceratoses seborreicas, ou excisão de pele de espessura completa para tumores que não estão confinados à epiderme.

#### Excisão cirúrgica

O objetivo principal é a remoção completa do tumor com preservação do máximo possível de tecido normal. Quando o tumor é menor e há pele suficiente, pode ser removido com uma biópsia excisional, e proceder com o fechamento direto do defeito, enquanto se espera pela confirmação histológica de retirada completa. A maioria dos CBCs pequenos pode ser curada pela excisão do tumor com uma margem de 2 mm a 4 mm de tecido clinicamente normal. A excisão cirúrgica mais radical é necessária para CBCs grandes e tumores agressivos, como CEC, CGS e melanoma.

Quando não houver pele suficiente para o fechamento do defeito durante a retirada inicial, ainda assim, é necessário garantir a retirada completa do tumor antes de se realizar qualquer reconstrução. É importante que o diagnóstico histopatológico apresente margens livres pela retirada completa do tumor. Há várias opções de reconstrução cirúrgica, mesmo que necessite de cirurgias complementares.

- Amostra embebida em parafina convencional. O processamento rápido pode reduzir o intervalo de confirmação histológica da retirada completa, mas ainda requer que a reconstrução seja realizada como procedimento à parte.

A confirmação mais rápida pode ser alcançada usando tanto o controle de cortes congelados como a cirurgia micrográfica de Mohs, e nestes casos, procede-se a realização da reconstrução palpebral no mesmo dia.

- O Corte congelado padrão envolve o exame histológico das margens da amostra excisada no momento da cirurgia para garantir que estas estejam livres de tumor. Se não forem detectadas células tumorais, a pálpebra é reconstruída no mesmo dia; se houver tumor residual, é realizada uma nova excisão na margem adequada do campo cirúrgico até que não seja detectado mais nenhum tumor.

- Cirurgia micrográfica de Mohs envolve excisão em camadas do tumor; as amostras geralmente são avaliadas congeladas. O processamento de cada camada permite o desenvolvimento de um mapa das bordas do tumor. Mais tecido é retirado em qualquer área onde o tumor ainda se apresente, até que a retirada completa seja atingida. Apesar de demorada, essa técnica maximiza as chances de excisão total do tumor com sacrifício mínimo de tecido normal. Essa é uma técnica particularmente útil para tumores que crescem de forma difusa e possuem margens indefinidas com extensões digitiformes, como CBC morfeaforme, CEC, tumores recorrentes e aqueles envolvendo os cantos mediais ou laterais. Os contornos irregulares ao redor das pálpebras e a extensão dos tumores para a gordura orbital podem tornar a interpretação difícil.

#### Reconstrução

A técnica de reconstrução depende do local e extensão de tecido removido. É importante reconstruir tanto a lamela anterior quanto a posterior, cada uma deve ser reconstruída com tecido semelhante. Defeitos na lamela anterior devem ser fechados diretamente, com retalho local ou enxerto cutâneo.

As principais opções para o tratamento cirúrgico dos defeitos de espessura total estão descritas a seguir:

- Pequenos defeitos com menos de um terço da pálpebra podem ser fechados diretamente, desde que o tecido circunjacente seja suficientemente elástico para permitir aproximação das bordas. Caso necessário, uma cantólise lateral pode ser realizada para aumento da mobilização.

- Defeitos de tamanho moderado envolvendo metade da pálpebra podem exigir um retalho (p. ex., Tenzel semicircular) ou enxerto para fechamento.

Defeitos grandes envolvendo mais da metade da pálpebra podem ser fechados com uma das seguintes técnicas:

A) Reconstrução lamelar posterior pode envolver um enxerto tarsal livre da pálpebra superior, mucosa da boca ou palato duro, ou então um retalho tarsoconjuntival de Hughes da pálpebra superior. Neste caso, indica-se o procedimento final para a abertura palpebral, após 4 a 6 semanas.

B) Reconstrução lamelar anterior por meio da confecção de um retalho de pele local ou um enxerto de pele livre. Em alguns casos, dependendo da extensão do defeito, pode necessitar de expansor de pele antes da programação cirúrgica. A preocupação é que a lamela reconstruída obtenha o seu próprio suprimento sanguíneo para maximizar a viabilidade de um componente de enxerto livre. É importante orientar o paciente e familiares que a cirurgia propõe a reconstrução e que o aspecto estético, quando se trata de pele enxertada provavelmente não será igual a pele normal e que sempre existirão cicatrizes que melhorarão com o passar do tempo. Além disso, a expectativa do resultado final não deverá ser direcionada para uma única intervenção cirúrgica.

C) A reconstrução completa do defeito criado pela remoção do tumor nem sempre é necessária. Na abordagem a técnica de laissez-faire, dependendo do local acometido, as bordas da ferida são aproximadas o máximo possível e permite-se que o defeito sofra granulação e cicatriz por segunda intenção. Muitas vezes, mesmo defeitos grandes podem atingir um resultado satisfatório com o tempo.

### Radioterapia

A taxa de recorrência após a irradiação é mais alta do que após a cirurgia, e a radioterapia não permite confirmação histológica da erradicação do tumor. Cabe lembrar que as recorrências decorrentes da radioterapia são difíceis de tratar cirurgicamente, devido às propriedades de cicatrização deficiente do tecido irradiado. No entanto, a radioterapia está indicada aos pacientes que não possam serem operados por motivos clínicos ou que recusem a cirurgia. É interessante o uso nos tumores altamente radiossensíveis, como o sarcoma de Kaposi, ou como terapia adjuvante em alguns casos. Tumores agressivos como CGS são relativamente radiorresistentes, mas o tratamento com doses mais altas pode ser eficaz. As contraindicações relativas para a radioterapia estão relacionadas as lesões no canto medial devido à grande probabilidade de dano no canal lacrimal e nos tumores da pálpebra superior porque leva à ceratinização conjuntival, o que é difícil de tratar. Em relação às complicações, muitas destas podem ser minimizadas com a proteção apropriada e podem ocorrer desde a pele palpebral até o nervo óptico, sendo elas:

dano da pele e madarose (perda dos cílios), estenose do ducto nasolacrimal após irradiação da área do canto medial, ceratinização conjuntival, olho seco, ceratopatia e catarata, retinopatia e neuropatia óptica.

### Crioterapia

A crioterapia pode ser considerada para CBCs superficiais menores e também, como um adjuvante útil à cirurgia em alguns pacientes. As complicações mais comuns são a despigmentação cutânea, madarose e o crescimento exagerado da conjuntiva.

## REFERÊNCIAS

1. Rhee DJ, Pyfer MF. Manual das doenças oculares "Wills Eye Hospital". Rio de Janeiro: Cultura Médica; 2002.

2. Dworkin RH, Johnson RW, Breuer J, Gnann JW, Levin MJ, Backonja M, Betts RF, Gershon AA, Haanpaa ML, McKendrick MW, Nurmikko TJ, Oaklander AL, Oxman MN, Pavan-Langston D, Petersen KL, Rowbotham MC, Schmader KE, Stacey BR, Tyring SK, van Wijck AJ, Wallace MS, Wassilew SW, Whitley RJ. Recommendations for the management of herpes zoster. Clin Infect Dis. 2007 Jan 1;44 Suppl 1:S1-26.

3. Lew H, Goldberg RA. Maximizing symmetry in upper blepharoplasty: the role of microptosis surgery. Plast Reconstr Surg. 2016 Feb;137(2):296e-304e.

4. Tse DT, Ann GN. Ectrópio. In: Chen WP, organizador. Cirurgia plástica oftalmológica: princípios e prática. Rio de Janeiro: Revinter, 2005. p. 55-66.

5. Spinelli HM, Tabatabai N, Nunn DR. Correction of involutional enCorrection of involutional entropion with suborbicularis septal and lateral cantal tightening. Plast Reconstr Surg. 2006;117(5):1560-7.

6. Ezra DG, Beaconsfield M, R Collin. Floppy eyelid syndrome: stretching the limits. Surv Ophthalmol. 2010;55:35-46.

7. Nicoletti AGB, Aoki L, Nahas TR, Matayoshi S. Blefaroespasmo essencial: revisão da literatura. Arq Bras Oftalmol. 2020;73(5):469:73.

8. Matayoshi S, Forno EA, Moura EM. Manual de cirurgia plástica ocular. São Paulo: Roca, 2004.

9. Ferreira IS, Bernardes TF, Bonfioli AA. Trichiasis. Semin Ophthalmol. 2010; 25(3):66-71.

10. Matayoshi S, Pereira IC, Rossato LA. Surgical treatment of congenital blepharoptosis. Rev Bras Oftalmol. 2014;73(4):202-9.

11. Bowling B. Kanski oftalmologia clínica: uma abordagem sistêmica. Rio de Janeiro: Elservier, 2016.

12. Carneiro RC, de Macedo EM, Matayoshi S. Imiquimod 5% cream for the treatment of periocular Basal cell carcinoma. Ophthalmic Plast Reconstr Surg. 2010 Mar-Apr;26(2):100-2. doi: 10.1097/IOP.0b013e3181b8dd71.

13. Soares EJC, Moura EM, Gonçalves JOR, editores. Cirurgia plástica ocular. São Paulo: Roca;1997

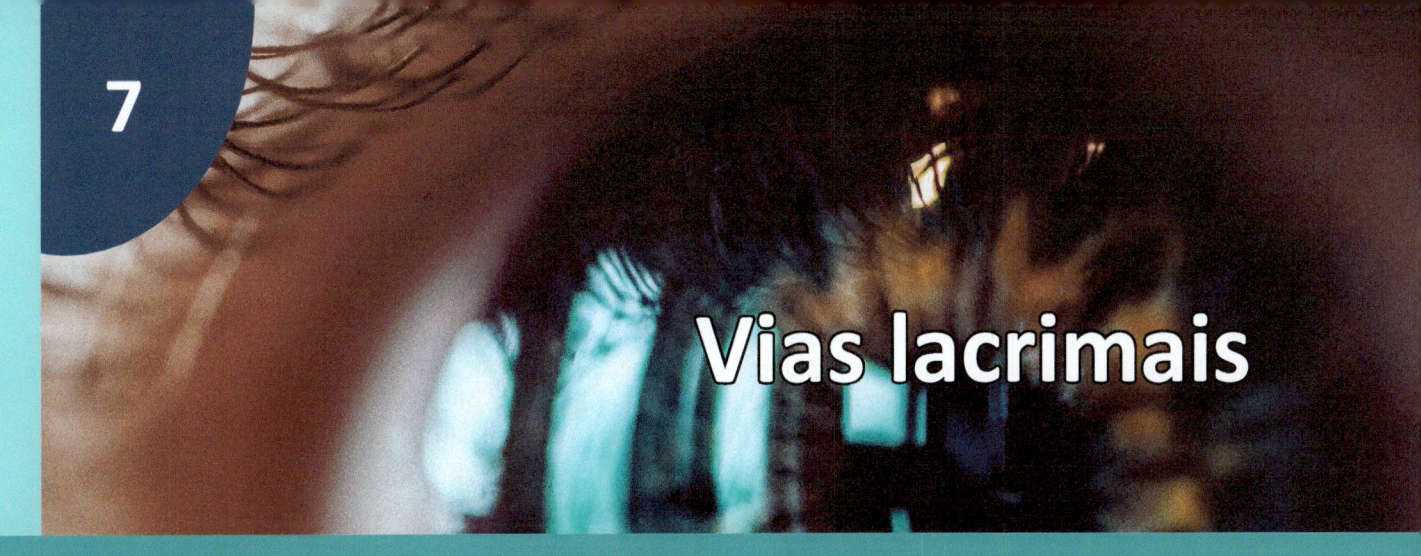

# Vias lacrimais

Eduardo Damous Feijó

Marlos Rodrigues Lopes e Silva

As vias lacrimais compreendem o sistema secretor, que produz e secreta a lágrima que lubrifica a superfície ocular, e o sistema de drenagem lacrimal, responsável pelo escoamento da lágrima até a cavidade nasal[1.] Existe um equilíbrio entre a produção e a drenagem lacrimal portanto qualquer alteração deste equilíbrio pode resultar em ressecamento ou aumento do volume da lágrima na superfície ocular [1,2.] Denomina-se lacrimejamento, o aumento da produção lacrimal secundária a irritações oculares, conjuntivites, corpos estranhos, alergias, etc[2.] Já o termo epífora é utilizado para designar o aumento do volume lacrimal secundário a alguma obstrução do sistema de drenagem. Estima-se que as desordens do sistema lacrimal de drenagem correspondam a 3% das consultas oftalmológicas[1,2,3.]

## SISTEMA SECRETOR LACRIMAL

### Constituintes

A lágrima consiste de 3 camadas: lipídica (produzida pelas glândulas sebáceas de Meibomius), aquosa (produzida pela glândula lacrimal principal e acessórias) e a mucinosa (produzida pelas células caliciformes da conjuntiva):

### Glândula Lacrimal

A glândula lacrimal humana é uma glândula túbulo-alveolar do tipo seroso.[1] Está localizada na fossa da glândula lacrimal – osso frontal ântero - superior da órbita lateral, tamanho de 20 x 15 mm e espessura de 5 mm.[2] Apresenta lobo principal (orbital) superior e um menor (palpebral), separados por uma extensão lateral da aponeurose do músculo elevador.[1,2]

Existem 10 a 12 ductos da glândula que se abrem no fórnice conjuntival superior lateral. Ocasionalmente podem surgir cistos desses ductos chamados dacrioceles e são tratados com marsupialização.[1] A glândula lacrimal é responsável pela secreção basal e secreção reflexa (irritação física via trigeminal da córnea, conjuntiva, mucosa nasal e palpebral; psicogênica; efeito luminoso na retina) da camada aquosa do filme lacrimal.

## Glândulas lacrimais acessórias de Krause e Wolfring

As glândulas lacrimais acessórias de Krause e Wolfring se assemelham estruturalmente à glândula lacrimal e podem desenvolver tipos idênticos de metaplasia. Eles diferem, no entanto, pela falta de inervação parassimpática[.3]

As glândulas de Krause se apresentam numa quantidade aproximada de 20 a 40 glândulas, o que corresponde a 2/3 dessas glândulas acessórias. Se localizam na parte lateral do fórnice superior e no fórnice inferior[2]

As glândulas de Wolfring estão ao longo da margem tarsal superior e inferior. Existem aproximadamente 10 a 20 glândulas acessórias de Wolfring. Estruturalmente são semelhantes a glândula principal e correspondem a 10% do tamanho da glândula principal.[2] A secreção basal da camada aquosa vem das glândulas de Krause, Wolfring e da principal. Não se tem conhecimento do estímulo ou inervação que garante essa produção.

As glândulas lacrimais acessórias também podem ser encontradas na carúncula e na prega semilunar[3]

## Glândulas sebáceas

As glândulas sebáceas de Meibômius estão localizadas na placa tarsal das pálpebras superiores e inferiores, com seus ductos que se abrem na margem palpebral atrás da linha cinzenta. Existem aproximadamente 25 glândulas sebáceas na pálpebra superior e 20 na inferior[3]

O produto das glândulas de Meibômius contem hidrocarbonetos, ésteres de esterol, ésteres graxos, triglicerídeos, colesterol livre e lipídios polares.[1] A secreção das glândulas de meibômio parece ser influenciada por ação hormonal, efeito parassimpático e vascular.[1] As glândulas sebáceas de Zeiss são glândulas rudimentares e estão localizadas na margem palpebral. Secretam lipídios que são incorporados ao filme lacrimal. Essa camada lipídica aumenta a tensão da superfície do filme lacrimal diminuindo a evaporação

## Células caliciformes

As células caliciformes são estruturas unicelulares e estão localizadas em toda a conjuntiva, mas estão mais concentradas nas margens da pálpebra, nos fórnices conjuntivais, nas bordas tarsais e próximo ao limbo córneo escleral.[3] São responsáveis pela produção da camada de mucina da lágrima e os componentes são glicoproteínas e uma mistura de proteínas com eletrólitos.[3]

### Alacrimia

Alacrimia é um sinal raro e caracteriza-se pela ausência total ou parcial na secreção lacrimal. Manifesta de forma isolada, ou associada com outras condições clínicas.[4]

A associação sistêmica com outras patologias é extremamente rara. Como exemplo de doenças associadas temos: a displasia ectodérmica anidrótica, síndrome de Riley-Day, agenesia lacrimal, síndrome de Sjögren, alacrima-acalasia- Addisonianismo, síndrome de Levy Hollister, síndrome de blefarofimose, ptose e epicanto inverso, carcinoma nasofaríngeo, trauma e cirurgia.[4,5] As causas da alacrimia estão relacionadas com ausência ou hipoplasia de glândula lacrimal e aplasia do osso petroso com aplasia coexistente do nervo petroso superficial.[6]

A síndrome de blefarofimose, ptose e epicanto (BPES) inverso pode apresentar alacrimia, resultando em produção anormal de lágrimas, olhos secos e complicações secundárias. Isso pode exigir uma lubrificação vigilante ao longo da vida e uma consideração cuidadosa nas decisões para a cirurgia da pálpebra. Embora a ptose seja uma característica da BPES, que pode fornecer proteção da superfície ocular, os pacientes podem necessitar de reparo da ptose com o risco de lagoftalmia, o que pode piorar a alacrimia subjacente.[4]

### Hipersecreção

Hipersecreção é a produção excessiva de lágrima e deve ser referenciada como lacrimejamento. A história e exame físico ajudam na distinção entre lacrimejamento e epífora, sendo essa uma diminuição de drenagem.[7]

Dentre as causas de hipersecreção temos: as causas reflexas, por estimulação trigeminal (blefarites e doenças de superfície ocular), que são as mais comuns; causas supranucleares (emoção e chorar voluntário); causas infranucleares (alterações de nervo facial por questões congênitas ou regenerativas – lágrimas de crocodilo); e estimulações direta da glândula lacrimal - dacrioadenites e efeito de drogas colinérgicas.[1,8]

Podem existir hipersecreção e epífora combinados em casos de: ectrópio com exposição e inflamação de conjuntiva tarsal, quadros febris com hipersecreção e edema de mucosas (conjuntival, sistema lacrimal e nasal), entrópio com mau posicionamento de ponto e cílios tocando globo, orbitopatia de Graves que apresenta ceratites e grandes proptoses com comprometimento da bomba por compressão de orbicular sobre os canalículos e paralisia facial[1] O tratamento da hipersecreção é clínico, na maior parte dos casos, e o tratamento da epífora adota mais a conduta cirúrgica.[1]

### Lágrimas de crocodilo

A síndrome das lágrimas de crocodilo é um quadro raro de hipersecreção caracterizado pelo lacrimejamento unilateral excessivo por estímulo mastigatório em casos de paralisia facial traumática ou paralisia de Bell. Foi descrita pela primeira vez em 1913 e, desde então, muitos casos foram relatados na literatura.[9,10] O mecanismo mais comumente aceito para a patogênese desse reflexo anormal parece ser o direcionamento errôneo da regeneração das fibras gustatórias, tanto do nervo facial quanto do glossofaríngeo. Depois de sofrer uma lesão, os nervos podem se redirecionar através do ramo superficial do nervo petroso para a glândula lacrimal, causando lacrimejamento ipsilateral quando o paciente come, bebe ou sente cheiros.[9,11]

A síndrome das lágrimas de crocodilo pode gerar constrangimento e transtorno emocional ao paciente. As opções terapêuticas envolvem uso de anti-histamínicos e anticolinérgicos, remoção parcial ou total da glândula lacrimal, secção dos nervos glossofaríngeo e facial em diferentes níveis e o uso de toxina botulínica tipo A (2.5 UI) na porção palpebral da glândula lacrima[1,9]

### Dacrioadenite

A dacrioadenite é uma inflamação da glândula lacrimal e se apresenta de forma aguda ou crônica.12 As dacrioadenites agudas podem ser causadas por infecção viral (vírus Epstein-Barr) ou por causa bacteriana - estafilococos e gonococos.[13] (Figura 7.1). A associação entre inflamação da glândula lacrimal e infecção pelo vírus Epstein-Barr (EBV), agente da mononucleose infecciosa, foi feita pela primeira vez na década de 50. A dacrioadenite pode ser, junto com a linfoadenopatia, o único sinal dessa doença[13] As dacrioadenites crônicas quase sempre são devidas a transtornos inflamatórios não infecciosos como a sarcoidose, a doença de Graves14 e doença inflamatória idiopática.

A dacrioadenite idiopática corresponde por 20% a 57% dos casos de inflamação orbitária idiopática.[15] As dacrioadenites se manifestam uni ou bilateralmente com sinais flogísticos (dor, calor, edema e hiperemia) na região súpero-lateral da pálpebra superior e a mesma pode evoluir com ptose em "S". O paciente pode evoluir com acometimento de linfonodos (pré-auriculares) e das glândulas salivares.[13,15] O diagnóstico baseia-se em aspectos clínicos e exames complementares, tais como exames laboratoriais (hemograma, amilase sérica e velocidade de hemossedimentação) e tomografia computadorizada de órbitas. Em casos selecionados, a biópsia pode também ser necessária.[12,13]

Nos casos agudos, o tratamento das dacrioadenites deve ser feito com anti-inflamatórios sistêmicos, associados ou não a antibióticos, conforme o agente infeccioso. Nos casos crônicos, o tratamento pode ser variado e dependerá da causa etiopatogênica. Em casos de dacrioadenite idiopática, temos as opções dos corticosteroides sistêmicos em doses elevadas e por longo período, corticóide intralesional[16] e a própria biópsia, que além de diagnóstica, parece ter ação terapêutica.[15]

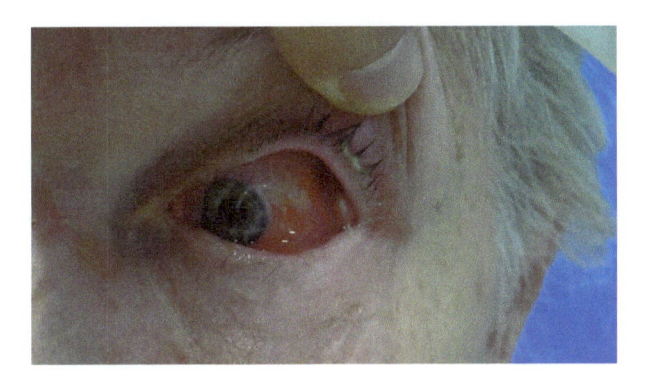

**Figura 7.1.** Dacrioadenite por Streptococos

## SISTEMA DE DRENAGEM LACRIMAL

Qualquer ponto da via lacrimal de drenagem pode ser acometido por doenças. A via lacrimal de drenagem é dividida em alta (pontos lacrimais e canalículos) e baixa (saco lacrimal e ducto nasolacrimal)[17] (Figura 7.2)

### Pontos lacrimais

São os orifícios que dão início ao sistema lacrimal de drenagem. São em número de dois, o superior mais medializado em relação ao inferior. Podem ter formato oval, circular, alongado e em elipse[17-19.]

### Canalículos lacrimais

São a continuação dos pontos lacrimais e são constituídos por uma porção vertical de cerca de 2mm de extensão e em seguida se horizontalizam e caminham paralelamente à margem palpebral numa extensão de 8 a 10mm, se juntam formando o canalículo comum e desemboca no saco lacrimal[17,19.]

### Saco lacrimal

O saco lacrimal está localizado na fossa lacrimal, na parede medial da órbita. O mecanismo pelo qual ocorre a bombeamento da lágrima para o saco lacrimal é chamado de bomba lacrimal [17,18,19.]

### Ducto nasolacrimal

O ducto nasolacrimal é a continuação do saco lacrimal para baixo, para trás e lateralmente. Na transição do saco lacrimal para o ducto existe um estreitamento denominado Válvula de Krause, local onde há a maior incidência de obstruções primárias adquiridas. Na sua extremidade distal localiza-se a válvula de Hasner, uma pequena membrana cuja função é prevenir o refluxo de ar e secreção nasal para as vias lacrimais. A não canalização desse óstio na válvula de Hasner é a causa mais frequente das obstruções lacrimais congênitas[17-22.]

Saiba mais: Vídeo 7.1 — Anatomia da drenagem lacrimal

Importante salientar que a anamnese deve enfocar época de aparecimento de sintomas, associação com quadros infecciosos sinusais, conjuntivites, implantes de plugues lacrimais, uso de medicações antineoplásicas tópicas ou sistêmicas, que podem ser associados à gênese de quadros obstrutivos lacrimais.

Em relação aos exames, o objetivo é a comprovação de permeabilidade ou não da via de drenagem. Consistem na avaliação do menisco lacrimal, testes lacrimais de coratnne (Jones), sondagem diagnóstica e irrigação lacrimal. (Capítulo 5 -Exame Ocular).

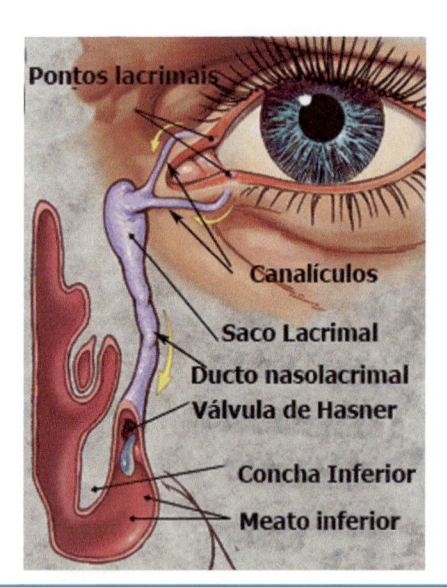

**Figura 7.2.** Via Lacrimal de drenagem

## Obstrução das Vias Lacrimais do Recém-Nascido

A obstrução das vias lacrimais do recém-nascido, também denominada obstrução congênita das vias lacrimais, ocorre na maioria das vezes por imperfuração do óstio do ducto nasolacrimal a nível do meato inferior do nariz, na válvula de Hasner. Pode também ser consequência, em menor frequência, de atresia dos pontos ou canalículos lacrimais[23,24].

**Quadro clínico:** epífora, com secreção e em alguns casos dacriocistite aguda, que é a infecção do saco lacrimal. A desobstrução espontânea ocorre em 80% dos pacientes até o quarto mês de vida e em 90% dos pacientes até 1 ano de idade23. A unilateralidade acontece com mais frequência. Ao exame clínico observa-se um olho lacrimoso, podendo haver refluxo de secreção à expressão do saco lacrimal e o teste de Milder positivo. Outras manifestações incluem amniotocele (nodulação arroxeada na região do saco lacrimal) ou mucocele intranasal. Deve-se observar que o principal diagnóstico diferencial é o glaucoma congênito. (Figura 7.3)[23,24,25].

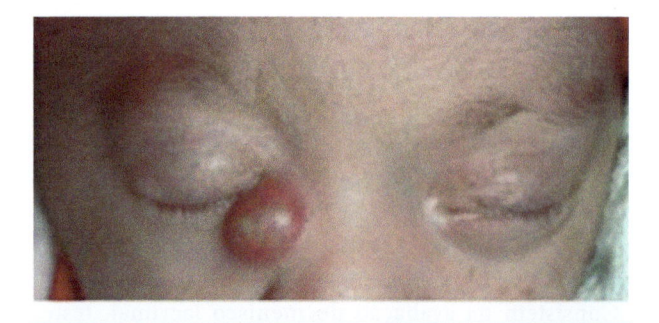

**Figura 7.3.** Dacriocistite em recém-nascido por obstrução congênita

**Tratamento:** existem muitas controvérsias na literatura. Em geral espera-se a canalização espontânea até aproximadamente 1 ano, realizando-se massagem de Crigler (pressão e deslocamento inferior do dedo com finalidade de pressão hidrostática na tentativa de rompimento da membrana mucosa na região distal do ducto nasolacrimal)[23]. A massagem tem eficácia discutível, porém existe documentação cintilográfica e endoscópica da sua eficácia. A sondagem lacrimal é realizada em crianças com aproximadamente 1 ano em que a canalização espontânea e as medidas conservadoras falharam. A sondagem precoce é realizada em crianças com dacriocistite aguda, amniotocele e mucocele intranasal [22,23,24]. Sua eficácia é de aproximadamente 95% nessa faixa etária. A sondagem consiste na desobstrução mecânica da via lacrimal com sondas de Bowman (Figura 7.4), que percorrem o trajeto da via lacrimal de drenagem desde o ponto lacrimal superior até a abertura do ducto nasolacrimal no meato inferior da cavidade nasal [23,24,25].

Caso não haja resolução com 2 sondagens, pode-se proceder a sondagem com intubação da via lacrimal com silicone ou dacrioplastia com cateter-balão. Se todas as medidas falharem, indica-se a dacriocistorrinostomia na faixa etária de 4 anos [26,27,28].

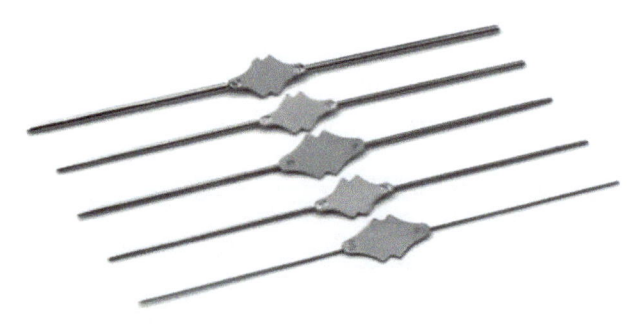

**Figura 7.4.** Sondas de Bowman utilizadas para sondagem lacrimal

## Dacriocistite Aguda

É a infecção bacteriana do saco lacrimal, geralmente causada por estreptococos e estafilococos e secundária a obstrução lacrimal baixa ou dacriocistites crônicas. Ocorre mais frequentemente em mulheres na faixa etária dos 40 a 50 anos[26]. A história clínica revela pacientes com epífora crônica, tumoração no canto medial por dilatação do saco lacrimal, acúmulo de secreção no seu interior e posterior infecção do mesmo[25,26]. O maior fator de risco para dacriocistite aguda é a obstrução lacrimal baixa [29].

### *Diagnóstico clínico*

- Tumoração em canto medial na topografia do saco lacrimal, com sinais flogísticos (tumor, calor, rubor e dor à palpação);

- História de epífora crônica;

- Secreção conjuntival e refluxo de secreção à compressão do saco lacrimal;

- Pode evoluir para uma celulite pré-septal ou mais raramente pós-septal.

- Pode ocorrer a formação de fístula cutânea em virtude da infecção (Figura 7.5)

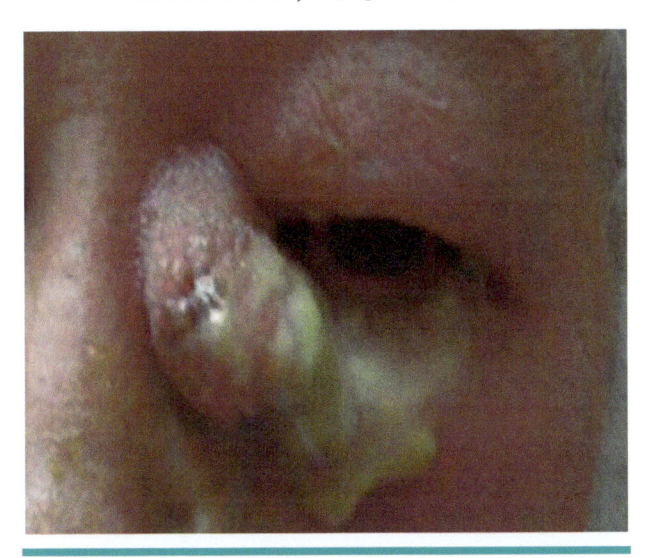

**Figura 7.5.** Dacriocistite aguda drenando espontaneamente

### Tratamento

Em geral o tratamento clínico é realizado com antibioticoterapia empírica por 7 a 10 dias. Casos leves são tratados com Cefalexina 500mg de 6/6h ou Amoxicilina/Clavulanato 875mg de 12/12h. Casos moderados a graves sugere-se internação com antibioticoterapia endovenosa com Ceftriaxona 1g EV 1x por dia por 7 dias. Associa-se também colírio de antibiótico associado a corticosteróide para tratar conjuntivite bacteriana secundária presente na maioria das vezes. Em crianças deve-se ajustar a dose do antibiótico: Amoxicilina/Clavulanato 20-40mg/kg/dia de 8/8h e Cefuroxime 50-100mg/kg/dia EV 8/8h[29,30].

Em casos de não resposta à antibioticoterapia inicial e presença de abcesso no saco lacrimal deve-se proceder à drenagem do mesmo.

Após a resolução do processo agudo, é indicada a cirurgia de dacriocistorrinostomia para resolução do fator predisponente à infecção.

### Dacriocistite Crônica

A obstrução lacrimal baixa leva à retenção crônica de lágrima no saco lacrimal, levando à sua dilatação e espessamento de suas paredes. A lágrima retida vai se tornando cada vez mais viscosa e espessa, podendo originar os seguintes quadros[29,30]:

a. Quadro catarral: epífora associada a secreção mucóide à expressão do saco lacrimal, o saco lacrimal pode ainda não estar muito dilatado;

b. Mucocele: epífora associada a secreção muco-purulenta à expressão do saco lacrimal, nesses casos há geralmente grande dilatação do mesmo.

### Quadro Clínico

Epífora associada a tumoração indolor no canto medial da pálpebra, sem sinais flogísticos. O teste de Milder apresenta-se positivo, há refluxo de secreção à expressão do saco lacrimal, o teste de Jones 1 negativo e o paciente não detecta presença de soro fisiológico na orofaringe à irrigação das vias lacrimais. A dacriocistite crônica é mais comum que a aguda e pode agudizar a qualquer momento. Pode-se realizar investigação através de dacriocistografia (Figura 7.6) para comprovar o local da obstrução e o grau de dilatação do saco lacrimal[29.]

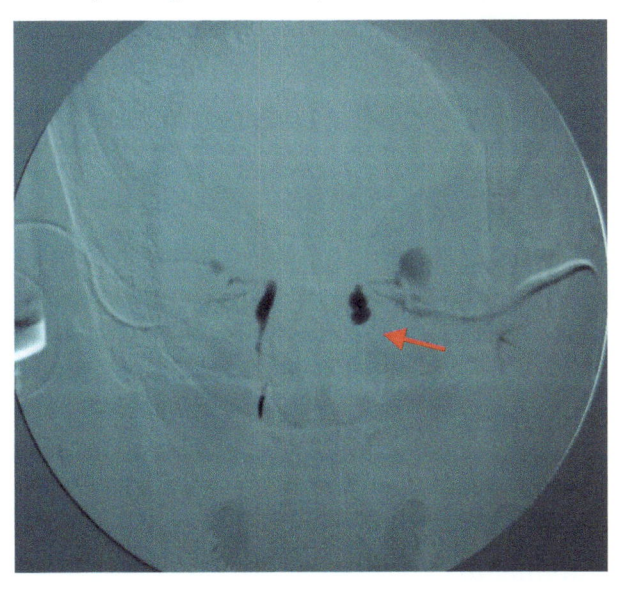

**Figura 7.6.** Obstrução de ducto nasolacrimal esquerda com dilatação de saco lacrimal. A seta mostra o local da obstrução.

### Tratamento

O tratamento de eleição é a cirurgia de dacriocistorrinostomia, onde se realiza uma comunicação direta do saco lacrimal com a mucosa nasal acima da obstrução, permitindo uma nova via de escoamento[29,30].

Saiba mais: Vídeo 7.2 - Cirurgia de dacriocistorrinostomia

## Canaliculites

São infecções não muito frequentes dos canalículos lacrimais, e são uma das afecções oculares mais subdiagnosticadas, sendo erroneamente confundidas com conjuntivite crônica, hordéolo, calázio ou dacriocistite crônica.

O agente mais frequente desta infecção é o Actinomyces israelli, apesar de na grande maioria das vezes não ser possível a sua identificação bacterioscópica. Outras causas são infecções por estafilococos e estreptococos, cândida, fusarium e aspergillus.

### Quadro clínico

Epífora, hiperemia, edema, secreção e dor no canalículo comprometido. À expressão, há refluxo de secreção espumosa somente pelo canalículo infectado. É comum a presença de dacriolitos (concreções), intumescendo a região canalicular. Diferente das dacriocistites crônicas e agudas, não há tumoração do saco lacrimal e as vias lacrimais baixas estão pérvias. O diagnóstico é essencialmente clínico(Figura 7.7).

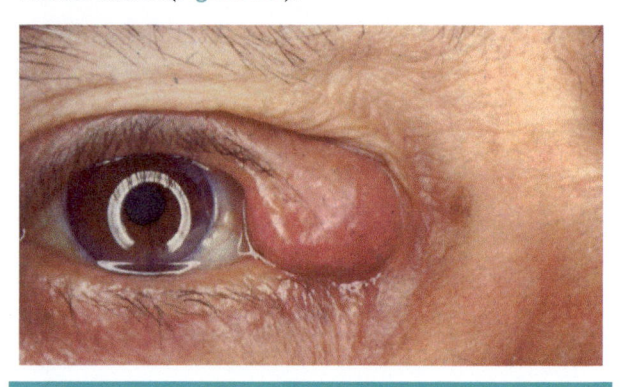

**Figura 7.7.** Canaliculite superior direita: note o abaulamento da porção lacrimal da margem palpebral.

### Tratamento

É cirúrgico, realiza-se canaliculotomia e em seguida curetagem dos dacriolitos, lavagem exaustiva com gentamicina e soro fisiológico. A sutura do canalículo não é necessária e na maioria dos casos não deixa nenhum tipo de sequela anatômica ou funcional.

## Tumores de Saco Lacrimal

Os tumores primários do sistema lacrimal de drenagem são raros, mas potencialmente graves e atingem mais frequentemente o saco lacrimal. Compreendem um grande e variado espectro de lesões agrupadas em 3 categorias principais: epiteliais, não-epiteliais e inflamatórios[31.]

Os tumores epiteliais mais comuns são o papiloma (benigno) e o carcinoma de células escamosas (maligno). Os não-epiteliais são o fibro-histiocitoma, linfoma e o melanoma. As lesões inflamatórias mais frequentes são sarcoidose, granulomatose de Wegener e o granuloma piogênico[31.]

### Quadro Clínico

Tumoração em canto medial que ultrapassa o tendão cantal medial e epífora sanguinolenta são os sinais preditivos mais importantes para o diagnóstico de tumores do saco lacrimal (Figura 7.8). Pode-se realizar uma tomografia de órbita para melhor avaliação da tumoração[31.]

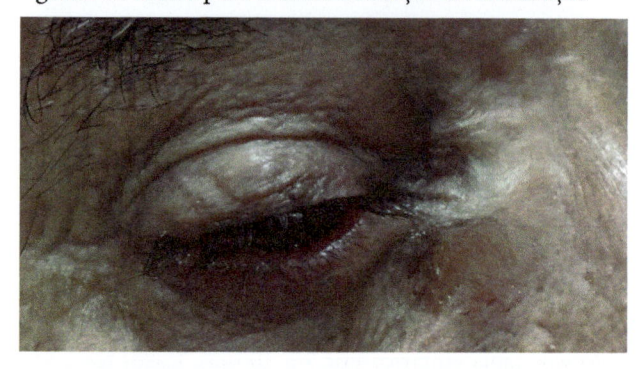

**Figura 7.8.** Linfoma de Saco Lacrimal – tumoração ultrapassa tendão cantal medial

### Tratamento

A dacriocistorrinostomia externa possibilita excelente exposição, inspeção e biópsia incisional ou excisional da lesão. Dependendo do seu diagnóstico histopatológico, o tratamento é individualizado e pode requerer equipe multidisciplinar. O tratamento pode incluir exenteração, quimioterapia ou radioterapia. O prognóstico depende do tipo de tumor e do seu estadiamento[31.]

---

**Pontos chave**

O sistema lacrimal é um sistema que passa despercebido pela maioria das pessoas porque funciona eficientemente. A função primordial do sistema é na geração de lágrima que lubrifica a superfície ocular, protegendo-a, higienizando e limpando para que o olho possa desempenhar a função visual.

A produção excessiva bem como a falta de lágrimas (olho seco- será enfocado no Capítulo 8- Córnea ou deficiências na drenagem lacrimal são os principais tipos de problemas).

Podemos considerar a via de drenagem lacrimal como um sistema de tubulações que deságuam no nariz. As interrupções nesses sistema em geral produzem estase lacrimal e induzem inflamações e infecções como as canaliculites e dacriocistites. A afecção mais frequente é a dacriocistite por obstrução na porção mais alta do ducto nasolacrimal, sendo a dacriocistorrinostomia o tratamento padrão. Nos recém-nascidos, vale lembrar a ocorrência de epífora e secreção por falha no rompimento da membrana de Hasner; tratamento em geral é conservador, mas pode ser necessária a sondagem terapêutica.

## REFERÊNCIAS BIBLIOGRÁFICAS:

1.  Weber RK, Keerl R, Schaefer SD, Rocca RC. Atlas of lacrimal surgery: Springer Science & Business Media; 2007.

2.  Carter S, Gausas R, Cohen A, Mercandetti M, Brazzo B. The lacrimal system: diagnosis, management, and surgery. 2006.

3.  Lemke BN, Lucarelli MJ. Anatomy of the ocular adnexa, orbit, and related facial structures. Smith and nesi's ophthalmic plastic and reconstructive surgery: Springer; 2012. p. 3-58.

4.  Ng JK, Stout AU, Aaby AA, Ng JD. Blepharophimosis syndrome with absent tear production. Ophthalmic Plast Reconstr Surg. 2015;31(3):e62.

5.  Ko AC, Satterfield KR, Lee BW, Alameddine RM, Korn BS, Kikkawa DO. Unilateral Alacrima as a Presenting Symptom of Nasopharyngeal Carcinoma. Ophthalmic Plast Reconstr Surg. 2017;33(2):e41-e2.

6.  Sjogren H, Eriksen A. Alacrimia congenita. Br J Ophthalmol. 1950;34(11):691-4.

7.  Tse DT, Erickson BP, Tse BC. The BLICK mnemonic for clinical-anatomical assessment of patients with epiphora. Ophthalmic Plast Reconstr Surg. 2014;30(6):450-8.

8.  Jones LT. The lacrimal secretory system and its treatment. Am J Ophthalmol. 1966;62(1):47-60.

9.  Nava-Castaneda A, Tovilla-Canales JL, Boullosa V, Tovilla-y-Pomar JL, Monroy-Serrano MH, Tapia-Guerra V, et al. Duration of botulinum toxin effect in the treatment of crocodile tears. Ophthalmic Plast Reconstr Surg. 2006;22(6):453-6.

10. Hofmann RJ. Treatment of Frey's syndrome (gustatory sweating) and 'crocodile tears' (gustatory epiphora) with purified botulinum toxin. Ophthalmic Plast Reconstr Surg. 2000;16(4):289-91.

11. Nakamizo A, Yoshimoto K, Amano T, Mizoguchi M, Sasaki T. Crocodile tears syndrome after vestibular schwannoma surgery. J Neurosurg. 2012;116(5):1121-5.

12. Von Holstein SL, Therkildsen MH, Prause JU, Stenman G, Siersma VD, Heegaard S. Lacrimal gland lesions in Denmark between 1974 and 2007. Acta Ophthalmol. 2013;91(4):349-54.

13. Moscovici BK, Romero IL, Vital Filho J, Bison SH. [Epstein-Barr virus bilateral dacryoadenitis: case report]. Arq Bras Oftalmol. 2009;72(6):826-8.

14. Safonova TN, Likhvantseva VG, Kuz'min KA, Gontiurova OA, Rudenko EI. [Morphological changes in autoimmune dacryoadenitis associated with thyroid eye disease]. Vestn Oftalmol. 2012;128(6):15-9.

15. Mombaerts I, Cameron JD, Chanlalit W, Garrity JA. Surgical debulking for idiopathic dacryoadenitis: a diagnosis and a cure. Ophthalmology. 2014;121(2):603-9.

16. Mohammad Ael N. Intralesional steroid injection for management of acute idiopathic dacryoadenitis: a preliminary result. Ophthalmic Plast Reconstr Surg. 2005;21(2):138-41.

17. Paulsen FP, Schaudig U, Thale AB. Drainage of tears: impact on the ocular surface and lacrimal system. *Ocul Surf.* 2003;1(4):180-91.

18. Groessl SA, Sires BS, Lemke BN. An anatomical basis for primary acquired nasolacrimal duct obstruction. *Arch Ophthalmol.* 1997;115(1):71-4.

19. Paulsen F, Garreis F, Schicht M, Brauer L, Ali MJ, Sel S. [Anatomy and physiology of the nasolacrimal ducts]. *HNO.* 2016;64(6):354-66.

20. Groell R, Schaffler GJ, Uggowitzer M, Szolar DH, Muellner K. CT-anatomy of the nasolacrimal sac and duct. *Surg Radiol Anat.* 1997;19(3):189-91.

21. Jones LT. Lacrimal fluorescein test. *Am J Ophthalmol.* 1977;83(5):762.

22. Wormald PJ, Kew J, Van Hasselt A. Intranasal anatomy of the nasolacrimal sac in endoscopic dacryocystorhinostomy. *Otolaryngol Head Neck Surg.* 2000;123(3):307-10.

23. Schellini SA, Narikawa S, Ribeiro SC, Nakagima V, Padovani CR, Padovani CR. [Congenital lacrimal obstruction: outcome and factors associated with therapeutic probing]. *Arq Bras Oftalmol.* 2005;68(5):627-30.

24. Korchmaros I, Szalay E. Cannula-probing combined with nasal procedure for dacryocystitis neonatorum. *Acta Ophthalmol* (Copenh). 1978;56(3):357-62.

25. Bison S, Barros P, Cursino W, Cohen R. Primary acquired nasolacrimal duct obstruction: proposal of histophatological classification. *Arquivos Brasileiros de Oftalmologia.* 1998;61(1):5.

26. Feijo ED, Caixeta JA, de Souza Nery AC, Limongi RM, Matayoshi S. *A comparative study of modified transcanalicular diode laser dacryocystorhinostomy versus conventional transcanalicular diode laser dacryocystorhinostomy. Eur Arch Otorhinolaryngol. 2017.27.* Alanon Fernandez MA, Alanon Fernandez F, Martinez Fernandez A, Cardenas Lara M. [Treatment of the congenital obstruction of the lachrymal duct, by means of balloon catheter, monocanalicular intubation, and endoscopic control]. *Acta Otorrinolaringol Esp.* 2009;60(6):409-14.

27. Limongi RM, Magacho L, Matayoshi S, Carneiro HM, Avila M. Computed tomographic dacryocystography in children undergoing balloon dacryoplasty. *J AAPOS.* 2012;16(5):464-7.

28. Waly MA, Shalaby OE, Elbakary MA, Hashish AA. The cosmetic outcome of external dacryocystorhinostomy scar and factors affecting it. *Indian J Ophthalmol*. 2016;64(4):261-5.

29. Caglar C, Yener HI, Gul A, Ozcimen M. The Modified Technique of External Dacryocystorhinostomy in the Management of Complicated Nasolacrimal Duct Obstruction. *J Craniofac Surg*. 2016;27(2):416-9.

30. Heindl LM, Jünemann AG, Kruse FE, Holbach LM. Tumors of the Lacrimal System Drainage. *Orbit*. 2010 Oct;29(5):298-306.

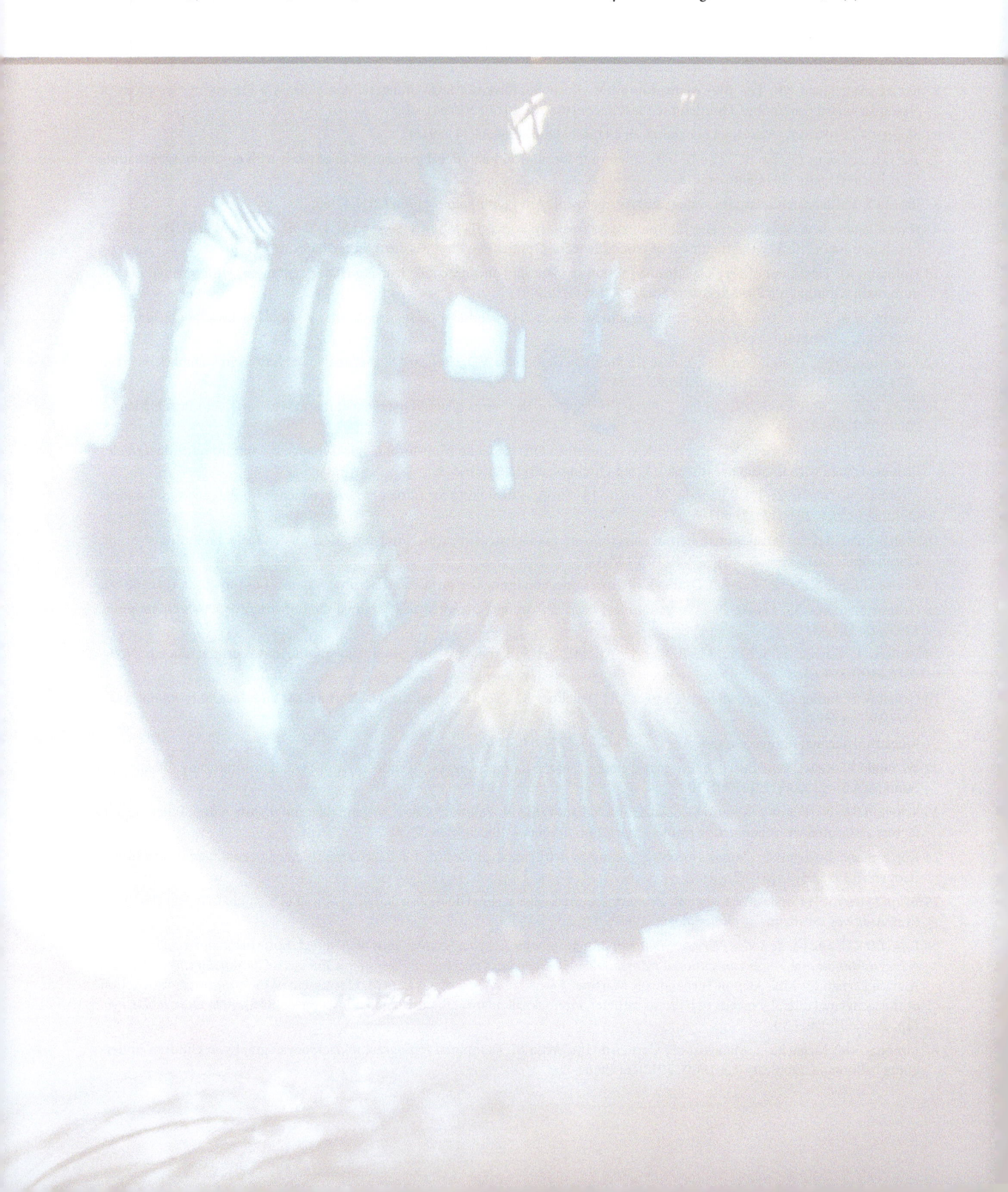

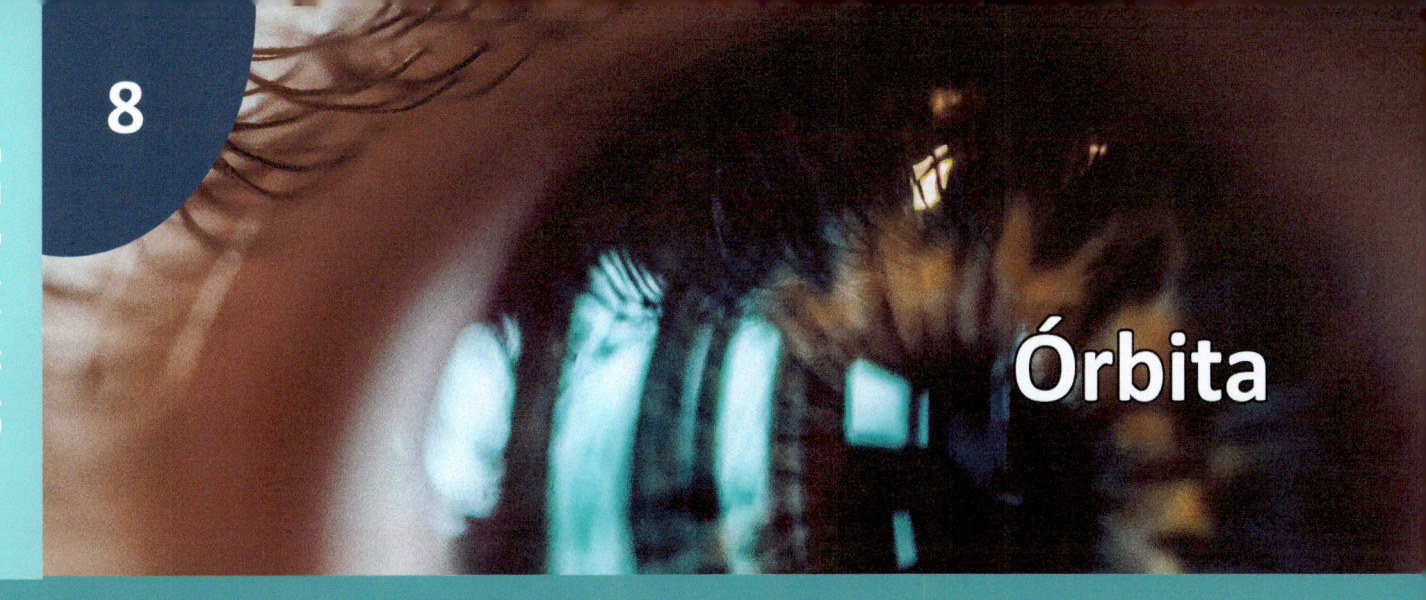

CAPÍTULO 8

Órbita

Abelardo Couto Souza Junior
Mariana Dias Gumiero

## SEMIOLOGIA DAS DOENÇAS ORBITÁRIAS

História Pregressa da Moléstia Atual: ênfase na dinâmica do processo (forma de aparecimento, duração, intermitência e cronicidade da doença); principais sinais e sintomas, objetivando determinar um ou mais padrões fisiopatológicos. Caracterizar a dor: intensidade, localização, irradiação e associação aos movimentos oculares e/ou a exposição à luz. Sintomas como diplopia deve ser relacionada com a direção do olhar e dor, acuidade visual, visão de cores; escotomas podem revelar alterações no nervo óptico. Observar sinais como o aparecimento da proptose, enoftalmo, distopias vertical ou horizontal, bem como edema palpebral e massas palpáveis. Também podem ser observados quemose, injeção de vasos epibulbares sugerindo doenças vasculares.[1,2]

História Pregressa do Paciente: refere-se ao estado geral do paciente e doenças sistêmicas atuais e pregressas, especialmente doença endócrina, imunológica, neoplasia, infecção e cirurgias. Freqüentemente pode haver relação entre a doença orbitária e doenças sistêmicas.[1,2]

Exame Oftalmológico Geral: acuidade visual, refração, acuidade visual central (tela de Amsler), campos visuais, visão de cores, pupilas (tamanho, simetria, fotorreação), sensibilidade corneana. Movimentos oculares, incluindo ducção forçada, se necessário. Medida da pressão intra-ocular em posição primária e no olhar para cima (a PIO tende a subir quando a dução se faz por antagonista de um músculo cicatrizado). Biomicroscopia da córnea, conjuntiva e fórnices. Fundoscopia (particularmente na pesquisa de dobras de coróide, papiledema, presença de vasos opto-ciliares).[2]

## EXAME FÍSICO DA ÓRBITA

Exame Geral: deve-se observar os contornos faciais, simetria horizontal e vertical da face, das órbitas, pálpebras e globos oculares; além das alterações na coloração da pele periorbitária. As estruturas orbitárias e peri-orbitárias devem ser palpadas, bem como os gânglios submandibulares, cervicais e pré-auriculares. É importante medir: a fenda palpebral, a distância entre a pálpebra superior e o reflexo corneano (MRD1), a excursão do músculo elevador da pálpebra superior, a retração palpebral e o lagoftalmo. Eritema e edema palpebrais e conjuntivais devem ser descritos.[1,2,38]

Exame Específico da Órbita: documentar o grau de distopia ocular horizontal ou vertical, bem como a sua redutibilidade. Realizar preferencialmente a exoftalmometria de Hertel em cada olho; as medidas variam com raça, idade e sexo, mas aceita-se como valores médios da protrusão ocular 16,5mm em homens brancos, 18,5mm em homens negros, 15,4mm em mulheres brancas e 17,8mm em mulheres negras; os limites superiores do "normal" foram 21,7mm, 24,7mm, 20,1mm e 23mm, respectivamente. De qualquer modo, valores acima de 21 são considerados anormais.[2,36]

O conhecimento epidemiológico, a realização da anamnese e dos exames clínicos descritos geralmente conduzem à formulação de uma hipótese diagnóstica e de diagnósticos diferenciais. A partir daí, pode-se solicitar corretamente os exames complementares necessários.

## ESTUDO DE IMAGEM ORBITÁRIA

**Radiografia convencional:** pode demonstrar alterações ósseas, aumento da estrutura óssea orbitária (massas com longos anos de evolução), erosões ósseas, velamento de seios da face e fraturas orbitárias. Atualmente tem sido substituída pela tomografia.[1]

**Tomografia Computadorizada:** em relação a lesão tumoral revela a localização, delimitação, infiltração e captação ou não do contraste. Em relação a musculatura extrínseca ocular revela a espessura e o aspecto da hipertrofia (uniforme ou preservando o tendão). Em relação às paredes ósseas, determina com precisão a localização, grau e extensão das fraturas, além dos efeitos estruturais sobre as partes moles[2,38]

**Arteriografia e Flebografia:** a arteriografia pode ser útil para definir localização e em especial o tipo de suprimento do tumor. Contribui na embolização e oclusão arterial para fístulas e alguns tumores muito vascularizados. A flebografia é raramente indicada, podendo ser utilizada na avaliação das varizes orbitárias.[2,38]

**Ressonância Nuclear Magnética:** excelente para o estudo das partes moles; RNM e a TC praticamente eliminam a necessidade de outras técnicas de imagem.[2,38]

**Ecografia:** é uma técnica não invasiva que fornece valiosas informações com respeito a localização, tamanho, forma, características do tecido e componentes vasculares (Doppler). Pode determinar com precisão a espesssura da musculatura extrínseca ocular, bem como, em mãos experientes, o grau de inflamação dos mesmos, através da refletividade no modo A[1,2]

## PROPTOSE / EXOFTALMIA

O deslocamento do globo ocular é a manifestação clínica mais comum das anormalidades orbitárias.[39]

O termo PROPTOSE significa protrusão de uma parte do corpo sendo esta, comumente, o olho. EXOFTALMIA descreve especificamente proptose do olho. PROPTOSE é algumas vezes usado para referir a exoftalmia unilateral e principalmente, quando se refere a tumores orbitários. Por sua vez, EXOFTALMIA é praticamente usado para descrever protusão do olho associada à oftalmopatia tiroidiana. Atualmente, ambos os termos, podem ser considerados sinônimos.[2,39]

A principal causa de PROPTOSE BILATERAL em adultos é a oftalmopatia distiroidiana e, menos freqüentemente, outros processos inflamatórios, como a doença inflamatória inespecífica da órbita, granulomatose de Wegener ou neoplasias. Nas crianças, a proptose bilateral pode ser causada por neuroblastoma metastático, leucemia ou doença inflamatória da órbita. PROPTOSE UNILATERAL em adultos, também, é mais freqüentemente causada pela oftalmopatia distiroidiana, enquanto que, em crianças, a principal causa é a celulite orbitária devido à sinusite etmoidal ou infecção do trato respiratório[2]

PSEUDOPROPTOSE pode ser tanto uma simulação de proeminência anormal do olho quanto uma assimetria não causada por aumento do contéudo orbitário. O seu diagnóstico não deve ser feito antes de se afastar a possibilidade de massa orbitária. As causas de pseudoproptose são:[2,38,39]

- Aumento do globo ocular (miopia axial, buftalmo);
- Fraqueza ou paralisia dos músculos extra-oculares (permitindo o deslocamento anterior do globo ocular);
- Enoftalmia contralateral (fratura orbitária, carcinoma pulmonar metastático, microftalmia);
- Assimetrias faciais e orbitárias;
- Assimetria das fissuras palpebrais (retração palpebral ipsilateral, paralisia facial ou ptose contralateral).

O paciente apresentando proptose ou exoftalmia geralmente observa esta condição por si só. A comparação com fotografias tiradas previamente ao aparecimento da condição poderá ser últil. Queixas de diplopia em graus variados são comuns.[39]

A avaliação clínica inicial pressupõe a comparação da protusão de ambos os olhos em relação à testa, estando o paciente sentado e o observador atrás e acima do mesmo. A configuração da cabeça, profundidade das órbitas, presença de quemose ou edema, alinhamento dos eixos ópticos, presença de retração palpebral superior e inferior e restrição da excursão da pálpebra superior no olhar para baixo ("Lid Lag") são sinais que devem ser notados. Os exames rotineiros de acuidade visual, refração, reflexos pupilares, biomicroscopia, tonometria e fundoscopia não devem ser negligenciados.[2,39]

A palpação da rima orbitária ao redor do globo ocular pode revelar a presença de massa orbitária anterior, principalmente, aumento da glândula lacrimal. Manobra digital de retrodeslocamento do olho demonstra a resistência das estruturas intra-orbitárias. Tumores sólidos são, geralmente, mais resistentes e lesões vasculares ou inflamações difusas, como oftalmopatia tiroidiana, são mais complacentes. A palpação de linfonodos regionais também deve ser realizada. A pulsação do olho é geralmente causada tanto por fluxo vascular anormal (comunicação arteriovenosa) como por transmissão de pulsações intracranianas normais através de defeitos nas paredes orbitárias (mucocele, trauma etc.). Nas fístulas carótido-cavernosas, sopros podem ser relatados pelo paciente ou auscultados com estetoscópio.[1,2]

Os movimentos oculares podem estar limitados em uma direção específica do olhar, indicando envolvimento de um músculo extra-ocular por neoplasia ou inflamação. Na oftalmopatia tiroidiana, o envolvimento é geralmente de vários músculos, bilateralmente e assimetricamente. Entretanto, o acometimento inicial geralmente é do músculo reto inferior o que determina uma restrição da elevação do olho afetado e uma hipotropia no olhar primário. Pode-se detectar um aumento da pressão intra-ocular na superoversão deste olho[2]

A exoftalmometria é a medida entre a superfície anterior da córnea e a rima órbitária lateral. É considerada normal até 20 a 21 mm, podendo variar conforme a idade, sexo, raça e constituição familiar. Uma assimetria maior que 2 a 3 mm entre os dois olhos sugere proptose ou enoftalmia. A medida da protusão do olho pode ser feita utilizando-se uma régua plástica milimetrada, o exoftalmômetro de LUEDDE ou, mais precisamente, o exoftalmômetro de HERTEL[2,36] (Figura 8.1).

Tomografia Computadorizada e Ressonância Magnética são usados tanto para melhor determinação da exoftalmia como para distinguir estruturas de diferentes densidades radiográficas (musculatura extrínseca, n. óptico, massa tumoral, infiltração, fluído subperiostal etc). Outros métodos como ultrasonografia, venografia, arteriografia etc, também tem seu valor na investigação da exoftalmia[1,2]

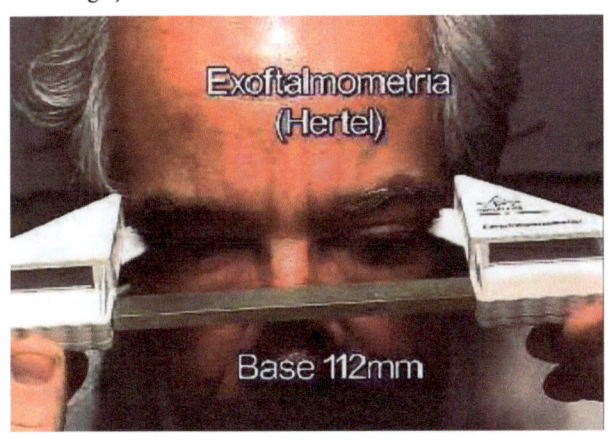

**Figura 8.1.** Exoftalmometria em paciente com Orbitopatia de Graves

## EPIDEMIOLOGIA DE LESÕES ORBITÁRIAS

A órbita é, naturalmente, o território de ação do oftalmologista. Uma grande variedade de patologias pode acometer as estruturas orbitárias, o que exige muitas vezes uma abordagem multidisciplinar.

As doenças orbitárias representam cerca de 0,3% de todas as doenças oculares[19] e podem afetar diretamente o sistema visual. As frequências relatadas dos diferentes tipos de lesões orbitárias variam muito na literatura. Essa variação provavelmente ocorre devido às diferenças populacionais e geográficas nos estudos, contudo, pode-se observar uma tendência compatível entre eles: preponderância de orbitopatia de Graves (OG) em adultos de meia idade, distribuição bimodal de tumores, diminuição gradual de anormalidades estruturais com a idade e uma relativa ocorrência de doenças inflamatórias e vasculares.

De acordo com o estudo apresentado por Assavedo et al19, pode-se agrupar as doenças orbitárias em grandes grupos, tendo uma maior prevalência de casos de tumores orbitários com 43,4%; seguido por trauma e distúrbios inflamatórios da órbita com 30,8% e 21,7%, respectivamente. No Brasil, no Hospital das Clínicas da FMUSP/SP, importante centro de referência em Oftalmologia no país, observa-se no Ambulatório de Órbita, uma maior frequência de Orbitopatia de Graves, seguido por tumores e outras condições inflamatórias, ainda necessitando de maiores estudos epidemiológicos, que são fundamentais para a formulação da hipótese diagnóstica[37]

Neste capítulo serão abordadas as afecções mais frequentes com ênfase para a orbitopatia de Graves que é a doença orbitária mais frequente em nosso meio.

## ORBITOPATIA DISTIREODIANA

A orbitopatia de Graves (OG) ou Orbitopatia Distireoidiana é uma afecção de etiologia auto-imune sistêmica, complexa, multissintomática, podendo ter uma evolução autolimitada, aguda, crônica e até imprevisível. Sabe-se que a grande maioria dos pacientes (80%) tem acometimento bilateral. No momento do diagnóstico da OG, 90% dos casos apresentam hipertireoidismo, 5,8% são eutiróideos, 3,3% são portadores de Tireoidite de Hashimoto e 0,8% apresentam hipotireoidismo primário.[4]

Por ser uma desordem auto-imune, a dosagem de anticorpo anti-receptor do TSH (Trab) pode ter valor diagnóstico, também pela sua elevada sensibilidade e especificidade para a Doença de Graves (DG).[5] Recomenda-se sua dosagem, especialmente, nos pacientes eutireoidianos com exoftalmia bilateral.[40] Apenas 2,5% destes pacientes não apresentam positividade para os anticorpos anti-tireoglobulina, anti-tireoperoxidase e/ou Trab, o que revela o caráter atípico da apresentação inicial da doença nestes casos.[41]

Mais recentemente, métodos radiológicos têm ajudado a melhor caracterização da OG, entretanto, a avaliação clínica ainda é fundamental para o diagnóstico[59]

Sabe-se que as mulheres são 6 a 8 vezes mais afetadas pela OG que os homens.[6] Porém, observa-se, proporcionalmente, mais manifestações graves no sexo masculino. Esta interpretação pode estar influenciada pela maior prevalência de tabagistas na população masculina[4] A distribuição por idade mostra um pico de incidência de OG na 5ª década de vida com mínima diferença entre os sexos nos pacientes com DG.[4] Na maioria das vezes a OG surge quando ocorre a disfunção tireoidiana, mas em 20% dos casos pode preceder ou até suceder os sintomas do hipertireoidismo em 6 a 18 meses[4]

Na patogênese da OG, a partir de um antígeno causal de origem ainda incerta, ocorre ativação dos fibroblastos especializados na órbita pelos linfócitos B e T.[42] A partir daí, ocorre infiltrado inflamatório composto de linfócitos T do tipo CD4+ ou CD8+, linfócitos B (mais raros), macrófagos, mastócitos e outros, no endomísio, tecido conectivo e no tecido adiposo da órbita.[42] O aumento do conteúdo orbitário devido à produção de glicosaminoglicanos (GAG) pelos fibroblastos associado ao continente orbitário inalterado, leva a um aumento da tensão orbitária e conseqüente proptose ou exoftalmia. Posteriormente, os músculos sofrem um processo cicatricial com fibrose tecidual.[42]

Provavelmente a órbita é atingida imunologicamente pela DG através de um mecanismo de antígeno compartilhado, sendo este antígeno reconhecido em dois ou mais lugares do organismo. O envolvimento dos tecidos orbitários pode ser iniciado pela presença destes antígenos reconhecidos por células T que também estão presentes nas doenças auto-imunes da tireóide. Fibroblastos especializados presentes e com receptores semelhantes tanto na órbita quanto na tireóide, além da predisposição genética, também colaboram na patogênese da OG.[42]

Os diversos sinais que caracterizam a OG e suas freqüências, podem variar de acordo com a população, mas, em geral, são: retração palpebral (90% a 98%)[4], "Lag Palpebral" ou "Lid Lag" (Sinal de Von Graeffe) ou atraso palpebral no olhar para baixo, exoftalmia uni ou bilateral (62,3%), hiperemia e/ou quemose conjuntivais, erosão ou ulceração corneana, miopatia restritiva dos músculos extrínsecos oculares (42,6%), aumento da pressão intra--ocular, redução da acuidade visual devido às alterações corneanas e/ou à neuropatia óptica distireoidiana (NOD - 5%). Estes sinais correspondem aos sintomas de: dor ocular espontânea ou à movimentação ocular, fotofobia, sensação de corpo estranho ocular, lacrimejamento, diplopia, embaçamento visual.[7] (Figura 8.2)

Nem todas estas características clínicas estão presentes em todos os doentes e na mesma intensidade. O diagnóstico de urgência e emergência na OG nem sempre é tão evidente e, portanto, requer uma perfeita interação interdisciplinar.

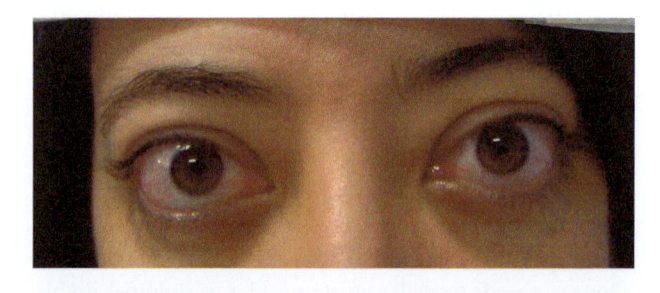

**Figura 8.2.** Paciente com orbitopatia de Graves: observar proptose axial, retração palpebral.

## OG com risco de perda visual: neuropatia óptica distireodiana

Ocorre nas seguintes situações:

- edema de disco óptico ou
- sem edema de disco óptico mas com:
    - Alteração de pelo menos 2 itens (Acuidade Visual, Reflexos Pupilares, Visão de cores, Campo visual e Potencial Evocado Visual)
    - Evidência radiológica de compressão ou estiramento do nervo óptico

## Exames complementares:

A Tomografia Computadorizada de órbitas (TC) pode ajudar no diagnóstico diferencial e na determinação do grau de preenchimento do ápice da órbita pela musculatura extrínseca espessada, "Apical Crowding".[15] (Figura 8.3a)

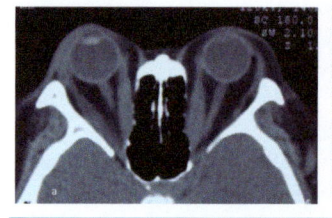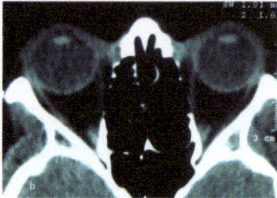

**Figura 8.3.a** TC mostrando forma miogênica (aumento muscular) e forma lipogênica. Observa-se também aumento caracteristicamente fusiforme dos M. Retos Mediais, poupando as inserções tendíneas. **Figura.8.3b** TC axial mostra OG forma lipogênica com proptose evidente e estiramento do Nervo Óptico.Imagem: Cortesia Dr. Allan Pieroni Gonçalves

- Ultra-sonografia Orbitária no modo A pode sugerir atividade inflamatória dos músculos extrínsecos oculares quando a refletividade média destes está baixa
- Ressonância Nuclear Magnética sugere alterações inflamatórias e edematosas na musculatura, através de aumento na intensidade de sinal nos tempos T2 e Stir.44 A sequência ponderada em T1 avalia melhor área e espessamento dos músculos extraoculares.

**Vídeo 8.1 - Entrevista Dr. Abelardo Couto**

## Tratamento

A maior parte dos pacientes necessita principalmente de medidas para lubrificação e descongestionamento ocular (lubrificantes oculares, colírio durante o dia e gel ou pomada oftálmica à noite, elevação da cabeceira do leito, óculos escuros).

Pacientes com atividade da OG devem ser submetidos ã supressão imunológica por meio de corticóide via oral (VO) ou endovenosa (EV), isolados ou em associação com radioterapia orbitária, especialmente nos casos de miopatia restritiva significativa e progressiva.[18]

Em relação a corticoterapia VO preconiza-se a prednisona 60-80 mg/dia com redução sucessiva a cada 2 semanas durante 4 a 6 meses18 ou 0,7 a 1 mg/kg/dia durante 30 dias, seguido de 0,5 a 0,7 mg/kg/dia por mais 30 dias com retirada gradativa nos próximos 30 a 60 dias.[20]

Em relação a corticoterapia EV (pulsoterapia) preconiza-se a metilprednisolona 1g, 2 vezes por semana durante 6 semanas18 ou 0,5g, 1 vez por semana durante 6 semanas seguido de 0,25g, 1 vez por semana mais 6 semanas.[21] É relatado maior eficácia dos corticosteróides por via EV na resposta a longo prazo, sendo mais tolerados e apresentando menor número de efeitos colaterais que os corticóides de uso VO.[21]

Tem se descrita a utilização de injeções orbitais de corticosteróides/triancinolona como uma alternativa de tratamento na OG moderada e grave[22.]

A radioterapia há muito preconizada no tratamento da OG é utilizada em 10 sessões semanais ou contínuas (casos mais graves) com doses totais que variam de 1000 a 2000 Cgy.21 Pode ser realizada isoladamente ou em associação com corticosteróides VO ou EV. Os efeitos da radioterapia orbitária são lentos, atingindo o seu máximo em 6 meses após o início do tratamento.

Nos últimos anos, estudos com anticorpo monoclonal teprotumumab tem se mostrado muito promissores para o tratamento da fase ativa da OG.[23]

O tratamento cirúrgico na OG é recomendado a partir de 6 meses após a estabilização dos sinais e sintomas ou na fase inativa da doença.24 Este tratamento compreende: descompressão orbitária, correção do estrabismo, correção da retração palpebral e blefaroplastia cosmética. Esta sequência deve ser respeitada visto ser determinada pelos potenciais efeitos adversos de cada intervenção.[45]

A descompressão orbitária consiste na ampliação do continente através da remoção óssea associada (figura8.4) ou não à remoção de gordura orbitária. Tem a finalidade de tratar pacientes com alterações estéticas, devido à acentuada exoftalmia, diminuir a exposição corneana e tratar o glaucoma secundário. Na fase ativa da OG, a descompressão somente é indicada nos casos de NOD ou lesão corneana grave com risco de perda visual e sem resposta satisfatória com tratamento clínico.[24]

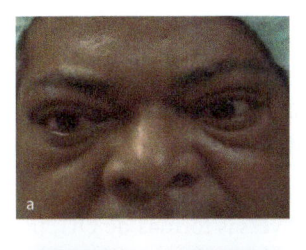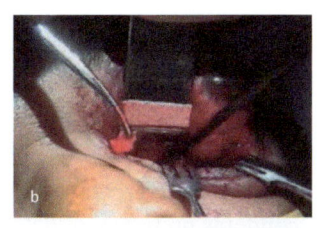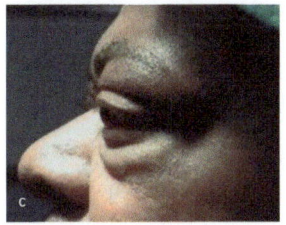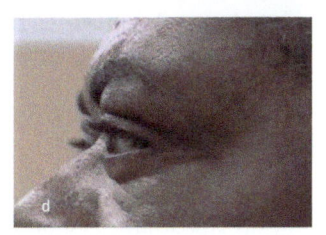

**Figura 8.4.** Paciente com orbitopatia de Graves: a – pré; b – descompressão de parede ínfero-medial; c – pré-op; d- aspecto pós-cirúrgico.

Nos casos de NOD, a descompressão consiste na osteotomia das paredes medial e inferior por vias transconjuntival, transcaruncular ou transnasal. Nos casos de OG não ativa pode-se realizar a osteotomia de três paredes: lateral, medial e inferior por via transcutânea.[45,46]

A cirurgia de estrabismo pode ser realizada com anestesia local, sendo indicada na fase inativa e quando a diplopia não é corrigida com lentes prismáticas.

A correção da retração palpebral tem como objetivo prolongar a pálpebra, e para tanto, pode-se fazer a secção ou alongamento do músculo de músculo de Müller, a secção ou alongamento do músculo elevador da pálpebra superior com ou sem enxerto e, eventualmente, uma cantoplastia lateral[45]

A blefaroplastia cosmética consiste na remoção de pele e/ou gordura periorbitária. Deve ser a última correção, pois, a correção da retração geralmente diminui a quantidade de pele a ser retirada para a reabilitação estética do paciente[45]

## Tratamento da OG com risco de perda visual

Uma vez firmado o diagnóstico de NOD e evidenciado o risco de perda visual deve-se iniciar o tratamento imediatamente, pois trata-se de uma emergência oftalmológica.[13]

- corticoterapia EV (pulsoterapia) como primeira opção, nas dosagens já mencionadas. Nos casos mais dramáticos pode-se utilizar 1 g metilpred-nisolona EV, em três dias consecutivos.

- descompressão orbitária de urgência quando a resposta ao tratamento de choque não é satisfatória em uma a duas semanas, além de continuar com a corticoterapia.[46]

- procedimentos cirúrgicos temporários de urgência/emergência como blefarorrafia e tarsorrafia nas exoftalmias graves associadas a lagoftalmia e úlcera de córnea.

Abaixo apresenta-se, resumidamente, o protocolo de condutas no tratamento das diversas formas de OG, incluindo aquela em que há risco de perda visual (NOD).[41] (Figura 8.5)

## DOENÇA INFLAMATÓRIA CRÔNICA INESPECÍFICA

A Doença Inflamatória Inespecífica da Órbita ou Pseudotumor Órbitário é um diagnóstico comum em adultos e crianças. Pode apresentar-se como miosite, dacrioadenite, esclerotenonite, perineurite. Histologicamente, caracteriza-se por infiltrado linfo-plasmocitário e eosinófilos. Alguns casos apresentam hiperplasia linfóide, sendo a fibrose variável dependendo da evolução da doença. Os sinais e sintomas inflamatórios são de intensidade variáveis (aguda, subaguda ou crônica).[47]

A forma aguda apresenta-se com dor e oftalmoplegia, diplopia, proptose e baixa visual (envolvimento do NO). Geralmente, ocorrem sinais de congestão palpebral e conjuntival.[47] (Figura 8.6)

A síndrome de Tolosa Hunt (oftalmoplegia dolorosa) é uma variante restrita à fissura orbital superior, canal óptico ou seio cavernoso.[25]

A forma subaguda é insidiosa, caracterizando-se por uma inflamação fibrosante (cicatricial), geralmente cursando sem proptose e afetando todas as estruturas ou pequenos segmentos orbitários. O diagnóstico, geralmente, é por biópsia.[47]

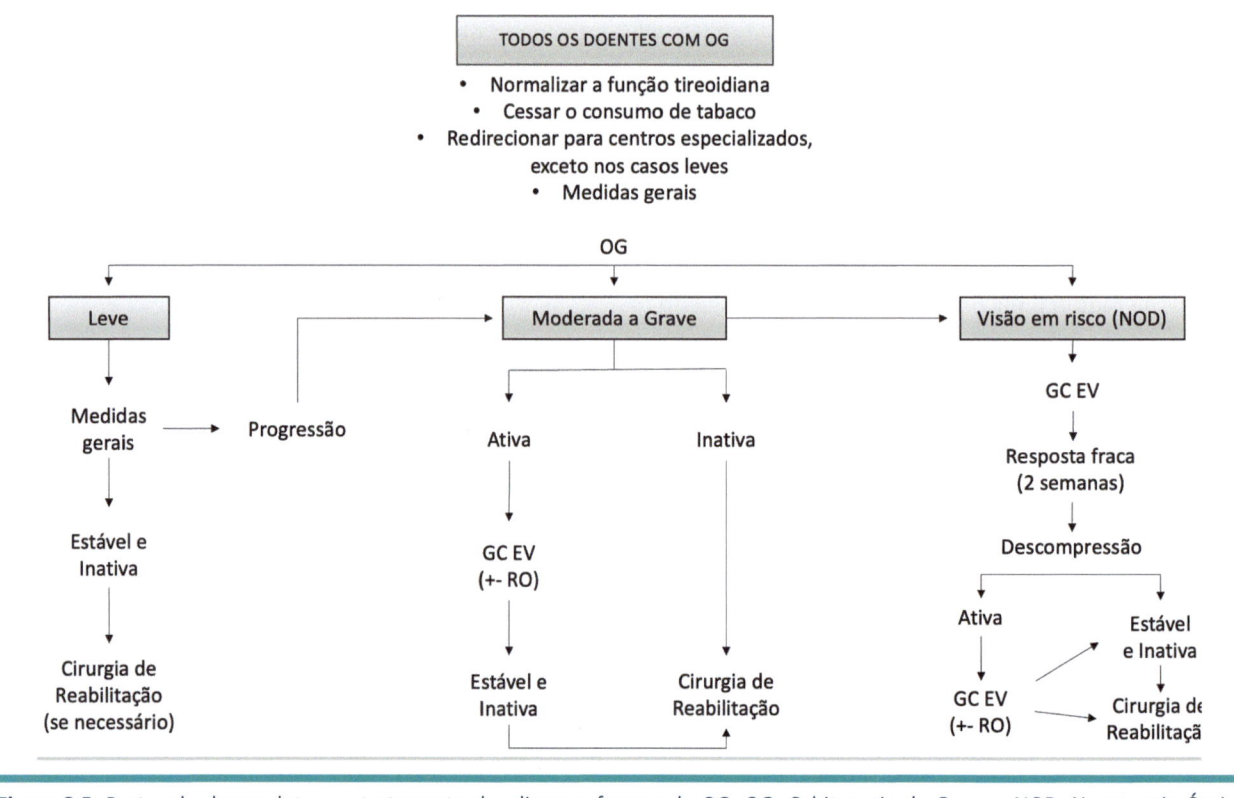

**Figura 8.5.** Protocolo de condutas no tratamento das diversas formas de OG. OG, Orbitopatia de Graves; NOD, Neuropatia Óptica Distireoidiana; GC EV, Glicocorticóide Endovenoso; RO, Radioterapia Orbitária. Adaptado de Bartalena L, et al. European Group on Graves'Orbitopathy (EUGOGO). Consensus Statementof the European Group on Graves'Orbitopathy (EUGOGO) on management of GO.Eur.J. Endocrinol. 2008;158(3):273-85.[1]

Quadros bilaterais em adultos dirigem o diagnóstico para vasculites ou doenças linfoproliferativas. Já nas crianças é comum o quadro bilateral.

Quando há miosite, os tendões estão tipicamente espessados, ao contrário da orbitopatia distiroidiana (aspecto tomográfico). O ultrassom pode ser muito útil no diagnóstico diferencial,[47]

O tratamento é instituído no início dos sintomas com corticosteróides sistêmicos (Via Oral ou Endovenosa - pulsoterapia) e o esperado é uma resposta rápida sendo que na administração oral a retirada deve ser gradual sob pena de cronificar o processo. Se não houver resposta, então está indicada a biópsia; se for confirmada a síndrome inflamatória pode tentar a ciclosporina ou radioterapia[47]

**Vasculites:** consistem de inflamação em torno de vasos maiores comprometendo os tecidos adjacentes. Algumas trazem proptose bilateral, envolvimento ocular associado e possuem grande morbidade: estão associadas a outros sinais sistêmicos. São principalmente a artrite de células gigantes (arterite temporal), poliartrite nodosa, granulomatose de Wegener, granuloma letal da linha média ou reticulose polimórfica.[47]

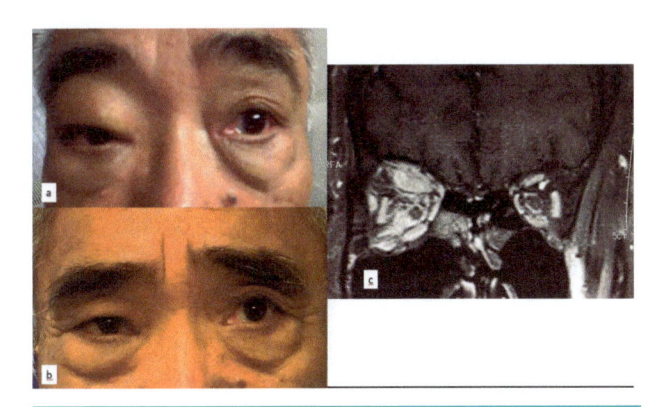

**Figura 8.6.** Processo inflamatório crônico inespecífico da órbita: a – pré; b- pós-tratamento com corticoide oral; c- TC mostra massa em órbita superior deslocamento o globo inferiormente.

## INFECÇÃO ORBITÁRIA

A **Celulite Pré-septal** é a inflamação e infecção das pálpebras e estruturas periorbitárias anteriores ao septo orbitário (Capítulo 6 - Pálpebras). Tecidos orbitários (pós-septais) podem estar secundariamente comprometidos. Geralmente ocorre por contaminação direta após traumatismo ou infecção cutânea.[48]

O quadro clínico é de edema e eritema palpebrais, usualmente sem quemose ou dor à movimentação do globo ocular. Acuidade visual, reflexos pupilares e motilidade extrínseca estão normais. Staphylococcus aureus é o patógeno mais comum na celulite pré-septal decorrente de trauma. Haemophilus influenzae é o principal agente etiológico nas crianças até 5 anos, sendo o foco primário uma otite média ou pneumonia. Estas crianças apresentam febre alta, queda do estado geral, coriza e um característico edema e eritema violáceo das pálpebras seguido de quemose.[26,48]

Adolescentes e adultos respondem prontamente à administração oral e domiciliar de antibioticoterapia (cefaclor, doxicilina). O agravamento do quadro clínico com envolvimento orbitário e paranasal evidente (tomografia computadorizada) determina a hospitalização para a medicação endovenosa (meticilina, oxacilina etc.). Recém-nacidos e crianças devem ser imediatamente hospitalizados para tratamento endovenoso (cefalosporinas de 3ª geração) e coleta de hemocultura. Há nestes casos grande risco de bacteremia, septicemia e meningite. O acompanhamento pediátrico é fundamental.[26]

A drenagem cirúrgica pode ser necessária nos casos de abscesso localizado. Deve-se ter cuidado para não romper o septo orbitário lesando a aponeurose do elevador da pálpebra superior, difundido a infecção para tecidos orbitários.[49]

A Celulite Orbitária refere-se à inflamação ou infecção no tecido posterior ao septo orbitário. Na maioria das vezes, ocorre secundariamente à infecção bacteriana aguda ou crônica dos seios paranasais. Outras causas também são consideradas, Quadro 8.1.[48]

Os agentes etiológicos podem ser múltiplos, principalmente na sinusite paranasal, e incluem cocos gram-positivos, Haemophilus influenzae e anaeróbios. Infecções fúngicas (mucormicoses, aspergilose) e parasitárias (equinococose, cisticercose, tuberculose) são menos freqüentes e merecem considerações à parte.[26,50]

O quadro clínico inclui febre, proptose axial, quemose, congestão venosa, linfadenopatia pré-auricular, dor e restrição à movimentação ocular (figura 8.7). Baixa visual e alteração dos reflexos pupilares indicam acometimento do ápice orbitário, podendo evoluir para trombose do seio cavernoso. Nestes casos, a hospitalização para tratamento mais agressivo evitará cegueira, paralisia de nervos cranianos, abscessos subperiostal e cerebral e até a morte.[48]

**Quadro 8.1.** Causas de celulite orbitária

| Causas de Celulite Orbitária | | | |
|---|---|---|---|
| Extensão de estruturas peri-orbitárias | Fatores exógenos | Fatores endógenos | Fatores intra-orbitários |
| Sinusites Paranasais | Trauma (corpo estranho) | Bacteremia com embolização séptica | Endoftalmites |
| Celulite Facial e Palpebral | | | Dacrioadenites |
| Dacriocistite | Pós-cirúrgicos (cirurgia orbitária e periorbitária) | | |
| Infecção Dentária | | | |
| Infecções Intracranianas | | | |

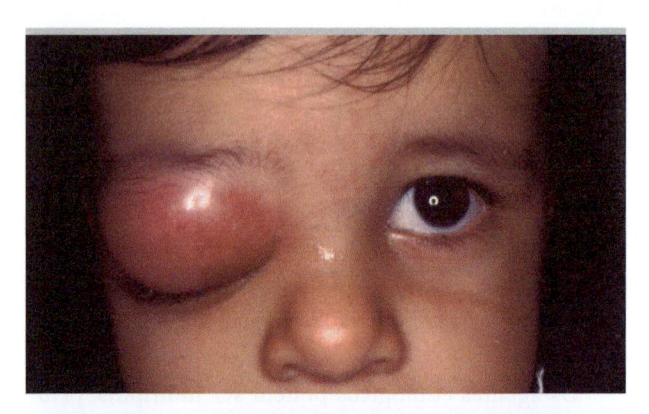

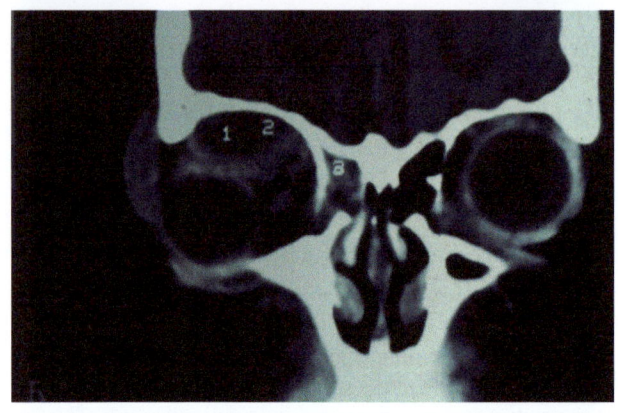

**Figura 8.7.** Celulite orbitária direita com abscesso subperiostal. Paciente necessitou cirurgia além da antibioticoterapia endovenosa

A tomografia computadorizada é essencial na celulite orbitária, podendo mostrar edema palpebral, abscessos subperiostais, opacificação dos seios paranasais e espessamento de mucosa, além de infiltração na gordura orbitária e eventualmente sinais de corpos estranhos (crianças). Radiografia simples mostrará opacificação de seios e nível líquido; a ultrassonografia mostrará lesões de pobre definição com baixa e média refletividade.[48,49]

O tratamento é feito com antibioticoterapia sistêmica de amplo espectro (gram-negativo, anaeróbios e bactérias penicilinase-resistentes), como já citado anteriormente. O acompanhamento pediátrico e a hospitalização são essenciais nas crianças. O uso de descongestionantes nasais e sintomáticos para dor e febre podem auxiliar nos casos de associação com sinusite e ajudarão a drenagem espontânea dos seios infectados. A drenagem cirúrgica orbitária pode ser necessária concomitante à sinusal com irrigação antibiótica. Nestes casos, a atuação do otorrinolaringologista deve ser requerida.[49]

## TUMORES BENIGNOS

### Dermoide, Glioma e Neurofibroma

O cisto dermoide é um dos tumores benignos mais frequentes na criança, mas quando de localização posterior podem ser detectados somente na idade adulta. São revestidos por epitélio contendo queratina ou anexos dérmicos. Originam-se em suturas ósseas, geralmente na frontozigomática. O tratamento consiste na exérese completa. O dermolipoma é uma variante sólida destes coristomas, geralmente subconjuntivais e estendem-se profundamente na órbita entre o M. levantador da pálpebra superior e o m. reto lateral. Não necessita tratamento e no adulto pode ser confundido com prolapso de gordura ou de glândula lacrimal.[2,27]

O Glioma do Nervo óptico é um tumor de células gliais do nervo óptico mais freqüente na primeira década de vida. Observa-se proptose unilateral, axial, insidiosa, indolor, associada a baixa acuidade visual e defeito pupilar aferente relativo. No fundo de olho, pode ocorrer tanto papiledema como atrofia do nervo óptico. O envolvimento do quiasma óptico não é infreqüente, bem como, a invasão intracraniana, nos casos mais agressivos. A ressonância nuclear magnética define melhor sua extensão. O campo visual também avalia o comprometimento do nervo óptico. Em até 50% dos casos pode associar-se à neurofibromatose. O tratamento pode variar de observação à cirurgia e, às vezes, radioterapia complementar.[2,28]

O Neurofibroma compõe-se, basicamente, por células da bainha dos nervos periféricos. Os neurofibromas plexiformes em geral são infiltrativos e a ressecção geralmente é incompleta.28 Podem causar assimetrias e deformidades faciais (Figura 8.8)

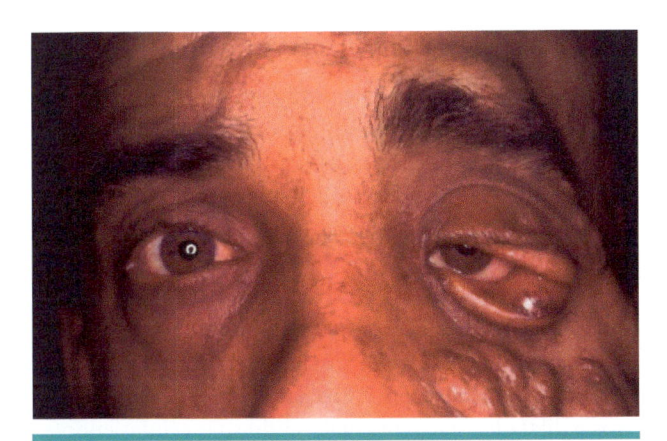

**Figura 8.8.** Neurofibroma: múltiplas lesões com infiltração de pele e músculo levando à ptose palpebral e ectrópio.

## TUMORES MALIGNOS PRIMÁRIOS ———————

### Carcinoma Adenóide Cístico

Trata-se do tumor maligno primário mais freqüente da glândula lacrimal, acometendo principalmente, pacientes mais jovens. A ausência de cápsula e tendência à infiltração permite sua expansão para os tecidos ósseo e nervoso, geralmente, levando a sintomas dolorosos. Na tomografia computadorizada apresenta-se uma massa sólida, hiperintensa com calcificação ou erosão da parede óssea adjacente. A conduta impõe uma cirurgia ampliada ou exenteração e radioterapia.[29,51]

### Adenocarcinoma Pleomorfico

É o segundo tumor maligno mais freqüente da glândula lacrimal podendo ser primário ou, segundo muitos autores, secundário à malignização de um adenoma pleomórfico. Esta malignização pode ocorrer após ressecção parcial ou biópsia incisional. Daí a importância do reconhecimento do quadro clínico e tomográfico do adenoma pleomórfico (Tumor Misto Benigno) para se evitar a realização de biópsia desnecessariamente. Geralmente, são pacientes de meia idade, com história de massa tumoral indolor na região da glândula lacrimal, de evolução insidiosa e a tomografia mostra massa em expansão na fossa lacrimal, ausência de erosões ósseas e distopia. Por este motivo, recomenda-se que na suspeita fundamentada de adenoma pleomórfico, deve-se realizar a biópsia excisional.

Por sua vez, os processos inflamatórios da glândula lacrimal (dacrioadenite ou pseudotumor) têm evolução rápida, sinais flogísticos, são dolorosos e respondem a terapêutica antimicrobiana e/ou corticoterapia. Nos casos refratários e/ou com tomografia sugestiva deve-se proceder a biópsia incisional. Confirmada a malignidade indica-se o rastreamento de metástases, orbitotomia ou exenteração, radioterapia e/ou quimioterapia.[29,51]

## Rabdomiossarcoma

É o tumor maligno primário mais freqüente na infância, geralmente na primeira década de vida. Na órbita, inicia-se com proptose unilateral de evolução rápida, às vezes dolorosa e com potencial hemorrágico. Eventualmente, pode haver relato de coincidente trauma prévio. A TC mostra massa infiltrativa sem destruição óssea. Deve-se realizar uma biópsia incisional e uma vez confirmado o diagnóstico, procede-se o estadiamento de metástases. O tratamento é basicamente por radioterapia e quimioterapia e excisão completa, somente se for possível um resultado funcional e cosmético. Atualmente a exenteração é indicação de exceção feita como medida higiênica. O prognóstico é mais favorável para os tumores restritos à órbita e menos favorável para a doença metastática.[29,30]

## TUMORES VASCULARES ———————

### Hemangioma Capilar

É, provavelmente, o tumor benigno mais comum na infância. Manifestam-se no primeiro ano de vida apresentando crescimento rápido nos primeiros meses e, posteriormente, na maioria dos casos, tem involução progressiva no decorrer dos anos. Geralmente, apresenta-se como uma mancha cor morango no quadrante orbitário supero nasal que aumenta com o choro da criança e, podendo causar ambliopia por ptose mecânica severa ou alto astigmatismo. Vários tratamentos são preconizados, desde a infiltração intralesional de esteróides (betametasona, triancinolona), radioterapia, corticoterapia ou betabloqueador sistêmicos, embolização intralesional e a remoção cirúrgica. O objetivo principal é evitar a ambliopia. Ainda não há um consenso entre os autores, tendo em vista o seu caráter potencialmente regressivo e os efeitos colaterais decorrentes das diversas terapêuticas.[2,51,52]

### Hemangioma Cavernoso

É o tumor orbitário benigno mais comum no adulto. Apresenta-se clinicamente com uma proptose indolor de crescimento lento e, geralmente, axial (intraconal). O exame oftalmológico inicial pode mostrar-se normal, mas, sua evolução pode determinar compressão do globo ocular, alterando a retina posterior e consequentemente a acuidade visual. À ecografia e à tomografia computadorizada observa-se imagens características de massa sólida, bem definida por cápsula e muitas vezes com calcificações intralesionais. A indicação cirúrgica é de biópsia excisional por orbitotomia lateral ou anterior nos casos extraconais.[2,51]

### Linfangioma

É um tumor benigno que ocorre na primeira década de vida, sendo considerado, por alguns autores, como malformação vascular congênita ou até coristoma, devido a ausência de vasos linfáticos na órbita. Diferentemente do hemangioma capilar, não tem tendência à regressão, assume um aspecto infiltrativo e não capsulado, podendo ser observado na conjuntiva bulbar e fórnice conjuntival. Clinicamente, além da proptose (Figura 8.9), pode haver aumento súbito da tumoração devido às hemorragias conjuntivais (hiposfagma) e/ou intratumorais, produzindo cistos achocolatados. O tratamento é, muitas vezes, conservador podendo ser até cirúrgico, neste caso, deve-se considerar o risco de sangramentos graves intra e pós-operatórios. Alguns autores sugerem o uso de laser de dióxido de carbono no tratamento cirúrgico.[2,31,51]

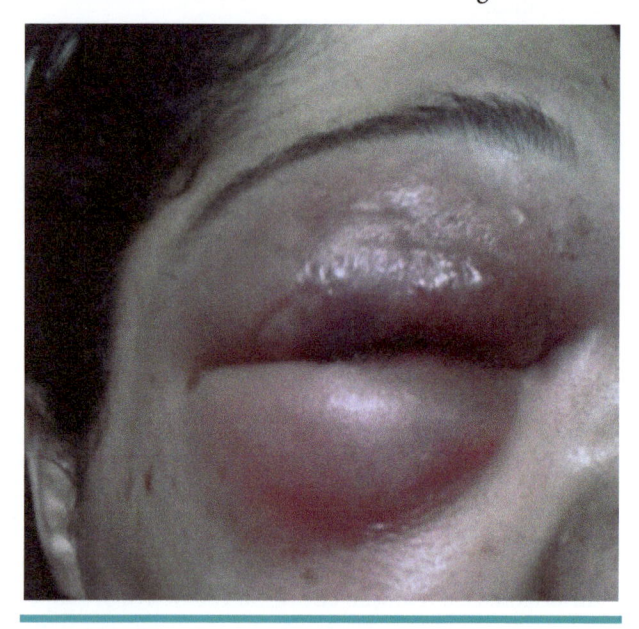

**Figura 8.9.** Linfangioma – pós sangramento e com muito edema órbito-palpebral

## TUMORES LINFOPROLIFERATIVOS

Lesões linfoproliferativas na órbita são geralmente incomuns, o que por si só já determina que clínicos e patologistas desenvolvam familiaridade tanto com a apresentação clínica e a patológica quanto com a evolução do quadro clínico. Podem ser facilmente confundidos com lesões inflamatórias idiopáticas da órbita. Afetam primariamente a órbita ou, mais frequentemente, estão associados a outros sítios. São classificados em três categorias: hiperplasia linfoide reacional benigna, hiperplasia linfoide atípica e linfoma (tipo não Hodgkin). Outro grupo de lesões menos frequentes inclui tumores de células plasmáticas, linfoma de Hodgkin, linfoma de Burkitt e leucemias.[32]

### Hiperplasia Linfoide Reacional Benigna

Algumas características indicam se os tumores são reacionais ou inflamatórios em contraste aos neoplásicos. Uma delas é o polimorfismo celular. A mistura de linfócitos maduros, eosinófilos, plasmócitos e macrófagos sugere base inflamatória. A exceção seria o linfoma de Hodgkin que apesar de apresentar polimorfismo celular é raro na órbita. Outra característica seria a formação de folículos linfoides contendo no centro células reticulares germinativas. Finalmente, observam-se nas inflamações reacionais vasos sanguíneos mais numerosos e dilatados que o normal, tendo suas células endoteliais aspecto edematoso e hiperplástico.[2,33]

### Hiperplasia Linfoide Atípica

Nestas lesões observam-se células de maturidade intermediária ou células atípicas cercadas por linfócitos e plasmócitos maduros. Na prática clínica, pacientes com hiperplasia linfoide atípica diferem muito pouco daqueles com linfoma orbitário de baixo grau. Podem apresentar em aproximadamente 15% manifestações extra orbitárias e não é incomum associação com desordens sistêmicas relacionadas à imunorregulação.[2,33]

### Linfoma Não Hodgkin

Os linfomas da órbita são geralmente proliferações monoclonais de linfócitos B. O grau de diferenciação celular parece ser um fator importante para o prognóstico. As lesões monoclonais bem diferenciadas têm um excelente prognóstico e são a maioria. Lesões que demonstram uma alta atividade mitótica e são pouco diferenciadas ou indiferenciadas, podem ocorrer, e tem o diagnóstico histológico dificultado. A disponibilidade de marcadores imunológicos e citoquímicos de superfície, chamados de imunoperoxidase e também a utilização de métodos de imunofluorescência são fundamentais para o diagnóstico correto e tratamento adequado.[53,54].

A condução de uma lesão suspeita de linfoma deve ser individualizada para cada caso. A biópsia orbitária é aconselhável e o melhor acesso será determinado pelos estudos de imagem. No quadro clínico do linfoma de órbita observam-se pouca dor, crescimento insidioso de massa uni ou bilateral que pode ser palpável através da pálpebra ou conjuntiva. Em alguns casos, a inspeção da conjuntiva mostra um infiltrado cor salmão que (Figura. 8.10) , eventualmente, pode ser intenso e ser confundido com processo inflamatório. A tomografia computadorizada e ressonância magnética mostram uma massa geralmente homogênea, que se molda às estruturas orbitárias. Ocasionalmente, os linfomas podem ser confundidos com miosite, pseudotumor ou até orbitopatia

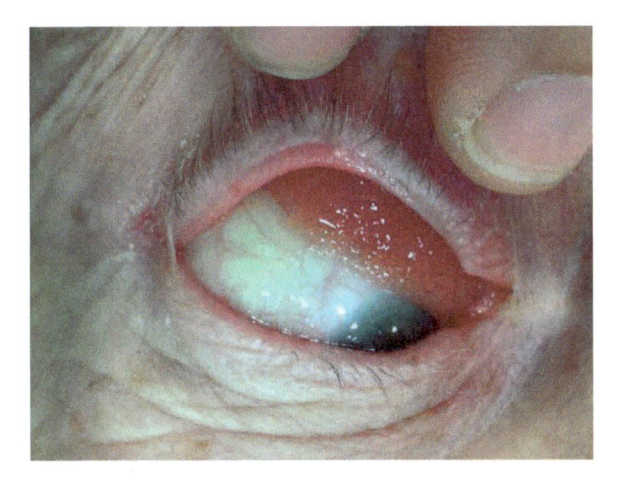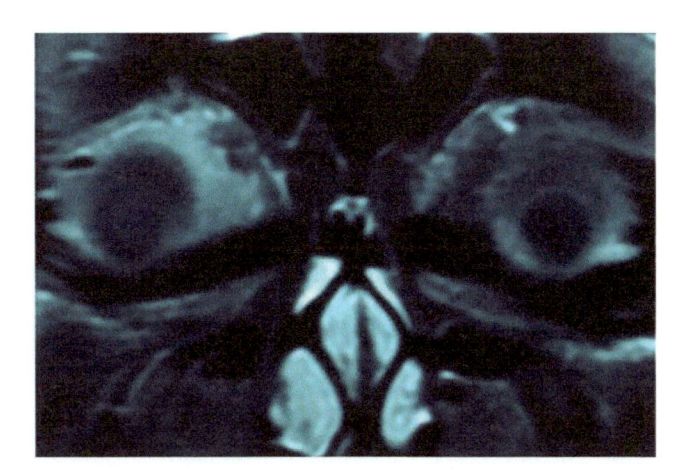

**Figura 8.10.** Linfoma de órbita

distireoidiana, particularmente quando há espessamento de um músculo extraocular. O cirurgião deve remover um bom fragmento de biópsia sem danificar estruturas nobres como nervo óptico, músculos extrínsecos e outros. Às vezes, pode ser necessária a realização de uma orbitotomia lateral. Exame físico geral, exames laboratoriais e estudos de imagem podem excluir manifestação sistêmica. Se há linfoma sistêmico, a quimioterapia é indicada e a lesão orbitária pode seguir sem tratamento adicional ou até associar-se a radioterapia. Se o linfoma é somente na órbita poderá ser tratado exclusivamente com radioterapia. Esta poderá variar de 2.000 a 4.000 cGy de acordo com o grau de malignidade e radiossensibilidade da lesão.[53,54]

Geralmente o intervalo para o desenvolvimento da doença extra orbitária é de 4 anos. Daí a importância do segmento a longo prazo dos pacientes. Após 5 anos ou mais sem manifestação pode-se considerar que o paciente está livre da doença sistêmica.[34,53]

### Tumores de Células Plasmáticas

As células plasmáticas são consideradas, atualmente, linfócitos B que produzem grande quantidade de imunoglobulinas. Os achados clínicos e radiográficos são similares àqueles encontrados nos linfomas de células B. Estes tumores são raros e geralmente estão associados ao mieloma múltiplo ou plasmocitoma isolado. Após a confirmação por biópsia segue-se a radioterapia se o tumor não puder ser removido completamente.[2]

### Linfoma de Hodgkin

O envolvimento orbitário é raro e quando presente geralmente é uma manifestação tardia da doença sistêmica. O achado diagnóstico clássico é a presença da célula de Sternberg-Reed, uma célula reticular gigante com dois núcleos.[2]

### Linfoma de Burkitt

O linfoma de Burkitt compreende 50% dos tumores malignos da infância no leste da África. Envolve geralmente os ossos da mandíbula, órbita e vísceras abdominais. Apresenta três formas distintas: Africano, Americano e AIDS. Alguns podem ocorrer como massa neoplásica envolvendo ou não, o osso da órbita. O tipo americano pode iniciar-se no seio etmoidal e invadir secundariamente a órbita. Histologicamente, consiste em uma proliferação pouco diferenciada de linfoblastos contendo ilhas de histiócitos com uma aparência de "céu estrelado". A condução impõe a realização de biópsia seguida de radioterapia e quimioterapia.[55]

### Leucemias

As leucemias são classificadas de acordo com sua evolução, em aguda ou crônica, e com o tipo de leucócito anormal presente. Todos os tipos de leucemias podem envolver a órbita. A mais conhecida é a invasão orbitária da leucemia mielogênica ou sarcoma granulocítico ou cloroma. O envolvimento orbitário pode preceder o diagnóstico de leucemia. A proptose pode ser súbita e resultar em hemorragias intraorbitárias. Edema palpebral, quemose e dor podem estar presentes. Estudos de imagem revelam uma massa orbitária que geralmente envolve osso estendendo-se pela fossa temporal. O tratamento orbitário geralmente é sensível à radiação e à quimioterapia usadas na leucemia sistêmica.[35]

## TUMORES METASTÁTICOS

### Tumores Metastáticos

São aqueles que atingem a órbita por via hematogênica. Os tumores malignos primários mais comuns no adulto, em ordem decrescente, são: mama, pulmão, próstata, melanoma, intestino, rim, tireóide e origem desconhecida. Na criança é o neuroblastoma. O quadro clínico é variável e inclui desde uma proptose de evolução rápida, oftalmoplegia e sinais flogísticos como dor, hiperemia conjuntival, quemose e edema palpebral; até uma forma silenciosa onde o diagnóstico depende de uma anamnese e exame clínico detalhados. Exames laboratoriais como antígeno carcinoembriogênico, antígeno prostático específico e outros devem ser solicitados. Exames de imagens como tomografia computadorizada seriada e em associação com tomografia de emissão de pósitrons (PET-CT scan), são particularmente esclarecedores. Na órbita, a tomografia pode ter um aspecto de acometimento difuso com bordas imprecisas abrangendo várias estruturas. Diante de uma suspeita de tumor orbitário metastático deve-se insistir na avaliação sistêmica na busca do tumor primário e observar a presença de emagrecimento rápido. Muitas vezes, a primeira manifestação de um tumor primário pode ser na forma de massa orbitária. O tratamento poderá envolver radioterapia, quimioterapia, imunoterapia, hormonioterapia e e eventualmente exérese cirúrgica.[2,60]

## MALFORMAÇÕES E DISPLASIAS

Dentre as várias anomalias craniofaciais serão enfatizadas aquelas com alterações orbitárias relevantes ou inusitadas.

### Anoftalmia e Microftalmia

A anoftalmia verdadeira é rara e ocorre devido a falha do desenvolvimento da vesícula óptica. Na maioria das vezes, a órbita considerada anoftálmica possui um olho microftálmico. Esta condição ocorre devido a uma incompleta invaginação da vesícula óptica ou fechamento deficiente da fissura embrionica. Ambos podem estar associados a anormalidades sistêmicas e craniofaciais, como fendas faciais, encefaloceles, hipoplasia orbitária, polidactilia, anomalias cardíacas etc. O olho contralateral pode apresentar alterações. Em especial, a microftalmia pode estar associada a um cisto orbitário colobomatoso devido a falha do fechamento da fissura fetal no embrião. Neste caso, deve-se fazer o diagnóstico diferencial com tumores orbitários congênitos. A ultrassonografia, a tomografia e a ressonância são importantes para o diagnóstico e tratamento adequados. O tratamento inclui a avaliação sistêmica, uso de conformadores, implantes expanssiveis e no caso de associação com cisto colobomatoso orbitário pode variar de conservador até excisão do cisto juntamente com o olho microftálmico.[2,56]

### Holoprosencefalia

Na holoprosencefalia observa-se anomalias na parte frontal do cérebro, decorrentes de defeito no desenvolvimento da parte frontal do cérebro ventromedial e outras estruturas associadas. Estes defeitos podem ser causados pelo consumo de álcool na gravidez. As alterações orbitárias associadas a holoprosencefalia são: a ciclopia, o hipotelorismo, a microftalmia e o hipertelorismo. A ciclopia muito conhecida devido à mitologia grega é a expressão mais grave e rara da holoprosencefalia. Deve-se ao fracasso do prosencéfalo embrionário em dividir adequadamente as órbitas do olho em duas cavidades.[2,57]

### Cranioestenoses

São anomalias do desenvolvimento onde ocorre o fechamento prematuro (sinostose) das suturas do crânio e face. Destacam-se: S. Crouzon e S. Appert.

### Síndrome de Crouzon

É uma síndrome autossômica dominante na qual há a sinostose das suturas coronárias, sagital e lambdóide resultando em um crânio alongado transversalmente, saliências frontais e órbitas rasas. Clinicamente observa-se: exoftalmia bilateral, estrabismo divergente, hipertelorismo, nistagmo, atrofia óptica, hipertensão intracraniana, diminuição da acuidade visual, cegueira e outras anomalias.[2,58]

### Síndrome de Appert

Ocorre uma fusão precoce da sutura coronária. Os achados clínicos são semelhantes aos encontrados na S. Crouzon, como: exoftalmia, hipertelorismo, associados a malformações das mãos e dos pés, com sindactilia simétrica geralmente envolvendo o segundo, terceiro e quarto dígitos.[2,58]

O tratamento destas cranioestenoses é multidisciplinar e envolve desde o controle sintomático das diversas alterações como a hipertensão intracraniana, fonoterapia, próteses auditivas, proteção da superfície ocular (enxertos e retalhos para alongamento palpebral), até cirurgias para remodelamento da região fronto orbital. As vezes são casos dramáticos e urgentes devido a exposição corneana, como pode ser visto no caso abaixo.[2,58] (Figura 8.11)

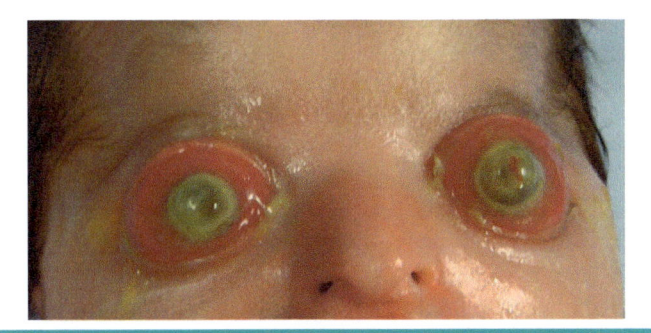

**Figura 8.11.** Recém nascido com cranniossinostose, órbitas rasas e exposição ocular bilateral

| Pontos chave |
|---|
| A anatomia óssea da órbita com abertura anterior é responsável pelo quadro de proptose nos casos de aumento do conteúdo (inflamatório ou tumoral). |
| A orbitopatia de Graves é a afecção mais frequente da órbita, podendo levar a comprometimento visual, funcional e estético do aparelho visual. |
| A semiologia por imagem é fundamental, com destaque para a tomografia e a ressonância magnética. |
| Dentre os tumores malignos destacam-se os linfomas no adulto e o rabdomiossarcoma na criança |
| Entre as afecções benignas lembrar nos neurofibromas e dos processos vasculares (hemangioma/linfangioma). |
| A órbita pode ser comprometida por processos inflamatórios tipo vasculítes e inflamações de origem indeterminada. |

## REFERÊNCIAS

1. Gonçalves JOR. Semiologia da Órbita. In: Gonçalves JOR, Rocha H, Silva FA. Patologia da Órbita. Rio de Janeiro: Livro Médico Editora; 1984. p 13.

2. Dantas A. Doenças da órbita. Rio de Janeiro, RJ, Brasil: Cultura Médica; 2002. p. 117-137.

3. Shields JA, Shields CL, Scartozzi R. Survey of 1264 patients with orbital tumors and simulating lesions: The 2002 Montgomery Lecture, part 1. Ophthalmology. 2004;111(5):997-1008.

4. Wiersinga WM, Bartalena L. Epidemiology and prevention of Graves' ophthalmopathy. Thyroid. 2002;12(10):855-60.

5. Bartalena L, Tanda ML. Clinical practice. Graves' ophthalmopathy. N Engl J Med. 2009;360(10):994-1001.

6. Durairaj VD, Bartley GB, Garrity JA. Clinical features and treatment of graves ophthalmopathy in pediatric patients. Ophthalmic Plast Reconstr Surg. 2006;22(1):7-12.

7. El-Kaissi S, Frauman AG, Wall JR. Thyroid-associated ophthalmopathy: a practical guide to classification, natural history and management. Intern Med J. 2004;34(8):482-91.

8. Migliori ME, Gladstone GJ. Determination of the normal range of exophthalmometric values for black and white adults. Am J Ophthalmol. 1984;98(4):438-42.

9. Bartley GB, Gorman CA. Diagnostic criteria for Graves' ophthalmopathy. Am J Ophthalmol. 1995;119(6):792-5.

10. European Group on Graves O, Wiersinga WM, Perros P, Kahaly GJ, Mourits MP, Baldeschi L, et al. Clinical assessment of patients with Graves' orbitopathy: the European Group on Graves' Orbitopathy recommendations to generalists, specialists and clinical researchers. Eur J Endocrinol. 2006;155(3):387-9.

11. Gamblin GT, Harper DG, Galentine P, Buck DR, Chernow B, Eil C. Prevalence of increased intraocular pressure in Graves' disease--evidence of frequent subclinical ophthalmopathy. N Engl J Med. 1983;308(8):420-4.

12. Mourits MP, Prummel MF, Wiersinga WM, Koornneef L. Clinical activity score as a guide in the management of patients with Graves' ophthalmopathy. Clin Endocrinol (Oxf). 1997;47(1):9-14.

13. Bartalena L, Baldeschi L, Dickinson A, Eckstein A, Kendall-Taylor P, Marcocci C, et al. Consensus statement of the European Group on Graves' orbitopathy (EUGOGO) on management of GO. Eur J Endocrinol. 2008;158(3):273-85.

14. McKeag D, Lane C, Lazarus JH, Baldeschi L, Boboridis K, Dickinson AJ, et al. Clinical features of dysthyroid optic neuropathy: a European Group on Graves' Orbitopathy (EUGOGO) survey. Br J Ophthalmol. 2007;91(4):455-8.

15. Giaconi JA, Kazim M, Rho T, Pfaff C. CT scan evidence of dysthyroid optic neuropathy. Ophthalmic Plast Reconstr Surg. 2002;18(3):177-82.

16. Prummel MF, Suttorp-Schulten MS, Wiersinga WM, Verbeek AM, Mourits MP, Koornneef L. A new ultrasonographic method to detect disease activity and predict response to immunosuppressive treatment in Graves ophthalmopathy. Ophthalmology. 1993;100(4):556-61.

17. Martins JR, Furlanetto RP, Oliveira LM, Mendes A, Passerotti CC, Chiamolera MI, et al. Comparison of practical methods for urinary glycosaminoglycans and serum hyaluronan with clinical activity scores in patients with Graves' ophthalmopathy. Clin Endocrinol (Oxf). 2004;60(6):726-33.

18. Ph Mourits M, Kalmann R, Sasim IV. Methylprednisolone pulse therapy for patients with dysthyroid optic neuropathy. Orbit. 2001;20(4):275-80.

19. Assavedo CRA AA, Monteiro S, Kinkpe E, Sounouvou I, Tchab Hounnou S and Doutetien Gbaguidi C. Epidemiological, Clinical and Therapeutic Aspects of Orbital Diseases in Ophthalmologic Hospital of Saint André de Tinré (OHSAT), in Benin Republic. Journal of Medical & Surgical Pathology. 2016;1(4):1:4.

20. Baschieri L, Antonelli A, Nardi S, Alberti B, Lepri A, Canapicchi R, et al. Intravenous immunoglobulin versus corticosteroid in treatment of Graves' ophthalmopathy. Thyroid. 1997;7(4):579-85.

21. Kahaly GJ, Pitz S, Hommel G, Dittmar M. Randomized, single blind trial of intravenous versus oral steroid monotherapy in Graves' orbitopathy. J Clin Endocrinol Metab. 2005;90(9):5234-40.

22. Ebner R, Devoto MH, Weil D, Bordaberry M, Mir C, Martinez H, et al. Treatment of thyroid associated ophthalmopathy with periocular injections of triamcinolone. Br J Ophthalmol. 2004;88(11):1380-6.

23. Smith TJ, Kahaly GJ, Ezra DG, Fleming JC, Dailey RA, Tang RA, Harris GJ, Antonelli A, Salvi M, Goldberg RA, Gigantelli JW, Couch SM, Shriver EM, Hayek BR, Hink EM, Woodward RM, Gabriel K, Magni G, Douglas RS. Teprotumumab for Thyroid-Associated Ophthalmopathy. N Engl J Med. 2017 ;376(18):1748-1761.

24. Baldeschi L, Wakelkamp IM, Lindeboom R, Prummel MF, Wiersinga WM. Early versus late orbital decompression in Graves' orbitopathy: a retrospective study in 125 patients. Ophthalmology. 2006;113(5):874-8.

25. La Mantia L, Curone M, Rapoport AM, Bussone G, International Headache S. Tolosa-Hunt syndrome: critical literature review based on IHS 2004 criteria. Cephalalgia. 2006;26(7):772-81.

26. Weiss A, Friendly D, Eglin K, Chang M, Gold B. Bacterial periorbital and orbital cellulitis in childhood. Ophthalmology. 1983;90(3):195-203.

27. Shields JA, Kaden IH, Eagle RC, Jr., Shields CL. Orbital dermoid cysts: clinicopathologic correlations, classification, and management. The 1997 Josephine E. Schueler Lecture. Ophthalmic Plast Reconstr Surg. 1997;13(4):265-76.

28. Castillo BV, Jr., Kaufman L. Pediatric tumors of the eye and orbit. Pediatr Clin North Am. 2003;50(1):149-72.

29. Demirci H, Shields CL, Shields JA, Honavar SG, Mercado GJ, Tovilla JC. Orbital tumors in the older adult population. Ophthalmology. 2002;109(2):243-8.

30. Raney RB, Anderson JR, Kollath J, Vassilopoulou-Sellin R, Klein MJ, Heyn R, et al. Late effects of therapy in 94 patients with localized rhabdomyosarcoma of the orbit: Report from the Intergroup Rhabdomyosarcoma Study (IRS)-III, 1984-1991. Med Pediatr Oncol. 2000;34(6):413-20.

31. Kennerdell JS, Maroon JC, Garrity JA, Abla AA. Surgical management of orbital lymphangioma with the carbon dioxide laser. Am J Ophthalmol. 1986;102(3):308-14.

32. Bernardini FP, Bazzan M. Lymphoproliferative disease of the orbit. Curr Opin Ophthalmol. 2007;18(5):398-401.

33. Jakobiec FA, McLean I, Font RL. Clinicopathologic characteristics of orbital lymphoid hyperplasia. Ophthalmology. 1979;86(5):948-66.

34. Lal N, Bisen S, Sucheta V. Primary large B-cell lymphoma of the orbit: a case report and review of literature. Indian J Pathol Microbiol. 2007;50(3):575-6.

35. Kincaid MC, Green WR. Ocular and orbital involvement in leukemia. Surv Ophthalmol. 1983;27(4):211-32.

36. Drews LC. Exophthalmometry. Am J Ophthalmol. 1957;43(1):37-58.

37. Angotti Neto H, Cunha LP, Gasparin F, Santo RM, Monteiro ML. [Orbital space-occupying lesions: an 11-year study of cases with histopathologic analysis seen at Hospital das Clinicas of FMUSP]. Arq Bras Oftalmol. 2008;71(6):809-12.

38. Dutton J, Byrne S, Proia A. Diagnostic atlas of orbital diseases. Philadelphia: W.B. Saunders; 2000.

39. Ashworth B, Isherwood I. Clinical neuro-ophthalmology. 2nd ed. Oxford: Blackwell Scientific; 1981. p 134.

40. Maia A, Scheffel R, Meyer E, Mazeto G, Carvalho G, Graf H et al. Consenso brasileiro para o diagnóstico e tratamento do hipertireoidismo: recomendações do Departamento de Tireoide da Sociedade Brasileira de Endocrinologia e Metabologia. Arquivos Brasileiros de Endocrinologia & Metabologia. 2013;57(3):205-232.

41. Rodrigues FM, et al. Apresentação Atípica da Oftalmopatia de Graves. Rev Bras Oftalmol. 2015;74(4):244-7.

42. White VA, Rootman J. The Pathologic Basis of Orbital Disease. In: Rootman J. Diseases of the Orbit: A Multidisciplinary Approach. Philadelphia: Lippincott Williams & Wilkins; 2003. p.121-67.

43. Ostroscki, MR, Monteiro, MLR. Neuropatia óptica Grave na orbitopatia distireoidiana. Rev. Bras. Oftal. 2000;59:118-24.

44. Machado K, Garcia M. Oftalmopatia tireoidea revisada. Radiologia Brasileira. 2009;42(4):261-266.

45. Monteiro MLR. Retração Palpebral. In: Matayohi S, Forno EA, Moura EM. Manual de Cirurgia Plástica Ocular. São Paulo: Roca, p. 109-25.

46. Wakelkamp I, Baldeschi L, Saeed P, Mourits M, Prummel M, Wiersinga W. Surgical or medical decompression as a first-line treatment of optic neuropathy in Graves' ophthalmopathy? A randomized controlled trial. Clinical Endocrinology. 2005;63(3):323-328.2.

47. Rootman J, Robertson W, Lapointe JSL. Inflammatory Diseases. In: Rootman J, editores. Disease of the Orbital: a Multidisciplinary Approach. Philadelphia: JB Lippincott; 1988. p. 143.

48. Jones DB. Microbial Preseptal And Orbital Cellulitis. In: Duane TD (ed). Clinical Ophthalmology. 4. ed. New York: Harper & Row; 1976. cap 25.

49. Couto Junior A, Barbosa R, Miranda J. Clinical and surgical treatment of secondary orbital abscess in ethmoidal sinusitis. Revista Brasileira de Oftalmologia. 2012;71(1):60-62.

50. Oliveira B, Takay F, Shida T, Santo R, Souza Jr. A, Matayoshi S. Orbital tuberculosis diagnosed by immunohistochemistry: case reports. Revista do Instituto de Medicina Tropical de São Paulo. 2004;46(5):291-294.

51. Rootman J, Stewart B, Goldberg R. Regional approach to anterior, mid and apical orbit. In: Rootman J, Stewart B, Goldberg R. Orbital surgery. Philadelphia: Lippincott-Raven; 1995.

52. Labreze C, Roque T, Boralevi F. Propanolol for severe hemangioma of infancy. N Engl J Med. 2008;358:2649-51

53. Coroi M, Bembea D et al. Malignant non Hodkin Conjuntival-orbital lymphoma in the years 1990-2005 at the ophthalmology clinic of oradea. Ophtalmologia, 2007;51(1): 64-7.

54. Couto Jr AS, Barbosa RS et al. Linfoma Orbitário-Relato de casos e Apresentação Atípica. Rev Bras Oftal. 2000; 59(10): 759-63.

55. Adeoye A, Dursimmi M, Adeodu O, Kagu M, Olateju S, Olowu W et al. Ocular manifestations of Burkitt's lumphoma: Experience in Ile-Ife South Western Nigeria. West African Journal of Medicine. 2007;26(1).

56. Nunes T, Ben-Ayed H, Hamedani M, Morax S, Matayoshi S. Microftalmia com cisto colobomatoso orbitário: relato de casos. Arquivos Brasileiros de Oftalmologia. 2004;67(4):649-652.

57. Morterá Dantas A, Costa J, Luiz PatrãTo A, de Souza Couto A. Cyclopia and Synophthalmia: Congenital Facial Anomalies with Neurological Defects. Orbit. 1997;16(1):45-51.

58. Silva DL, Palheta FX, Carneiro SG, Palheta ACP, Monteiro M, Cunha SC, Nunes CTA. Arq. Int. Otorrinolaringol. / Intl. Arch. Otorhinolaryngol. 2008; 12(3): 436-441.

59. Kahaly GJ. Imaging in thyroid-associated orbitopathy. Eur J Endocrinol. 2001;145(2):107-18.

60. Kikuta H, Couto Jr. A, Pinto G, Molles S, Burnier Jr. M. Tumor maligno indiferenciado disseminado. Diagnóstico ao exame oftalmológico: relato de um caso. Arquivos Brasileiros de Oftalmologia. 2001;64(4):351-354.

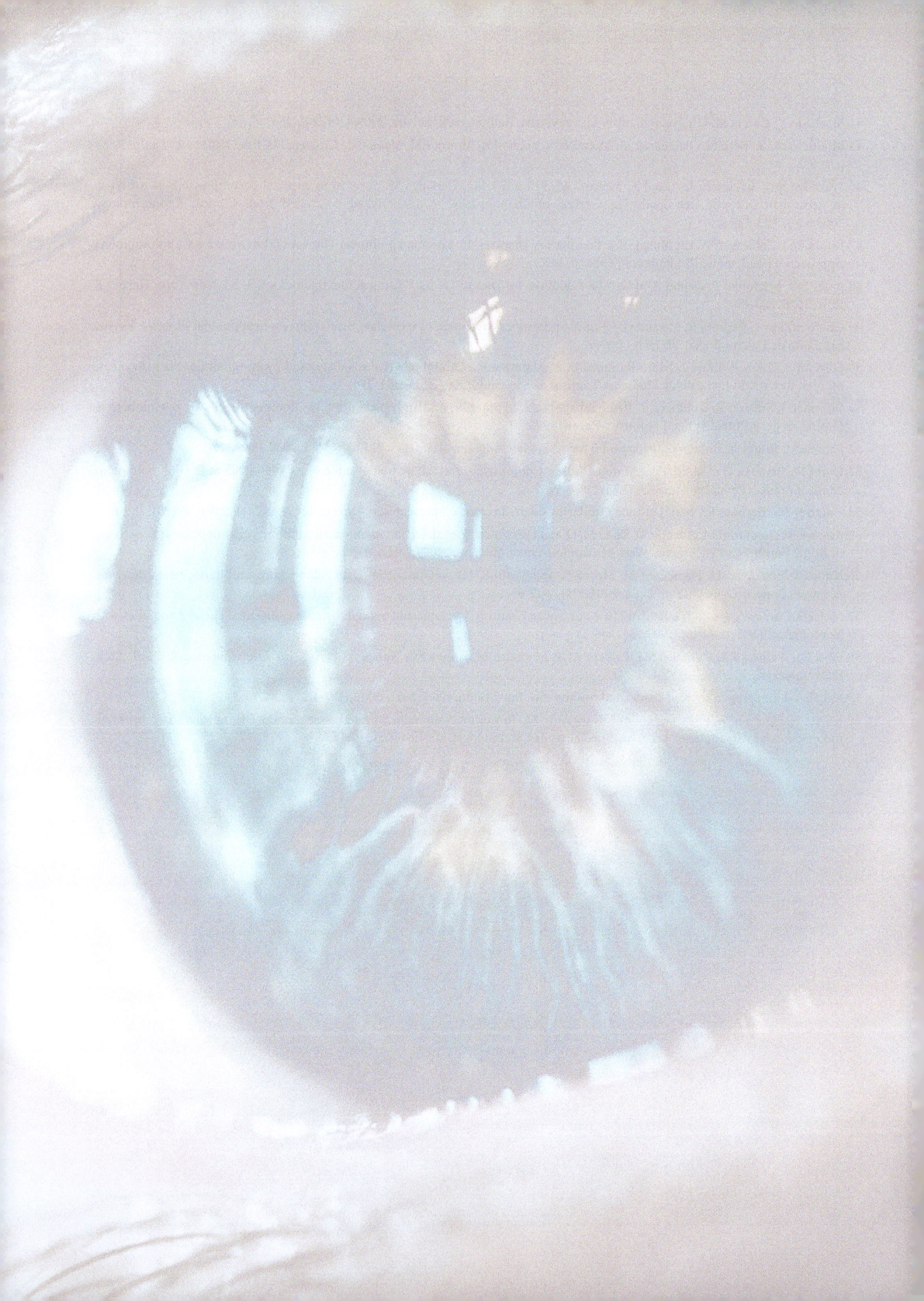

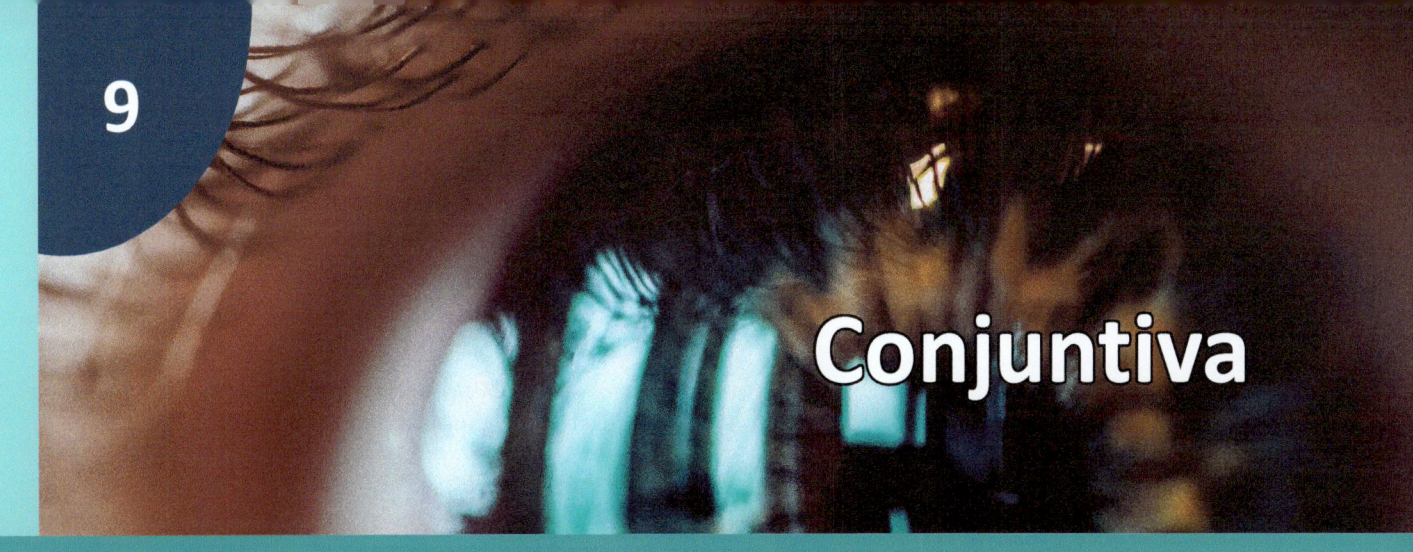

**CAPÍTULO 9**

# Conjuntiva

**Priscilla Luppi Ballalai**

**Ruth M. Santo**

**Luciana Olivalves**

## CONJUNTIVITES

Conjuntivite é a inflamação da conjuntiva, membrana fina, translucente que recobre a parte anterior da esclera e a parte interna das pálpebras (Figura 9.1). Pode ocorrer em qualquer grupo etário, sem predileção por sexo, e é uma causa frequente de olho vermelho.

### CLASSIFICAÇÃO

Considerando-se o tempo de início dos sintomas podemos classificar a conjuntivite em:

a. Hiperaguda: menos de 12 horas

b. Aguda: menos de 3 semanas

c. Crônica: mais de 3 semanas

d. Neonatal: do nascimento até 28 dias de vida

e. Considerando-se o agente causal(etiologia):

### Infecciosas

a. Bacteriana

b. Viral

c. Clamídia

### Não infecciosas

a. Alérgica

b. Irritativa

c. Tóxica

d. Decorrente de alterações palpebrais (*floppy eyelid*, lagoftalmo)

e. Associada a doenças sistêmicas (síndrome de Sjögren, doença de Graves, Síndrome de Reiter, penfigoide cicatricial, psoríase)

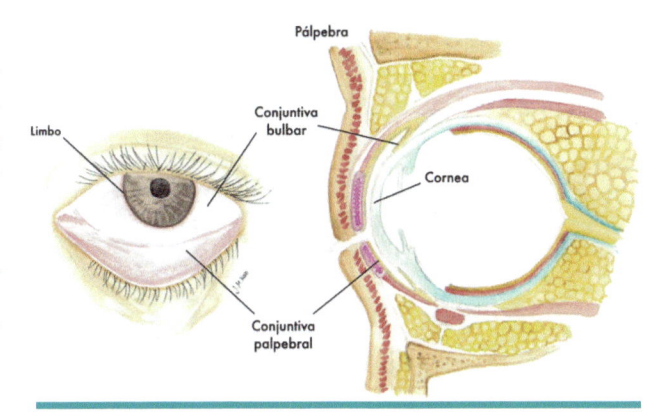

**Figura 9.1.** Anatomia da conjuntiva. (Cortesia Dra. Juliana Mika Kato)

Geralmente, o processo, quando restrito à conjuntiva, costuma ser autolimitado, e a resolução em geral não deixa sequelas. Entretanto, em alguns casos de conjuntivite, pode haver comprometimento da córnea, como na conjuntivite gonocócica, ou pode levar a uma morbidade ocular prolongada, como nos casos de ceratoconjuntivite adenoviral e nas ceratoconjuntivites atópica e primaveril.[1]

### SINAIS E SINTOMAS

- Hiperemia conjuntival: bulbar, tarsal, fornicial e prega semilunar / plica (Figura 9.2a e 9.2b)
- Secreção: aquosa (lacrimejamento), mucoide, mucopurulenta ou purulenta
- Prurido (coceira)
- Queimação (ardor)
- Sensação de corpo estranho
- Edema da conjuntiva (quemose)
- Edema palpebral e pseudoptose

Outros sinais: linfadenopatia satélite (Síndrome oculoglandular de Parinaud, conjuntivites adenoviraris), hemorragias conjuntivais.

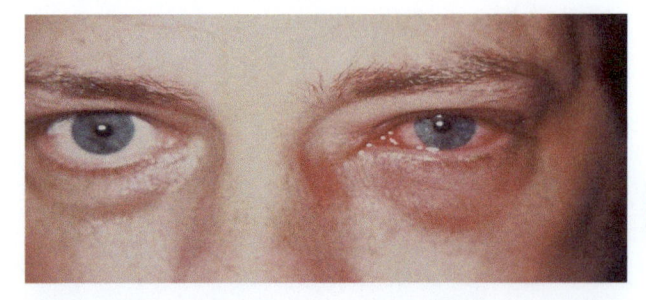

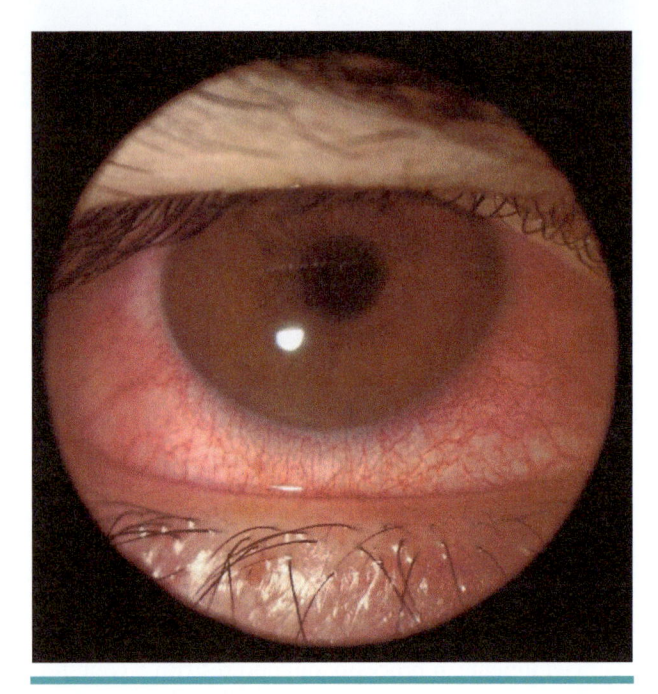

Figura 9.2. a Hiperemia conjuntival evidente do lado esquerdo e Figura 9.2. b Detalhe da hiperemia difusa da conjuntivite (Cortesia Dr. Edilberto Olivalves)

**IMPORTANTE:** Os pacientes com conjuntivite têm mais desconforto e ardor do que propriamente dor. A dor não é um sintoma frequente nas conjuntivites e quando presente, devemos pensar em comprometimento de outras estruturas dos olhos e anexos como ceratite, úlcera da córnea, uveíte, iridociclite, esclerites e glaucoma agudo.

A anamnese do paciente com conjuntivite inclui:

1. Tempo de início dos sinais e sintomas

2. Presença de manifestações sistêmicas

    a. Infecção de vias aéreas superiores

    b. Alergia

    c. Uretrite / Cervicite

    d. Artrite (associação de conjuntivite, uretrite e artrite sugere Síndrome de Reiter)

    e. Doenças reumatológicas e doenças dermatológicas

**3.** Uso de lente de contato (tipo, regime de uso, descarte, limpeza das lentes, uso de soluções próprias, troca de estojo)

**4.** Uso de medicação tópica ocular (colírios e pomadas) - pode causar conjuntivite tóxica

## EXAME OFTALMOLÓGICO

1. Pálpebras, margens palpebrais e cílios

2. Presença de vesículas (sugere etiologia herpética)

3. Blefarite, canaliculite

4. Dermatite seborréica (blefarite é frequente)

5. Dermatite atópica (pode estar associada a quadro de conjuntivite ou ceratoconjuntivite)

### Tipo de secreção

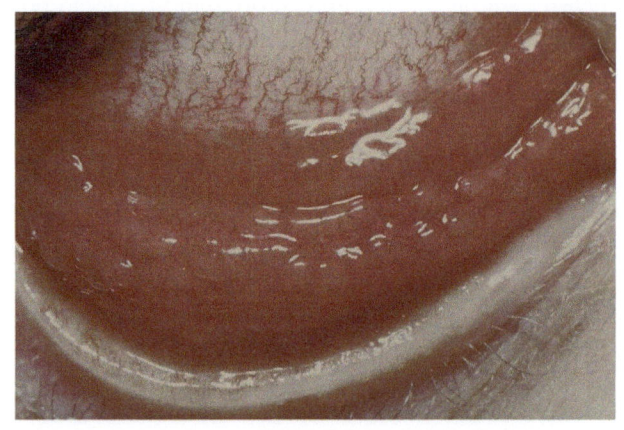

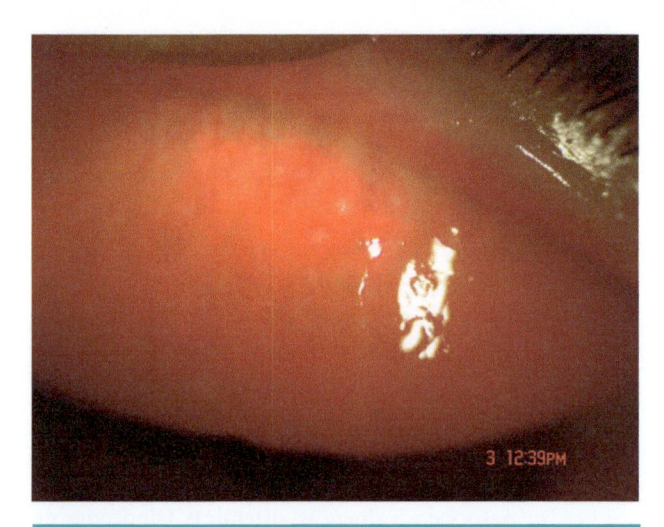

Figura 9.3.a. Folículos em conjuntiva tarsal. Figura 9.3.b. Papilas em conjuntiva tarsal superior (Cortesia Dr. Edilberto Olivalves)

## Tipo de reação conjuntival

- **folículos** - sugere etiologia viral, Clamídia, molusco contagioso e induzida por drogas (Figura 9.3 a)

- **papilas** - sugere etiologia bacteriana ou alérgica (Figura 9.3 b)

- **formação de pseudomembranas e membranas** - conjuntivites viral ou bacteriana grave, Síndrome de Stevens-Johnson, queimadura química.

- **granuloma conjuntival** - doença da Arranhadura do gato, sarcoidose e reação a corpo estranho.

- **erosão ou ulceração conjuntival** - síndrome de Stevens-Johnson, penfigoide de membrana mucosas, conjuntivite factícia, doença do enxerto contra o hospedeiro (graft versus host disease = GVHD), trauma mecânico ou químico[2].

- **Padrão da hiperemia:** na conjuntivite, a hiperemia pode ser difusa (em toda conjuntiva bulbar) ou localizada na conjuntiva tarsal, fornicial e plica (edema de plica, sendo um importante sinal de processo viral)

Quando o padrão for injeção ciliar ou pericerática (congestão dos vasos na região do limbo) é necessário afastar outras causas de olho vermelho, como ceratite, uveíte, glaucoma agudo, fístula carótido-cavernosa, e que normalmente são unilaterais. Na ceratoconjuntivite límbica superior, a congestão vascular, como o próprio nome sugere, é restrita à região limbar superior e conjuntiva tarsal superior.

- **Envolvimento da córnea:**

  a. Ceratite superficial (ceratite ponteada)

  b. Infiltrados subepiteliais ou estromais (associados à conjuntivite adenoviral)

  c. Úlcera dendrítica (conjuntivite associada à ceratite herpética)

  d. Ceratite flictenular (manifestação imunoalérgica na região do limbo e da córnea periférica, resultante da antigenicidade de certos agentes como o estafilococo – que é agente causal de blefarite e conjuntivite (obs: outra causa é o bacilo da tuberculose)

## Diagnóstico

O diagnóstico, na maioria das vezes, é baseado no quadro clínico. A investigação laboratorial só é necessária quando o processo é crônico ou recidivante[2,3].

A pesquisa laboratorial inclui:

### Exame citológico

Possibilita a identificação de tipos de células inflamatórias envolvidas (neutrófilos, linfócitos, eosinófilos) e de certas alterações celulares (células multinucleadas sugerem infecção por herpes vírus).

Colorações específicas auxiliam o diagnóstico:

a. **Gram** – classifica as bactérias em Gram positivas e Gram negativas

b. **Giemsa** – útil na suspeita de conjuntivite por Clamídia (identifica os corpúsculos de inclusão intra-citoplasmáticos)

c. **Imunofluorescência**: uso de anticorpos fluorescentes específicos (Clamídia e vírus)

### Culturas

a. Meios de ágar sangue ou chocolate (meios enriquecidos que favorecem o crescimento de bactérias)

b. *Neisseria*: meio de Thayer Martin

c. Vírus: pouco disponível

A seguir, apresentamos as características de algumas conjuntivites de especial interesse:

## CONJUNTIVITE AGUDA DE ORIGEM INFECCIOSA

Dentre as conjuntivites agudas, as mais frequentes são as de etiologia viral, sobretudo as causadas pelo adenovírus; em seguida, com frequência menor, vêm as conjuntivites alérgicas agudas e as bacterianas.

### Viral

### Febre faringo-conjuntival

É causada por adenovírus dos tipos 3, 4 e 7, e caracteriza-se pela presença de faringite e de febre. Presença de linfadenopatia pré-auricular é comum, e é mais freqüente em crianças. Na conjuntiva, a reação é do tipo folicular.

### Ceratoconjuntivite epidêmica

Também é causada por uma variedade de cepas de adenovírus, incluindo os tipos 8 e 19. Inicialmente há hiperemia conjuntival, quemose, lacrimejamento, e é geralmente bilateral. Pode evoluir com comprometimento da córnea a partir de uma semana, o qual é representado por infiltrados subepitelias (Figura 9.4). Os pacientes acometidos dessa patologia queixam-se de fotofobia, e,

**TABELA 9.1.** Diagnóstico diferencial das conjuntivites de acordo com os achados clínicos e citológicos

| Achados clínicos e citologia | Bacteriana | Viral | Clamídia | Alérgica |
|---|---|---|---|---|
| Prurido | mínimo | mínimo a moderado | mínimo | intenso |
| Hiperemia | moderada | intensa | moderada | moderada |
| Secreção | mucopurulenta ou purulenta | aquosa | mucopurulenta | mucóide ou mucopurulenta |
| Reação Conjuntival | papilar | folicular | folicular e papilar | papilar |
| Dor de garganta e febre | ocasional | ocasional | ausente | ausente |
| Citologia | bactérias PMN | linfócitos, efeitos citopáticos | corpúsculos de inclusão citoplasmáticos | eosinófilos |

dependendo da intensidade dos infiltrados, há redução na acuidade visual. A reação conjuntival é folicular, podendo cursar com formação de membrana ou de pseudomembrana (Figura 9.5). Pode haver linfadenopatia pré-auricular. Nas crianças, além do quadro ocular, pode haver febre e dor de garganta.

Nas infecções por adenovírus não há tratamento específico. Estão indicadas medidas de apoio e uso de lubrificantes oculares. Nos casos de formação de membrana e de ceratite com comprometimento visual importante, corticóide tópico é indicado, porém com muita parcimônia. Importante lembrar que as conjuntivites adenovirais, sobretudo a ceratoconjuntivite epidêmica, são altamente transmissíveis, devendo tomar-se todo o cuidado para evitar a disseminação. Os pacientes devem ser orientados a respeito das medidas preventivas de disseminação, como lavar as mãos antes e após a manipulação dos olhos e separar objetos de uso pessoal[4].

### Conjuntivite pelo herpes simples

É uma forma mais rara de conjuntivite viral, acompanha a infecção primária pelo herpes simples. Ao exame, podemos encontrar vesículas herpéticas na pálpebra e nas margens, edema palpebral e eventualmente, ceratite com formação de dendritos. Linfadenopatia pré-auricular dolorosa está quase sempre presente. O tratamento inclui o uso de medicação antiviral tópica (pomada de Aciclovir). O uso de corticóide é contra-indicado.

### Conjuntivite pelo vírus do molusco contagioso

As partículas vitais do Molusco contagioso, DNA vírus da família *Poxiviridae* podem desencadear uma forma de conjuntivite folicular (Figura 9.6) crônica. Clinicamente, observamos a presença de lesão típica, verrucosa, umbilicada, indolor, em geral, na borda palpebral.

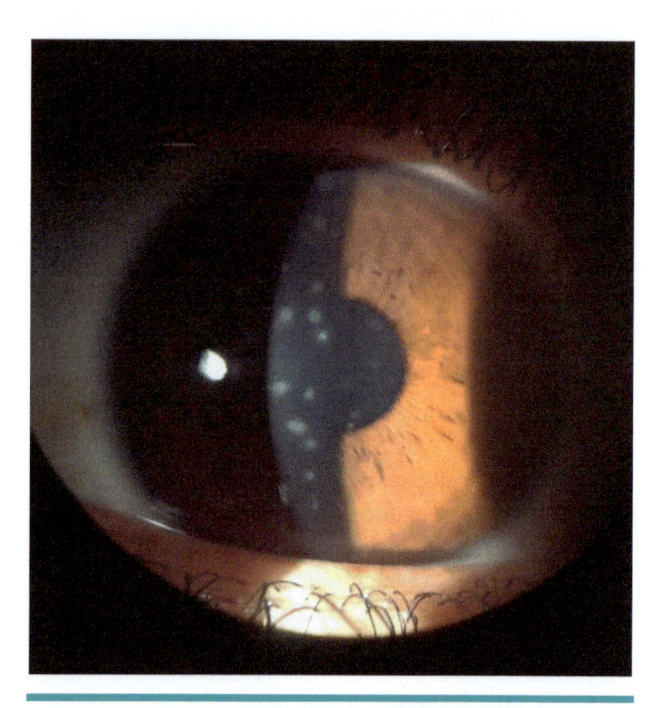

**Figura 9.4.** Infiltrados corneanos subepiteliais (Cortesia Dr. Edilberto Olivalves)

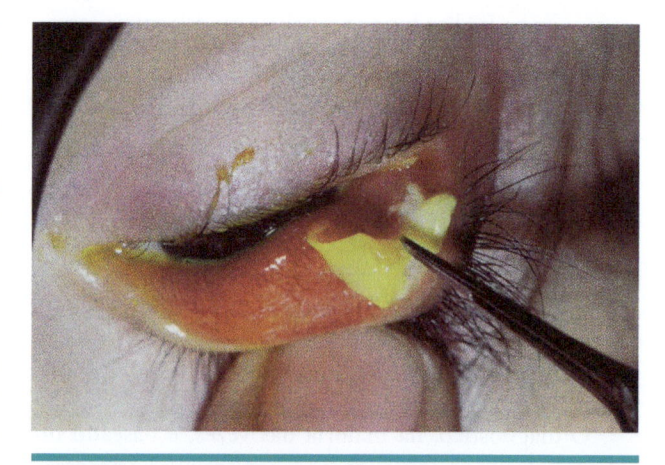

**Figura 9.5.** Pseudomembrana em conjuntiva tarsal inferior (Cortesia Dr. Edilberto Olivalves)

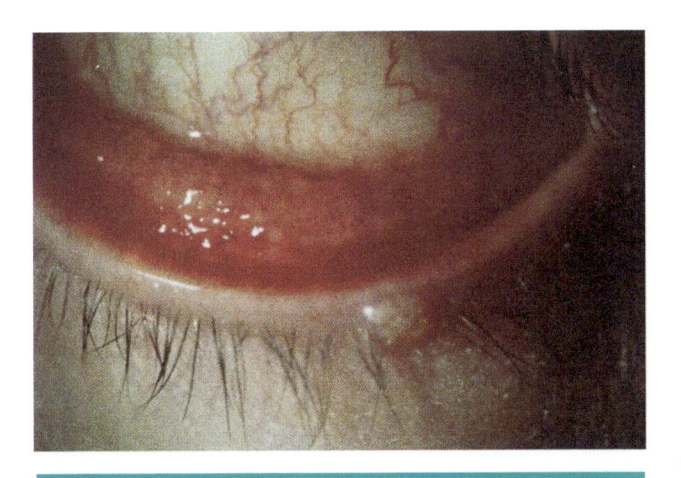

**Figura 9.6.** Molusco contagioso (Cortesia Dr. Edilberto Olivalves)

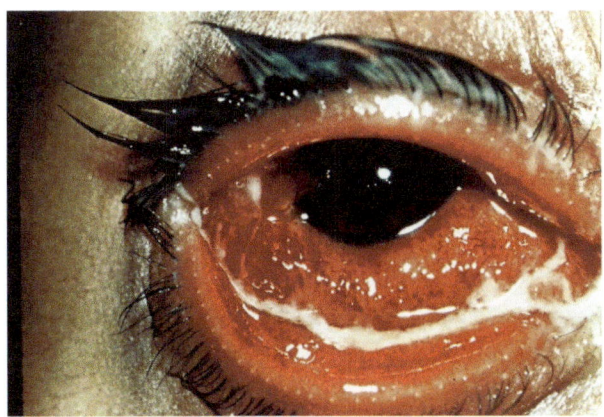

**Figura 9.7.** Conjuntivite gonocócica (Cortesia Dr. Edilberto Olivalves)

## Bacteriana

As bactérias mais freqüentes são: *Staphylococcus aureus* (em todas as faixas etárias), *Streptococcus pneumoniae* e *Hemophilus influenza* (mais comuns em crianças). Sinais e sintomas: ardor, hiperemia, secreção mucopurulenta leve a moderada, reação papilar. Exames laboratoriais não são necessários de forma rotineira e o tratamento inclui uso de colírio de antibiótico (atualmente o grupo mais usado é o das quinolonas, de amplo espectro), além das medidas de apoio, como limpeza e compressas frias com água filtrada ou mineral. Não é recomendado o uso de água boricada (pode ser irritante e alergênica).

### Conjuntivite Hiperaguda

É uma conjuntivite de evolução rápida e, geralmente, muito agressiva, que pode levar à destruição da córnea se não tratada a tempo. O principal agente desse grupo é a *Neisseria*; tanto a *gonorrheae* como a *meningitidis* podem causar conjuntivite, mas a gonocócica costuma ser mais grave. A conjuntivite gonocócica caracteriza-se pela presença de secreção purulenta abundante e exige tratamento imediato. É recomendável a obtenção de material para exame laboratorial. Se não for tratada pode permitir a rápida evolução para perfuração corneana ou invasão da corrente sangüínea pelos vasos da conjuntiva (conjuntivite por *N. meningitidis* pode evoluir com meningite).

O tratamento é sistêmico com ceftriaxone 1g IM, dose única, ou cefotaxime 1g EV, a cada 8 horas. Além disso, indicam-se as medidas locais, como remoção periódica da secreção conjuntival com solução salina 0,9%.

### Conjuntivite neonatal

As conjuntivites neonatais estão associadas à infecção ocular do recém-nascido quando de sua passagem pelo canal vaginal contaminado no momento de parto[4].

### Conjuntivite gonocócica

Historicamente, a conjuntivite por *Neisseria gonorrheae* foi uma importante causa de cegueira. É uma conjuntivite hiperaguda que se desenvolve 2 a 4 dias após o nascimento. O uso da solução de nitrato de prata 1% (método de Credé) diminuiu a ocorrência da infecção, mas não a erradicou. A infecção ocasiona edema palpebral intenso, secreção purulenta, ulceração, podendo ocorrer perfuração corneana (Figura 9.7). Diagnóstico é clínico e laboratorial (presença de diplococos Gram negativos intracelulares).

O tratamento visa prevenir as lesões oculares e sistêmicas (artrite, pneumonia, meningite e sépsis). Requer tratamento sistêmico com ceftriaxone 125 mg IM, em dose única, ou cefotaxime 25 mg/kg EV ou IM, a cada 8 ou 12 horas/7 dias.

#### Outras conjuntivites bacterianas

Incluem infecções por *Streptococcus pneumoniae*, *Staphylococcus aureus*, *Haemophilus*, *E. coli*, *Pseudomonas* (bebês prematuros). Tratamento com antibiótico tópico. Se houver suspeita de complicação como celulite orbitária, o tratamento deve ser por via endovenosa.

## Conjuntivite química

Consequente à instilação do colírio de nitrato de prata no momento do parto e ocorre ao nascimento ou após 3 dias. A secreção é discreta, aquosa, autolimitada. Em alguns serviços, o uso de colírio de eritromicina 1% ou de tetraciclina 1% é usado como alternativa na profilaxia para a conjuntivite gonocócica e diminui a chance de conjuntivite química.

### Conjuntivite por Chlamydia

Conjuntivite mucopurulenta, moderada a grave, que ocorre de 5 a 10 dias após o nascimento. Se não tratada

**Tabela 9.2.** Diagnóstico diferencial das conjuntivites neonatais

| Agente | Início | Citologia | Cultura |
|---|---|---|---|
| Neisseria | 2- 4 dias | diplococo G-intracelular | ágar sangue / chocolate meio de Thayer-Martin |
| Outras bactérias | 2- 30 dias | G+ ou G- | ágar sangue / chocolate |
| Chlamydia | 5- 10 dias | corpúsculo de inclusão intracitoplasmático imunofluorescência | |
| Herpes | 7- 10 dias | células gigantes multinucleadas / inclusões intranucleares | cultura para vírus / PCR |

pode resultar em *pannus* e em formação de cicatriz corneana. Pode haver quadro sistêmico com pneumonia, otite média, traqueíte, nasofaringite. Diagnóstico: clínico e laboratorial (presença de inclusões basofílicas intracitoplasmáticas à coloração por Giemsa, ou identificados por imunofluorescência).

O tratamento é tópico com pomada de eritromicina ou tetraciclina 4x ao dia, por 10 dias, e tratamento sistêmico deve ser feito nos pais e na criança com suspensão de eritromicina 50mg/kg/dia, dividida em 4 doses por 14 dias.

### Conjuntivite por Herpes simplex (tipo II)

Geralmente é unilateral, ocorre em 7 a 10 dias após o nascimento, ou mesmo mais tardiamente. Provoca uma conjuntivite com secreção aquosa; pode haver presença de vesículas nas margens palpebrais, ceratite difusa ou dendrítica (mas rara), coriorretinite, uveíte. Diagnóstico: clínico e laboratorial (ao exame citológico, pode haver presença de células gigantes multinucleadas e inclusões eosinofílicas intranucleares). Em presença de lesão corneana, recomenda-se antiviral tópico na forma de pomada oftálmica 5x ao dia, até a cicatrização da lesão.

### Conjuntivite alérgica

É a inflamação da conjuntiva causada por uma reação de hipersensibilidade que pode ser do tipo I e/ou IV. É bilateral, porém assimétrica.

#### CLASSIFICAÇÃO

1. **Conjuntivite alérgica sazonal e perene**
2. **Ceratoconjuntivite primaveril ou vernal**
3. **Ceratoconjuntivite atópica**
4. **Conjuntivite papilar gigante**

#### SINAIS E SINTOMAS

Prurido, queimação, vermelhidão, fotofobia, lacrimejamento, presença de secreção aquosa ou mucóide, quemose conjuntival, edema palpebral, embaçamento visual, entre outros. Vale lembrar que o sintoma principal da alergia ocular é o **prurido**, o sinal a **hiperemia conjuntival** e o achado na biomicroscopia é a hipertrofia papilar com ou sem acometimento da córnea.

### Conjuntivite Alérgica

É a forma mais comum de alergia, associada frequentemente com rinite e asma, sendo a reação de hipersensibilidade do tipo I. A forma sazonal (aguda) é a mais comum, mais evidente em certas estações do ano (polinização) e o envolvimento corneano é raro. A forma perene (crônica) os sinais e sintomas são menos intensos, porém, ocorre o ano todo com exacerbações sazonais.

### Ceratoconjuntivite Primaveril ou Vernal

É uma afecção alérgica crônica com exacerbações sazonais (primavera e verão), sendo a reação de hipersensibilidade do tipo I e IV. É mais frequente no sexo masculino, entre 2 e 10 anos, com tendência a resolução espontânea na puberdade. Antecedentes pessoais e familiares de atopia são frequentes. Há 3 formas de apresentação:

forma palpebral: hipertrofia papilar em conjuntiva tarsal superior, podendo apresentar nos casos mais severos o aspecto de paralelepípedo e secreção mucosa espessa entre as papilas gigantes = Sinal de Maxwell-Lyons (Figura 9.8).

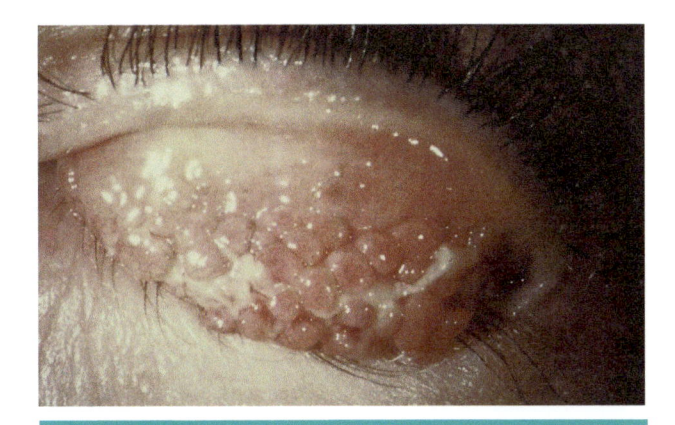

**Figura 9.8.** Ceratoconjuntivite primaveril com papilas gigantes (Cortesia Dr. Edilberto Olivalves)

- forma límbica: reação papilar no limbo que assume aspecto gelatinoso, espessado e com massas nodulares no limbo superior (Figura 9.9)

- forma mista: apresenta papilas gigantes na conjuntiva palpebral superior e limbo gelatinoso.

Pontos de Horner Trantas: pontos elevados e esbranquiçados no limbo superior, constituídos de eosinófilos degenerados e restos de células epiteliais e que surgem durante a crise.

O comprometimento corneano ocorre não só pela inflamação como também pelo trauma mecânico das papilas sobre a córnea. O quadro inicial de ceratite puntata superficial pode coalescer e formar um defeito epitelial oval formando a úlcera em escudo (Figura 9.10) Pode haver depósito de fibrina sobre a úlcera, o que dificulta a cicatrização e estimula a neovascularização[4].

## Ceratoconjuntivite Atópica

É uma inflamação crônica e bilateral da conjuntiva e da pálpebra, exacerbada no inverno, sendo a reação de hipersensibilidade do tipo I e IV. Acomete mais o sexo masculino dos 20 aos 40 anos e é considerada uma forma grave de alergia ocular. Antecedentes pessoais e familiares de atopia são frequentes[4].

As pálpebras apresentam descamação, são espessas e podem adquirir o aspecto macerado. Podem cursar com blefarite secundária. A hipertrofia papilar é mais proeminente na conjuntiva palpebral inferior e o acometimento corneano é frequente, da ceratite puntata à ulcerações que resultam em opacidades corneanas, pannus e neovascularização.

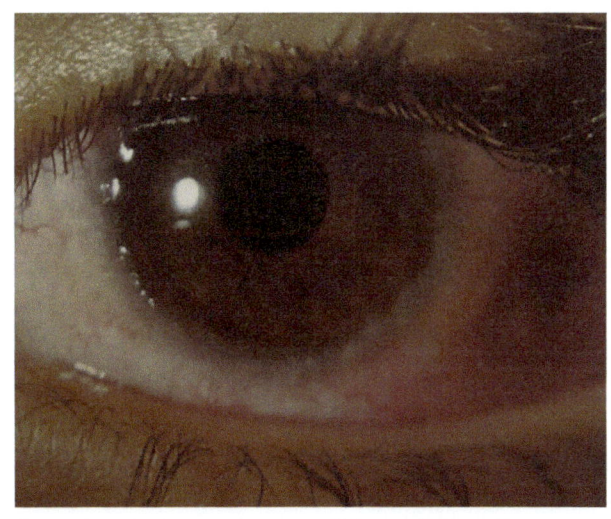

**Figura 9.9.** Conjuntivite primaveril forma límbica (Cortesia Dr. Edilberto Olivalves)

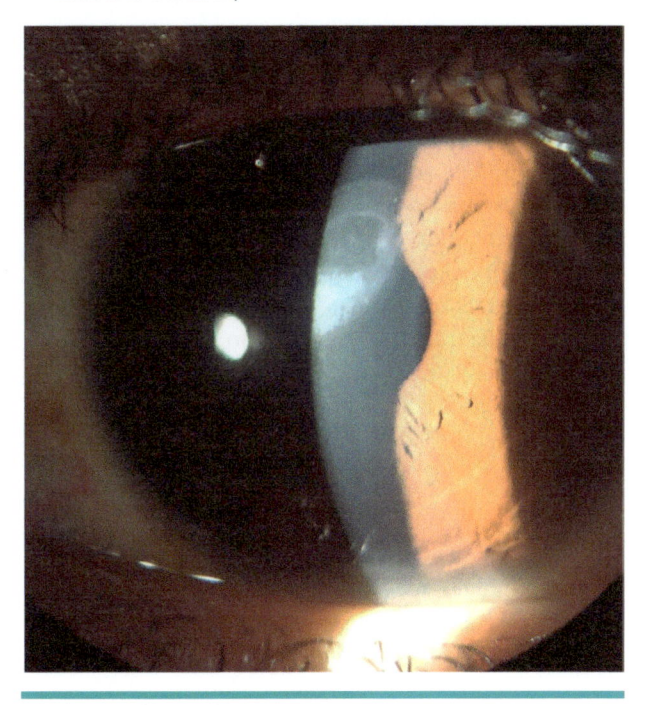

**Figura 9.10.** Úlcera em escudo na conjuntivite primaveril(Cortesia Dr. Edilberto Olivalves)

## Conjuntivite Papilar Gigante

É caracterizada pela presença de papilas gigantes (>3mm) na conjuntiva palpebral superior, resultante da associação do trauma mecânico seguido por reação de hipersensibilidade do tipo I e IV. Os fatores causais do trauma mecânico são: uso de lentes de contato gelatinosas (mais frequente), sutura exposta, prótese ocular, bolha filtrante e extrusão de faixa de silicone escleral. A intolerância ao uso das lentes de contato é a queixa principal, seguida de prurido e sensação de corpo estranho.

## TRATAMENTO

O tratamento das alergias oculares, muitas vezes, depende de uma associação de condutas, Medidas de higiene e intervenções no ambiente, bem como eliminar e evitar os alérgenos:

- Acompanhamento com imunologista/alergista. A dessensibilização (imunoterapia) oferece bons resultados para a rinite alérgica mas não para o quadro ocular.

- Compressas com água mineral ou filtrada gelada (alívio sintomático). Se houver necessidade de instilação com maior frequência, dar preferência para os lubrificantes sem conservantes.

- Lubrificantes oculares (remoção direta e diluição dos alérgenos).

- Uso tópico de antihistamínicos (início da ação é imediato), estabilizadores da membrana de mastócitos (ação mais demorada e podem ser usados por tempo prolongado) e os de ação combinada que tem a vantagem do rápido alívio sintomático bem como o controle do processo inflamatório ao longo do tempo. Os mais utilizados são: olopatadina 0,1% 1 gota 2 vezes ao dia ou olopatadina 0,2% col 1 gota 1 vez ao dia, cetotifeno 0,025% col 1 gota 2 vezes ao dia e a alcaftadina 0,25% col 1 gota 1 vez ao dia.

- Uso de corticosteróide tópico em dose elevada por um curto período de tempo e com regressão da dose a cada 3 a 7 dias, dependendo da intensidade do quadro. Os mais utilizados são acetato de prednisolona 1% ou 0,5%, fosfato de dexametasona 0,1%, acetato de fluormetolona 0,10% e etabonato de lotprednol 0,5%. A injeção supratarsal de corticóide pode aliviar temporariamente os sintomas.

- Uso tópico de imunomoduladores como ciclosporina 0,5% ou tacrolimus 0,03% 3 vezes ao dia, tem demonstrado eficácia nos casos resistentes.

- Na presença de úlcera em escudo tem que fazer a remoção da placa de fibrina sob anestesia tópica e introduzir o corticóide tópico potente.

- No caso da conjuntivite papilar gigante, suspender o uso das lentes de contato e usar corticóide tópico por um curto período associado a estabilizadores da membrana de mastócitos. Nos casos iniciais, reduzir o tempo de uso diário das lentes, evitar o uso contínuo e optar por lentes de descarte diário. Nos casos moderados, interromper o uso das lentes de 1 a 4 semanas e pensar em trocar o material ou o desenho da lente.

### Considerações gerais

As conjuntivites são uma das principais causas de "olho vermelho". Dentre elas, as de origem adenoviral são as mais frequentes. Quando o processo está restrito à conjuntiva costuma ser autolimitado, e a resolução não implica em sequelas. O diagnóstico é clínico, e exames laboratoriais não são necessários de forma rotineira. Nas infecções por adenovírus não há tratamento específico. O uso indiscriminado de colírios antibióticos, além de não ter efeito sobre a infecção viral, pode favorecer a seleção bacteriana.

É importante lembrar que as conjuntivites adenovirais, sobretudo a ceratoconjuntivite epidêmica, são altamente transmissíveis, devendo tomar-se todo o cuidado para evitar a disseminação. Os médicos devem lavar as mãos após o exame de um paciente com suspeita de conjuntivite. Os pacientes devem ser orientados com medidas de prevenção da disseminação: lavar as mãos antes e após a manipulação dos olhos, separar objetos de uso pessoal, trocar a toalha e a fronha diariamente, evitar beijos e cumprimento com as mãos, não tomar banho de mar, de piscina ou de banheira. O afastamento do ambiente escolar ou de trabalho é necessário nos casos de ceratoconjuntivite epidêmica e deve ser fornecido atestado médico por oftalmologista.

## II. DEGENERAÇÕES DA CONJUNTIVA

### PTERÍGIO

### INTRODUÇÃO

É uma lesão bastante prevalente, composta por um tecido fibrovascular neo-formado, em formato triangular, que traciona a conjuntiva bulbar e se estende para a córnea. Esse tecido se dispões ao longo do eixo horizontal da fenda inter-palpebral e ocorre com maior frequência no limbo medial.

Em relação à etiologia do pterígio, há forte evidência de que a exposição à luz ultravioleta é importante para seu aparecimento. A distribuição pelo mundo mostra uma prevalência de 22,5% nas regiões equatoriais. Uma mutação de células germinativas do limbo, como a p53, induzida pela radiação solar, também é associada ao desenvolvimento do pterígio[5].

Estudos imuno-histoquímicos sugerem que o pterígio se origina de células germinativas do limbo e por influência de fatores locais ou radiação UV, podem migrar para a membrana basal do epitélio da córnea e conjuntiva. Durante a migração, estas células destroem a camada de Bowman e podem infiltrar as lamelas corneais superficiais e adquirir atividade fibroblástica. É obsevada também a presença de elastose solar[6].

Parece existir uma predisposição hereditária ao pterígio, sendo que alguns estudos sugerem um modelo autossômico dominante[6].

## CLASSIFICAÇÃO

O Pterígio é composto de 3 partes: cabeça (parte corneal), corpo (parte conjuntival) e pescoço, que une as 2 primeiras. Na cabeça há uma área avascular, semi-transparente e gelatinosa, chamada zona pelúcida. Adjacente a esta área, existe um faixa não transparente, esbranquiçada e vascularizada chamada zona opaca. O corpo corresponde à parte mais vascularizada, espessa e proximal do pterígio[6].

Os pterígios podem ser classificados em 3 tipos:

- Tipo I: apresenta o corpo bem definido e a cabeça avança sobre a córnea, menos de 2 mm

- Tipo II: (primário ou recorrente): estende-se sobre a córnea cerca de 2 a 4 mm, podendo induzir astigmatismo e causar comprometimento visual

- Tipo III: (primário ou recorrente):avança sobre a córnea por mais de 4mm, entrando na zona óptica e causando redução da acuidade visual. Pode cursar com diplopia pela limitação da motilidade ocular (figura.9.11)

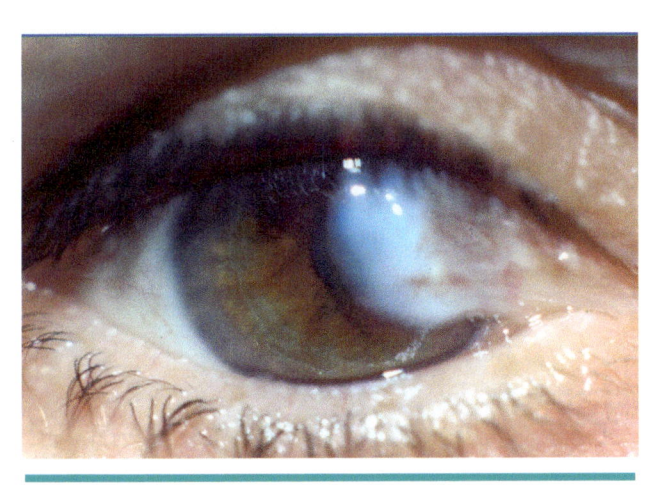

**Figura 9.11.** Pterígio grande com comprometimento de área pupilar

## QUADRO CLÍNICO

O diagnóstico é feito através do exame de biomicroscopia, onde observa-se a lesão fibrovascular conjuntival, com aspecto de asa, e sua extensão para a córnea.

Pode ser primário ou recorrente, uni ou bilateral, neste caso, com aspecto assimétrico. Geralmente se localiza no limbo nasal, mas pode surgir no limbo temporal.

O crescimento do pterígio sobre a córnea pode causar sintomas de olho seco como ardor, irritação, sensação de corpo estranho, lacrimejamento e provocar um astigmatismo induzido. O comprometimento visual pode ocorrer por alteração da lubrificação, quando o pterígio encobre a pupila, ou há astigmatismo induzido.

O pterígio pode crescer ou permanecer quiescente pelo resto da vida. Os pterígios na fase atrófica, apresentam uma linha arqueada de depósito de ferro na frente da cabeça, chamada linha de Stocker. Um pterígio em fase de crescimento ativo pode alcançar a metade correspondente da pupila, sem, no entanto, ultrapassá-la, podem apresentar inflamações recorrentes, vascularização e presença de dellen na córnea adjacente.

## TRATAMENTO

Pterígio primário pequeno (Tipo I): indicado o tratamento clínico, com compressas frias, colírio de lágrima artificial, colírios vasoconstritores e anti-inflamatórios tópicos não hormonais ou hormonais, para redução da hiperemia conjuntival. A cirurgia pode ser indicada por razões cosméticas. Em pacientes com mais de 40 anos, a técnica indicada é a excisão com deslizamento de retalho conjuntival para fechamento da ferida cirúrgica. Em pacientes mais jovens, com maior risco de recidiva, a conduta cirúrgica é a mesma para pterígios médios e grandes[7].

Pterígio primário médio e grande (Tipos II e III): nesses casos é importante observar fatores de risco para recidiva, como idade e sinais de crescimento ativo. Na ausência de fatores de risco, está indicado a remoção cirúrgica, com transplante autólogo de conjuntiva livre. Na presença de fatores de risco para recidiva, pode-se considerar o uso adjuvante da Mitomicina C 0,02%[8].

Pterígio recidivado: deve ser feita a remoção cirúrgica e para minimizar o risco de recidiva, considerar o uso adjuvante da Mitomicina C[8].

### Técnica cirúrgica

A técnica cirúrgica ideal baseia-se em 3 objetivos: reduzir a recidiva, ter baixo índice de complicações e dar aparência cosmética satisfatória. Existem várias técnicas cirúrgicas descritas na literatura. A ressecção simples do pterígio com esclera nua, está associada a uma alta taxa de recidiva, de cerca de 80%. O a ressecção com fechamento conjuntival simples tem uma taxa de recorrência de 45 a 70%.

O uso de retalhos conjuntivais para fechamento da ferida cirúrgica, diminuem o rico de recidiva para 1 a 37% e são amplamente utilizados. Existem várias técnicas para obtenção de retalhos conjuntivais, como o retalho pedunculado (Técnica de Álvaro Moreno) ou a Técnica de Arruga. Os retalhos podem ser fixados com suturas de mononylon 9-0 ou vycril 8-0.

Vídeo 9.1 Cirurgia de pterígio

O transplante autólogo da conjuntiva com ou sem limbo é uma técnica amplamente utilizada, tanto para pterígios primários quanto recidivados (Figura 9.12), com taxas de recorrência variando de 2 a 40%. A fixação desse enxerto pode ser feita com mononylon 10-0 ou adesivo biológico[7-9].

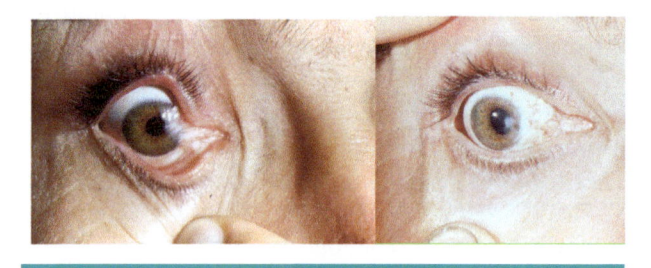

**Figura 9.12.** Pterígio recidivado operado com transplante de conjuntiva e limbo. Pré e Pós-operatório. Este paciente apresentava simbléfaro e restrição da abdução.

O uso da membrana amniótica para fechamento da ferida cirúrgica apresenta baixos índices de recorrência, variando de 3 a 9,5%. A membrana pode ser fixada com mononylon10-0 ou adesivo biológico[10].

O uso de antimitóticos, como a Mitomicina C, é controverso, e tem como objetivo reduzir a recidiva do pterígio. Está indicado em casos mais graves e seu uso deve ser cuidadoso, devido às altas taxas de complicações graves como ulcerações esclerais (Figura 9.13), defeitos epiteliais corneanos, reação inflamatória intra-ocular e necrose corneana. O uso subconjuntival

pré-operatório e intra-operatório, na concentração 0,02% parecem ser os mais indicados.

## Pinguécula

É uma placa conjuntival amarelo-esbranquiçada, elevada, no limbo nasal ou adjacente a ele. Se diferencia do pterígio por não haver extensão para a córnea, possivelmente por uma barreira intacta no limbo (Figura 9.2).

Geralmente é uma lesão benigna, de crescimento lento, há evidências de que pode evoluir para um pterígio.

Histologicamente a lesão se assemelha ao pterígio, com elastose solar subepitelial, degeneração hialina, concreções eosinofílicas e basofílicas e metaplasia escamosa do epitélio.

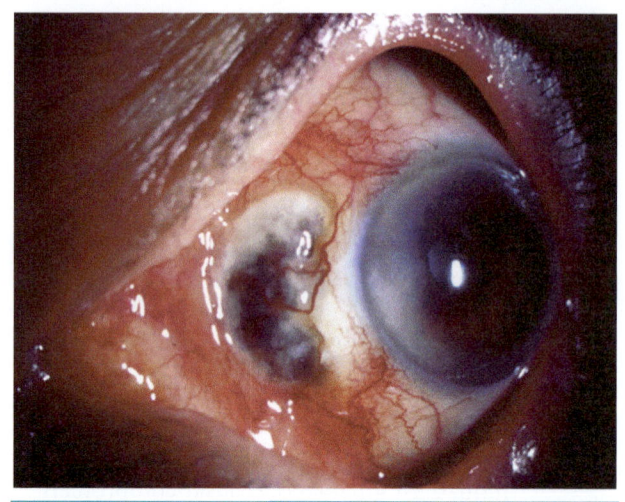

**Figura 9.13.** Necrose de esclera e herniação de úvea pós-mitomicina C

## Quadro clínico

A maioria dos pacientes é assintomática. O diagnóstico é feito através do exame de biomicroscopia.

Em alguns casos, pode ocorrer inflamação da pinguécula (pingueculite), e o paciente pode apresentar sintomas como irritação, sensação de corpo estranho e hiperemia na região da lesão.

## Tratamento

A conduta é expectante. No caso de inflamação, está indicado o uso de lágrimas artificiais e colírio de corticoide de baixa dosagem

## III. TUMORES CONJUNTIVAIS MALIGNOS

### NEOPLASIA INTRA-EPITELIAL (NIC) E CARCINOMA ESPINO-CELULAR (CEC) CONJUNTIVAL

### INTRODUÇÃO

A Neoplasia intra-epitelial conjuntival (NIC) e o carcinoma espino-celular (CEC) são os tumores malignso mais frequentes da conjuntiva. A incidência estimada é de 3,5 casos por 100.00 habitantes. Tem maior incidência em pacientes caucasianos, do sexo masculino, com idade acima de 60 anos. Os fatores de risco para o desenvolvimento do tumor incluem a exposição ao sol, imunossupressão (infecção pelo HIV, uso de imunossupressores), infecção pelo HPV e tabagismo. Pacientes portadores de xeroderma pigmentoso têm maior risco de desenvolver o tumor[11].

### QUADRO CLÍNICO

Na forma intra-epitelial (NIC), o tumor apresenta aspecto gelatinoso, pouco elevado, podendo apresentar ou vascularização . Origina-se no limbo e pode se estender para a córnea. Na forma invasiva (CEC), o tumor se apresenta como uma massa conjuntival elevada, geralmente no limbo podendo avançar para a córnea; de coloração rósea ou esbranquiçada, aderida aos planos profundos. Apresenta vasos nutridores dilatados ao redor da lesão. Pode se apresentar com aspecto papilomatoso, com coloração rósea e aspecto digitiforme, semelhante ao papiloma conjuntival. Em pacientes pardos ou negros, o tumor pode ser total ou parcialmente pigmentado, podendo ser confundido com o melanoma conjuntival (Figura 9.14). Mais raramente, o tumor pode se apresentar de forma difusa, mal delimitada, com crescimento pagetóide, podendo ser confundido com conjuntivite ou carcinoma de glândulas sebáceas.

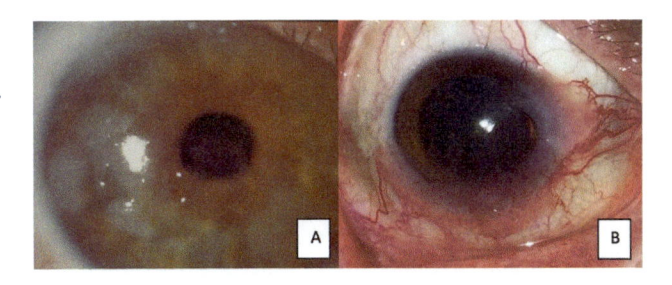

**Figura 9.14.** A) Neoplasia intra-epitelial conjuntival (NIC) em córnea, avascular e de aspecto digitiforme B) NIC difusa na região perilímbica, se estendendo para a córnea, vascularizada

Na forma invasiva, o tumor pode invadir as estruturas adjacentes como córnea, câmara anterior, íris, corpo ciliar, órbita, podendo levar à perda do globo ocular (Figura 9.15). As metástases são raras e ocorrem em menos de 1% dos casos, geralmente para linfonodos ipsilaterais.

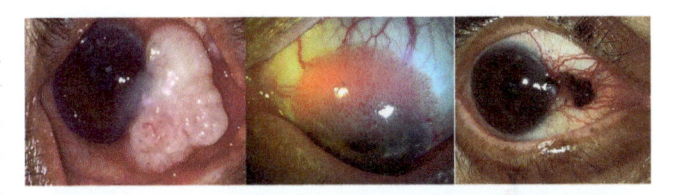

**Figura 9.15.** A) Carcinoma Espinocelular (CEC) conjuntival no limbo nasal B) CEC perilímbico, vascularizado, de aspecto papilomatoso C) CEC pigmentado, vascularizado, no limbo nasal

### PATOLOGIA

A NIC acomete o epitélio até o nível da membrana basal. O CEC acomete o epitélio e se estende para o estroma. As variantes mucoepidermóide e fusiforme ocorrem em menos de 5% dos casos. São bastante agressivas, têm crescimento rápido e maior risco de metástases.

**Tabela 9.3.** Características dos quimioterápicos tópicos, posologia e complicações

| Mec. ação | Mitomicina CC | 5- Fluouracil | Interferon alfa 2-b |
|---|---|---|---|
| Mecanismo de ação | Citotóxica- atua em todas as fases do ciclo celular | Citotóxica- atua em uma fase do ciclo | Glicoproteína com atividade anti-proliferativa e antiviral |
| Apresentação | 0,02% e 0,04% | 1% ou 0,5% | 1 milhão UI/ml |
| Posologia | 1 gota 4x/dia | 1 gota 4x/dia | 1 gota 4x/dia |
| Duração | 14 dias ou 7 dias/ 2 ciclos | 14 dias – 2 ciclos | Uso contínuo – mínimo de 3 meses |
| Complicações oculares | Hiperemia cj, epífora, ceratite, DER, melting | Hiperemia cj, epífora, ceratite | Ceratite puntata, conj folicular |
| Custo | $$$$ | $$ | $$$$ |
| Conservação | Geladeira | Temperatura ambiente | Geladeira |

## DIAGNÓSTICO

O diagnóstico cínico é feito através do exame de biomicroscopia. A biópsia incisional ou excisional estabelece o diagnóstico definitivo. Alguns métodos minimamente invasivos podem auxiliar no diagnóstico. São eles:

a. **Colírio de azul de Toluidina 1%**: apresenta alta sensibilidade e especificidade no diagnóstico de neoplasias do epitélio conjuntival. Pode ser utilizado durante o exame de biomicroscopia, após a instilação de colírio anestésico. A coloração azul da lesão indica uma forte probabilidade de ser um tumor epitelial maligno, sendo esse exame útil no diagnóstico diferencial do CEC (12) (Figura 9.16)

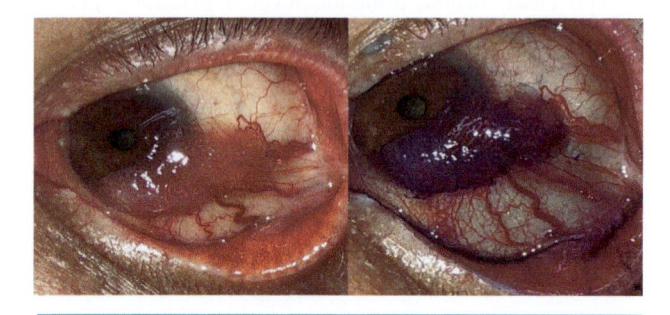

**Figura 9.16.** Carcinoma espino-celular conjuntival no limbo temporal. A figura da direita mostra o tumor com coloração positiva para o colírio de Azul de Toluidina 1%

b. **Citologia exfoliativa ou de impressão**: pode ser utilizada no diagnóstico diferencial, sendo um exame minimamente invasivo e que pode identificar células epiteliais displásicas, sugestivas de CEC[13].

c. **Biomicroscopia ultrassônica (UBM)** é útil para identificar a extensão do tumor e sua relação com as estruturas adjacentes. O UBM é capaz de identificar se há invasão intra-ocular pelo tumor, para um melhor planejamento terapêutico.

d. **OCT de segmento anterior:** o exame pode diferenciar lesões conjuntivais pelas características do exame, avaliar sua extensão e relação com as estruturas adjacentes.

e. **Tomografia computadorizada e ressonância magnética:** exames indicados para avaliação de casos onde há invasão dos fórnices e suspeita de invasão orbitária.

## TRATAMENTO

### Cirurgia

A remoção cirúrgica com a técnica de "no-touch", associada à crioterapia na margem cirúrgica, é o padrão ouro para o tratamento da NIC/ CEC[14]. A técnica consiste na realização de epitelectomia com álcool absoluto (para remoção da porção corneana), esclerectomia lamelar, crioterapia com congelamento duplo na margem conjuntival, seguida reconstrução da área operada. A reconstrução pode ser feita com sutura simples ou enxerto de conjuntiva autóloga ou membrana amniótica.

É importante a realização de uma margem cirúrgica de pelo menos 4 mm ao redor do tumor e a realização de crioterapia intra-operatória, para reduzir o risco de recidiva tumoral. A recidiva tumoral é associada com maior risco de perda do globo ocular e metástases[15].

### Quimioterapia tópica

A quimioterapia tópica pode ser realizada como tratamento conservador em casos onde não há evidência de infiltração das estruturas adjacentes pelo tumor, ou quando há contra-indicação cirúrgica. Pode ser utilizada para redução do volume tumoral em casos de lesões difusas, para minimizar a morbidade cirúrgica (quimiorredução). Também é indicada para tratamento de pequenas recorrências locais após a ressecção cirúrgica[16].

As drogas mais utilizadas são: Mitomicina C 0,02-0,04% (MMC), 5-fluorouracil 0,5- 1% (%-FU) e o Interferon alfa 2B. O Interferon também pode ser utilizado na forma de injeção subconjuntiva (17-20)l. Os colírios de MMC e o 5-FU são utilizados em ciclos de 14 dias com intervalos de 14 dias entre os ciclos. A Figura. 9.17 exemplica um caso tratado com 5-FU.

Essas drogas provocam infelizmente um maior número de complicações, como insuficiência límbica, erosões epiteliais recorrentes, afinamentos córneo-esclerais, melting córneo-escleral, perfurações, irite, alergias, estenose de ponto lacrimal e queimaduras perioculares (21,22) (Tabela 9.3).

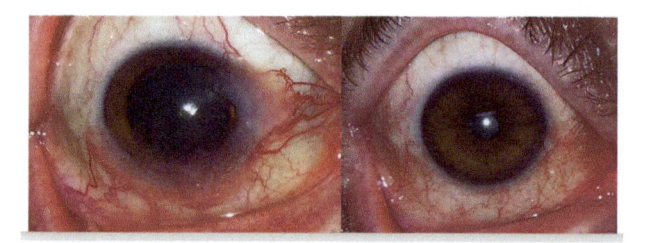

**Figura 9.17.** Neoplasia intra-epitelial conjuntival perilímbica, se estendendo para a córnea. A figura da direita mostra a regressão total do tumor após tratamento com 2 ciclos de colírio de 5 FU 0,5%.

O conhecimento e o uso cuidadoso e criterioso destas medicações são importantes para evitar complicações.

### Braquiterapia Oftálmica

A Braquiterapia oftálmica é um tratamento de radioterapia, que consiste na colocação de uma placa contendo material radioativo (Iodo, Rutênio, Paládio), em contato com a área afetada pelo tumor. Esse tratamento está indicado quando há invasão focal e localizada das estruturas adjacentes, pelo CEC. Em alguns casos, o tratamento pode evitar a remoção do globo ocularc[23].

### Enucleação e exenteração

Quando o tumor invade as estruturas adjacentes, muitas vezes não é possível a preservação do globo ocular. A enucleação deve ser feita removendo a área de conjuntiva acometida juntamente com o globo ocular. A exenteração com a preservação das pálpebras pode ser feita quando há invasão orbitária pelo tumor.

## MELANOMA CONJUNTIVAL

## INTRODUÇÃO

O melanoma conjuntival é um tumor raro, que acomete indivíduos de meia idade ou idosos de pele clara, e mais raramente negros. Não há predileção por sexo. Pode acometer indivíduos mais jovens, portadores de xeroderma pigmentoso ou neurofibromatose.

O tumor se origina mais frequentemente da Melanose Primária Adquirida com atipias (PAM) (75%), mas pode se originar de um nevus conjutival pré existente (7%) ou "de novo" (20%)[24].

O tumor pode se metastatizar para os linfonodos pré-auriculares, submandibulares e cervicais ipsilaterais. A indicação de biópsia de linfonodo sentinela é controversa, e é recomendada em pacientes com tumores com mais de 3 mm de espessura. A disseminação hematogênica pode ocorrer para cérebro, fígado, ossos e pele. A mortalidade associada ao melanoma conjuntival é de 25%, sendo que o risco aumenta conforme o estadiamento mais avançado do tumor[25].

### ASPECTO CLÍNICO

O diagnóstico é clínico, feito através da biomicroscopia. Podemos observar uma lesão elevada, pigmentada, vascularizada, localizada na conjuntiva bulbar, próxima ao limbo. Quando se origina da PAM, a lesão pode ser mais difusa, com bordas mal definidas, únicas ou múltiplas, podendo inclusive localizar-se nos fórnices (Figura 9.18).

O melanoma conjuntival pode ser amelanótico, o que pode confundi-lo com o Carcinoma espino-celular conjuntival, linfoma ou outros tumores amelanóticos da conjuntiva.

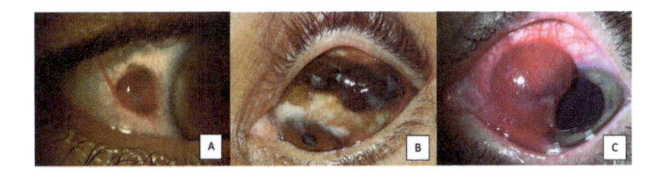

**Figura 9.18.** A) Melanoma conjuntival pigmentado "de novo" na conjuntiva temporal B) Melanoma na região superior se estendendo para o fórnice, originado de PAM C) Melanoma conjuntival amelanótico

### PATOLOGIA

O melanoma conjuntival é composto por melanócitos atípicos, que podem variar desde células fusiformes de baixo grau, a células epitelióides. Acomete a área basal do epitélio e pode invadir o estroma, onde atinge os canais linfáticos da conjuntiva. Pode haver evidência de um nevus conjuntival ou PAM, associado ao melanoma.

Os marcadores imuno-histoquímicos positivos no melanoma conjuntival são: proteína S-100, tirosinase, Melan-A, HMB 45 e HMB 50. O tumor pode apresentar mutação no gene BRAF, assim como o Melanoma cutâneo[25].

### DIAGNÓSTICO

O diagnóstico cínico é feito através do exame de biomicroscopia. A biópsia incisional ou excisional estabelece o diagnóstico definitivo. Alguns métodos minimamente invasivos podem auxiliar no diagnóstico. São eles:

a. **Biomicroscopia ultrassônica (UBM)** é útil para identificar a extensão do tumor e sua relação com as estruturas adjacentes. O UBM é capaz de identificar se há invasão intra-ocular pelo tumor, para um melhor planejamento terapêutico.

b. **OCT de segmento anterior:** o exame pode diferenciar lesões conjuntivais pelas características do exame, avaliar sua extensão e relação com as estruturas adjacentes.

c. **Tomografia computadorizada e ressonância magnética:** exames indicados para avaliação de casos onde há invasão dos fórnices e suspeita de invasão orbitária.

## TRATAMENTO

### Cirurgia

Para lesões nodulares e bem delimitadas, o tratamento indicado é a remoção cirúrgica com a técnica de "no-touch", associada à crioterapia na margem cirúrgica. A técnica é a mesma descrita para o tratamento do CEC conjuntival. Vídeo 9.2 - Ressecção de melanoma e aplicação de crio Lesões mais difusas podem ser tratadas com ressecção cirúrgica mais ampla e reconstrução.

A reconstrução da superfície pode ser feita com sutura simples, enxerto de conjuntiva autóloga do olho contralateral ou membrana amniótica.Vídeo 9.3 - Reconstrução com membrana amniótica

É importante a realização de uma margem cirúrgica de pelo menos 4 mm ao redor do tumor e a realização de crioterapia intra-operatória, para reduzir o risco de recidiva tumoral. A recidiva tumoral é associada com maior risco de perda do globo ocular e metástases.

### Quimioterapia tópica

A quimioterapia tópica pode ser utilizada como adjuvante, principalmente em pacientes com Melanoma conjuntival, originado de PAM.

As drogas mais utilizadas são: Mitomicina C 0,02-0,04% (MMC), 5-fluorouracil 0,5- 1% (%-FU) e o Interferon alfa 2B.

### Braquiterapia Oftálmica/Radioterapia

A Braquiterapia oftálmica pode ser indicada como tratamento adjuvante em casos de comprometimento de margens profundas e tumores recidivados. A radioterapia de feixe externo é indicada em casos de acometimento orbitário[25].

### Enucleação e exenteração

A enucleação está indicada quando o tumor invade as estruturas adjacentes. A exenteração com a preservação das pálpebras pode ser feita quando há invasão orbitária pelo tumor, porém, é controversa pois não muda o prognóstico do paciente.

## LINFOMA CONJUNTIVAL

### INTRODUÇÃO

O tumor linfoide pode ocorrer isoladamente na conjuntiva, ou ser uma manifestação de um linfoma sistêmico. Atenção nessas lesões que podem ser como uma ponta de iceberg, por na verdade se tratar de linfoma orbitário (Capítulo 8 - Órbita).

Podemos dividir as lesões linfoides em: Hiperplasia benigna reativa e Linfoma. Clinicamente as 2 condições são semelhantes, a diferenciação se dá através através do exame anátomo-patológico.

O Linfoma primário da conjuntiva é de baixo grau, Não-Hodgkin de células B, tipo MALT. É descrito a correlação do Linfoma conjuntival com infecção pelo *H. pylori* e *Chlamydia psitacii,* mas ainda é controverso.

### ASPECTO CLÍNICO

Clinicamente o tumor se apresenta com aspecto difuso, infiltrativo, pouco elevado, pouco vascularizado, geralmente é localizado na conjuntiva bulbar ou fórnice inferior. Apresenta uma coloração característica, semelhante ao salmão, sendo chamado de "salmon patch" (Capítulo 8 Órbita).

#### PATOLOGIA

A lesão é composta de linfócitos, podendo ser típicos ou atípicos. O exame imuno-histoquímico é útil para diferenciar a hiperplasia benigna do linfoma.

#### TRATAMENTO

Os pacientes com Linfoma conjuntival devem ser encaminhados para o Hemato-Oncologista para estadiamento clínico. Esses pacientes têm um risco aumentado de desenvolver Linfoma sistêmico.

Lesões pequenas e bem delimitadas podem ser observadas ou removidas cirurgicamente, sendo associado a crioterapia no intra-operatório.

Lesões mais difusas necessitam ser biopsiadas, e uma vez confirmado o diagnóstico, o paciente deve ser tratado: se a lesão estiver apenas localizada na conjuntiva, o paciente pode ser tratado com radioterapia de feixe externo ou injeções subconjuntivais de Rituximabe. O uso de Rituximabe sistêmico deve ser considerado em alguns casos resistentes e se houver doença sistêmica. O uso de antibióticos permanece controverso, uma vez que não há evidência de infecções bacterianas associadas em todos os casos[23].

| **Pontos chave** |
| --- |

- Cnjuntivites infecciosas tem etiologia viral e bacteriana, sendo as primeiras mais prevalentes. Quando restrito à conjuntiva é autolimitado, e a resolução completa. Entretanto, em alguns casos de conjuntivite, pode haver comprometimento da córnea, como na conjuntivite gonocócica, ou pode levar a uma morbidade ocular prolongada, como nos casos de ceratoconjuntivite adenoviral.

- As conjuntivites neonatais estão associadas à infecção ocular do recém-nascido quando de sua passagem pelo canal vaginal contaminado no momento de parto. São causadas por Clamídias principalmente , lembrando sempre da gonocócica (mais raro atualmente).

- Conjuntivites alérgicas são muito frequentes e autolimitadas, mas as ceratoconjuntivites atópica e primaveril podem levar à alteração cornea e baixa visual.

- Pterígio é uma lesão bastante prevalente, composta por um tecido fibrovascular neo-formado, por exposição à luz ultravioleta. Pode levar ao astigmatismo além do aspecto inestético. O tratamento cirúrgico é indicado nos casos mais avançado. A recidiva é alta nos países tropicais. Mitomicina C tem sido utilizada para evitar recidivas.

- A conjuntiva pode ser acometida por tumores malignos dentre os quais se destacam o carcinoma espinocelular, o melanoma e o linfoma. O tratamento é quimioterápico local (mitomicina, 5FU, interferon) e cirúrgico.

## REFERÊNCIAS BIBLIOGRÁFICAS

1. Krachmer JH Mannis MJ Holland EJ. Cornea. 3 ed. St Louis;Missouri:Mosby Elsevier;2010.
2. American Academy of Opthalmology BCSC. External Disease and Cornea. 2015-2016. San Francisco:AAO;2015
3. Kansky JJ. Conjuntiva .Oftalmologia Clínica. 6ed. Rio de Janeiro: Elsevier:2008, p.215-239
4. Azzari AA Barney NP. Conjunctivitis a Systematic Review of Diagnosis and Treatment. JAMA.2013;310(16):1721-1729
5. Gomes JA, Alves MR. Superfície Ocular. 2ª ed, Rio de Janeiro,RJ. Cultura Médica-Guanabara Koogan;2011:115-139.
6. Holland EJ, Mannis MJ, Lee WB. Ocular Surface disease. New York, NY.Elsevier Sunders;2013:125-128.
7. Hirst LW. The treatment of pterygium. Survey,2003;48:145-80.
8. Cardillo JA, Alves MR, Ambrosio LE et al. Single intra-operative application versus postoperative mitomycin C eye drops in pterygium surgery. Ophthalmology, 1995; 102:1949-52.
9. Al Fayez MF. Limbal versus conjunctival auto graft for pterygium.Ophthalmology,2002;109:1752-5.
10. Tananuvat N, Martin T. The results of amniotic membrane transplantation for primary pterygium compared with conjunctival autograft. Cornea, 2004;23:458-63.
11. Shields JA, Shields CL. Eyelid, Conjunctiva, and Orbital Tumors. An Atlas and Textbook. 3rd ed. Philadelphia, PA: Lippincott Williams and Wilkins; 2016:286–332
12. Romero IL, Barros JN, Martins MC, Ballalai PL. The use of 1% Toluidin blue eye drops in the diagnosis of Ocular Surface Squamous Neoplasia.Cornea. 2013 Jan;32(1):36-9
13. Barros JN, Lowen MS, Ballalai PL et al. Predictive index to differentiate invasive squamous cell carcinoma from preinvasive ocular surface lesions by impression cytology. Br J Ophthalmol 2009;93(2):209-14.
14. Peksayar G, Soyturk MK, Demiryont M. Long-term results of cryotherapy on malignant epithelial tumors of the conjunctiva. Am J Ophthalmol 1989;107:337– 40.
15. Galor A, Karp CL, Oelleres P et al. Predictors of ocular surface squamous neoplasia recurrence after excisional surgery. Ophthalmology 2012; 119(10):1974-81
16. Frucht-Pery J, Rozenman Y, Peer J. Topical mitomycin-C for partially excised conjunctival squamous cell carcinoma. Ophthalmology 2002;109:548 –52.
17. Ballalai PL, Erwenne CM, Martins MC and al. Long-term results of topical Mitomycin C 0,02% for primary and recurrent conjunctival corneal Intraepithelial neoplasia. Ophtalm Plast Reconstr Surg 2009;25:296-299
18. Yeatts RP, Engelbrecht NE, Curry CD, et al. 5-Fluorouracil for the treatment of intraepithelial neoplasia of the conjunctiva and cornea. Ophthalmology.2000;107:2190–2195.
19. Maskin SL. Regression of limbal epithelial dysplasia with topical interferon. Arch Ophthalmol 1994; 112:1145-6.
20. Vann RR, Karp CL. Perilesional and topical interferon alfa-2b for conjunctival and corneal neoplasia. Ophthalmology. 1999;106:91–97.
21. Sepulveda R, Peer J, Midena E, et al. Topical chemotherapy for ocular surface squamous neoplasia: current status. Br J Ophthalmol. 2010;94:532–535.
22. Nanji AA, Moon CS, Galor A et al. Surgical versus medical treatment of ocular surface squamous neoplasia: a comparison of recurrences and complications. Ophthalmology 2014;121:994-1000.

23. Shields CL, Demicri H, Karatza E et al. Clinical survey of 1643 melanocytic and nonmelanocytic tumors of the conjunctiva. Ophthalmol 2004:111:1747-1754.

24. Seregard S. Conjunctival Melanoma. Surv Ophthalmol 1998;42:321-350.

25. Shields CL, Shields JÁ, Armstrong T. Management of conjunctival and corneal melanoma with surgical excision, amniotic membrane allograft and topical chemotherapy. Am J Ophthalmol 2001:132.576-578.

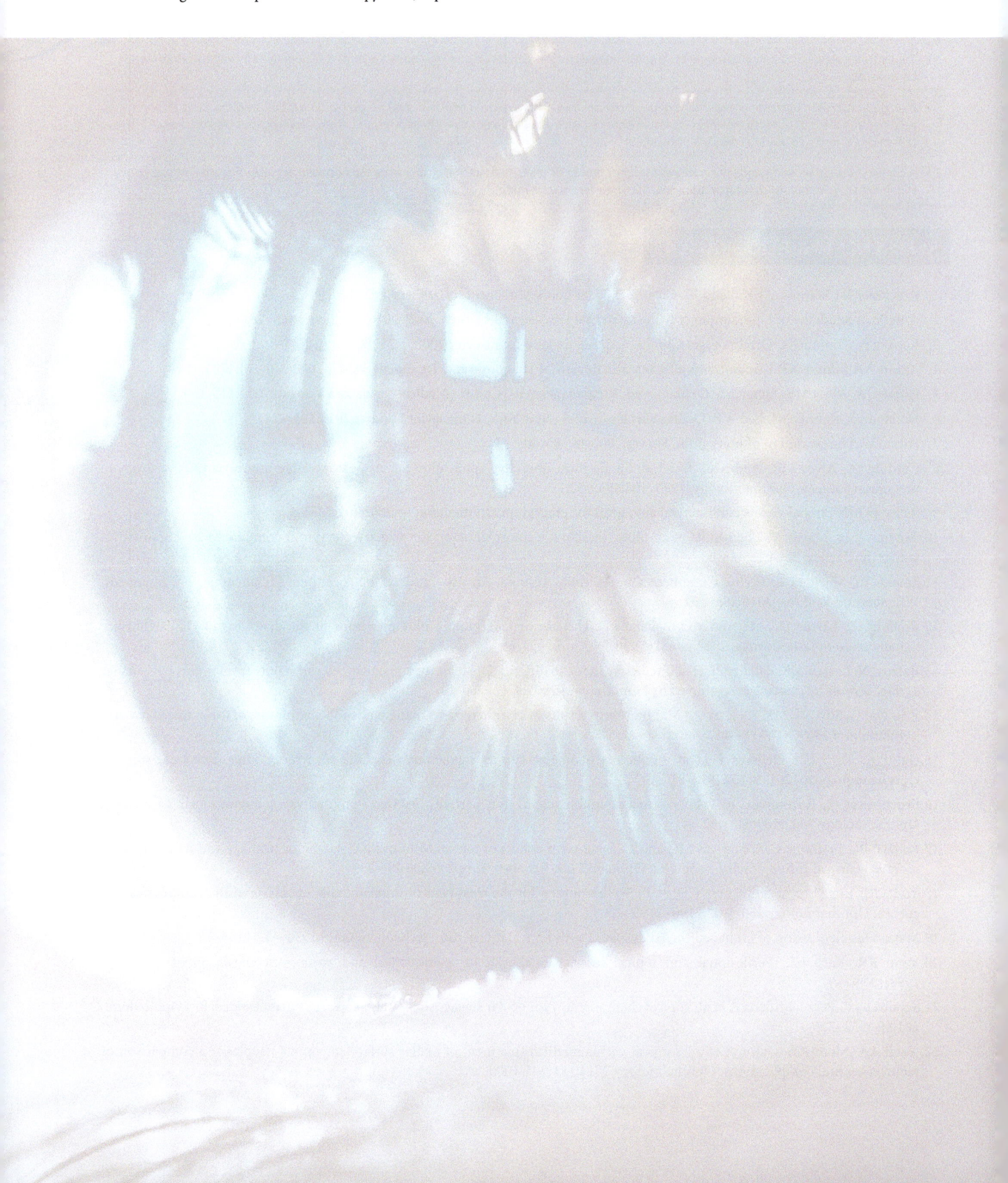

# Doenças da córnea

Ruth Miyuki Santo

A córnea constitui a principal estrutura refracional do olho. Seu poder refrativo é de aproximadamente 43 D, equivalente a 74% do poder dióptrico total do olho. A manutenção da sua transparência e curvatura é essencial para a visão. É composta por 5 camadas: epitélio, camada de Bowman, estroma, membrana de Descemet e endotélio (Figura 10.1).[1] (LEIA MAIS 10.1)

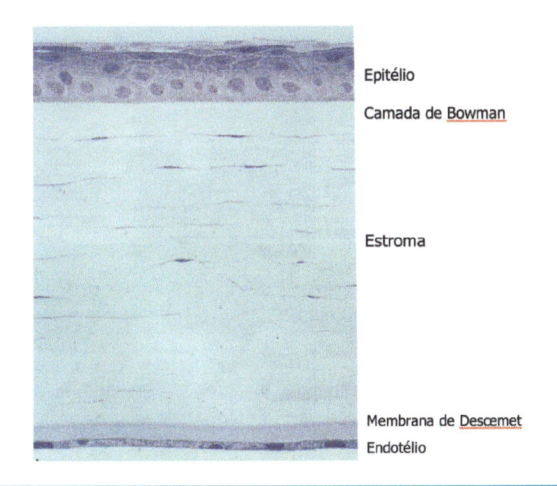

Epitélio

Camada de Bowman

Estroma

Membrana de Descemet
Endotélio

**Figura 10.1.** Corte histológico mostrando as camadas da córnea: epitélio, camada de Bowman, estroma, membrana de Descemet e endotélio. (Imagem do arquivo pessoal da Dra. Ruth Santo.)

Como particularidade anatômica, na região de transição da córnea e da conjuntiva temos o chamado limbo córneo-conjuntival. O epitélio desta região abriga, na sua camada basal, as células relacionadas com a capacidade de reepitelização da córnea, também conhecidas como células germinativas ou células tronco do limbo (*stem cells*) [2] (Figura 2. a e 2. b). **Alguns autores têm considerado a existência de uma sexta camada na córnea - camada de Dua - que está localizada na região pré-membrana de Descemet.**[3]

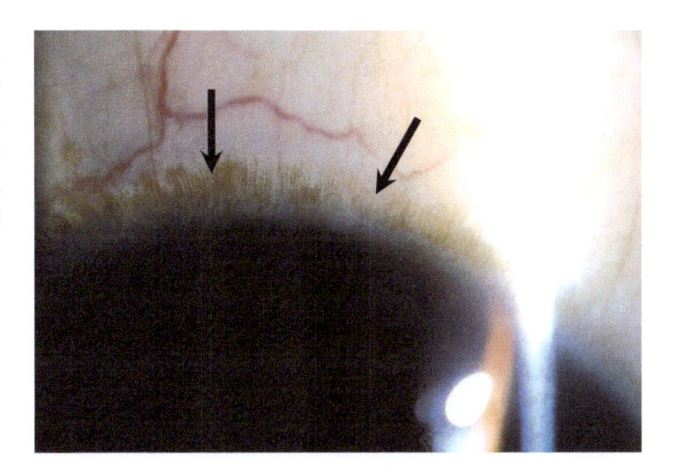

**Figura 10.2.** a. Biomicroscopia da região do limbo córneo-conjuntival (paliçadas de Vogt - setas) onde estão localizadas as células geminativas do epitélio corneano. (Imagem do arquivo pessoal da Dra. Ruth Santo.)

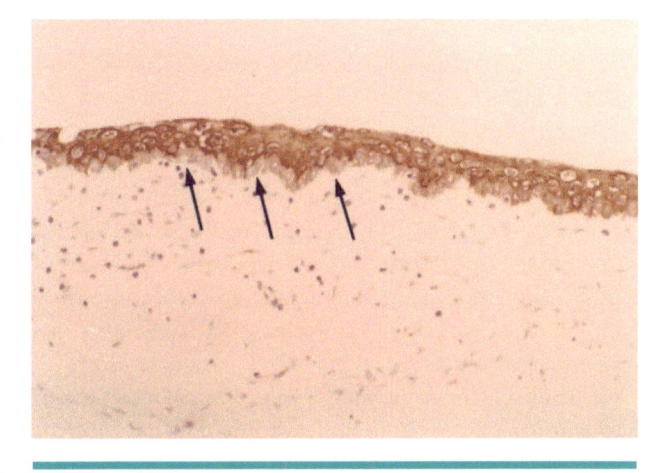

**Figura 10.2.** b. Localização histológica das células germinativas (stem cells) – camada basal do epitélio limbar (setas) córneo-conjuntival. (Imagem do arquivo pessoal da Dra. Ruth Santo.)

Neste capítulo abordaremos as infecções de córnea (ceratites infecciosas), as degenerações e distrofias, ceratocone, disfunção lacrimal (olho seco) e algumas intervenções cirúrgicas (transplante e cirurgia refrativa).

## 1. CERATITES INFECCIOSAS

### 1.1. Ceratites Bacterianas

A ceratite bacteriana constitui uma causa importante de déficit visual, associando-se, com frequência, a situações de alterações nos mecanismos de defesa da córnea. Diagnóstico e tratamento imediatos podem limitar a perda de tecido, minimizar a cicatrização e reduzir a necessidade de cirurgia futura. *Neisseria gonorrhoeae* e *Haemophilus influenzae* são as duas bactérias capazes de invadir o epitélio corneano intacto. As demais bactérias somente são capazes de produzir ceratite após o comprometimento da integridade epitelial. *Pseudomonas sp.*, *Staphylococcus sp.* e *Streptococcus pneumoniae* são os agentes etiológicos mais freqüentes. Na ceratite bacteriana associada ao mau uso de lentes de contato, a *Pseudomonas aeroginosa* é o agente causador mais comumente isolado. No quadro clínico inicial, tipicamente há história de traumatismo ocular, de doença corneana pré-existente, de uso de lentes de contato ou uso de corticosteroide tópico. Sinais e sintomas incluem dor, lacrimejamento, fotofobia, diminuição de visão, edema palpebral, secreção purulenta e hiperemia conjuntival. [4]

Ao exame oftalmológico do paciente com úlcera de córnea, os sinais são injeção conjuntival e perilímbica, defeito epitelial associado a infiltrado (Figura 3), reação inflamatória na câmara anterior com hipópio (Figura 4). A progressiva ulceração pode causar perfuração corneana e infecção intraocular (endoftalmite) bacteriana.

Antes de iniciar o tratamento, é recomendável a coleta de material para citologia e cultura, sobretudo nos casos de úlceras graves.[5] O tratamento consiste, basicamente, na utilização de antibioticoterapia tópica efetiva contra um amplo espectro de bactérias Gram-positivas e Gram-negativas.[6] Nas úlceras corneanas de menor gravidade (periféricas, superficiais e menores que 3 mm), é instituída monoterapia com fluorquinolonas tópica de 1 em 1 hora (ciprofloxacina 0,3%, moxifloxacina 0,5% ou gatifloxacina 0,3%). Para úlceras graves (centrais, profundas e maiores que 3 mm), o tratamento empírico consiste na utilização de dois antibióticos tópicos em concentrações fortificadas para a cobertura de patógenos Gram-positivos (cefazolina fortificada 5%) e Gram-negativos (gentamicina fortificada 1,5 %), de 1 em 1 hora. Para pacientes alérgicos a penicilina e derivados, a vancomicina 5% tópica é uma excelente

alternativa. O tratamento empírico deve ser instituído imediatamente após a coleta de material para investigação microbiológica. O uso de antibioticoterapia sistêmica, em geral com fluorquinolonas, está indicado nos casos com risco ou comprometimento escleral ou intraocular.

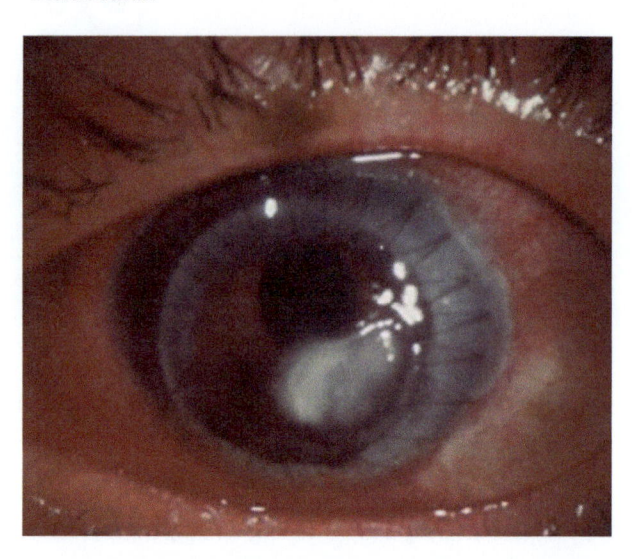

**Figura 10.3.** Úlcera bacteriana em córnea transplantada: injeção conjuntival perilímbica (seta tracejada) e defeito epitelial associado a infiltrado corneano (seta contínua). (Imagem do arquivo pessoal da Dra. Ruth Santo.)

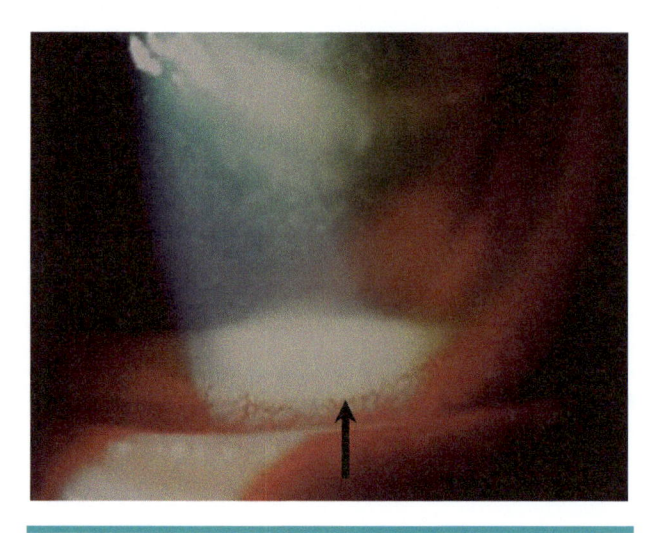

**Figura 10.4.** Hipópio (seta): reação inflamatória na câmara anterior associada à úlcera de córnea. (Imagem do arquivo pessoal da Dra. Ruth Santo.)

A terapêutica inicial só deve ser modificada se não houver resposta clínica adequada e na existência de resistência demonstrada em cultura do organismo ao esquema terapêutico. Durante o tratamento, é importante não confundir dificuldade de reepitelização da córnea por toxicidade medicamentosa com persistência da infecção. Após o controle da infecção bacteriana, o uso de corticosteroide tópico é útil para modular a resposta inflamatória e reduzir as sequelas do processo infeccioso.[7] Nos casos de destruição tecidual intensa e afilamento corneano, o uso de doxiciclina oral pode ser útil por ser um inibidor das metaloproteinases matriciais.

## 1.2. Ceratites Fúngicas

As ceratites por fungos são mais raras, porém podem evoluir com efeitos devastadores. Os patógenos mais comuns são fungos filamentosos (Fusarium spp. e Aspergillus spp.) e Candida albicans. A ceratite causada por fungos filamentosos é mais prevalente nas áreas agrícolas e é, tipicamente, precedida por trauma ocular envolvendo matéria orgânica, como madeira e plantas. A ceratite por Candida ocorre, geralmente, em associação a doenças corneanas pré-existentes ou em pacientes com comprometimento imunológico. Há associação entre a ceratite fúngica por Fusarium sp. e o uso inadequado de lentes de contato. Os sintomas mais comuns das ceratites fúngicas são: sensação de corpo estranho, fotofobia, diminuição de acuidade visual e secreção[8]

Ao exame oftalmológico, há diversos achados inespecíficos como hiperemia conjuntival, defeitos epiteliais, reação de câmara anterior e edema da córnea. Os achados específicos de infecção fúngica são: infiltrados estromais com bordas mal definidas e margens hifadas (Figura 10.5), bordas elevadas, lesões satélites digitiformes, infiltrados imunes em anel, placa endotelial subjacente à úlcera e pigmentação acastanhada ou acinzentada.[7] Antes de iniciar a terapêutica, deve ser realizado raspado corneano, para reduzir a quantidade de fungos e aumentar a penetração dos agentes antifúngicos, além do envio de amostra a laboratório para pesquisa e cultura de fungos. O tratamento é realizado com antifúngicos tópicos por tempo prolongado. Em fungos filamentosos, a terapia inicial é com natamicina a 5% tópica de 1 em 1 hora, podendo ser associados cetoconazol sistêmico 400-800 mg/dia ou miconazol subconjuntival 5-10 mg/dia. Em fungos leveduriformes, a terapia inicial é com anfotericina B tópica a 0,15% de 1 em 1 hora, podendo ser associados cetoconazol 400-800 mg/dia ou fluconazol 200mg/dia sistêmicos ou miconazol subconjuntival 5-10 mg/dia. Em casos de progressão da doença apesar da terapia clínica, estão indicadas a ceratoplastia (transplante de córnea) penetrante ou recobrimento conjuntival.

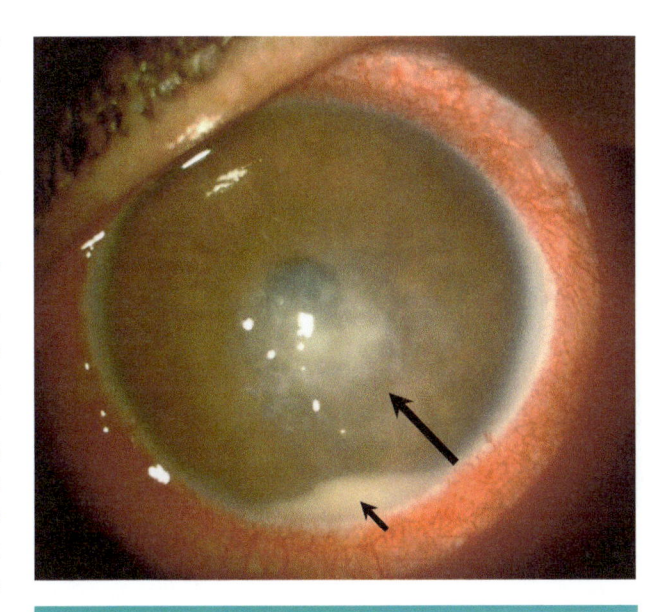

**Figura 10.5.** Úlcera fúngica: infiltrados estromais com bordas mal definidas e margens hifadas (seta longa). Presença de hipópio (seta curta). (Imagem do arquivo pessoal da Dra. Ruth Santo.)

## 1.3. Ceratites Virais

As ceratites virais representam um grupo de doenças causadas, na grande maioria, por vírus do grupo herpes. Dentre os vírus desse grupo, a doença ocular é, em geral, pelo herpes simples (VHS) ou pelo herpes varicela-zoster (HVZ).

### 1.3.1. Ceratite pelo vírus do herpes simples VHS

A infecção ocular primária pelo VHS geralmente acomete crianças e pode estar associada a sintomas de virose sistêmica. Há o aparecimento de vesículas ao redor do olho com cicatrização em até duas semanas. Quando ocorre acometimento ocular na infecção primária (relativamente incomum), a infecção manifesta-se como conjuntivite folicular aguda unilateral associada a linfadenopatia pré-auricular. A ceratite herpética pelo VHS pode manifestar-se como ceratite epitelial, ceratite estromal necrosante ou imune e endotelite disciforme.

A forma mais frequente de ceratite é a epitelial e pode ocorrer em qualquer faixa etária. A apresentação inclui desconforto ocular leve, lacrimejamento e turvação visual. Ao exame oftalmológico, manifesta-se por ceratite ponteada com posterior evolução para úlcera dendrítica (lesões lineares com ramificações de aspecto edemaciado característico – bulbos terminais) (Figura 10.6), com diminuição de sensibilidade corneana. As úlceras dendríticas coram-se com aplicação tópica de fluoresceína ou rosa Bengala.

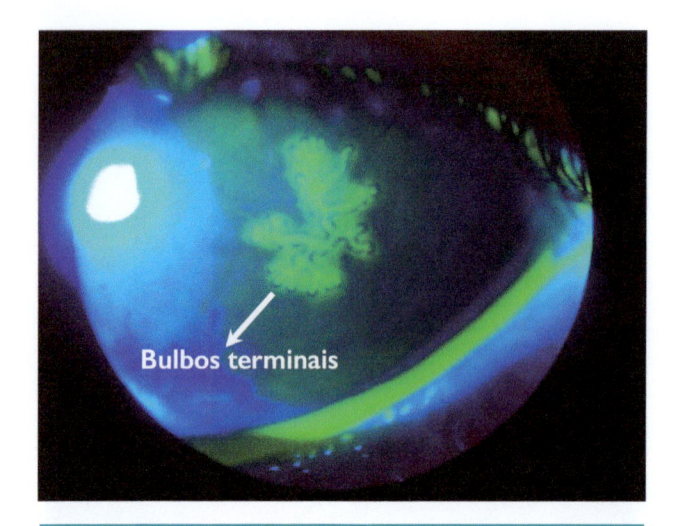

**Figura 10.6.** Úlcera pelo vírus do herpes simples: lesões lineares ramificadas de aspecto edemaciado com bulbos terminais característicos (úlcera dendrítica), observadas com corante de fluoresceína sódica. (Imagem do arquivo pessoal da Dra. Ruth Santo.)

Na ceratite estromal, as formas podem ser: a) necrosante, pela invasão do estroma corneano pela infecção viral ativa e conseqüente inflamação estromal grave ou b) imune, relacionada à reação inflamatória imunológica contra o vírus retido ou contra alterações do estroma do hospedeiro reconhecidas como antígenos. Pode haver um possível papel para a replicação viral ativa no processo imunológico da ceratite. Já a endotelite é considerada uma reação inflamatória primária no endotélio corneano, com componente infeccioso de replicação viral ativa ou secundária a processo imunológico contra partículas virais. A chamada ceratite disciforme é, na verdade, a consequência da inflamação endotelial que leva à descompensação da célula com conseqüente edema do estroma em formato de disco, daí o nome disciforme. Uma outra apresentação clínica é a ceratopatia neurotrófica que ocorre pela má inervação corneana, levando ao aparecimento de disfunção do filme lacrimal (olho seco), alteração e inflamação da membrana basal e defeito epitelial persistente. Neste caso não há infecção viral ativa ou reação imunológica.[9]

O tratamento inclui uso de agentes antivirais, com preferência pelo uso do aciclovir. Nos casos de infecção ocular primária, aplicação de aciclovir pomada a 3% sobre as lesões da pele (cinco vezes/dia por 2 a 3 semanas). No tratamento da ceratite deve ser ministrada pomada de aciclovir a 3% em fórnice conjuntival inferior (cinco vezes/dia até o fechamento da lesão epitelial). Na presença de irite, acrescentar o uso de cicloplégicos e, em casos graves e nas recorrências frequentes, considerar uso de terapia antiviral sistêmica (aciclovir via oral 400 mg, 5 vezes/dia ou seja 2g/dia, durante 2 semanas). A

dose profilática, no caso de uso de corticosteroide tópico ou para prevenção de recorrência após transplante de córnea, é de 800mg/dia (400mg, 2 vezes/dia).[10]

### 1.3.2. Ceratite pelo Herpes Varicela-Zoster

O herpes zoster pode acometer o ramo oftálmico do nervo trigêmeo em até 15% dos casos. Essa condição recebe o nome de "herpes zoster oftálmico", independentemente da presença ou não do envolvimento ocular. É importante notar se há envolvimento pela doença do nervo nasal externo (sinal de Hutchinson), que inerva a asa do nariz, pois nesses casos há maior chance de ocorrer complicações oculares pela doença.[11] A doença ocular mais comum é a ceratite, dividida em epitelial aguda, numular e disciforme; no entanto, pode haver casos de conjuntivite, episclerite, esclerite, uveíte anterior, além de complicações neurológicas com sintomas oculares, como neurite óptica e paralisia de nervos cranianos (principalmente terceiro par – oculomotor). O acometimento corneano pode ocorrer sem o componente cutâneo típico, de forma mais rara, conhecido como "zoster sine herpete".

O tratamento da doença ocular faz parte do tratamento da doença sistêmica (aciclovir via oral 800 mg 5 vezes/dia, ou seja 4 g/dia, por 7 - 14 dias) associado ao uso de lubrificante tópico. O tratamento tópico com aciclovir pomada a 3% não é necessário.

### 1.4. Ceratite por Acanthamoeba

A Acanthamoeba é um protozoário de vida livre presente em praticamente todos os ambientes e altamente resistente a condições inóspitas (resiste a extremas condições de temperatura e pH, bem como ao cloro e a outros sistemas de desinfecção). Os usuários de lentes de contato estão sob maior risco, principalmente aqueles que frequentam piscinas ou se banham sem a retirada das lentes.[12]

A apresentação geralmente tem progressão lenta e a lesão inicial é semelhante à úlcera epitelial por herpes simples e confunde o diagnóstico (Figura 10.7). O quadro inclui visão turva, lacrimejamento, fotofobia e dor intensa desproporcional aos sinais clínicos. Dor desproporcional à lesão, infiltrado em forma de anel e história de uso de lentes de contato formam uma tríade muito sugestiva de ceratite por ameba. Achado característico da ceratite por Acanthamoeba é a ceratoneurite (infiltrados perineurais radiais). A falta de tratamento adequado da infecção por Acanthamoeba faz a lesão progredir em profundidade com aparecimento de halo imunológico (anel de Wessely) (Figura 10.8), afilamento corneal (até perfuração), infecção secundária ou associada, esclerite, entre outras.

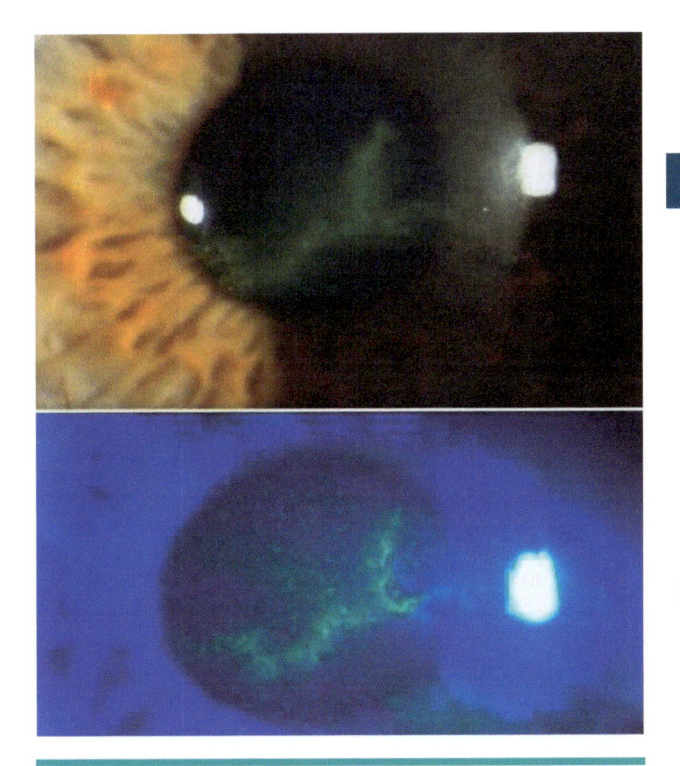

**Figura 10.7.** Ceratite epitelial causada pela Acanthamoeba, na fase inicial, pode ser confundida com a lesão herpética, porém sem os bulbos terminais (pseudodendrito). (Imagem do arquivo pessoal da Dra. Ruth Santo.)

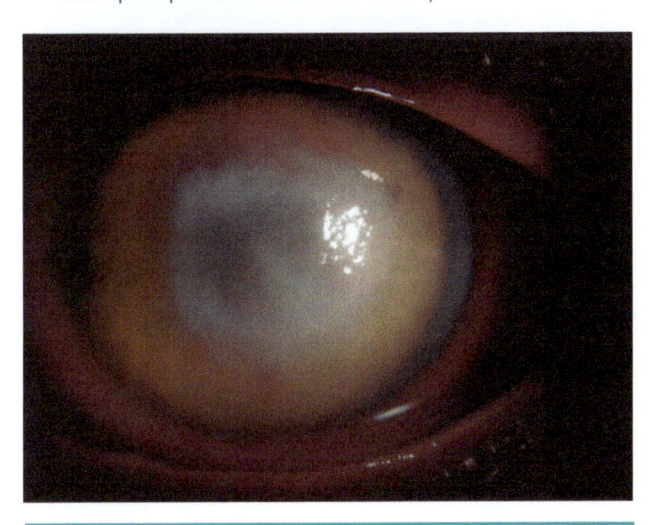

**Figura 10.8.** Úlcera por Acanthamoeba na fase avançada com infiltrado em anel (halo imunológico - anel de Wessely). (Imagem do arquivo pessoal da Dra. Ruth Santo.)

O diagnóstico é eminentemente clínico, confirmado pelo isolamento da ameba em cultura a partir de material obtido por raspado corneano, biópsia ou pela visualização dos cistos com auxílio da microscopia confocal "in vivo". A doença é de difícil tratamento, que inclui a utilização de uma combinação de drogas amebicidas (propamidina 1%; hexamidina 1%) e cisticidas (biguanida 0,02%; clorexidine 0,02%) tópicos a cada 1-2 horas. Em certos casos, algum tipo de intervenção cirúrgica é necessário como opção terapêutica ou diagnóstica.

## 2. PROCESSOS DEGENERATIVOS

As degenerações da córnea podem ser uni ou bilaterais, muitas vezes assimétricas. São alterações secundárias a outra doença ocular prévia, a processos inflamatório, traumático (acidental ou cirúrgico), metabólico ou senil. Acometem geralmente as regiões periféricas e, com freqüência, há associação com vascularização corneana. As degenerações devem ser distinguidas das distrofias de córnea, condições que veremos mais adiante, e que resultam de um defeito localizado e primário. [13]

### 2.1. Degenerações epiteliais

**2.1.1. Ceratite filamentar**: pode ser observada nos casos de olho seco avançado, ceratoconjuntivite límbica superior e ceratoconjuntivite viral. Os filamentos são compostos por células epiteliais degeneradas e muco que estão aderidos às áreas desvitalizadas da superfície da córnea.

**2.1.2. Erosão recorrente:** regeneração incompleta da membrana basal do epitélio após abrasão traumática, geralmente repetitiva ou em decorrência de distrofias da córnea (vide adiante).

**2.1.3. Ceratomalácia**: decorrente da deficiência de vitamina A (xeroftalmia), resultando em queratinização da córnea e da conjuntiva.

**2.1.4. Ceratite neurotrófica:** é uma epiteliopatia resultante da lesão em qualquer parte do trajeto da divisão oftálmica do V par craniano e que pode cursar com defeitos epiteliais persistentes e ulceração da córnea.

**2.1.5. Ceratite por exposição:** o fechamento incompleto das pálpebras por qualquer causa (paralisia facial, proptose, deformidade palpebral, coma) resulta em exposição prolongada da córnea. O epitélio sofre ressecamento, degeneração, aparecimento de defeitos epiteliais e infecção secundária. Em casos extremos, a córnea e a conjuntiva sofrem queratinização.

### 2.2. Degenerações estromais

### 2.2.1. Arco senil (gerontoxon)

Resultado de depósito de lípide e está limitado à córnea periférica (Figuras 9A e 9B). Tem início na região da membrana de Descemet e pode atingir a camada de Bowman em casos mais avançados e, como o próprio nome sugere, está associada à senilidade. Nos indivíduos mais jovens, as dislipidemias devem ser descartadas.

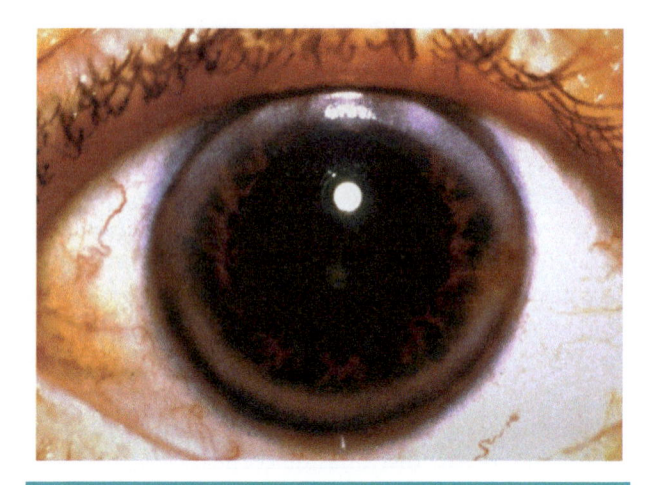

**Figuras 10.9.** a. Halo senil (gerontoxon): depósito de lípide que circunscreve a córnea periférica.

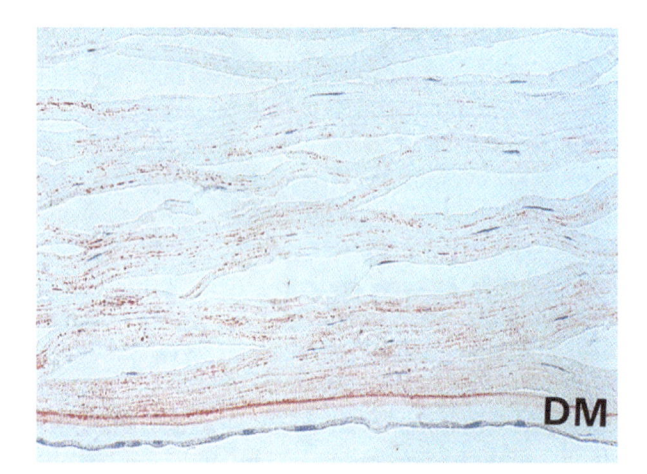

**Figura 10.9.** b. Halo senil (gerontoxon): do ponto de vista histopatológico, os depósitos de lípides iniciam-se na região da membrana de Descemet (DM) e progridem em direção ao estroma (coloração para lípide; oil red O). (Imagem do arquivo pessoal da Dra. Ruth Santo.)

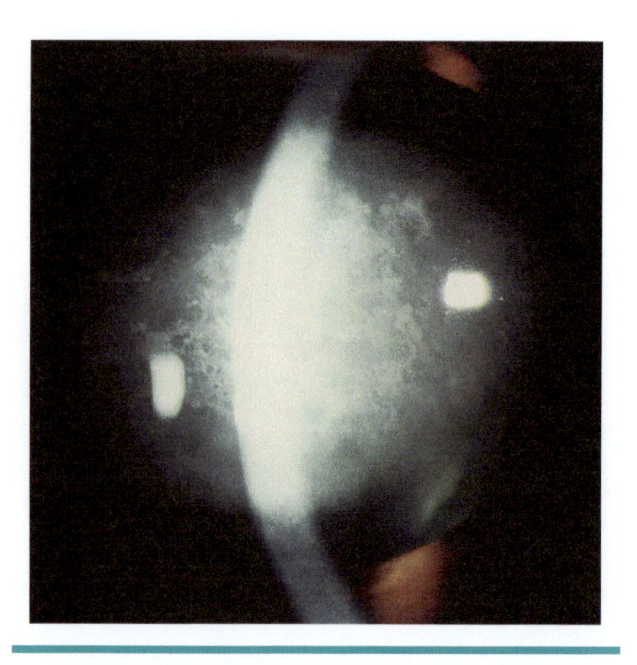

**Figura 10.10.** Ceratopatia em faixa calcificada: os depósitos de sais de cálcio na camada de Bowman na região da fenda palpebral. (Imagem do arquivo pessoal da Dra. Ruth Santo.)

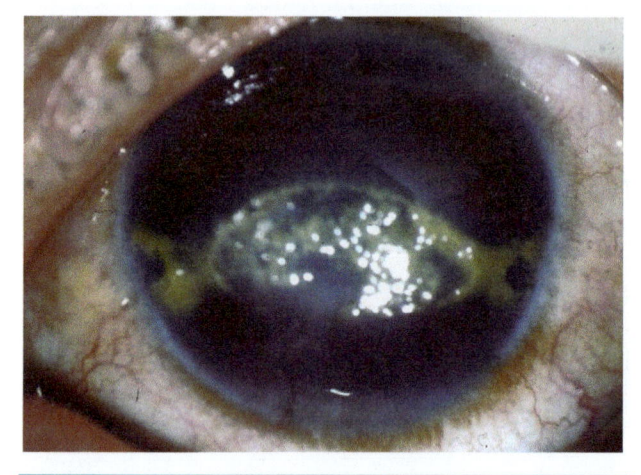

**Figura 10.11.** Degeneração esferoidal (ceratopatia em faixa não calcificada): depósitos em forma de gotículas amareladas na região da fenda palpebral, decorrentes da degeneração do colágeno do estroma corneano. (Imagem do arquivo pessoal da Dra. Ruth Santo.)

## 2.2.2. Pterígio (veja capítulo 9 – Conjuntiva)

É uma lesão de natureza actínica, ou seja relacionada à ação da radiação solar, caracteriza-se pela degeneração basofílica do colágeno e destruição da camada de Bowman na região periférica da córnea. Porém, ao contrário da ceratose actínica, o epitélio não mostra atipias.

## 2.2.3. Ceratopatia em faixa

É uma degeneração que começa na região periférica nasal e temporal da córnea e avança em direção ao centro (**Figura 10**). Na forma calcificada, os depósitos de sais de cálcio estão na camada de Bowman. Pode ser secundária a hiperparatireoidismo primário, aumento da absorção de vitamina D, falência renal crônica ou doenças oculares como uveíte, principalmente associada à artrite reumatóide juvenil (doença de Still) e glaucoma de longa duração. Na forma não calcificada, também conhecida como degeneração esferoidal, os depósitos aparecem como gotículas amareladas (**Figura 11**) no estroma superficial.[14] Esta condição pode ser secundária a doenças oculares crônicas, trauma ocular ou exposição crônica a extremos climáticos, podendo acometer indivíduos que vivem em áreas de clima árido ou sujeitas a tempestades de areia ou gelo, por este motivo também é conhecida como ceratopatia climática, degeneração do Labrador ou ceratopatia actínica crônica. No exame histopatológico verificamos a presença de colágeno degenerado semelhante ao das lesões actínicas como pinguécula e pterígio.

### 2.2.4. Degeneração nodular de Salzmann

Nesta condição observamos depósito corneano superficial de material hialino, resultante de um processo de fibrose entre o epitélio e a Bowman ( Figura 12). Pode ser de causa idiopática ou mais comumente secundário à ceratites crônicas, como: ceratoconjuntivite vernal, tracoma, ceratite intersticial ou flictenular. Podem ser únicos, múltiplos, uni ou bilaterais.

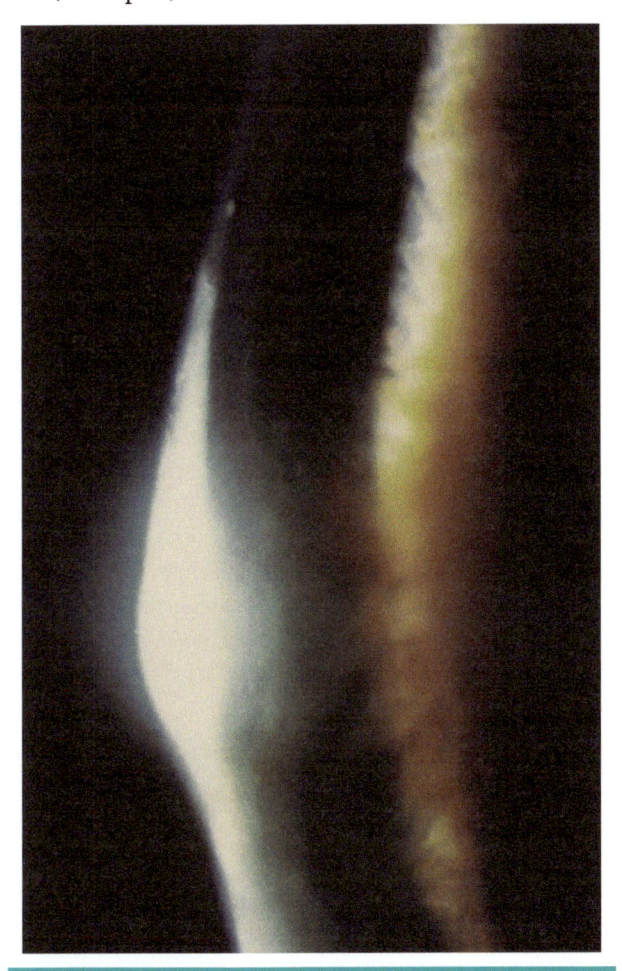

**Figura 10.12.** Degeneração nodular de Salzmann: depósito de material hialino, resultante de um processo de fibrose entre o epitélio e a camada de Bowman. (Imagem do arquivo pessoal da Dra. Ruth Santo.)

### 2.2.5. Degeneração lipídica

Resultante do aumento da permeabilidade dos capilares limbares. Pode ser primária, sem causa desencadeante, mas na maioria das vezes é secundária à vascularização da córnea periférica nos processos traumáticos, inflamatórios ou infecciosos. Caracteriza-se por uma nodulação amarelada, elevada e consiste no depósito de lípide entre o epitélio e a Bowman.

### 2.2.6. Amiloidose secundária

Depósito de proteína amilóide na região subepitelial secundário a processos corneanos traumáticos e doenças oculares como glaucoma de longa data ou fibroplasia retrolental.

### 2.2.7. Degeneração marginal de Terrien

É uma doença rara caracterizada por um processo degenerativo que atinge a periferia da córnea. A etiologia é desconhecida, acomete mais homens do que mulheres (3:1), na faixa dos 20 e 40 anos de idade. Geralmente é bilateral, podendo ser assimétrica. Começa na região supero-nasal com uma vascularização superficial e fina, e sua característica consiste num afinamento estromal periférico. O epitélio mantém-se intacto e a lesão pode se estender circunferencialmente. Raramente há perfuração.

**Figura 10.13.** Degeneração em pele de crocodilo ou "crocodile shagreen": mosaico formado por polígonos esbranquiçados na superfície anterior e posterior da córnea que correspondem a dobras na camada de Bowman e na membrana de Descemet. (Imagem do arquivo pessoal da Dra. Ruth Santo.)

### 2.2.8. Degeneração em "shagreen"

A degeneração em pele de crocodilo ou "crocodile shagreen" corresponde a um mosaico formado por polígonos esbranquiçados na superfície anterior e posterior da córnea. Aparecem em indivíduos idosos e são geralmente bilaterais, centrais mas raramente levam à sintomas visuais. Do ponto de vista histopatológico, correspondem a dobras na camada de Bowman e na membrana de Descemet (Figura 13).

### 2.3. Degenerações do endotélio e membrana de Descemet

Com a idade, a membrana de Descemet sofre espessamento progressivo e há diminuição do número de células endoteliais. Além disso, na tentativa de compensar a perda, as células endoteliais remanescentes sofrem mudanças de tamanho e perda do seu formato hexagonal original (polimegatismo e pleomorfismo celular) (Figura 14). Na região periférica, onde houve um espaçamento maior entre as células devido à perda e falta de compensação, a membrana de Descemet começa a apresentar excrescências, formando os corpúsculos de Hassall-Henle (Figura 15).

Procedimentos cirúrgicos intra-camerais, como a cirurgia de catarata, podem ocasionar uma perda traumática das células endoteliais, resultando no desenvolvimento de edema estromal, falta de adesão das células epiteliais à membrana basal, formação de bolhas e fibrose subepiteliais e edema epitelial, caracterizando o quadro de ceratopatia bolhosa pós-cirurgia de catarata.

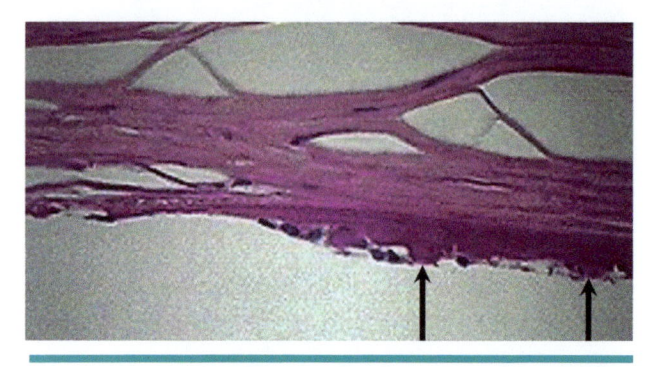

**Figura 10.14.** Com a idade há diminuição do número de células endoteliais. Na tentativa de compensar a perda, as células endoteliais remanescentes sofrem mudanças de tamanho e perda do seu formato hexagonal original (polimegatismo e pleomorfismo celular). (Imagem do arquivo pessoal da Dra. Ruth Santo.)

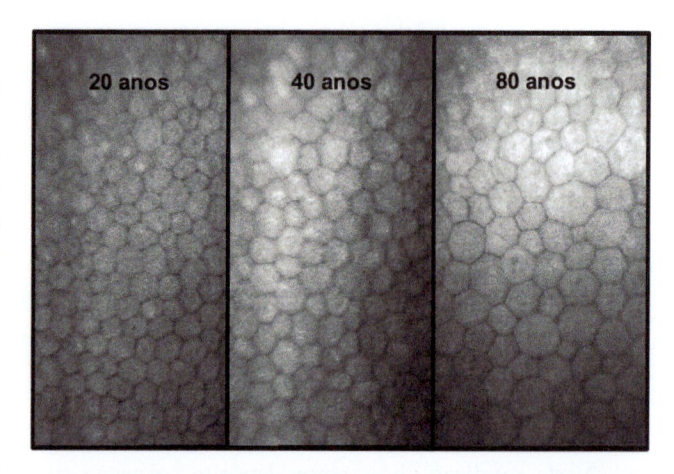

**Figura 10.15.** Com a idade há espaçamento maior entre as células devido à perda e falta de compensação das células endoteliais. A membrana de Descemet se espessa e começa a apresentar excrescências, formando os corpúsculos de Hassall-Henle (setas) na córnea periférica. (Imagem do arquivo pessoal da Dra. Ruth Santo.)

## 2.4. Pigmentações e depósitos

### 2.4.1. Melanina

A pigmentação da camada basal do epitélio, especialmente na periferia da córnea, é observada normalmente nos indivíduos melanodérmicos.

O fuso de Krukenberg é a presença de pigmento melânico na face posterior da córnea, fagocitado pelas células endoteliais. É mais comum em jovens míopes, geralmente bilateral e pode estar associada a síndrome de dispersão pigmentar e glaucoma.

### 2.4.2. Sangue

A impregnação da córnea por sangue pode ocorrer após hifema com pressão intra-ocular elevada por mais de 48 horas. Se o endotélio mostra alguma deficiência, a impregnação pode ser mais precoce. As partículas de hemoglobina depositam-se entre as lamelas de colágeno e no interior dos ceratócitos.

### 2.4.3. Linhas de ferro

O ferro, trazido pela lágrima, pode depositar-se no epitélio da córnea em diversas situações:

a. Anel de Fleischer: ao redor do ápice do ceratocone.

b. Linha de Hudson-Stahli: depósito linear horizontal logo abaixo do centro da fenda interpalpebral.

c. Linha de Stocker: depósito epitelial à frente da cabeça do pterígio

d. Linha de Ferry: depósito epitelial na margem corneana de bolha filtrante

## 2.4.4. Anel de Kayser-Fleischer ( veja Cap. 18 - Doenças Sistêmicas)

Ocorre na doença de Wilson (degeneração hepato-lenticular) onde há um aumento na absorção de cobre pelo intestino e uma diminuição da ceruloplasmina sérica. O cobre deposita-se na membrana de Descemet periférica formando um anel e na cápsula anterior do cristalino, produzindo a catarata em girassol ("sunflower").

## 2.4.5. Depósitos associados com uso de medicação sistêmica

Os depósitos epiteliais mostram uma configuração de verticílio, semelhante ao observado nos pacientes com doença de Fabry. Também conhecida como córnea "verticilata", as alterações são bilaterais, geralmente assintomáticas, dose e duração dependentes e desaparecem com suspensão da medicação. O epitélio pode exibir degeneração microcística. Esta condição foi descrita com uso de cloroquina, amiodarona, indometacina, naproxeno, suramin e clofazimina.

## 3. DISTROFIAS DA CÓRNEA

Enquanto as degenerações ocorrem de forma secundária a algum outro processo corneano, as distrofias diferem por serem alterações primárias da córnea. Apesar de serem condições de caráter genético, as distrofias tornam-se clinicamente manifestas, em geral, após a maturidade. Tendem a ser bilaterais, simétricas e acometem, principalmente a porção central da córnea. Os recentes avanços no campo da biologia molecular possibilitaram a identificação dos cromossomos envolvidos na manutenção da transparência corneana (cromossomos 1, 5, 9, 10, 12, 16, 17, 20, 21 e X), o mapeamento dos genes e as mutações responsáveis pelo aparecimento das distrofias de córnea.

No presente momento, a classificação das distrofias ainda é baseada na localização anatômica do defeito (epitelial, da membrana basal, subepitelial, da camada de Bowman, estromal ou endotelial) e é a que utilizaremos neste capítulo, porém no futuro, uma classificação bem mais adequada será aquela relacionada à mutação genética15. Figura 10.18 a 10.27 ilustram os vários tipos.

Assim as principais distrofias são:

- Distrofia epitelial
- Distrofia da membrana basal do epitélio (distrofia em *map-dot-finger print*)
- Distrofia subepitelial (Amiloidose subepitelial primária)
- Distrofia da Camada de Bowman
- Distrofias estromais
- Distrofia Granular (Groenouw I)
- Distrofia Lattice ( Biber-Haab-Dimmer)
- Distrofia de Avellino (granular-lattice)
- Distrofia Macular (Groenouw II)
- Distrofia cristalina de Schnyder
- Distrofias endoteliais
- Distrofia Polimorfa Posterior
- Distrofia endotelial de Fuchs (córnea guttata)
- Distrofia Endotelial Congênita

Para detalhes veja LEIA MAIS 10.3.

O quadro clínico se caracteriza por variados graus de: diminuição da visão, fotofobia, erosões recorrentes de epitélio corneano e opacidades nas várias camadas da córnea (depende do tipo da distrofia).

O tratamento muitas vezes é sintomático, nos casos mais graves pode haver necessidade de ceratoplastia.

## 4. DOENÇAS ECTÁSICAS DA CÓRNEA

O ceratocone, junto com a degeneração marginal pelúcida e o ceratoglobo, formam um grupo de doenças caracterizadas pela ectasia (afilamento e abaulamento) progressiva da córnea que, no caso do ceratocone, adquire a forma de cone (**Figura 28**). Como conseqüência, observa-se uma modificação no poder refracional do olho e aparecimento de astigmatismo irregular, que se traduz pela mudança freqüente nas lentes dos óculos. Apesar da maioria dos casos de ceratocone não ser familiar, pode ocorrer um padrão de herança autossômica recessiva ou dominante, com provável penetração incompleta. Há evidências de que as doenças ectásicas da córnea, ceratocone, degeneração marginal pelúcida e o ceratoglobo, podem representar diferentes manifestações de um mesmo espectro clínico e por este motivo são consideradas, muitas vezes, como distrofias da córnea.[17] Ectasias corneanas também podem ocorrer secundariamente a procedimentos cirúrgicos corneanos que resultam em uma diminuição da espessura da córnea, tais como a correção da miopia com o excimer laser.

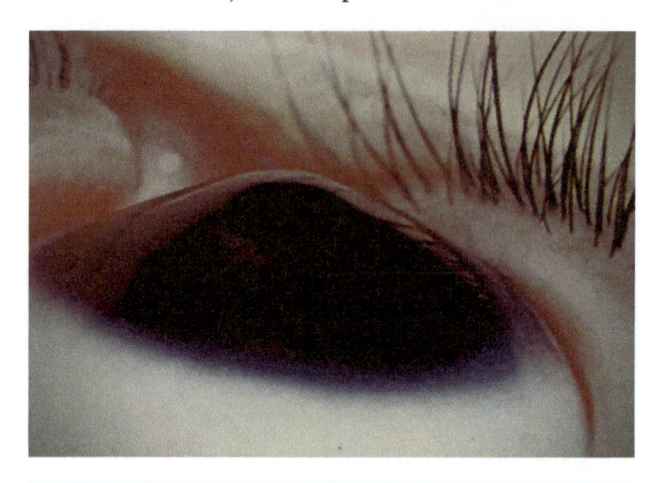

**Figura 28. Ceratocone: doença caracterizada pela ectasia (afilamento e abaulamento) progressiva da córnea que adquire a forma de cone.** (Imagem do arquivo pessoal da Dra. Ruth Santo.)

Há uma forte correlação do ato de coçar e friccionar os olhos com o desenvolvimento e progressão do ceratocone. Muitos pacientes com ceratocone têm antecedentes de alergia ocular. O ato de coçar os olhos aumenta a temperatura da córnea, induz o afinamento do epitélio, aumenta a pressão intraocular e a liberação de fatores inflamatórios.

A ectasia da córnea começa a se manifestar na adolescência, progride por alguns anos e depois com tende à estabilidade. No exame clínico oftalmológico, a imagem em tesoura à retinoscopia é um sinal precoce. Mas as ectasias corneanas incipientes são melhor avaliadas com o auxílio de exames como a ceratometria, topografia e tomografia de córnea, que mostram a presença de astigmatismo irregular. A tomografia de córnea tem a vantagem de avaliar não só a curvatura anterior da córnea, mas também fornece dados da curvatura posterior e o mapa paquimétrico da córnea. Os novos equipamentos já possuem *softwares* com fórmulas que facilitam a identificação de ectasias corneanas incipientes. Nos casos avançados observa-se o sinal de Munson (**Figura 29**), a ectasia da córnea fica evidente quando o paciente olha para baixo. À biomicroscopia observamos as estrias estromais (estrias de Vogt) (**Figura 30**), depósito de ferro na base do cone (anel de Fleischer), hipertrofia dos nervos corneanos e, eventualmente, rupturas da membrana de Descemet, que ocasionam o edema súbito da córnea (hidropsia aguda). Do ponto de vista histopatológico, um dos sinais mais precoces são as falhas da camada de Bowman (**Figura 31A**). Progressivamente observam-se o adelgaçamento do estroma da córnea e o desenvolvimento de áreas de fibrose subepitelial com formação de cicatrizes centrais e paracentrais (**Figura 31B**).

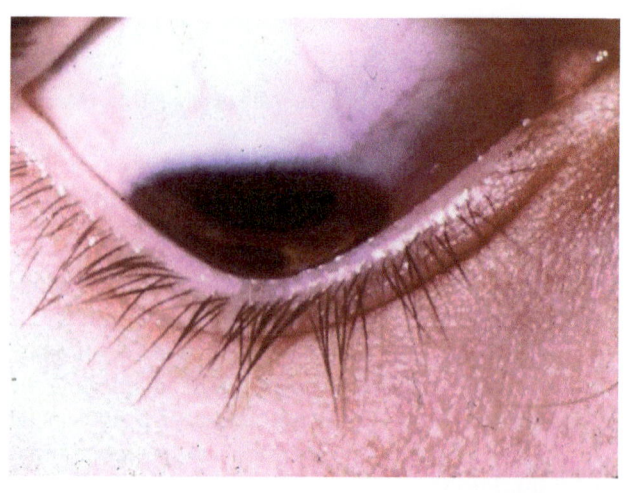

**Figura 29. Sinal de Munson: abaulamento da córnea com distorção da margem palpebral quando o paciente olha para baixo.** (Imagem do arquivo pessoal da Dra. Ruth Santo.)

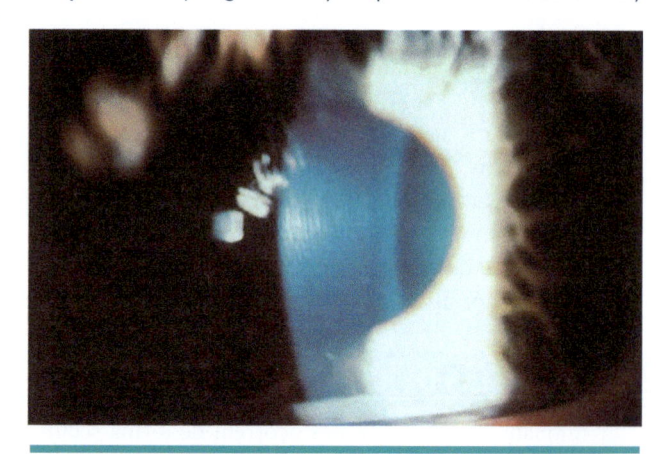

**Figura 30. Ao exame biomicroscópico: observam-se as estrias no estroma posterior (estrias de Vogt), que são linhas de estresse induzidas pela distensão da córnea.** (Imagem do arquivo pessoal da Dra. Ruth Santo.)

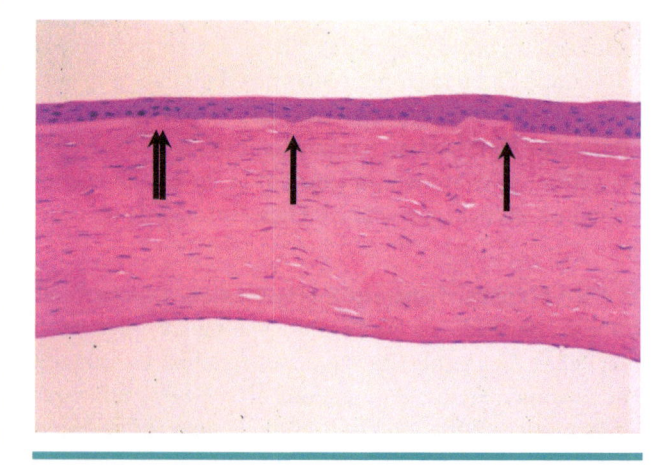

**Figura 31A. Ceratocone: um dos sinais mais precoces, do ponto de vista histopatológico, são as falhas da camada de Bowman.** (Imagem do arquivo pessoal da Dra. Ruth Santo.)

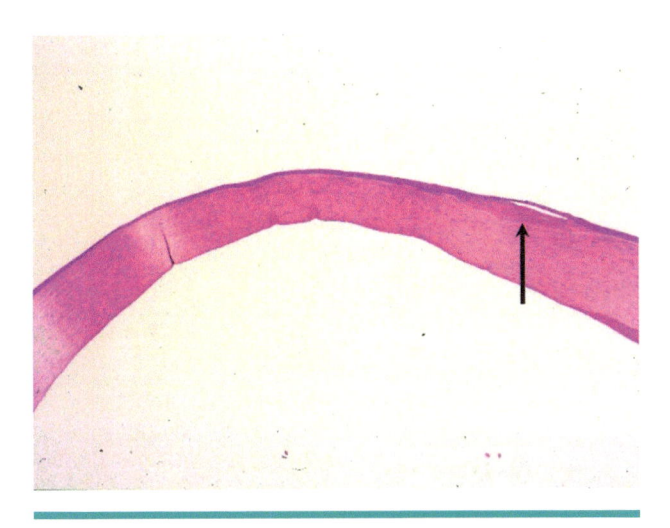

**Figura 31B. Adelgaçamento do estroma da córnea e o desenvolvimento de áreas de fibrose subepitelial (seta) com formação de cicatrizes centrais e paracentrais.** (Imagem do arquivo pessoal da Dra. Ruth Santo.)

Ao identificarmos a possibilidade de uma ectasia da córnea devemos orientar o paciente para o controle da alergia ocular e evitar o coçar de olhos. A visão pode melhorar com correção óptica, inicialmente com óculos e nos astigmatismos maiores, com a adaptação de lentes de contato rígidas, preferencialmente gás-permeáveis. Um ponto fundamental é manter a ectasia estável. Na evidência de progressão, a estabilidade pode ser alcançada seguindo protocolos de *crosslinking* do colágeno, que é realizado com a aplicação da vitamina B2 (riboflavina a 0,1%) e subsequente irradiação com luz ultravioleta A. Uma vez que a ectasia esteja estável e a estrutura da córnea (curvatura e paquimetria) permita, podemos corrigir a visão com o implante de segmentos de polimetilmetacrilato (PMMA) no estroma da córnea (anéis intra-estromais). Alguns protocolos sugerem a realização de *crosslinking* e implante de anéis de forma simultânea.[18] Nos casos muito avançados, a única maneira de corrigir a visão é com o transplante de córnea (veja adiante).

## DISFUNÇÃO LACRIMAL (OLHO SECO)

A síndrome da disfunção lacrimal, mais comumente conhecida como "olho seco", é uma condição frequente nos consultórios oftalmológicos, muitas vezes é sub-diagnosticada. Infelizmente a prevalência real do olho seco nas diferentes populações não é conhecida, já que as publicações não são unânimes na definição da síndrome. Estudos realizados em diferentes países, com diferentes faixas etárias, apontam para uma prevalência que varia de 5 a 50%. As pesquisas mostram que idade avançada, sexo feminino e populações asiáticas são fatores de risco relevantes para o desenvolvimento de olho seco. Estudos transversais demonstraram uma alta prevalência de sintomas de olho seco entre aqueles que trabalham com operação em computadores, predominantemente adultos jovens. Foi demonstrado que durante o esforço visual ocorre uma redução da frequência do piscar e um piscar incompleto que contribuem para a evaporação acelerada da lágrima, instabilidade do filme lacrimal resultando em dano epitelial e sintomas de olho seco. É notório que o uso de displays visuais aumentou enormemente nos últimos anos, não só do ponto de vista profissional, mas também na população em geral, sobretudo os jovens, inclusive crianças, devido ao uso generalizado de computadores domésticos, tablets e smartphones. É bem provável que em um futuro não muito distante, haja um aumento ainda maior na incidência e na prevalência do olho seco na população mundial. A questão do olho seco passou a ser tão importante nos dias de hoje que, recentemente, foi publicado um relatório atualizado do DEWS (Dry Eye Workshop), cuja primeira versão foi lançada em 2007. Na tentativa de uniformizar o conceito da doença do olho seco, o DEWS 2017 (DEWS II) traz, de forma consubstanciada, os pontos principais dessa condição: "O olho seco é uma doença multifatorial da superfície ocular caracterizada pela perda da homeostase do filme lacrimal e acompanhada por sintomas oculares, nos quais a instabilidade e hiperosmolaridade do filme lacrimal, inflamação e dano da superfície ocular, e anormalidades neurosensoriais desempenham papéis etiológicos". Em outras palavras, o olho seco é uma condição resultante de vários fatores que causam não só uma alteração quantitativa, mas, sobretudo, uma mudança qualitativa do filme lacrimal, que resulta em sintomas oculares.[19] Se o processo persiste, há desenvolvimento de inflamação crônica da superfície ocular e alterações funcionais, instalando-se um círculo vicioso de auto-perpetuação do olho seco. O s sintomas do olho seco podem variar desde um simples desconforto ocular até distúrbios visuais com importantes repercussões na qualidade de vida dos indivíduos. A interferência na qualidade de vida e no desempenho das atividades diárias fazem com que os pacientes busquem não só tratamento médico mas também orientações e informações para a compreensão do seu problema, que é uma das condições que afligem o mundo moderno.

### 5.1. Classificação etiopatogênica

Na definição proposta pelo DEWS II, a distinção entre olho seco por deficiência aquosa e evaporativo foi excluída, porque as duas categorias não devem ser encaradas como entidades separadas, mas parte de um espectro, uma vez que os vários fatores que causam essa condição estão, frequentemente, inter-relacionados e coexistentes. Entretanto, as duas categorias permaneceram na classificação etiopatogênica do olho seco, para facilitar a compreensão da fisiopatogênese. O bom entendimento dos mecanismos e fatores envolvidos na patogênese do olho seco é fundamental para a escolha da melhor abordagem terapêutica.

O olho seco por deficiência aquosa refere-se à falência da secreção pela glândula lacrimal, que pode estar associada ou não à síndrome de Sjögren. Na síndrome de Sjögren (SS), as glândulas lacrimais e salivares são alvo de um processo autoimune que promove a destruição dos ácinos e ductos glandulares e resulta em hiposecreção de lágrima e saliva. Na SS primária há a combinação de manifestações de olho seco e boca seca, e é comprovada pela presença de auto-anticorpos séricos contra os antígenos Ro (SSA) or La (SSB). Na SS secundária os sintomas de boca seca e olho seco estão associados aos de outras doenças autoimunes. A mais comum é a artrite reumatóide, seguida pelo lúpus eritematoso sistêmico, poliarterite nodosa, granulomatose de Wegener, esclerose sistêmica, esclerose biliar primária ou doença mista do colágeno. Mas, em uma grande parte dos casos, a deficiência aquosa não está associada a doença autoimune. Neste caso denominamos olho seco não Sjögren e suas causas estão relacionadas no Quadro 1.

Em contrapartida, o olho seco pode ser causado pelo excesso de evaporação da lágrima, decorrente de fatores intrínsecos, que dependem das condições das pálpebras e da superfície ocular do indivíduo ou de influências extrínsecas (QUADRO 2).

E como já mencionamos, os fatores não são mutuamente exclusivos e com grande frequência, coexistem.

### Quadro 1 . Olho seco por deficiência aquosa não relacionado à Síndrome de Sjögren

| 1. Deficiência primária da glândula lacrimal |
| --- |
| Relacionado à idade |
| Alacrima congênita |
| Disautonomia familiar |
| **2. Deficiência secundária da glândula lacrimal** |
| Infiltração da glândula lacrimal (tuberculose, sarcoidose, linfoma, leucemia, AIDS, doença do enxerto versus hospedeiro) |
| Denervação da glândula lacrimal |
| Ablação da glândula lacrimal |
| **3. Obstrução dos ductos da glândula lacrimal** |
| Tracoma |
| Penfigóide cicatricial |
| Eritema multiforme (síndrome de Stevens-Johnson) |
| Queimaduras química e térmica |

| 4. Hiposecreção reflexa |
| --- |
| **Bloqueio sensorial** |
| • Diabetes<br>• Lentes de Contato<br>• Cirurgia refrativa e cirurgia de catarata<br>• Ceratite neurotrófica |
| **Bloqueio motor** |
| • Paralisia VII par craniano<br>• Drogas sistêmicas (ansiolíticos, antidepressivos, anti-hipertensivos, contraceptivos orais, anticolinérgicos e anti-histamínicos) |

### Quadro 2. Olho seco evaporativo

| 1. CAUSAS INTRÍNSECAS |
| --- |
| a. DGM primária ou secundária (dermatite atópica, dermatite seborreica, acne rosácea) e Blefarites (estafilococos, Propionobacterium acnes, Demodex folliculorum) |
| b. Alteração do fechamento palpebral (exoftalmo endócrino, paralisia   facial e deformidades palpebrais, blefaroplastias) |
| c. Diminuição da freqüência de piscar (leitura prolongada, uso de computadores e microscópios, ato de dirigir, doença de Parkinson, após procedimentos cirúrgicos oculares- cirurgia refrativa e cirurgia de catarata) |
| **2. CAUSAS EXTRÍNSECAS** |
| a. Hipovitaminose A |
| b. Toxicidade de medicações de uso tópico e conservantes (cloreto de benzalcônio) |
| c. Uso de lentes de contato, poluição atmosférica, ar condicionado, baixa umidade do ar |

## 5.2. Diagnóstico do olho seco

Os sintomas de olho seco são variados e de intensidades variáveis. As queixas são de prurido, queimação, ardor, sensação de areia ou corpo estranho nos olhos, fotofobia e distúrbios visuais. Os sintomas são inespecíficos e podem ser confundidos com outras condições como alergia ocular e erros de refração. Nos dias de hoje, várias condições ambientais e de trabalho propiciam o agravamento dos sintomas, tais como poluição atmosférica, poeira, fumaça, dias de baixa umidade do ar, ambientes (escritórios, *shopping centers*, carros, aviões) onde ar condicionado, ventiladores ou aquecedores estão ligados de forma constante. Atividades que requerem atenção visual prolongada, tais como leitura, trabalhar no microcomputador, dirigir ou assistir televisão, favorecem a evaporação do filme lacrimal pela redução na freqüência do piscar. Uso de lentes de contato, cirurgias refrativas e plásticas palpebrais também

**QUADRO 3: Algoritmo para tratamento do olho seco**

| | | Orientação do paciente, modificações ambientais, hidratação oral |
|---|---|---|
| **Medidas gerais para todos os níveis** | | Controle das medicações sistêmicas |
| | | Controle das doenças de base |
| **Nível 1:** Olho seco leve | | Lágrimas preservadas |
| | | Higiene palpebral |
| **Nível 2:** Olho seco moderado esporádico/crônico | se não melhorar com tratamento nível 1, adicionar | Lágrimas sem conservantes, gel à noite, suporte nutricional (ômegas), terapia anti-inflamatória (imunomoduladores: CsA, tacrolimo), tetraciclina /macrolídeos (DGM), secretagogos |
| **Nível 3:** Olho seco moderado/grave | se não melhorar com tratamento nível 2, adicionar | Soro autólogo<br>*Plug* lacrimal (após controle da inflamação)<br>Câmara úmida, lentes de contato terapêuticas |
| **Nível 4:** Olho seco grave | se não melhorar com tratamento nível 3, adicionar | Anti-inflamatório sistêmico<br>Oclusão cirúrgica pontos lacrimais<br>Autoenxerto de glândulas salivares |

acarretam mudanças na superfície ocular que resultam em ressecamento ocular. Uso de medicações tópicas de forma contínua, como aquelas para o tratamento do glaucoma, contendo conservantes como cloreto de benzalcônio, pode acarretar toxicidade da superfície ocular e olho seco.

Mais além, os sintomas podem ser agravados pelo uso de medicações sistêmicas que interferem na secreção da glândula lacrimal, como já mencionamos, como: ansiolíticos, antidepressivos, anti-hipertensivos, contraceptivos orais, anticolinérgicos e anti-histamínicos. Medicações para tratamento da acne, como a isotretinoína, afetam a secreção lipídica das glândulas meibomianas, favorecendo a evaporação da lágrima.

A alergia ocular é outra condição em crescimento global e que caminha em paralelo com o olho seco. As duas condições têm papel no desenvolvimento de um processo inflamatório crônico com alteração da superfície ocular e sofrem influências ambientais. Além disso, o controle da alergia requer o uso das medicações antialérgicas anti-histamínicas que têm influência no reflexo secreto-motor da glândula lacrimal, com redução da produção de lágrima. Os pacientes alérgicos também têm algum grau de blefarite e DGM com redução da camada lipídica do filme lacrimal e maior tendência à evaporação excessiva.

Portanto, a análise da história clínica e a identificação dos inúmeros fatores de risco é fundamental para o diagnóstico de olho seco.

O exame clínico oftalmológico rotineiro que melhor fornece indícios de olho seco de qualquer natureza seja por deficiência de componente aquoso ou por excessiva evaporação da lágrima e, sobretudo, nos estágios mais precoces, quando ainda não há alteração tão importante da superfície ocular, é o tempo de ruptura do filme lacrimal (TRFL) (Ver Capítulo 5 - Exame Ocular), que avalia a estabilidade do filme lacrimal na superfície ocular. Esse exame é realizado à lâmpada de fenda, com luz azul de cobalto, após a instilação de uma gota de colírio de fluoresceína a 1%, que facilita a avaliação da película lacrimal. Após piscar algumas vezes, o paciente é orientado a olhar para frente, sem piscar. O filme lacrimal normal deve manter-se estável e intacto por pelo menos 10 segundos (TRFL > 10 segundos). A perda da estabilidade do filme lacrimal é revelada pelo aparecimento de pontos escuros na película lacrimal.

Nos estágios iniciais, pode não haver sofrimento da superfície ocular. As alterações da superfície ocular ficam mais evidentes com uso dos corantes vitais. Os corantes como a rosa Bengala (Ver Capítulo 5 - Exame Ocular) e o verde de lissamina mostram áreas de células que perderam o glicocálix (surfactante que permite que a superfície epitelial retenha água e mantenha-se hidratada). A fluoresceína, que também é um corante vital, mostra áreas de sofrimento celular mais avançado, quando as células epiteliais perderam os processos juncionais. Portanto, nos estágios iniciais de olho seco, corantes como a rosa Bengala ou verde de Lissamina são mais sensíveis em mostrar as alterações da superfície ocular.

O teste de Schirmer (Ver video no Cap. 5 Exame Ocular) pode ser útil na confirmação do olho seco por deficiência de produção do componente aquoso mas, em geral, é normal na maioria dos pacientes que não apresentam síndrome de Sjögren. Utilizam-se fitas padronizadas de papel de filtro Whatman nº 41 de 5 mm de largura x 30 mm de comprimento, conhecidas como tiras para teste de Schirmer, colocadas sem anestésico (teste de Schirmer I - avalia secreção basal e reflexa) na junção do terço médio e lateral da pálpebra inferior. O teste pode ser feito com os olhos abertos ou fechados. Se o umedecimento da fita em 5 minutos de exposição for menor ou igual a 5 mm, favorece o diagnóstico de olho seco por deficiência de produção do componente aquoso.

Durante a avaliação oftalmológica recomendamos atenção especial ao exame da margem palpebral, para identificar a presença de blefarite e DGM.

Embora não sejam realizados de forma rotineira, os testes laboratoriais como quantificação de lisozima, lactoferrina, imunoglobulinas e osmolaridade da lágrima e citologia de impressão da superfície ocular podem ser úteis na complementação diagnóstica, sobretudo nos casos mais difíceis, em que o diagnóstico diferencial com toxicidade ou alergia ocular faz-se necessário.

### 5.3. Tratamento do olho seco

O tratamento do olho seco deve ser feito de forma escalonada, de acordo com a gravidade do olho seco, como mostra o QUADRO 3. O primeiro passo é a orientação do paciente a respeito da condição. É importante ressaltar que o olho seco é resultado de vários fatores e que a identificação e a potencial modificação / eliminação destes fatores também fazem parte da abordagem terapêutica. A compreensão da doença por parte do paciente é um ponto fundamental para a aderência ao tratamento.

### 5.3.1. Suplementação da lágrima

Os lubrificantes oculares estão no primeiro estágio do tratamento de todas as formas de olho seco. A base do tratamento do olho seco é a reposição da lágrima com objetivo de aumentar a umidade da superfície ocular e melhorar a lubrificação. A apresentação pode ser na forma de colírio ou gel. A maior parte dos lubrificantes oculares contém água, eletrólitos, agentes emolientes e conservantes. Novas formulações contem agentes capazes de interferir no equilíbrio osmótico (osmoprotetores), de atuar como surfactante de maneira semelhante ao glicocálix da superfície epitelial ou repor a camada lipídica do filme lacrimal. Os agentes conservantes são adicionados para impedir a proliferação de microorganismos no frasco depois de aberto. Porém, a aplicação freqüente de um colírio poderá ser tóxica para as células epiteliais. Nos casos em que a instilação necessária é maior de 6 vezes ao dia, recomenda-se uma formulação sem conservante.

### 5.3.2. Substituto biológico da lágrima

A terapia com substitutos da lágrima apresenta limitações: não substituem completamente a complexa composição da lágrima natural e os conservantes e estabilizadores podem desencadear toxicidade e alergia. Nos casos de olho seco grave, pode-se recorrer ao colírio de soro autólogo ou colírio de plasma rico em plaquetas, obtidos a partir do plasma sanguíneo do próprio paciente. O colírio de hemoderivados apresentam a vantagem de conter fatores de crescimento, vitamina A e imunoglobulinas. Entretanto, por não conter conservantes, o frasco deve ser mantido sob refrigeração por um período não superior a 15 dias e a sua manipulação deve seguir normas rigorosas de assepsia.

### 5.3.3. Estimulantes da secreção lacrimal (secretagogos)

Agentes agonistas colinérgicos como a pilocarpina, a cevimelina e a bromexina, quando administrados via oral estimulam a secreção salivar e lacrimal, porém os efeitos colaterais relacionados com os efeitos colinérgicos (sudorese, aumento da freqüência das micções, náuseas) limitam a sua utilização.

### 5.3.4. Terapia antiinflamatória

A terapia antiinflamatória tópica com uso de colírio de corticosteróide ou, mais frequentemente, de imunomoduladores como a ciclosporina A e tacrolimo, pode ser benéfica nos casos moderados e graves. Os pacientes com disfunção intensa das glândulas de meibomianas (glândulas palpebrais secretoras de lípides) sobretudo na acne rosácea, podem ser beneficiados pela administração sistêmica de macrolídeos, incluindo a tetraciclina e seus análogos, como a doxiciclina e a minociclina. O efeito destas medicações no tratamento da blefarite é independente da atividade antimicrobiana, mas relacionado à sua ação anticolagenase e de inibição das lipases bacterianas.

### 5.3.5. Ácidos graxos essenciais

A suplementação alimentar com ácidos graxos essenciais (ômegas), na forma de óleo de linhaça (ômegas 3 e 6) ou óleo de peixe (ômega 3), é uma alternativa útil no tratamento do olho seco. Além do papel antiinflamatório, os ômegas também interferem na secreção das glândulas meibomianas, melhorando a qualidade da secreção lipídica e como conseqüência diminuindo a evaporação do filme lacrimal.

### 5.3.6. Medidas gerais

Medidas para evitar a evaporação excessiva da lágrima incluem o uso de óculos especiais com proteção lateral, umidificadores de ar e a oclusão adequada dos olhos durante o sono podem ser úteis no tratamento do olho seco. A higiene adequada das pálpebras e cílios, com uso de xampu neutro diluído ou formulações específicas são medidas adjuvantes nos pacientes com blefarite.

### 5.3.7. Tratamento cirúrgico

Em situações determinadas, intervenções cirúrgicas podem auxiliar a preservação da superfície ocular nos pacientes com olho seco. A oclusão do ponto lacrimal tem por objetivo a preservação da lágrima. Existem vários métodos, desde cauterização, "plugs" a recobrimento com conjuntiva. Alguns trabalhos sugerem que a manutenção de uma lágrima de má qualidade pode favorecer a atividade de mediadores inflamatórios, alimentando um ciclo vicioso prejudicial à superfície ocular. Transposição do ducto da parótida, enxerto de glândula submandibular ou transplante de mucosa labial já foram descritos para o tratamento do olho seco grave.

Em resumo, olho seco é uma condição frequente, muitas vezes sub-diagnosticada e que pode aparecer em função de múltiplos fatores. Muitos fatores que favorecem o desenvolvimento do ressecamento ocular estão relacionados à realidade dos dias atuais. Incluem condições ambientais e de trabalho, tais como a poluição atmosférica, baixa umidade do ar, ambientes (escritórios, *shopping centers*, supermercados, carros) onde ar condicionado, ventiladores ou aquecedores estão ligados de forma constante. Exigência de esforços visuais prolongados, como uso constante do microcomputador e dirigir durante congestionamentos, uso de lentes de contato, cirurgias refrativas, de catarata e plásticas palpebrais também acarretam mudanças na superfície ocular que podem resultar em ressecamento ocular.

O diagnóstico é baseado, sobretudo, na história clínica. No exame oftalmológico, um dos testes mais significativos é o tempo de ruptura do filme lacrimal que avalia a estabilidade da lágrima na superfície ocular. Nos estágios iniciais, pode não haver sofrimento da superfície ocular. Se o processo torna-se crônico, surgem alterações da superfície ocular com aumento da intensidade e da frequência dos sintomas e repercussões na função visual e na qualidade de vida dos pacientes. O tratamento depende do nível do olho seco e, muitas vezes, há necessidade da "personalização" do tratamento, mas a correção dos fatores ambientais, controle da doença de base, quando existente, a higiene palpebral e o uso de lubrificantes oculares são as bases terapêuticas desta afecção.

Veja ainda Vídeo 10.1 - Síndrome do Olho seco – Dra. Ruth Santo

## PROCEDIMENTOS CIRÚRGICOS

### 6.1. Transplantes de córnea

A córnea desfruta de um privilégio imunológico: não possui vasos sanguíneos ou linfáticos em seu estado normal e, portanto, o acesso de antígenos e células do sistema imunológico é limitado; e tem pequena expressão de antígenos do complexo maior de histocompatibilidade, que restringe os alvos para resposta imune. Por isso o transplante de córnea tem menor chance de rejeição do que outros tecidos ou órgãos transplantados. Apesar da chance rejeição ser menor, o risco existe, sobretudo se houver vascularização no leito corneano receptor.

O endotélio da córnea tem participação importante no processo. As células endoteliais da córnea transplantada liberam de antígenos no humor aquoso que, presumivelmente, são reconhecidos pelas células dendríticas da íris e corpo ciliar; essas células apresentadoras de antígenos entram na circulação venosa através do canal de Schlemm e veias e induzem a formação de células T reguladoras no baço. Por outro lado, o endotélio transplantado induz uma tolerância imunológica por meio do desvio imune associado à câmara anterior (anterior chamber-associated immune deviation - ACAID) que envolve o desenvolvimento de células T supressoras.

Os transplantes de córnea podem ser com finalidades ópticas, cujo objetivo principal é a restauração da visão, ou podem ser tectônicos, cuja finalidade é restaurar a integridade estrutural da córnea, realizados em caráter de urgência, para resolução de afilamento ou perfuração secundários a úlceras ou traumatismos.

Os transplantes de córnea (ceratoplastia) podem ser penetrantes, quando a espessura total da córnea é substituída pelo tecido doador ou podem ser lamelares, com substituição parcial da córnea. Os transplantes lamelares por sua vez podem ser anteriores ou posteriores (endoteliais).

Com o advento das técnicas lamelares, a indicação da ceratoplastia penetrante tornou-se mais restrita, como no casos das distrofias que acometem toda a espessura da córnea (distrofia macular), nas úlceras de córnea com perfuração e no edema de córnea avançado.

As indicações do transplante lamelar anterior são: opacidades corneanas estromais (sequelas de ceratite ou trauma), ceratocone e doenças estásicas, distrofias superficiais e estromais da córnea. O transplante lamelar posterior (endotelial) está indicado nas distrofias endoteliais, sobretudo a distrofia de Fuchs e na falência endotelial pós cirúrgica (ceratopatia bolhosa do pseudofácico).

As técnicas lamelares apresentam vantagens em relação à ceratoplastia penetrante. Há menor chance de complicação intra-operatória (hemorragia expulsiva) e pós-operatória (hifema, sinéquias e glaucoma secundário, menor chance de rejeição e maior resistência do bulbo ocular). A recuperação visual também é mais rápida. As desvantagens das novas técnicas lamelares incluem a curva de aprendizado e a necessidade de equipamento e material cirúrgico específicos, inclusive para o preparo da lamela corneana. O laser de femtosegundo pode auxiliar no preparo das lamelas proporcionando uma incisão com menor trauma ao tecido adjacente e um "encaixe" mais preciso do tecido doado. O menor trauma e a maior precisão trazem como vantagens melhor cicatrização, maior segurança e melhor resultado pós-operatório.

Veja Vídeo 10.2 - Transplante de córnea (Dr. Pedro Rodrigo Xavier - cirurgião; edição Rodolfo Bonatti)

## 6.2. Cirurgia Refrativa Corneana

O *excimer* laser vem sendo utilizado na cirurgia refrativa há cerca de 30 anos. Com a ablação pelo *excimer* laser, quantidades precisas de tecido corneano são retiradas, com mínima influência térmica ou mecânica no leito corneal adjacente. Nas correções miópicas a ablação tende a alterar o formato corneano normalmente prolado (centro mais curvo que a periferia) para o oblado (curvatura central mais plana em relação à periferia), e inversamente nas correções hipermetrópicas. Além da correção de erros refrativos, como miopia, hipermetropia e astigmatismo,

os *excimer lasers* prestam-se ao tratamento de uma variedade de distrofias corneanas superficiais, cicatrizes superficiais, erosões epiteliais recorrentes, degenerações e irregularidades da córnea por meio da modalidade PTK (*Phototherapeutic Keratectomy*) em que o laser é utilizado para suavizar/regularizar a superfície da córnea e melhorar a sua função óptica.[20]

A ceratectomia fotorrefrativa (PhotoRefractive Keratectomy - PRK) consiste na remoção mecânica da camada epitelial da córnea, incluindo sua membrana basal, com subsequente fotoablação da camada de Bowman e porção anterior do estroma corneano pelo excimer laser. A remoção mecânica da membrana basal epitelial, bem como a fotoablação da camada de Bowman, resultam na exposição do leito estromal às citocinas e fatores de crescimento liberados pelas células epiteliais lesadas, e às citocinas presentes no filme lacrimal. Nas correções de ametropias muito altas pode haver uma resposta cicatricial intensa com formação de opacidade (termo em inglês = haze). A aplicação de anti-mitóticos, como a mitomicina C, no per-operatório reduziu a ocorrência do haze.

Na *ceratomileusis* com *excimer laser in situ* (LASIK), a fotoablação do estroma corneano é realizada após confecção de uma lamela ou *flap* de córnea que inclui epitélio, camada de Bowman e estroma anterior. A lamela de córnea pode ser obtida com uso do microcerátomo ou com laser de femtosegundo. A aceitação do procedimento pelos pacientes é alta devido o conforto, recuperação visual rápida e uso de medicações tópicas por curto período. Com o reposicionamento do *flap* após a fotoablação, não há exposição estroma da córnea e a chance de formação de *haze* é menor. Entretanto há algumas limitações para a realização segura do LASIK com o microcerátomo: nas córneas muito curvas, mais propensas ao *buttonhole* (defeito na confecção da lamela que fica com um orifício central); nas córneas muito planas, mais propensas a discos livres e de pequenos diâmetros; e córneas muito finas (ao deixar menor leito residual estromal, propensas à ectasia corneana pós cirúrgica). O laser de femtosegundo oferece vantagens teóricas para a realização do LASIK: confecção de *flap* mais fino e com maior precisão e reprodutibilidade; menor taxa de complicações relacionadas à confecção do *flap* corneano, como perfuração e disco livre.

A indicação da cirurgia refrativa e da escolha do procedimento (PRK ou LASIK) requerem um exame cuidadoso dos candidatos que inclui a avaliação das expectativas visuais do paciente, identificação de doenças sistêmicas e oculares que possam contra-indicar o procedimento e das características da córnea (espessura, curvatura e parâmetros que avaliam os aspectos biomecânicos).(assista o vídeo de cirurgia refrativa no Cap. 23 Óptica e refração)

## Pontos chave

- A córnea constitui a principal estrutura refracional do olho. Seu poder refrativo é de aproximadamente 43 D, equivalente a 74% do poder dióptrico total do olho.

- A manutenção da sua transparência e curvatura é essencial para a visão. As alterações desses dois parâmetros constituem as principais afecções corneanas.

- Ceratites infeciosas são as doenças corneanas mais frequentes, podendo ser causadas por bactérias, vírus, fungos e Acantamebas. O tratamento inicial é empírico e baseado na clínica, mas sempre que possível o exame microbiológico deve nortear a escolha dos antimicrobianos.

- O ceratocone é a ectasia corneana mais frequente, manifesta-se em geral na adolescência; causando astigmatismo e baixa visão. O tratamento inicial consiste de óculos e lentes de contato. Casos progressivos e graves podem ser corrigidos com transplante de córnea.

- Processos degenerativos da córnea em geral são secundários e periféricos e podem levar a vascularização; já as distrofias corneanas são mais localizadas, centrais e primárias podendo cursar com deficiência visual variável.

- Olho seco é uma condição frequente, muitas vezes sub-diagnosticada e que pode aparecer em função de múltiplos fatores. Muitos fatores que favorecem o desenvolvimento do ressecamento ocular estão relacionados à realidade dos dias atuais. Tratamento é clínico baseado em colírios substitutos de lágrima, além de tratamentos para melhorar a estabilidade do filme lacrimal.

- Cirurgias corneanas estão ligadas à manutenção da estrutura e transparência (ceratoplastias) e à correção de ametropias (cirurgia refrativa).

## LEIA MAIS 10.1

### Camadas da Córnea

1. O epitélio é composto por 5 a 6 camadas de células escamosas, não queratinizadas, e produz uma membrana basal responsável pela sua adesão ao estroma.

2. A camada de Bowman é acelular, formada pela condensação das fibrilas de colágeno e faz parte do estroma anterior da córnea. Diferente da membrana basal do epitélio, a camada de Bowman não tem capacidade de regeneração.

3. O estroma constitui 90% da espessura total da córnea e é composto por lamelas de colágeno dispostas de forma orientada e muito precisa, por mucoproteína e glicoproteína que envolvem as fibrilas de colágeno, além dos ceratócitos responsáveis pela produção de colágeno.

4. A membrana de Descemet é a membrana basal do endotélio e, como a membrana basal do epitélio, é corada pelo o PAS (periodic-acid-Schiff) devido à presença de mucopolissacarídeos em sua composição. A sua espessura aumenta com a idade.

5. O endotélio é composto por células hexagonais com cerca de 5 μm de espessura e 18 a 20 μm de largura. É responsável, por meio de um mecanismo ativo, pela manutenção da transparência da córnea. A perda excessiva das células endoteliais leva ao aparecimento de edema e perda da transparência da córnea.

## LEIA MAIS 10.2

### Genética

### das Distrofias de córnea

Alguns dos genes relacionados com as distrofias de córnea já identificados e incluem o BIGH3, também conhecido como TGFβI (gene do fator transformador de crescimento beta induzido) ou gene da ceratoepitelina, localizado no cromossomo (Cr.) 5 responsável pelo aparecimento das distrofias lattice, granular e granular-lattice (distrofia de Avellino); o gene do gelsolin (GSN) localizado no Cr. 9 responsável pela distrofia lattice tipo II; o gene marcador de superfície 1 (M1S1) no Cr.1 responsável pela amiloidose subepitelial primária; os genes da citoqueratina KRT3 (Cr.12) e KRT12 (Cr.17) relacionados às distrofias epiteliais; o gene da galactosidase (GLA) no Cr. X relacionado à córnea verticillata; o gene da esteróide sulfatase (STS), também no Cr.X relacionado à córnea farinata e o gene da carboidrato sulfotransferase (CHST6) no Cr.16 responsável pela distrofia macular. [13]

As distrofias lattice, granular, de Avellino e de Reis-Bücklers estão relacionadas ao mesmo gene TGFβI ou gene da ceratoepitelina, uma proteína produzida pelo epitélio da córnea e que em situações normais fica limitada a esta região. Porém, no caso das distrofias, diferentes mutações neste gene vão gerar proteínas mutantes, que se depositam na córnea de forma distinta, de acordo com a mutação e, por conseqüência, vão gerar aspectos fenotípicos distintos.[13]

## LEIA MAIS 10.3

**Distrofias de córnea**

### 3.1. Distrofia epitelial

A distrofia epitelial juvenil de Meesmann é uma condição rara com herança autossômica dominante e é a única distrofia de localização exclusivamente intra-epitelial. A distrofia é vista nos primeiros anos de vida como vesículas intraepiteliais, melhor observadas à retro-iluminação na lâmpada de fenda. O problema ocorre por mutações nos genes da citoqueratina corneana KRT3 (Cr.12) ou KRT12 (Cr.17). Os microcistos correspondem a depósitos intracitoplasmáticos de material fibrilo-granular (citoqueratina mutante). Os pacientes são geralmente assintomáticos, ou apresentam leve desconforto visual e a intervenção cirúrgica raramente é necessária.

### 3.2. Distrofia da membrana basal do epitélio (distrofia em map-dot-finger print)

A distrofia da membrana basal epitelial é a mais comum das distrofias anteriores. O aspecto da apresentação é variável: formas que lembram mapas geográficos, impressões digitais e bolhas na região subepitelial. Por este motivo também é conhecida como distrofia em map-dot-finger print. Como é decorrente de um distúrbio na membrana basal do epitélio, os sintomas estão relacionados à erosão recorrente da córnea, caracterizada por desconforto ocular, fotofobia, lacrimejamento e embaçamento da visão. A erosão do epitélio ocorre freqüentemente pela manhã, quando ao acordar, ocorre o atrito das pálpebras com o epitélio corneano fracamente aderido. Os sucessivos episódios de desepitelização levam ao aparecimento membrana basal aberrante, multilamelar, intraepitelial e fibrose cicatricial. Dependo da intensidade do processo cicatricial poderá haver comprometimento da acuidade visual.

### 3.3 Distrofia subepitelial (Amiloidose subepitelial primária)

Também conhecida como distrofia gelatinosa em gota (*gelatinous drop-like dystrophy*), é uma distrofia rara, autossômica recessiva, prevalente em japoneses e caracterizada por opacidades subepiteliais de aspecto gelatinoso, em forma de gotas (Figura 10.16). Os depósitos subepiteliais são de substância amilóide substância e coram-se com vermelho Congo apresentando a típica birrefringência quando vistos com luz polarizada (Figura 10.17 a e 10.17 b).[16]

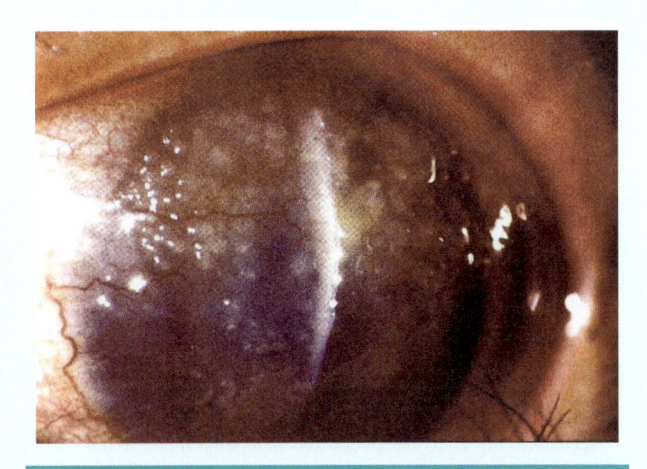

**Figura 10.16.** Amiloidose subepitelial primária: opacidades subepiteliais de aspecto gelatinoso, em forma de gotas. (Imagem do arquivo pessoal da Dra. Ruth Santo.)

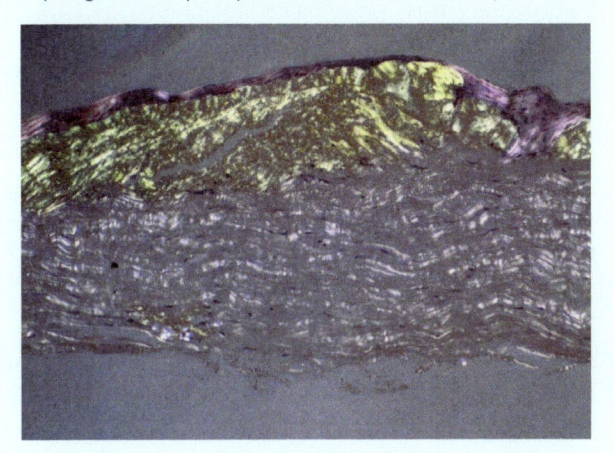

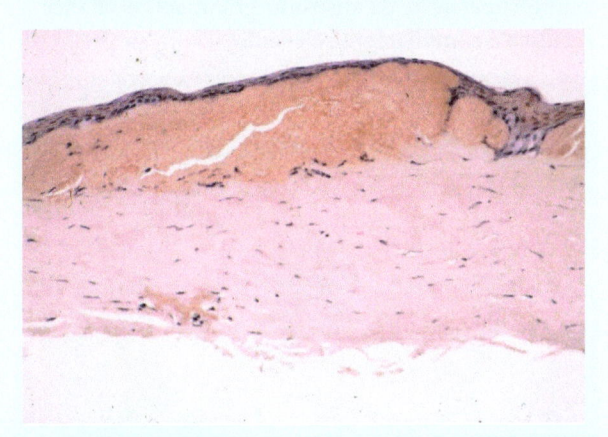

**Figura 10.17.** Amiloidose subepitelial primária: Os depósitos subepiteliais são de substância amilóide, coram com vermelho Congo (A) e apresentam a birrefringência típica quando observados sob luz polarizada (B). (Imagem do arquivo pessoal da Dra. Ruth Santo.)

### 3.4. Distrofia da Camada de Bowman

Recentemente, separam-se as distrofias da camada de Bowman em duas variedades: distrofia da camada de Bowman tipo I (DCB-I) e tipo II (DCB-II). Ambas possuem herança autossômica dominante. A DCB-I corresponde à antiga distrofia de Reis-Bücklers. A distrofia de Reis-Bücklers ou DCB-I também é considerada como variante superficial da distrofia granular (Figura 18A), caracterizada pela presença de depósitos subepiteliais tipicamente identificados na cor vermelha pelo corante tricrômico de Masson (Figura 18B). Geralmente, a manifestação desta distrofia tem início precoce na infância, caracterizada por episódios de erosão recorrente, pois os depósitos são superficiais e chegam até a membrana basal do epitélio. A perda da acuidade visual, que também ocorre precocemente, é decorrente não só da presença dos depósitos mas também da fibrose cicatricial subsequente aos episódios de erosão recorrente. O gene responsável pelo aparecimento desta distrofia é o mesmo da distrofia granular e da distrofia lattice (gene da ceratoepitelina, localizado no cromossomo 5).

A DCB-II, anteriormente chamada de distrofia de Thiel-Behnke, é caracterizada por depósitos em forma de favo de mel no estroma anterior (Figura 19A). A diminuição da visão ocorre mais tardiamente que na DCB-I. Nesta distrofia, a camada de Bowman é substituída por um tecido fibrocelular (Figura 19B).

Nas duas variantes, a progressão da doença acaba levando à necessidade de intervenção cirúrgica através de ceratectomia superficial, com excimer laser no modo fototerapêutico (PTK), ou transplante lamelar, e na distrofia distrofia de Reis-Bücklers ou DCB-I (variante superficial da distrofia granular), a chance de recidiva é extremamente elevada.

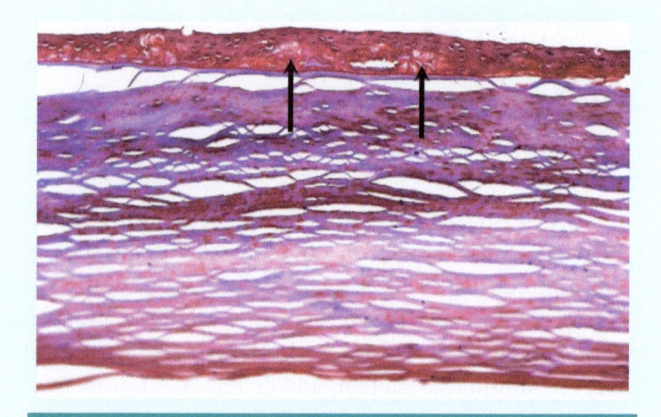

**Figura 10.18.** b. Depósitos subepiteliais da distrofia de Reis-Bücklers ou DCB-I coram tipicamente em vermelho brilhante (setas) com o corante tricrômico de Masson. (Imagem do arquivo pessoal da Dra. Ruth Santo.)

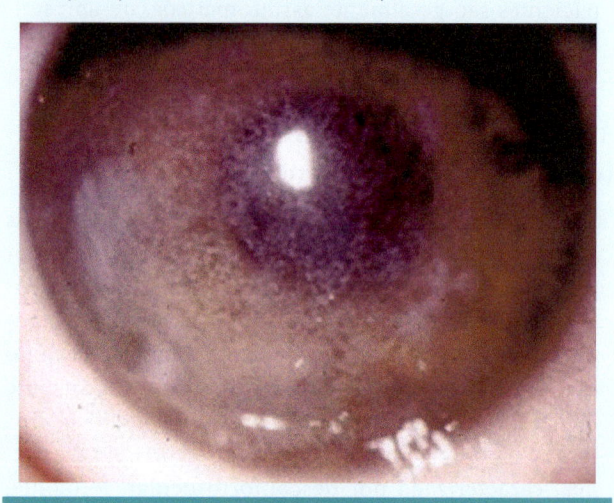

**Figura 10.19.** a. DCB-II, também chamada de distrofia de Thiel-Behnke: depósitos em forma de favo de mel no estroma anterior. (Imagem do arquivo pessoal da Dra. Ruth Santo.)

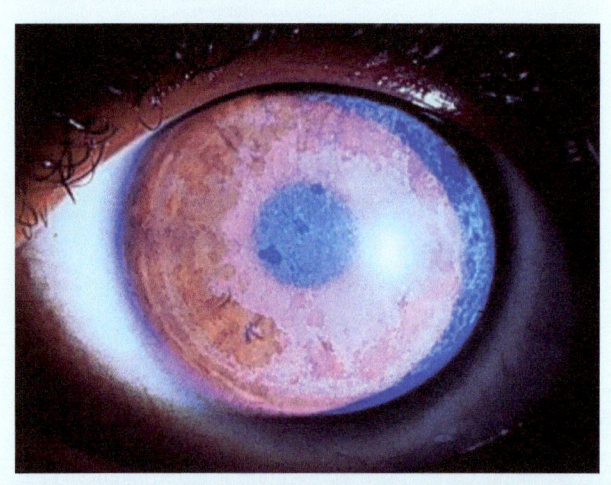

**Figura 10.18.** a. Distrofia de Reis-Bücklers ou DCB-I, também conhecida como variante superficial da distrofia granular é caracterizada pela presença de depósitos subepiteliais difusos com comprometimento da transparência da córnea. (Imagem do arquivo pessoal da Dra. Ruth Santo.)

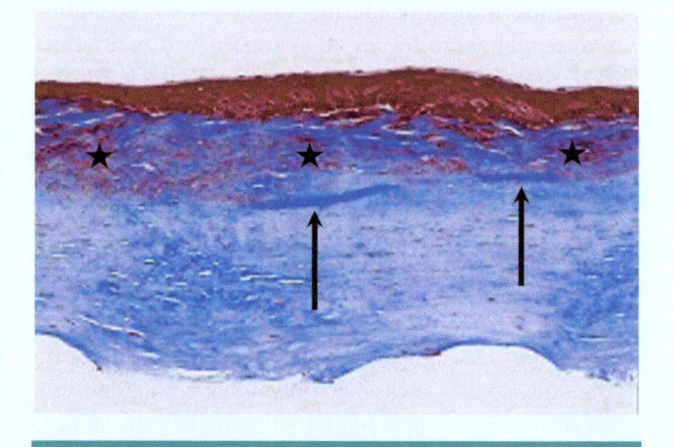

**Figura 10.19. b.** Na DCB-II, a camada de Bowman é substituída por um tecido fibrocelular evidenciado pelo tricrômico de Masson (estrelas). Fragmentos residuais da Bowman podem ser observados (setas). (Imagem do arquivo pessoal da Dra. Ruth Santo.)

## 3.5. Distrofias estromais

### 3.5.1. Distrofia Granular (Groenouw I)

A distrofia granular é uma doença autossômica dominante, relacionada ao gene da ceratoepitelina (TGFβI), com início, geralmente, ao redor da segunda década de vida e caracterizada por opacidades branco acinzentadas, às vezes de formato anelar, no estroma anterior na região central da córnea espaçadas por áreas de estroma intacto (Figura 20). Ao exame histopatológico, encontramos depósitos de material que cora em vermelho com tricrômico de Masson e fracamente com ácido periódico de Schiff (PAS) (Figuras 21A e 21B). Nos estágios iniciais da doença há pouca repercussão na acuidade visual. Porém, nos estágios mais avançados, os depósitos se encontram mais profundos e difusos, conferindo à córnea um aspecto de vidro moído. Nos casos de visão muito comprometida a ceratoplastia lamelar ou penetrante acaba sendo o tratamento de eleição. Devido ao caráter recorrente da distrofia, muitas vezes são necessárias intervenções subsequentes.

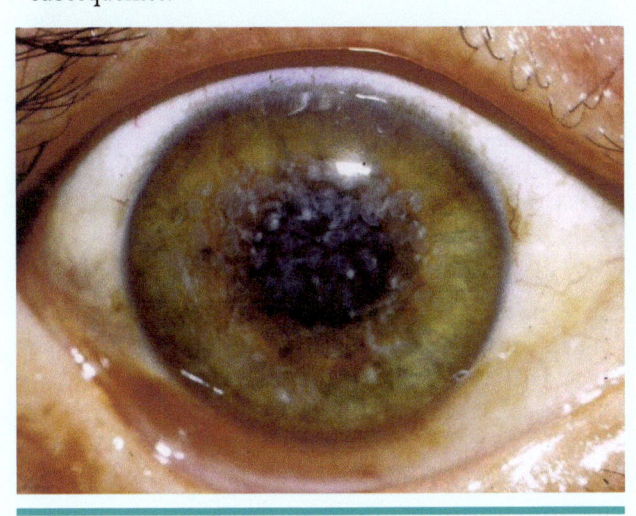

**Figura 10.20.** Distrofia granular: opacidades branco acinzentadas, às vezes em formato anelar, no estroma anterior na região central da córnea, espaçadas por áreas de estroma intacto. (Imagem do arquivo pessoal da Dra. Ruth Santo.)

### 3.5.2. Distrofia Lattice ( Biber-Haab-Dimmer)

Esta é outra distrofia de herança autossômica dominante relacionada ao gene TGFβI (ceratoepitelina). Na distrofia lattice tipo I, os depósitos da ceratoepitelina mutante caracterizam-se por opacidades formando linhas filamentares na região subepitelial ou no estroma anterior (Figura 22). Como os depósitos são superficiais, também nesta distrofia é comum a queixa de erosão recorrente da córnea. E, mais uma vez, a acuidade visual fica comprometida não só pela presença dos depósitos, que com o passar do tempo vão aumentando, mas também pela

fibrose subepitelial gerada pelos episódios sucessivos de erosão epitelial recorrente. Do ponto de vista histopatológico, os depósitos têm características tintoriais de substância amilóide e os cortes que se coram pelo vermelho Congo apresentam a típica birrefringência quando vistos com luz polarizada (Figuras 23A e 23B).

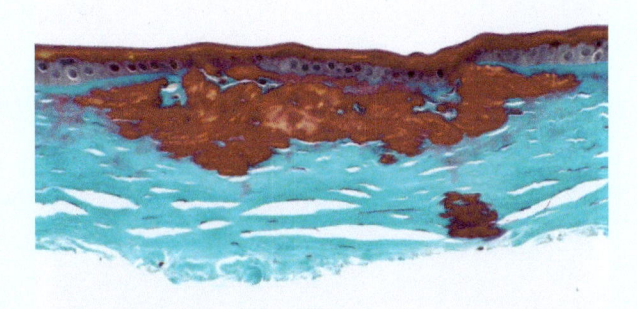

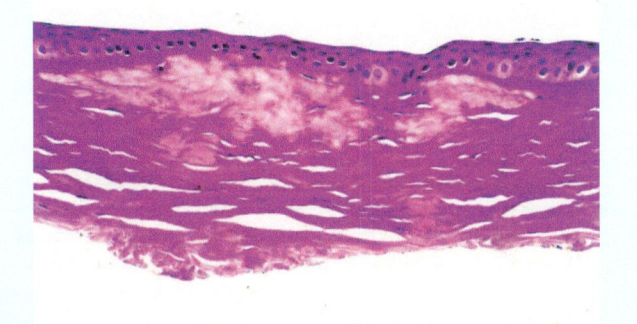

**Figura 10.21.** Distrofia granular: ao exame histopatológico, os depósitos coram em vermelho vivo com tricrômico de Masson (A) e fracamente com ácido periódico de Schiff (PAS) (B).(Imagem do arquivo pessoal da Dra. Ruth Santo.)

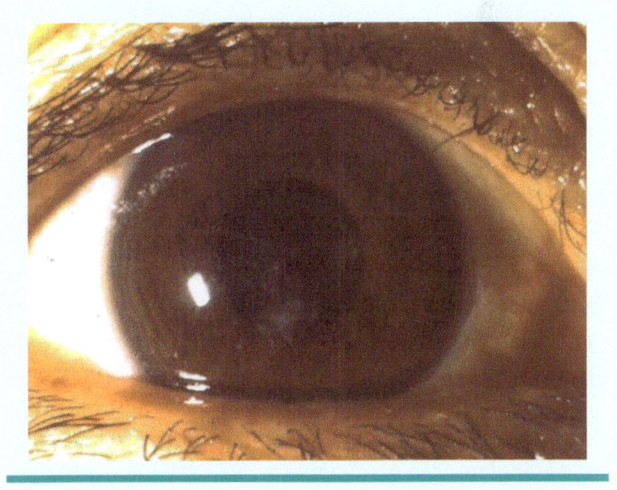

**Figura 10.22.** Distrofia lattice tipo I: depósitos filamentares e fibrose na região subepitelial ou no estroma anterior. (Imagem do arquivo pessoal da Dra. Ruth Santo.)

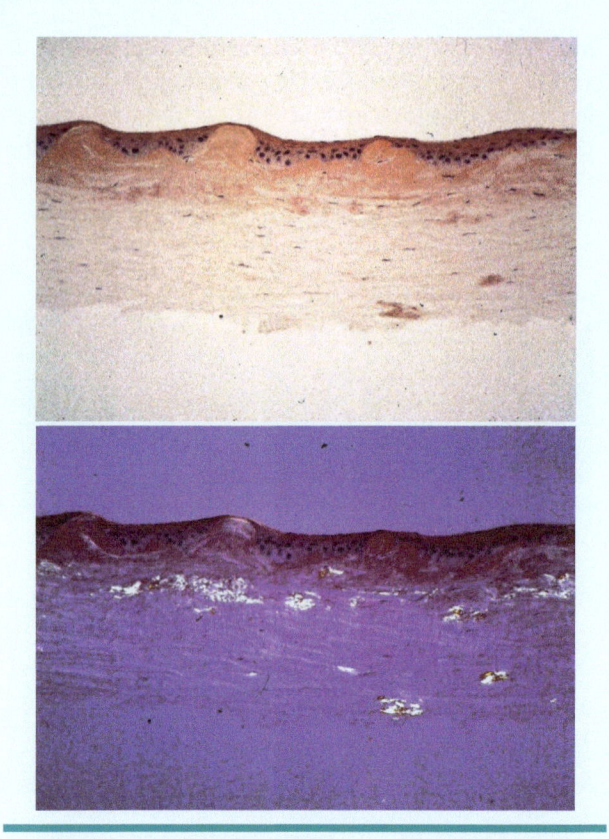

encontramos depósitos de substância amilóide associados a depósitos típicos da distrofia granular clássica.[16]

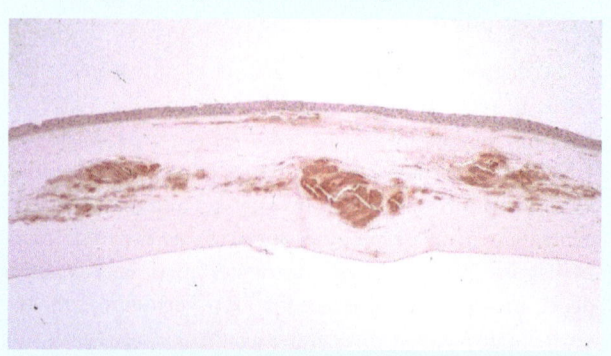

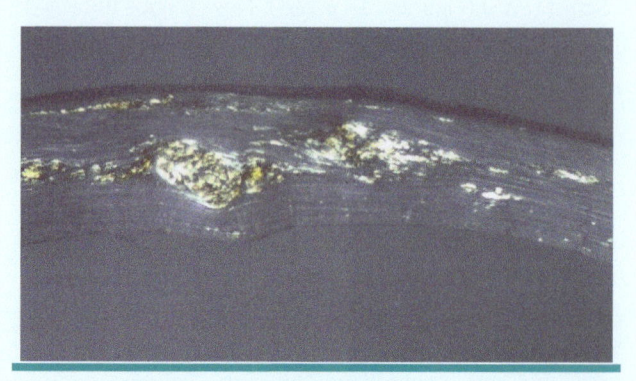

**Figura 23. Os depósitos da distroifa lattice I têm características tintoriais de substância amilóide, coram pelo vermelho Congo (A) e apresentam a típica birrefringência quando vistos com luz polarizada (B).** Notar que a área de fibrose subepitelial não é deposito amilóide e por isso não mostra birrefringência ao exame com luz polarizada. (Imagem do arquivo pessoal da Dra. Ruth Santo.)

**Figura 24. Na distrofia lattice tipo III, os depósitos estão localizados profundamente – coram com vermelho Congo (A) e apresetnam birrefringência com luz polarizada (B).** (Imagem do arquivo pessoal da Dra. Ruth Santo.)

A distrofia lattice tipo II é caracterizada por amiloidose sistêmica associada à distrofia corneana.

Na distrofia lattice tipo III, os depósitos estão localizados profundamente (Figuras 24A e 24B) e neste caso, não há queixa de erosão epitelial recorrente e a diminuição da acuidade visual ocorre mais tardiamente..

### 3.5.3. Distrofia de Avellino (granular-lattice)

A distrofia Avellino consiste numa variante da distrofia granular, onde além dos depósitos granulares, observam-se também depósitos lineares. Os sinais clínicos mais característicos da distrofia Avellino são: a presença de depósitos granulares branco-acinzentados no estroma anterior; opacidades lineares no estroma médio e profundo; e opacidade difusa no estroma anterior. Os depósitos granulares são geralmente os achados mais precoces, seguidos pelas lesões lineares e somente numa fase mais tardia a presença de uma opacidade difusa. Os pacientes frequentemente relatam desconforto e ardor, secundários à erosão recorrente. Do ponto de vista histopatológico,

### 3.5.4. Distrofia Macular (Groenouw II)

A distrofia macular é uma doença pouco comum, de caráter autossômico recessivo, que resulta num envolvimento bastante severo do estroma corneano (Figura 25A). Histopatologicamente caracteriza-se pelo acúmulo de glicosaminoglicanos entre as lamelas estromais e nas células endoteliais. As opacidades se coram em azul com o corante Alcian blue (Figura 25B). Acredita-se que os ceratócitos e as células endoteliais sintetizam glicosaminoglicanos e glicoproteínas ao invés de sulfato de proteoglicanos. Nos estágios iniciais, observam-se opacidades arrendondadas e mais superficiais, enquanto nos estágios mais avançados ocorre um comprometimento difuso do estroma corneano com perda progressiva e severa da visão. A doença começa a se manifestar na primeira década de vida e atinge um estágio avançado por volta da terceira década.

### 3.5.6.Distrofia cristalina de Schnyder

A distrofia cristalina de Schnyder é uma doença rara, de herança autossômica dominante, fortemente associada com hipercolesterolemia. Histopatologicamente, observa-se depósitos lipídicos e de colesterol em todas as camadas da córnea (Figura 26).

## 3.6. Distrofias endoteliais

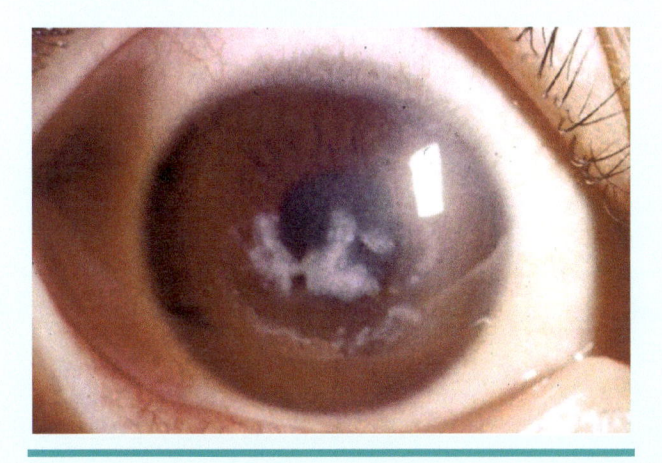

**Figura 25A. Distrofia macular com depósitos densos focais mas com redução difusa da transparência corneana.** (Imagem do arquivo pessoal da Dra. Ruth Santo.)

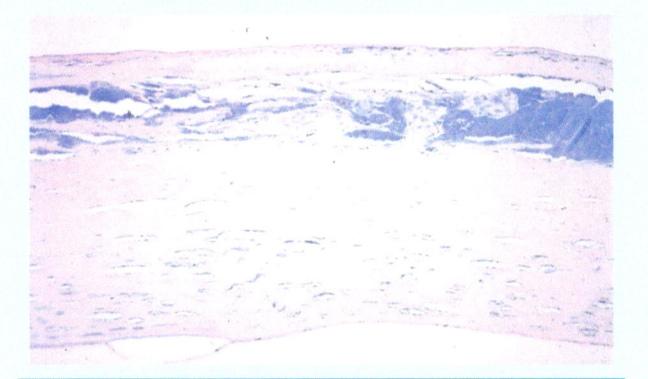

**Figura 25B. Distrofia macular: histopatologicamente, observa-se acúmulo de glicosaminoglicanos, evidenciado pelo corante** *Alcian blue,* **entre as lamelas estromais e nas células endoteliais.** (Imagem do arquivo pessoal da Dra. Ruth Santo.)

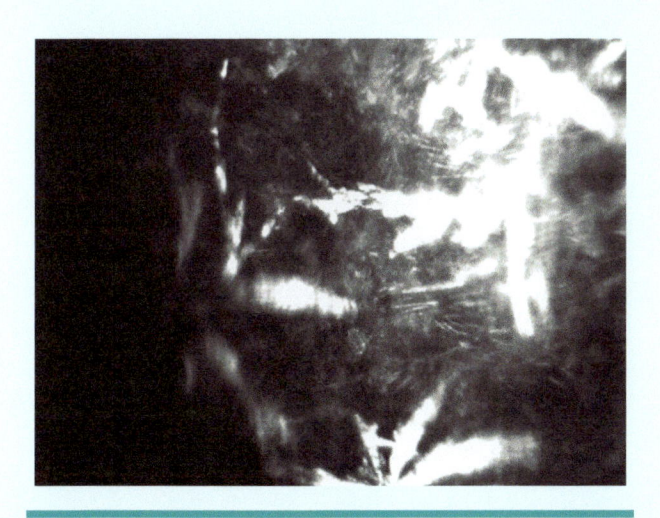

**Figura 26. Distrofia cristalina de Schnyder: na microscopia confocal são observados depósitos lipídicos e cristais de colesterol no estroma da córnea.** (Imagem do arquivo pessoal da Dra. Ruth Santo.)

### 3.6.1. Distrofia Polimorfa Posterior

A distrofia polimorfa posterior tem herança autossômica dominante e um quadro clínico muito variável, mesmo entre diferentes membros de uma mesma família. Começa, geralmente, a partir dos 20 anos e, na maioria das vezes, o paciente é assintomático e a sua identificação ocorre em exame de rotina. Biomicroscopicamente verificamos a presença de vesículas endoteliais, edema de córnea e, mais raramente, sinéquia periférica e atrofia iriana. A presença da lesão endotelial vesicular é quase que patognomônica da doença.

### 3.6.2. Distrofia endotelial de Fuchs

Também conhecida como córnea guttata primária, tem herança autossômica dominante e é 2,5 vezes mais frequente nas mulheres. A doença é caracterizada pela perda das células endoteliais com aparecimento das excrescências da membrana de Descemet, que normalmente são encontradas somente na córnea periférica, mas neste caso atingem a região central da córnea (córnea guttata) (Figura 27A). A microscopia confocal in vivo é capaz de mostrar as alterações endoteliais precoces (Figura 27B) À biomicroscopia são vistas como pontos escuros, com aspecto de prata batida à retroiluminação. Nos estágios iniciais, a doença não é sintomática. Com o tempo a guttata aumenta, a membrana de Descemet torna-se espessa, irregular e há aparecimento de edema corneano central e edema epitelial microcístico (ceratopatia bolhosa). Em estágios avançados, por volta da 4ª ou 5ª décadas de vida, pode ser necessário o transplante de córnea para o restabelecimento da acuidade visual.

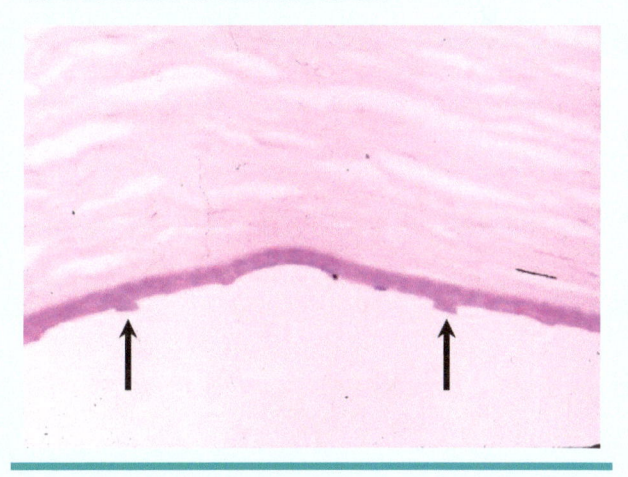

**Figura 27A. Distrofia endotelial de Fuchs: perda das células endoteliais com aparecimento das excrescências da membrana de Descemet na córnea central (corte histológico, coloração PAS).** (Imagem do arquivo pessoal da Dra. Ruth Santo.)

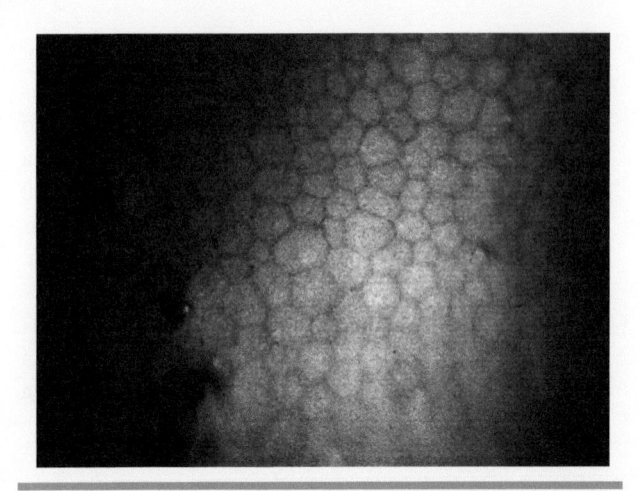

**Figura 27B. Microscopia confocal do endotélio de um paciente com distrofia de Fuchs mostrando as alterações endoteliais em fases precoces da doença.** (Imagem do arquivo pessoal da Dra. Ruth Santo.)

### 3.6.3. Distrofia Endotelial Congênita

A distrofia endotelial congênita é bastante rara e de caráter autossômico dominante  (e mais raramente autossômica recessiva). Manifesta-se geralmente nos primeiros anos de vida e é caracterizada pelo edema significativo da córnea com opacificação difusa. A forma autossômica recessiva é mais grave porque apresenta-se já ao nascimento.

Do ponto de vista histopatológico, observam-se edema estromal, degeneração dos ceratócitos e as células endoteliais substituídas por células semelhantes a fibroblastoss.

# REFERÊNCIAS BIBLIOGRÁFICAS

1. Santo RM. Patologia da Córnea. In: Dantas AM, Lima Filho AAS, Marback R. Fisiologia, farmacologia e patologia ocular. 3a ed. Rio de Janeiro: Cultura Médica: Guanabara Koogan, 2013.

2. Nowell CS, Radtke F. Corneal epithelial stem cells and their niche at a glance. J Cell Sci. 2017;130:1021-25.

3. Dua HS, Said DG. Clinical evidence of the pre-Descemet's layer (Dua's layer) in corneal pathology. Eye (Lond) 2016; 30:1144-5.

4. Sousa LB, Höfling-Lima AL. Infecções Bacterianas. In: Höfling-Lima AL, Nishiwaki-Dantas MC, Alves MR. Doenças externas oculares e córnea. 3a ed. Rio de Janeiro: Cultura Médica: Guanabara Koogan, p. 122-6, 2013.

5. Ung L, Bispo PJM, Shanbhag SS, Gilmore MS, Chodosh J. The persistent dilemma of microbial keratitis: Global burden, diagnosis, and antimicrobial resistance. Surv Ophthalmol. 2019; 64:255-71.

6. American Academy of Ophthalmology. Bacterial Keratitis Preferred Practice Pattern®. San Francisco, CA: American Academy of Ophthalmology; 2018.

7. Ni N, Srinivasan M, McLeod SD, Acharya NR, Lietman TM, Rose-Nussbaumer J. Use of adjunctive topical corticosteroids in bacterial keratitis. Curr Opin Ophthalmol. 2016;27:353-7.

8. Niu L, Liu X, Ma Z, Yin Y, Sun L, Yang L, Zheng Y. Fungal keratitis: Pathogenesis, diagnosis and prevention. Microb Pathog. 2020;138:103802.

9. de Freitas D, Alvarenga L, Höfling de Lima AL. Ceratite Herpética. Arq Bras Oftalmol 2001; 64:81-6.

10. Kalezic T, Mazen M, Kuklinski E, Asbell P. Herpetic eye disease study: lessons learned. Curr Opin Ophthalmol. 2018; 29:340-6.

11. Vrcek I, Choudhury E, Durairaj V. Herpes Zoster Ophthalmicus: A Review for the Internist. Am J Med. 2017;130:21-6.

12. Maycock NJ, Jayaswal R. Update on Acanthamoeba Keratitis: Diagnosis, Treatment, and Outcomes. Cornea. 2016; 35:713-20.

13. Netto MV, Santo RM. Doenças degenerativas e Distrofias da Córnea e Conjuntiva. In: Martins MA, Carrilho FJ, Alves VAF, Castilho EA, Cerri GG, Wen CL. Clínica Médica: doenças dos olhos, doenças dos ouvidos, nariz e garganta, neurologia, transtornos mentais. Barueri, SP: Manole, p.13-8, 2009.

14. Santo RM; Yamaguchi T; Kanai A. Spheroidal keratopathy associated with subepithelial corneal amyloidosis - A clinicopathologic case report and a proposed new classification for spheroidal keratopathy. Ophthalmology 1993; 100:1455-61.

15. Weiss JS, Moller HU, Aldave AJ, Seitz B, Bredrup C, Kivela T, Munier FL, Rapuano CJ, Nischal KK, Kim EK, Sutphin J, Busin M, Labbe A, Kenyon KR, Kinoshita S, Lisch W. IC3D classification of corneal dystrophies - edition 2. Cornea 2015; 34:117–59.

16. Santo RM; Yamaguchi T; Kanai A; Okisaka S; Nakajima A. Clinical and Histopathologic Features of Corneal Dystrophies in Japan. Ophthalmology 1995; 102: 557-567.

17. Santo RM; Bechara SJ; Kara-José N. Corneal topography in asymptomatic family members of a patient with pellucid marginal degeneration. Am J Ophthalmol 1999; 127: 205-207.

18. Mandathara PS, Stapleton FJ, Willcox MDP. Outcome of Keratoconus Management: Review of the Past 20 Years' Contemporary Treatment Modalities. Eye Contact Lens. 2017; 43:141-54.

19. Santo RM, Caldeira JAF. Olho Seco. In: Garcia MLB. Manual de Saúde da Família. 1a ed. Rio de Janeiro: Guanabara Koogan, p. 302-7, 2015.

20. Bechara SJ & cols. Guia Prático de Cirurgia Refrativa. Porto Alegre: Artmed, 2009.

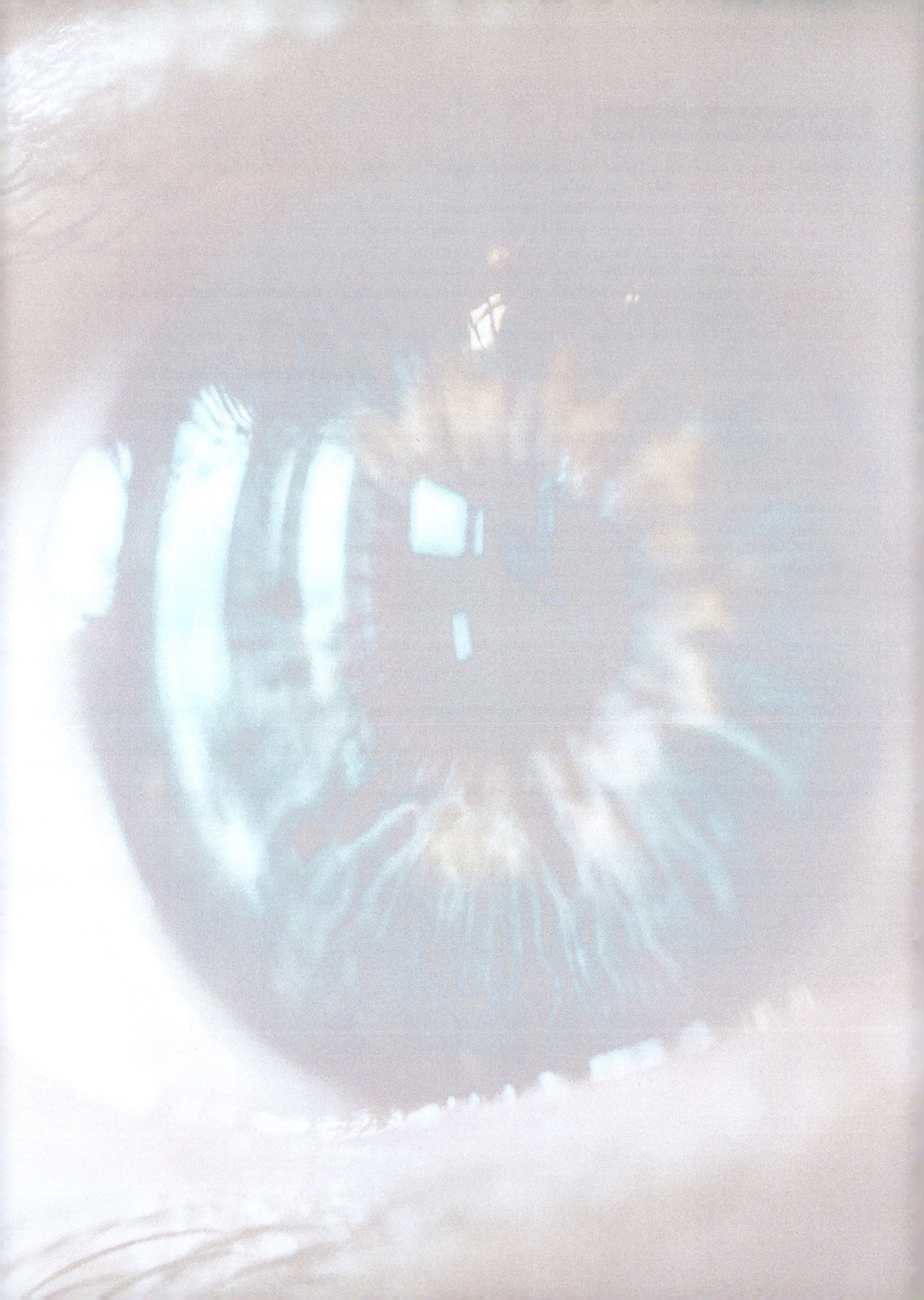

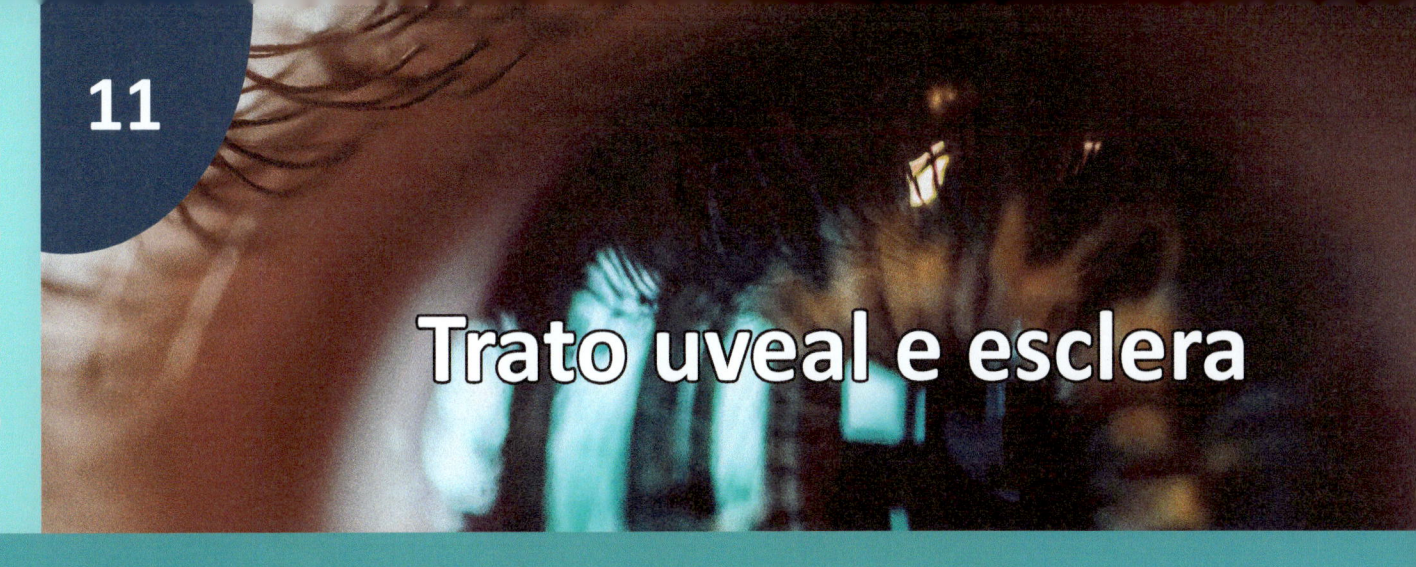

# Trato uveal e esclera

Fernanda Maria Silveira Souto

Joyce Hisae Yamamoto

Carlos Eduardo Hirata

## DEFINIÇÃO DE UVEÍTE

Uveíte é o termo usado para uma inflamação intraocular que envolve o trato uveal que é composto pela íris, corpo ciliar e coroide. Os tecidos adjacentes, como retina, nervo óptico e esclera, podem ser acometidos por serem estruturas contíguas a úvea.[1,2]

### Exame clínico direcionado para pacientes com uveíte

A história clínica, o exame ocular e os exames complementares são três etapas importantes na avaliação do paciente com uveíte.[1-4]

Uma história clínica detalhada e cuidadosa é o passo inicial para o diagnóstico correto e deve conter dados que auxiliem no melhor entendimento da doença e no direcionamento das hipóteses diagnósticas mais prováveis. Dados como idade, gênero, raça, procedência e ocupação devem ser incluídos. A queixa principal e sua duração devem ser registradas e a história da doença atual deve ser abrangente, com registro dos principais sintomas em ordem cronológica, descrição da intensidade e lateralidade, fatores desencadeantes, agravantes ou atenuantes, queixas sistêmicas e tratamentos prévios. Uma história médica pregressa detalhada, incluindo antecedentes pessoais e familiares, hábitos de vida, frequentemente omitida das consultas oftalmológicas, é de fundamental importância.[1-4] Sintomas como dor, fotofobia, vermelhidão ocular e embaçamento da visão com escotomas e floaters são queixas frequentes dos pacientes com uveíte.[4]

O exame ocular minucioso e detalhado de pacientes com uveíte é imprescindível para o correto diagnóstico e, assim, definição da abordagem terapêutica mais adequada. A medida da acuidade visual (AV) deve sempre ser corrigida com a refração atualizada. Em pacientes com uveíte, a redução da AV pode ser decorrente de alterações corneanas, inflamação na câmara anterior, catarata, opacidades vítreas, comprometimento da retina e nervo óptico. Avaliação dos anexos oculares, incluindo pálpebras e cílios, pode fornecer pistas diagnósticas, como nos casos de despigmentação que ocorrem em pacientes como a doença de Vogt-Koyanagi-Harada (DVKH). A medida da pressão intraocular é importante, pois há quadros tanto de hipotonia secundários à redução da produção de humor aquoso pelo corpo ciliar inflamado, quanto de hipertensão pelo bloqueio da malha trabecular por células ou resíduos inflamatórios. Na conjuntiva, pode-se encontrar desde hiperemia conjuntival perilímbica (injeção ciliar) até hiperemia ocular difusa que acomete os plexos esclerais profundos, como nos casos de esclerites.[1-4]

Alguns achados biomicroscópicos são indicativos de uveíte. Os precipitados ceráticos (PKs) são achados corneanos comuns nas uveítes e correspondem a pequenos aglomerados de células inflamatórias que se acumulam no endotélio corneano (Figura 11.1). Os PKs geralmente são encontrados na porção inferior da córnea, em uma formação vertical ou triangular (triângulo de Arlt), mas em algumas condições, como na ciclite heterocrômica de Fuchs, os PKs podem estar distribuídos por toda a superfície do endotélio corneano (Figura 11.2). PKs não granulomatosos, em geral, pequenos e brancos, estão presentes, por exemplo, na uveíte anterior aguda associada as espondiloartrites, enquanto os PKs granulomatosos, caracteristicamente maiores, e brancacentos com aspecto descrito como mutton-fat ("gordura de carneiro"), geralmente indicam um processo granulomatoso como sarcoidose e representam agregados de células epitelioides e linfócitos.[1-4]

**Tabela 11.1.** Classificação dos sinais inflamatórios da câmara anterior e opacidades vítreas

| Graduação | Células na câmara anterior* | Flare na câmara anterior* | Opacidades vítreas‡, |
|---|---|---|---|
| 0 | <1 | Ausente | Ausente |
| 0,5+ | 1-5 | -- | Leve borramento da margem do DO e reflexo retiniano ausente |
| 1+ | 6-15 | Tênue | Leve borramento do DO e dos vasos |
| 2+ | 16-25 | Moderado (detalhes do cristalino e íris claros) | Moderado borramento do DO e dos vasos |
| 3+ | 26-50 | Visível (detalhes do cristalino e íris turvos) | Grande borramento do DO e dos vasos |
| 4+ | >50 | Intenso (presença de fibrina) | Obscurecimento do DO |

*DO: disco óptico; *baseado na classificação do SUN Working Group5; ‡baseado em Nussenblatt et al6*

**Figura 11.1.** Precipitados ceráticos no endotélio (cortesia Dr Edilberto Olivalves)

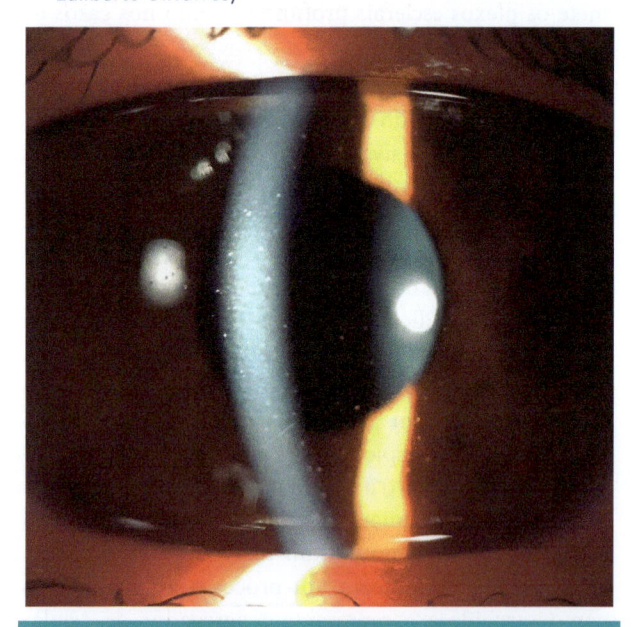

**Figura 11.2.** Precipitados ceráticos difusos na ciclite heterocrômica de Fuchs (cortesia Dr Celso Dias)

A presença de células na câmara anterior denota a inflamação da íris e/ou corpo ciliar (Figura 11.3). O *flare* representa um exsudato proteico presente na câmara anterior devido a quebra da barreira hematoaquosa, mas não é bom parâmetro da atividade inflamatória e não deve ser critério para o tratamento. Para melhor quantificar e classificar as células e o *flare*, a lâmpada de fenda deve ser regulada em intensidade máxima, com fenda de 1x1mm e feixe de luz oblíquo (Tabela 11.1).[5,6]

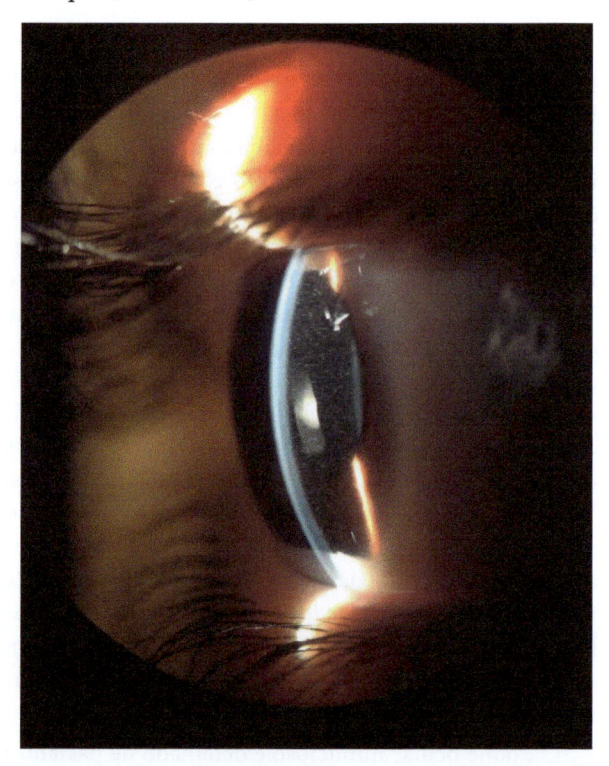

**Figura 11.3.**

Na íris de pacientes com uveítes podemos encontrar os nódulos de Busacca, pequenos nódulos estromais, brancos e efêmeros dispersos por toda a superfície da íris, e os nódulos de Koeppe, nódulos epiteliais efêmeros que acometem a margem pupilar da íris (Figura 11.4). Devido à inflamação, pode haver sinéquias, isto é, adesão da íris com estruturas intraoculares. As sinéquias posteriores são aquelas com adesão entre a face posterior da íris e a cápsula do cristalino, enquanto as sinéquias anteriores representam adesão da face anterior da íris com a face posterior da córnea.

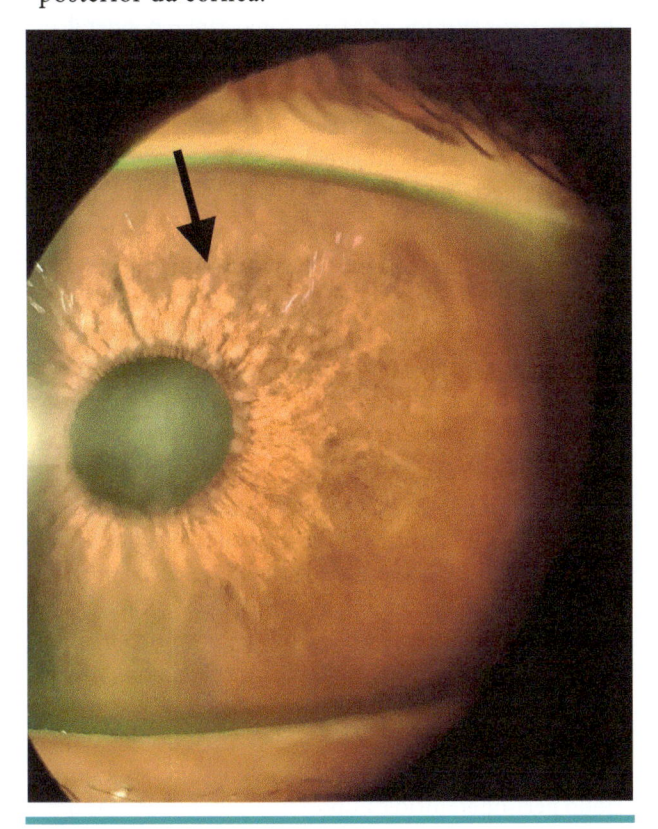

**Figura 11.4.**

As opacidades vítreas, podem ser decorrentes da inflamação do corpo ciliar, como ocorre nas uveítes intermediárias (UI), ou secundária à inflamação da retina, coroide e vasos da retina. Essa opacidade vítrea também deve ser graduada (Tabela 11.1). *Snowballs* representam agregados de células inflamatórias, geralmente localizados na porção inferior do corpo vítreo (Link 1- Vídeo11.1), enquanto *snowbanks* representam uma condensação mais organizada, densa e grosseira, geralmente localizadas na região da *pars* plana inferior, eventualmente atingindo a retina periférica e consiste em tecido fibroglial com rica vascularização.

**Vídeo 11.1. Oftalmoscopia binocular indireta evidenciando *snowballs* em paciente com *pars* planite (cortesia Dr. Renato Pereima)**

Todos os pacientes com uveíte devem ser examinados com a oftalmoscopia binocular indireta. Assim, podem ser identificados focos de inflamação ativos ou cicatrizados na retina e na coroide (Figura 11.5), além de alterações maculares, descolamentos de retina, alterações vasculares e do nervo óptico. A biomicroscopia do fundo permite a observação dessas alterações em maior aumento, possibilitando a visualização mais detalhada dessas alterações, sendo um exame fundamental nos pacientes com uveítes.

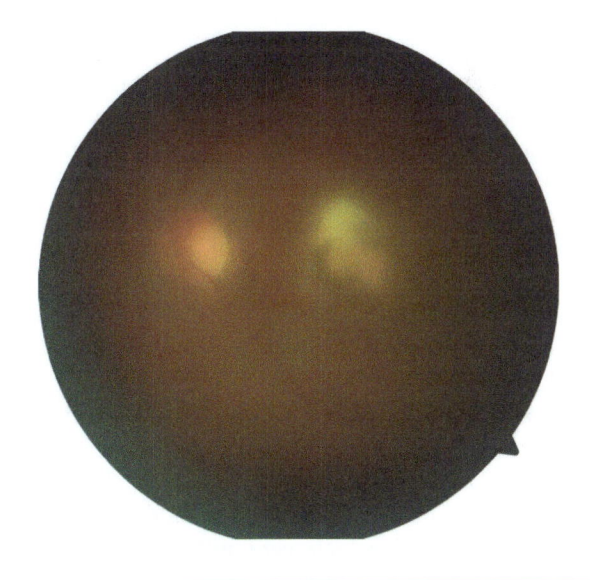

**Figura 11.5.** Retinografia com lesão ocular clássica da toxoplasmose: retinocoroidite necrosante com foco satélite cicatrizado adjacente, com reação vítrea moderada (cortesia serviço de Uveítes, HCFMUSP)

Após avaliação clínica inicial, determinam-se o diagnóstico clínico, o principal diagnóstico etiológico e os principais diagnósticos diferenciais. A partir dessas possibilidades, indica-se a realização de exames oculares complementares e exames de laboratório que poderão contribuir no diagnóstico etiológico ou, eventualmente, excluir alguns desses diagnósticos.

Exames complementares como retinografia, particularmente com uso de filtros específicos, angiografias com fluoresceína ou indocianina verde, tomografia de coerência óptica e ultrassonografia permitem uma melhor compreensão das alterações morfológicas observadas, sendo frequentemente indispensáveis no adequado entendimento das uveítes. (Figura 11.6)

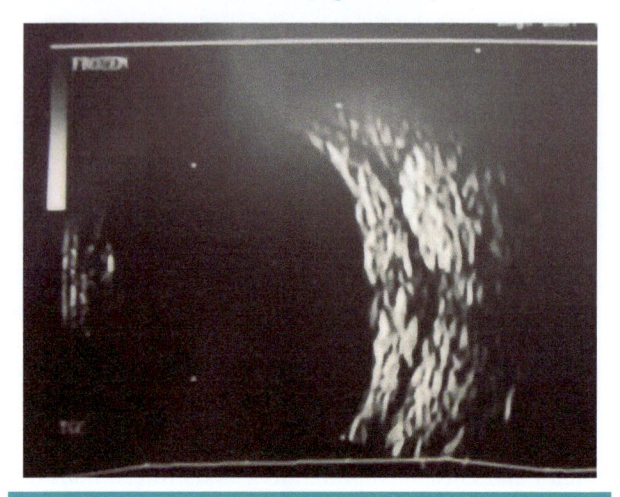

**Figura 11.6.** Ultrassonografia evidenciando espessamento da parede e espaço hipoecóico retrobulbar (sinal do "T") em paciente com esclerite posterior (cortesia serviço de Ultrassonografia Ocular, HCFMUSP)

Os exames auxiliares a serem solicitados para investigação etiológica devem ser orientados pelas características demográficas, epidemiológicas, e clínicas da uveíte. Por exemplo, em caso de suspeita de uveíte anterior aguda ou hiperaguda em pacientes do sexo masculino e relacionada à dor lombar crônica (compatível com espondilite anquilosante), marcadores inflamatórios e reumatológicos como velocidade de hemossedimentação, proteína C reativa, fator reumatoide (FR) e HLA-B27 devem ser solicitados e o reumatologista consultado. Já em casos de pacientes com uveíte em áreas endêmicas para tuberculose (TB), como é o Brasil, ou que irão iniciar imunossupressão, o teste de *Mantoux* (PPD) e tomografia computadorizada de tórax devem ser solicitados. Sorologia para sífilis deve ser rotineiramente solicitada para todos os pacientes com uveíte, uma vez que a sífilis é considerada a grande imitadora das manifestações inflamatórias.[1-4]

O tratamento clínico das uveítes tem como objetivos gerais o tratamento específico da etiologia da uveíte, além do controle da reação inflamatória e a prevenção do desenvolvimento de sequelas oculares.

Nas uveítes infecciosas, a terapia é baseada no uso de antibióticos específicos. Além desse tratamento específico, muitas vezes é indispensável o uso de anti-inflamatórios, particularmente os corticosteroides, para modular a resposta inflamatória, evitando que uma eventual reação muito exacerbada resulte em complicações, com potencial de dano funcional.

Os corticosteroides podem ser utilizados pela via tópica para controlar o processo inflamatório no segmento anterior e reduzir a celularidade de câmara anterior. As administrações oral e endovenosa podem ser importantes no tratamento de uveítes que afetam o segmento posterior do olho. As injeções perioculares ou intravítreas são alternativas para tratamento de processos inflamatórios no segmento posterior em casos selecionados. É importante atentar para os efeitos colaterais que estão associados ao uso crônico dos corticosteroides tópicos, perioculares ou intravítreos, principalmente desenvolvimento de catarata e hipertensão ocular. Seu uso sistêmico também está ligado a diversos eventos adversos, como ganho ponderal, osteoporose e retardo do crescimento em crianças. Agentes imunossupressores, a exemplo do metotrexato, azatioprina, micofenolato de mofetila, ciclosporina e medicações biológicas, estão indicados, em geral, nos quadros de uveítes não infecciosas imunomediadas, refratárias, dependentes ou intolerantes ao uso de corticosteroides.

Tratamento tópico com colírios midriáticos e cicloplégicos como a tropicamida, ciclopentolato ou mesmo a atropina é útil na ruptura de sinéquias posteriores preexistentes, prevenção da formação de novas sinéquias e também para relaxamento da musculatura ciliar, contribuindo com a melhora da dor ocular que alguns pacientes apresentam.

Procedimentos cirúrgicos como facoemulsificação, trabeculectomia, vitrectomia e retinopexia podem ser necessários no tratamento das complicações que alguns olhos com uveíte podem apresentar. Devido ao processo inflamatório, olhos com uveíte que são operados estão sob maior risco de complicações como descontrole da inflamação, hipotonia e phthisis. Antes de uma cirurgia eletiva ser considerada é importante que a inflamação esteja clinicamente controlada pelo período mínimo de três meses. Adequada terapia imunossupressora no período peri-operatório é importante para minimizar o risco de complicações. Em geral, o corticoide é a medicação mais utilizada com essa finalidade.[1-4]

## Classificação das uveítes

As uveítes podem ser classificadas de diversas maneiras, segundo as estruturas acometidas, curso clínico, lateralidade e etiologia (Tabela 11.2). O sistema mais aceito para a classificação das uveítes é baseado na localização anatômica do sítio primário de inflamação intraocular, baseado no SUN *Working Group* (Figura 11.7).[5]

Em estudo realizado no Setor de Uveítes, HCFMUSP, em 2004, o diagnóstico anatômico distribuiu-se em anterior (20%), intermediário (4,5%), posterior (39,7%) e difuso (31,3%). A etiologia foi determinada em 79,4% dos casos, sendo os diagnósticos mais frequentes toxoplasmose (22%), DVKH (13%) e síndrome de Behçet

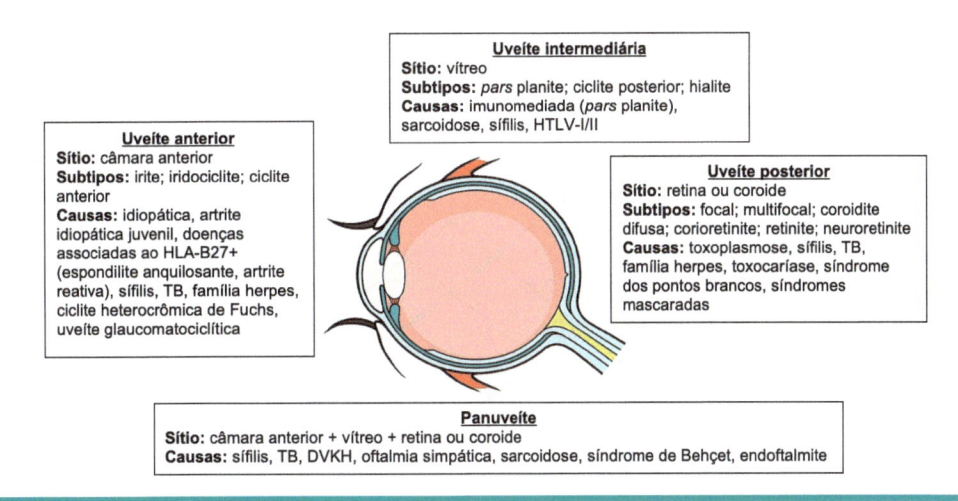

**Figura 11.7** Classificação anatômica das uveítes baseada no SUN Working Group[5]

(10%). Causas infecciosas foram observadas em 79% das uveítes posteriores, ao passo que causas não infecciosas em 61% das uveítes anteriores e 73% das difusas. O estudo demonstrou a importância das uveítes endógenas (DVKH e síndrome de Behçet), assim como das uveítes infecciosas (toxoplasmose e toxocaríase) em nosso meio.[7] No caso de uveítes pediátricas, estudo do mesmo centro em 2018 demonstrou que houve predomínio de casos bilaterais (89,7%), assintomáticos (56,4%) e recorrentes/crônicos (84,6%). A uveíte anterior foi a localização mais comum de envolvimento (46%), seguida pela UI (26%). A uveíte associada à artrite idiopática juvenil (41%) e a uveíte intermediária imunomediada (pars planite, 25,6%) foram as principais condições não infecciosas; toxoplasmose ocular (7,7%) e toxocaríase (5,1%) foram os diagnósticos infecciosos mais comuns.[8]

**Tabela 11.2.:** Classificação das uveítes pelo início, duração e curso clínico baseada no SUN Working Group[5]

| Categoria | Subtipos | Descrição |
|---|---|---|
| Início | Súbito Insidioso | |
| Duração | Limitada Persistente | ≤3 meses de duração >3 meses de duração |
| Curso | Aguda Recorrente Crônica | Episódios caracterizados por início súbito e duração limitada Episódios repetidos separados por períodos de inatividade sem tratamento ≥3 meses de duração Uveíte persistente com recaída em <3 meses após interrupção do tratamento |

## Abordagem direcionada

### Uveítes anteriores

A uveíte anterior é o processo inflamatório restrito à câmara anterior (íris e corpo ciliar). Ela representa o tipo mais frequente de uveíte, sendo que uma proporção dos casos não tem etiologia definida (idiopáticos).[2] Em geral, pacientes com uveíte anterior se queixam de hiperemia ocular, dor e fotofobia e, em casos com inflamação mais exuberante, redução da AV. Doenças, como síndrome de Behçet e sarcoidose, podem se manifestar inicialmente na forma de uveíte anterior, o que requer seguimento cuidadoso desses pacientes. Embora a uveíte anterior seja a forma de uveíte de mais fácil manejo com o uso de corticoterapia tópica, complicações como glaucoma e catarata podem resultar em perda visual importante.[1-4,7]

Em crianças, a artrite idiopática juvenil (AIJ), definida como artrite com duração mínima de 6 semanas em uma ou mais articulações em crianças com até 16 anos de idade após a exclusão de outras doenças reumatológicas, é a principal causa de uveíte anterior associada à doença sistêmica. A determinação do subtipo de AIJ é importante para avaliar o risco de desenvolvimento da uveíte (Tabela 11.3). A forma oligoarticular, definida pelo acometimento de 1 a 4 articulações no início da doença, com FR negativo e fator antinuclear (FAN) positivo em 75-85% dos casos, é a forma mais associada ao desenvolvimento de uveíte, sendo esta relatada em até 21% dos casos. Os fatores de risco para o desenvolvimento da uveíte são: meninas, idade menor que cinco anos e presença do FAN+. Por outro lado, os fatores indicadores de gravidade da uveíte são: meninos, intervalo menor que seis meses entre o diagnóstico da artrite e uveíte e quadros de inflamação ocular precedendo o quadro articular. A uveíte nas AIJ oligoarticular e poliarticular é crônica, bilateral, não granulomatosa e pouco sintomática. Há um risco elevado de complicações oculares como catarata, glaucoma, ceratopatia em faixa, sinéquias posteriores e edema macular, sendo que, devido ao caráter pouco sintomático e crônico, em 67% dos casos essas complicações podem estar presentes na 1ª avaliação.8 Não há associação entre a atividade da doença articular com o desenvolvimento da uveíte.

No subtipo AIJ associado à entesite, meninos com idade maior que 6 anos portadores de HLA-B27+ apresentam um quadro inflamatório ocular que se assemelha à uveíte anterior associada à espondilite anquilosante, sendo unilateral, agudo ou mesmo hiperagudo com formação de hipópio, recidivante, e bastante sintomático com injeção ciliar, fotofobia e dor ocular, com tendência à formação de sinéquias posteriores.

### Tabela 11.3. Classificação da artrite idiopática juvenil de acordo com o subtipo

| ACR (1977) | EULAR (1978) | ILAR (2004)* |
|---|---|---|
| Artrite reumatoide juvenil | Artrite crônica juvenil | Artrite idiopática juvenil |
| Sistêmica | Sistêmica | Sistêmica |
| Poliarticular | Poliarticular | Poliarticular FR- |
| Pauciarticular | Pauciarticular | Poliarticular FR + |
| | Psoriásica | Oligoarticular persistente |
| | Espondilite anquilosante juvenil | Oligoarticular estendida |
| | | Artrite psoriásica |
| | | Artrite associada à entesite |
| | | Artrite indiferenciada |

ACR: American College of Rheumatology; EULAR: European League Against Rheumatism; FR: fator reumatoide; ILAR: International League of Associations for Rheumatology; *classificação mais utilizada atualmente

As crianças com AIJ devem ser avaliadas regularmente em consultas oftalmológicas, cuja frequência dependerá da idade, do tipo da AIJ, de fatores de risco para uveíte e da presença de complicações. Importante diagnóstico diferencial para os quadros de uveíte anterior associada à AIJ em crianças é a sarcoidose ocular, que nessa faixa etária cursa com mais sintomas articulares, semelhantes aos da AIJ subtipo oligoarticular, associados à rash cutâneo, hepatoesplenomegalia e uveíte, sem adenomegalia ou manifestações pulmonares comumente observadas no adulto.

O tratamento inicial da uveíte anterior associada à AIJ envolve o uso de corticoterapia tópica associada ou não à corticoterapia sistêmica. Após 12 semanas sem remissão, piora da inflamação ou presença de efeitos adversos é indicada a introdução de imunossupressão sistêmica, sendo o metotrexato a 1ª opção. O manejo conjunto com o reumatologista pediátrico é fundamental.[1-4,8]

Em adultos jovens, a uveíte anterior associada ao HLA-B27 pode estar ou não relacionada a doenças sistêmicas do grupo das espondiloartrites, como espondilite anquilosante (protótipo do grupo), artrites reativas, artrite das doenças inflamatórias intestinais e artrite psoriásica. A espondilite anquilosante é uma doença inflamatória crônica que acomete, em graus variáveis as articulações sacroilíacas, a coluna vertebral e, em menor extensão, as articulações periféricas; há predileção pelo sexo masculino e a maioria dos pacientes desenvolve os sintomas entre 20 a 30 anos de idade. Mais de 90% dos pacientes com espondilite anquilosante são HLA-B27+.[3] O envolvimento ocular ocorre em 20 a 30% dos pacientes com espondilite anquilosante e o quadro mais característico é de uveíte anterior aguda, não granulomatosa, recidivante e bastante sintomática. Complicações como sinéquias posteriores são comuns e, na presença de sinéquias recém-instaladas, deve-se induzir a midríase na avaliação inicial, e não se conseguindo com uso habitual de midriáticos, deve-se tentar a ruptura das sinéquias com a instilação de colírios seguindo o seguinte esquema: 3 instilações, com intervalo de 2 a 3 minutos, da mistura de colírios contendo cloridrato de proximetacaína 0,5% (1 ml), fenilefrina 10% (5 ml), tropicamida 1% (5ml), intercalada a uma gota de corticoide tópico (dexametasona 0,1% ou prednisolona 1%); este ciclo pode ser repetido após uma hora, se necessário (Figura 11.8). Caso as sinéquias posteriores não se rompam, deve ser realizado um botão subconjuntival (região perilimbar) às 6 e 12h com a mistura. Casos mais graves, crônicos e/ou refratários podem necessitar de terapia sistêmica com corticoides ou outros imunossupressores.[3,4]

As características clínicas que suscitam uma etiologia viral para quadros de uveíte anterior incluem acometimento unilateral, aumento da pressão intraocular e atrofia iriana. A presença de cicatrizes e/ou hipoestesia corneanas, associada à atrofia setorial da íris com distorção pupilar e presença de PKs de tamanhos variados, incluindo PKs granulomatosos, sugere uveíte anterior associada ao herpes simples (HSV) e ao herpes zoster (VZV). O VZV costuma acometer indivíduos um pouco mais idosos e tende a apresentar cursos mais crônicos de uveíte anterior do que o HSV. Já os quadros de uveíte anterior associada ao citomegalovírus (CMV) costumam se apresentar com atrofia iriana difusa ou setorial e PKs "coin-shaped" associados à endotelite.

A síndrome de Posner-Schlossman, ou crise glaucomatociclítica, se caracteriza por episódios recorrentes de uveíte anterior aguda hipertensiva e unilateral. Há teorias sobre possível etiologia viral (HSV e CMV). Durante a crise, desconforto ou dor ocular, cefaleia e discreta injeção ciliar são comuns e a celularidade da câmara anterior tende a ser discreta. A crise costuma ser autolimitada, mas o tratamento tópico com colírios de corticoide e antiglaucomatosos colaboram para a normalização mais rápida da inflamação e da pressão intraoculares.

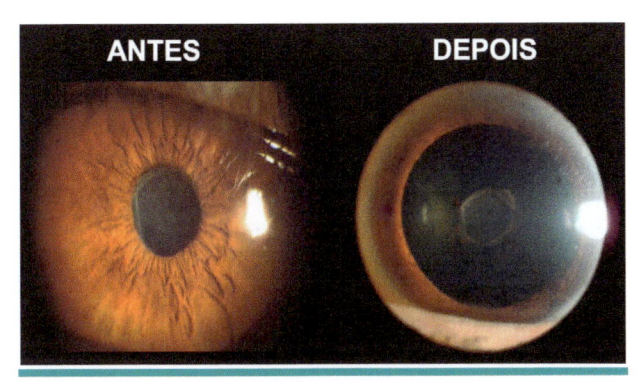

**Figura 11.8.** Ruptura de sinéquias posteriores após três ciclos de colírio composto de cloridrato de proximetacaína 0,5%, fenilefrina 10%, tropicamida 1%, intercalada a uma gota de corticoide tópico (dexametasona 0,1%). (cortesia Dr Edilberto Olivalves)

A ciclite heterocrômica de Fuchs é definida pela presença da tríade heterocromia iriana, uveíte anterior crônica e catarata. Sua incidência é maior na 3ª e 4ª décadas de vida e sem predileção por sexo. A etiologia permanece incerta, embora vírus como rubéola, HSV e CMV possam estar relacionados com a patogênese. A doença é, em geral, unilateral e se distingue clinicamente pelos PKs característicos: pequenos a médios, brancacentos, distribuídos difusamente por todo o endotélio corneano e conectados por uma delicada rede de fibrina com a descrição do aspecto "estrelado" e sem formação de sinéquias posteriores (Figura 11.2). É descrita vascularização anormal do estroma iriano, com eventual sangramento após paracentese de câmara anterior (sinal de *Amsler*). Os indivíduos podem ser assintomáticos até que haja redução da AV devido à formação de catarata ou ao glaucoma. Ocasionalmente, queixam-se de desconforto ou dor ocular, olho vermelho e observação de moscas volantes. Nessas ocasiões se justifica o uso de corticoide tópico por curto intervalo de tempo. Como o glaucoma, geralmente refratário ao tratamento clínico, é uma grave complicação, os pacientes devem ser monitorados periodicamente.[1-4]

## Uveítes intermediárias (UI)

UI é tipo de uveíte onde as principais alterações encontram-se no vítreo anterior, região da *pars* plana e retina periférica.[5] Não há predileção por raça ou sexo, acomete principalmente crianças e adultos jovens e é bilateral na maioria dos casos.[3] Diversas doenças sistêmicas como sarcoidose, esclerose múltipla e infecções podem estar associadas com a UI, mas muitos casos

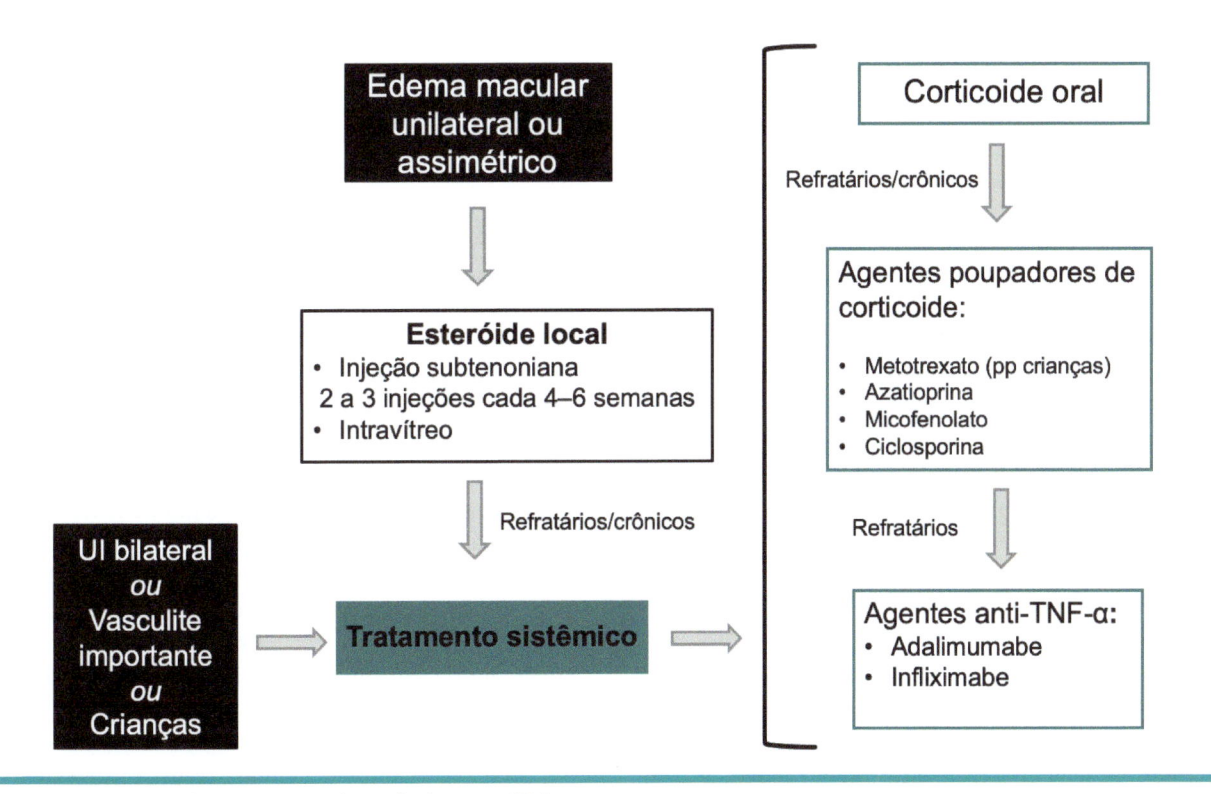

Figura 11.9 Esquema do tratamento da uveíte intermediária

permanecem idiopáticos. A pars planite é um subtipo de UI em que ocorre a formação de snowballs (Vídeo 11.1)

e snowbanks na ausência de infecção ou doença sistêmica, com possível predisposição genética associada a processo autoimune envolvidos na sua etiopatogênese.[5] Em crianças, a reação inflamatória no segmento anterior costuma ser mais importante. A endoteliopatia corneana autoimune, descrita por Khodadous, é caracterizada por edema estromal na periferia inferior da córnea, juntamente com PKs distribuídos linearmente no limite com a córnea normal. A vitreíte, sempre presente na UI, varia de intensidade, sendo ocasionalmente muito densa obscurecendo a visualização de detalhes (Tabela 11.1). Células vítreas são observadas no vítreo anterior e pode haver edema do disco óptico. Na retina periférica são vistas anormalidades vasculares como embainhamento vascular, oclusão vascular e formação neovascular, que pode levar à hemorragia vítrea. Complicações como edema macular cistoide, catarata e glaucoma são comumente associadas e levam à diminuição da AV.

Após investigação adequada, o tratamento é guiado para eventuais doenças sistêmicas encontradas. Do ponto de vista oftalmológico, o tratamento é direcionado para o edema macular e para quadros de vasculite importante e de localização mais posterior. Os corticoides são a primeira linha de tratamento; de maneira geral, a aplicação subtenoniana é utilizada em casos unilaterais e a administração sistêmica para casos bilaterais. Os imunossupressores estão indicados em casos mais graves, refratários e crônicos, a exemplo dos casos de pars planite (Figura 11.9).

### Uveítes posteriores infecciosas

A toxoplasmose é a principal causa de uveíte posterior no Brasil em qualquer faixa etária e é causada pelo *Toxoplasma gondii*, um protozoário intracelular obrigatório que tem os felídeos como hospedeiros definitivos.[3,7] Alimentos e água contaminados por oocistos são uma importante forma de transmissão da doença, assim como a ingestão de cistos teciduais presentes em carnes cruas ou malcozidas. A transmissão transplacentária de taquizoítos ocorre quando há primoinfecção durante a gestação. No início da gestação a taxa de transmissão é menor, porém a infecção fetal apresenta maior gravidade. No último trimestre da gestação aumenta a taxa de transmissão, porém com menor morbidade para o feto (Tabela 11.4).

A lesão ocular clássica da toxoplasmose consiste em retinocoroidite necrosante com foco satélite cicatrizado adjacente, com reação vítrea moderada a importante (light in the fog) (Figura 11.5). Manifestações atípicas com acometimentos bilaterais, multifocais, neurorretinite e/ou neurite óptica, e reações inflamatórias sem foco de retinocoroidite, podem ser observadas em casos adquiridos recentes ou em indivíduos imunocomprometidos. O diagnóstico da toxoplasmose ocular é essencialmente clínico. A investigação sorológica (imunofluorescência indireta, ensaios imunoenzimáticos, quimioluminescência) com a presença de anticorpos IgG antitoxoplasma apenas confirma o diagnóstico clínico. Os títulos de IgG não se correlacionam com a atividade da infecção ocular e não são parâmetro de monitorização da resposta terapêutica.

**Tabela 11.4.** Taxa de transmissão transplacentária de taquizóitos para o feto e gravidade da doença a depender do período gestacional

| | Primeiro trimestre | Segundo trimestre | Terceiro trimestre |
|---|---|---|---|
| Taxa de transmissão | 10-15% | 30% | 60% |
| Gravidade da doença | +++ | ++ | + |

Em gestantes a sorologia para toxoplasmose é rotina no pré-natal e é importante para o diagnóstico de toxoplasmose gestacional (Tabela 11.5). Os casos suspeitos de toxoplasmose gestacional devem ser notificados. Em recém-nascidos, sorologia para toxoplasma IgM+ confirma a infecção aguda pelo toxoplasma e o IgG+ confirma a infecção congênita quando presente em titularidade 2x maior que a da mãe, titularidade em elevação ou persistência da positividade do IgG após 12 meses de idade.

Diversos esquemas de antibioticoterapia são descritos para tratamento específico da toxoplasmose ocular, que podem ser associados ou não ao uso sistêmico de corticoide para redução da inflamação. Esquema com sulfadiazina, pirimetamina, ácido folínico constitui o esquema clássico; o uso da associação sulfametoxazol e trimetoprim tem sido cada vez mais difundido como alternativa eficaz.[1-4,7,9] Para o tratamento de toxoplasmose adquirida na gestação, a espiramicina é utilizada até a 16ª semana de gestação, o esquema clássico da 17ª-33ª semanas, com retorno ao uso da espiramicina a partir da 34ª semana. Os recém-nascidos com toxoplasmose congênita devem ser tratados com o esquema clássico durante todo o primeiro ano. A profilaxia secundária, com sulfametoxazol e trimetoprim, pode ser indicada em pacientes imunossuprimidos, lesões recorrentes, lesões envolvendo região macular, pacientes acima de 70 anos e pacientes com infecção recente.[1,3]

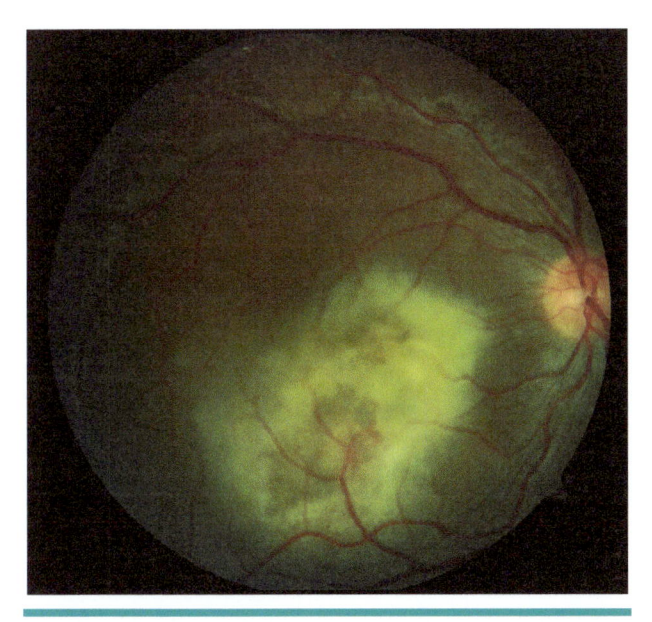

**Figura 11.10.** Retinografia evidenciando tuberculoma de coróide. (cortesia serviço de Uveítes, HCFMUSP)

**Tabela 11.5.** Interpretação dos resultados da sorologia para toxoplasmose no primeiro trimestre da gestação

| Resultados | | Interpretação |
|---|---|---|
| IgM | IgG | |
| - | - | Susceptibilidade. Realizar ações de prevenção e controle sorológico mensal |
| - | + | Infecção antiga. Risco excepcional de transmissão materno-fetal |
| + | - | Infecção muito recente ou IgM falso positivo. Repetir a sorologia em três semanas e se o IgG positivar a infecção recente na gestante será confirmada. |
| + | + | Possibilidade de infecção durante início da gestação. Realizar teste de avidez de IgG → Avidez fraca/baixa (<30%): Possibilidade de infecção durante a gestação; indicação de tratamento. → Avidez forte/alta (>60%): Infecção adquirida antes da gestação. |

A sífilis, ou lues, é causada pela bactéria Treponema pallidum. A principal via de transmissão é a adquirida por contato sexual, mas também é digna de nota a transmissão vertical da mãe para o feto. A sífilis ainda é um importante problema de saúde pública com aumento progressivo do número de casos notificados no Brasil, particularmente em grupos de risco como pacientes

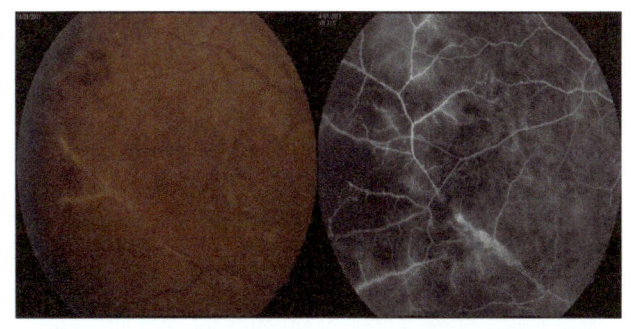

**Figura 11.11.** Retinografia evidenciando área de embainhamento vascular associada a hemorragias retinianas em paciente com vasculite de retina associada a tuberculose ocular. A angiografia com fluoresceína evidencia staining e leakage dos vasos afetados com áreas de não perfusão. (cortesia serviço de Uveítes, HCFMUSP)

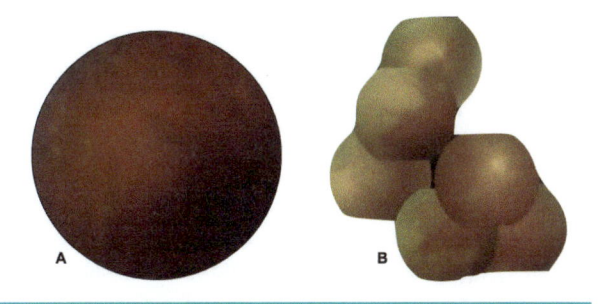

**Figura 11.12.** Exemplo de evolução das lesões em caso de necrose aguda de retina na ausência de tratamento específico A) Retinografia evidenciando focos periféricos de necrose de retina B) Retinografia após 5 dias evidenciando a rápida progressão circunferencial das lesões de necrose de retina e vasculopatia arterial oclusiva (cortesia serviço de Uveítes, HCFMUSP)

com o vírus da imunodeficiência humana (HIV) e homens que mantêm relação sexual com outros homens. O curso clínico da infecção se caracteriza por períodos de latência, intercalados com períodos de atividade. Clinicamente, a sífilis pode ser classificada em primária, secundária, latente e terciária e o tratamento consiste na penicilina benzatina. As manifestações oculares da sífilis são variáveis e podem ocorrer em todos os estágios da doença. Pela grande variedade de alterações, a sífilis é considerada "a grande imitadora" e todos os casos de uveíte devem ser rastreados para essa infecção. Os testes treponêmicos (FTA-Abs, ensaios imunoenzimáticos e quimioluminescência) identificam anticorpos dirigidos contra antígenos do Treponema pallidum e são indicados como testes para o diagnóstico da uveíte por sífilis. Quando o teste treponêmico é positivo em paciente com quadro clínico compatível com sífilis ocular, indica a necessidade de tratamento específico, mas como permanece positivo indefinidamente, não é utilizado para monitorizar a resposta ao tratamento. Os testes não treponêmicos (VDRL e RPR), por sua vez, são utilizados para monitorar a resposta ao tratamento e para o diagnóstico de reinfecção. Uma mudança de duas diluições (4 vezes) na titulação realizada pela mesma técnica laboratorial reflete resposta adequada. Os pacientes com manifestações oculares atribuídas à sífilis devem ser tratados com penicilina cristalina endovenosa durante 10 a 14 dias. O uso de corticosteroide sistêmico deve ser individualizado de acordo com a apresentação de cada caso. Todos os pacientes diagnosticados com sífilis ocular devem ser testados para HIV e deve-se realizar uma punção liquórica.[1-4,9]

A TB é uma infecção granulomatosa causada pelo bacilo Mycobacterium tuberculosis transmitida diretamente, de pessoa a pessoa, por gotas de aerossol expelidas pela tosse, espirro e escarro. A TB ocular é forma de envolvimento extrapulmonar da doença e sua incidência tem aumentado nos últimos anos com maior acometimento em pacientes imunodeprimidos. São diversas as formas de envolvimento ocular pela micobactéria. O bacilo pode acometer os anexos oculares e a órbita causando celulite orbitária, periostite, tubérculos nas pálpebras que simulam calázios e esclerite anterior. A uveíte anterior é, em geral, bilateral do tipo granulomatosa com PKs do tipo mutton-fat e sinéquias posteriores. Na uveíte posterior, é comum o envolvimento da coróide com tubérculos que são lesões subretinianas profundas localizadas preferencialmente no pólo posterior ou, mais raramente, tuberculomas que são massa única, grande, elevada de coloração branco-amarelada eventualmente associada a hemorragias e descolamento seroso da retina (Figura 11.10). A coroidite serpiginosa-like é caracterizada por lesões multifocais da coróide não contíguas que se iniciam próximo ao disco óptico com progressão centrífuga e irregularmente confluentes, semelhante ao quadro descrito na coroidite serpiginosa. A TB ocular pode também se manifestar como vasculite retiniana de características oclusivas que acomete preferencialmente as veias (Figura 11.11).

O diagnóstico definitivo de TB ocular se faz pela combinação de sinais compatíveis de inflamação intraocular associados a demonstração da micobactéria por cultura ou PCR de amostras oculares. Como o isolamento da micobactéria das pequenas amostras oculares é muito raro, o diagnóstico é, na maior parte das vezes, presuntivo e baseado na combinação de sinais e sintomas de TB ocular, evidência de infecção latente (PPD e/ou IGRA- *interferon-gama release assay*, radiografia ou tomografia de tórax, contato com paciente bacilífero), resposta terapêutica positiva ao esquema de tratamento para TB e exclusão de outras causas de uveíte. Para o tratamento da TB ocular é recomendado o uso de 4 drogas no esquema RIPE (rifampicina, isoniazida,

pirazinamida e etambutol) nos primeiros 2 meses de tratamento seguido pelo uso de 2 drogas no esquema RI (rifampicina, isoniazida) pelos próximos 4 a 7 meses de tratamento. O uso associado de corticoterapia sistêmica está indicado para limitar os danos oculares causados pelo processo inflamatório.[1-4,9]

Especialmente em pacientes imunocompetentes, o VZV e HSV podem causar a necrose aguda de retina (NAR), quadro caracterizado por um ou mais focos de retinite necrosante periférica com tendência à confluência de forma circunferencial associada a vitreíte e vasculite importantes. O acometimento é bilateral em 1/3 dos casos, sendo que pode haver um intervalo entre o acometimento do 1º e do 2º olho. As lesões progridem rapidamente se não tratadas adequadamente e podem acometer o pólo posterior e a região macular (Figura 11.12). O descolamento de retina regmatogênico é uma complicação descrita em até 73% dos casos de NAR. O tratamento deve ser instituído precocemente com aciclovir endovenoso ou valaciclovir via oral em altas doses. Já em pacientes imunocomprometidos, a exemplo dos portadores de HIV com contagem de CD4<50 céls/mm3, o CMV pode causar uveíte posterior que se apresenta de três formas clínicas principais: retinite hemorrágica, forma granular com múltiplas lesões pequenas ou vasculite de vasos congelados (frosted branch uveitis) (Figura 11.13). A infecção deve ser tratada com ganciclovir endovenoso.[1-4,9]

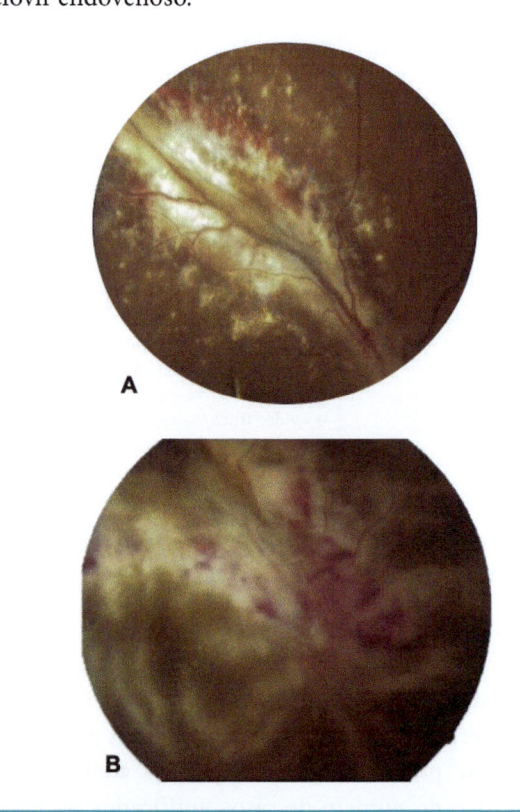

**Figura 11.13.** Vasculite e retinite

Vasculite de retina representa um grupo de distúrbios caracterizado por inflamação da parede dos vasos da retina associada à inflamação intraocular.[2,3] Os sintomas mais comuns são a redução da AV, escotomas e floaters. Manifestações clínicas frequentes incluem embainhamento vascular, hemorragias retinianas, vitreíte e edema macular cistoide. Na avaliação complementar com angiografia com fluoresceína, staining e leakage dos vasos afetados são tipicamente demonstrados e decorrem da inflamação da parede do vaso. Também podem estar presentes áreas de não-perfusão e neovascularização (Figura 11.10). A vasculite de retina pode ocorrer de forma ocular isolada, estar associada a doenças sistêmicas infecciosas ou não, ou ser manifestação de uma síndrome mascarada ou "falsas uveítes" (e.g., linfoma intraocular primário, distrofia de retina ou retinopatia associada ao câncer). A vasculite de retina pode ser um alerta para uma doença sistêmica ainda não diagnosticada. É essencial, portanto, avaliação sistêmica e seguimento clínico atentos. A lista de doenças associadas à vasculite de retina é extensa e inclui como exemplos a síndrome de Behçet, granulomatose com poliangeíte, esclerose múltipla, sarcoidose, doenças do colágeno e doenças infecciosas. O princípio do tratamento da vasculite de retina é a supressão da inflamação intraocular e tratamento de eventual doença de base associada.

## Coroidites não infecciosas[10]

As coroidites não infecciosas, englobadas no grupo das síndromes dos pontos brancos, são desordens caracterizadas por múltiplas lesões inflamatórias decorrentes da disfunção da retina externa, do epitélio pigmentado da retina e/ou da coroide. As diversas entidades descritas possuem alguns sintomas em comum, como borramento visual, *floaters*, redução da sensibilidade ao contraste e perda de campo visual. Para o correto diagnóstico diferencial é importante a combinação de dados epidemiológicos e queixas sistêmicas, aspecto das lesões fundoscópicas, avaliação de sinais inflamatórios intraoculares e achados dos exames complementares, tais como angiografia com fluoresceína e indocianina verde, tomografia de coerência óptica e campo visual. (Figura 11.14)

## Esclerite

A esclerite é o termo usado para a inflamação da esclera, túnica externa composta basicamente por fibras de colágeno, elastina e proteoglicanos em feixes de tamanho e forma variados. Pode haver inflamação do tecido uveal

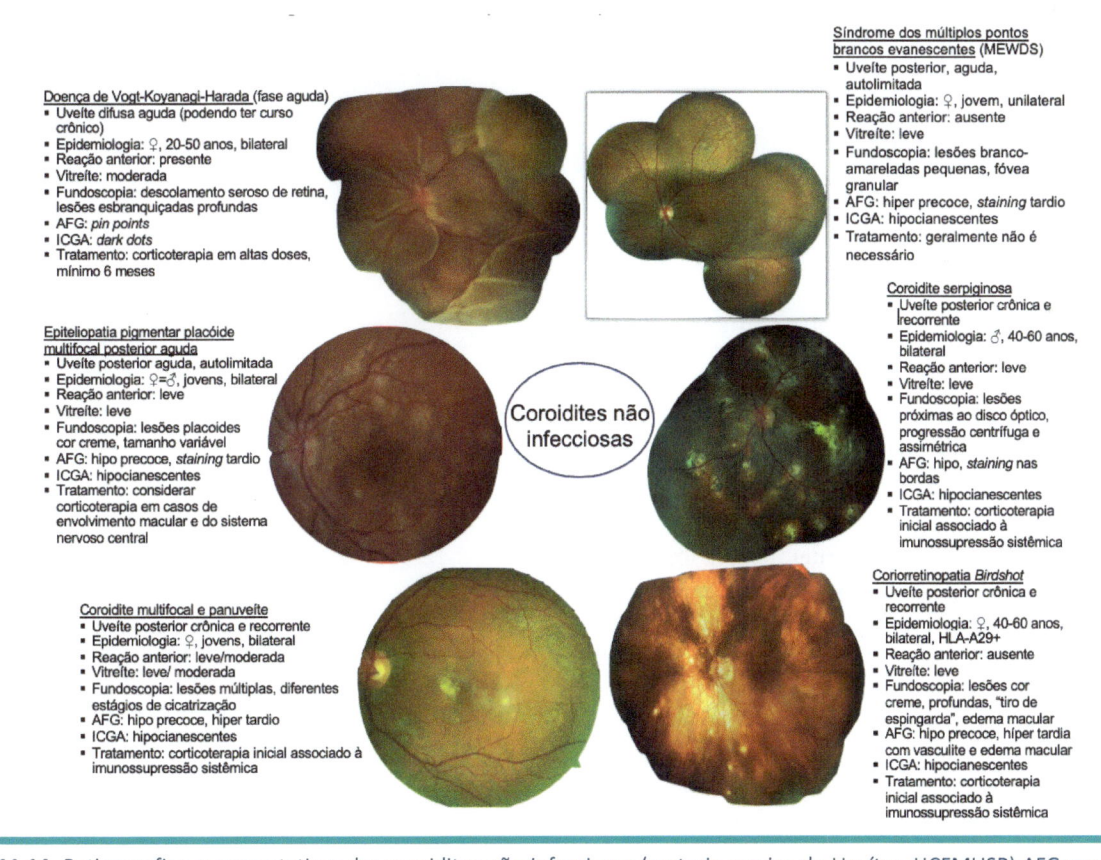

**Figura 11.14.** Retinografias representativas das coroidites não infecciosas (cortesia serviço de Uveítes, HCFMUSP) AFG: angiografia com flouresceína; ICGA: angiografia com indocianina verde

subjacente. Em geral acomete mulheres, é unilateral em 50-80% dos casos e pode ser de origem imunomediada, infecciosa, infiltrativa, induzida por cirurgia e traumática.[3] A esclerite pode ser a primeira manifestação de uma vasculite sistêmica, sendo dignas de nota a associação com artrite reumatoide, granulomatose com poliangeíte e policondrite recidivante. Devido a rica inervação da esclera pelos nervos ciliares curtos e longos, a dor é um sintoma marcante nos quadros de esclerite, seguido da hiperemia pela congestão do plexo episcleral profundo (Figura 11.15 a 11.17).[1-4]

A classificação das esclerites permite um entendimento da gravidade e prognóstico da doença (Tabela 11.6).

O principal diagnóstico diferencial é a episclerite, processo inflamatório da episclera, camada de tecido conjuntivo fina, densa, bem vascularizada com fibras que se misturam com a substância própria da esclera. Em geral, é um quadro benigno, pouco sintomático e autolimitado. O teste com fenilefrina a 10% é útil na diferenciação das duas entidades: a vasodilatação do plexo episcleral superficial, tipicamente acometido na episclerite, pode desaparecer por completo após uso do vasoconstritor tópico, o que não ocorre com os vasos episclerais profundos acometidos nas esclerites (Figura 11.16).

**Tabela 11.6.** Classificação das esclerites por Watson et al, 2004[3]

| Categoria | Subtipos |
|---|---|
| Anterior (forma mais comum) | Difusa (mais frequente) Nodular Necrosante (mais grave) Vasoclusiva Granulomatosa Induzida por cirurgia Escleromalácia *perforans* (associação com artrite reumatoide) |
| Posterior (sinal do "T" à ultrassonografia, Figura 11.6) | |

Como tratamento das esclerites, terapia tópica com corticoide auxilia no alívio dos sintomas, mas seu uso isolado em geral é insuficiente para controle do processo inflamatório. A maioria dos pacientes com esclerite anterior não infecciosa difusa ou nodular responde bem ao uso de anti-inflamatórios não esteroidais sistêmicos. Tratamento com corticoterapia sistêmica é reservado para casos mais graves e/ou refratários ao uso de anti-inflamatórios não hormonais. Os imunossupressores estão indicados nos casos de esclerite necrosante ou naqueles dependentes do uso crônico de corticosteroide.

**Vídeo 11.2 - Entrevista Dr. Edilberto Olivalves**

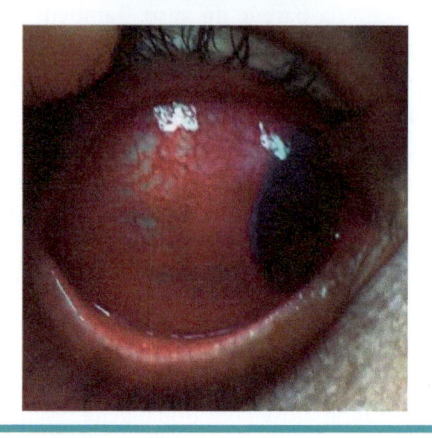

**Figura 11.15.**

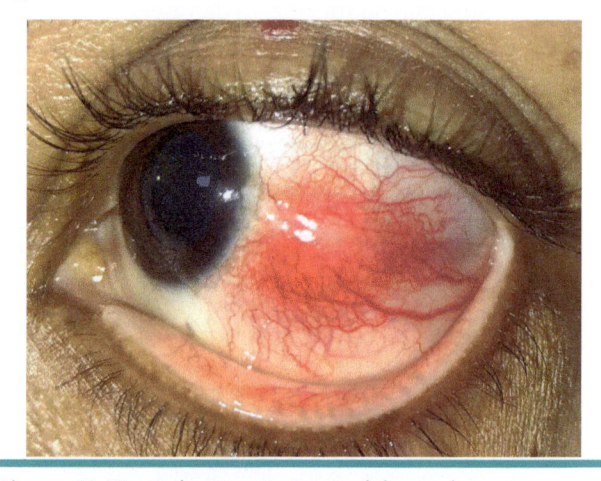

**Figura 11.16.** Esclerite anterior nodular após teste com a fenilefrina 10% (cortesia serviço de Uveítes, HCFMUSP)

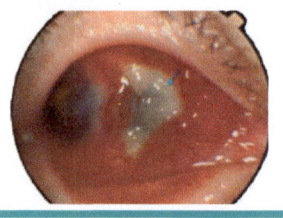

**Figura 11.17.** Esclerite anterior necrosante (cortesia Dr Edilberto Olivalves)

| Pontos chave |
| --- |
| História clínica detalhada e exame oftalmológico minucioso são passos iniciais fundamentais na avaliação do paciente com uveíte; |
| Achados biomicroscópicos característicos de pacientes com uveíte incluem injeção ciliar, precipitados ceráticos, células na câmara anterior e vítreo anterior, sinéquias anteriores e posteriores, além de nódulos irianos; |
| Exames complementares e encaminhamento para outras especialidades devem ser baseados nas hipóteses diagnósticas iniciais. Devido à sífilis ser considerada "a grande imitadora" e à alta endemicidade de TB no Brasil, ambas com ampla variedade de manifestações oculares, sorologia para sífilis e pesquisa para TB devem ser rotineiramente solicitadas nos pacientes com uveíte; |
| A classificação anatômica das uveítes auxilia na formulação de hipóteses diagnósticas. A uveíte anterior é o subtipo mais comum; |
| Uveíte intermediária é aquela na qual as principais alterações localizam-se no vítreo anterior, região da *pars* plana e retina periférica. A *pars* planite, caracterizada pela presença de *snowballs* e *snowbanks*, é um subtipo mais frequente de uveíte intermediária, acometendo principalmente crianças e adultos jovens, geralmente bilateral e admite-se ser doença imunomediada; |
| A toxoplasmose é a principal causa de uveíte posterior no Brasil em qualquer faixa etária e a lesão ocular clássica consiste em retinocoroidite necrosante com foco satélite cicatrizado adjacente, com reação vítrea moderada a importante (*light in the fog*); |
| O diagnóstico da TB ocular é, na maioria das vezes, presuntivo e se baseia na associação dos achados compatíveis com TB ocular, exclusão de outras causas de uveíte, evidência de infecção latente e resposta terapêutica positiva ao esquema RIPE; |
| Os vírus da família herpes podem estar associados a quadros de retinite: em imunocompetentes, VZV e HSV podem causar a necrose aguda de retina e em imunocomprometidos, e.g., portadores de HIV com contagem de CD4<50 células/mm$^3$, CMV pode causar retinite hemorrágica; |
| Vasculite de retina representa um grupo de distúrbios caracterizado por inflamação da parede dos vasos da retina associada à inflamação intraocular. A vasculite de retina pode ser um alerta para uma doença sistêmica ainda não diagnosticada; |
| A esclerite em geral acomete mulheres, é unilateral em 50-80% dos casos e pode ser a primeira manifestação de uma vasculite sistêmica, principalmente artrite reumatoide, granulomatose com poliangeíte e policondrite recidivante. |

## REFERÊNCIAS

1. Foster CS, Vitale AT. Diagnosis and Treatment of Uveitis. Pub. 2a ed. New Dehli: Jaypee Brothers Medical, 2013.
2. Nussenblatt RB, Whitcup SM. Uveitis: fundamentals and clinical practice. Philadelphia: Mosby/Elsevier, 2010
3. Oréfice F, Neto CAF. Uveítes in Série Oftalmologia Brasileira. 3ª ed. Rio de Janeiro: Guanabara Koogan, 2016
4. Jabs DA, Busingye J. Approach to the Diagnosis of the Uveitides. Am J Ophthalmol, 2013
5. Jabs DA, Nussenblatt RB, Rosenbaum JT, Atmaca LS, Becker MD, Brezin AP, et al. Standardization of uveitis nomenclature (SUN) for reporting clinical data. Results of the first international workshop. Am J Ophthalmol, 2005.
6. Nussenblatt RB, Palestine AG, Chan CC, Roberge F. Standardization of vitreal inflammatory activity in intermediate and posterior uveitis. Ophthalmology. 1985
7. Gouveia EB, Yamamoto JH, Abdalla M, Hirata CE, Kubo P, Olivalves E. Causas das uveítes em serviço terciário em São Paulo, Brasil. Arq Bras Oftalmol. 2004.
8. Souto FMS, Giampietro BV, Takiuti JT, Campos LMA, Hirata CE, Yamamoto JH. Clinical features of paediatric uveitis at a tertiary referral centre in São Paulo, SP, Brazil. Br J Ophthalmol. 2018;
9. Majumder PD, Ghosh A, Biswas J. Infectious uveitis: an enigma. Mid East Afr J Ophthalmol. 2017;
10. Lavezzo MM, Sakata VM, Morita C, Rodriguez EEC, Abdallah SF, Da Silva FTG, et al. Vogt-Koyanagi-Harada disease: Review of a rare autoimmune disease targeting antigens of melanocytes. Orphanet Journal of Rare Diseases. 2016.

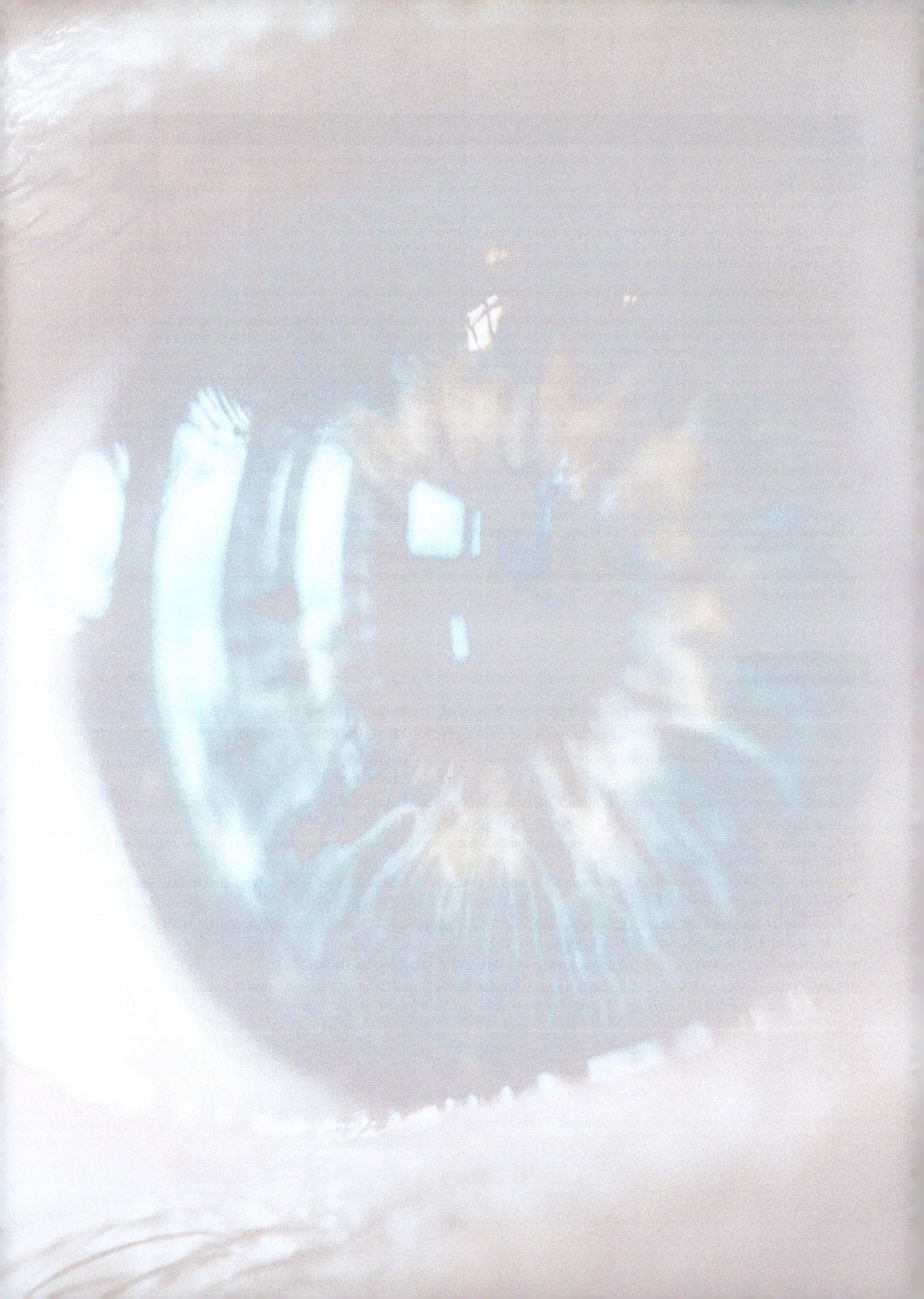

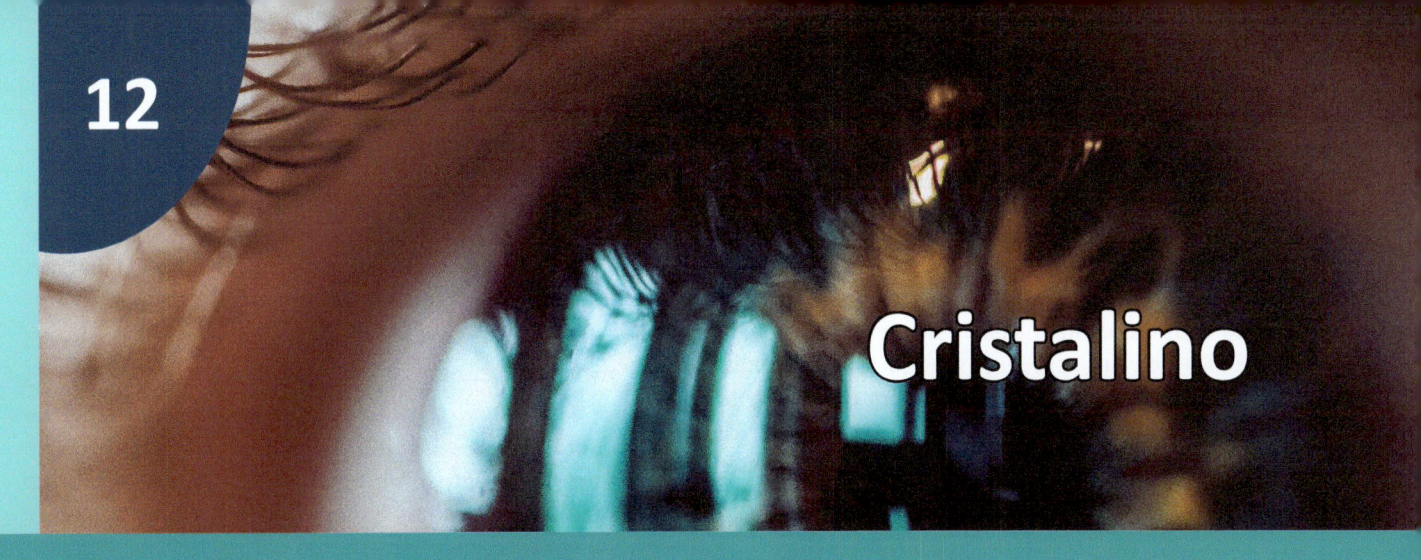

# CAPÍTULO 12

# Cristalino

Pedro Carlos Carricondo
João Victor Veloso Gonçalves Godinho

## INTRODUÇÃO

O olho humano é composto por várias estruturas que desempenham a função de um conjunto de lentes sobrepostas. O cristalino corresponde a uma lente biconvexa ajustável desse conjunto óptico, sendo fundamental para ajuste do foco. No estado não acomodativo o cristalino contribui com aproximadamente 20 dioptrias de aproximadamente 60D do olho humano. (1) Considerando a acomodação uma característica primordial, o cristalino representa o sítio inicial característico do envelhecimento, resultando na presbiopia. Outro ponto relevante trata-se da opacificação dessa lente, correspondendo a umas das principais causas de cegueira no mundo, a catarata.

### Anatomia

O cristalino é uma lente biconvexa localizada na câmara posterior, atrás da pupila e da íris e anterior à câmara vítrea, que aumenta o diâmetro ântero-posterior com o envelhecimento. Contém aproximadamente 66% de água e 33% de proteínas em sua composição.(1) Esta lente possui uma cápsula recobrindo toda a sua superfície e é mantida em sua posição habitual por sustentação das fibras zonulares 360 graus, ancoradas no corpo ciliar. É avascular após o período fetal, sendo nutrido pelo humor aquoso e vítreo.(1, 2) Ao nascimento mede por volta de 6.4 mm no equador e 3.5 mm no sentido ântero-posterior, pesando aproximadamente 90 mg. Na fase adulta, o cristalino atinge 9-10 mm no equador, 5 mm ântero-posterior e pesa aproximadamente 255 mg.â

As principais funções do cristalino são: manter a sua transparência, refratar a luz e promover a acomodação.(1)

A cápsula que o envolve é formada a partir do epitélio do cristalino, composta por colágeno tipo IV, sendo mais espessa em sua porção anterior (14 μm) do que na posterior (2-4 μm) na vida adulta.(1, 2) (Figura 11.1)

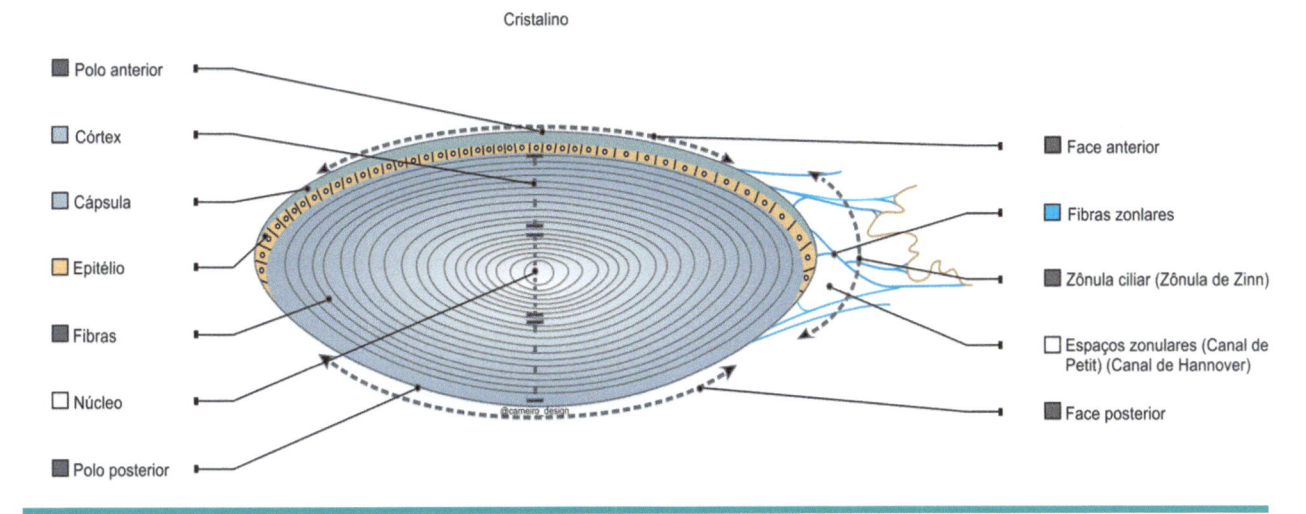

**Figura 12.1.** Estrutura do cristalino: cápsula, epitélio e fibras lenticulares.

O epitélio cristaliniano encontra-se abaixo da cápsula anterior e na região equatorial, não estando presente junto à cápsula posterior. As células epiteliais estão em mitose continuamente durante toda a vida para a formação de fibras cristalinianas. Estas se formam quando as células epiteliais perdem os seus núcleos, interdigitações e se alongam, sendo adicionadas em camadas centrifugamente, assemelhando-se às camadas de uma cebola. As fibras cristalinianas unem-se nas suturas anterior e posterior, em formato de dois "Y" invertidos um do outro.(1, 2) (Figura 12.2)

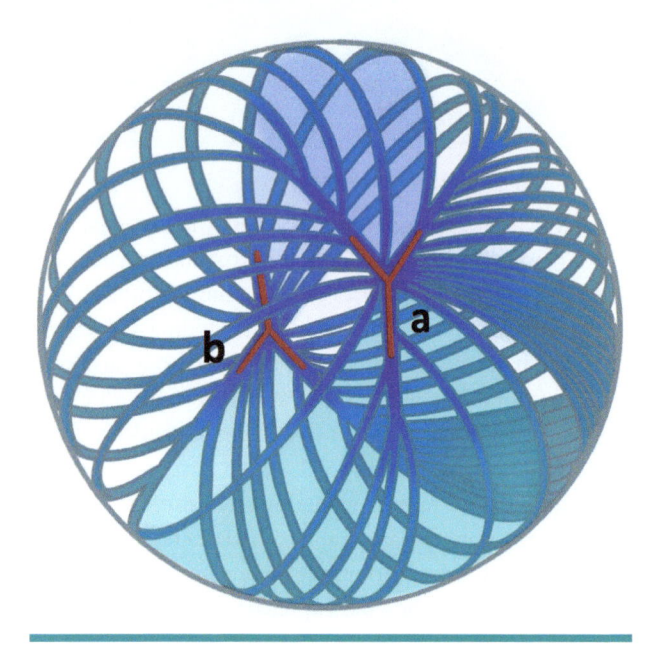

**Figura 12.2.** Estrutura das fibras do cristalino e a representação das suturas em Y anterior e posterior.

No envelhecimento ocorre espessamento do córtex do cristalino, aumento da curvatura das faces anterior e posterior levando a maior poder refrativo e aumento do índice de refração(1, 3).

As fibras zonulares, que dão sustentação para o cristalino e têm papel fundamental na acomodação, se originam na lâmina basal do epitélio não pigmentado da *pars plicata* do corpo ciliar e se inserem na cápsula ao redor do equador. A instabilidade dessas fibras podem resultar em deslocamento do cristalino de sua posição habitual. Traumas e doenças congênitas, como a Síndrome de Marfan são as causas mais comuns. Quando associada a catarata com necessidade de cirurgia, há maior probabilidade de complicações no intra e pós-operatório como perda vítrea, mergulho do cristalino para cavidade vítrea e deslocamento da lente intraocular (LIO).(2)

## Afecções congênitas/hereditárias

**Afacia congênita:** raro, corresponde à ausência do cristalino ao nascimento. Quando não há formação do placoide cristaliniano é classificada como primária, já quando o cristalino é espontaneamente reabsorvido durante o desenvolvimento é classificada com secundária. Essa última forma é a mais comum.(1, 2)

**Duplicação do cristalino:** descrito em associação com metaplasia corneana e coloboma de íris e coroide.(2)

**Coloboma cristaliniano:** consiste em falha do contorno do cristalino. Classificado como primário quando há defeito ou identação na periferia, e como secundário quando há defeito na periferia devido a falha no desenvolvimento do corpo ciliar ou da zônula. Localização inferior nasal é a mais comum e pode estar associado a colobomas do trato uveal. Adjacente ao coloboma pode aparecer opacificação cortical do cristalino ou espessamento da cápsula do cristalino. (Figura 12.3)(1, 2)

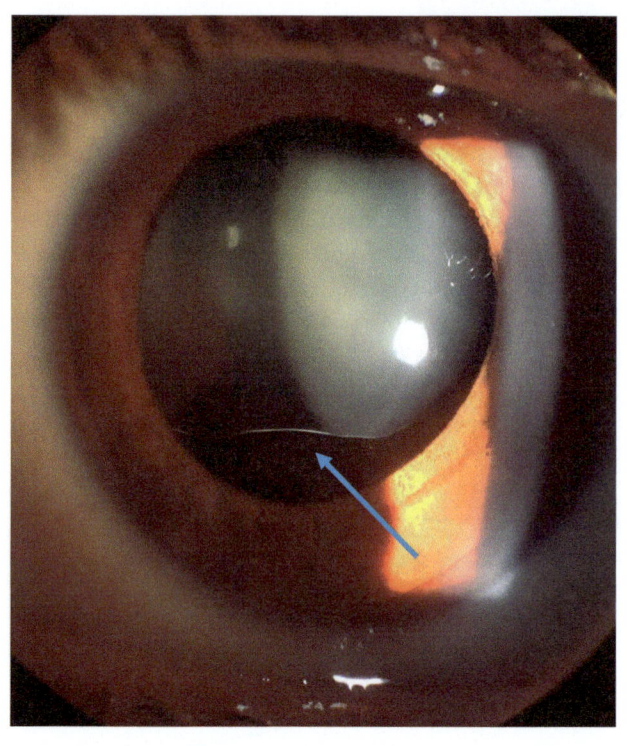

**Figura 12.3.** Coloboma inferior do cristalino (arquivo dos autores). Seta indicada a parte faltante do cristalino.

**Lenticone:** consiste em uma deformação em forma de cone da face anterior ou posterior do cristalino. O anterior é raro, mais comum no sexo masculino, bilateral e pode estar associado a síndrome de Alport. O posterior é mais frequente que o anterior, mais comum no sexo feminino, unilateral e associado a opacidades progressivas do córtex posterior. Ao exame do reflexo vermelho observa-se sombra escura central que se assemelha a uma gota de óleo. (Figura 12.4 e 12.5) (2)

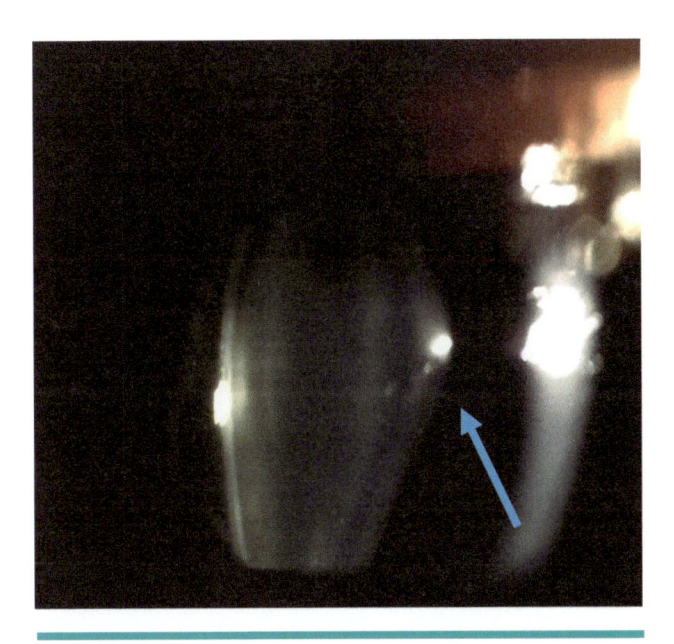

**Figura 12.4.**      Lenticone anterior (arquivos dos autores)

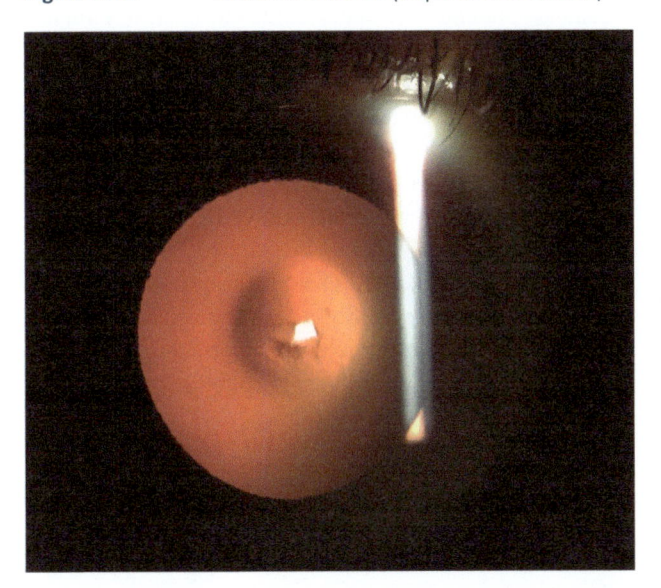

Figura 12.5. Lenticone anterior - sinal da gota de óleo (iluminação de campo vermelho) em paciente portador de Síndrome de Alport (arquivo dos autores)

**Lentiglobo:** consiste em uma deformação em forma de esfera da porção central da face anterior do cristalino.(2)

**Microesferofacia:** anomalia bilateral em que o cristalino é pequeno e esférico por um desenvolvimento anormal zonular 360°. Há aumento na curvatura de ambas as faces resultando em acentuada miopia lenticular e é comum causa de bloqueio pupilar intermitente. Em caso de crise aguda por fechamento angular primário o tratamento de escolha é uso de colírio cicloplégico resultando em tração das fibras zonulares e redução do diâmetro

antero-posterior do cristalino, tracionando-o posteriormente (Figura12.6). Pode-se ocorrer de forma isolada ou associada a algumas síndromes, como Marfan, Alport, Lowe, homocistinúria, anomalia de Peter e, mais comumente, com a síndrome de Weill-Marchesani.(1, 2)

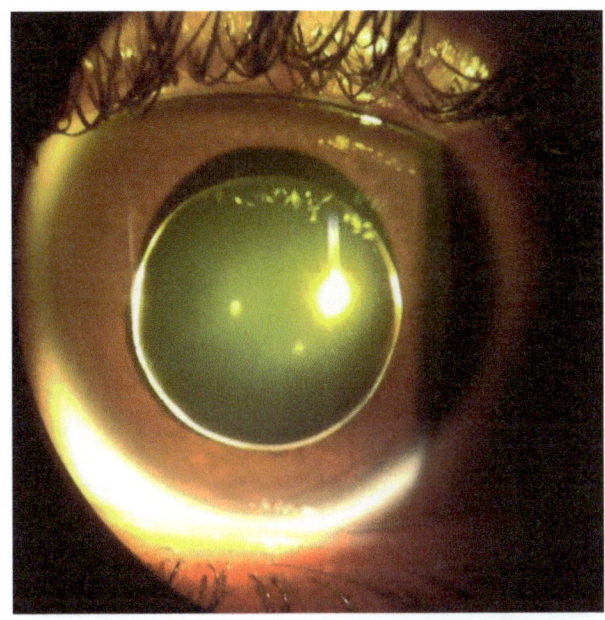

Figura 12.6.      Microesferofacia com cristalino luxado (arquivo dos autores)

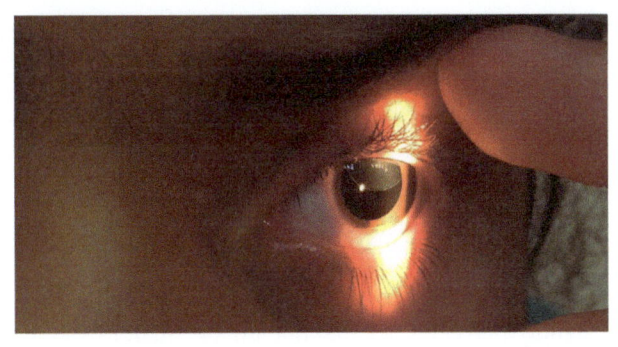

Figura 12.7. Síndrome de Marfan com cristalino subluxado temporal superior (arquivo dos autores)

**Ectopia lentis:** consiste no deslocamento do cristalino por alteração no sistema de sustentação, podendo ser de causas genéticas ou secundárias a doenças oculares e traumas. Quando parcial é chamado de subluxação; luxação consiste no deslocamento completo. As duas principais formas genéticas são: *ectopia lentis* (bilateral, simétrica, deslocamento temporal superior e herança autossômica dominante) e *ectopia lentis e pupillae* (deslocamento do cristalino e pupila em forma de fenda ou oval, bilateral, mas não simétrica, herança autossômica recessiva). Pode estar associada às doenças sistêmicas: síndrome de Marfan (Figura 12.7), homocistinúria, síndrome de Weill-Marchesani, deficiência de sulfeto oxidase, hiperlisinemia e síndrome de Ehlers-Danlos. (1, 2)

Ponto de Mittendorf: pequeno ponto opaco na região inferior nasal da cápsula posterior do cristalino que é remanescente da túnica vascular onde a artéria hialoide tinha contato com polo posterior do cristalino durante a gestação. (Figura 12.8)(1, 2)

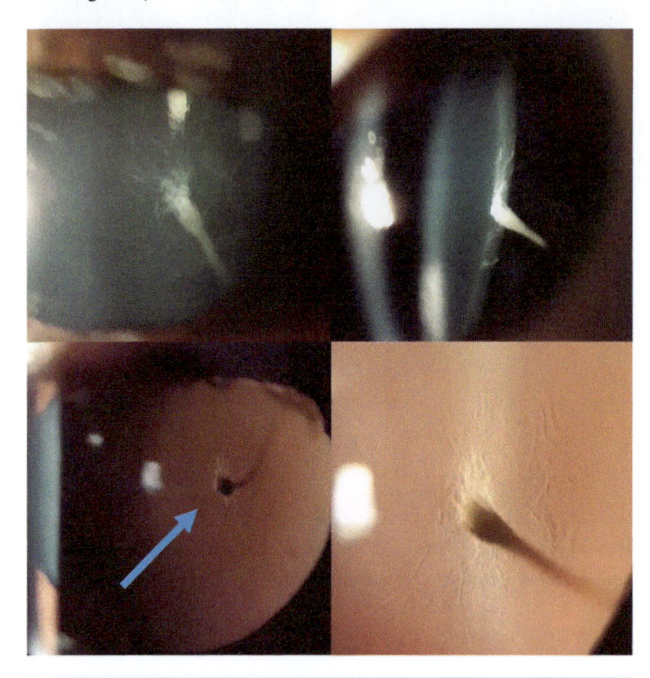

Figura 12.8.Ponto de Mittendorf em vários tipos de iluminação. Fotos cedidas por Dr João Duvílio de Biazi Andreotti

Estrelas epicapsulares: são remanescentes da túnica vasculosa que aparecem como pigmentos acastanhados na cápsula anterior do cristalino, podendo ser unilaterais ou bilaterais. (2)

Catarata infantil: são chamadas de congênitas quando presentes ao nascimento ou quando desenvolvem no primeiro ano. Tem importante impacto no desenvolvimento da visão pela possibilidade de ambliopia. O prognóstico visual é melhor quanto mais precoce for feito o diagnóstico e tratamento. Assim, a sua identificação e o pronto tratamento são fundamentais. Podem ser unilaterais ou bilaterais.(1-4) Além disso, é comum no pós operatório desses pacientes uma inflamação maior que a encontrada nos adultos, por este motivo os medicamentos anti-inflamatórios são usados por um período mais prolongado.(3) A cirurgia de catarata nesses pacientes devem seguir critérios específicos e têm características únicas que as diferem das cirurgias de catarata em adultos, o que vai além do intuito deste capítulo (leia também no Capítulo 19 - Oftalmopediatria).

## CLASSIFICAÇÃO:(2)

- Zonular
- Nuclear
- Lamelar
- Sutural
- Capsular
- Polar
- Anterior
- Posterior
- Total
- Membranosa
- Persistência de vítreo primário hiperplásico

A catarata do tipo zonular é o mais comum em crianças, podendo ser subdividida em nuclear, lamelar, sutural e capsular. O subtipo lamelar é o mais comum, podendo ser de herança autossômica dominante, sendo caracterizada por opacidade entre o núcleo transparente (Figura 12.09 e 12.10) e o córtex, é bilateral e simétrica e a acuidade visual depende da densidade da opacidade. O subtipo nuclear apresenta opacidade do núcleo embrionário e fetal, é bilateral e está associado aos olhos pequenos (Figura 12.10). O subtipo sutural tem opacidade das suturas em Y do cristalino no núcleo fetal e geralmente não compromete a visão. O subtipo capsular é caracterizado por opacidade do epitélio do cristalino e da cápsula anterior que se prolonga até o córtex, e também geralmente não afeta a visão. (1, 2)

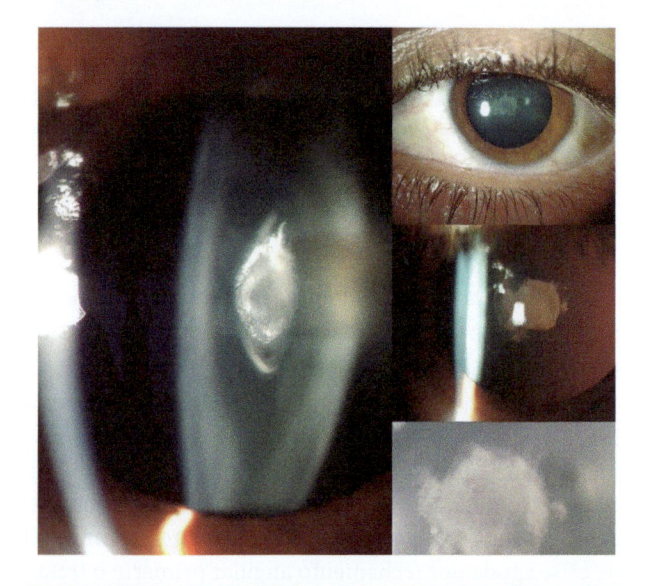

Figura 12.9. Catarata infantil zonular nuclear. Fotos cedidas por Dr João Duvílio de Biazi Andreotti

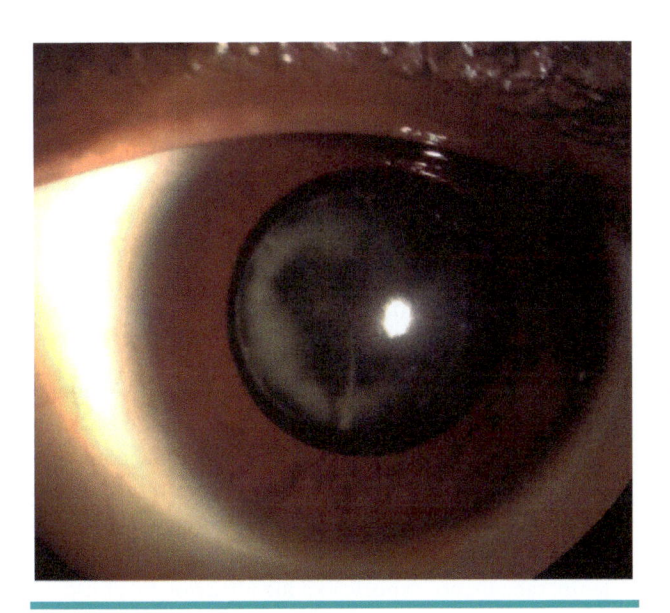

Figura 12.10. Catarata infantil zonular lamelar. Fotos cedidas por Dr João Duvílio de Biazi Andreotti

A catarata do tipo polar é caracterizado por opacidade do córtex subcapsular na região dos polos anterior e posterior do cristalino e resultar em fragilidade capsular. A opacidade polar anterior geralmente é unilateral, não costuma progredir e os pacientes devem ser acompanhados para avaliação da visão e detecção de ambliopia. Mais comumente são congênitas e de surgimento esporádico, mas podem ter herança autossômica dominante.(1, 2) A opacidade polar posterior é pequena, pode progredir e tende a comprometer mais a visão que a polar anterior por se localizar mais próximo do ponto nodal do olho.(1, 2) As cataratas polares posteriores familiares são geralmente bilaterais e de herança autossômica dominante. Já os casos esporádicos são geralmente unilaterais e associados a remanescentes da túnica vasculosa ou com anormalidades da face posterior do cristalino, como lenticone ou lentiglobo.(1)

Catarata Cerúlea, também conhecida como catarata dos pontos azuis, apresenta opacidades azuladas pequenas localizadas no córtex cristaliniano. Estes pontos não progridem e geralmente não causam redução da acuidade visual(Figura 12.11). (1)

A catarata do tipo total é muito ambliopizante e necessita de rápida intervenção.(2)

A catarata do tipo membranosa acontece quando há reabsorção parcial do córtex e núcleo, e resulta em opacidade importante por adesão das cápsulas anterior e posterior, causando grave diminuição da acuidade visual.(1, 2)

A catarata com persistência do vítreo primário hiperplásico (PVPH) é unilateral em 90% dos casos e está associada à membrana fibrovascular retrocristaliniana. Causa redução importante da visão e anormalidades associadas a PVPH são rubeose, persistência da artéria hialoidea e micro-oftalmia.(1, 2)

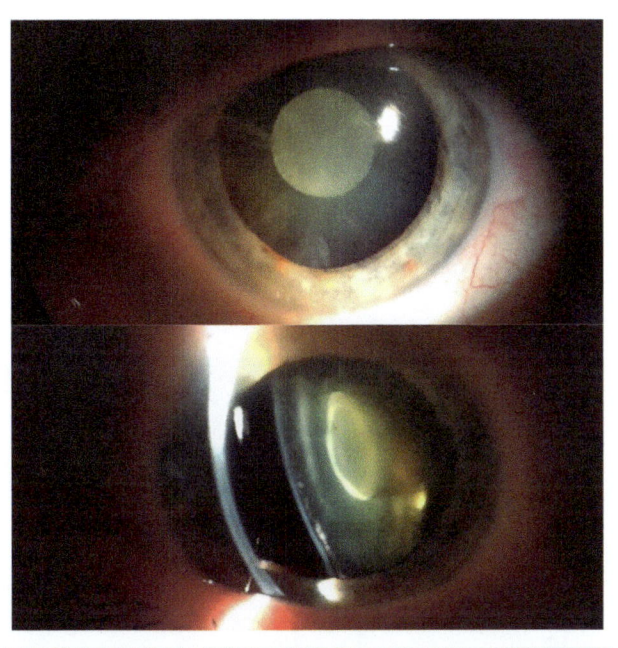

Figura 12.11. Catarata infantil zonular nuclear e lamelar

## Presbiopia

A presbiopia representa um dos marcos do envelhecimento. Ocorre a perda progressiva da acomodação (que corresponde à contração do músculo ciliar, permitindo relaxamento da zônula e consequente aumento da curvatura do cristalino, principalmente a anterior, para ajuste da imagem no foco). O impacto é mais evidente principalmente a partir dos 40 anos de idade em pacientes emétropes. A amplitude de acomodação de adolescentes é de 12 a 16 dioptrias, enquanto adultos aos 40 anos têm de 4 a 8 dioptrias de amplitude.(2) A diminuição da elasticidade das fibras cristalinianas e a adição contínua de novas fibras cristalianas contribuem para a perda da capacidade acomodativa. As fibras do cristalino são mais maleáveis durante a infância comparado com a fase adulta, sendo uma das justificativas para a perda da capacidade de acomodação com o envelhecimento.(1, 5)

A acomodação é mediada por fibras parassimpáticas provenientes do nervo oculomotor. Desta forma, medicamentos parassimpaticomiméticos (por exemplo: pilocarpina) induzem acomodação e parassimpaticolíticos (por exemplo: atropina, tropicamida) bloqueiam a acomodação.(1)

O principal tratamento da presbiopia é feito com uso de óculos para que seja possível ajustar o foco de perto/intermediário, uma vez que o paciente não possui mais a capacidade plena de realizá-lo. Além disso é possível tratá-la com uso de lente de contato, cirurgia refrativa com alteração da curvatura da córnea e a própria cirurgia de catarata (veja também no Capítulo 22 - Óptica e Refração). A presença de presbiopia somente não é critério aceito para realização da cirurgia de catarata, devido às complicações possíveis desse procedimento.

## Catarata

A catarata é a opacificação do cristalino e em sua forma mais prevalente está relacionada ao processo natural do envelhecimento. Os sintomas mais comuns são: baixa da acuidade visual, ofuscamento e miopização.

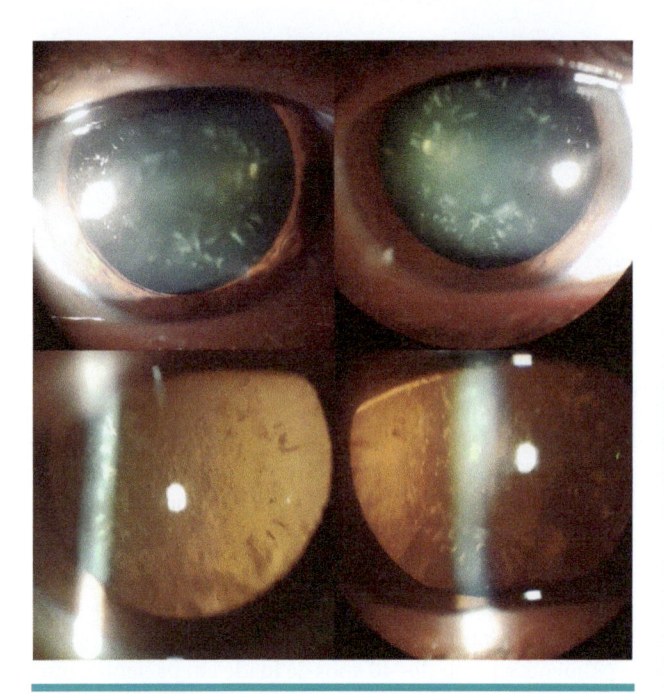

**Figura 12.12.** Catarata cerúlea

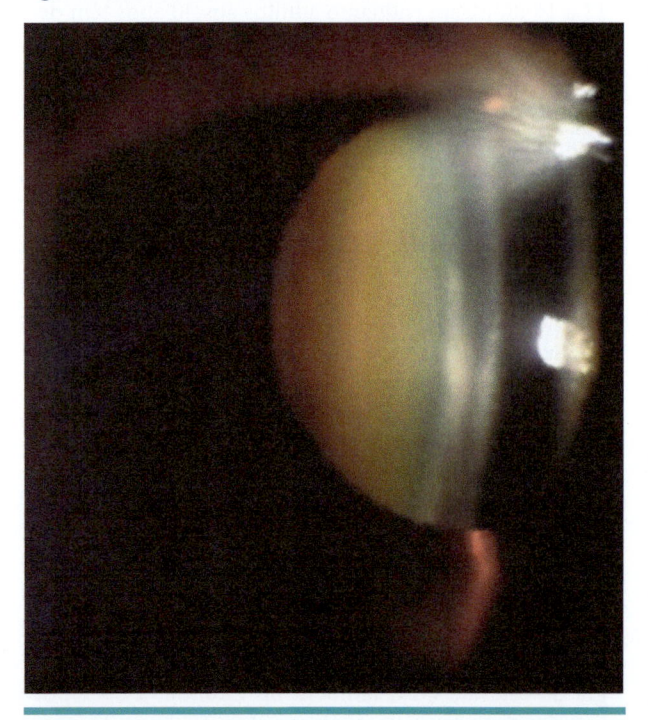

**Figura 12.13.** Catarata Nuclear grau 3 (arquivo dos autores)

Representa cerca de 33% a 40% dos casos de deficiência visual no mundo e o único tratamento eficaz é cirúrgico.(1, 2) A maioria dos casos de cegueira associados a catarata, até 90%, está nos países em desenvolvimento e nesses países a cirurgia de catarata é considerada uma das medidas de maior custo benefício em relação à medida de saúde pública.(1, 6) Um das grandes causas para a discrepância de casos de cegueira por catarata comparando países desenvolvidos com os em desenvolvimento está nos custos da cirurgia de catarata.(7)

O cristalino aumenta em volume e tamanho ao longo da vida e as fibras cristalinianas vão se tornando cada vez mais compactadas e duras ao longo dos anos, com perda da transparência concomitante. Estas alterações têm causas multifatoriais sendo as mais comuns associadas ao estresse oxidativo crônico relacionado ao envelhecimento, tabagismo, exposição à luz ultravioleta, abuso de

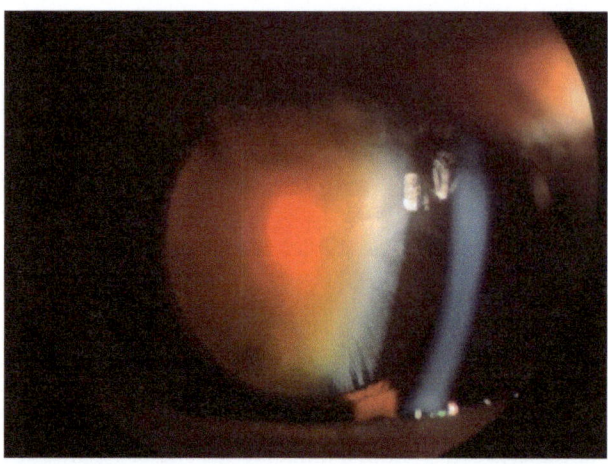

**Figura 12.14.** Catarata Nuclear grau 4 (arquivo dos autores)

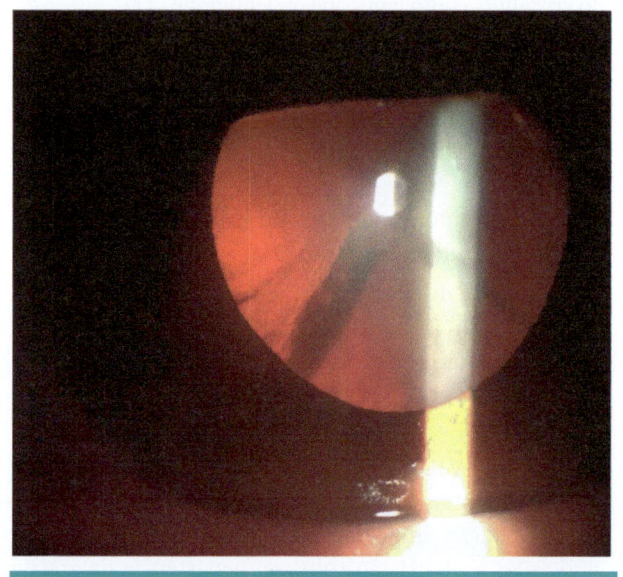

**Figura 12.15.** Catarata Cortical anterior (arquivo dos autores)

álcool, doenças sistêmicas e uso de certos medicamentos. (1-3, 6) Fatores genéticos podem influenciar em até 50% na gravidade da catarata nuclear e podem ser importantes no desenvolvimento da catarata cortical.(6)

Existem 3 principais tipos de catarata relacionadas ao envelhecimento: nuclear, cortical e subcapsular posterior. O tipo nuclear tem uma progressão lenta, geralmente é bilateral, mas assimétrica, e causa prejuízo maior para visão de longe que para perto. Com a evolução tende a um endurecimento do núcleo central com um desvio miópico refracional e pode ser uma das causas para diplopia monocular. O tipo cortical tende a ser bilateral, mas assimétrico. O sintoma mais comum é *glare* (espalhamento/ofuscamento) de fontes de luz focal intensas, semelhante a farol de carro, e pode ser causa de diplopia monocular. O tipo subcapsular posterior tem grande influência na acuidade visual quando atinge o eixo visual e tende a comprometer mais a acuidade visual para perto do que para longe ou piorar muito na presença de luz mais intensa. Geralmente ocorre mais precocemente comparado com os outros tipos e causas possíveis para este tipo são: trauma, uso de corticosteroides, inflamação intraocular, exposição a radiação ionizante e abuso de álcool prolongado.(1-3, 6). Quantifica-se a catarata em intensidade em cruzes (uma cruz a 4 cruzes). Figura 11.12 e 11.17 ilustram os tipos de catarata senil.

Até o momento nenhuma intervenção farmacológica se provou ser eficaz na prevenção do desenvolvimento da catarata.(6)

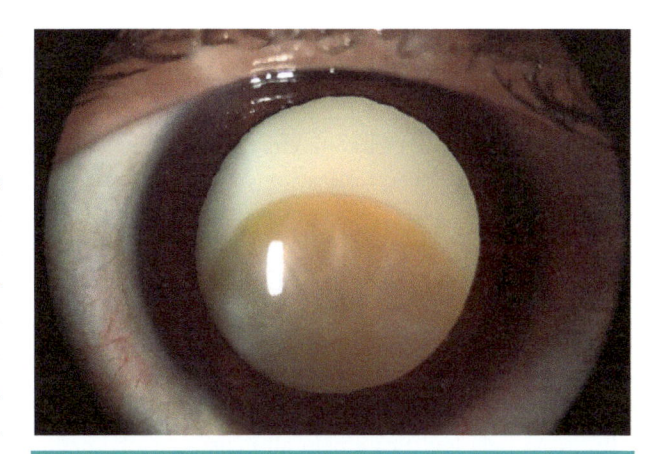

**Figura 12.17.** Catarata Morganiana ou hipermadura (córtex liquefeito e núcleo denso) (arquivo dos autores)

## Cirurgia de catarata

A cirurgia de catarata evoluiu bastante desde o seu surgimento. O primeiro procedimento empregado era realizado em cataratas maduras e consistia em introduzir uma agulha ou faca na junção corneoescleral e empurrar o cristalino para a cavidade vítrea. Esta técnica é descrita desde a antiguidade, sendo virtualmente o primeiro procedimento cirúrgico realizado.

Em seguida surgiu a técnica da facectomia extracapsular em que se abria o saco capsular e retirava o cristalino inteiro por uma abertura extensa na córnea ou esclera.(1) Posteriormente foi desenvolvida a técnica da facectomia intracapsular em que se retirava todo o cristalino e o saco capsular por uma abertura na córnea ou esclera. Posteriormente e sendo a técnica atualmente mais difundida e aceita mundialmente surgiu a facoemulsificação com implante da lente intraocular de acrílico dobrável.(2) A facoemulsificação foi inventada por Charles Kelman em 1967, marcando o início da era moderna da cirurgia de catarata, e ganhou popularidade na década de 1990.(1, 6)

Na técnica de facoemulsificação é feita uma pequena incisão na córnea para uso de uma caneta que contém um cristal ou cerâmica com propriedades piezoelétricas que vibram em uma frequência específica (40000 a 60000 Hz) e transmitem essa vibração à ponteira de titânio como uma oscilação longitudinal, torcional e/ou elipsoidal. Desta forma há transformação da energia elétrica em energia mecânica para fazer fragmentação do cristalino.(2) Além disso, os parâmetros como taxa de irrigação, taxa de aspiração e o vácuo fornecido pelo aparelho são tópicos relevantes na cirurgia. Na facoemulsificação o balanço entre a quantidade de fluido infundido e a quantidade de fluido aspirado é extremamente

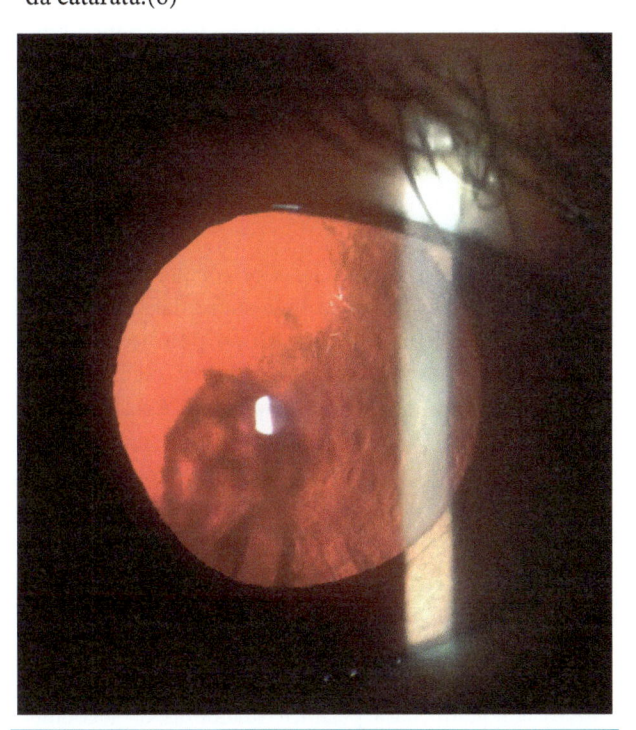

**Figura 12.16.** Catarata Subcapsular posterior (arquivo dos autores)

importante para estabilidade da câmara anterior e consequentemente para a realização da cirurgia.

A partir de 2009 foi introduzida uma nova modalidade de cirurgia de catarata em que se utiliza o laser de *femto-second* para realização de vários passos da tradicional cirurgia de facoemulsificação manual. Seus apoiadores consideram como principais vantagens: maior acurácia da realização da capsulorrexe e subsequente implante da IOL e menor quantidade de energia ultrassônica para fragmentação do núcleo.(8) Não entanto, a adoção do laser de *femto-second* para cirurgia de catarata não é consenso e ainda é motivo de grande discussão pela logística e pelo alto custo envolvimento com uso desse laser.

Com relação ao tipo de anestesia necessária, a facoemulsificação pode ser realizada com anestesia tópica apenas com colírio, mas também com anestesia local com bloqueio peribulbar ou retrobulbar, ou anestesia sistêmica.(1)

**Vídeo 12.1 Cirurgia facoemulsificação de catarata**

## 5.2 Lentes intraoculares

A primeira lente intraocular foi implantada em 1949, na câmara posterior do olho, e era constituída de polimetilmetacrilato (PMMA). Harold Ridley, um oftalmologista inglês, observou que fragmentos de PMMA de estilhaços do *cockpit* de aeronaves na segunda guerra mundial eram bem tolerados no segmento anterior dos pilotos acidentados.(1) Após isso, várias lentes de outros materiais foram desenvolvidas como silicone, acrílico hidrofóbico e hidrofílico. Hoje o material de preferência é o acrílico (Figura 12.18). A evolução dos materiais possibilitou que fossem desenvolvidas diferentes tipos de lentes: dobráveis ou rígidas: de uma ou 3 peças: tóricas, com filtros para radiação ultravioleta e/ou para raios azuis do espectro luminoso; esféricas ou asféricas; lentes acomodativas, lentes bifocais, trifocais e com foco extendido, usando tecnologias refrativas e difrativas, além de lentes fácicas (com manutenção do cristalino, para correção de alta miopia).(1, 2)

A maioria das LIOs são para implante dentro do saco capsular, que é mantido após a remoção da catarata. No entanto em situações em que não se consegue estabilização/suporte capsular, outras estratégisa devem ser

adotadas para implante da LIO. Nesses casos é possível fazer fixação da LIO, sendo as mais comuns a fixação escleral ou iriana. Técnicas para realizá-las são diversas, e a escolha dependerá das LIOs disponíveis e da habilidade do cirurgião.(2) A escolha da lente com correto poder dióptrico para cada caso poderá ser feita com exames pré-operatórios com *A-scan*, que determinará o comprimento axial do olho, e a ceratometria, que indicará a curvatura da superfície da córnea. Com esses dados e com auxílio de fórmulas que os empregam é possível determinar o poder dióptrico da lente a ser implantada, na câmara posterior (saco capsular ou sulco ciliar) ou na câmara anterior (anterior a íris).(6) Dessas, a preferível e a mais realizada mundialmente é o implante no saco capsular na câmara posterior.

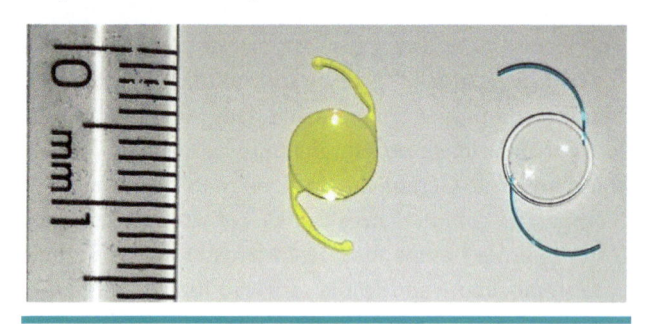

**Figura 12.18.** Modelos de lentes intraoculares: peça única monofocal com filtro amarelo (à esquerda) e 3 peças monofocal sem filtro amarelo (à direita). Foto cedida pelo Dr. Alberto H. Sumitomo

## 5.3 Complicações peroperatórias

Facoemulsificação é uma cirurgia passo dependente, o que significa que qualquer problema em um dos passos iniciais irá comprometer todos os demais. Desta forma listaremos as principais complicações relacionadas a cada tempo cirúrgico.

### Incisão:

A abertura da câmara anterior adequada é essencial para uma cirurgia segura e bem sucedida. Incisão ideal é aquela que não induz astigmatismo, permite fácil acesso à câmara anterior, consegue manter estabilidade da câmara durante a facoemulsificação e é autosselante, sem necessidade de sutura. Complicações mais comuns: associadas a construção e/ou fechamento da incisão, queimadura na incisão, hidratação conjuntival e descolamento da membrana de Descemet.(1, 2)

### Capsulorrexe

Capsulorrexe é a abertura da cápsula anterior do cristalino e idealmente deve ser contínua, circular, de diâmetro adequado para permitir manobras da facoemulsificação do cristalino e ao final permitir estabilização e centralização adequada da LIO. Complicações: capsulorrexe pequena ou grande demais, capsulorrexe descontínua com risco de extensão da abertura para região equatorial e cápsula posterior e pressão endocapsular aumentada em cataratas intumescentes, com risco de "bandeira argentina" (extensão da abertura da cápsula de maneira abrupta e descontrolada para a região equatorial e/ou cápsula posterior por conta dessa pressão).(1, 2)

### Hidrodissecção

É a manobra realizada para separar o córtex do saco capsular, com injeção de fluido entre o córtex e a cápsula. Complicações: separação inadequada não permitindo rotação do cristalino no saco capsular, síndrome de redirecionamento de fluido podendo romper zônula e aumentar a pressão vítrea, síndrome do bloqueio capsular intraoperatório podendo levar a ruptura da cápsula posterior e mergulho do cristalino para cavidade vítrea, e extensão de roturas capsulares.(1, 2)

### Hidrodelineação

Corresponde à manobra realizada para separar o núcleo do epinúcleo com injeção de fluido entre as camadas. Quando efetivo forma o sinal do *golden ring* (Figura12.19). Complicações: direcionamento inadequado do fluxo da solução salina balanceada com possibilidade de complicações explicitadas na hidrodissecção.

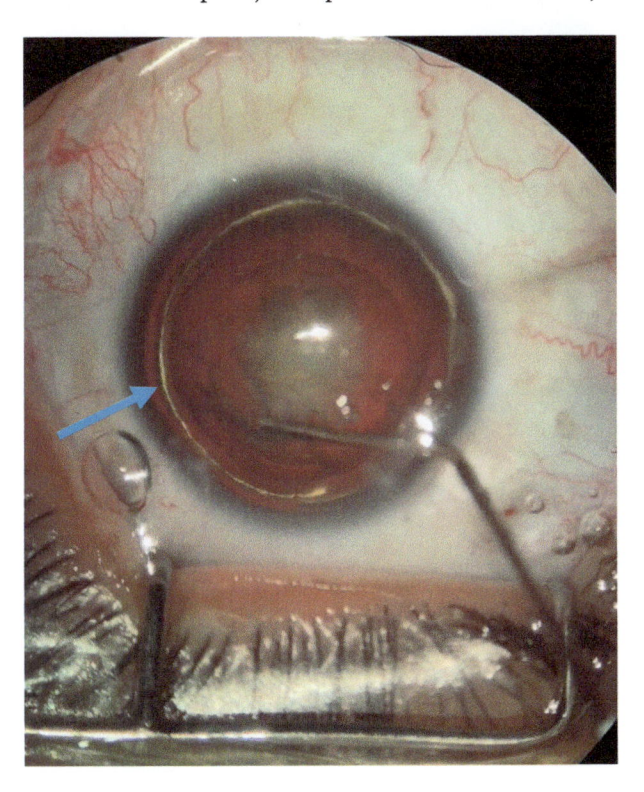

**Figura 12.19.** Hidrodelineação efetiva com Golden ring (arquivo dos autores)

### Relacionadas a íris

Este diafragma natural tem grande influência na cirurgia de facoemulsificação. Complicações associadas são: pupila pequena (< 4mm), prolapso da íris, iridodiálise, facoemulsificação inadvertida da íris, síndrome da íris flácida intraoperatória, síndrome da retropulsão do diafragma iridocristaliniano.(1)

### Facoemulsificação/aspiração de massas corticais

Quando fala-se na etapa de facoemulsificação, refere-se à remoção propriamente dita do cristalino opacificado e seus remanescentes. Complicações comuns nessas fases são: rotura de cápsula posterior com as complicações associadas (perda vítrea, núcleo no vítreo, descolamento de retina, entre outras), desinserção zonular com instabilidade do saco capsular, núcleo ou fragmentos de núcleo no vítreo em caso de rotura da cápsula posterior, hemorragia supracoroidea quando há perda importante de material intraocular pela incisão.(2)

### Implante da LIO

Este é o momento da colocação da lente artificial que irá substituir o cristalino removido cirurgicamente. Complicações possíveis no implante da LIO são: perda do mecanismo autosselante da incisão, descolamento da membrana de Descemet, edema de córnea, iridodiálise, hifema, ruptura de cápsula posterior, diálise zonular, deformação da alça, fratura ou avulsão da alça, fratura da óptica da lente e implante invertido da LIO.(2)

## 5.4 Complicações pós-operatórias

Todo médico deve estar atento às possíveis complicações pós operatórias da cirurgia de catarata e de sinais e sintomas mais frequentes que apontem para a necessidade de uma avaliação urgente com o oftalmologista, pois o paciente pode ocasionalmente procurar um serviço médico geral antes de buscar os cuidados de seu cirurgião. Em todo pós operatório recente com queixa de dor ou piora súbita da visão, deve-se considerar possível complicação grave e acionar imediatamente uma avaliação médica especializada.

### Relacionadas à LIO

As complicações mais comuns no pós-operatório relacionadas a LIO são: descentração da LIO ou luxação da LIO, impregnação de pigmentos por substâncias usadas durante a cirurgia como azul de trypan, viscoelástico; descoloração marrom e *haze* em LIOs de silicone; formação de microvacúolos (*glistening*) em LIO acrílicas e de PMMA (geralmente não resultam em baixa da visão), degeneração *snowflake* em LIO de PMMA (baixa a visão), opacificação de LIO de acrílico hidrofílico. (coleção CBO, AAO)

### Relacionadas à cirurgia

Algumas complicações possíveis relacionadas à cirurgia são: erro refracional inesperado, síndrome tóxica do segmento anterior (*Toxic Anterior Segment Syndrome-TASS*), endoftalmite, descompensação endotelial da córnea, opacificação da cápsula posterior, fimose da cápsula anterior (comum em pacientes com pseudoesfoliação), inflamação intraocular persistente por resto de material cristaliniano retido, edema macular, descolamento de retina, entre outras.(1, 2) A opacificação da cápsula posterior é considerada uma das complicações mais comuns no pós-operatório, ocorrendo em aproximadamente 25% dos casos nos primeiros 5 anos após cirurgia de catarata extracapsular.(6)

### Trauma

O dano cristaliniano pode ocorrer por causas mecânicas ou por forças físicas como radiação, substâncias químicas e corrente elétrica.(1)

Em um trauma as lesões possíveis de serem encontradas no cristalino são:

- no trauma contuso: anel de Vossius (*imprint* de pigmentos irianos na cápsula anterior do cristalino), catarata estrelada ou em formato de roseta (geralmente no eixo visual, envolvendo a cápsula posterior) e luxação ou subluxação (deslocamento do cristalino de sua posição habitual) por dano às fibras zonulares; além disso, o processo inflamatório e o uso de corticóides aumentam a chance de opacificação do cristalino;

- na lesão perfurante ou penetrante: lesão direta da cápsula com desenvolvimento de uma opacidade localizada ou, mais comum, opacificação completa do cristalino e trauma cirúrgico (virtualmente qualquer procedimento intraocular está associado à formação de catarata).(1) A exposição do material do cristalino na câmara anterior leva à uma

inflamação intraocular intensa, com risco de aparecimento de outras complicações associadas, como o glaucoma, por exemplo.

Exposição prolongada a radiação ionizante, infravermelha ou ultravioleta pode levar ao desenvolvimento de catarata. Presença de corpo estranho intraocular pode levar a formação de catarata. Quando o material que constitui o corpo estranho é ferro, a catarata mais comum é a cortical; já quando contém cobre pode levar ao surgimento de catarata em formato de girassol por deposição de pigmento em formato de pétalas.(1)

Nas lesões por corrente elétrica pode acontecerá coagulação de proteínas com formação de vacúolos em região anterior na média periferia seguido por desenvolvimento de opacidades lineares na região do córtex subcapsular anterior (Figura 12.19 e 12.20) .

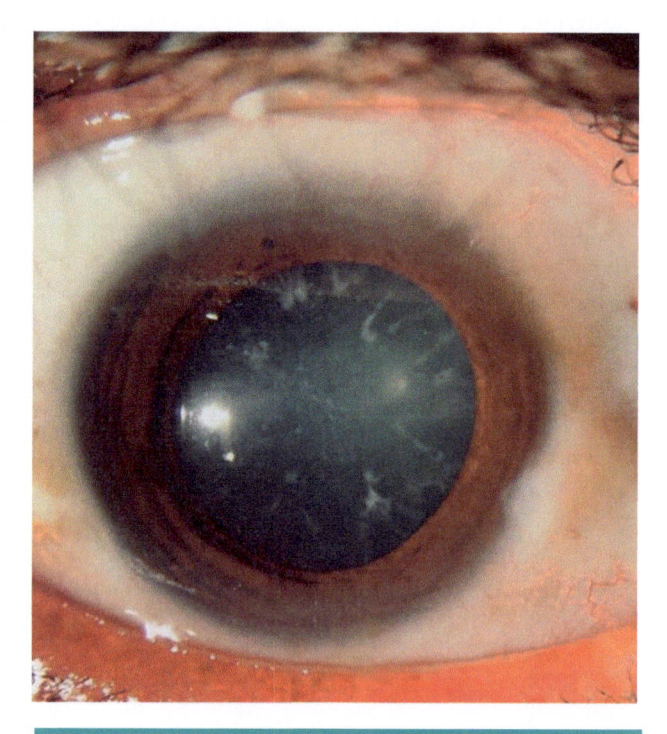

**Figura 12.20.** Catarata por choque elétrico (arquivo dos autores)

Nas queimaduras químicas alcaloides, pela maior penetração dessas substâncias comparadas aos ácidos, há maior risco da formação de catarata cortical.

| Pontos chaves |
| --- |

- O cristalino é estrutura importante para a óptica ocular.

- No estado não acomodativo o cristalino contribui com cerca de 20 dioptrias de aproximadamente 60D do olho humano para o ajuste focal.

- Existem uma série de alterações congênitas que podem cursar com malformações cristalinianas de estrutura e posicionamento.

- A principal resposta do cristalino frente a agressões é sua opacificação, a catarata. Pode ocorrer no recém nascido (síndromes neonatais, malformações) ou adquirida.

- A causa adquirida de catarata mais frequente é de origem senil. Existem vários tipos de catarata baseado nas características biomicroscópicas.

- A catarata segue como uma das causas mais frequentes de cegueira no mundo.

- A opacificação do cristalino pode ser corrigida cirurgicamente, com a substituição da catarata por uma nova lente artificial. A cirurgia é segura e efetiva, sendo um dos procedimentos mais realizados no mundo.

- As lentes intraoculares tem evoluído para permitir melhor visão para longe e para perto.

## REFERÊNCIAS BIBLIOGRÁFICAS

1. AAO. Lens and Cataract. Basic and clinical science course: American Academy of Ophthalmology; 2016. p. 256. CBO. Cristalino e catarata. Alves, Muilton Ruiz ed. Oftalmologia CBd, editor. Rio de Janeiro: Guanabara Koogan; 2013.

2. Liu YC, Wilkins M, Kim T, Malyugin B, Mehta JS. Cataracts. Lancet. 2017;390(10094):600-12.

3. Mohammadpour M, Shaabani A, Sahraian A, Momenaei B, Tayebi F, Bayat R, et al. Updates on managements of pediatric cataract. J Curr Ophthalmol. 2019;31(2):118-26.

4. Fernández J, Rodríguez-Vallejo M, Martínez J, Tauste A, Piñero DP. From Presbyopia to Cataracts: A Critical Review on Dysfunctional Lens Syndrome. J Ophthalmol. 2018;2018:4318405.

5. Asbell PA, Dualan I, Mindel J, Brocks D, Ahmad M, Epstein S. Age-related cataract. Lancet. 2005;365(9459):599-609.

6. Lee CM, Afshari NA. The global state of cataract blindness. Curr Opin Ophthalmol. 2017;28(1):98-103.

7. Li S, Jie Y. Cataract surgery and lens implantation. Curr Opin Ophthalmol. 2019;30(1):39-43.

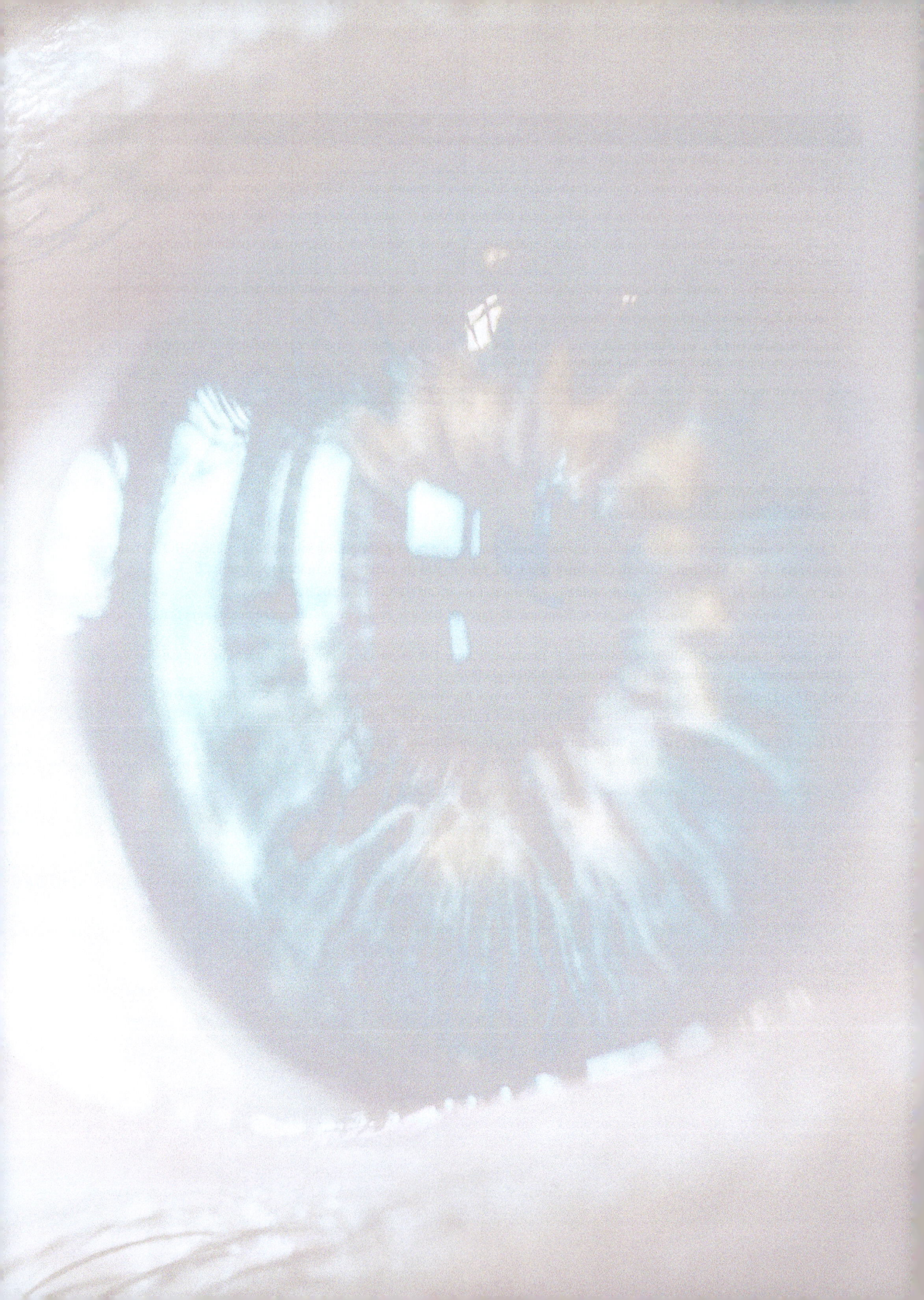

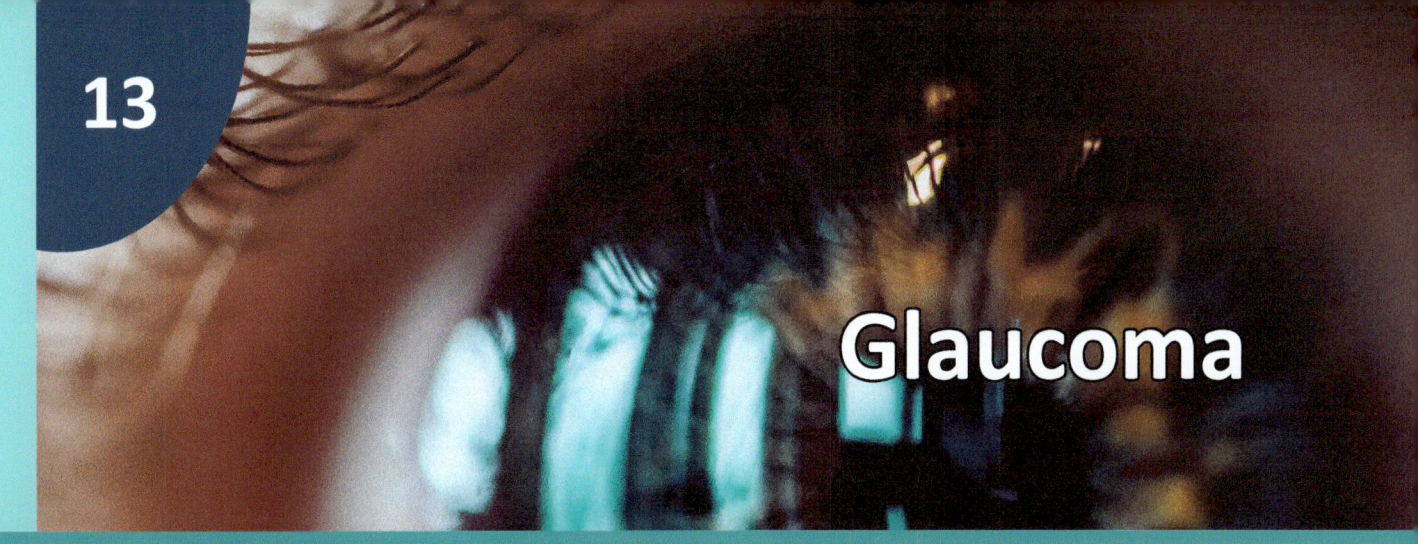

# Glaucoma

Leopoldo Barbosa

Renato Germano

## INTRODUÇÃO

O glaucoma é a segunda principal causa de cegueira, representando 8% da cegueira no mundo. Devido ao envelhecimento da população, prevê-se que a prevalência mundial aumente para 111,8 milhões em 2040.[1] Entender o seu mecanismo, seus fatores de riscos e realizar uma avaliação clínica completa, são pontos fundamentais para decidir a conduta a ser tomada, com isso, diminuindo sua taxa de progressão. A natureza geralmente progressiva da doença tem um impacto significativo na qualidade de vida dos pacientes, seja diretamente por meio da deficiência visual ou de suas consequências, como quedas e quadros depressivos.[2]

### Fisiopatologia do glaucoma:

Embora a patogênese do glaucoma não seja totalmente compreendida, o nível de pressão intraocular (PIO) está relacionado à morte das células ganglionares da retina. O equilíbrio entre a secreção do humor aquoso pelo corpo ciliar e sua drenagem através de duas vias independentes - a malha trabecular e a via de saída uveoscleral - determina a PIO. Em pacientes com glaucoma de ângulo aberto, há aumento da resistência ao fluxo aquoso através da rede trabecular. Por outro lado, o acesso às vias de drenagem é obstruído tipicamente nos pacientes com glaucoma de ângulo fechado.

A PIO pode causar estresse mecânico e tensão nas estruturas posteriores do olho, notadamente na lâmina cribrosa e nos tecidos adjacentes. A esclera é perfurada na lâmina onde as fibras do nervo óptico (axônios das células ganglionares da retina) saem do olho. A lâmina é o ponto mais fraco na parede do olho pressurizado. O estresse e a tensão induzidos pela PIO podem resultar em compressão, deformação e remodelamento da lâmina cribrosa com consequente dano axonal mecânico e interrupção do transporte axonal que interrompe a administração retrógrada de fatores tróficos essenciais às células ganglionares da retina.

A neuropatia óptica glaucomatosa pode ocorrer em indivíduos com PIO dentro da faixa normal. Nesses pacientes, pode haver uma pressão anormalmente baixa no líquido cefalorraquidiano no espaço subaracnóideo do nervo óptico, resultando em um grande gradiente de pressão através da lâmina. A microcirculação prejudicada, a imunidade alterada, a excitotoxicidade e o estresse oxidativo também podem causar glaucoma. Processos patológicos neurais primários podem causar neurodegeneração secundária de outros neurônios e células da retina na via visual central, alterando seu ambiente e aumentando a suscetibilidade a danos. [3]

## Avaliação clínica do glaucoma:

- **Histórico médico:** Identificar alergias a medicamentos, presença de distúrbios de saúde sistêmicos que possam estar associados ao tipo de glaucoma do paciente, uso crônico de corticosteroides e uso de outras drogas sistêmicas.

- **História ocular Estado refrativo:** Hipermétropes (predisposição ao glaucoma crônico de ângulo fechado - GPAF), míopes (discos inclinados, suspeitos); cirurgia intraocular prévia e trauma ocular

- **Etnia:** O glaucoma de ângulo fechado é mais comum entre chineses em comparação com outras populações; O glaucoma primário de ângulo aberto (GPAA) é mais prevalente e progressivo em ascendência africana

- **Teste de Acuidade Visual (AV): Estágios iniciais:** AV preservada, podendo permanecer até estados mais avançados. Portanto, a AV sozinha nem sempre fornece informações suficientes para avaliar a gravidade do glaucoma.

- **Pressão intraocular e Tonometria:** Tradicionalmente, a PIO normal tem sido definida como dois desvios padrão acima da normalidade, isto é, 21 mmHg, e qualquer PIO acima desse nível é considerada elevada. O nível de PIO é um fator de risco importante para o desenvolvimento de glaucoma e sua progressão.

A avaliação da PIO em diferentes momentos do dia pode ser útil em pacientes selecionados, assim como testes provocativos como o teste de sobrecarga hídrica para estimar o pico pressórico de cada paciente. O instrumento mais utilizado, e o padrão de referência atual, é o tonômetro de aplanação Goldmann, montado na lâmpada de fenda.

## Avaliação do seio camerular

- **Teste de Van Herick:** Estimativa do ângulo da câmara anterior. A profundidade do espaço entre o endotélio da córnea e a íris periférica é estimada em termos da espessura da córnea. Não substitui a gonioscopia.

- **Gonioscopia:** Técnica usada, necessitando uma lente de contato especial, para examinar o ângulo da câmara anterior. Figura 13.1 exemplifica imagem da gonioscopia com suas estruturas visíveis.

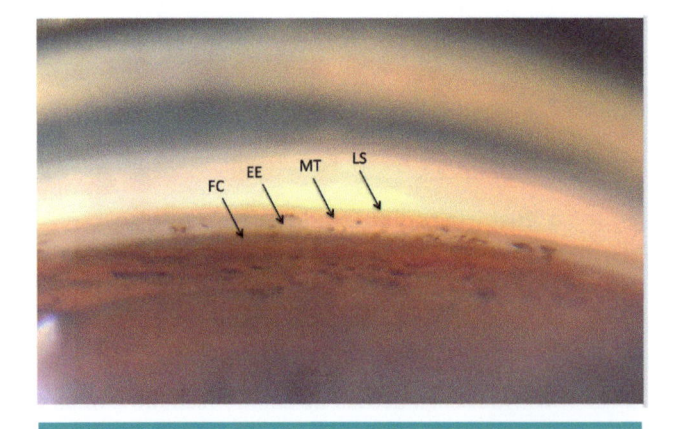

**Figura 13.1.** Imagem de gonioscopia de ângulo aberto. LS: Linha de Schwalbe; MT: malha trabecular; EE: esporão escleral; FC: faixa ciliar

O quadro a seguir mostra diferenças entre a gonioscopia com e sem indentação.

| Gonioscopia sem indentação | Gonioscopia com indentação |
| --- | --- |
| Lente Goldman com três espelhos (+comum) | Lente Zeiss, Posner e Sussman |
| Necessita de substância viscosa para acoplar | Não necessita de substância viscosa |
| Estabiliza o globo (boa para realizar trabeculoplastia) | Não estabilizam o globo |
| Não realiza indentação | **Indentação:** pressiona suavemente a lente contra a córnea; força o aquoso em direção ao ângulo, empurrando a íris posteriormente |
| | **Se ângulo fechado por aposição:** abrirá<br>**Se fechado por aderência (sinéquia):** permanecerá fechado |

## Avaliação da cabeça do nervo óptico:

O dano glaucomatoso resulta em sinais característicos da cabeça do nervo óptico e camada de fibras nervosas da retina. As principais alterações são as seguintes:

- Aumento vertical da escavação fisiológica com afinamento da rima ou anel neurorretiniano
  Considerando-se o disco óptico dividido em 10 partes (linhas horizontais) de 0,1, a relação escavação/disco normal é entre 0,3-0,4. A rima é mais espessa, decrescendo no sentido inferior-superior-nasal-temporal (regra ISNT). A subversão da regra pode ser indício de glaucoma.

- Presença de afinamento localizado da rima (notch)

- Hemorragia em chama de vela no disco óptico

- Defeito da camada de fibras nervosas que pode ser localizado (sinal de Hoyt)

- Atrofia peripapilar (hipo ou hiperpigmentação)

Algumas dessas alterações podem ser vistas na Figura 13.2.

### Exames complementares no glaucoma:

- **Paquimetria:** Valor médio da Espessura Corneana Central (ECC) normal é de 536 μm. A PIO real pode estar subestimada em pacientes com ECC mais fina e superestimada em pacientes com ECC mais grossa.

- **Estereofotografia de disco:** Tem sido historicamente considerada o padrão de referência na imagem de disco óptico e continua sendo uma opção valiosa.

- **Tomografia de coerência óptica (OCT):** A sensibilidade e a especificidade da comparação com um banco de dados normativo chegam a 90%.

- **Camada de fibra nervosa da retina (CFNR) peripapilar:** Envolve a aquisição de uma varredura circular da retina ao redor da cabeça do nervo óptico (Figura 13.3).

- **A análise do complexo de células ganglionares (GCC):** envolve a medição da espessura do complexo de células ganglionares na região da mácula, para detectar danos glaucomatosos em estágio inicial.

- **Campimetria:** O teste do campo visual é o principal método de avaliação da função visual em pacientes com glaucoma e suspeitos de glaucoma. O teste do campo visual é usado de três maneiras distintas na avaliação e tratamento do glaucoma: diagnóstico, avaliação da gravidade e determinação da progressão (Figura 13.4).

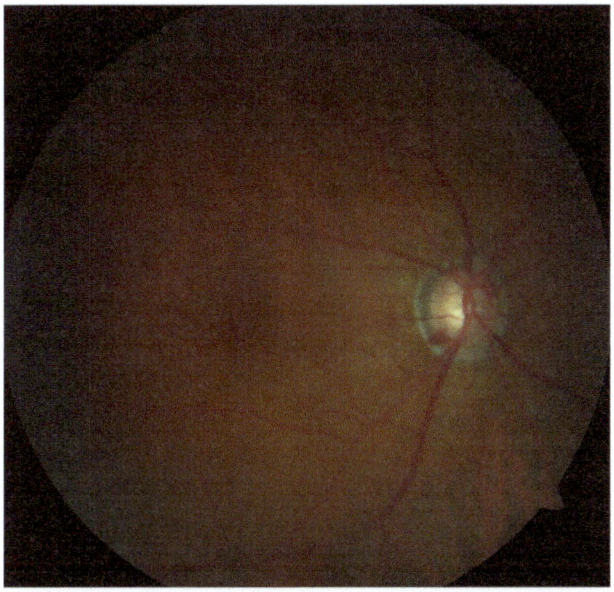

região temporal inferior e um sinal de Hoyt correspondente na região da hemorragia.

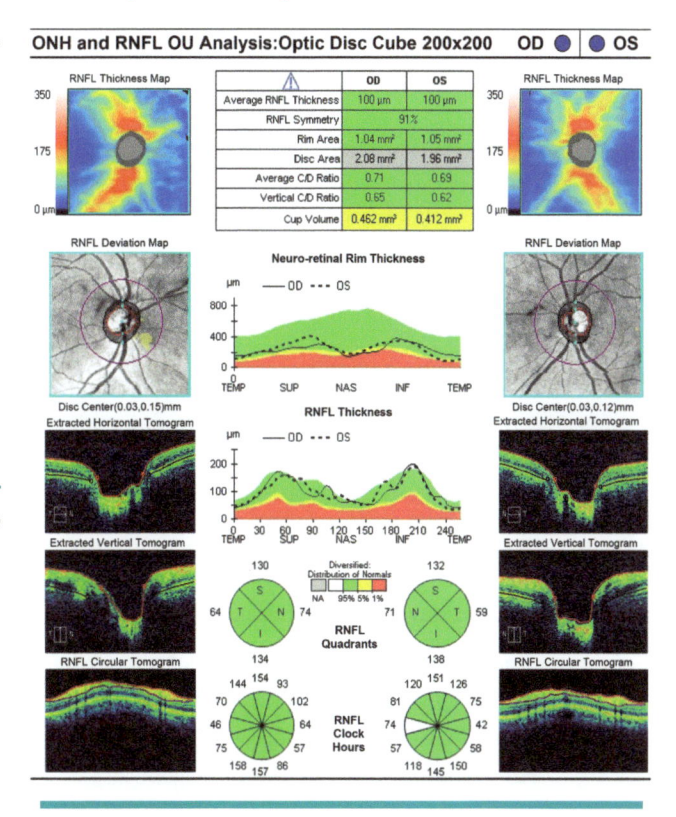

**Figura 13.3.** Exemplo de impresso do OCT Cirrus (Carl Zeiss Meditec) para avaliação da espessura da camada de fibras nervosas da retina peripapilar.

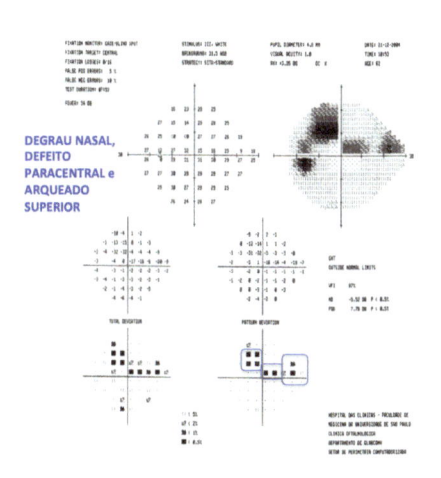

**Figura 13.4.** Exame de campo visual mostrando defeitos típicos causados pelo glaucoma (defeito paracentral, arqueado superior e degrau nasal).

**Figura 13.2.** A retinografia mostra um disco óptico com escavação aumentada, quebra da regra ISNT, atrofia beta peripapilar em 360 graus ao redor do disco, hemorragia peripapilar na

## Glaucomas primários:

### Glaucoma primário de ângulo aberto (GPAA):

#### Definição:

O GPAA é uma neuropatia óptica progressiva crônica com alterações morfológicas características na cabeça do nervo óptico e na camada de fibras nervosas da retina na ausência de outras doenças oculares ou anomalias congênitas. A morte progressiva das células ganglionares da retina e a perda de campo visual estão associadas a essas alterações.

Fatores de risco para o desenvolvimento: Idade avançada, pressão intraocular elevada, afrodescendência, história familiar de glaucoma, Espessura corneana central (ECC) fina.

#### Características:

- **Início:** a partir da idade adulta jovem

- **Sinais e sintomas:** Assintomáticos até perda severa no campo visual e PIO elevada

- **Gonioscopia:** ângulo aberto da câmara anterior (não oclusível, sem goniodisgenesia).

- **Tratamento:** O GPAA é tratado pela redução da pressão intraocular usando medicação, trabeculoplastia ou cirurgia incisional.

### Glaucoma de pressão normal

#### Características:

- **Início:** idade mais avançada que o GPAA.

- **Sinais e sintomas:** valores de PIO dentro da normalidade, sem tratamento. Assintomático até a perda de campo avançar, hemorragias do disco mais frequentes.

- **Gonioscopia:** ângulo aberto da câmara anterior (excluir o fechamento intermitente do ângulo)

- Sem histórico ou sinais de outras doenças oculares ou uso de esteroides.

#### Tratamento:

Redução da pressão intraocular usando medicação, laser ou cirurgia incisional. Pressão alvo: na maioria dos casos, uma redução de 30% da pressão intraocular

**OBS:** Evitar medicamentos com potenciais efeitos vasoconstritores ou com efeitos hipotensivos sistêmicos, devido a diminuição de perfusão do disco óptico.

### Glaucoma juvenil

#### Características:

- **Início:** Geralmente após a puberdade ou início da idade adulta

- **Hereditariedade:** se familiar, frequentemente dominante. Gene MYOC e CYP1B1

- **Sinais e sintomas:** Sem ampliação do globo. Assintomático até a perda de campo avançar, PIO bastante elevada

#### Tratamento:

Redução da pressão intraocular usando medicação e cirurgia incisional.

**OBS:** Trabeculoplastia a laser: não recomendada devido ao baixo e curto efeito de redução da PIO.

### Fechamento angular primário:

É o mecanismo pelo qual existe um fechamento parcial ou completo do ângulo da câmara anterior, decorrente de condições anatômicas que propiciam aposição ou adesão da periferia da íris à sua parede externa (goniossinéquias), com frequente elevação da pressão intraocular (PIO) de forma aguda, intermitente ou crônica. O processo de fechamento angular primário pode levar, eventualmente, ao desenvolvimento da neuropatia óptica glaucomatosa.

- **Epidemiologia:** O GPAF representa um terço de todos os casos de glaucomas primários no mundo. Porém causa cegueira em número semelhante ao glaucoma de ângulo aberto.

- **Estadiamento:**
  - **Baseada na história natural da doença:** sugere um processo contínuo da doença.
  - **Baseada na sintomatologia:** O processo de fechamento angular pode se manifestar através de três formas clínicas: aguda, intermitente e crônica.

- **Mecanismos de fechamento angular**
  - **Bloqueio pupilar:** É o mecanismo responsável pela grande maioria dos casos de fechamento angular primário. Fluxo do aquoso dificultado através da pupila,

aumenta a pressão na câmara posterior, como resultado a periferia da íris é projetada anteriormento, causando um fechamento angular.

- **Íris em Platô (Plateau):** Maior espessura da periferia da íris, sua inserção mais anterior e/ou posicionamento mais anterior dos processos ciliares. Ocorre um fechamento angular pela periferia da íris, mesmo na presença de uma iridectomia patente. A gonioscopia de indentação pode revelar uma dupla corcova.

- **Fechamento angular induzido pelo cristalino:** Nesta condição, o aumento do diâmetro ântero-posterior do cristalino pode, mecanicamente, facilitar o fechamento angular agudo ou crônico em olhos anatomicamente predispostos.

- **Associação de mecanismos:** A combinação dos diferentes mecanismos de fechamento angular primário em um mesmo olho é comum. É importante repetir a gonioscopia após a iridectomia.

Veja mais de glaucoma agudo no **Vídeo 13.1 - Glaucoma Agudo - Dr. Renato Germano**

## Glaucomas secundários:

Existem várias causas de glaucoma secundário, também podem ser de ângulo aberto ou fechado, com características próprias.

(Veja em **LEIA MAIS 13.1 – Glaucoma secundário**)

## Tratamento do glaucoma:

A terapia inicial pode ser realizada com medicação tópica ou trabeculoplastia a laser. Para minimizar os efeitos colaterais, deve ser administrada a menor quantidade de medicamento necessária para alcançar a resposta terapêutica desejada.

| | Achados clínicos | Tratamento |
|---|---|---|
| Suspeito de fechamento angular primário | Contato iridotrabecular (CIT) 2 ou mais quadrantes + PIO normal, sem lesão glaucomatosa e sem sinéquia anterior periférica (SAP) | Iridotomia?* (*observar se fatores de riscos, dilatação frequente...) |
| Fechamento angular primário | CIT c/ SAP ou imprints e/ou PIO elevada, sem lesão glaucomatosa | Iridotomia + hipotensores (se PIO elevada) |
| Gl. primário de ângulo fechado | CIT c/ SAP e/ou PIO elevada, com lesão glaucomatosa | Iridotomia + hipotensores<br>Se não controle: Cirurgia |

| | Aguda | Intermitente | Crônica |
|---|---|---|---|
| Sinais | Dor ocular intensa; Cefaléia, em geral, hemicrânia e ipsilateral; Visão turva; Visão de halos coloridos; Náusea e vômitos | Visão de halos, dor ocular e/ou cefaléia ipsilateral leve no momento da crise | Ausentes |
| Sintomas | PIO elevada, frequentemente acima de 40 mmHg; Redução da acuidade visual; Edema de córnea, predominantemente epitelial; Midríase média paralítica ou pupila hiporreativa; Câmara anterior rasa; Abaulamento periférico da íris (íris *bombée*); Fechamento angular geralmente em 360º; Hiperemia conjuntival com injeção ciliar; *Tyndall* inflamatório e/ou pigmentar | PIO elevada durante as crises, mas normal entre as crises; *Imprint;* Presença ou não de goniossinéquias; Câmara anterior rasa | PIO elevada ou normal; Presença ou não de goniossinéquias; Possível concomitância de fechamento angular intermitente ou agudo; Câmara anterior rasa |
| Tratamento | Hiperosmótico + Acetazolamida + Pilocarpina + timolo e/ou brimonidina + Corticoide tópico + Iridotomia | Iridotomia + Colírios hipotensores Se não controle: Cirurgia | Iridotomia + Colírios hipotensores Se não controle: Cirurgia |

## Cirurgia a Laser

### Trabeculoplastia a laser

- **Indicações:** para diminuição da PIO no glaucoma primário de ângulo aberto, glaucoma pseudoexfoliativo, glaucoma pigmentar e hipertensão ocular de alto risco: Pode ser utilizado como tratamento inicial, prévio aos colírios. O objetivo é abrir a malha trabecular[4]

- **Eficácia da trabeculoplastia a laser:** A trabeculoplastia a laser é inicialmente eficaz em 80 a 85% dos olhos tratados, com uma redução média da PIO de 20 a 25%. O efeito desaparece com o tempo, tanto para.

### Iridotomia a laser

- **Indicações:** Bloqueio pupilar clinicamente relevante ou suspeito. Prevenção potencial de fechamento angular agudo e crônico.

- **Procedimento:** Anestésico tópico, uma lente de contato (Abrahan ou Wise) com o fluido da lente de contato é colocada na córnea. Mirar em área fina ou cripta na região superior, coberto pela pálpebra. Os disparos do laser irão causar abertura na espessura da íris propiciando o fluxo do aquoso da câmara posterior para a anterior.

### Iridoplastia a Laser: *Laser de argônio ou laser de diodo (810 nm)*

- **Indicação principal:** Síndrome da íris de platô confirmada por uma iridotomia patente

- **Complicações:** Irite leve, queimaduras endoteliais da córnea, elevação transitória da PIO, Sinéquias, dilatação permanente da pupila, atrofia da íris

### Ciclofotocoagulação

Objetivo é diminuir a produção do aquoso no corpo ciliar.

- **Indicações:** Quando é provável que a cirurgia ou os tubos de filtração falhem, falhem ou não sejam viáveis como alternativa aos dispositivos de drenagem

Os modos de aplicação do laser são: transescleral e endoscópica

### Outros tipos mais comuns

| | Mecanismos | Sinais clínicos | Tratamento |
|---|---|---|---|
| Induzido por cristalino | Obstrução da MT (malha trabecular) por partículas do cristalino e/ou células inflamatórias | Dor unilateral, hiperemia e inflamação. BAV e PIO elevada | Extração do cristalino ou fragmentos + Antiinflamatórios |
| Hemorragia intraocular | Sangramento agudo na câmera anterior ou longa data no vítreo, obstruindo a MT | Dor, irritação ocular e elevação da PIO; Células de cor cáqui podem ser vistas na gonioscopia (células fantasmas) | Hipotensores; Cicloplégicos e esteroides; Lavagem da câmara anterior se necessário |
| Inflamatório | Obstrução ou edema da MT causados por células inflamatórias; | Podem causar: Sinéquias; Dor, vermelhidão, fotofobia a BAV | |
| Trauma ocular | Alterações traumáticas da MT, recessão angular | Aguda: Hiperemia, dor, BAV e PIO elevada; Crônica: PIO elevada | Antiinflamatórios; Hipotensores; Cirurgia; Trabeculoplastia deve ser evitada |
| Cortisônico | Diminuição da drenagem ao uso crônico de corticóide | Dor e irritação (não obrigatório); PIO elevada (2 a 6 semanas após início) | Hipotensores; Antiinflamatórios; Cirurgia |
| Óleo de silicone (OS) | Obstrução da MT, contato prolongado pode causar lesão permanente | Elevação da PIO; Presença de OS em câmara anterior ou na gonioscopia | Suspensão de corticoide (se possível); hipotensores; Trabeculoplastia; Cirurgia |
| Aumento da pressão venosa episcleral | Causa episcleral e orbital: Sturge-Weber, Nevo de Ota, tumor orbital, fistula arteriovenosa orbital ou intracraniana. Causas neurológicas: Trombose do seio cavernoso. Outras: Obstrução da veia cava superior, obstrução da veia jugular | Elevação da PIO; Dilatação e congestão das veias episclerais; Quemose, linfedema facial e sopro orbital (sopros vasculares são sinais característicos das fistulas) | Hipotensores; Antiinflamatório; Remoção do OS; Cirurgia. Tratamento da doença subjacente; Hipotensores; Cirurgia. |

- **Ciclofotocoagulação transescleral:** A ciclofotocoagulação por diodo laser com G-probe

- **Ciclofotocoagulação endoscópica:** A abordagem pode ser limbal ou via pars plana. É mais comumente realizada em conjunto com a cirurgia de catarata.

Novas tecnologias estão atualmente sob investigação, como a ciclofotocoagulação com laser micropulsado. 6

## PROCEDIMENTOS CIRÚRGICOS

- **Trabeculectomia**

O procedimento cirúrgico mais utilizado no glaucoma. Produz uma fístula entre a câmara anterior e o espaço subconjuntival. A taxa de sucesso a longo prazo pode ser até 90%;.Com o passar dos anos pode haver necessidade de terapia medicamentosa adicional ou nova cirurgia.

- **Indicações:** Falhas das terapias menos invasivas em controlar o glaucoma ou por efeitos colaterais e dificuldade de adesão ao tratamento medicamentoso.

- **Riscos a longo prazo da trabeculectomia:** Maior progressão de catarata senil, risco de infecção tardia (blebite ou endoftalmite).

- **Tecnica cirúrgica: Vídeo 13.2 - Cirurgia Trabeculectomia**

- **Cirurgia alternativa do glaucoma:** cirurgias micro-invasivas do glaucoma (MIGS)

As M.I.G.S. (do inglês Minimally invasive Glaucoma surgery) englobam técnicas cirúrgicas que propõem menos manipulação tecidual que a cirurgia de filtração, com menos efeitos colaterais e eficácia considerável na redução da PIO. Algumas dessas técnicas utilizam dispositivos implantáveis que funcionam como um canal de drenagem mais simples. No momento entretanto, não há ensaios comparativos bem controlado disponíveis para apoiar a superioridade entre qualquer um desses procedimentos em relação a trabeculectomia, tanto por segurança quanto por eficácia. Atualmente, essas técnicas são realizadas em pacientes selecionados com glaucoma com doença precoce a moderada e preferencialmente em combinação com cirurgia de catarata. 7

Um exemplo de MIGS, a GATT (Gonioscopy-Asssited Transluminal Trabeculectomy) é mostrado no **Vídeo 13.3 - GATT**.

## Dispositivos de drenagem de tubo longo:

São dispositivos que drenam o aquoso da câmara anterior para o espaço subconjuntival. O uso de dispositivos de drenagem de tubo longo, como os Baerveldt, Ahmed ou Susanna, geralmente são reservados para pacientes com falência de cirurgia filtrante prévia, cicatrização conjuntival excessiva devido a cirurgia ocular anterior com doença conjuntival grave ou doença neovascular ativa. Em suma é indicado nos casos onde há chance de um resultado ruim com a trabeculectomia.

A cirurgia com tubo de Susanna pode ser vista no **Vídeo 13.4 - Implante de tubo.**

| Pontos-chave |
| --- |
| • Glaucoma é uma grande causa de cegueira no mundo todo. A doença é progressiva e percebida pelo paciente somente quando bem avançado |
| • O nível de PIO está relacionado com a morte de células ganglionares da retina |
| • Existem dois tipos fundamentais: ângulo aberto (ocorre aumento de resistência ao fluxo do aquoso através da malha trabecular) e ângulo fechado (obstrução ao acesso da drenagem do aquoso). |
| • A medida da PIO, a gonioscopia, avaliação do disco óptico e a campimetria visual são essenciais no seguimento. |
| • O tratamento inicial é medicamentoso (principalmente colírios que podem causar vários efeitos colaterais oculares e sistêmicos). O laser pode ser indicado para aumentar o fluxo na malha trabecular. Considera-se a cirurgia (trabeculectomia) para os casos não responsivos ao tratamento medicamentoso e laser. Cirurgia minimamente invasiva (MIGS) é outra alternativa de tratamento. |

## Medicações hipotensores

| | Componente | Mecanismo | Redução da PIO | Contra-indicações | Efeitos colaterais |
|---|---|---|---|---|---|
| Analogo de prostaglandina | Latanoprosta 0.005% Tafluprosta 0.0015% Travoprosta 0.003%- 0.004% | Aumento do fluxo uveo-escleral | 25-30% | Lentes de contato (a menos que reinseridas 15 minutos após a administração dos medicamentos) | **Local:** Hiperemia conjuntival, ardor, sensação de corpo estranho, prurido, aumento da pigmentação da pele periocular, atrofia da gordura periorbital, alterações dos cílios. Aumento da pigmentação da íris (nas íris verde-marrom, azul / cinza-marrom ou marrom-amarela). Edema macular cistoide (pacientes afácico / pseudofácico) com ruptura posterior da cápsula de lente ou nos olhos com fatores de risco conhecidos para edema macular, reativação da ceratite por herpes, uveíte **Sistêmico:** Dispnéia, dor no peito / angina, dor nas costas muscular, exacerbação da asma |
| Prostamida | Bimatoprosta 0.03%- 0.01% | | | | |
| Betabloqueador Não-seletivo | Timolol 0.1- 0.25- 0.5% | Diminui a produção de humor aquoso | 20-25% | Asma, história de DPOC, bradicardia sinusal (<60 batimentos / min), bloqueio cardíaco ou insuficiência cardíaca | **Local:** Hiperemia conjuntiva, ceratopatia puntata superficial, olho seco, anestesia corneana, blefaro-conjuntivite alérgica **Sistêmico:** Bradicardia, arritmia, insuficiência cardíaca, síncope, broncoespasmo, obstrução das vias aéreas, edema distal, hipotensão, Hipoglicemia pode ser mascarada no Diabetes Mellitus dependente de insulina (IDDM) hipotensão sistêmica noturna, depressão, disfunção sexual |
| Beta1-seletivo | Betaxolol 0.5% | | ±20% | Asma, história de DPOC, bradicardia sinusal (<60 batimentos / min), bloqueio cardíaco ou insuficiência cardíaca-coronária | **Local:** Queimação, ardor mais pronunciado do que com compostos não seletivos **Sistêmico:** Efeitos colaterais respiratórios e cardíacos menos pronunciados do que com compostos não seletivos, depressão, disfunção erétil |
| Inibidores da Anidrase carbônica Tópico | Brinzolamida 1% Dorzolamida 2% | Diminui a produção de humor aquoso | 20% | Pacientes com baixa contagem de células endoteliais da córnea, devido ao risco aumentado de edema da córnea | **Local:** queimação, ardência, sabor amargo, ceratite pontual superficial, visão turva, lacrimejamento **Sistêmico:** dor de cabeça, urticária, angioedema, prurido, astenia, tontura, parestesia e miopia transitória. |
| Inibidores da Anidrase carbônica Oral | Acetozolamida | | 30-40% | Níveis deprimidos de sódio e/ou potássio no sangue, casos de doença ou disfunção renal e hepática, insuficiência das glândulas supra-renais, acidose hiperclorêmica | **Sistêmicos:** Parestesias, disfunção auditiva, zumbido, perda de apetite, náusea, alteração do paladar, vômito, diarréia, depressão, diminuição da libido, pedras nos rins, discrasias sanguíneas, acidose metabólica, desequilíbrio eletrolítico |
| Alfa2 adrenérgico | Brimonidina 0.2% | Diminui a produção de humor aquoso e aumenta drenagem uveo-escleral | 18-25% | Usuários inibidores da monoamina oxidase (MAO) por via oral, Idade pediátrica, Peso corporal muito baixo em adultos | **Local:** retração da pálpebra, branqueamento conjuntival, blefaroconjuntivite alérgica, dermatite de contato periocular, alergia ou hipersensibilidade tardia **Sistêmica:** Boca e nariz secos, hipotensão sistêmica, fadiga, sonolência (brimonidina) |
| Colinérgicos | Pilocarpina 0.5-4% Carbacol 0.75-3% | Facilita a saída aquosa por contração do músculo ciliar, tensão no esporão escleral e tração na malha trabecular | 20-25% | Inflamação pós-operatória, glaucoma neovascular. Paciente em risco de descolamento de retina, distúrbios gastrointestinais espásticos, úlcera péptica, bradicardia pronunciada, hipotensão, infarto do miocárdio recente, epilepsia, Parkinson. | **Local:** Visão reduzida devido a miose e miopia acomodatícia, conjuntival, hiperemia, descolamento de retina, opacidades do cristalino, precipitação de fechamento de ângulo, cistos da íris **Sistêmico:** Cólicas intestinais, broncoespasmo, dor de cabeça |

## LEIA MAIS 13.1

## Glaucoma secundários de ângulo aberto:

Glaucoma esfoliativo (pseudoexfoliativo)

- Início: geralmente com mais de 60 anos

- Etiologia e mecanismos: Desenvolve a partir da síndrome da pseudoesfoliação (PEX). Esse material acumula-se, no olho, em um padrão característico na cápsula anterior da lente, margem pupilar, malha trabecular e nas zônulas. O risco de progressão é particularmente alto, mesmo quando o olho está em tratamento.

- Sinais e sintomas: PIO > 21 mmHg, frequentemente maior que na média dos casos de GPAA; Material de esfoliação ("cinzas de cigarro") na borda da pupila e na superfície da cápsula anterior do cristalino melhor visualizada após a dilatação pupilar. A colarete pupilar é irregular e geralmente tem uma aparência de comida por mariposa; MT bastante pigmentada, quando o pigmento se acumula ao longo de uma linha ondulante ou anterior à linha de Schwalbe, esse recurso é chamado linha de Sampaolesi; Zônulas frouxas são frequentes com facododese ocasional, subluxação do cristalino e complicações mais frequentes durante a cirurgia de catarata.

## Glaucoma pigmentar (GP):

- Mecanismo: A síndrome de dispersão pigmentar (SDP) como resultado do atrito entre as zônulas da lente e a superfície posterior da íris, leva a uma hipertensão ocular podendo gerar o glaucoma pigmentar. O "bloqueio pupilar reverso" é observada em muitos olhos com dispersão de pigmentos.

- Epidemiologia: É mais comum em homens míopes caucasianos. É tipicamente diagnosticado com 30 a 50 anos de idade. O risco de desenvolver glaucoma em pacientes com SPD é de 25 a 50%.

- Sinais e Sintomas: Embaçamento visual transitório ou halos durante episódios de aumento da PIO, particularmente após exercícios ou dilatação pupilar, raramente associados a dor leve a moderada. Pode ser unilateral ou bilateral; Transiluminação da íris mediana periférica com padrão radial, pigmento depositado no endotélio da córnea normalmente se acumulando verticalmente como um fuso de Krukenberg (Não é patognomônico); Malha trabecular (MT) homogeneamente marrom escura, densamente pigmentada em torno de 360°; A PIO normalmente é elevada com grandes flutuações. Foi relatada uma diminuição gradual da PIO após os 60 anos de idade.

## Glaucoma secundários de ângulo fechado

| | Mecanismos | Sinais clínicos | Tratamento |
|---|---|---|---|
| Glaucoma neovascular | Membrana fibrovascular, formada devido a isquemia ocular, obstrui a MT e traciona a íris formando sinéquias | Neovasos de íris em borda pupilar Neovasos obstruindo a MT (aumento da PIO) Membrana fibrovascular iniciando as goniossinéquias Ectropio uveal, goniossinéquias 360º | Tratar processo isquêmico; Panfotocoagulação da retina, anti-VEGF; Tratar processo inflamatório: Atropina e esteroide tópico Tratar hipertensão: Hipotensores, ciclodestruição; Cirurgia |
| Sindrome iridocorneana endotelial (ICE) | Formação progressiva da membrana endotelial e adesão iridotrabecular progressiva | Irritação ocular; Sinéquias anteriores, corectopia | Hipotensores; Cirurgia |
| Aniridia | Rotação da base iriana remanescente obstruindo a MT | Aniridia; Fotofobia | Hipotensores; Cirurgia |
| Bloqueio ciliar | Acumulo do humor aquoso no corpo vítreo, frequentemente precipitado por cirurgia ocular | PIO elevada, dor ocular, câmara anterior rasa com iridotomia pérvia | Atropina + Ciclopentolato; hipotensores; Hiperosmóticos; Hialoidectomia com YAG (em afacicos ou pseudofácicos); Vitrectomia com ou sem facectomia |

## REFERÊNCIAS

1. Hons Y-CTB, BSc XL, PhD TYWF, MD HAQ, PhD TAFE, PhD C-YCM. Global Prevalence of Glaucoma and Projections of Glaucoma Burden through 2040. *Ophthalmology*. 2014;121(11):2081-2090. doi:10.1016/j.ophtha.2014.05.013.

2. Skalicky S, Goldberg I. Depression and Quality of Life in Patients With Glaucoma: A Cross-sectional Analysis Using the Geriatric Depression Scale-15, Assessment of Function Related to Vision, and the Glaucoma Quality of Life-15. *Journal of Glaucoma*. 2008;17(7):546-551. doi:10.1097/IJG.0b013e318163bdd1.

3. Weinreb RN, Aung T, Medeiros FA. The Pathophysiology and Treatment of Glaucoma. *JAMA*. 2014;311(18):1901-1922. doi:10.1001/jama.2014.3192.

4. FRCOphth GG, PhD EK, MD PDG-H, et al. Articles Selective laser trabeculoplasty versus eye drops for first-line treatment of ocular hypertension and glaucoma (LiGHT): a multicentre randomised controlled trial. *The Lancet*. 2019;393(10180):1505-1516. doi:10.1016/S0140-6736(18)32213-X.

5. Groth SL, Albeiruti E, Nunez M, et al. SALT Trial: Steroids after Laser Trabeculoplasty: Impact of Short-Term Anti-inflammatory Treatment on Selective Laser Trabeculoplasty Efficacy. *Ophthalmology*. June 2019. doi:10.1016/j.ophtha.2019.05.032.

6. Stephanie WY Yu M, Andre Ma BC, Jasper KW Wong MMME. Micropulse Laser for the Treatment of Glaucoma: A Literature Review. *Survey of Ophthalmology*. January 2019:1-30. doi:10.1016/j.survophthal.2019.01.001.

7. Ansari E. An Update on Implants for Minimally Invasive Glaucoma Surgery (MIGS). *Ophthalmology and Therapy*. 2017;121(12):2081-2089. doi:10.1007/s40123-017-0098-2.

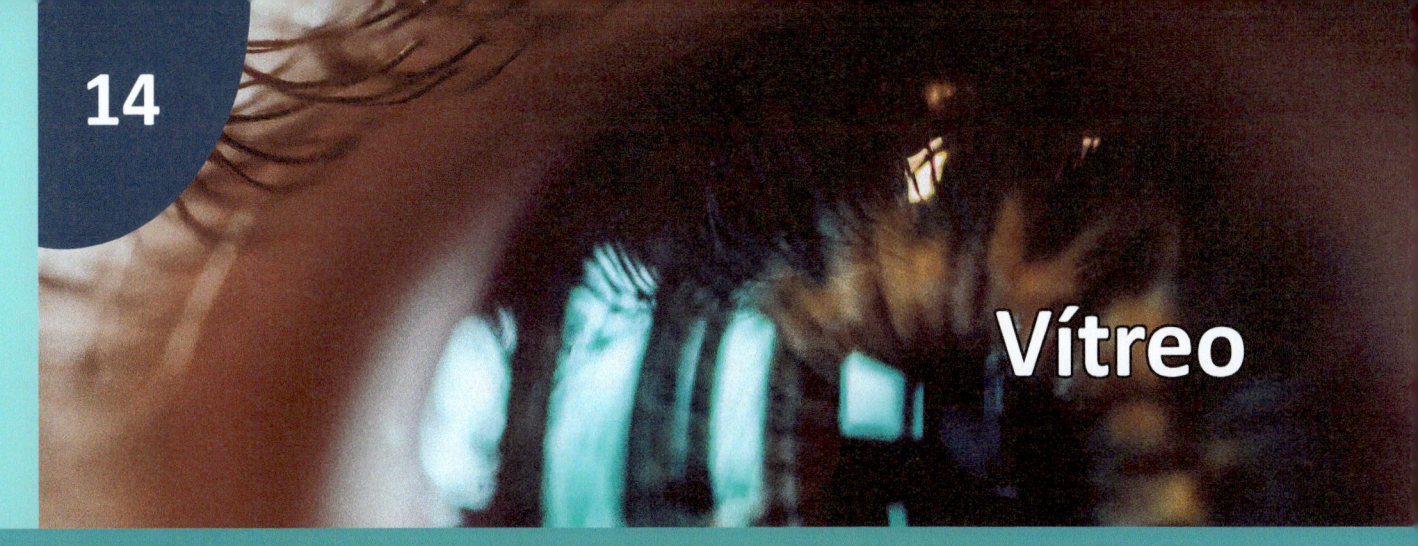

# Vítreo

Leandro Cabral Zacharias

Lívia da Silva Conci

## INTRODUÇÃO

A palavra "vítreo" é derivada do termo latino *vitreus*, que remete à característica de transparência do vidro. O vítreo consiste em uma estrutura hialina complexa, de aspecto semelhante a um gel, responsável por 80% do espaço intraocular, com um volume de 4ml. É limitado anteriormente pela superfície posterior do cristalino e periférica e posteriormente pela pars plana e retina, onde estabelece importantes adesões. Sua composição e aparência se alteram com a idade, conduzindo a diversos fenômenos que culminam com a liquefação deste gel e seu consequente descolamento posterior. No decorrer deste processo, funções importantes do vítreo, como o metabolismo e a regulação do oxigênio intraocular, são reduzidas. Além disso, diversas afecções oculares, como roturas retinianas, descolamento de retina regmatogênico, síndrome de tração vítreo-macular, membrana epirretiniana e buraco macular, apresentam como causa base o descolamento posterior patológico do vítreo. Nesse contexto, ao longo deste capítulo, discutiremos importantes considerações anatômicas e funcionais a cerca desta estrutura, bem como os principais aspectos relativos às doenças relacionadas ao seu descolamento posterior.

### Anatomia e Fisiologia

A composição e a organização molecular do vítreo são diretamente responsáveis por importantes funções, na medida em que garantem sua transparência e suas propriedades biomecânicas de absorção e distribuição de forças. O vítreo tem por função transmitir e refratar a luz, auxiliando a focalizar os raios na retina. Além disso, absorve impactos e atua na proteção do tecido retiniano.[1]

É formado majoritariamente por água (98%), além de proteínas estruturais e componentes de matriz extracelular. O colágeno é a principal proteína estrutural, organizada em fibrilas semelhantes ao tecido cartilaginoso e contribui para a plasticidade e resistência às forças de tensão. O tipo II compreende 75% do total de colágeno presente no vítreo, seguido pelo tipo IX, que corresponde a 15% e se liga covalentemente ao sulfato de condroitina, assumindo uma forma proteoglicana. O ácido hialurônico é um grande poliânion que se mantém hidratado e separa as fibrilas de colágeno, atuando como um preenchedor e sendo responsável pelas propriedades viscoelásticas, pela resistência à compressão e pela difusão de drogas através do vítreo. Outras proteínas estruturais não colágenas são as fibrilinas e a opticina, que também contribuem para a estabilização do gel e para a adesão vitreorretiniana. O vítreo se liga especificamente à membrana limitante interna (MLI) através das moléculas de adesão fibronectina e laminina.[2]

O vítreo também possui um componente celular, formado pelos hialócitos, fibroblastos e macrófagos. Os hialócitos surgem de células-tronco derivadas da medula óssea. São mononucleares e pleomórficos, com capacidade fagocítica e de síntese de glicoproteínas, colágeno e enzimas.[2] Eles consomem a maior parte do oxigênio e são mais numerosos na base vítrea. Dessa forma, contribuem para a importante função vítrea de metabolismo e regulação do oxigênio intraocular, limitando a quantidade de oxigênio que atinge as estruturas oculares sensíveis a danos oxidativos, como o cristalino e a malha trabecular. Além disso, o vítreo possui altos níveis de ascorbato, o que também protege contra danos oxidativos[3]

Subdivide-se topograficamente em duas áreas principais: o vítreo central, ou core; e o vítreo periférico ou cortical, também conhecido como hialóide. O core se caracteriza por ser menos fibrilar, menos celular e mais fluido. Já a região periférica se destaca pela maior celularidade, pela densidade de colágeno e por importantes sítios de adesão, sendo o nervo óptico, a mácula, os vasos retinianos e a base vítrea os locais de mais forte ligação.1 O desenho esquemático da anatomia vítrea está representado na Figura 14.1. A superfície anterior é denominada vítreo cortical anterior, formado pela condensação de fibrilas colágenas que se inserem na cápsula posterior do cristalino e compõem o ligamento de Wieger. A indentação retrocristaliniana do vítreo anterior é chamada de fossa patelar e o espaço virtual entre o vítreo cortical anterior e a superfície posterior do cristalino é conhecida como espaço de Berger. A base vítrea corresponde a uma área que se estende aproximadamente 2mm anteriormente e 3 a 4mm posteriormente à ora serrata. Nesta região, as fibrilas de colágeno são bastante densas e firmemente aderidas à retina. Posteriormente, as fibrilas seguem uma direção quase paralela à superfície interna da retina, formando o trato pré-retiniano. A bursa pré-macular é um espaço líquido anterior à adesão do vítreo na mácula. Acredita-se que ela reduza as forças de tração geradas durante o movimento ocular. O vítreo se insere nas bordas da cabeça do nervo óptico, criando uma região em forma de funil com ausência de vítreo, que corresponde à abertura do canal Cloquet e é conhecida como área de Martegiani. O Canal de Cloquet, também denominado canal hialoideo ou trato retrolental, é localizado no centro do corpo vítreo, apresenta formato em "S" e é o antigo local da artéria hialoidea, formada durante o período embrionário.[1]

## Alterações relacionadas à idade

O envelhecimento do vítreo é um processo estrutural e bioquímico complexo.2 Sabe-se que na criança o vítreo é um gel muito homogêneo. Com o passar da idade, ocorrem alterações caracterizadas pelo aumento do volume líquido em detrimento do gel. Este fenômeno recebe o nome de liquefação ou sínquise vítrea e pode ser detectada já aos 4 anos de idade, sendo que 12,5% do vítreo é liquefeito aos 18 anos.6 Tanto o ácido hialurônico quanto o colágeno sofrem influência de radicais livres, que causam alterações conformacionais a nível molecular e levam à dissolução do complexo colágeno-ácido hialurônico. A consequência é a coalescência das fibrilas de colágeno em feixes maiores, deixando lacunas adjacentes preenchidas por líquido.6 Estes feixes podem se tornar grandes o suficiente para serem percebidos clinicamente e relatados pelos pacientes como floaters ou "moscas volantes", que são opacidades móveis que produzem sombra sobre a retina (Figura 14.2)

Vídeo 14.1 - Moscas volantes

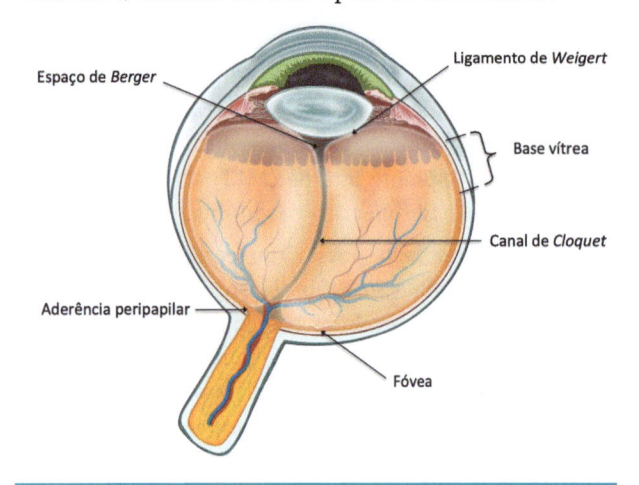

**Figura 14.1.** Anatomia do vítreo

A anatomia do vítreo é difícil de delinear in vivo; no entanto, os trabalhos de Worst, iniciados em 1977, revelaram, através do uso de corantes, uma arquitetura vítrea até então desconhecida, composta por cisternas e canais interconectados.4 Atualmente, existem estudos que utilizam ferramentas como a tomografia de coerência óptica para uma avaliação detalhada destas estruturas.5

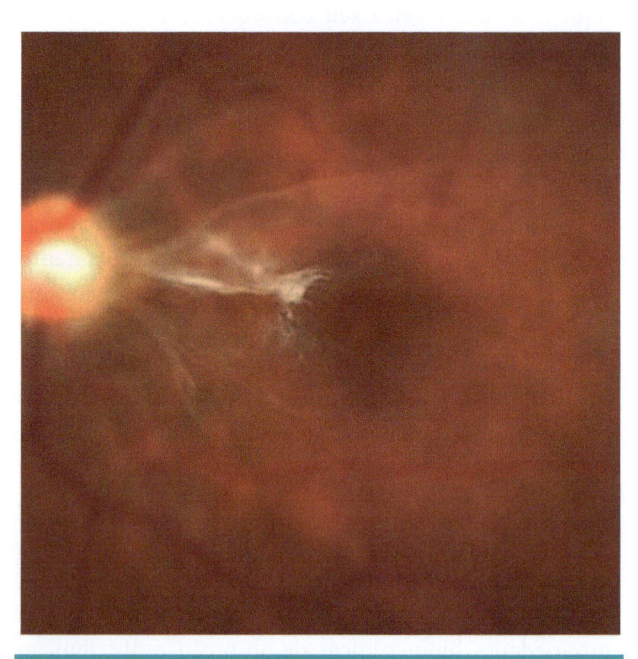

**Figura 14.2.** Opacidades Vítreas. (cortesia Dr. Ricardo Leitão Guerra)

Além disso, os feixes de colágeno podem contrair e aplicar tração sobre o vítreo e a retina periférica. Esta tração pode levar a um estímulo mecânico das células retinianas e à percepção de flashes de luz sem o estímulo luminoso correspondente, conhecidos como fotopsias. O processo de agregação do colágeno é denominado sinérese vítrea.[6]

Posteriormente, ocorre um enfraquecimento nas adesões entre o córtex posterior à MLI, de modo que o líquido oriundo da cavidade vítrea passa para o espaço retro-hialóideo recém-formado. Este processo força o descolamento da superfície posterior do vítreo da MLI e se estende até a borda posterior da base vítrea. O restante do gel vítreo sólido colaba inferiormente e o espaço retro-hialóideo é inteiramente ocupado pelo líquido sinquítico.[6] Esse processo é conhecido como descolamento do vítreo posterior (DVP) e é dividido em estágios evolutivos:2

- Estágio 0: ausência de DVP
- Estágio 1: DVP perifoveal, com adesão vítreo-foveal
- Estágio 2: DVP macular
- Estágio 3: DVP quase completo; mantém adesão vítreo-papilar

- Estágio 4: DVP completo

Na maior parte dos casos, há um enfraquecimento fisiológico das adesões vítreo-retinianas, de modo que o vítreo se descola completamente sem sequelas. Ao se desprender da papila, há a formação do anel de Weiss, responsável frequentemente por queixa de floaters e visibilizado ao exame como uma estrutura anelar adjacente e anterior ao disco óptico, correspondente ao remanescente da ligação vítreo-papilar e do tecido glial peripapilar. O DVP anômalo resulta da liquefação do gel sem o enfraquecimento simultâneo da aderência vítreo-retiniana, causando várias manifestações de acordo com os locais onde o vítreo é mais liquefeito e onde a interface é mais firmemente aderida (Figura 14.3), assunto que será abordado no próximo item deste capítulo.

O DVP ocorre geralmente em torno dos 60 anos de idade. Vale destacar que em pacientes com alta miopia, a liquefação vítrea e os sintomas relacionados ao DVP ocorrem em uma idade muito mais precoce, se comparados com indivíduos emétropes ou hipermétropes. De maneira similar, nas síndromes vitreorretinianas hereditárias que envolvem o metabolismo do colágeno tipo II, como as síndromes de Stickler e Marfan, a liquefação e sinérese vítrea ocorrem de forma prematura. Outros fatores que aceleram esses processos incluem trauma, afacia e inflamação. Além disso, a redução da síntese

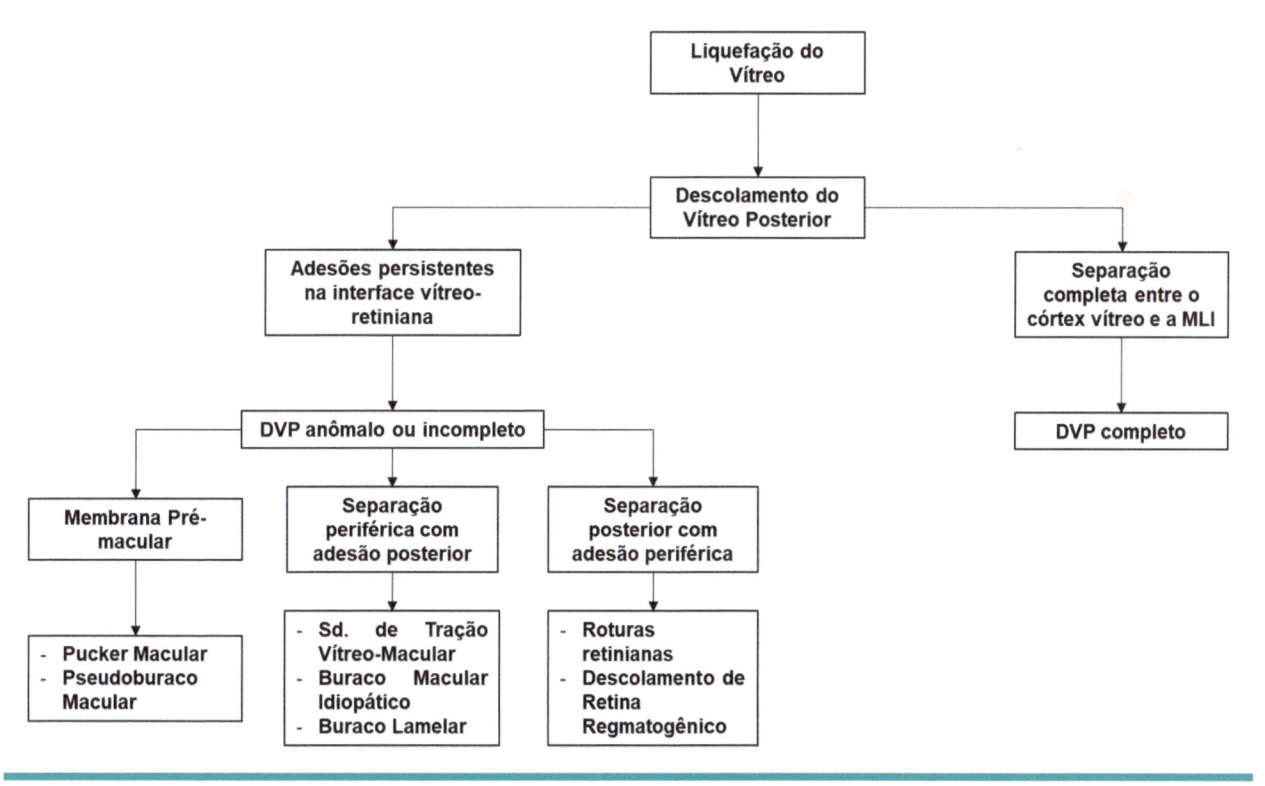

**Figura 14.3.** Representação simplificada das desordens oculares relacionadas ao DVP

de ácido hialurônico associada à diminuição dos níveis de estrogênio em mulheres na pós-menopausa explica a maior incidência e a menor idade de aparecimento do DVP nas mulheres.[6]

Outra alteração relacionada ao envelhecimento do vítreo se refere à redução de sua função de regulação do oxigênio intraocular, o que se correlaciona com o desenvolvimento de catarata nuclear, pelo maior dano oxidativo ao cristalino.[3] Em um estudo com 171 olhos de cadáveres, Harocopos e colaboradores concluíram que a liquefação vítrea é significativamente associada à formação de catarata nuclear, sendo essa associação independente da idade de 50 a 70 anos.[7]

## Desordens oculares relacionadas ao DVP

Como já mencionado anteriormente, aderências anômalas entre a face vítrea posterior e a superfície da retina são causa de diversas complicações vítreo-retinianas. Serão abordados os principais aspectos relativos a estas complicações, com foco na fisiopatologia e na apresentação clínica das seguintes desordens:

- Roturas Retinianas
- Descolamento de Retina Regmatogênico
- Membrana Epirretiniana
- Síndrome de Tração Vítreo-Macular
- Buraco Macular

### 4.1 Roturas Retinianas

As complicações mais comuns do DVP total são as roturas retinianas, a hemorragia vítrea (como consequência de avulsão de um vaso sanguíneo retiniano) e o descolamento de retina regmatogênico.[8] Uma rotura retiniana refere-se a um defeito de toda a espessura da retina sensorial, como resultado da transmissão da tração em locais com adesão vítreo-retiniana anormalmente forte.[1]

Em pacientes com início agudo de fotopsias e/ou floaters como consequência do DVP, a incidência de rotura retiniana é de 14%. Vale destacar que indivíduos inicialmente diagnosticados com DVP não complicado têm uma chance de 3,4% de rotura retiniana dentro de 6 semanas. Dessa forma, é importante a reavaliação destes pacientes. Nos casos em que o DVP é complicado por hemorragia vítrea, a incidência de rotura cresce para 70%.[8] Um importante sinal biomicroscópico é a presença de células pigmentares no vítreo anterior dos pacientes com DVP agudo, denominado Sinal de Shafer ou tobacco dust (Figura 14.4). A presença deste sinal sugere um deslocamento de células do epitélio pigmentado da retina, o que aumenta muito a probabilidade

(aproximadamente 90%) de o paciente apresentar uma rotura retiniana.[9]

As roturas retinianas associadas ao DVP agudo são geralmente sintomáticas. Um estudo conduzido por Sharma e colaboradores apontou que, em pacientes com roturas retinianas relacionadas ao DVP, os floaters são os sintomas de apresentação em 89% dos casos, as fotopsias em 62% e ambos estão presentes em 51% dos casos. As roturas frequentemente apresentam formato de "U" e se localizam preferencialmente nos quadrantes superiores (mais temporal do que nasal).[8] Após a rotura ter se formado, o líquido retro-hialóideo tem acesso direto ao espaço sub-retiniano e há um risco de progressão para descolamento de retina de 50%. A recomendação atual é o tratamento imediato das roturas sintomáticas com fotocoagulação a laser, de modo que o risco é reduzido para menos de 5% após o tratamento.[1]

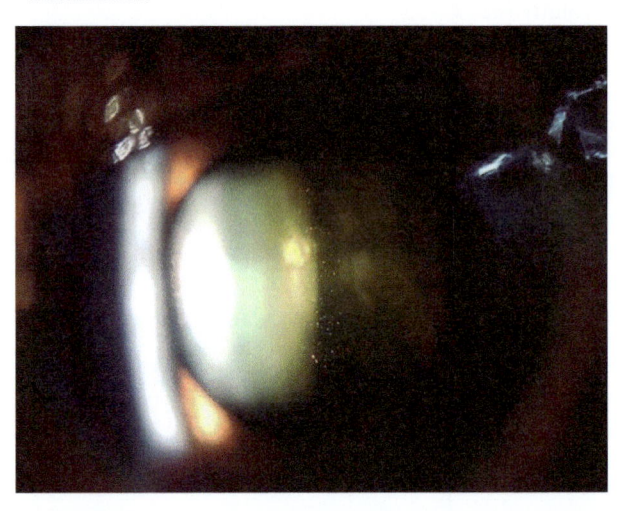

**Figura 14.4.** Tobacco Dust (cortesia Dr. Rodolpho Takaishi Matsumoto)

### 4.2 Descolamento de Retina Regmatogênico

O termo é derivado do grego rhegma, que significa "ruptura". O descolamento de retina regmatogênico (DRR) se refere à separação entre a retina neurossensorial e o epitélio pigmentado da retina secundário a uma rotura retiniana, que possibilita que o líquido sinquítico ganhe acesso ao espaço sub-retiniano.[1] Segundo Byer, o exame vítreo-retiniano detalhado de cada paciente com mais de 45 anos de idade com sintomas de floaters é a maneira mais eficaz de se prevenir o DRR.[9]

A retina se desprende progressivamente da periferia para o disco óptico e geralmente possui certa mobilidade, com bordas e contornos convexos e aparência ondulada, principalmente nos descolamentos recentes. Em um DRR antigo, a retina pode ter aspecto liso e fino, com dobras fixas. O princípio do tratamento do

DRR envolve encontrar todas as roturas retinianas e criar uma adesão coriorretiniana em torno das mesmas, fechando-as (Figura 14.5). Esse processo geralmente envolve introflexão escleral, retinopexia pneumática ou vitrectomia posterior via pars plana.1

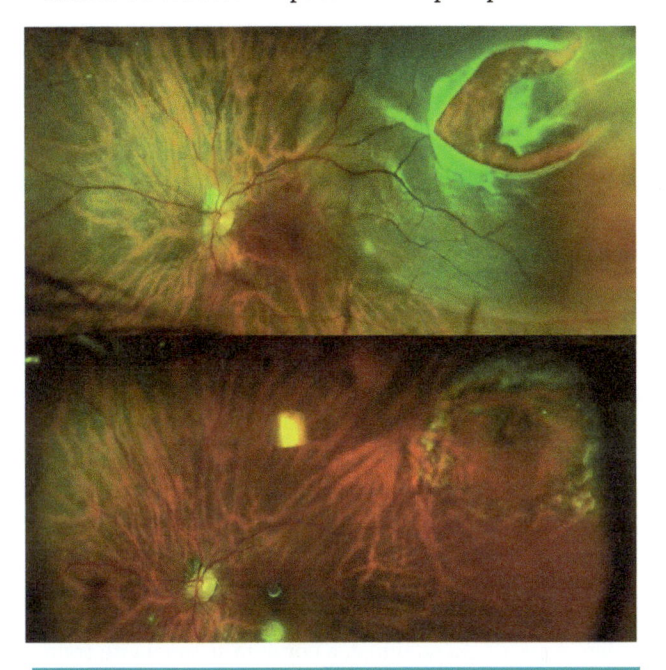

**Figura 14.5.** Descolamento de retina regmatogênico temporal superior antes e após vitrectomia com bloqueio de rotura. Cortesia Dr. Rodolpho Takaishi Matsumoto.

## 4.3 Membrana Epirretiniana

A membrana epirretiniana (MER) consiste em uma proliferação celular na superfície interna da retina, de aspecto translúcido ou semi-translúcido na região macular. É incomum antes dos 60 anos e é mais prevalente no sexo feminino. Pode ser primária ou secundária. A MER primária é idiopática e bilateral em 10% dos casos. Já a secundária, ocorre após cirurgia de descolamento de retina, roturas retinianas, fotocoagulação a laser, trauma e doenças vasculares ou inflamatórias.[1]

Em grandes estudos clínicos, o DVP parcial ou completo é encontrado em 80% a 95% dos olhos MER idiopática (Figura 14.6). Assim, acredita-se que o DVP desempenhe um papel crítico na patogênese da MER idiopática através de dois possíveis mecanismos. Primeiro, a tração vítreo-retiniana durante o desenvolvimento de DVP pode causar deiscências na MLI, através das quais as células da glia podem migrar e proliferar na superfície interna da retina. Alternativamente, e talvez mais provável, a MER pode resultar da proliferação e diferenciação dos hialócitos contidos dentro de

remanescentes corticais vítreos deixados na superfície da retina após o DVP[6]

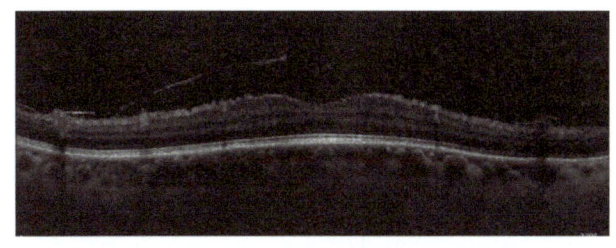

**Figura 14.6.** MER associada a DVP parcial. Observa-se o enrugamento da superfície retiniana e córtex vítreo parcialmente aderido

De acordo com o grau de contração da membrana, pode haver aumento da espessura retiniana, edema macular cistóide e degeneração da retina. Assim, a MER pode variar de uma desordem completamente assintomática até uma condição com metamorfopsia incapacitante e redução da visão central.1 Gass propôs a seguinte classificação, baseada em estágios evolutivos:

- Grau 0: Maculopatia em celofane. Membrana translúcida não associada à distorção retiniana.

- Grau 1: Maculopatia com enrugamento da retina interna.

- Grau 2: Pucker macular. Presença de membrana opaca que obscurece os vasos subjacentes e marcada distorção retiniana.

O tratamento é indicado em casos de redução da acuidade visual e metamorfopsia e consiste na retirada cirúrgica da membrana por vitrectomia posterior.

## 4.4 Síndrome de Tração Vítreo-Macular

A síndrome de tração vítreo-macular (STVM) se desenvolve em casos onde existe uma separação incompleta do córtex vítreo posterior, com aderência persistente à mácula, e consequente tração anteroposterior, que leva à distorção da arquitetura foveal (Figura 14.7). A aderência vítreo-retiniana pode ser extensa (>1500μm) ou apenas focal à fóvea (<1500μm).[1]

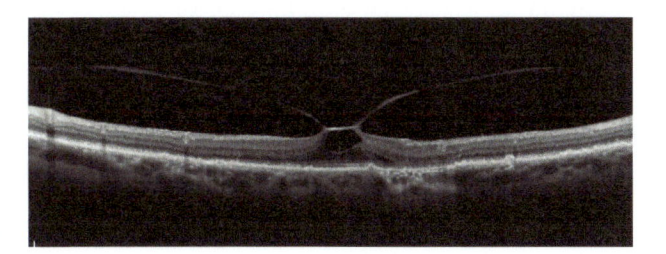

**Figura 14.7.** Corte de tomografia de coerência óptica evidenciando tração vítreo-macular com distorção da arquitetura foveal

A STVM se associa à MER em cerca de 37,5% dos pacientes (Figura 14.8). Os olhos que apresentam essa associação evoluem com mais alterações estruturais (aumento da espessura foveal, cistos intra-retinianos, descolamento do epitélio pigmentado da retina e descontinuidade da camada de fotorreceptores) e pior qualidade visual (menor acuidade e mais sintomas de metamorfopsias) do que os olhos apenas com STVM. Isso se deve à tração tangencial adicionada pela MER, além da tração anteroposterior já existente.[10]

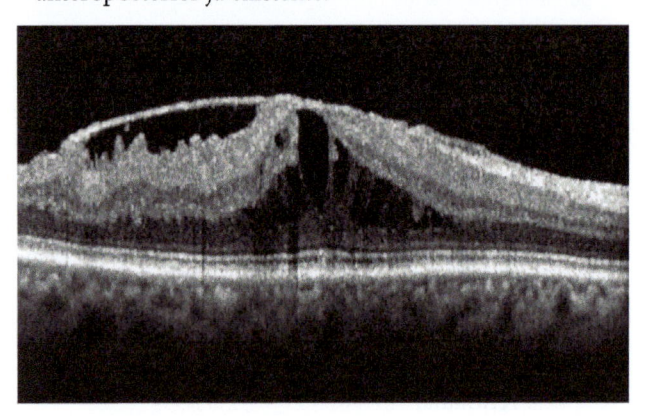

**Figura 14.8.** STVM associada à MER e edema macular cistoide. Nota-se o córtex vítreo posterior aderido à fóvea, associado à ondulação da superfície retininana interna e distorção da arquitetura foveal.

Pode haver resolução espontânea com o processo de DVP ou evolução para buraco macular. Quando indicado, o tratamento da STVM envolve vitrectomia via pars plana para alívio da tração, geralmente com bons resultados.

### 4.5    Buraco Macular

O buraco macular (BM) consiste em um defeito em toda espessura da retina, na área central da mácula. Ocorre tipicamente entre a sexta e oitava décadas de vida, com predomínio no sexo feminino. Os pacientes se queixam de redução da acuidade visual, com um escotoma central, associado ou não a metamorfopsias.[1]

Atualmente, acredita-se que a tração vítrea anteroposterior associada com o DVP perifoveal seja a causa base de formação do BM idiopático. Tem-se então uma deiscência foveal resultante desta tração.6 Existe atualmente uma classificação dos estágios evolutivos baseados em tomografia de coerência óptica:[1]

- **Estágio 0:** DVP perifoveal (adesão vítreo-macular). A maioria dos casos neste estágio não evolui para BM.

- **Estágio 1:** BM incipiente. O estágio 1A é um "pseudocisto foveal", associado à tração vítreo-macular, enquanto o estágio 1B apresenta uma descontinuidade da retina externa. Simplificando, o estágio 1 representa uma STVM. A resolução espontânea pode ocorrer em 50% dos casos sem MER associada.

- **Estágio 2:** BM de espessura total, com diâmetro linear mínimo menor que 400μm e persistência de tração vítreo-macular. Este estágio representa uma STVM associada a um BM pequeno a médio.

- **Estágio 3:** BM de espessura total, geralmente com diâmetro superior a 400μm. O córtex vítreo posterior permanece aderido no disco óptico, porém está descolado da fóvea. Pode ser observado neste estágio um pseudo-opérculo em frente à área foveal (Figura 14.9).

- **Estágio 4:** BM de espessura total, com DVP completo.

No estágio 1, como há alta chance de resolução espontânea, opta-se geralmente por acompanhamento clínico. A partir do estágio 2, a conduta se baseia no tratamento cirúrgico, com vitrectomia posterior, peeling de MLI e injeção de gás, com elevadas taxas de sucesso[1]

Causas responsáveis pela formação de BM secundário incluem: alta miopia, lesões fototérmicas, distrofias retinianas, doenças vasculares, uveíte e condições sistêmicas, como Síndrome de Alport (Figura 14.10). O BM também pode se desenvolver após contusão ocular. Nesses casos, denomina-se BM traumático e pode evoluir com fechamento espontâneo em pacientes jovens, ou necessitar de intervenção cirúrgica (Figura 14.11). [1]

### Métodos de Imagem

Como já dito anteriormente, o vítreo é uma estrutura transparente, de difícil avaliação *in vivo*. Dessa forma, podemos empregar exames complementares para uma melhor avaliação clínica, como a ultrassonografia e tomografia por coerência óptica.

Tradicionalmente, o ultrassom tem sido utilizado para determinar o estado do vítreo e identificar a presença e extensão do DVP (Figura 14.12). O modo-B é superior à biomicroscopia e à tomografia de coerência óptica na avaliação do DVP, mesmo na ausência de opacidade de meios. Ecos fortes são produzidos por interfaces acústicas encontradas nas junções de meios com diferentes densidades e velocidades do som. Quanto maior a diferença de densidade entre os dois meios, mais proeminente é o eco. É o exame de escolha nos casos de opacidade de meios por hemorragia vítrea, por determinar a coexistência ou não de descolamento de retina.[6]

Já a tomografia de coerência óptica é capaz de adquirir imagens em maior resolução e assim fornecer um estudo detalhado das adesões vítreo-maculares, buracos maculares e membranas epirretinianas (Figura 14.7 e 14.10). Uma desvantagem são as opacidades de meio, que podem influenciar significativamente a qualidade da aquisição das imagens.

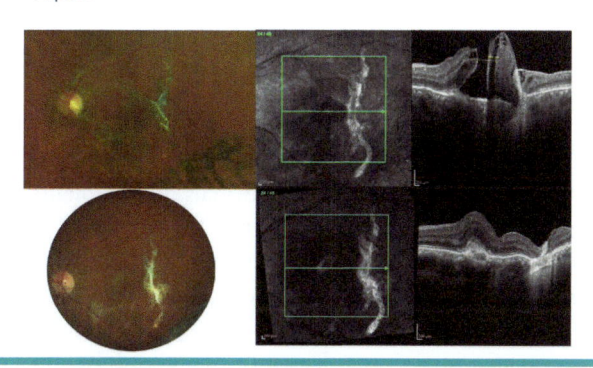

**Figura 14.10.** BM extenso em paciente portadora de Síndrome de Alport

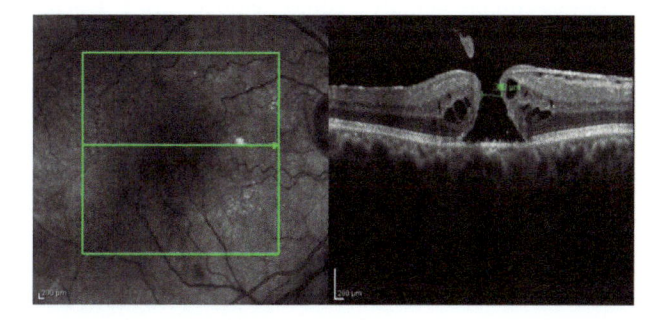

**Figura 14.9.** Corte de tomografia de coerência óptica evidenciando buraco macular com pseudo-opérculo

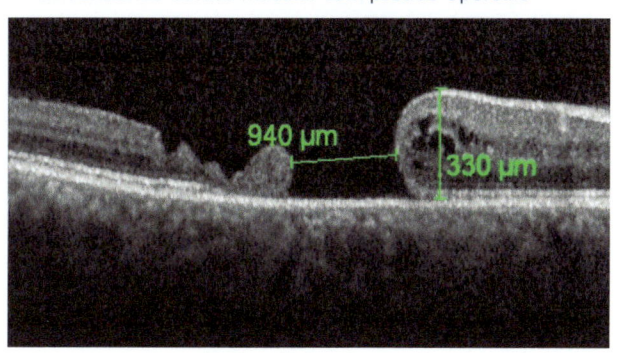

**Figura 14.11.** Buraco macular traumático associado à rotura de coróide. Imagens superiores demonstram aspecto pré-operatório e inferiores mostram o fechamento após vitrectomia posterior com peeling de MLI e gás.

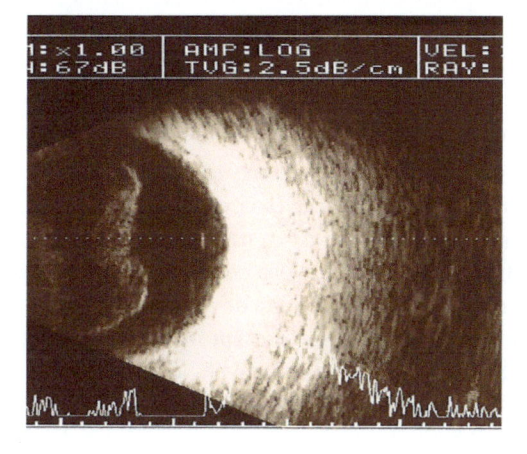

**Figura 14.12.** Imagem de ultrassonografia ocular demonstrando DVP total

A endoftalmite é uma condição inflamatória ocular grave, resultante da infecção do humor vítreo por

| Pontos-chave |
| --- |
| • O vítreo é uma estrutura transparente, volumosa (4ml) e com aspecto de gel, que tem como funções permitir a transmissão de luz à retina, prevenir o dano oxidativo do cristalino e absorver impactos, protegendo tecidos vizinhos. |
| • As funções são garantidas por sua composição molecular, sendo a água (98%), proteínas estruturais (principalmente colágeno tipo II) e ácido hialurônico os principais componentes. Também apresenta células (hialócitos). |
| • É subdivido topograficamente em duas regiões: core ou vítreo central (mais fluido, com menor concentração de colágeno e células) e córtex ou vítreo periférico (maior densidade celular e fibrilar), onde estabelece importantes adesões. Os principais sítios de adesão vítrea são: base vítrea, vasos retinianos, disco óptico e mácula. |
| • O vítreo sofre alterações com o envelhecimento, caracterizadas pela liquefação do gel e descolamento posterior da superfície retiniana. O descolamento do vítreo posterior (DVP) é completo quando há o desprendimento da papila óptica e observação do anel de Weiss. |
| • Quando há a liquefação do gel sem o enfraquecimento simultâneo da aderência vítreo-retiniana, podem ocorrer manifestações de acordo com os locais onde a interface é mais firmemente aderida. São exemplos de desordens oculares resultantes deste processo: roturas retinianas, descolamento de retina regmatogênico, membrana epirretiniana, síndrome de tração vítreo-macular e buraco macular. |
| • Exames complementares que auxiliam na avaliação clínica: ultrassonografia (principal exame para avaliar DVP) e tomografia de coerência óptica (fornece detalhes das adesões vítreo-maculares). |

bactérias ou fungos. No link anexo leia mais sobre a clínica e o tratamento da endoftalmite.

## LEIA MAIS 14.1

### *Endoftalmite*

O vítreo é, sob condições normais, um ambiente livre de micro-organismos. No entanto, esta esterilidade pode ser comprometida tanto por fontes exógenas, como traumas penetrantes e cirurgias intraoculares, quanto por endógenas, através da disseminação hematológica de agentes infecciosos. Dessa forma, a endoftalmite é uma condição inflamatória ocular grave, resultante da infecção do humor vítreo por bactérias ou fungos. Vale destacar que as infecções intraoculares ocasionadas por vírus e protozoários são consideradas uveítes e não são abordadas neste capítulo. Além disso, o termo "endoftalmite estéril" se refere a uma reação inflamatória e/ou tóxica a determinadas substâncias utilizadas em cirurgias intraoculares ou restos cristalinianos retidos.

As endoftalmites exógenas são as mais prevalentes, sendo a pós-operatória (sobretudo pós-catarata) responsável por 62% dos casos no Brasil.1 Apesar de infrequente, trata-se de uma das complicações pós-operatórias mais temidas da cirurgia de catarata e se associa a lesões significativas de fotorreceptores, que podem causar um desfecho visual desfavorável - com acuidade visual igual ou pior a 20/200 em até 34% dos casos.[2] A incidência da endoftalmite varia entre diferentes regiões. Um estudo brasileiro, por exemplo, relata uma incidência de 0,30%,3 enquanto um estudo sueco apresenta uma frequência de 0,03%.4 Felizmente, a endoftalmite pós-operatória pode ser prevenida com o uso de antissépticos (iodopovidona a 5%) e antibióticos profiláticos (ex:

cefuroxime intracameral). Os principais fatores de risco e micro-organismos relacionados às endoftalmites estão exemplificados na Tabela 1.5.

O diagnóstico da endoftalmite é essencialmente clínico. A característica mais comum é a redução da visão, que afeta a quase totalidade dos pacientes, seguida por dor e hiperemia ocular (principalmente ciliar). Sinais que podem estar presentes incluem edema palpebral, edema de córnea, hipópio, vítreíte e turvação vítrea. Exames complementares, como hemocultura e urocultura, podem ser úteis nos casos endógenos. Já a ultrassonografia ocular fornece informações sobre a reação inflamatória na cavidade vítrea, presença de restos cristalinianos e descolamento de retina associado. Entretanto, vale destacar que, diante da suspeição clínica de endoftalmite, a conduta não deve ser postergada ao aguardar a realização de tais exames.

No que se refere especificamente à conduta cirúrgica, o Endophthalmitis Vitrectomy Study (1995), que analisou especificamente casos de endoftalmite após cirurgia de catarata, concluiu que a vitrectomia precoce só seria benéfica nos casos com visão de percepção luminosa ou pior. Entretanto, merece destaque a modernização dos sistemas de vitrectomia nas últimas décadas, que tornaram a cirurgia muito mais segura e com melhores resultados. Dessa forma, um recente estudo, publicado por Clarke e colaboradores em 2018, propôs um protocolo no manejo da endoftalmite, conhecido como "EVS modificado".[6] Os autores recomendam que se proceda prontamente com a coleta de amostras para cultura e injeção intravítrea de antibióticos (Vancomicina 1mg/0.1mL e Ceftazidime 2.25mg/0.1mL). Associado à terapia

**Tabela 1: Principais fatores de risco e micro-organismos relacionados às endoftalmites**

| Tipo de Endoftalmite | Fatores de Risco | Micro-organismos |
|---|---|---|
| Pós-Operatória | Cirurgia ocular prolongada, cirurgia ocular recente, vazamento pela incisão, rotura de cápsula posterior, encarceramento vítreo. | Staphylococcus epidermidis e *Staphylococcus aureus*; *Streptococcus* nos casos de blebite. |
| Pós-trauma | Trauma penetrante recente, corpo-estranho intraocular, trauma com madeira. | *Bacillus cereus* *Staphylococcus* |
| Endógena | Pacientes imunocomprometidos, uso de cateter, uso de drogas intravenosas, abscesso hepático, infecção do trato urinário e meningite. | *Candida albicans* Aspergillus Gram-negativos (*Klebsiella pneumoniae*, *Haemophilus*, *Neisseria*) |
| Crônica ou Tardia | Rotura de cápsula posterior, capsulotomia posterior, diabetes, determinados materiais de lentes intraoculares | *Propionibacterium acnes* *Staphylococcus* *Haemophilus influenzae* |

intravítrea, prescrevem-se também antibióticos por via oral (Moxifloxacino 400mg ou Linezolida 600mg) durante cinco dias. Após 24 horas, o caso deve ser reavaliado quanto à resposta terapêutica. Caso seja observado uma resposta discreta ou então deterioração clínica, a vitrectomia precoce em caráter de urgência é indicada. Por outro lado, se verificado um quadro estável ou com melhora, pode ser realizado um acompanhamento clínico e postergada a indicação de vitrectomia. Alguns critérios clínicos de melhora incluem: alívio da dor, melhora da acuidade visual, redução do hipópio e da inflamação.[5]

É importante destacar a necessidade de orientação a todo paciente quanto aos riscos inerentes à cirurgia intraocular e, no pós-operatório, quanto aos sinais e sintomas de alarme (ex: dor ocular e redução da acuidade visual). Por fim, a endoftalmite é uma condição grave, com risco de perda visual e cegueira permanentes. Dessa forma, cresce a importância do diagnóstico e tratamento precoces, bem como das medidas profiláticas pré e intra-operatórias.

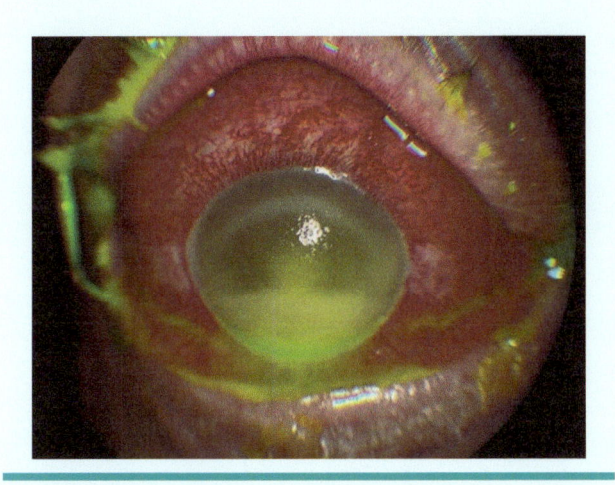

**Figura 14.13.** Caso de endoftalmite no terceiro dia pós cirurgia de catarata. Paciente queixando-se de dor, baixa visual e secreção conjuntival. Note hipópio e edema de córnea, dificultando a observação das estruturas intraoculares.

## REFERÊNCIAS BIBLIOGRÁFICAS

1. American Academy of Ophthalmology. Basic and Clinical Science Course. Section 12: Retina and Vitreous. Colin A McCannel: AAO; 2018–2019.

2. Schachat AP, Wilkinson CP, Hinton DR, et al. Ryan's Retina E-Book. Elsevier Health Sciences. 2017.

3. Holekamp NM: The vitreous gel: more than meets the eye. Am J Ophthalmol 2010, 149: 32–36. 10.1016/j.ajo.2009.07.036

4. Worst JG. Cisternal systems of the fully developed vitreous body in the young adult. Trans Ophthalmol Soc U K.1977;1977:550e554.

5. Leong BC, Fragiotta S, Kaden T R, Freund K B, Zweifel S and Engelbert M. OCT En Face Analysis of the Posterior Vitreous Reveals Topographic Relationships among Premacular Bursa, Prevascular Fissures, and Cisterns. Ophthalmology Retina 2019.

6. de Smet MD, Gad Elkareem AM, Zwinderman AH. The vitreous, the retinal interface in ocular health and disease. Ophthalmologica 2013, 230(4):165–178

7. Harocopos GJ Shui Y-B McKinnon M Holekamp NM Gordon MO Beebe DC . Importance of vitreous liquefaction in age-related cataract. Invest Ophthalmol Vis Sci. 2004;45:77–85

8. Lumi X, Hawlina M, Glavač D, Facskó A, Moe MC, Kaarniranta K, et al. Ageing of the vitreous: from acute onset floaters and flashes to retinal detachment. Ageing Res Rev. 2015;21:71–7

9. Tanner, V, Harle, D, Tan, J, Foote, B, Williamson, TH, Chignell, AH. Acute posterior vitreous detachment: the predictive value of vitreous pigment and symptomatology. British journal of ophthalmology, Nov 2000, vol 84, no 11, p 1264-1268.

10. Carpineto P, Ciciarelli V, Borrelli E, et al. Epiretinal membranein eyes with vitreomacular traction. Retina 2019.

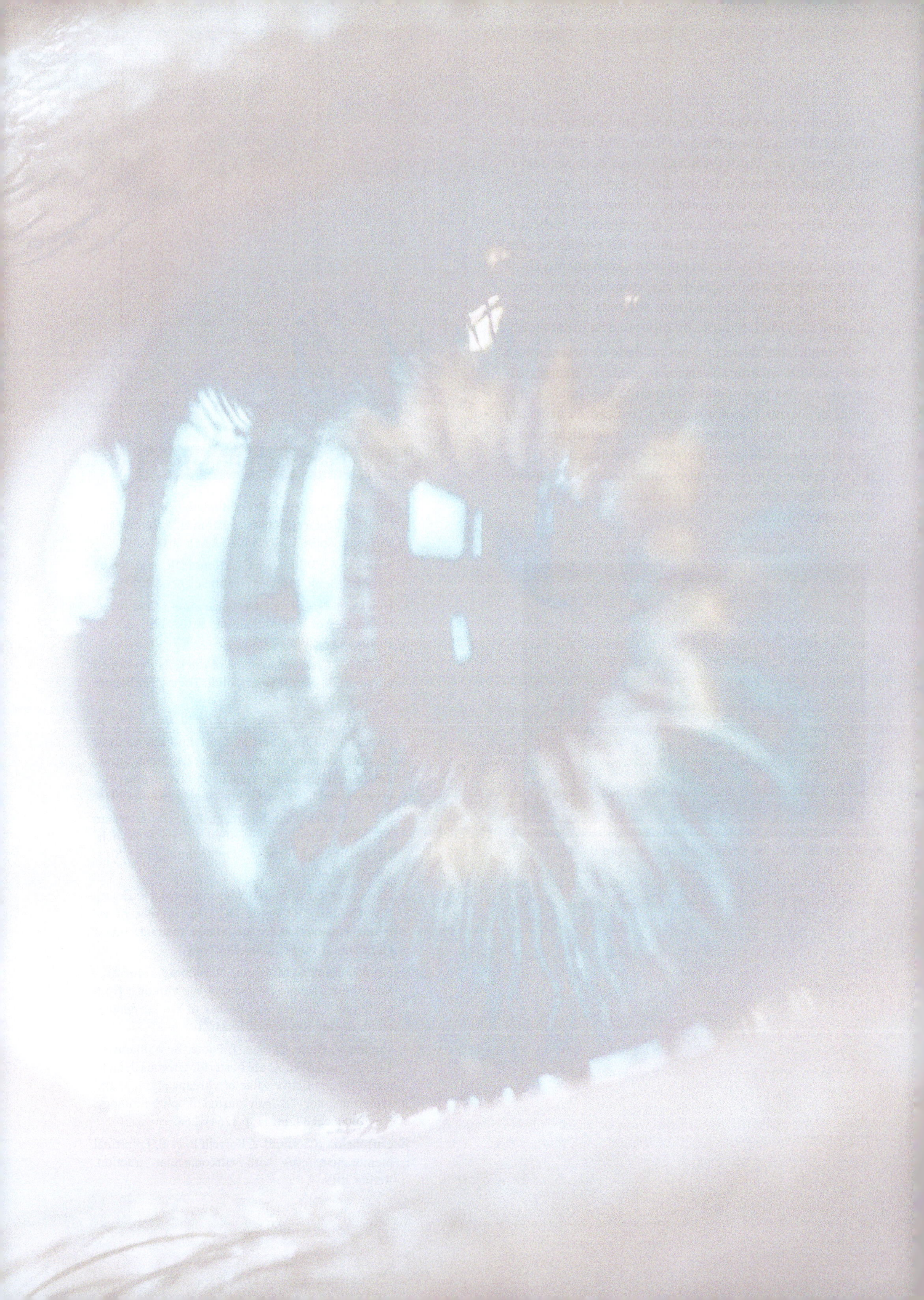

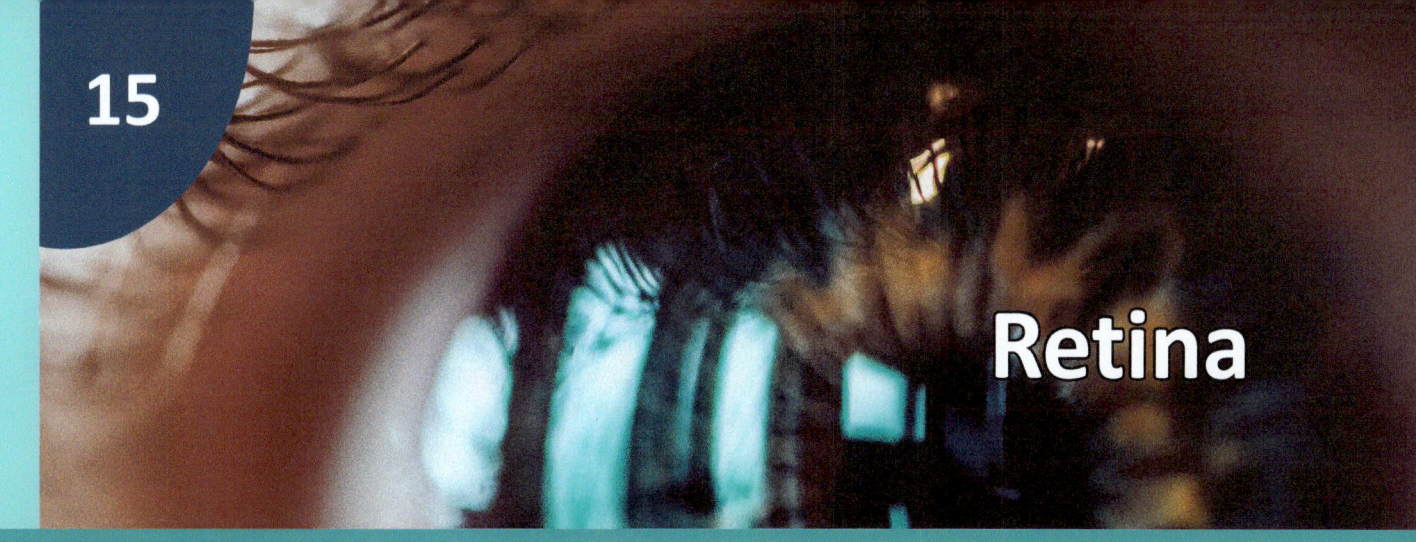

CAPÍTULO

**15**

# Retina

Francisco Max Damico

## INTRODUÇÃO

A retina é um tecido que reveste internamente o segmento posterior do globo ocular. Ela é composta principalmente por neurônios e células moduladoras do impulso nervoso cuja função é receber luz, transformá-la em impulsos químicos e eletromagnéticos e enviá-los ao cérebro através do nervo óptico. Histologicamente, a retina contém 10 camadas. A mais externa, adjacente à coroide, é o epitélio pigmentado da retina (EPR), a única camada da retina que não contém neurônios. Em seguida, há a camada de fotorreceptores (segmentos externos dos cones e bastonetes), membrana limitante externa (separação entre segmentos internos dos fotorreceptores e seus núcleos), camada nuclear externa (corpos celulares dos fotorreceptores), camada plexiforme externa (sinapses entre os fotorreceptores e os neurônios intermediários da próxima camada), camada nuclear interna (corpos celulares das células de Müller, células horizontais, células amácrinas e células bipolares), camada plexiforme interna (sinapses entre as células da camada nuclear interna e as células ganglionares), camada de células ganglionares (corpos celulares das células ganglionares), camada de fibras nervosas da retina (axônios das células ganglionares) e membrana limitante interna (astrócitos e membrana basal das células de Müller).

A retina é nutrida por dois sistemas vasculares. O EPR e a retina externa (fotorreceptores) são nutridos pela coriocapilar por difusão de oxigênio. A retina interna é suprida pela a. central da retina e seus ramos.

As principais doenças da retina podem ser divididas em categorias: vasculares, maculares, descolamento de retina, doenças da interface vitreorretiniana, distróficas, tumorais, traumáticas, inflamatórias, associadas a erros do metabolismo e tóxicas.

Como os aspectos epidêmicos, etiológicos, fisiopatológicos, diagnósticos e terapêuticos são muito particulares de cada doença, cada doença será apresentada individualmente. Neste capítulo serão abordadas as mais prevalentes das principais categoria.

As doenças inflamatórias serão abordadas no capítulo de trato uveal e esclera.

## Doenças vasculares

As principais doenças vasculares da retina são: retinopatia diabética, retinopatia hipertensiva, oclusões vasculares da retina, telangiectasias retinianas, alterações associadas a doenças hematológicas (Capítulo 18 - Doenças Sistêmicas) e retinopatia da prematuridade (Capítulo 20 - Oftalmopediatria). As três primeiras serão abordadas.

Retinopatia diabética: A retinopatia diabética[1] (RD) é uma das principais causas de cegueira na população economicamente ativa. Os danos retinianos são secundários aos danos vasculares provocados pela hiperglicemia crônica. Embora o dano mais precoce ocorra nos neurônios da retina, as primeiras manifestações clinicamente detectáveis são a dilatação dos capilares e alterações do fluxo sanguíneo devidos à lesão dos pericitos capilares. Esse processo leva à formação de microaneurismas nos capilares retinianos, que são os primeiros sinais oftalmoscópicos da RD. Outros mecanismos também contribuem para a lesão capilar, como apoptose das células endoteliais, espessamento da membrana basal e inflamação crônica subclínica no microambiente retiniano. A perda de pericitos, os danos às células endoteliais dos capilares e a leucostase levam à oclusão capilar e isquemia retiniana. A isquemia retiniana promove a liberação de citocinas pró-inflamatórias, das quais a principal é o fator de crescimento do endotélio vascular

(VEGF). O VEGF é um potente indutor de aumento de permeabilidade vascular e de angiogênese.

Os principais fatores de risco para o aparecimento da RD são: tipo e duração do diabetes, mau controle glicêmico, hipertensão arterial sistêmica, hiperlipidemia e gestação.

Clinicamente, a RD é dividida em dois estágios: RD não proliferativa e RD proliferativa (Tabelas 15.1 e 15.2). A RD não proliferativa é o estágio inicial no qual os vasos retinianos apresentam microaneurismas, microhemorragias e exsudatos lipídicos (primeiros sinais de aumento da permeabilidade vascular). Com o avanço da doença são encontrados exsudatos algodonosos (que representam microinfartos locais da retina), engurgitamento e irregularidade das vênulas. O grau de isquemia aumenta com o tempo de doença e a falta de controle clínico. A RD não proliferativa pode não causar perda visual, mas se houver exsudação na mácula devido ao aumento da permeabilidade vascular, a visão central piorará devido ao edema macular.

A RD proliferativa é o estágio mais avançado da RD, quando há o crescimento de novos vasos na retina (neovascularização). Esses vasos são muito frágeis e, além de não conseguirem oxigenar a retina isquêmica, sangram facilmente no vítreo e na própria retina. A hemorragia pode induzir a formação de tecido cicatricial que contrai e pode causar descolamento da retina. Nesses casos, a visão central e periférica pioram. No entanto, se as alterações forem periféricas e a mácula estiver preservada, a visão pode permanecer boa. Em resumo, a acuidade visual não é um bom indicador de presença ou grau da RD.

**Tabela 15.1.** Classificação da retinopatia diabética segundo o ETDRS (Early Treatment Diabetic Retinopathy Study)

| Grau da retinopatia diabética | Achados fundoscópicos |
|---|---|
| Retinopatia não proliferativa inicial | Apenas microaneurismas retinianos |
| Retinopatia não proliferativa moderada | Hemorragias superficiais retinianas ± microaneurismas ± exsudatos duros, ensalsichamento venoso ou anormalidades microvasculares intrarretinianas |
| Retinopatia não proliferativa severa | Exsudatos algodonosos ± exsudatos duros, ensalsichamento venoso ou anormalidades microvasculares intrarretinianas mais difusos |
| Retinopatia proliferativa inicial | Presença de neovasos de retina ou de disco |
| Retinopatia proliferative de alto risco | Neovasos de retina ou de disco ± hemorragia vítrea ou pré-retiniana |

**Tabela 15.2.** Definição de edema macular diabético segundo o ETDRS (Early Treatment Diabetic Retinopathy Study)

| Grau do edema macular diabético | Achados fundoscópicos |
|---|---|
| Retinopatia aparentemente sem edema macular | Aparentemente sem espessamento retiniano no pólo posterior ou exsudatos duros na mácula |
| Retinopatia aparentemente com edema macular | Espessamento retiniano ± exsudatos duros dentro de 1 diâmetro de disco do centro da mácula |
| Retinopatia com edema macular clinicamente significativo | Espessamento retiniano ± exsudatos duros a 500 µm ou menos do centro da mácula + espessamento retiniano adjacente ± uma ou mais zonas de espessamento retiniano com área mínima de 1 diâmetro de disco a pelo menos 1 diâmetro de disco do centro |

O diagnóstico da RD é feito através de mapeamento de retina. Exames complementares da retina, como angiografia fluoresceínica e tomografia de coerência óptica, são úteis para a detecção de áreas de isquemia retiniana e edema macular.. (Figura 15.1)

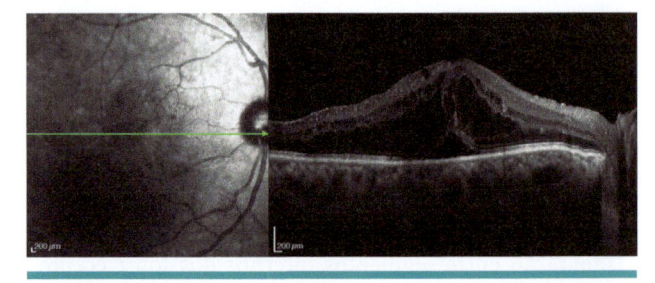

**Fig. 15.**1 Edema macular diabético

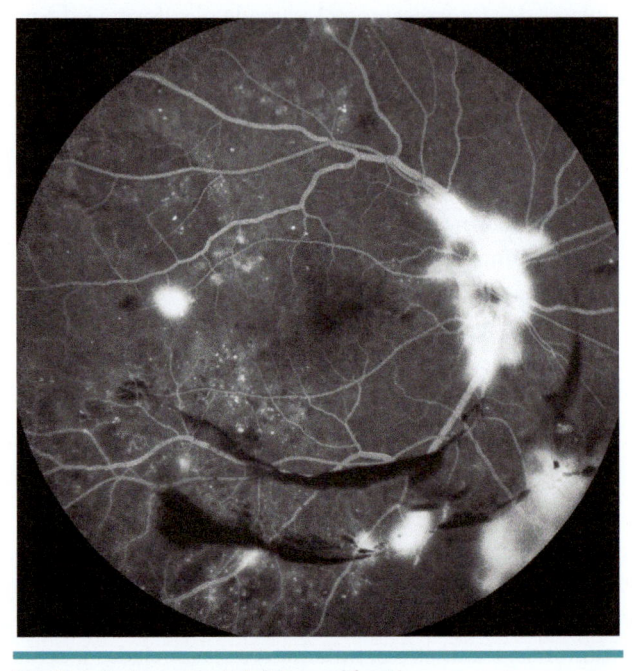

**Fig.15.**2. Retinopatia diabética proliferativa

O tratamento da RD em qualquer estágio consiste no controle glicêmico rigoroso, na terapia intravítrea com antiangiogênicos (particularmente anti-VEGF) ou corticoide (dexametasona) e fotocoagulação com laser. Casos de RD não proliferativa podem ser acompanhados desde que não haja edema macular. Os casos avançados de RD proliferativa (Figura 15.2), nos quais há descolamento de retina ou glaucoma, precisam ser tratados com cirurgia intraocular ou até crioterapia.

(Leia mais no Capítulo 18 - Doenças Sistêmicas)

Retinopatia hipertensiva: A hipertensão arterial pode causar retinopatia, neuropatia óptica e coroidopatia hipertensivas.[2] Os efeitos retinianos podem ser secundários à elevação aguda ou crônica da pressão arterial (PA). A elevação aguda da PA causa vasoespasmo pelo mecanismo de autorregulação, a elevação crônica causa arterioloesclerose. As arteríolas retinianas respondem à elevação crônica da PA com vasoconstrição e aumento da pressão intraluminal, que cursa com lesão do endotélio das arteríolas e dos capilares retinianos. A lesão da camada muscular das arteríolas também contribui para a lesão endotelial, perda da integridade vascular, exsudação, microtrombose, espessamento da parede dos vasos e diminuição do lúmen (necrose fibrinoide). O principal fator de risco é a hipertensão arterial crônica com PA sistólica acima de 140 mmHg e diastólica maior que 90 mmHg.

A classificação atual mais aceita da retinopatia hipertensiva (RH) é a de Keith-Wagener-Barker (Tabela 15.3). Estudos mostram que existe associação entre o grau de RH e morbidade/mortalidade.

**Tabela 15.3.** Classificação da retinopatia hipertensiva segundo Keith-Wagener-Barker

| Grau da retinopatia hipertensiva | Achados fundoscópicos |
|---|---|
| Grau 1 | Estreitamento leve das arteríolas retinianas |
| Grau 2 | Cruzamentos arteriovenosos patológicos (compressão das vênulas pelas arteríolas nos pontos de cruzamento) |
| Grau 3 | Edema retiniano, exsudatos algodonosos, hemorragias superficiais (em "chama de vela") e vasos em fios de cobre |
| Grau 4 | Arteríolas em fios de prata, edema do disco óptico e exsudação lipídica na mácula |

Assim como na RD, a RH pode ser assintomática até o grau 4. A figura 15.3 mostra um caso característico de retinopatia hipertensiva grave com edema de papila. (Figura 15.3).

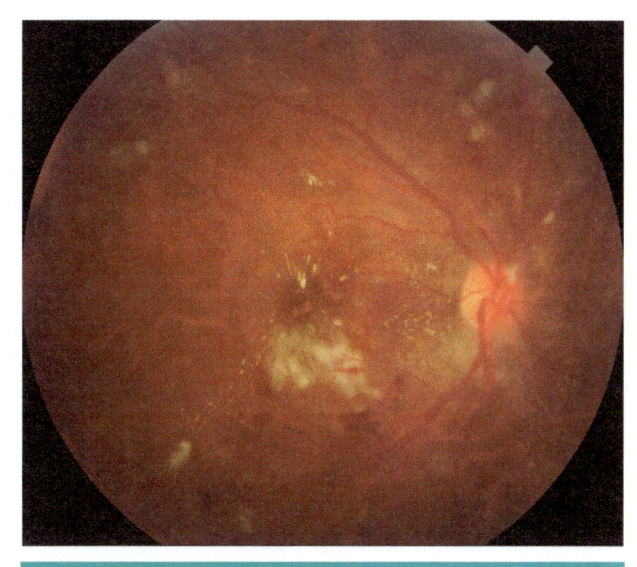

**Fig.15.**3 Retinopatia hipertensiva

Portanto, é essencial que indivíduos hipertensos sejam submetidos regularmente a mapamento de retina.

O tratamento da RH envolve o controle clínico da PA, que deve ser feito em conjunto clínico ou cardiologista.

Oclusões vasculares da retina: Oclusões vasculares da retina são a segunda maior causa de cegueira por doença vascular da retina. Podem acometer arteríolas ou vênulas e são classificadas de acordo com o local da oclusão. A oclusão da artéria ou veia central da retina ocorre no nível do disco óptico; a oclusão hemisférica ocorre no primeiro ramos (superior ou inferior) dos vasos; e a oclusão de ramos periféricos ocorre a partir da segunda bifurcação.

A oclusão arterial da retina[3] (OAR) é um bloqueio da circulação arterial da retina devido à embolização, provocando palidez e edema retinianos. Na oclusão da artéria central da retina (OACR), a retina fica pálida devido ao edema secundário à extensa hipóxia e a mácula parece avermelhada pela diferença no contraste, já que esta geralmente é suprida pela a. ciliorretiniana, que não costuma ser acometida. Na oclusão do ramo arterial da retina (ORAR), a palidez e edema retinianos ocorrem apenas na área acometida.

A OAR raramente é bilateral e ocorre em indivíduos acima dos 70 anos devido aos fatores de risco para doenças tromboembólicas. Pacientes mais jovens podem apresentar distúrbio da coagulação sanguínea, como uso de anticoncepcional oral e síndrome antifosfolípide, ou doenças do colágeno. O quadro clínico da OACR é de perda visual grave, súbita e indolor. O paciente com ORAR pode apresentar escotoma periférico.

O diagnóstico da OAR é feito através do mapeamento da retina, mas a avaliação laboratorial pode ser útil na determinação da causa e deve focar nos fatores de risco (aterosclerose, hipertensão arterial sistêmica, diabetes, glaucoma e distúrbios da coagulação).

O tratamento da OAR é uma urgência oftalmológica e consiste em massagem ocular e diminuição da pressão ocluar com colírios ou agentes osmóticos e paracentese da câmara anterior na tentativa de deslocar o êmbolo e melhorar a perfusão ocular. No entanto, estas manobras devem ser realizadas nas primeiras horas após a perda visual. O uso de agentes trombolíticos é controverso, assim como terapia hiperbárica . Como as OARs geralmente estão associadas aos fatores de risco acima, o tratamento das doenças de base é fundamental.

A oclusão venosa da retina4 (OVR) é um bloqueio da circulação venosa da retina no qual a pressão capilar aumenta provocando hemorragia retiniana e exsudação (Figura 15.4). Na oclusão da veia central da retina (OVCR), a estase venosa na lâmina cribrosa causa lesão endotelial, hipercoagulabilidade e formação de trombo.

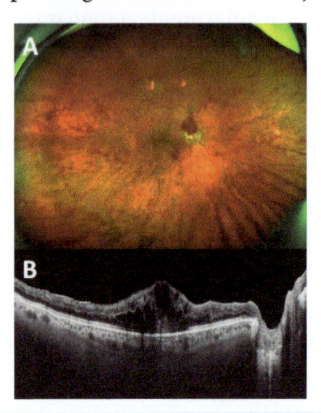

**Fig.15.**4. Oclusão da veia central da retina

Na oclusão de ramo venoso da retina (ORVR), a estase venosa e a turbulência do fluxo sanguíneo ocorrem pela compressão das vênulas pelas arteríolas ateroscleróticas no cruzamento arteriovenoso. (Figura 15.5)

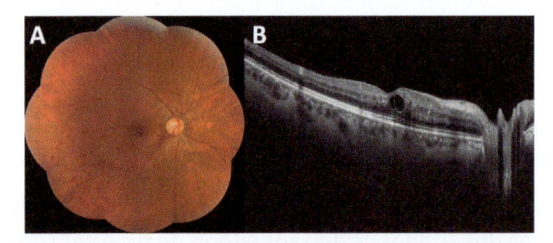

**Fig.15.**5 Oclusao de ramo venoso da retina

A OVR geralmente é unilateral e ocorre em indivíduos acima dos 60 anos devido à arteriosclerose. Pacientes mais jovens costumam apresentar coagulopatia ou outro fator de risco cardiovascular. O paciente com OVCR apresenta perda visual súbita e indolor. O

paciente com ORVR pode apresentar defeito de campo visual ou diminuição da visão central quando há edema macular.

O diagnóstico da OVR é feito através do mapeamento de retina. A diferenciação entre forma isquêmica e não isquêmica só pode ser feita através de angiografia fluoresceínica. A forma não isquêmica é a mais comum e menos grave por permitir algum fluxo sanguíneo através da circulação colateral.

Como as OVRs geralmente estão associadas a aterosclerose, hipertensão arterial sistêmica, diabetes, glaucoma e distúrbios da coagulação, a investigação e o tratamento devem considerar esses fatores de risco. Não há evidência de benefício do uso de agentes trombolíticos. Se houver edema macular ou áreas de isquemia retiniana, o tratamento é feito com terapia intravítrea com antiangiogênicos ou corticoide e fotocoagulação com laser.

(Leia mais no Capítulo 18 - Doencas Sistêmicas)

## Doenças maculares

Dentre as doenças maculares, destacam-se a degeneração macular relacionada à idade, neovascularização de coroide associada a alta miopia e coroidopatia central serosa. Neste capítulo, será abordada a degeneração macular relacionada à idade.

Degeneração macular relacionada à idade: A degeneração macular relacionada à idade[5] (DMRI) é a principal causa de cegueira degenerativa em indivíduos acima de 65 anos. A doença é multifactorial e a fisiopatogênese ainda não foi completamente elucidada. A DMRI afeta os fotorreceptores, o EPR, a membrana de Bruch e a coroide. Na fase inicial, observa-se espessamento difuso e focal da membrana de Bruch com depósito de lipofuscina (drusas). Com o avanço da doença, surgem áreas de hiper e hipopigmentação no EPR que evoluem para grandes áreas de atrofia. Estas alterações ocorrem no pólo posterior da retina e estão associadas a um microambiente pró-inflamatório da retina.

A DMRI é uma doença genética. Os principais fatores de risco que são não modificáveis são história familiar e idade, enquanto os modificáveis são tabagismo, obesidade e hipertensão arterial sistêmica. Não há prevenção, mas evitar os fatores de risco modificáveis diminui a incidência.

Clinicamente, as formas inicial e intermediária da DMRI (Figura 15.6) são caracterizadas pela presença de drusas no polo posterior da retina, que se desenvolvem ao longo de muitos anos (forma seca da doença). A classificação varia em função da quantidade e tamanho das drusas. Nessas fases, geralmente os pacientes ainda não apresentam queixa visual. A partir da forma intermediária, cerca de 85% dos pacientes avançam para a forma atrófica e 15% para a forma exsudativa.

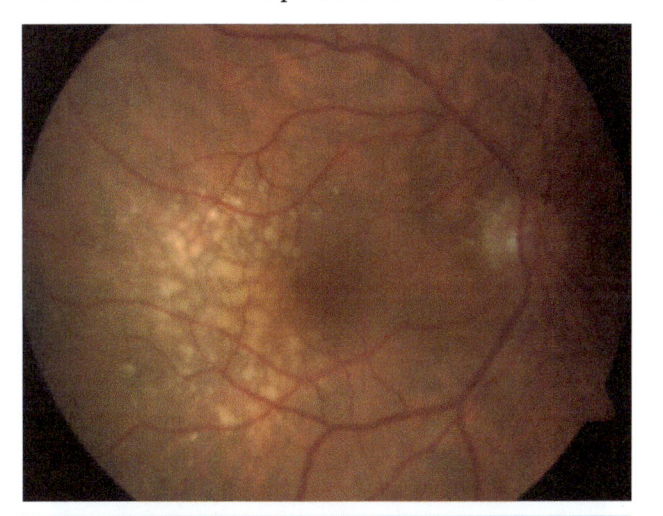

**Fig.15.**6 Degeneraçao macular relacionada a idade- forma intermediária

A forma atrófica é caracterizada pela atrofia do EPR no polo posterior e na mácula (atrofia geográfica) com perda dos fotorreceptores. A perda visual é lenta e progressiva. O escotoma central, inicialmente relativo, vai se tornando absoluto e aumentando em tamanho conforme a área de atrofia geográfica também aumenta.

A forma exsudativa, também conhecida como "forma úmida", é caracterizada pela presença de membrana neovascular sub-retiniana a partir de vasos da coroide em áreas em que houve ruptura da membrana de Bruch (Figura 15.7). A neovascularização da coroide é modulada por citocinas pró-inflamatórias, das quais a principal é o VEGF. A hemorragia ou exsudação sub-retiniana provocam escotoma central absoluto com piora visual de intensidade variável e de início súbito ou ao longo de poucas semanas. Durante todo o curso da DMRI, a visão periférica é poupada.

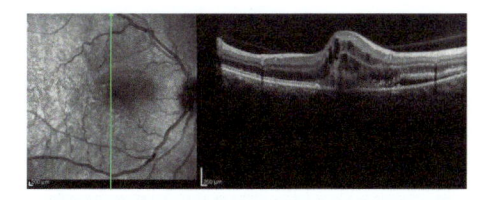

**Fig.15.**7 Degeneraçao macular relacionada a idade- forma exsudativa

O diagnóstico é feito através de mapeamento de retina, mas exames complementares da retina, como angiografia fluoresceínica, tomografia de coerênica óptica e angiotomografia de coerência óptica são importantes para o acompanhamento da progressão da forma seca (inicial e intermediária) e para o tratamento da forma exsudativa.

O tratamento da forma intermediária (seca) da DMRI consiste na ingestão oral de complexo vitamínico específico para essa doença. A forma exsudativa é tratada com terapia intravítrea com antiangiogênicos; quanto mais precocemente foi iniciado o tratamento, melhor o resultado visual. As formas inicial e avançada atrófica ainda não têm tratamento.

## Coriorretinopatia central serosa

Saiba o que é essa afecção no Vídeo 15.1 - Corioretinopatia central serosa.

## Descolamento de retina

A nutrição da retina ocorre por duas vias: difusão de oxigênio da coriocapilar e pelos ramos da a. central da retina. Portanto, o descolamento da retina prejudica a sua vitalidade e função por impactar a oxigenação.

O descolamento de retina[6] (DR) pode ser regmatogênico, tracional, exsudativo ou uma combinação.

O DR regmatogênico é o tipo mais comum (Figura 15.8). Ele ocorre pela penetração de vítreo liquefeito através de uma rotura na retina. O fluido se acumula sob a retina, separando-a do seu suprimento vascular. As roturas retinianas geralmente ocorrem durante o descolamento do vítreo, que é um processo fisiológico e ocorre com o envelhecimento, nos locais onde há maior aderência vitreorretiniana e maior dificuldade da separação entre o vítreo e a retina. As roturas também podem ocorrer em áreas onde a retina é anormalmente mais fina ou secundária a trauma ocular.

O DR tracional é causado pelo aparecimento de cicatriz fibrótica na superfície da retina. A contração da cicatriz traciona a retina e pode rompê-la, separando-a do seu suprimento vascular. A principal causa deste tipo de DR é a retinopatia diabética proliferativa.

O DR exsudativo é causado pelo acúmulo de exsudato sanguíneo sob a retina que geralmente ocorre em olhos inflamados (como nas coroidites) ou nos quais há exsudação a partir de neovasos de retina ou coroide. (Figura 15.9)

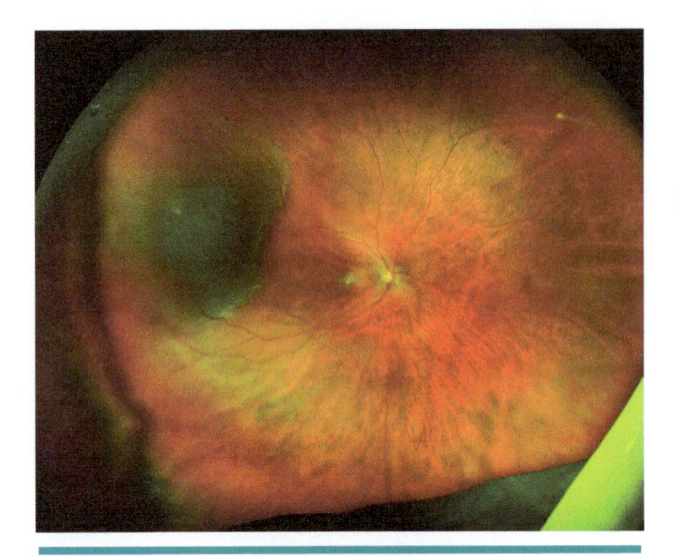

**Fig.15.**8 Descolamento de retina regmatogênico

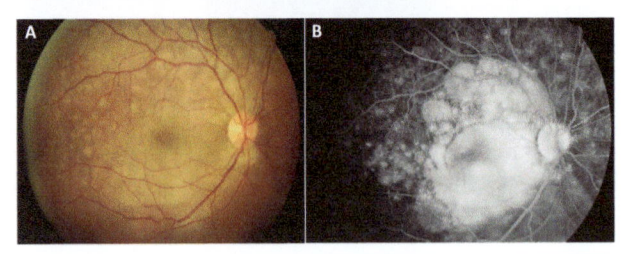

**Fig.15.**9 Descolamento de retina exsudativo

O DR também pode ser misto, ou seja, uma associação entre dois ou os três tipos de descolamento.

O diagnóstico do DR é feito através de mapeamento de retina. Os sintomas são muito variáveis. Perda visual central só ocorre quando há descolamento da mácula. A perda visual periférica nem sempre é percebida pela sobreposição do campo visual dos dois olhos nos pacientes que têm visão binocular. O DR é indolor, geralmente unilateral (se for bilateral, raramente é simultâneo) e provoca fenômenos luminosos como flashes, aumento das opacidades vítreas móveis e perda do campo visual central ou periférico.

A escolha do melhor tratamento para o DR regmatogênico deve levar em conta vários fatores, como tipo de descolamento, extensão do descolamento, número, tamanho e localização das roturas retinianas e se já houve cirurgia ocular prévia. Esse tipo de DR pode ser tratado com fotocoagulação da rotura com laser, criopexia, retinopexia pneumática, introflexão escleral ou vitrectomia posterior. Se houver descolamento da mácula, o tratamento cirúrgico deve realizado nas primeiras 48 horas para evitar a perda visual central. O DR tracional deve ser tratado com vitrectomia posterior. O DR exsudativo geralmente é tratado clinicamente através do tratamento da doença de base. Se for causado por uma doença inflamatória do olho, o tratamento clínico pode ser suficiente para o desaparecimento

do DR; se estiver associado apenas a hiperpermeabilidade vascular da retina ou coroide (coriorretinopatia central serosa ou DMRI), o tratamento pode ser feito com terapia intravítrea com antiangiogênicos ou corticoide.

## Doenças da interface vitreorretiniana

As principais doenças da interface vitreorretiniana são membrana epirretiniana (Figura 15.10), buraco de mácula (Figura 15.11 e Figura 15.12) e síndrome da tração vitreomacular (Figura 15.13)

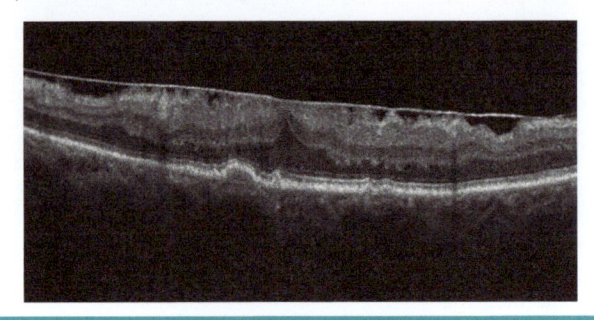

**Fig.15.**10 Membrana epirretiniana

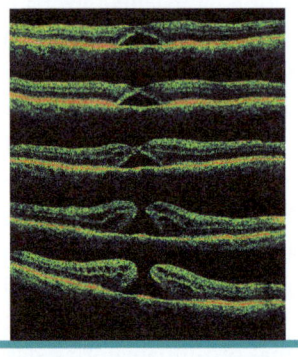

**Fig.15.**11 Buraco de mácula

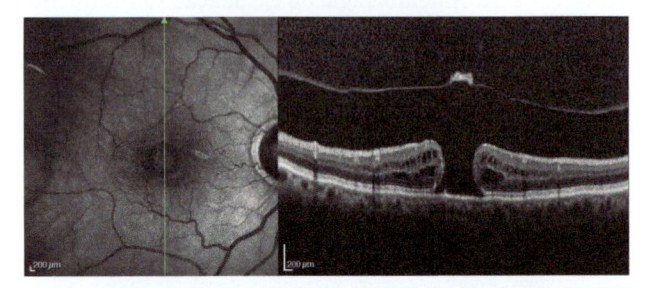

**Fig. 15.**12 Buraco de mácula 2

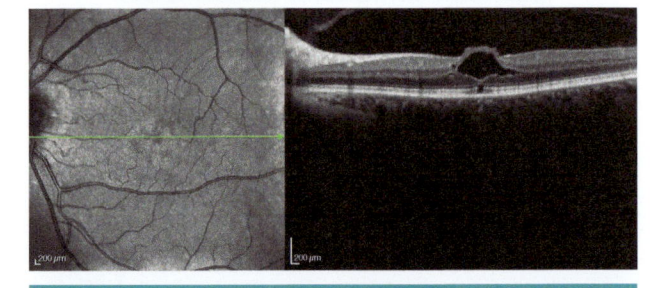

**Fig.15.**13 Síndrome da tração vítreomacular

(Leia mais em Capítulo 14 - Vítreo)

### Doenças distróficas

As principais doenças distróficas da retina são: retinite pigmentosa, doença de Best, distrofia de cones e bastonetes, amaurose congênita de Leber e coroideremia. As duas primeiras serão mais detalhadas neste capítulo.

### Retinite pigmentosa

A retinite pigmentosa[8] (RP) constitui um grupo heterogêneo de doenças retinianas nas quais há disfunção difusa e progressiva dos bastonetes e que acomete tardiamente os cones e o EPR. A prevalência é de 1:5.000 indivíduos. Há vários genes associados a RP e o padrão de herança genética é muito variável, existindo até casos esporádicos.

Estudos histopatológicos sugerem que a RP ocorra devido a um defeito primário dos bastonetes e cones que culmina com a apoptose destas células. Em muitos casos identifica-se um defeito no gene da rodopsina.

Os pacientes com RP apresentam dificuldade progressiva para enxergar no escuro e perda do campo visual periférico desde a adolescência ou na fase de adulto jovem. A progressão da doença é muito variável, mas os pacientes costumam manter a visão central até o estágio final da doença. A doença é bilateral, mas não necessariamente simétrica.

O diagnóstico da RP é feito através de mapeamento de retina e confirmado com eletrorretinograma de campo total (ERG). O mapeamento de retina revela alterações hipo ou hiperpigmentares espiculadas na medioperiferia da retina, afinamento arteriolar e palidez do disco óptico. Também podem haver células no vítreo, atrofia do EPR, catarata subcapsular posterior e edema macular cistoide. (Figura 15.14)

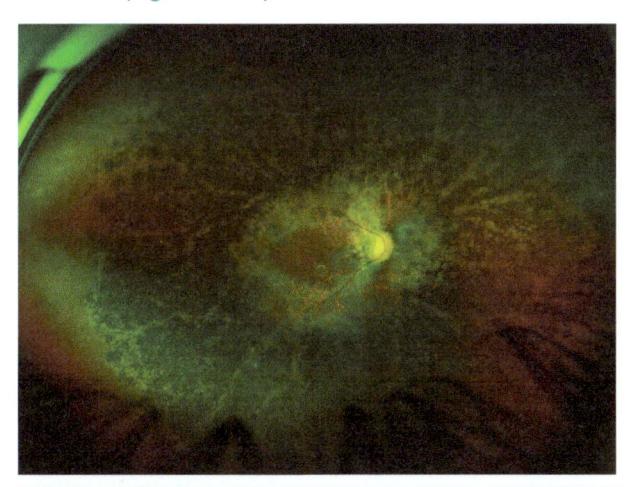

**Fig.15.**14 Retinose pigmentar

O ERG revela redução da amplitude das ondas a e b. Nos casos mais avançados, as respostas podem ser indetectáveis. O campo visual mostra escotoma anular na medioperiferia da retina com preservação central e periférica. Nos casos mais avançados, há aumento do escotoma e, na fase tardia, resta apenas uma ilha central de visão e uma ilha periférica. A tomografia de coerência óptica é útil na detecção do edema macular cistoide.

Por ser uma doença associada a mais de 100 genes, a RP ainda não tem tratamento. Até o momento, apenas a mutação do gene RPE65 pode ser revertida com terapia genética, mas este tratamento é caríssimo. Os achados associados podem ser tratados: a catarata pode ser removida e o edema macular cistoide tratado com terapia intravítrea com corticoide, mas estes tratamento não interferem no curso da doença (Leia mais no Capítulo 21 – Genética).

### Doença de Best (ou distrofia macular viteliforme de Best)

A distrofia de Best[9] é uma doença autossômica dominante que acomete o EPR na área macular. A prevalência é de 1:20.000 indivíduos. O gene BEST1 codifica a proteína bestrofina, uma proteína da membrana celular das células do EPR que atua como um canal controlador da entrada e saída de íons das células. Esse desequilíbrio iônico leva ao acúmulo de fluido entre EPR e fotorreceptores, que culminam com morte e acúmulo dos segmentos externos dos fotorreceptores, que não são fagocitados, acúmulo de lipofuscina e lesão tóxica do EPR e dos fotorreceptores.

Os pacientes com distrofia de Best são assintomáticos na fase inicial da doença, mas os achados fundoscópicos surgem desde a infância. A doença é bilateral, mas assimétrica e progressiva. Conforme a doença progride, os pacientes apresentam perda lenta da acuidade visual, escotoma central e metamorfopsia.

Clinicamente, a doença apresenta 6 estágios. No estágio 1 (pré-viteliforme) há apenas alterações discretas no EPR macular; no estágio 2 (viteliforme) observa-se a lesão amarelada com aspecto de gema de ovo (Figura 15.15); no estágio 3 (pseudo-hipópio) há formação de nível líquido na lesão viteliforme; no estágio 4 (vitelirruptivo) há desorganização da lesão amarelada com aspecto de ovo mexido; no estágio 5 (atrófico) há atrofia do EPR macular; e no estágio 6 há formação de neovascularização de coroide, que ocorre em cerca de 20% dos pacientes. A acuidade visual começa a piorar a partir dos estágios 4 ou 5.

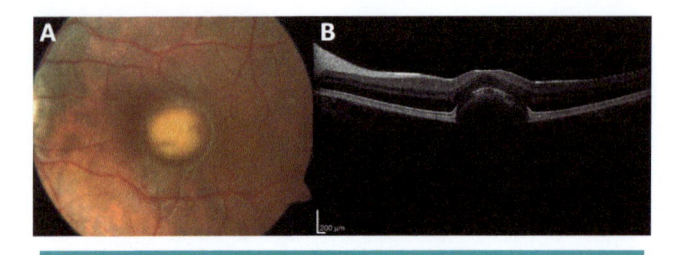

**Fig.15.**15 Distrofia macular viteliforme de Best

O diagnóstico da doença de Best é feito através de mapeamento de retina e confirmado com eletrooculograma (EOG). As lesões iniciais podem ser melhor identificadas através da autofluorescência de fundo. A tomografia de coerência óptica demonstra a lesão viteliforme sub-retiniana, espessamento do segmento externo dos cones na mácula e auxilia na detecção da neovascularização da coroide.

Não há tratamento para a doença de Best, apenas para a neovascularização da coroide (terapia intravítrea com antiangiogênico).

### Distrofia de Cones e bastonetes

(Leia no Capítulo 21 – Genética).

### Amaurose congênita de Leber

(Leia no Capítulo 21 – Genética).

## Tumores da retina

Os principais tumores da retina são o retinoblastoma, hemangioma cavernoso, hemangioma capilar da retina e hiperplasia congênita do EPR.

## Retinoblastoma

Esse tema será abordado no Capítulo 20 - Oftalmopediatria com mais detalhes. Entretanto vale ressaltar que o retinoblastoma[10] é o tumor intraocular maligno mais comum nas crianças, derivado de células pluripotenciais da retina. Nos Estados Unidos, representa 6% dos cânceres nos primeiros cinco anos de vida. O sinal mais comum do retinoblastoma é a leucocoria, um reflexo branco na pupila devido à massa tumoral intraocular. O diagnóstico do retinoblastoma é realizado por mapeamento de retina (uma ou mais massas tumorais vascularizadas brancas ou claras). Também são importantes a ultrassonografia, que evidencia calcificações intratumorais típicas, e a ressonância nuclear magnética, que aponta sinais de extensão para o nervo óptico ou sistema nervoso central.

A escolha do tratamento varia em função do tamanho e da extensão do retinoblastoma. Por isso é essencial realizar investigação sistêmica. Os tumores pequenos podem ser tratados com fotocoagulação a laser, termoterapia ou crioterapia. Tumores maiores podem ser submetidos a redução por quimioterapia sistêmica e quimioterapia intra-arterial. Tumores muito grandes devem ser tratados com enucleação do globo ocular.

| Pontos-chave |
|---|
| A acuidade visual não é um bom indicador de presença ou do grau da retinopatia diabética. |
| A retinopatia hipertensiva pode ser assintomática até o grau mais avançado. Portanto, hipertensos devem ser submetidos regularmente a mapamento de retina. |
| O tratamento da oclusão da a. central da retina é uma urgência oftalmológica e deve ser realizado nas primeiras horas após a perda visual. O uso de agentes trombolíticos é controverso. |
| A diferenciação entre forma isquêmica e não isquêmica da oclusão venosa da retina só pode ser feita através de angiografia fluoresceínica, que continua sendo um exame obrigatório nesses casos. O uso de agentes trombolíticos é controverso. |
| A forma exsudativa da degeneração macular relacionada à idade deve ser iniciado o mais precocemente possível para um melhor resultado visual. As formas inicial e avançada atrófica ainda não têm tratamento. |
| A melhor forma de tratamento do descolamento de retina regmatogênico depende de vários fatores, mas se houver descolamento da mácula, o tratamento cirúrgico deve realizado nas primeiras 48 horas para evitar a perda visual central. |
| Alguns poucos casos de doenças da interface vitreomacular podem ter resolução espontânea. Por isso, é importante não se precipitar para realizar o tratamento cirúrgico. |
| As doenças distróficas da retina ainda não têm tratamento específico, apenas tratamento de alguns achados clínicos associados, como catarata, edema macular cistoide e neovascularização da coroide. |

# REFERÊNCIAS

1. Duh EJ, Sun JK, Stitt AW. Diabetic retinopathy: current understanding, mechanisms, and treatment strategies. JCI Insight. 2017;2(14).93751.

2. Wong TY, Mitchell P. Hypertensive retinopathy. N Engl J Med. 2004;351(22):2310-7.

3. Hayreh SS. Central retinal artery occlusion. Indian J Ophthalmol. 2018;66(12):1684-94.

4. Ip M, Hendrick A. Retinal vein occlusion review. Asia Pac J Ophthalmol (Phila). 2018;7(1):40-5.

5. Ambati J, Ambati BK, Yoo SH, Ianchulev S, Adamis AP. Age-related macular degeneration: etiology, pathogenesis, and therapeutic strategies. Surv Ophthalmol. 2003;48(3):257-93.

6. Ghazi NG, Green WR. Pathology and pathogenesis of retinal detachment. Eye (Lond). 2002;16(4):411-21.

7. Girach A, Pakola S. Vitreomacular interface diseases: Pathophysiology, diagnosis and future treatment options. Exp Rev Ophthalmol. 2012;7(4):311-23.

8. Zhang Q. Retinitis pigmentosa: Progress and perspective. Asia Pac J Ophthalmol (Phila). 2016;5(4):265-71.

9. Tsang SH, Sharma T. Best vitelliform macular dystrophy. Adv Exp Med Biol. 2018;1085:157-8.

10. Dimaras H, Corson TW, Cobrinik D, White A, Zhao J, Munier FL, Abramson DH, Shields CL, Chantada GL, Njuguna F, Gallie BL. Retinoblastoma. Nat Rev Dis Primers. 2015;1:15021.

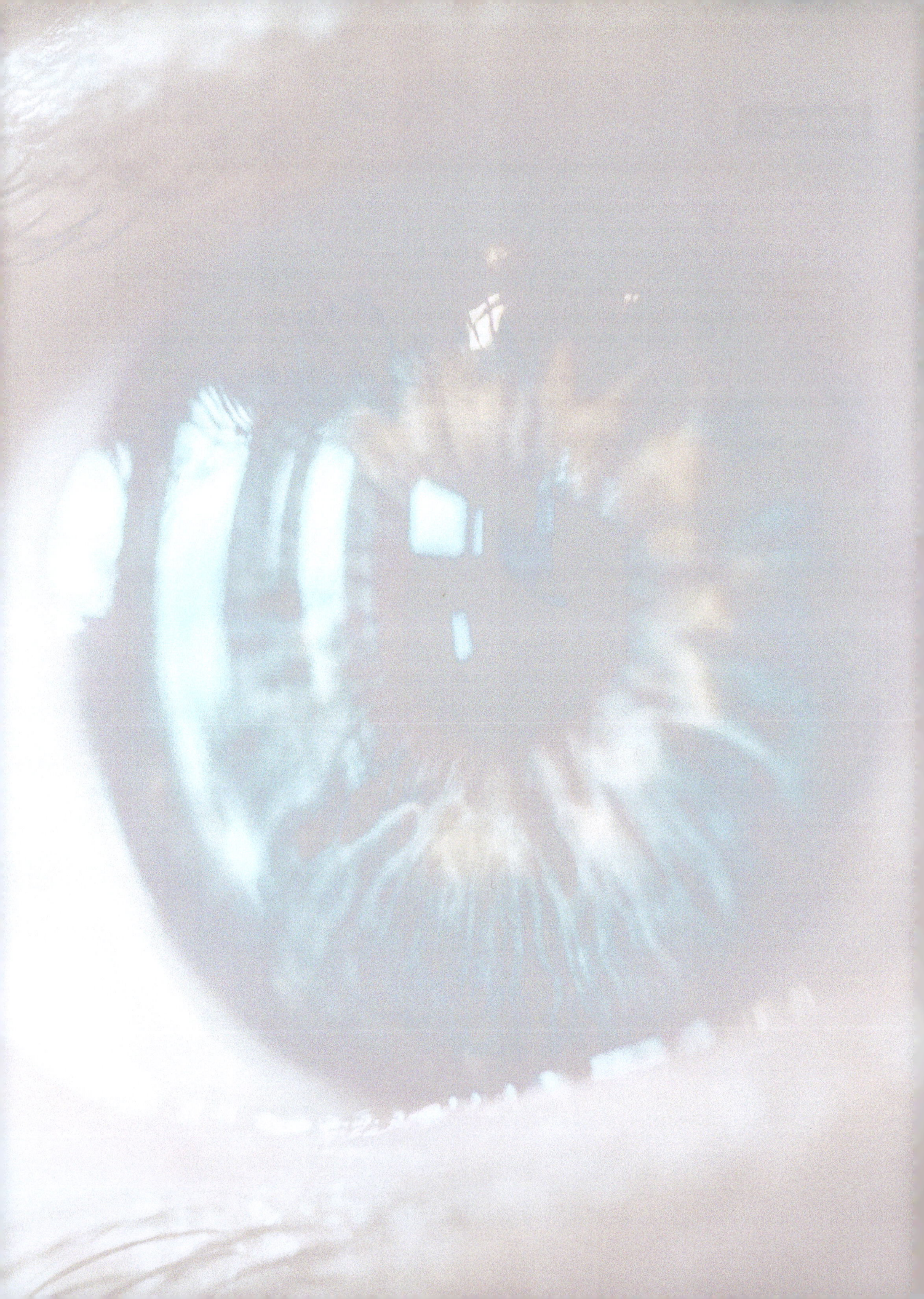

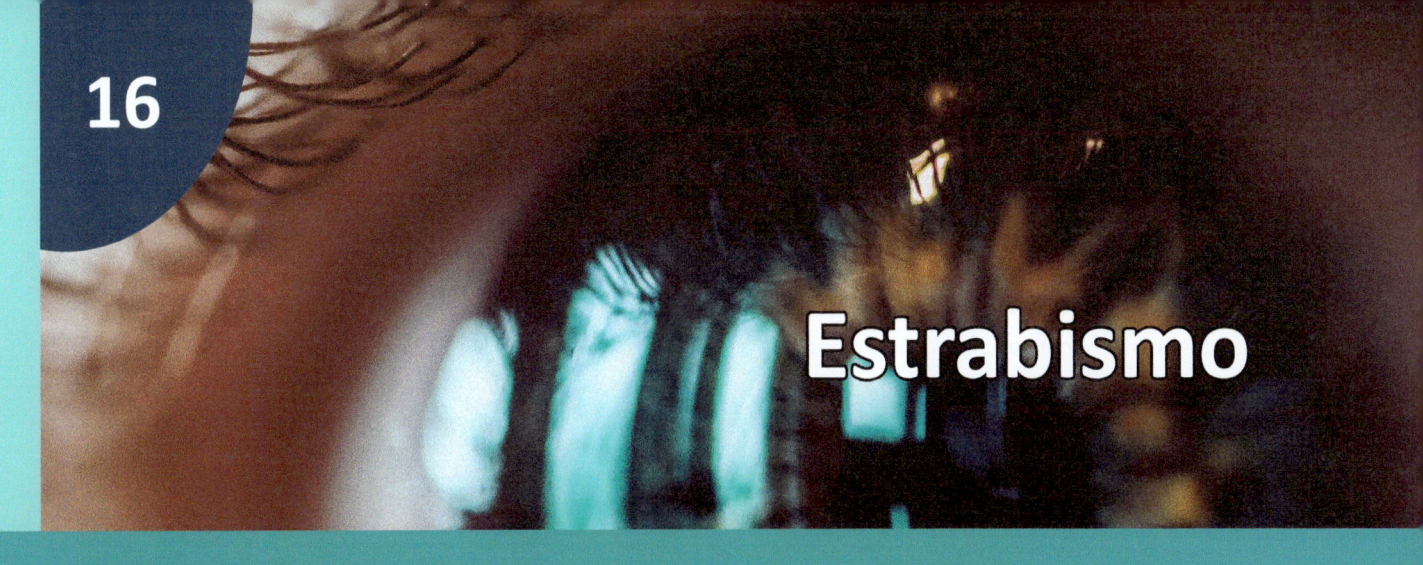

# Estrabismo

**Mauro Goldchmit**

**Cristiano dos S. Correia**

## INTRODUÇÃO

### Definições

O eixo visual é o trajeto entre a fóvea e o ponto de fixação. Quando os eixos visuais de cada olho se cruzam no mesmo ponto de fixação, podemos afirmar que os olhos estão em ortotropia. Se esse alinhamento é capaz de se manter na ausência de estímulo fusional (por exemplo, durante a oclusão de um olho), então há um quadro de ortoforia. Mas se os olhos desviarem no momento da quebra da fusão, diz-se que eles se encontram em heteroforia. Já a heterotropia implica um desvio manifesto mesmo na presença de estímulo fusional[1].

Os desvios horizontais ("foria" ou "tropia") são os mais comuns e estão classificados de acordo com a direção dos olhos, isto é, o deslocamento convergente de um olho em relação ao outro é chamado de esoforia/esotropia; e o deslocamento divergente, de exoforia/exotropia. Já nos desvios cicloverticais, um dos olhos pode estar desviado para cima (hiperforia/hipertropia) ou para baixo (hipoforia/hipotropia). Os desvios cicloverticais também podem ser produzidos por movimentos ao redor do eixo anteroposterior do olho: incicloforia/inciclotropia ocorre quando o olho roda medialmente, e excicloforia/exciclotropia na rotação temporal[1].

Os estrabismos podem ainda ser classificados como comitantes ou incomitantes. Nos estrabismos comitantes, a medida do ângulo do desvio é praticamente constante (variabilidade < 5 dioptrias prismáticas [DP]) em todas as posições do olhar. Nos estrabismos incomitantes, o ângulo do desvio varia quantitativamente nas várias posições do olhar como resultado de uma limitação importante de alguns movimentos oculares[2].

## Anatomia

A movimentação ocular é realizada por quatro músculos retos (medial, lateral, superior e inferior) e dois oblíquos (superior e inferior). Os quatro músculos retos se originam no anel tendinoso comum (anel de Zinn) a partir do ápice da órbita e as suas inserções estão localizadas a frente do equador do olho, mas a distâncias progressivamente maiores do limbo, formando um padrão de espiral (espiral de Tillaux). O músculo oblíquo superior também parte do ápice da órbita, porém é refletido lateral e posteriormente ao passar através da tróclea. Já o oblíquo inferior se origina na parede ântero-medial, mas também cruza o olho no sentido lateral e posterior. Ambos os oblíquos se inserem atrás do equador do olho[3].

### Inervação

Sexto nervo craniano (nervo abducente): Músculo reto lateral.

Quarto nervo craniano (nervo troclear): Músculo oblíquo superior.

Terceiro nervo craniano (nervo oculomotor)

- Divisão superior: Músculos levantado da pálpebra e reto superior.

- Divisão inferior: Músculos reto medial, reto inferior e oblíquo inferior. Ela ainda possui fibras parassimpáticas que inervam os músculos esfíncter da pupila e ciliar2.

Ver detalhes no Capítulo 1- Anatomia

### Função motora
### Duções

São movimentos monoculares em torno dos eixos de Fick. Os eixos de Fick seguem em três direções diferentes a partir do centro de rotação do olho: eixo X ou horizontal, eixo Y ou anteroposterior e eixo Z ou vertical1 (Figura 16.1).

Movimentos no eixo X: Elevação e abaixamento.

Movimentos no eixo Y: Intorção e extorção.

Movimentos no eixo Z: Abdução e adução.

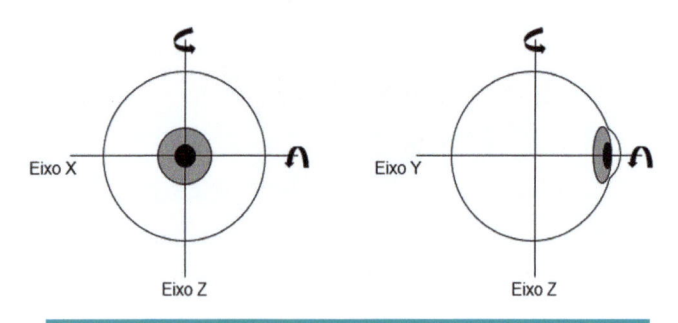

**Figura 16.1.** Eixos de Fick.

As ações dos músculos extraoculares dependem da posição inicial do olho (Tabela 16.1). A ação primária de um músculo é o maior efeito que ele produz quando o olho está em posição primária do olhar (PPO), ou seja, com a cabeça ereta e fixando um ponto à frente no horizonte. Se o olho estiver fora da posição primária, os músculos poderão exercer efeitos maiores sobre outros movimentos (ações secundárias) [1].

**Tabela 16.1.** Ação dos músculos extraoculares em PPO.

| Músculo | Ação primária | Ação secundária |
|---|---|---|
| Reto medial | Adução | |
| Reto lateral | Abdução | |
| Reto superior | Elevação | Intorção e adução |
| Reto inferior | Abaixamento | Extorção e adução |
| Oblíquo superior | Intorção | Abaixamento e abdução |
| Oblíquo inferior | Extorção | Elevação e abdução |

*Fonte: Souza-Dias C, Goldchmit M. Os estrabismos: teoria e casos comentados. Rio de Janeiro: Guanabara Koogan; 20111.*

Na verdade, esses movimentos não são produzidos por único músculo, e sim, por uma combinação de efeitos de vários músculos. Os músculos do mesmo olho que o movem numa mesma direção são chamados de sinergistas. Enquanto que os músculos que têm ações opostas são chamados de antagonistas. Os músculos antagonistas são regidos pela Lei de Sherrington da inervação recíproca que estabelece que a contração de um músculo é acompanhada pelo relaxamento do seu antagonista[1].

## Versões

São movimentos binoculares nos quais os olhos se deslocam simultaneamente na mesma direção e no mesmo sentido.

- Dextroversão: Olhos se movem para direita.
- Levoversão: Olhos se movem para esquerda.
- Supraversão: Olhos se movem para cima.
- Infraversão: Olhos se movem para baixo
- Dextrocicloversão: Olhos giram para direita.
- Levocicloversão: Olhos giram para esquerda.

Cada músculo possui um correspondente no outro olho que produz o mesmo movimento e é chamado de sinergista contralateral. Além disso, para que o movimento ocorra em perfeita sincronia, é necessário que a quantidade de inervação recebida por um músculo e seu sinergista contralateral seja a mesma, conforme descrito pela lei de Hering[1].

## Vergências

São movimentos binoculares, simultâneos, na mesma direção, mas em sentidos opostos.

*Convergência: Ambos os olhos aduzem.*

*Divergência: Ambos os olhos abduzem a partir de uma convergência.*

## Avaliação da motilidade ocular extrínseca ——

Uma forma mais prática de se avaliar a ação individual de um músculo é através do estudo dos seus movimentos nas posições cardinais (Figura 16.2).

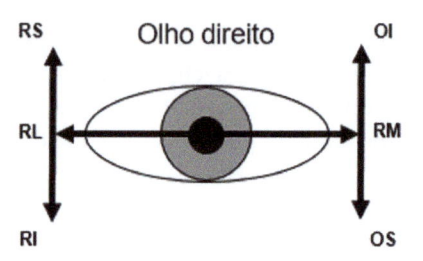

**Figura 16.2.** Avaliação da musculatura ocular extrínseca nas seis posições cardinais. As setas representam as ações predominantes dos músculos indicados em cada posição. Somente a ação dos retos medial (RM) e lateral (RL) são testadas iniciando-se da PPO. Quando o olho está abduzido pelo RL, o músculo reto superior (RS) é o principal responsável pela elevação e o reto inferior (RI), pelo abaixamento. Quando o olho está aduzido pelo RM, o músculo oblíquo inferior (OI) tem maior ação elevadora e o oblíquo superior (OS) tem maior ação abaixadora.

O primeiro passo é procurar disfunções musculares nas posições cardinais através do estudo das versões (Figura 16.3). Se o olho estudado ultrapassar o movimento do olho fixador, significa que o músculo responsável por aquela ação está hiperfuncionante. Mas se um olho não acompanhar o movimento do outro em toda sua extensão, quer dizer que ele está hipofuncionante.

Em seguida, se for detectada alguma limitação durante o estudo das versões, esse movimento deverá ser avaliado individualmente através das duções ativas. Se no teste das duções ativas o músculo conseguir realizar o movimento por completo, isso significa uma hiperfunção do seu sinergista contralateral ou paresia do músculo estudado. Mas se o músculo mantiver a mesma limitação, pode haver uma paralisia e/ou restrição mecânica impedindo aquele movimento. Para esclarecer esta última situação, passa-se ao teste da dução passiva (ou dução forçada), isto é, deve-se tentar realizar aquele movimento empurrando o olho com uma pinça. Se for possível realizar o movimento, isso sugere que o músculo está paralisado. Mas se não conseguir mover o olho, conclui-se que há algum fator restritivo. Neste caso, ainda é possível que haja uma paralisia/paresia associada à restrição. A presença de alguma força no músculo pode ser pesquisada através do teste das forças geradas. Para isso, o olho deve ser fixado inicialmente com uma pinça na posição oposta àquela que se quer avaliar. Caso haja força naquele músculo avaliado, é possível sentir a tração exercida por ele no momento em que o paciente tentar olhar para o outro lado[1].

## Avaliação do desvio

As manobras a seguir devem ser repetidas com o paciente olhando ao longe e de perto. No caso de desvio supostamente incomitante, elas devem ser aplicadas também nas diferentes posições do olhar.

Teste de Hirschberg: É um método pouco preciso usado para medir o tamanho do ângulo do desvio em estrabismos manifestos naqueles pacientes pouco colaborativos (por exemplo, crianças) ou com baixa visão. O

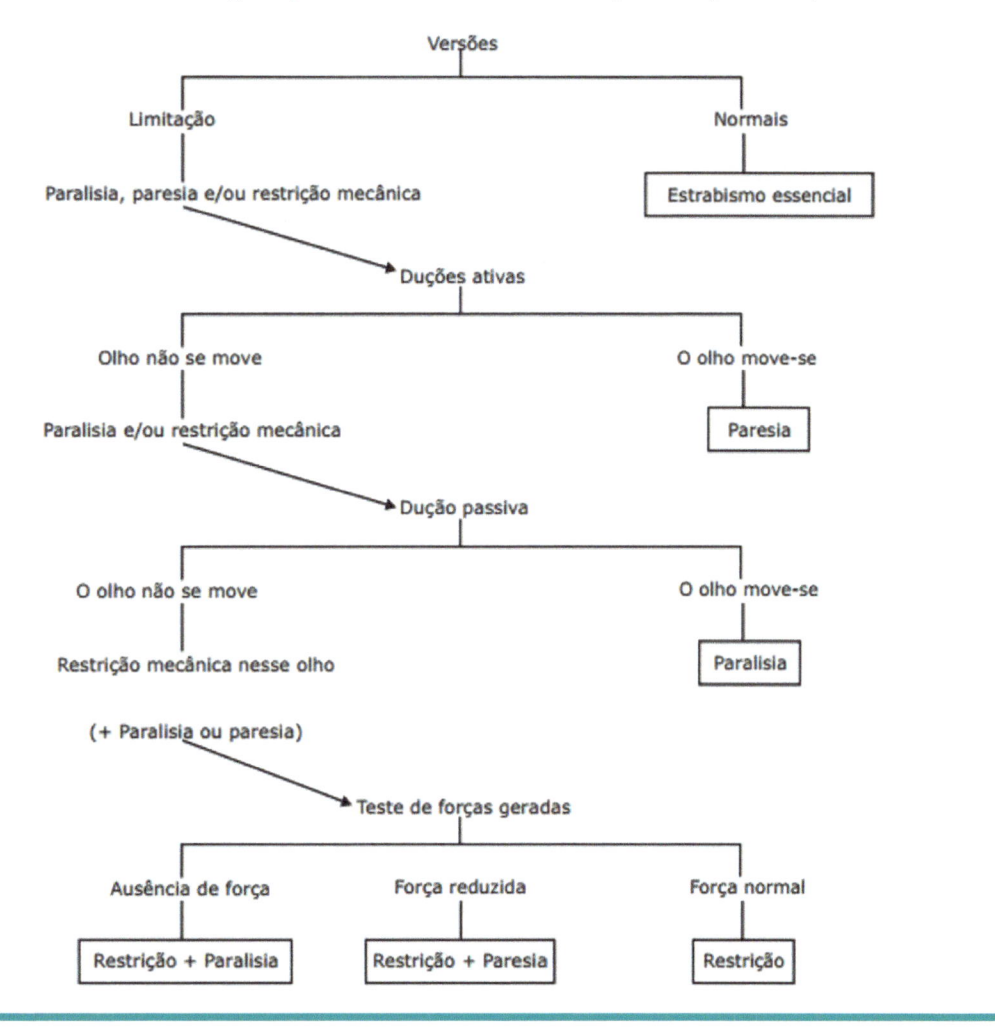

**Figura 16.3.** Sequência dos testes para avaliação dos movimentos oculares.

*Fonte: Souza-Dias C, Goldchmit M. Os estrabismos: teoria e casos comentados. Rio de Janeiro: Guanabara Koogan; 2011*[1].

teste consiste em observar a localização do reflexo luminoso projetado por uma lanterna sobre a córnea. O reflexo corneal estará mais descentrado no olho desviado. Se o reflexo estiver situado na borda da pupila, o ângulo é de aproximadamente 30 DP; se está no limbo, o ângulo é de 90 DP. A partir desses dados, estima-se o ângulo para as demais posições[3] (Figura 16.4).

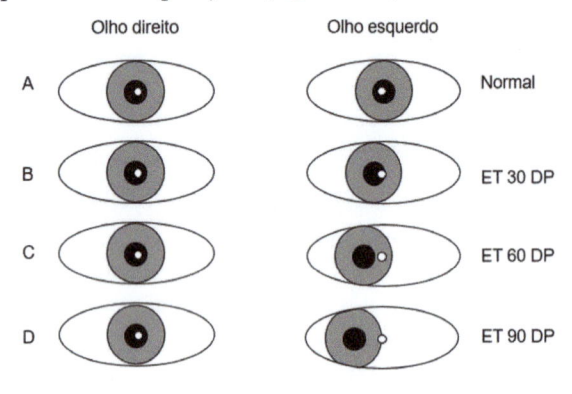

**Figura 16.4.** Teste de Hirschberg. (A) Sem desvio; (B) 30 DP se o reflexo está na margem da pupila; (C) 60 DP se o reflexo está no meio da íris; (D) 90 DP se o reflexo está no limbo.

Krimsky: Combina a avaliação do reflexo corneal com o uso de prismas, dando uma aproximação mais acurada para o ângulo do desvio. Quando um prisma com valor semelhante ao ângulo do desvio é colocado diante do olho desviado com o ápice apontado no mesmo sentido, os reflexos corneais tornam-se simétricos. O teste também pode ser realizado colocando-se o prisma no olho fixador[1].

Cover test: Detecta heterotropias. Deve ser usado em pacientes colaborativos e com boa visão. O teste consiste em ocluir um dos olhos do paciente e observar o que ocorre com o outro olho. Se ocorrer qualquer movimento para assumir a fixação, significa que ele estava desviado. Se não houver movimento, repete-se o teste ocluindo o outro olho[1].

Cover-uncover test: Detecta heteroforias. Se a etapa anterior evidenciou ortotropia, deve-se seguir agora para uma oclusão mais demorada de um dos olhos e observar o seu comportamento após a desoclusão. Se houver um movimento de refixação, quer dizer que o olho sofreu desvio enquanto ocluído. Tratando-se de heteroforias, a volta à fixação é rápida. Se o olho permanecer desviado ou retornar após alguns segundos, há um estrabismo intermitente. O teste é repetido para o olho oposto. Nenhum movimento indica ortoforia[1].

Cover test alternado: Detecta o desvio total (heterotropia + heteroforia). O oclusor deve passar rapidamente de um olho para o outro várias vezes, enquanto se observa o que ocorre com o olho que é desocluído[1].

Cover test alternado com prisma: Usado para medir o ângulo total do desvio. A medida é realizada colocando-se prismas diante de um dos olhos com o ápice na mesma direção do desvio enquanto se realiza o cover test alternado. Quando um prisma de valor semelhante ao tamanho do desvio é encontrado, os movimentos de refixação desaparecem[1].

Cover test simultâneo com prisma: Usado para medir o ângulo do desvio manifesto (heterotropia). Agora, deve-se colocar o oclusor sobre o olho fixador ao mesmo tempo em que se coloca o prisma diante do outro olho. Assim como no cover test alternado com prisma, o ângulo do desvio é determinado pelo valor do prisma que anula os movimentos de refixação[1].

## Função sensorial

### Visão binocular normal

Implica o uso simultâneo dos dois olhos com fixação bifoveal e é caracterizada pela habilidade de percepção de uma imagem única (fusão) e em profundidade (estereopsia)[2].

#### Consequências sensoriais do estrabismo

Os estrabismos criam condições sensoriais que são um desafio para obtenção de uma visão binocular normal. Um dos critérios para que haja uma integração das imagens dos dois olhos é que o objeto observado e a área retiniana estimulada sejam os mesmos, mas o desalinhamento dos eixos visuais impede que isso aconteça.

- Confusão: É a percepção de que duas imagens diferentes estão sobrepostas. É produzida por estimulação das fóveas por objetos diferentes[1].

- Diplopia: É a percepção de duas imagens iguais em diferentes posições. É produzida por estimulação de áreas retinianas distintas pelo mesmo objeto1. Saiba mais no Vídeo 16.1 - Diploplia.

- Supressão: É a inibição pelo córtex visual da imagem de um dos olhos. A supressão ocorre principalmente em resposta a diplopia ou confusão nas crianças pequenas que ainda estão em fase de amadurecimento do sistema visual (idade abaixo de 7 anos) [1].

- **Correspondência retiniana anômala:** Áreas retinianas correspondentes são aquelas que projetam as imagens do objeto observado no mesmo lugar do espaço e, se estimuladas simultaneamente em cada olho, produzirão uma percepção única desse objeto. Em algumas situações, a plasticidade do sistema visual nas crianças permite que áreas não-correspondentes adquiram essa capacidade de projetar o objeto na mesma posição, possibilitando que haja fusão e, consequentemente, preservação da visão binocular normal [1].

- **Ambliopia:** É a redução da acuidade visual como resultado da supressão unilateral contínua.

## Avaliação da estereopsia

Uma forma prática de se avaliar a visão binocular é através da medida da estereopsia. A estereopsia é quantificada em segundos de arco (valor normal = 40 segundos de arco) e pode ser avaliada por diferentes métodos.

**Titmus:** Requer o uso de óculos com lentes polarizadas e pode medir a estereopsia a partir de 40 até 3000 segundos de arco.

**Lang:** Não requer o uso de óculos especiais e tem alcance entre 200 e 1200 segundos de arco. A aplicação desse teste é mais simples e rápida do que o Titmus, permitindo que seja usado até mesmo em crianças pequenas [1].

## Ambliopia

### Definição

Diminuição da acuidade visual decorrente da falta de estímulo adequado ou da interação binocular anormal durante o período de desenvolvimento crítico da visão (do nascimento até aproximadamente 8 anos), sem patologias oculares que a justifique [1].

Pode ser uni ou bilateral. A unilateral é baseada em uma diferença interocular da acuidade visual corrigida de duas linhas ou mais. Na bilateral, a acuidade visual é pior ou igual a 20/404.

### Tipos

A ambliopia é classificada de acordo com o fator que a originou.

**Estrabísmica:** É a forma mais prevalente. A fim de evitar interações binoculares anômalas (confusão e diplopia), a imagem no olho desviado é suprimida com consequente inibição cortical, dessa forma, a falta de estímulo visual impede o desenvolvimento adequado das vias neurais da visão. Quando há alternância de fixação, ambos os olhos serão estimulados e a ambliopia será evitada. Por isso os casos de desvios intermitentes e esotropia congênita, em que a alternância é muito comum, raramente evoluem com ambliopia. Já os estrabismos de pequeno ângulo (microtropia), que estabelecem fixação excêntrica e forte escotoma de supressão central, têm ambliopia mais severa [1].

**Ametrópica:** É causada por altas ametropias não corrigidas e semelhantes em ambos os olhos, criando imagens constantemente fora de foco e impedindo a maturação visual. Os erros refrativos que têm maior risco de gerar ambliopia são astigmatismo > -1,50 dioptrias (D), hipermetropia > +3,50 D e miopia > -3,00 D5. Em geral, a miopia tem menor risco de gerar ambliopia, pois ela ainda permite visão boa para perto.

**Anisometrópica:** Quando há grande diferença entre os erros refrativos de cada olho (> 1,50 D)5, o olho com maior ametropia tem a imagem constantemente borrada ou de tamanho diferente (anisoiconia), que gera supressão e, em seguida, ambliopia.

**Privação:** Produzida por fatores que impedem a chegada do estímulo luminoso na fóvea. As principais causas incluem catarata congênita, blefaroptose, opacidades de córnea e vítreo, tumores e malformações de íris. A gravidade da ambliopia vai depender do tempo de início, duração e intensidade do efeito ambliogênico [1].

### Tratamento

Inicialmente, busca-se identificar e corrigir o distúrbio primário que originou a ambliopia: correção do erro refrativo, cirurgia de catarata, correção da blefaroptose etc. Se mesmo assim a visão permanecer reduzida, deve-se indicar oclusão ou penalização. O tratamento da ambliopia terá eficácia significativamente maior se for iniciado antes dos 7-8 anos de idade, pois ainda há plasticidade do sistema nervoso; embora seja mais sensato sempre tentar o tratamento independentemente da idade em toda criança amblíope que nunca recebeu nenhum tratamento [4].

**Oclusão:** É o tratamento mais efetivo. Consiste em ocluir o olho normal a fim de estimular o olho amblíope. No caso de crianças muito pequenas, que têm grande risco de ambliopia do olho bom, a oclusão pode ser alternada entre os dois olhos. O tempo de oclusão pode variar de poucas horas (2-4) até a oclusão total e vai depender da idade da criança, da diferença de acuidade visual entre os olhos e do tipo de ambliopia. Pacientes mais jovens e com ambliopia mais leves apresentam resposta satisfatória com menos tempo de oclusão. A duração do tratamento se estende até quando a acuidade visual de ambos os olhos se igualarem ou se permanecer inalterada por 3 meses. A suspenção da oclusão deve ser feita de forma gradual, pois assim o risco de recorrência é menor[1, 4].

Penalização: Usar 1 gota de atropina 1% duas vezes por semana para embaçar a visão do olho normal4. É indicado principalmente para os pacientes com ambliopia moderada e que não toleram o uso do oclusor.

### Pseudoestrabismo

Os olhos parecem desviados, mas nenhum movimento é detectado durante os testes de cobertura, assim como os reflexos corneais encontram-se simétricos. A pseudoesotropia, ocorre geralmente naqueles pacientes que possuem ponte nasal larga, prega epicântica proeminente, distância interpupilar curta ou ângulo kappa negativo (Figura 16.5). Já os pacientes que possuem uma distância interpupilar ampla ou um grande ângulo kappa positivo podem simular uma exotropia[2].

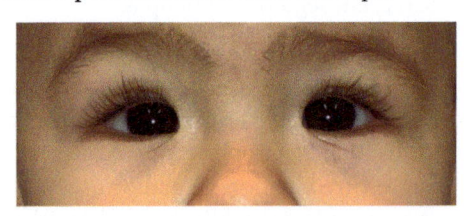

**Figura 16.5.** Pseudoestrabismo. Prega epicântica proeminente simulando esotropia. Observar a simetria dos reflexos corneanos.

## Esotropias comitantes

### Tipos

Esotropia congênita: Se manifesta antes dos 6 meses de idade, o ângulo do desvio é grande (> 40 DP) e estável. Os erros refrativos não são significativos (geralmente, baixas hipermetropias) e o desvio não responde a lentes positivas. A fixação cruzada nas laterais protege contra a ambliopia, induz a rotação horizontal da cabeça para o lado do olho fixador e pode sugerir uma falsa hipofunção dos músculos retos laterais. Nistagmo latente, desvio vertical dissociado (DVD) e disfunções de músculos oblíquos (principalmente hiperfunção de oblíquo inferior) também estão frequentemente associados, mas podem aparecer mais tardiamente. Na avaliação do nistagmo optocinético é observada uma assimetria produzida pelo déficit do movimento de perseguição no sentido naso-temporal[1].

- **Esotropia acomodativa:** A convergência é induzida pela ativação do reflexo de acomodação. Esta relação convergência acomodativa/acomodação (CA/A) é diretamente proporcional. Geralmente, se inicia após 1 ano de idade. (Figura 16.6)

- **Refrativa (CA/A normal):** O aumento do esforço acomodativo para compensar uma alta hipermetropia produz uma convergência excessiva. A acomodação e a convergência se elevam proporcionalmente, portanto, CA/A é normal[1].

- **Totalmente acomodativa:** A correção óptica da hipermetropia elimina completamente a esotropia (Figura 16.6) e, consequentemente, os pacientes podem desenvolver visão binocular sensorialmente normal.

- **Parcialmente acomodativa:** A esotropia é reduzida, porém não é eliminada pela correção da hipermetropia. Nesse caso, a sensorialidade está alterada.

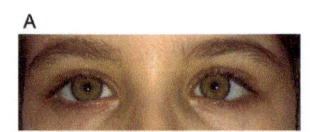 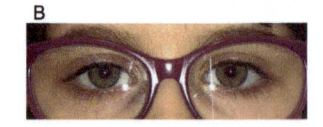

**Figura 16.6.** Esotropia totalmente acomodativa. (A) Esotropia do olho esquerdo sem os óculos; (B) Olhos alinhados com os óculos.

- **Não-refrativa (CA/A elevada):** Independentemente da refração, qualquer aumento na acomodação é acompanhado pelo aumento desproporcional na convergência. Há esotropia apenas para perto, que é eliminada com adição de lentes positivas (por exemplo, bifocais). Geralmente é associada a hipermetropias leves[1].

- **Mista:** Há pequena esotropia para longe e maior para perto. Está associada a hipermetropias mais altas. Responde a correção hipermetrópica para longe e com bifocal para perto[6].

- **Esotropia adquirida não-acomodativa:** A idade de início é muito variável, podendo ocorrer entre 6 meses e 6 anos de idade.

Pode começar de forma intermitente e aos poucos tornar-se constante ou pode ser agudo e acompanhado de diplopia. Na maioria das vezes, há ambliopia e correspondência retínica anômala. Apresenta pouca ou nenhuma resposta à correção da hipermetropia (que não costuma ser alta) e moderado ângulo de desvio (em torno das 30 a 35 DP). Ocasionalmente, pode-se observar disfunções de músculos oblíquos e padrões em "A" ou "V"[1.]

- **Esotropia sensorial:** Ocorre em pacientes com baixa visão monocular ou binocular por inibir o reflexo de fusão. Pode surgir em qualquer idade, mas é mais frequente quando a baixa visão se instala nos primeiros anos de vida3. Pode haver diplopia.

- **Esotropia consecutiva:** Segue-se após supercorreção cirúrgica para uma exotropia. Se surgir no pós-operatório precoce com limitação da abdução, considerar a presença de músculo deslizado ou quantidade exagerada de retrocesso e/ou ressecção[1.]

## Tratamento

Em todos os casos, deve-se inicialmente tratar qualquer ambliopia nas crianças e corrigir todas as hipermetropias maiores que +2,00 D mediante prescrição da refratometria estática total para detectar algum componente acomodativo. O tratamento cirúrgico geralmente proposto consiste em retrocesso de um ou ambos os retos mediais, que pode ser combinado com ressecção de um ou ambos retos laterais dependendo do tamanho do desvio. Além da ambliopia, a falta de tratamento adequado pode provocar transtornos psicossociais, astenopia, perda das funções binoculares e constrição do campo de visão.

Esotropia congênita: A resolução espontânea é rara, portanto a cirurgia está geralmente indicada. Uma esotropia de pequeno ângulo é o melhor resultado possível. Cirurgias precoces (antes de 1 ano de idade) produzem melhores resultados sensoriais e motores[1.]

Esotropia acomodativa: É avaliada conforme a resposta à correção total da hipermetropia.

- Se houver eliminação completa da esotropia (CA/A normal), os óculos devem ser usados durante todo o tempo.

- Se olhos estiverem alinhados para longe, mas ainda esotrópicos para perto (CA/A alta), são indicadas as lentes bifocais (tipo Executive, adição +2,50 D ou +3,00 D, com linha divisória passando pelos centros pupilares). Se mesmo com o uso das bifocais, o paciente apresentar descompensações frequentes, pode-se indicar o tratamento cirúrgico. O planejamento cirúrgico deve ser conservador, visando somente a correção do desvio para perto. As técnicas mais recomendadas são retrocesso ou sutura de fixação posterior (faden) dos músculos retos mediais1.

- Se os olhos apresentarem um desvio residual para perto e longe (parcialmente acomodativo), a cirurgia está indicada. Vale ressaltar que o planejamento cirúrgico deve basear-se no desvio que permanece com o uso dos óculos[1.]

Esotropia adquirida não-acomodativa: Geralmente, está indicada a cirurgia. Se houver apresentação aguda, papiledema, déficit de abdução ou algum outro sinal neurológico suspeito, o paciente deverá ser submetido a uma investigação neurológica para excluir a paralisia do nervo abducente1. O uso dos prismas também são uma opção de tratamento para os casos sintomáticos (ou seja, com diplopia), mas não é recomendado para os seguintes grupos de pacientes: jovens, com desvios grandes (maior que 10 dioptrias prismáticas), com estrabismos torcionais e não-usuários de óculos.

Esotropia sensorial: Tentar identificar e corrigir a causa da baixa visão é o primeiro passo. Os casos que continuarem manifestando esotropia mesmo após recuperação da visão têm indicação de cirurgia. É recomendado realizar a cirurgia somente no olho com baixa visão3, pois evita expor o olho fixador aos riscos de um procedimento cirúrgico.

Esotropia consecutiva: Exige nova correção cirúrgica. É mais comum após a cirurgia para exotropia intermitente, no entanto deve-se evitar a intervenção precoce nesses casos, pois o esodesvio costuma resolver espontaneamente depois de algumas semanas[1.]

# Exotropias comitantes

## Tipos

Exotropia congênita: Apresenta-se antes dos 6 meses de idade com um ângulo de desvio grande e constante. Ambliopia é muito comum nesse grupo. Fusão e estereopsia estão ausentes. Pode haver disfunção de oblíquo, DVD e padrão em "A" e "V". A refração é normal para idade. Frequentemente está associada a alterações neurológicas e malformações craniofaciais[1.]

Exotropia intermitente: Em alguns momentos, os olhos estão alinhados com visão binocular e estereopsia normais, e em outros o desvio se manifesta com supressão. Ambliopia e diplopia são raras. Os desvios começam a ocorrer antes dos 5 anos de idade. Inicialmente, a exotropia se manifesta na fixação para longe, oclusão de um olho, sob luz intensa e nos momentos de desatenção ou fadiga. Comumente, os desvios vão se tornando mais frequentes ao longo do tempo e passam a se manifestar espontaneamente[1]

### Classificação de Duane[1]

- Básica: O ângulo do desvio é o mesmo ao fixar longe e perto.

- Excesso de divergência: O desvio é maior para longe do que para perto. Na forma básica, o desvio pode inicialmente parecer maior para longe, mas quando o ângulo de perto é medido após 30-60 minutos de oclusão monocular, essa diferença diminui (pseudoexcesso de divergência).

- Insuficiência de convergência: O desvio é maior ao fixar para perto.

- Exotropia sensorial: Ocorre em pacientes com baixa visão monocular ou binocular por inibir o reflexo de fusão. Pode surgir em qualquer idade, mas é mais frequente quando a baixa visão se instala após os primeiros anos de vida1. Pode haver diplopia.

- Exotropia consecutiva: Surge nos pacientes com esotropia que foram submetidos à correção cirúrgica ou por evolução natural naqueles com altas hipermetropias ou paralisia cerebral. Se surgir no pós-operatório precoce com limitação da adução, considerar a presença de músculo deslizado ou quantidade exagerada de retrocesso e/ou ressecção[1]

### Tratamento

Em todos os casos, deve-se tratar a ambliopia e corrigir os erros refrativos significativos. O tratamento cirúrgico geralmente proposto consiste em retrocesso de um ou ambos os retos laterais, que pode ser combinado com ressecção de um ou ambos os retos mediais dependendo do tamanho do desvio.

- Exotropia congênita: Está indicada a cirurgia precoce[1]

- Exotropia intermitente: Inicialmente, deve-se tentar controlar o desvio clinicamente através do uso de oclusão anti-supressiva (no máximo,

2 horas/dia no olho dominante) e, caso ainda persista manifestação de desvio, prescrição de lentes negativas. A cirurgia produz melhores resultados sensoriais e motores quando é realizada após os 4,5 anos de idade e está indicada nos casos que mantêm desvios com magnitude e frequência clinicamente significativas. O planejamento da cirurgia varia dependendo do tamanho do desvio e se é maior para longe ou perto. Para os tipos básico, pseudoexcesso de divergência e insuficiência de convergência, é realizada a cirurgia de retrocesso do reto lateral e ressecção do reto medial. Nos casos de excesso de divergência, é recomendável somente o retrocesso dos retos laterais. O resultado ideal nas primeiras semanas após a cirurgia é a esotropia de até 10 DP[1]

- Exotropia sensorial: Tentar identificar e corrigir a causa da baixa visão. Em seguida, está indicada a cirurgia se a exotropia persistir. É recomendado realizar a cirurgia somente no olho com baixa visão[1]

- Exotropia consecutiva: Exige nova correção cirúrgica. Se houver limitação de adução, deve-se abordar os mesmos músculos operados previamente para reverter o efeito do excesso de retrocesso e/ou ressecção ou recuperar um músculo deslizado1. Se as duções estiverem normais, pode-se adicionar a cirurgia de outros músculos.

## Estrabismos incomitantes

Nos estrabismos incomitantes, alguns movimentos dos olhos apresentam limitação significativa e por isso o tamanho do desvio pode variar de acordo a posição estudada. É necessário avaliar a motilidade ocular e o ângulo do desvio em todas as posições do olhar para detectar essas limitações.

A maioria dos estrabismos incomitantes é secundária a doenças dos nervos cranianos, das junções neuromusculares, dos músculos ou da órbita. O mecanismo através do qual elas afetam a motilidade ocular pode ser por enfraquecimento do músculo (perda da força ativa) ou por restrição mecânica da movimentação do olho (desequilíbrio das forças passivas)[1] O teste de dução passiva é essencial para fazer esta distinção.

## ETIOLOGIA

Outras manifestações clínicas e o manejo dos estrabismos incomitantes podem variar muito dependendo da causa subjacente e dos músculos afetados.

Disfunção dos nervos cranianos (paralisia/paresia): Os nervos cranianos que podem estar envolvidos nos estrabismos incomitantes são o oculomotor, o troclear e o abducente. Eles podem ser afetados em qualquer nível: nuclear, fascicular, basilar, seio cavernoso ou orbital. As causas mais comuns incluem doenças vasculares, inflamatórias, autoimunes, traumatismo, tumores, congenital cranial dysinnervation disorder (CCDDs), etc.

Junção neuromuscular: A principal forma é a miastenia gravis.

Doenças dos músculos extraoculares: Os músculos podem ser afetados por doenças infiltrativas ou inflamatórias (doenças de Graves, leucemia, tumor, pseudotumor, miosite), traumatismos acidentais ou cirúrgicos (roturas ou deslizamentos dos músculos), fibroses congênitas ou adquiridas e contratura (após paralisia de um músculo antagonista).

Doenças da órbita: Fraturas (encarceramento de músculos ou tecidos orbitários), órteses cirúrgicas (faixa de silicone para descolamento de retina), aderências (pós-operatória, radiação), disfunção das polias (esotropia do alto míope), malformações craniofaciais, tumores, hemorragia.

## Padrões alfabéticos

Ocorrem nos estrabismos horizontais quando a magnitude do desvio é diferente nas posições de supra e infraversão. Geralmente, são produzidos por um desequilíbrio das forças abdutoras dos músculos oblíquos em relação às forças adutoras dos retos verticais[1]. Os padrões em "V" e "A" são os mais frequentes (Figura 16.7).

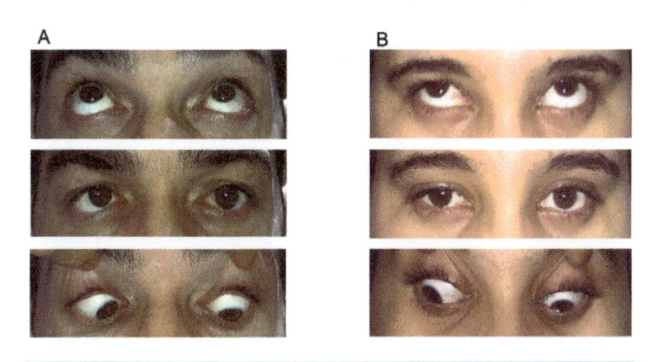

**Figura 16.7.** Padrões alfabéticos. (A) Padrão em "V"; (B) Padrão em "A".

## TIPOS

Padrão em "V": Na esotropia, o desvio aumenta em infra e diminui em supraversão. O oposto ocorre para a exotropia. Geralmente está associada a hiperfunção do músculo oblíquo inferior. É comumente encontrada na esotropia congênita e na paresia do nervo troclear[2].

Padrão em "A": Na esotropia, o desvio aumenta em supra e diminui em infraversão. O oposto ocorre para a exotropia. Geralmente está associada a hiperfunção do músculo oblíquo superior[2]

### Tratamento

Padrão em "V": Há indicação de cirurgia se a diferença entre supra e infraversão for maior do que 15 dioptrias prismáticas. A correção é por debilitamento do oblíquo inferior, caso haja hiperfunção desse músculo. Sem hiperfunção de obliquo inferior, pode ser realizada a transposição inferior dos retos mediais e/ou transposição superior dos retos laterais. A mesma transposição pode ser feita monocularmente[1].

Padrão em "A": Há indicação de cirurgia se a diferença entre supra e infraversão for maior do que 10 dioptrias prismáticas. A correção é por debilitamento do oblíquo superior, caso haja hiperfunção desse músculo. Sem hiperfunção de obliquo superior, pode ser realizada a transposição superior dos retos medias e/ou transposição inferior dos retos laterais. Essa transposição também pode ser feita monocularmente[1]

### Desvio vertical dissociado "DVD"

É um movimento intermitente caracterizado pela elevação, abdução e extorsão do olho não-fixador, desencadeado por oclusão monocular ou momentos de desatenção (Figura 16.8). Quando o oclusor é retirado, o olho se move para baixo sem o movimento correspondente do outro olho. É um fenômeno que tem origem supranuclear e se manifesta bilateralmente, mas em alguns casos pode ser muito assimétrico. Frequentemente, o DVD está associado a esotropia congênita, ambliopia, disfunção de oblíquos, torcicolo e diminuição da estereopsia[1].

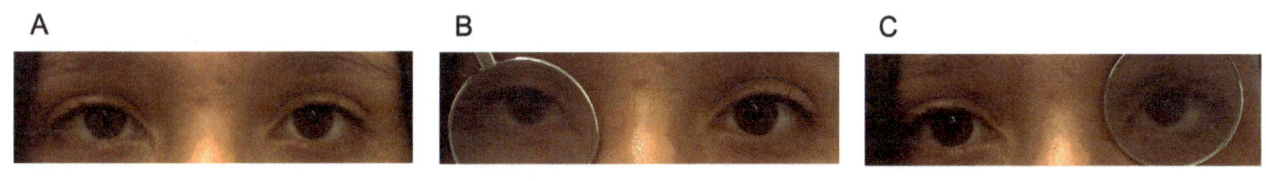

**Figura 16.8.** Desvio vertical dissociado. (A) Olhos alinhados na posição primária; (B) Subida do olho direito sob o oclusor; (C) Subida do olho esquerdo sob o oclusor.

## Tratamento

O tratamento é cirúrgico e pode ser indicado se o paciente expressar insatisfação cosmética. As opções incluem o retrocesso amplo de ambos os retos superiores ou retrocesso com transposição anterior dos oblíquos inferiores se estes estiverem hiperfuncionantes.

## Formas sindrômicas

Síndrome de Brown: É caracterizada pela limitação de elevação do olho em adução com teste da dução passiva positiva, elevação normal ou discretamente limitada em abdução e mínimo ou nenhum desvio vertical em posição primária (Figura 16.9). É provocada por alguma desordem restritiva do tendão do obliquo superior que pode ser congênita ou adquirida (trauma ou inflamação na área da tróclea). Apresenta visão binocular normal e sem ambliopia. Pode estar associada a exotropia com padrão em "V" ou "Y" e torcicolo (elevação do mento, rotação da cabeça para o lado oposto ao afetado e inclinação **ispilateral**). O tratamento cirúrgico está indicado se houver torcicolo ou hipotropia em posição primária importantes. Um dos procedimentos mais recomendados é o alongamento do tendão do obliquo superior[1.]

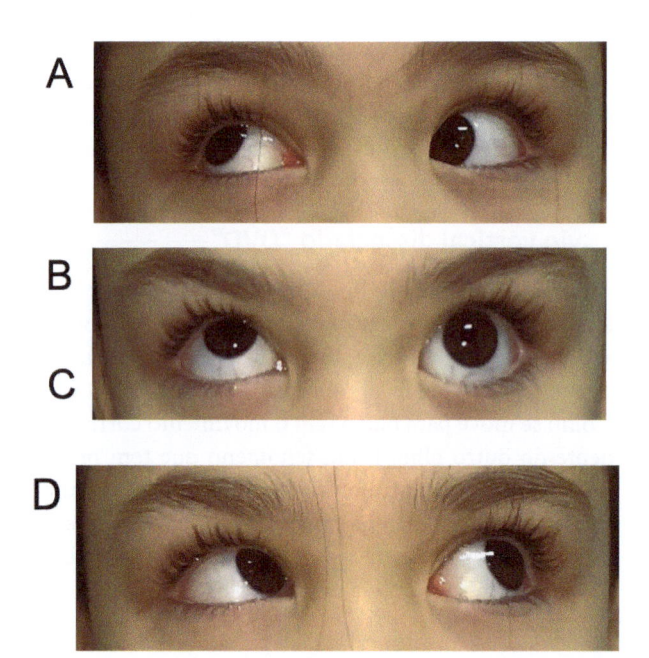

**Figura 16.9.** Síndrome de Brown. (A) Limitação acentuada da elevação do olho esquerdo na adução; (B) Limitação moderada da elevação no olhar para cima; (C) Olhos alinhados na posição primária; (D) Elevação normal na abdução.

Síndrome de Duane: Apresenta cocontração do reto medial e lateral durante a adução, produzindo retração do globo ocular (enoftalmia) e estreitamento da rima palpebral (Figura 16.10). Up-shoot ou down-shoot também podem estar presentes. A Síndrome de Duane é mais comum em mulheres e afeta principalmente o olho esquerdo. Vem acompanhado por torcicolo horizontal, garantindo binocularidade com boa visão e boa estereopsia.

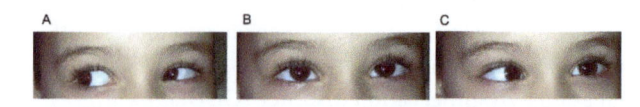

**Figura 16.10.** Síndrome de Duane tipo I. (A) Estreitamento da fenda esquerda na adução; (B) Esotropia na posição primária; (C) Limitação da abdução do olho esquerdo.

Pode ser classificada em três tipos de acordo com a limitação da adução e/ou abdução[1.]

- Tipo I: Marcada limitação de abdução. É o mais comum. Geralmente apresenta esotropia na posição primária.

- Tipo II: Marcada limitação de adução. Geralmente apresenta exotropia na posição primária.

- Tipo III: Marcada limitação de abdução e adução. Pode apresentar esotropia, exotropia ou nenhum desvio na posição primária.

A correção cirúrgica está indicada quando há torcicolo, up-shoot, down-shoot ou retração do globo ocular cosmeticamente significativos. O procedimento de escolha é o recuo unilateral ou bilateral dos retos horizontais. A ressecção do reto lateral deve ser evitada para não agravar a retração, porém se esta for muito leve, é permitida a ressecção de até 3,5mm1.

Síndrome de Möbius: As características básicas são a paralisia do olhar conjugado horizontal e do nervo facial. Manifesta-se com importante limitação de abdução e falta de expressões faciais. É uma condição rara, geralmente esporádica e bilateral. É possível que haja uma associação da sequência de Möbius com o uso de drogas teratogênicas durante a gestação, especialmente o misoprostol. A esotropia está presente na maioria dos casos, mas aproximadamente 50% apresentam também limitação da adução (paralisia do olhar conjugado horizontal), podendo haver ortotropia e, raramente, exotropia. Outras alterações oculares incluem lagoftalmo, ambliopia, teste de dução passiva positiva e torcicolo. Várias outras anomalias também podem ser encontradas em outras partes do corpo: malformações nas extremidades dos membros, deficiência intelectual, hipoplasia da língua, dificuldade de sucção, anomalia de Poland. O procedimento cirúrgico geralmente indicado para corrigir a esotropia é o retrocesso dos retos mediais; no caso de desvios muito grandes, pode-se acrescentar a ressecção dos retos laterais[1]

| Pontos-chave |
| --- |
| • A refração sob cicloplegia é essencial em todos os casos de esotropia na infância. |
| • Monitorar rigorosamente a ambliopia nas crianças estrábicas até os 7 anos de idade. |
| • Avaliar o alinhamento e a motilidade ocular em todas as posições do olhar. |
| • Considerar avaliação neurológica em casos de estrabismos agudos ou acompanhados por outros déficits neurológicos. |

## REFERÊNCIAS BIBLIOGRÁFICAS

1. Souza-Dias C, Goldchmit M. Os estrabismos: teoria e casos comentados. Rio de Janeiro: Guanabara Koogan; 2011.

2. Bowling B. Kanski's Clinical Ophthalmology: A Systematic Approach (8th ed). Philadelphia: Saunders; 2016.

3. Von Noorden GK, Campos EC. Binocular vision and ocular motility (6th ed). St. Louis: Mosby; 2002.

4. Wallace DK, Repka MX, Lee KA, Melia M, Christiansen SP, Morse CL, Sprunger DT. Amblyopia Preferred Practice Pattern®. Ophthalmology. 2018 Jan;125(1):P105-P142.

5. Donahue SP, Arnold RW, Ruben JB, Committee AVS. Preschool vision screening: what should we be detecting and how should we report it? Uniform guidelines for reporting results of preschool vision screening studies. J AAPOS. 2003; 7: 314–316.

6. CEMAS Working Group. A National Eye Institute Sponsored Workshop and Publication on The Classification Of Eye Movement Abnormalities and Strabismus (CEMAS). in The National Eye Institute Publications (www.nei.nih.gov). The National Institutes of Health, Bethesda, MD: The National Eye Institute, The National Institutes of Health, 2001.

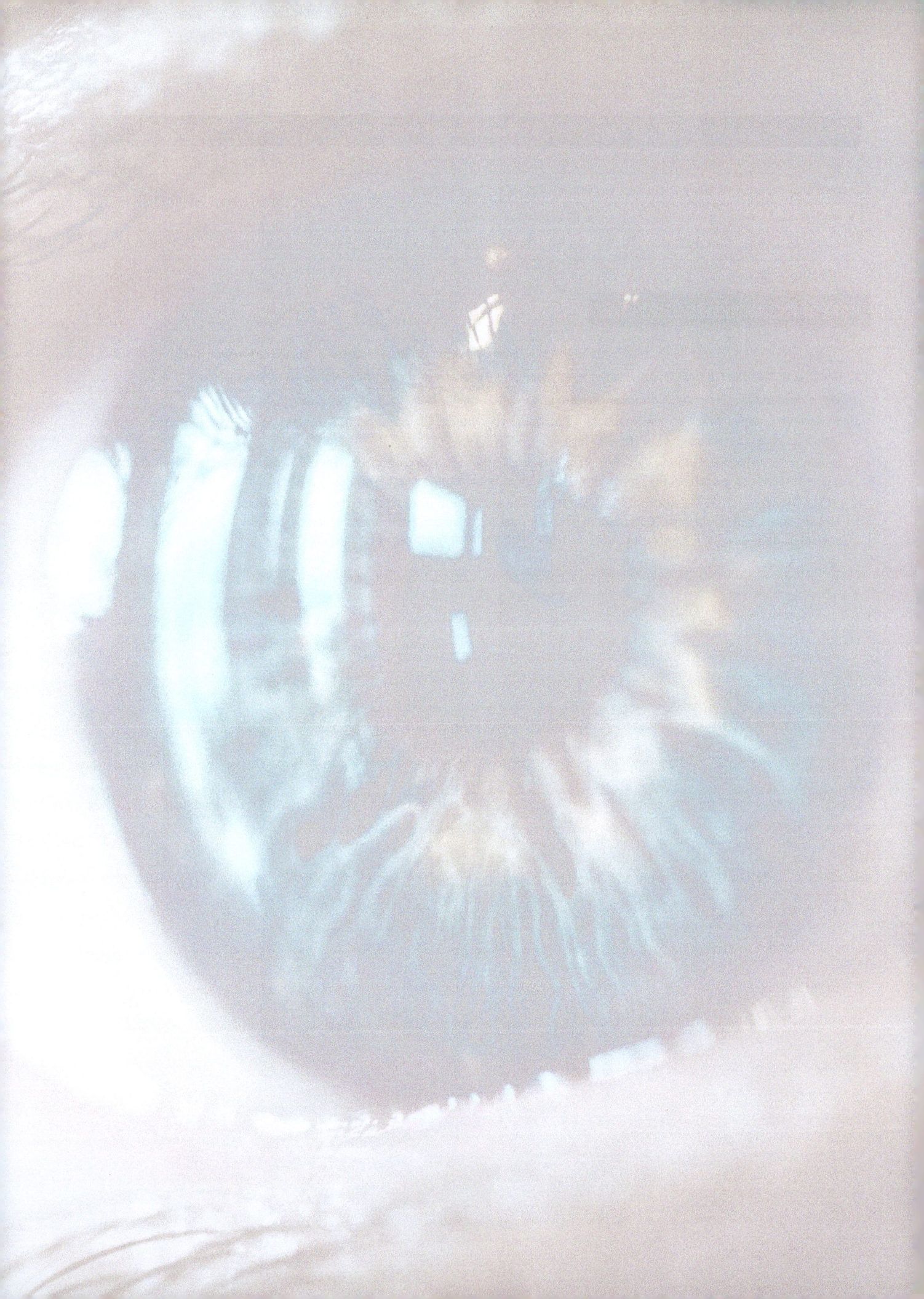

# Neuro-oftalmologia

Mário Luiz Ribeiro Monteiro

As doenças neuro-oftalmológicas são as que acometem a via visual e os centros e vias de controles dos movimentos oculares. Tais afecções se manifestam por quadros sindrômicos importantes na prática médica. Neste capítulo abordaremos os quadros neuro-oftalmológicos incluindo as de maior interesse que são as afecções da via óptica.

**Vídeo 17.1 Entrevista Dr. Mario Monteiro**: pontos altos do capítulo.

## NEURITE ÓPTICA

Utiliza-se o termo neurite óptica (NO) para denominar doenças inflamatórias do nervo óptico por inflamação, infecção ou desmielinização. A afecção pode ser causada por condições desmielinizantes, imuno-mediadas, infecciosas, idiopáticas, decorrentes de inflamações de tecidos vizinhos, inflamações granulomatosas e infecções por extensão da retina[1].

A NO leva a perda visual rápida e usualmente acomete pacientes jovens que apresentam dor ocular seguida de perda visual, preferentemente da região central. De acordo com os achados oftalmoscópicos, as NO podem ser divididas em: papilite, neurorretinite e neurite retrobulbar. O fundo de olho (FO) é normal na forma retrobulbar enquanto que na papilite observamos edema do disco óptico na fase aguda. A neurorretinite, por sua vez, se caracteriza por edema de papila e exsudatos peripapilares geralmente envolvendo a região macular.

Embora o conhecimento da NO seja muito antigo, um grande avanço na sua compreensão ocorreu a partir de um ensaio clínico realizado na América do Norte denominado *Optic Neuritis Treatment Trial* (ONTT),[2] um estudo multicêntrico que avaliou o benefício do tratamento com corticoide para NO, a evolução da doença e sua relação com esclerose múltipla (EM) e que fundamenta muitos conceitos atuais.

## EPIDEMIOLOGIA E PATOGÊNESE

A NO pode ser idiopática, associada à esclerose múltiplas (EM), neuromielite óptica (NMO), doenças infecciosas e auto-imunes. A forma mais comum, NO idiopática ou desmielinizante, tem forte relação com a EM. A NO desmielinizante é o sinal de apresentação em 15 a 20% dos casos de EM e ocorre durante algum período da doença em 50% dos pacientes. Recidivas de NO não são incomuns, ocorrendo em 31% dos pacientes estudados no ONTT.[3] De acordo com o estudo ONTT, de 388 pacientes com NO aguda, mas sem evidência provável ou definida de EM, a probabilidade acumulada em 5 anos de EM foi de 30%. Nos pacientes que tinham 3 ou mais lesões na substância branca à imagem por ressonância magnética (IRM) no momento da NO, 51% desenvolveram EM; nos que tinham 2 lesões 35% desenvolveram enquanto que apenas 16% dos 202 pacientes com IRM normal no momento da neurite, desenvolveram a doença. Após 10 anos do primeiro episódio de NO, a incidência de EM foi de 56% entre os pacientes que apresentaram uma ou mais lesões características na substância branca, no primeiro exame realizado, comparado com 22% naqueles que tinham IRM sem lesões[4].

A idade média de apresentação situa-se ao redor dos 32 anos, geralmente variando entre 20 e 50 anos. Em 70% dos casos é unilateral e na forma retrobulbar[5].

Quando ocorre na primeira e segunda décadas de vida a NO usualmente associa-se a processos pós infecciosos ou para infecciosos, sendo mais frequentemente bilateral e com edema de papila. Estima-se que a prevalência da NO seja de 115,3/100.000 habitantes. As taxas de incidência anual por 100.000 habitantes são de 2,6 para homens e 7,5 para mulheres.

Acredita-se que a NO resulte de inflamação e desmielinização com impedimento do transporte e funções axonais do nervo óptico. Ocorre processo inflamatório que causa edema do tecido nervoso na área da desmielinização e quebra das bainhas de mielina, resultando também em destruição das fibras nervosas. A desmielinização do nervo óptico ocasiona lentificação e bloqueio de condução do estímulo visual que se manifestam pela baixa visual e eletrofisiologicamente pelo prolongamento e atenuação da resposta visual evocada. A perda visual está primariamente relacionada com o bloqueio da condução do estímulo. Algumas semanas após o início dos sintomas, começa a ocorrer recuperação da visão e da amplitude do potencial evocado. Portanto, a perda visual na NO aguda se deve ao bloqueio reversível da condução, e a melhora visual ao desaparecimento deste bloqueio. A resolução da inflamação pode, portanto, contribuir para a rápida fase de recuperação visual após um ataque de NO, mas provavelmente existem outros mecanismos de recuperação, principalmente durante as fases mais lentas da recuperação. A re-mielinização é outro fator importante no restabelecimento da condução e pode levar muitos meses para ocorrer.

## QUADRO CLÍNICO – DIAGNÓSTICO

Os pacientes referem uma perda aguda da visão, com dificuldade na percepção de cores (especialmente objetos vermelhos). Dor à movimentação ocular ocorre em 90% dos casos, geralmente precede em dias a perda visual e tende a desaparecer em poucos dias.[5]

A perda visual é geralmente unilateral e a acuidade visual (AV) pode variar desde o normal (20/20) até a perda completa da visão (ausência de percepção luminosa). A perda visual pode ser de evolução muito rápida (em poucas horas), mas mais comumente evolui ao longo de 3 a 7 dias.[5]

A gravidade é variável, no ONTT a AV inicial era 20/20 em 11%, 20/25 a 20/40 em 25%, 20/50 a 20/190 em 19%, 20/200 a 20/800 em 20%, conta dedos em 4%, movimentos de mão em 6%, percepção luminosa em 3% e ausência de percepção de luz em 3% dos casos[3, 5]. A perda visual geralmente começa a melhorar espontaneamente em 15 dias a 1 mês.

Ocorre redução da AV, alteração na visão de cores, defeito de campo visual (CV) e um defeito pupilar aferente relativo (DAR). A sensibilidade ao contraste também é grandemente afetada nos pacientes com NO. O CV mostra defeitos característicos, principalmente os escotomas centrais ou cecocentrais, mas outros padrões também podem estar presentes tanto defeitos difusos (depressão generalizada dos 30 graus centrais) como focais.

O FO é normal em quase dois terços dos pacientes, quando se denomina NO retrobulbar. Quando o edema está presente o paciente apresenta uma papilite (Figura 17.1). Hemorragias são incomuns e o edema geralmente também não é muito intenso. Exsudatos retinianos podem ocorrer nos pacientes com neurorretinite (Figura17.2). Após algumas semanas o edema de papila tende a resolver, geralmente com algum grau de perda de fibras nervosas.

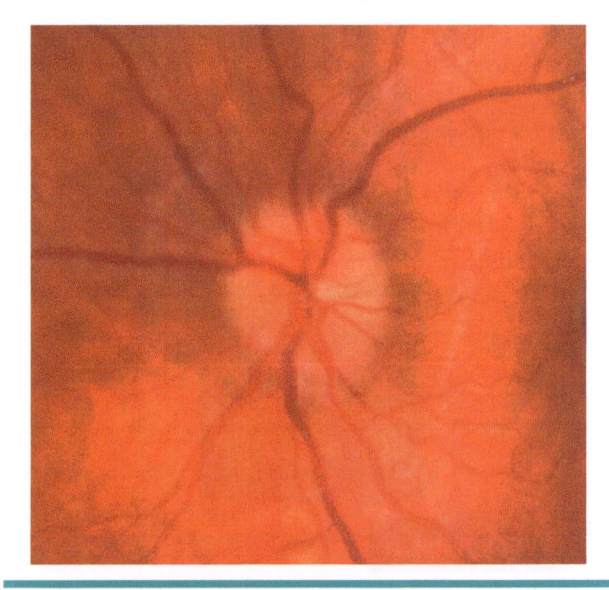

**Figura 17.1.** Edema de papila na neurite óptica.

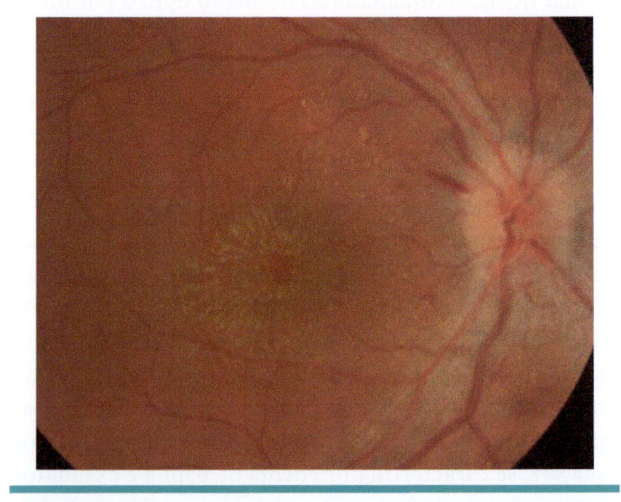

**Figura 17.2.** Neurorretinite.

## Exames complementares

Os exames de imagem são importantes no diagnóstico da NO bem como no seu diagnóstico diferencial. A TC pode evidenciar alargamento do nervo óptico e maior captação de contraste. A IRM com supressão de gordura, uso de gadolínio e técnicas especiais deve ser realizada. Lesões hiperintensas no NO afetado são encontradas em 84% dos casos de NO desmielinizante isolada.[6] Mesmo usando-se as melhores técnicas disponíveis nem sempre o exame consegue evidenciar alterações no nervo óptico acometido e a ausência de anormalidades não pode servir para descartar completamente a NO.

A IRM também é importante por demonstrar lesões intracranianas que definem ou indicam um risco para o desenvolvimento de EM. As lesões características que conferem risco para a doença são aquelas de 3 mm ou maiores, ovóides e situadas na substância branca periventricular e se irradiam em direção aos espaços ventriculares. Lesões silenciosas ocorrem em cerca de 50% a 70% dos pacientes com NO isolada. Estas são lesões multifocais, hiperintensas em T2, no corpo caloso, na substância branca periventricular ou em outras partes do encéfalo, clinicamente assintomáticas. No ONTT, a IRM demonstrou lesões na substância branca do encéfalo em 46,9% dos casos. Apenas 26,7% tinham duas ou mais lesões [7-9]. O exame do liquor pode ser para dar informações a respeito da associação com EM e pode também auxiliar na diferenciação com outros diagnósticos. No entanto, o exame usualmente dá poucas informações em um paciente com NO sem qualquer antecedente de EM e sem alterações à IRM que sugiram doença desmielinizante.[10]

## Tratamento

O tratamento da NO de forma ideal pressupõe a determinação de sua etiologia. O tratamento das NO infecciosas requer o uso de agentes antibióticos ou quimioterápicos específicos para a etiologia determinada.[1]

Quanto ao tratamento da NO idiopática ou desmielinizante, o estudo ONTT comparou 3 grupos de pacientes: um deles recebeu prednisona por via oral (VO) (1 mg/kg/dia) por 14 dias; um segundo grupo recebeu metilprednisolona por via endovenosa (1 grama por dia) por 3 dias, seguido de prednisona VO (1 mg/kg/dia) por 11 dias e um terceiro, recebeu placebo por via oral por 14 dias.[7] Esse estudo não mostrou qualquer benefício do tratamento com corticóide por via oral comparado com o grupo tratado com placebo e mostrou uma maior taxa de recidiva de NO naquele grupo tratado com corticóide VO em relação ao grupo tratado com placebo. Observou-se também que os pacientes tratados com corticóide por via endovenosa apresentaram recuperação visual mais rápida em especial nas primeiras duas semanas, comparado com o grupo tratado com placebo.[7] No entanto, um ano após o tratamento não havia diferença estatística entre qualquer dos três grupos quanto à função visual.[11]

Assim, o corticóide VO não deve ser utilizado de rotina nos pacientes com NO idiopática ou desmielinizante. Quanto ao uso do corticóide em altas doses por via endovenosa o benefício visual parece ser o de acelerar a recuperação e é importante nos casos de perda visual grave ou bilateral. Após o tratamento da crise, deve ser considerada a possibilidade do uso de tratamento de longo prazo em casos selecionados de NO. O uso de medicações imunomoduladoras em pacientes com EM pode auxiliar na evolução da doença[12-14]. O prognóstico da NO idiopática ou desmielinizante é geralmente, bom. A melhora visual geralmente é rápida de início, nas primeiras semanas, mas pode prosseguir por vários meses. O estudo do ONTT mostrou que 5 anos após a neurite óptica a função visual havia recuperado grandemente na maioria dos olhos (AV igual ou melhor que 20/40 em 94% dos olhos). A recuperação visual geralmente ocorreu nos primeiros 4 meses, mas em vários olhos a melhora se estendeu até 1 ano.[15]

## NEURORRETINITE

A neurorretinite é uma forma especial de NO com edema de papila e exsudatos retinianos peripapilares, acometendo todas as idades. A AV usualmente se situa entre 20/50 e 20/200, observanddo-se DAR no olho acometido. Não raro a condição é indolor, mas a maioria dos pacientes refere dor periocular que pode piorar à movimentação dos olhos [16, 17].

Ao FO se observa edema de papila que pode ser discreto a grave, dependendo em grande parte do momento do exame. Nos casos graves pode haver pequenas hemorragias associadas. Observa-se estrela macular que pode ser completa ou segmentar, acometendo apenas parte da região macular (Figura 17.2) mas esta pode demorar alguns dias para aparecer. A angiofluoresceinografia é útil para demonstrar o edema de disco óptico e o extravasamento do contraste a partir da papila e não da região macular[1, 16, 17].

A doença é usualmente auto-limitada, com resolução entre 6 e 8 semanas. A maioria dos pacientes apresenta boa recuperação da visão. Ocasionalmente alguns pacientes apresentam perda grave e desenvolvem atrofia óptica. Recidivas são incomuns [1, 16, 17].

A neurorretinite é considerada um processo infeccioso ou imunomediado, precipitado por vários agentes. Os antecedentes mais comuns são pródromos virais que ocorrem em até 50% dos casos. A afecção pode ser idiopática ou desencadeada por várias afecções como caxumba, doenças exantematosas virais, influenza, doença da arranhadura do gato, toxoplasmose, e leptospirose.[17] A afecção pode também ser causada por espiroquetas podendo ser secundária a sífilis ou a doença de Lyme. Diferentemente das outras formas de NO, não se acredita que a neurorretinite tenha qualquer relação com EM.

O tratamento depende da identificação de um agente etiológico que necessite tratamento e a maioria dos autores utiliza corticosteróides sistêmicos, geralmente a prednisona por via oral, na dose de 1 mg/kg por dia, mantida geralmente até que haja melhora da função visual e/ou o desaparecimento dos sinais inflamatórios no fundo do olho. Nos casos onde um agente etiológico específico pode ser identificado o tratamento deve ser orientado de acordo com o mesmo. A doença da arranhadura do gato é uma das causas mais importantes de neuroretinite, decorrente da bactéria Bartonella henselae. O agente é sensível a diversos antibióticos incluindo eritromicina, tetraciclina, doxiciclina, rifampicina e ciprofloxacina. Quando se identificam outros agentes como toxoplasmose, sífiles ou doença de Lyme o tratamento deve ser realizado de acordo[1].

## NEURITES ÓPTICAS INFECCIOSAS

A NO pode também ser secundária a processos infecciosos. O acometimento bilateral é mais frequente que na neurite desmielinizante e a perda visual é em geral mais grave. A fundoscopia pode revelar acometimento da papila com edema de disco ou ser normal na fase aguda, evoluindo para atrofia óptica posteriormente[1].

Um grande número de agentes infecciosos, principalmente virais e bacterianos já foram identificados. Cerca de 40% dos casos são secundários a infecções virais. Na maioria dos casos a NO ocorre no curso da infecção das vias aéreas superiores e o tipo de vírus não é identificado. Dentre os identificados incluem-se: caxumba, sarampo, rubéola, mononucleose infecciosa, varicela-zoster, herpes simples, citomegalovirus, dengue, vírus da hepatite A, adenovirus, coxsackievirus[1]. De maneira geral a NO nesses casos é para-infecciosa, ou seja, segue a infecção viral após um período de uma a três semanas[18]. A afecção é mais comum em crianças do que adultos e parece decorrente de uma reação imunológica que leva a desmielinização do nervo óptico. Pode ser uni ou bilateral.

A sífilis pode acometer o nervo óptico como neurorretinite, papilite e perineurite óptica, no estágio secundário, e como atrofia óptica na fase terciária.[1] O tratamento do acometimento do nervo óptico por sífilis deve ser feito com penicilina cristalina na dose de 4 milhões

de unidades por via endovenosa de 4 em 4 horas, durante 10 a 15 dias. Nos pacientes com secundarismo luético é importante a associação de corticóide por via oral para prevenir a reação de Jarisch-Herxheimer.[1]

A doença de Lyme pode causar NO em áreas endêmicas, podendo causar papilite, neurorretinite e neurite retrobulbar. O tratamento recomendado nestes pacientes é a ceftriaxona por via endovenosa, 2 gramas por dia por 14 dias. Alternativamente a doxiciclina (100 mg por via oral de 12/12 horas) ou tetraciclina (250 mg por via oral de 6/6 horas) por 10 a 30 dias pode ser usada. O uso associado de corticóide é controverso. [1]

## NEURITE ÓPTICA NA NEUROMIELITE ÓPTICA (NMO)

É NMO é uma **doença autoimune**, idiopática do sistema nervoso central que acomete preferentemente os nervos ópticos e a medula espinal. Até recentemente considerada uma variante de EM, a afecção é agora reconhecida como uma entidade distinta na qual anticorpos contra a proteína aquaporina-4 (AQP4) desempenham um papel essencial na patogênese.

A doença é mais freqüente em mulheres, com idade média em torno de 30 anos. Estudos populacionais sugerem uma prevalência entre 0,3 e 4,4 indivíduos por 100.000 habitantes e uma incidência entre 0,05 e 0,4 casos por 100.000 habitantes. A doença é mais comum em asiáticos, afro-descendentes e populações indígenas. Acomete preferentemente os nervos ópticos e medula espinhal que correspondem às áreas do cérebro com maior concentração de AQP4.

Wingerchuk e colaboradores[19] estabeleceram critérios diagnósticos que exigiam três critérios absolutos para o diagnóstico sendo eles: NO, mielite aguda e ausência de sintomas que impliquem lesões de outras estruturas do sistema nervoso central. Além disso, sugeriram também o preenchimento critérios de suporte, sendo necessário de pelo menos um de três critérios maiores ou dois de três critérios menores. Critérios maiores são: (1) IRM de crânio inicial normal ou não preenchendo os critérios para EM, (2) lesão única na medula espinhal observada à IRM (enfatizando T2), que se estende por três ou mais segmentos vertebrais e (3) contagem leucocitária acima de 50 células no líquor, no ataque agudo. Os critérios menores de suporte eram: (1) neurite óptica bilateral, (2) perda visual residual grave e (3) fraqueza importante residual após o ataque de mielite.[19, 20]

Em 2004 foi identificado um auto-anticorpo IgG anti-NMO.[21] Este anticorpo se liga a uma proteína a aquaporina-4, que existe em concentração elevada no astrócito relacionado à barreira hemato-encefálica. A positividade para este anticorpo tem sensibilidade de 74% e especificidade de 94% nos pacientes com NMO e não ocorre na EM clássica. Após a descoberta deste marcador, muito mais se conheceu a respeito da síndrome. Desta forma os critérios foram novamente revisados em 2015. Tradicionalmente o diagnóstico de NMO exigia história de NO e mielite transversa.[20, 22] Os critérios foram ampliados e agora incluem pacientes com indicações clínicas sugestivas e com positividade para o anticorpo anti aquaporina-4[23] e surgiu o diagnostico de espectro da NMO (ENMO).[24] Assim, pacientes com NO isolada agora podem ser diagnosticada com sendo ENMO, desde que o teste seja positivo para o anticorpo ou que tenham uma combinação específica de achados clínicos e radiológicos.[24, 25]

A perda visual geralmente é grave, com perda acentuada da visão. O acometimento medular também tende a ser grave com quadro de tetraparesia ou paraparesia, alterações sensitivas e esfinctéricas. A doença ocorre com maior freqüência em mulheres (90%), com idade de início geralmente entre 40 e 60 anos. A doença tipicamente se caracteriza por recorrência e a doença pode estar associada a doenças auto-imunes coexistentes e história familiar de doença auto-imune. A afecção deve ser diagnosticada precocemente uma vez que exige tratamento adequado que é diferente do usado na EM. As crises devem ser tratadas com pulsoterapia corticóide com metilprednisolona endovenosa 1 grama/dia por 3 a 5 dias. Nos casos não responsivos os pacientes devem ser submetidos a plasmaferése nas crises de neurite e/ou mielite. Outra alternativa terapêutica na crise é o uso de imunoglobulina endovenosa e rituximabe. Após o tratamento das crises é necessário o tratamento de manutenção com imunossupressores como a azatioprina e o micofenolato de mofetila ou rituximab.

## NEUROPATIA ÓPTICA ISQUÊMICA

As neuropatias ópticas isquêmicas, são as doenças do nervo óptico mais freqüentes em pacientes acima de 50 anos de idade. Usualmente acomete a porção anterior do nervo óptico, visível à oftalmoscopia, sendo denominada neuropatia óptica isquêmica anterior (NOIA). Esta forma representa 90% dos casos. Menos comumente, lesões isquêmicas acometem porções posteriores do nervo óptico, denominada neuropatia óptica isquêmica posterior (NOIP).[26]

A porção distal do nervo óptico orbitário recebe suprimento sanguíneo principalmente por ramos piais da artéria oftálmica, na região onde a artéria central da retina perfura a dura-máter e penetra o nervo óptico. Entre essa região e a lâmina cribriforme, o suprimento se dá por ramos centrífugos da artéria central da retina. As regiões da lâmina cribriforme (laminar) e retrolaminar recebem sangue das artérias ciliares posteriores curtas; através do círculo de Haller e Zinn, de ramos centrípetos de artérias piais e de ramos recorrentes da coróide. O círculo de Haller e Zinn é uma anastomose arteriolar localizada na junção entre a esclera e o nervo óptico, próximo à lâmina cribriforme, formada entre as artérias ciliares posteriores curtas medial e lateral.[27] A região pré-laminar também é irrigada primariamente por ramos das artérias ciliares posteriores curtas. O resultado da hipoperfusão destas redes vasculares levará a isquemia do nervo óptico, com apresentação clínica variável, dependendo do segmento do nervo óptico envolvido. A região entre os territórios de distribuição de artérias terminais, como as ciliares posteriores curtas, é chamada zona de transição ou zona limítrofe. Trata-se da região mais vulnerável à isquemia, particularmente à redução da pressão de perfusão das artérias.[28]

## Etiologia e classificação

Em muitos pacientes não se observa qualquer afecção sistêmica no momento do desenvolvimento da NOIA. Em outros, pode haver uma série de doenças incluindo vasculopatias como a hipertensão arterial, arteriosclerose, diabetes mellitus; vasculites como arterite temporal, poliarterite nodosa, lupus eritematoso sistêmico e vasculite alérgica; distúrbios hematológicos como anemia grave, policitemia e anemia falciforme; hipotensão acentuada; embolismo; doença oclusiva da carótida e enxaqueca.[29]

A NOIA pode ser classificada em: forma arterítica (NOIA-A), que pode ser causada por diversas vasculites acima mencionadas, sendo a mais freqüente a arterite temporal (AT), e forma não-arterítica (NOIA-NA), que não é relacionada àquelas arterites. Essa última pode ainda ser subdividida em dois grupos: o grupo idiopático, também chamado por alguns autores de "arteriosclerótico", onde a etiologia é indeterminada, e o grupo de causas determinadas, nos quais uma condição patológica pode estar diretamente relacionada com a isquemia. Entre essas causas incluem-se distúrbios hemodinâmicos e hematológicos, como anemia e hemorragia graves, choque, cirurgias com perda sanguínea, hipertensão maligna, enxaqueca, e vasculopatia por irradiação.[28, 29]

A NOIA-A geralmente é causada por AT e a NOIA-NA é considerada uma doença multifatorial. Portadores de hipertensão arterial (exceto hipertensão maligna) e diabetes mellitus, com NOIA-NA, são geralmente incluídos no grupo idiopático, uma vez que estas doenças são consideradas como condições associadas e fatores predisponentes e não causas diretas da NOIA. Embora a NOIA-NA seja usualmente de etiologia indeterminada, existe também um grupo de pacientes nos quais existe uma relação direta da afecção com outra condição. Incluem-se neste grupo de causas definidas aqueles casos relacionados a: distúrbios hematológicos, após perda sanguínea, hipotensão grave ou parada cardíaca, etc [28].

### Fisiopatogenia

A NOIA-A é causada pela oclusão das artérias ciliares posteriores curtas, que algumas vezes se associa à oclusão da artéria central da retina. Por outro lado, a fisiopatogenia da NOIA-NA, não é conhecida na sua totalidade. Acredita-se que a hipoperfusão temporária dos vasos nutrientes das porções anteriores do nervo óptico e coróide peripapilar seja o mecanismo fisiopatogênico mais comum.

Muitos indivíduos com NOIA-NA referem perda visual ao acordar pela manhã.[30] Embora a hipotensão noturna seja um processo fisiológico, sugere-se que a hipotensão noturna possa contribuir para a lesão da porção anterior do nervo óptico em indivíduos susceptíveis, devido à insuficiência vascular produzida por fatores predisponentes locais ou sistêmicos. Acredita-se também que a apnéia obstrutiva do sono possa ser um fator desencadeante da NOIA-NA em muitos casos e esta condição deve ser questionada ou investigada.[31, 32] Os fatores predisponentes sistêmicos nesta afecção incluem: suprimento sanguíneo reduzido, defeito na auto-regulação do fluxo sanguíneo do nervo óptico, baixa pressão de perfusão na artéria oftálmica, localização das zonas vasculares de transição das artérias ciliares posteriores curtas em relação ao nervo óptico, arteriosclerose sistêmica e diabetes mellitus.

Uma porcentagem significativa dos pacientes com NOIA-NA apresenta envolvimento do olho contralateral meses ou anos após o comprometimento inicial. O fator de risco predominante é um disco óptico congenitamente pequeno, o que já foi demonstrado por vários estudos[33]. Outros fatores predisponentes são a hipertensão arterial sistêmica, diabetes mellitus, hipercolesterolemia, hipotensão noturna e apnéia obstrutiva do sono.[34]

### Características clínicas

A NOIA acomete indivíduos de ambos os sexos, com idade preferencial entre 45 e 80 anos, embora indivíduos mais jovens também possam ser afetados. A NOIA-NA ocorre em indivíduos um pouco mais jovens preferentemente entre 55 e 70 anos, enquanto que os casos decorrentes de AT tendem a ocorrer em indivíduos mais idosos. Tipicamente os pacientes se queixam de embaçamento visual súbito e indolor acometendo a visão central ou partes do CV. A perda visual pode variar desde muito discreta até ausência de percepção luminosa. Alguns pacientes se queixam de manchas, sombras, observação de um véu ou uma cortina em partes do CV. Sinais premonitórios tais

como perda transitória da visão ou dor ocular é muito incomum na NOIA-NA.[35, 36] Por outro lado, nos casos de AT a perda visual pode ser precedida de perda transitória da visão (30% dos casos) por isquemia do nervo óptico e de diplopia transitória (10% dos casos).[26, 37]

Os indivíduos com NOIA-NA geralmente mantêm uma AV um pouco melhor, sendo que sendo que em 31 a 52% é melhor que 20/64 e 35 a 54% têm AV menor que 20/200.[35] A maioria dos pacientes tem perda súbita, sem sintomas premonitórios, geralmente ao acordar embora em alguns possa haver progressão nas primeiras seis semanas. Nos portadores de arterite temporal, no entanto, a perda também é abrupta, mas pode ser precedida por episódios de obscurecimentos transitórios da visão no olho acometido. Geralmente, na forma arterítica, a perda visual é mais grave do que na NOIA-NA sendo que muitos indivíduos têm AV pior que movimentos de mão. Na AT a AV inicial entre conta dedos e percepção luminosa em 54% dos pacientes comparado com 26% dos pacientes com NOIA-NA.[38]

Pacientes com AT podem também manifestar outros sintomas da doença tais como cefaléia, dor no couro cabeludo, dificuldade na mastigação por isquemia dos músculos da mastigação (claudicação da mandíbula), polimialgia reumática, etc. Por outro lado existe uma forma oculta da doença, onde não há qualquer sintoma. A perda visual pode ocorrer por NOIA, por oclusão da artéria central da retina e até mesmo por acometimento occipital. Além da perda visual alguns pacientes podem apresentar diplopia e oftalmoplegia por acometimento dos músculos extraoculares, dos nervos oculomotores ou do tronco encefálico[28].

O exame de CV mostra defeito em praticamente todos os casos embora possa ser difícil de detectar em casos leves. Os defeitos altitudinais ocorrem na grande maioria dos pacientes, sendo observados em 58 a 80% dos casos. O mais freqüente é o defeito altitudinal inferior (Figura 17.3). Outros tipos de alterações incluem os escotomas centrais, defeitos arqueados, defeitos quadrânticos, constrição generalizada do campo ou uma combinação destes.

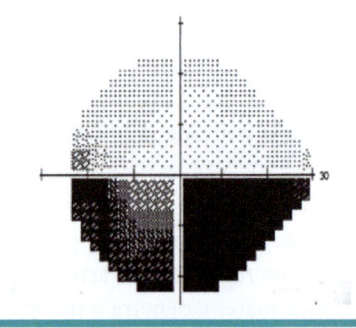

**Figura 17.3..** Campo visual manual evidenciando defeito altitudinal inferior

Ao exame do fundo de olho observa-se, na fase aguda, edema de papila usualmente associado a hemorragias peripapilares (Figura 17.4). O edema de papila pode ser difuso ou focal; quando focal, geralmente se observa uma correspondência com o defeito campimétrico. O edema de papila geralmente é pálido particularmente nos pacientes com perda visual grave e são comuns hemorragias em chama de vela na região peripapilar ou no disco óptico. (Figura 17.4).

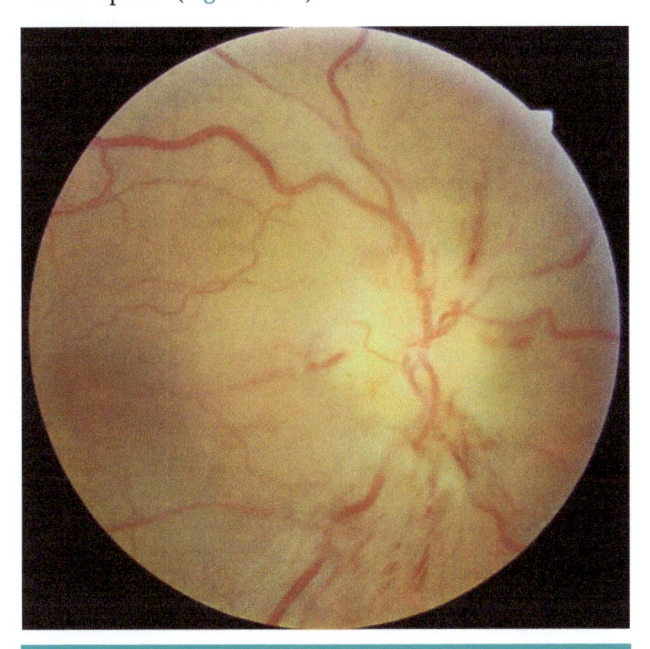

**Figura 17.4..** Edema pálido de papila e hemorragias peripapilares por neuropatia óptica isquêmica.

A angiofluoresceinografia mostra atraso no enchimento do disco óptico embora não mostre atraso no enchimento da coróide, nos indivíduos com NOIA-NA. Nos olhos acometidos por NOIA-A, as alterações angiofluoresceinográficas são muito mais acentuadas, caracterizada por atraso importante no enchimento do disco óptico e da coróide.

## Tratamento

O tratamento da NOIA associada à AT deve ser considerado uma emergência médica. A boa resposta ao corticóide e a melhora da evolução com o tratamento precoce, tornam o início imediato e agressivo do tratamento como o objetivo a ser atingido após a realização do diagnóstico. Ocorre acometimento do olho contralateral ocorre em 25 a 50% dos pacientes alguns dias ou semanas após o envolvimento do primeiro olho, se o tratamento adequado não for iniciado ou se o mesmo for suspenso enquanto a doença ainda está em atividade.[28, 39]

Corticosteróides VO, habitualmente a prednisona na dosagem de 60 a 120 mg por dia (1 a 2 mg/kg/dia) deve ser iniciado de imediato, assim que se suspeita do diagnóstico e logo após a colheita dos exames laboratoriais (principalmente o VHS e a proteina C reativa). A confirmação através da biópsia da artéria temporal deve ser realizada assim que possível, mas não deve retardar a introdução do corticóide. O tratamento é feito na tentativa de evitar a perda visual no olho contralateral e deve se prolongar por vários meses, por vezes anos, e deve ser feito conjuntamente com o médico clínico, uma vez que o uso prolongado de corticóide em pacientes idosos pode ter complicações.

Nos últimos anos há tendência para utilização mais generalizadas de corticosteróides por via endovenosa para pacientes com perda visual (1 a 2 gramas/dia por 2 a 3 dias) seguido de corticóide por VO em altas doses, embora nenhum estudo prospectivo tenha sido realizado comparando a eficácia deste regime terapêutico com o uso de corticóide por VO. Alguns autores preconizam este tipo de tratamento mesmo para casos simples, no sentido de reduzir a dose cumulativa proporcionando menor iatrogenia e resistência da doença aos corticosteróides, mas esta conduta não é usual. A introdução de tratamento de ataque para profilaxia do acometimento do olho contralateral geralmente é eficaz; embora raramente possa acometer o segundo olho a despeito do tratamento adequado, nos primeiros 5 dias após o início da terapia.

O tratamento não visa a recuperação visual do olho afetado, embora esta possa ocorrer. A resposta aos sintomas sistêmicos geralmente é rápida e dramática, com alívio da cefaléia e do mal estar em 24 horas. Infelizmente apenas 4 a 15% dos pacientes com NOIA arterítica apresentam melhora da função visual com o tratamento.[38]

A terapia de manutenção deve ser mantida em doses de 1 a 2 mg/kg/dia por pelo menos 4 a 6 semanas até a normalização dos sintomas sistêmicos e dos marcadores laboratoriais e seguido de uma redução gradual ao longo de 12 a 18 meses, de início reduzindo aproximadamente 10 mg por mês e depois 5 mg por mês até atingir a dose de 10 a 15 mg por dia. Posteriormente, a redução deve ser muito lenta, sempre monitorada pelos exames laboratoriais VHS e proteína C reativa.[28]

Quando ocorrem complicações com o uso de corticóides outros agentes podem ser utilizados incluindo metotrexate, azatioprina, ciclosporina e bloqueadores de fatores de necrose tumoral, embora com poucos estudos a respeito. Alguns estudos abordaram o uso conjunto de metotrexate. Mais recentemente, o tocilizumab, um anticorpo anti-interleucina 6, se mostrou efetivo como um agente para o controle da doença.[40]

Quanto ao tratamento da NOIA-NA poucas são as evidências de que o tratamento clínico seja eficaz. Inúmeros agentes terapêuticos foram tentados incluindo anticoagulantes, difenilhidantoína, injeção subtenoniana de vasodilatadores, sulfato de atropina e corticosteróides. Nenhum deles tem tido sucesso, mas, ainda se discute muito o uso de corticóides. Muitos autores recomendam que se utilize prednisona por via oral enquanto existir edema de papila, desde que não haja contra-indicação clínica, na dose de 1 mg/Kg/dia. É importante salientar que, se for usado, o corticóide deve ser administrado apenas enquanto houver edema de papila. Hayreh avaliou um grande número de pacientes com NOIA-NA que foram tratados com corticóide por via oral na fase aguda e comparou-os a outro número grande que não recebeu a medicação. O estudo mostrou uma evolução mais favorável dos olhos que receberam corticóide na fase aguda comparado àqueles que não receberam o tratamento.[41] Algumas tentativas terapêuticas foram feitas com a fenestração da bainha do nervo óptico para tratamento da NOIA, mas a perspectiva de sucesso inicial[42] não se confirmaram.[43]

Quanto à prevenção do acometimento do olho contralateral em indivíduos com NOIA-NA, dois estudos avaliaram o papel da aspirina na redução do risco. Sanderson et al.[44] em um estudo retrospectivo, observaram que após dois anos de seguimento a NOIA-NA ocorreu em 53,5% dos indivíduos que não tomavam aspirina enquanto que apenas 17,5% dos que usaram a medicação. Beck et al.[45] estudaram 153 pacientes e observaram após 2 anos a probabilidade de acometimento dos usuários de aspirina foi de 7% enquanto que nos pacientes que não usaram a droga foi de 15%. Após cinco anos de seguimento as probabilidades eram de 17 e 20% respectivamente. Estes achados sugerem que a aspirina possa ter algum efeito na redução do acometimento contralateral, mas deve-se salientar que nenhum dos dois estudos obedeceu a um protocolo padronizado e estes resultados não podem ser considerados conclusivos.

Habitualmente os pacientes devem ser avaliados quanto a fatores de risco para arteriosclerose incluindo diabetes, hipertensão arterial, hipercolesterolemia etc. Embora nenhum estudo tenha comprovado a redução no acometimento do olho contralateral em indivíduos com estas condições é prudente a avaliação clínica e o tratamento das mesmas. É importante orientar o clínico para evitar tratamento agressivo da hipertensão arterial, especialmente com medicações que possam provocar hipotensão noturna, uma vez que vários autores acreditam que este possa ser um dos eventos desencadeantes da NOIA-NA. Por fim alguns estudos sugerem que a apnéia obstrutiva do sono possa ser um fator desencadeante da NOIA-NA, que deve ser cuidadosamente avaliada no sentido de se tratar a condição e reduzir a chance de acometimento do olho contralateral.

## EDEMA DE PAPILA DA HIPERTENSÃO INTRACRANIANA

O termo papiledema é usualmente utilizado apenas para descrever casos de edema de papila decorrente de hipertensão intracraniana. Outras causas de edema de papila devem ser designadas especificamente, sem a utilização do termo papiledema.

Os estudos mostram que o papiledema se desenvolve quando existe patência do espaço subaracnoideu perióptico e transmissão da pressão aumentada ao longo da bainha do nervo óptico. Assim, quando se faz uma abertura na bainha do nervo óptico que impeça a transmissão da pressão até a cabeça do nervo óptico o papiledema não se desenvolve. Além disso, o papiledema só se desenvolve quando existem células ganglionares presentes uma vez que o bloqueio do fluxo axoplasmático destas fibras é etapa fundamental do seu desenvolvimento.

O papiledema pode ser inicial, bem desenvolvido, crônico ou atrófico (Figura 17.5 a 17.7). Observava-se de início hiperemia e borramento da camada de fibras nervosas peripapilares e edema do disco óptico. Percebe-se além do edema, velamento das margens da papila e outros sinais como hemorragias no disco óptico e suas margens. Quando o papiledema se torna bem desenvolvido o edema do disco óptico fica mais óbvio e os vasos superficiais ficam obscurecidos ao cruzar as margens do disco. Além das hemorragias podem existir exudatos algodonosos, que representam pequenas áreas de enfarte, na retina peripapilar e os vasos retinianos se tornam tortuosos. Em casos mais graves, dobras retinianas circunferenciais (linhas de Paton) podem ser observadas e exudatos duros e hemorragias podem ocorrer na região macular. As hemorragias e os exudatos duros geralmente são mais importantes quando a hipertensão intracraniana se desenvolveu rapidamente. Outras complicações possíveis são as dobras de coróide, as neovascularizações e as hemorragias subretinianas peripapilares.[46]

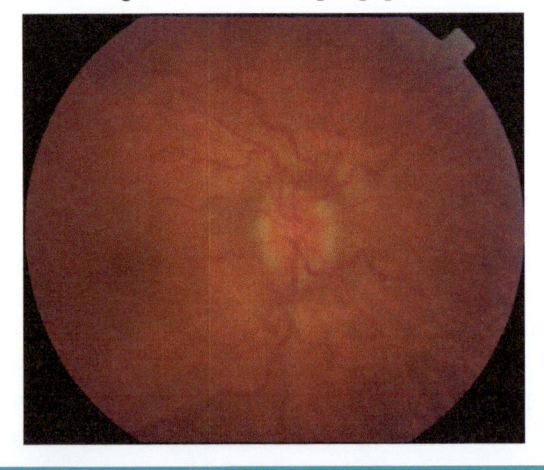

**Figura 17.5.** Papiledema bem desenvolvido.

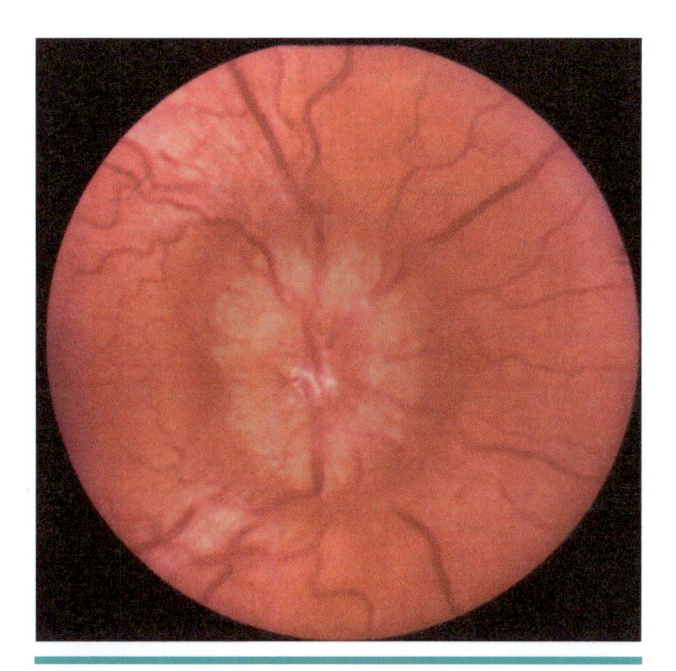

**Figura 17.6.** Papiledema crônico.

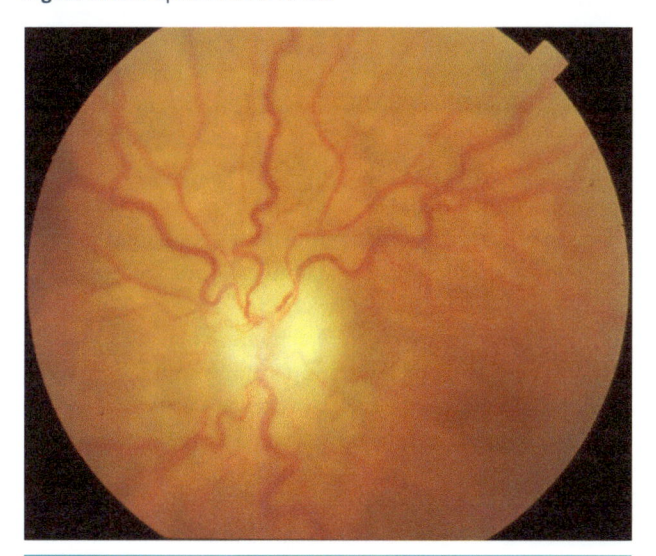

**Figura 17.7.** Papiledema atrófico

No papiledema crônico, as hemorragias e os exudatos geralmente desaparecem e ele se torna mais arredondado (Figura 17.5 e 17.6). A escavação fisiológica central se torna obliterada e pequenos exudatos duros podem aparecer na superfície do disco com aspecto que lembra pequenas drusas. Quando o papiledema persiste por muito tempo, o disco óptico passa a ser atrófico e ocorre estreitamento e embainhamento dos vasos retinianos. (Figura 17.7).

Numa fase inicial o papiledema se caracteriza por função visual preservada observando-se apenas aumento da mancha cega ao CV e AV normal. Muitos pacientes referem obscurecimentos transitórios da visão com duração de alguns segundos, mas não existe déficit visual permanente. No entanto, quando o papiledema persiste por um tempo prolongado ou ainda quando a elevação

da pressão intracraniana é muito acentuada pode haver perda importante da função visual. Isto ocorre especialmente na síndrome do pseudotumor cerebral (SPC) onde a hipertensão intracraniana é bem tolerada por períodos prolongados[47]. Quando existe perda visual, além do aumento da mancha cega observa-se contração difusa das isópteras e a retração nasal inferior além de escotomas arqueados (Figura 17.8).

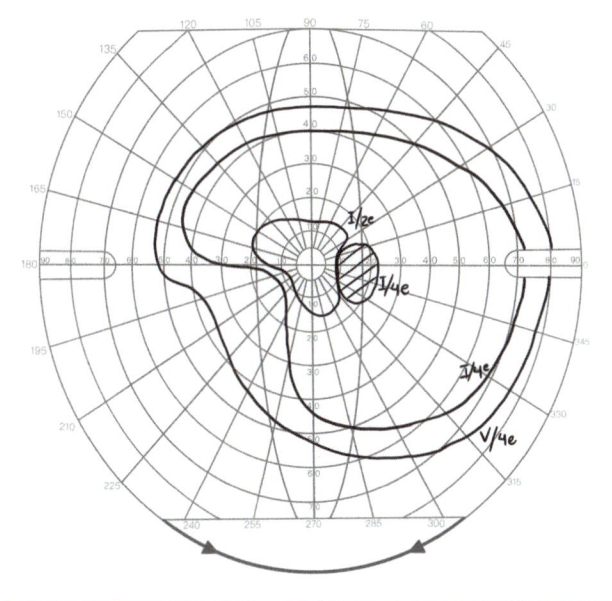

**Figura 17.8.** Campo visual evidenciando constrição difusa das isópteras, aumento da mancha cega e retração nasal inferior do campo.

O papiledema pode ser causado por qualquer condição que leve à hipertensão intracraniana incluindo lesões tumorais, inflamatórias, infecciosas, hidrocefalia, etc. Uma das condições mais importantes é a síndrome da hipertensão intracraniana idiopática ou pseudotumor cerebral. Nesta condição os pacientes podem apresentar papiledema por um tempo prolongado o que pode levar à complicações visuais importantes.

A SPC, também conhecida como hipertensão intracraniana benigna ou hipertensão intracraniana idiopática (HII) é uma afecção de causa geralmente desconhecida que se caracteriza por elevação da pressão intracraniana com os seus sinais e sintomas associados, em um paciente sem alteração no nível de consciência e sem sinais neurológicos localizatórios. Pode ser idiopática, desencadeada por inúmeros agentes farmacológicos ou ainda causada por condições que levam à hipertensão no sistema venoso de drenagem cerebral tais como oclusão de seio venoso cerebral, fístulas arteriovenosas.[48] Alguns utilizam o termo SPC apenas para aqueles casos sem qualquer afecção intracraniana (como sinônimo de HII), mas a grande maioria prefere restringir o termo HII apenas para os casos sem nenhuma causa identificável.

Várias drogas já foram implicadas no desenvolvimento da HII incluindo: tetraciclinas, ácido nalidíxico, nitrofurantoína, sulfametoxazol, corticóides e contraceptivos orais, clorpromazina, carbonato de lítio, amiodarona, indometacina etc. Alguns distúrbios metabólicos e nutricionais também já foram implicados na gênese da HII. Entre eles devem ser lembrados as deficiências enzimáticas de galactoquinase, a hipervitaminose A, a deficiência de vitamina D e a fibrose cística.

Os sintomas mais comuns são cefaléia, obscurecimentos transitórios da visão, ruídos pulsáteis intracranianos, fotopsias e dor retrobulbar. Menos freqüentes são a diplopia e a perda visual. Obscurecimentos transitórios da visão são episódios transitórios de embaçamento visual que geralmente duram menos do que 30 segundos e se seguem da recuperação completa da visão e ocorrem em grande parte dos indivíduos com pseudotumor cerebral. Acredita-se que sejam decorrentes de isquemia transitória da cabeça do nervo óptico. Embora tais sintomas estejam associados a perda visual definitiva e seja usada por alguns como indicação para tratamento cirúrgico do pseudotumor, outros autores não acreditam que por si só estejam associado a um prognóstico visual pior.[46, 49] Alterações no CV mais comuns observados na SPC são: a constrição generalizada e a perda no setor nasal inferior (Figura 17.8) além do aumento da mancha cega.

## Tratamento

Durante o tratamento da SPC, é extremamente importante a realização periódica do CVl e se possível também o uso de fotografias seriadas do papiledema e documentação pela tomografia de coerência óptica (OCT).

Pacientes com quadros obstrutivos dos seios venosos intracranianos devem ser tratados dependendo do diagnóstico primário, seja com anticoagulantes nos quadros de trombose de seios venosos, seja com procedimentos neuroradiológicos ou neurocirúrgicos nos casos de malformações arteriovenosas ou lesões outras que provoquem hipertensão do sistema venoso de drenagem cerebral.

A orientação dietética e a perda de peso é uma etapa fundamental no tratamento da HII quando a obesidade está presente e deve ser a primeira medida terapêutica a ser instituída. Vários autores já demonstraram a melhora ou desaparecimento da hipertensão intracraniana apenas com a redução de peso. O uso de inibidores da anidrase carbônica é uma das etapas principais no tratamento da HII. A acetazolamida é considerada, de maneira geral, a primeira medicação a ser tentada. A sua ação inibidora a anidrase carbônica reduz a secreção de líquido cerebrospinal pelo plexo coróide. A dose habitual é de 1 a 2 gramas por dia e alguns sugerem aumentar para a dose máxima tolerada, podendo chegar até a 4 gramas por dia.

Corticosteróides também já foram muito utilizados na HII. No entanto, podem ocorrer vários efeitos colaterais (aumento de peso, retenção de fluido, hiperglicemia) especialmente em pacientes obesas e não são recomendados, de maneira geral, no tratamento da HII.

Quando se observa piora da função visual a despeito do tratamento clínico máximo ou quando o mesmo não pode ser mantido por muito tempo devido a intolerância medicamentosa, pode-se recorrer ao tratamento cirúrgico. Outras indicações aceitas para o tratamento cirúrgico são: perda visual grave ou de evolução muito rápida e papiledema muito grave causando edema e exsudatos maculares com redução da AV. Atualmente os mais utilizados são a descompressão da bainha do nervo óptico e a derivação lombo-peritoneal. Existe ainda controvérsia acerca de qual é o procedimento mais eficaz e a escolha de um ou de outro depende da experiência cirúrgica disponível no momento do tratamento. A taxa de sucesso é comparável entre a descompressão da bainha do nervo óptico (DBNO) e a derivação lombo-peritoneal.

A DBNO geralmente é o tratamento de escolha quando existe perda visual progressiva em pacientes com cefaléia discreta ou facilmente controlável com medicação.[50] A cirurgia consegue reverter em parte a perda visual e proteger o nervo óptico quanto a deterioração visual. Diversas modalidades de procedimentos de derivação do líquido cefalorraquiano, como a derivação lombo-peritoneal ou ventrículo-peritoneal também podem ser úteis no tratamento do pseudotumor cerebral através da redução da pressão intracraniana. Tratamentos neuro-radiológicos também são indicados nos pacientes com hipertensão venosa, seja por fístulas arteriovenosas seja por estenoses importantes dos seios venosos cranianos.

## NEUROPATIAS COMPRESSIVAS

As neuropatias compressivas podem ser causadas por tumores ou doenças orbitárias que levam a compressão do nervo óptico, por tumores intrínsecos do nervo como o glioma e o meningioma que levam à perda visual infiltrando o nervo óptico, por doenças ósseas ou dos seios paranasais comprimindo o nervo no canal óptico e por tumores benignos ou malignos ou ainda lesões vasculares que acometem a porção intracraniana dos nervos ópticos.[51]

De maneira geral as neuropatias compressivas causam perda progressiva da visão, geralmente de evolução lenta e progressiva. Muitos pacientes não conseguem se lembrar com exatidão do início da disfunção visual. Ocasionalmente a perda visual pode ocorrer de forma aguda como no caso da compressão por aneurismas da artéria oftálmica ou ainda na neuropatia óptica distireoidiana. Quando a compressão ocorre na órbita geralmente se associa a proptose que pode ser discreta ou acentuada.

Nestes casos o paciente pode também, ocasionalmente, apresentar diplopia ou alteração da movimentação ocular.

Os defeitos campimétricos são muito variáveis nas neuropatias compressivas ou infiltrativas, podendo ser de qualquer tipo, já que existe uma variedade muito grande de lesões neste grupo. Neuropatias compressivas podem apresentar edema de papila e dobras de coróide. Estes achados caracteristicamente ocorrem quando a compressão ocorre ao nível da órbita embora o edema de papila possa ocorrer mais raramente em lesões compressivas ao nível do canal óptico. Desta forma alguns autores dividem as neuropatias ópticas compressivas em anteriores, quando existe edema de papila, e neuropatias ópticas compressivas posteriores, quando não existe edema de papila.

É de fundamental importância a obtenção de exames de neuroimagem de alta resolução, incluindo tomografia computadorizada (TC) e IMR. Os achados dependem do tipo de afecção compressiva.

O nervo óptico no segmento intracraniano pode ser comprimido por vários tipos de lesões tumorais incluindo os adenomas hipofisários, os meningiomas, os craniofaringiomas, os aneurismas cerebrais, gliomas, além de infiltrações meníngeas por linfomas ou carcinomatose ou ainda por tumores malignos metastáticos. Os tumores localizados próximo à sela túrcica, como o adenoma hipofisário, o craniofaringioma e o meningioma do tubérculo selar, podem acometer os nervos ópticos intracranianos em vez do quiasma óptico quando este último se encontra em posição posterior à sela (quiama óptico pós-fixado). Meningioma da asa maior do osso esfenóide, especificamente o localizado na clinóide anterior, pode comprometer o segmento intracraniano do nervo óptico isoladamente, embora os segmentos intra--canalicular e orbitário, não infreqüentemente, sejam acometidos em conjunto por extensão do tumor.

Nos tumores que envolvem a órbita pode-se observar proptose axial, edema de papila, dobras de coróide, palidez papilar e estrabismo. Pode haver também restrição mecânica da motilidade ocular. A perda visual e a proptose geralmente são lentamente progressivas, mas podem ser de evolução rápida quando há hemorragia espontânea dentro do tumor. A dor habitualmente está ausente.

O nervo óptico pode ainda ser comprimido na órbita na doença de Graves e por vários outros tumores incluindo: hamartomas, como os hemangiomas e os linfangiomas, coristomas como o cisto dermóide ou tumores malignos como os carcinomas, linfomas ou sarcomas. Na maioria dos pacientes ocorre perda progressiva da visão e proptose; contudo, em muitos pacientes a acuidade visual pode permanecer normal e praticamente não há sinais externos de doença orbitária apesar da presença de edema de papila.

## NEUROPATIAS ÓPTICAS HEREDITÁRIAS

A neuropatia óptica hereditária de Leber geralmente acomete homens com idade entre 11 e 30 anos. A perda visual é indolor e se inicia em um olho, acometendo o segundo semanas ou meses depois. [52] Geralmente a progressão da perda visual é subaguda, com deterioração da função visual ao longo de semanas ou meses, até a sua estabilização. A AV varia desde redução dscreta afetada até conta dedos, embora na maior parte seja pior que 20/200. As reações pupilares mostram um DAR embora a resposta pupilar seja relativamente preservada, comparado ao acometimento em outras neuropatias. Os defeitos de CV geralmente são do tipo escotoma central ou cecocentral. Na fase aguda pode haver edema da camada de fibras nervosas da retina (CFNR) na região peripapilar, levando à discreto borramento do disco óptico, mas não se desenvolve um edema de papila franco e à angiofluoresceinografia não existe extravasamento de contraste. Na fase crônica o disco óptico se torna atrófico e pálido.

A afecção é causada por mutações no DNA mitocontrial, sendo as mais freqüentes localizadas nas posições 11778, 3460 e 14484. Homens mesmo que afetados não transmitem a doença já que a herança exclusivamente materna. Não há ainda tratamento eficaz, mas alguns pacientes apresentam melhora visual espontânea (muitas vezes alguns meses após o evento inicial) o que ocorre com mais freqüência nos casos acometidos pela mutação 14484.

A atrofia óptica dominante (AOD) leva a perda visual progressiva e indolor, relativamente simétrica, e de evolução muito lenta, ao longo de vários anos. [53] O quadro clínico se caracteriza por início insidioso, ocorrendo na maioria dos casos antes dos 10 anos de idade, embora usualmente os pacientes não sejam capazes de dizer com exatidão quando começou a afecção. Muitas vezes a perda visual é percebida como um achado de exame, evidenciando o caráter de início lento e muitas vezes imperceptível da doença. Geralmente há piora lenta e progressiva da AV com a idade. A doença é bilateral, caracterizada por redução da AV, leve a moderada (em torno de 20/60), podendo variar de 20/20 a conta-dedos. A história típica é a de uma visão apenas discretamente reduzida, observada na infância, mas não suficiente para impedir as atividades escolares, com pouca restrição para o trabalho, mas que geralmente é causa reprovação no exame para carta de habilitação. A perda visual geralmente é reduzida de forma semelhante nos dois olhos, sendo que a grande maioria permanece com AV melhor que 20/200.

O exame clínico característico inclui ainda a redução na visão de cores, a presença de escotomas no campo visual e a palidez temporal ou difusa do nervo óptico. Acredita-se que o defeito na visão de cores mais característico da AOD seja a tritanopia, embora discromatopsia generalizada com acometimento tanto do eixo azul-amarelo como do verde-vermelho também possam ocorrer. O CV mostra escotomas centrais, paracentrais ou cecocentrais que geralmente são pequenos. Por vezes a sua identificação à perimetria é difícil, particularmente nos indivíduos com AV melhor que 20/50. Ao fundo de olho se observa palidez de papila que pode ser discreta no setor temporal ou ser mais difusa e acentuada. Análises genéticas identificaram uma mutação no cromossoma 3 como causadora da doença. Entre 30 e 90% das famílias apresentam diferentes mutações no gene acima citado, localizado na porção telomérica do braço longo do cromossoma 3. [54, 55]

## NEUROPATIAS TÓXICAS E NUTRICIONAIS

As neuropatias nutricionais (incluindo a ambliopia tabaco álcool) têm sido atribuídas a deficiência de vitamina B (tiamina e a vitamina B12) e à deficiência de ácido fólico. Quanto aos agentes tóxicos os principais são: o metanol, o etambutol e a isoniazida. Comumente, as neuropatias ópticas tóxicas e carenciais (ou nutricionais) são discutidas em conjunto devido à similaridade entre suas manifestações oftalmológicas, entretanto esta similaridade não ocorre entre a etiopatogenia, o tratamento e o prognóstico. Embora sejam classificadas como neuropatias ópticas, a lesão primária ainda não foi identificada no nervo óptico e pode se localizar na retina, no quiasma óptico ou nos tratos ópticos.

Clinicamente, essas síndromes se caracterizam por perda visual indolor e insidiosa, geralmente simétrica associada a palidez temporal do disco óptico associada à perda da CFNR localizada no feixe papilo-macular. Em alguns casos de neuropatia tóxica, pode haver edema de disco óptico na fase aguda. A AV e a visão de cores se mostram reduzidas, geralmente sem a presença de DAR, já que o quadro geralmente é simétrico. O CV mostra escotoma central ou ceco-central, geralmente discreto.[34, 56]

O quadro clínico acima descrito pode também ocorrer em outras neuropatias ópticas, como nas atrofias ópticas hereditárias, neuropatias ópticas compressivas e distrofias maculares. Desta forma para se confirmar o diagnóstico, é importante a identificação de uma deficiência nutricional, um agente tóxico e frequentemente importante afastar outras causas de perda visual, já que o diagnóstico de certeza muitas vezes não é possível.

O tratamento das neuropatias tóxicas e nutricionais envolve a remoção do agente causador, o tratamento de deficiências vitaminicas detectáveis e se necessário o tratamento empírico com hidroxicobalamina parenteral (1 mg intramuscular por semana por 4 semanas), asssociado a vitaminas B e ácido fólico por via oral. [34]

## AFECÇÕES DO QUIASMA ÓPTICO

A região do quiasma óptico pode ser acometida por uma série de lesões expansivas potencialmente tratáveis seja através da neurocirurgia, seja com tratamento clínico. Devido à relação dos nervos ópticos (segmento intracraniano) e do quiasma com as estruturas da região basal das fossas anterior e média do crânio, estas estruturas podem ser acometidas por várias lesões tumorais incluindo: adenoma hipofisário, meningioma, craniofaringioma e aneurisma gigante da artéria carótida.[57]

A maioria das síndromes quiasmáticas é causada por lesões compressivas, por tumores extrínsecos ao quiasma óptico como o adenoma hipofisário, os meningiomas, craniofaringiomas e aneurismas gigantes. Com raras exceções tais lesões produzem alteração visual de evolução lenta e progressiva. Em grande número de casos os pacientes têm dificuldade em relatar o tipo de alteração visual, já que os CVs periféricos são os primeiros a serem afetados. Ocasionalmente pode haver evolução aguda na apoplexia hipofisária ou em casos incomuns de acometimento inflamatório do quiasma óptico.

Os sintomas neuroftalmológicos são extremamente importantes nas compressões quiasmáticas. As fibras da metade nasal de cada uma das retinas cruzam-se no quiasma óptico de forma que as fibras nos tratos ópticos são aquelas da metade temporal de uma retina e da metade nasal da outra. Lesões compressivas que afetam o quiasma óptico, como os tumores da pituitária, expandindo-se para fora da sela túrcica, causam predominantemente a lesão de fibras de ambas as hemi-retinas nasais e produzem hemianopsia heterônima, bi-temporal (Figura 17.9). Os defeitos podem ser discretos, podem ser quadrantopsias ou mesmo hemianopsias temporais completas em cada olho (Figura 17.9 e 17.10).

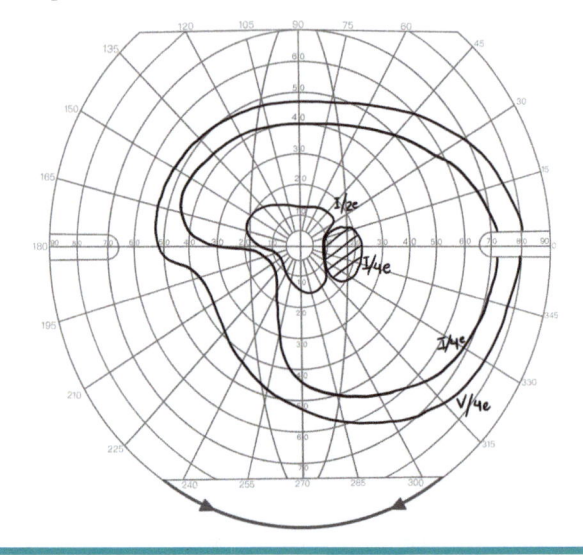

**Figura 17.9.** Hemianopsia bitemporal, ao perímetro Goldmann, sendo o defeito completo em um olho e quase completo no outro.

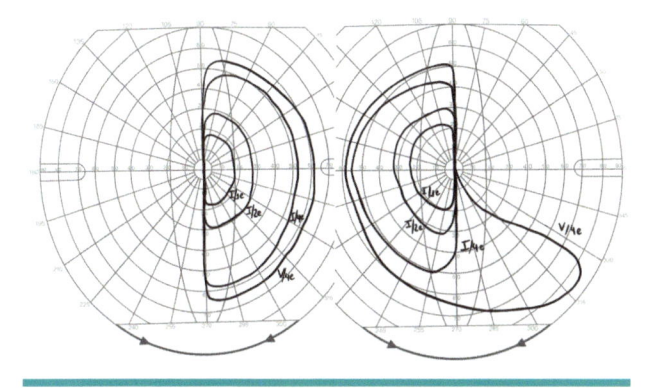

**Figura 17.10.** Defeito hemianópico bitemporal discreto.

Deve ser lembrado ainda que lesões quiasmáticas mais avançadas podem produzir defeitos também nos campos nasais, que pode chegar à cegueira completa de um ou dos dois olhos. Um quadro sindrômico importante a ser lembrado é a chamada síndrome juncional anterior. Quando o tumor acomete a junção do nervo óptico com o quiasma, vai apresentar um quadro sindrômico característico. Neste caso teremos um escotoma central ou paracentral em um dos olhos com uma baixa importante de AV pelo comprometimento do nervo e um defeito temporal no olho contralateral pelo comprometimento do quiasma óptico. É um tipo de defeito mais comum nos meningiomas e nos aneurismas gigantes da região quiasmática, mas que também pode ocorrer nos adenomas hipofisários. Os achados decorrem da compressão de um nervo óptico na sua porção intracraniana (o que resulta em um defeito campimétrico indicativo de lesão de nervo óptico, do tipo escotoma central). A perda visual no olho contralateral é limitada ao hemicampo temporal superior e acredita-se que seja decorrente de compressão das fibras da retina nasal inferior do outro olho, que trafegam o nervo óptico comprimido e a porção anterior do quiasma. [58]

A AV diminui tardiamente nas lesões do quiasma óptico porque os adenomas tendem a acometer primeiro o setor temporal do CV. A diminuição da AV geralmente ocorre nos estágios mais avançados da doença quando há comprometimento dos dois hemicampos. A avaliação do aspecto do nervo óptico e da CFNR ao fundo do olho também é importante na avaliação das síndromes quiasmáticas. Nas fases iniciais o aspecto do nervo óptico pode ser normal. Caso a compressão seja duradoura há o desenvolvimento de atrofia do nervo óptico, por lesão e degeneração retrógrada das fibras comprimidas. A presença de palidez, portanto, dá uma idéia da cronicidade da compressão da via óptica e da capacidade ou não de reversão do déficit visual caso se obtenha a descompressão do quiasma.

Embora muito importante, a observação não deve ser limitada à análise da coloração do nervo óptico. Nos últimos anos, grande atenção tem sido dada à observação oftalmoscópica da CFNR, uma vez que esta mostra alterações antes do aparecimento de palidez do nervo óptico e se torna um método semiológico mais confiável no julgamento da possibilidade ou não de recuperação visual. Do ponto de vista oftalmológico, a melhor maneira de se diferenciar uma compressão atual e potencialmente reversível da via óptica de uma seqüela de compressão antiga é o estudo da CFNR, sendo esta uma etapa de fundamental importância na avaliação do indivíduo com compressão quiasmática. [59]

O padrão de perda da CFNR em pacientes com hemianopsia temporal por lesão quiasmática é bastante específico. Lesões extensas que envolvem a região mediana do quiasma e afetam as fibras que cruzam no quiasma óptico causando hemianopsia bitemporal completa ou quase completa e preservação do hemicampo nasal se apresentam com alterações muito características nas fibras nervosas. Aquelas fibras que se cruzam no quiasma, cujos axônios se originam de células na hemi-retina nasal e que penetram o disco óptico em todos os setores são lesadas, sem que haja acometimento das fibras não cruzadas que penetram o disco óptico nos feixes das arcadas temporal superior e inferior. A perda da CFNR observada clinicamente ocorre, portanto, predominantemente nos setores nasal e temporal do disco óptico (que não recebem fibras da hemi-retina temporal remanescente), um padrão de perda de fibras identificado oftalmoscopicamente como atrofia "em banda" da CFNR.[59]

A avaliação da CFNR pode ser feita pela oftalmoscopia direta, especialmente com filtros de luz verde e iluminação de boa intensidade, com o oftalmoscópio indireto ou com a biomicroscopia de fundo de olho. Pode ainda ser avaliada com técnicas fotográficas usando-se filmes e revelações que permitam um alto contraste. Muitos avanços semiológicos foram obtidos nos últimos anos, no que concerne à avaliação instrumental da camada de fibras nervosas e atualmente existem aparelhos, como o OCT que procuram quantificar as fibras nervosas com maior exatidão.[59]

## LESÕES RETROQUIASMÁTICAS

As lesões retroquiasmáticas se caracterizam por hemianopsias homônimas e podem ser causadas por lesões no trato óptico, no corpo geniculado lateral (CGL), nas radiações ópticas ou no lobo occipital. A AV é normal nestes pacientes uma vez que apenas um lado do campo visual é acometido. É claro que, nos casos de lesões bilaterais, a AV poderá ser reduzida. Embora lesões bilaterais sejam muito incomuns nas afecções dos tratos ópticos, corpo geniculado lateral e radiações ópticas, ela pode ocorrer ao nível dos lobos occipitais (por exemplo, lesões occipitais por hipoperfusão cerebral que podem acometer bilateralmente os lobos occipitais).

Sem dúvida o CV é o exame que melhor auxilia na identificação das lesões retroquiasmáticas já que estas causam hemianopsias homônimas completas ou incompletas (Figura 17.11). Quando a hemianopsia homônima é completa ela não apresenta valor localizatório e será semelhante na lesão de qualquer das estruturas acima citadas. Já os defeitos incompletos podem ser congruentes (semelhantes nos dois olhos) ou incongruentes (mais acentuados em um dos olhos) e isto pode auxiliar na localização.

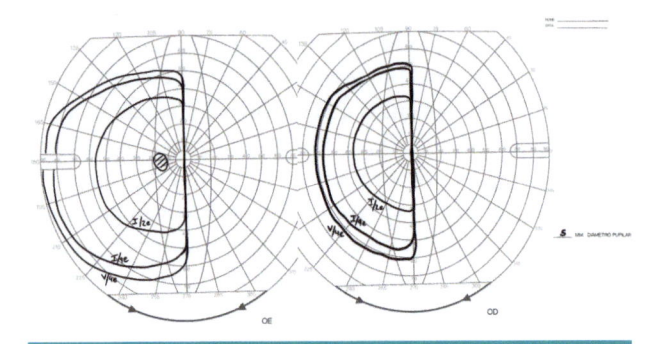

**Figura 17.11.** Hemianopsia homônima completa.

Lesões retroquiasmáticas parciais anteriores, acometendo o trato óptico são geralmente incongruentes e se manifestam também por atrofia óptica nas fases mais tardias. As causas compressivas geralmente são as mesmas que acometem o quiasma óptico. Acometimento isquêmico no território da artéria coroidal anterior também pode ocasionar disfunção no trato óptico. Raramente, lesões isquêmicas do trato óptico podem também ocasionar defeitos de CV congruentes, embora a maioria delas seja incongruente.[60] Lesões que acometem o CGL são incomuns e também podem ocasionar hemianopsias homônimas usualmente incongruentes. O defeito pode acometer a região mediana do CV, com preservação relativa dos setores superior e inferior do campo, embora também possa levar até mesmo uma homônima completa.

A presença de defeitos campimétricos homônimos superiores e não congruentes geralmente localiza a lesão ao lobo temporal contralateral por acometimento das radiações ópticas nesta região (alça de Meyer). As alterações campimétricas decorrentes de lesões occipitais são extremamente congruentes. Lesões que preservam a área macular e que ocorrem em indivíduos sem outros sintomas são característicos de afecções isquêmicas do lobo occipital. As lesões isquêmicas são a causa mais comum de hemianopsia occipital. Outras causas incluem malformações arteriovenosas, traumas, tumores, doença desmielinizante, leucoencefalopatia multifocal progressiva, doença de Alzheimer, etc.

Lesões retroquiasmáticas podem também se manifestar por alterações nas funções visuais superiores, particularmente levando a falta de reconhecimento do que se vê ou falta de interpretação da imagem. Tais alterações, genericamente designadas de agnosia visual, serão discutidas mais adiante neste capítulo.

Saiba mais a respeito de lesões do trato óptico, corpo geniculado lateral e lobos occipitais no LEIA MAIS 17.1.

## CEGUEIRA CEREBRAL, AGNOSIA, ANOSOGNOSIA, ACROMATOPSIA CEREBRAL

O comprometimento cerebral por diversas afecções podem alterar a percepção visual. Veja em LEIA MAIS 17.2 os detalhes desssas entidades.

| Pontos chaves |
|---|
| Neurite óptica ocorre por inflamação, infecção ou desmielinização do nervo óptico. |
| NO idiopática ou desmielinizante, é a forma mais comum de neurite, tem forte relação com a esclerose múltipla. |
| A neurorretinite é uma forma especial de NO com edema de papila e exsudatos retinianos peripapilares |
| As neurites infecciosas são bilaterais e a perda visual é mais grave. |
| A neuromielite óptica (NMO) é uma doença autoimune, identificada relação com auto-anticorpo IgG anti-NMO; perda visual geralmente é grave. |
| Neuropatia óptica isquêmica anterior (NOIA)(visível à oftalmoscopia direta) corresponde a 90% dos casos de Neuropatia óptico isquêmica. |
| O Papiledema é sinal de hipertensão intracraniana. Só ocorre quando existem células ganglionares presentes. |
| Uma das causas de papiledema é o Pseudotumor cerebral (hipertensão intracraniana benigna ou hipertensão intracraniana idiopática (HII). |
| O nervo óptico no segmento intracraniano pode ser comprimido por vários tipos de lesões tumorais. |
| As neuropatias nutricionais (incluindo a ambliopia tabaco álcool) têm sido atribuídas a deficiência de vitamina B (tiamina e a vitamina B12) e à deficiência de ácido fólico. Agentes tóxicos os principais: o metanol, o etambutol e a isoniazida. |
| Lesões compressivas que afetam o quiasma óptico, como os tumores da pituitária, expandindo-se para fora da sela túrcica, causam predominantemente a lesão de fibras de ambas as hemi-retinas nasais e produzem hemianopsia heterônima bitemporal |
| As lesões retroquiasmáticas se caracterizam por hemianopsias homônimas e podem ser causadas por lesões no trato óptico, no corpo geniculado lateral (CGL), nas radiações ópticas ou no lobo occipital. |

## LEIA MAIS 17.1.

### Lesões do trato óptico

Lesões puras do trato óptico são incomuns uma que o trato óptico geralmente é acometido por tumores que também lesam estruturas próximas como o quiasma óptico, o hipotálamo, o lobo temporal e o tronco cerebral. Os tipos de tumores predominantes são muito semelhantes àqueles que causam síndrome quiasmática, incluindo lesões compressivas decorrentes de craniofaringeomas e tumores hipofisários. [61] As lesões se caracterizam por AV normal e hemianopsia contralateral homônima, que pode ser completa ou incompleta. Quando incompleta a hemianopsia geralmente é incongruente, ou seja, com extensão diferente em cada um dos olhos. Observa-se também um DAR usualmente no olho da hemianopsia temporal e atrofia óptica nos casos de longa duração. [60-62]

O padrão específico da CFNR resulta em padrões específicos da camada de fibra nervosa e de atrofia óptica em pacientes com perda visual causada por lesões ópticas quiasmáticas e pré-geniculadas retroquiasmáticas. No olho com o defeito de campo temporal a atrofia é mais evidente nos setores nasal e temporal ao disco, uma vez que o feixe de fibras nervosas arqueadas superiores e inferiores é composto de fibras das células ganglionares temporais. Portanto, a palidez óptica é, em princípio, nasal e temporal, com preservação superior e inferior. Esta atrofia em faixa (em banda) é característica da perda de campo temporal.

Como todos os defeitos de CV retroquiasmático, hemianopsia do trato óptico unilateral não causa baixa da visão, a menos que a porção posterior do quiasma ser também envolvida. A acuidade visual é normal mesmo em pacientes com hemianopsia homônima completa, embora os pacientes tenham, muitas vezes, que "procurar" as letras que se situam do lado da hemianopsia (pela "divisão da fixação").

O envolvimento do trato ocorre nos adenomas da hipófise, aneurismas da artéria carótida interna, craniofaringeomas, gliomas do quiasma óptico e ocasionalmente em lesões que ocupam espaço periquiasmático. O trato óptico pode ser especialmente vulnerável quando o quiasma é pré-fixado ou quando o tumor expande posteriormente em direção a região suprasselar. Na prática, os diagnósticos diferenciais da síndrome do trato óptico são os mesmos da síndrome quiasmática. Doenças degenerativas, vasculares e desordens tóxicas não são consideradas importantes etiologias [63, 64].

Os pacientes suspeitos de lesões no trato óptico requerem investigações neuro-radiológicas, tais como a TC ou a IRM de crânio, ambas com a utilização de contraste. Estes exames na maioria das vezes irão mostrar a extensão, e a natureza das lesões. Arteriografia da artéria carótida ou vertebral e análise do líquor cerebrospinhal são também necessários em alguns casos.

### Lesões do corpo geniculado lateral

Lesões que acometem o CGL são as mais raras entre as afecções da via óptica. A suspeita dessas lesões baseia-se no tipo de defeito campimétrico apresentado associado ao padrão de perda da camada de fibras nervosas retinianas observado à oftalmoscopia, aos achados no exame das pupilas e aos achados neurológicos associados, como será apresentado.

A identificação clínica da lesão do CGL se baseia no tipo de defeito campimétrico, na ausência de alteração nas reações pupilares e na identificação de perda da camada de fibras nervosas da retina. Ao CV além da hemianopsia homônima completa que pode ocorrer nas lesões mais graves, pode haver setoranopsia horizontal homônima, setoranopsia quádrupla homônima e defeito em "ampulheta" em ambos os campos visuais.[65]

O estudo neuro-radiológico corrobora na confirmação do diagnóstico anatômico das afecções da via óptica. O CGL pode ser acometido por infartos, tumores, mielinose extra-pontina central e trauma.[64] Todavia, devido a seus tamanho e localização, a demonstração neuro-radiológica do CGL e de suas lesões podem, eventualmente, ser dificultadas, como ocorre, por exemplo, em lesões isquêmicas. Especial atenção deve ser prestada nos exames de neuroimagem para a identificação da localização correta do corpo geniculado lateral, facilitando o diagnóstico de lesão nestas estruturas.

### Lesão das radiações ópticas

As radiações ópticas podem ser danificadas por lesões em diferentes locais, incluindo a cápsula interna, lobo temporal e parietal. O componente mais posterior da cápsula interna é a radiação óptica. Interrupção nesta área causa hemianopsia homônima completa contra-lateral, que é associada à hemianestesia contra-lateral pelo dano nas fibras tálamo-corticais no braço posterior da cápsula interna. Outros achados incluem o desvio transitório dos olhos para o lado da lesão e fraqueza dos músculos frontal e orbicularis contralateral à hemiplegia. As causas mais comuns de lesões nesta área são as vasculares [64].

No lobo temporal as fibras mais antero-inferiores formam a alça de Meyer, que contém projeções das fibras retinianas inferiores que se espalham em direção ao pólo do lobo temporal, lesão nesta região produzem quadrantopsia homônima superior incongruente, contra-lateral a lesão com preservação da fixação, que é denominada "pie in the sky" (Figura 17.12). Danos no lobo temporal anteriores a alça de Meyer não causam déficit visual. Lesões posteriores à alça produzem um defeito hemianópico homônimo estendendo-se inferiormente.

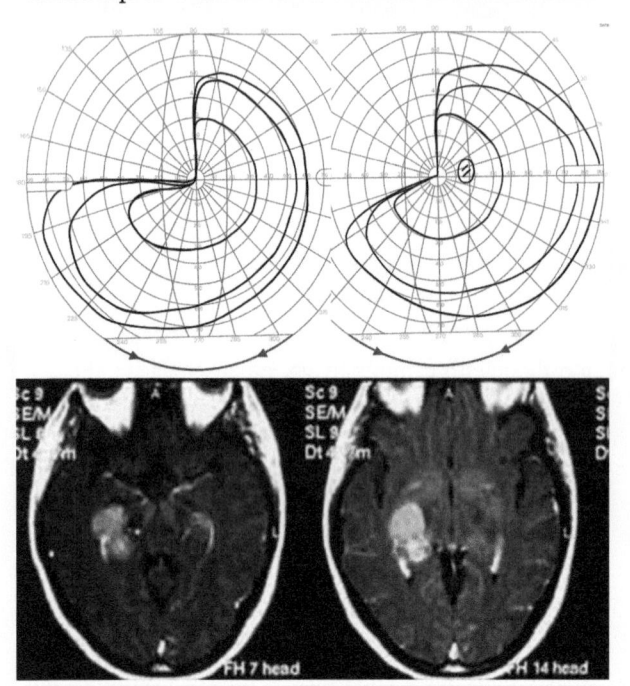

**Figura 17.12.** Quandrantanopsia homônima superior discretamente incongruente decorrente de tumor no lobo temporal.

Lesões vasculares no lobo temporal raramente produzem defeitos isolados, ao contrário das lesões no córtex occipital. As radiações ópticas anteriores podem ser envolvidas por infarto na área de irrigação da artéria coroidal anterior. Infartos no território da artéria cerebral posterior envolvem o lobo temporal basal medial e tendem a afetar a memória temporária ou permanentemente, as radiações ópticas são geralmente preservadas nesses casos. Na oclusão da artéria cerebral média (usualmente por êmbolos), há um dano generalizado nas radiações ópticas e é difícil se identificar um componente do lobo temporal. Com a oclusão na artéria cerebral média esquerda, os pacientes são afásicos e apresenta compreensão pobre, isto dificulta na realização do CV. Um defeito hemianópico homônimo pode ser o único achado de exame nesses pacientes.

Manifestações não visuais por lesões no lobo temporal são comuns incluindo surdez cortical, afasia e distúrbios na audição. Se a lesão é no lobo temporal dominante, o paciente pode ter dificuldade para memorizar uma série de palavras faladas, se a lesão é no lobo temporal não dominante o paciente pode apresentar agnosia de audição.[64]

Os tumores mais freqüentes no lobo temporal são os gliomas primários, frequentemente causando convulsões, que são tipicamente caracterizadas por mudança transitória do estado emocional, humor e no comportamento, são denominadas de crises parciais complexas ou epilepsia psicomotora. Outros sintomas incluem alucinação gustatória (quando afeta o giro uncinado), alucinações visuais formadas, afasia e sensação de "déjá vu". As alucinações visuais do tipo formads são animadas (pessoas, animais) ou inanimadas (flores, árvores, prédios), e são quase sempre no hemicampo homônimo afetados. Esses pacientes podem apresentar uma quadrantopsia superior (Figura 17.12) congruente ou incongruente ou uma hemianopsia homônima completa (Figura 17.11).

Lesões no lobo parietal tendem a envolver as fibras superiores, resultando em uma quadrantopsia homônima inferior contralateral. Lesões mais extensas envolvem também o CV superior, mas o campo inferior é o mais afetado. Tais defeitos são mais congruentes do que as lesões do lobo temporal. Lesões amplas podem produzir hemianopsia homônima completa com divisão macular, devido ao fato de que todas as radiações ópticas passarem através deste lobo [64].

Lesões no lobo parietal causam um defeito na atenção, no teste de confrontação simultâneo, há o fenômeno da extinção, ou seja, ao apresentar-se simultaneamente dois estímulos, por exemplo, movimento dos dedos das mãos, o estimulo não é visível no CV afetado, mas previamente com o teste de confrontação simples este mesmo objeto era visível neste mesmo campo afetado.

A negligência visual é a não consciência da perda do CV, este fenômeno ocorre mais comumente quando afeta o hemisfério cerebral não dominante (usualmente o lobo parietal direito), mas também podem ocorrer em pacientes com lesões no lobo parietal dominante. Lesões no lobo parietal dominante podem causar afasia, apraxia, agnosia, acalculia e agrafia. Lesão neste lobo envolvendo o giro angular, pode produzir a síndrome de Gerstmann (agnosia dos dedos, desorientação direita-esquerda, agrafia e acalculia) em associação com hemianopsia homônima à direita. Lesões no lobo parietal não dominante podem causar déficit na habilidade construcional, discalculia, inatenção e negligência. Lesões no lobo parietal freqüentemente afetam o senso espacial, o paciente pode estar desorientado em ambientes previamente familiares ou na tentativa de ler mapas.

Oclusões vasculares na distribuição da artéria cerebral média são responsáveis por um vasto número de síndromes do lobo parietal, outras causas freqüentes são os tumores; especialmente os gliomas, meningeomas e metástases. Danos focais no lobo parietal ocorrem nos infartos, tumores metastáticos ou primários, malformações arterio-venosas, feridas penetrantes e hipoxia.

## Lesões dos lobos occipitais ——————————

As fibras das radiações ópticas ao se aproximarem do lobo occipital, tornam-se mais próximas, devido a esta proximidade anatômica ente as partes correspondentes entre as duas retinas. Lesões no lobo occipital são quase exclusivamente homônimas e a congruência é maior, quanto mais posterior for a lesão.[64] Lesões unilaterais do lobo occipital posterior causam defeitos quase sempre homônimos, lesões na ponta do lobo occipital causam um escotoma central homônimo altamente congruente. Escotoma hemianópico homônimo congruente tende a ser de forma setorial, preenchendo uma área triangular do quadrante, o ápice aponta para a fixação. Este tipo de campo é relacionado ao dano no pólo occipital.

Lesões unilaterais no lobo occipital anterior produzem defeito monocular na extrema periferia temporal contralateral a lesão, o defeito é em forma de crescente, estendendo-se horizontalmente de 60º a 90º, tal defeito é detectado somente pelo perímetro manual de Goldmann, este tipo de defeito é chamado de crescente temporal ou síndrome da meia lua. Isto ocorre devido a disparidade entre as fibras cruzadas e não cruzadas, ou seja o CV temporal é maior que o campo nasal, desta maneira as fibras da periferia temporal não encontra a sua correlata nasal, não havendo o pareamento através das vias ópticas pós-quiasmáticas. Lesões no córtex estriado posterior tendem a preserva a crescente temporal.

Preservação macular é quando a porção central do CV em cada olho é preservada, como resultado do desvio do meridiano vertical entre a metade com função e sem função do campo em uma hemianopsia homônima. Nos pacientes com hemianopsia homônima com preservação macular, a localização da lesão é quase sempre occipital, e a causa na maioria das vezes é resultado do infarto no território da artéria cerebral posterior.

Lesões bilaterais do lobo occipital podem ocorrer simultaneamente ou consecutivamente. Estas lesões são neurologicamente assintomáticas, exceto as queixas visuais, em pacientes com lesões unilaterais causando uma hemianopsia homônima, estes pacientes podem não estar conscientes de seu déficit até que algo chame a sua atenção, como um exame oftalmológico rotineiro ou um acidente automobilístico, ou quando um evento similar aconteça do lado oposto, produzindo um déficit de campo mais extenso. Cegueira cortical indica perda da visão em ambos os olhos por danos no córtex visual. Cegueira cerebral indica que esse dano ocorre em qualquer parte das vias ópticas retrogeniculadas, então a cegueira cortical é uma forma de cegueira cerebral.

Os achados essenciais são:

1. perda de visão em ambos os olhos,

2. presença do reflexo pupilar a luz e da convergência (resposta para perto),

3. fundo de olho normal,

4. movimentos extra-oculares normais, a menos que haja dano nas estruturas ocular motoras.

Hipóxia ou anóxia envolvendo o lobo occipital é a causa principal de cegueira cortical, mais comumente há um infarto no território da artéria cerebral posterior bilateral; inicialmente o paciente não está consciente deste déficit, mas uma hemianopsia silenciosa contribui para uma cegueira cortical completa, quando ocorre uma lesão contra-lateral. O mecanismo mais comum de infarto cerebral é por êmbolos, proveniente do coração ou vaso proximais do sistema vetebrobasilar. Hipotensão prolongada pode causar cegueira cerebral pelo infarto na junção parieto-occipital, devido à circulação terminal bilateral e sem colaterais nesta área.

## LEIA MAIS 17.2

Cegueira cerebral é observada em várias outras circunstâncias, provavelmente devido à insuficiência vascular. Estas circunstâncias são: endocardite bacteriana, transfusão sanguínea, doença de Creutzfeldt-Jakob, doença da substância branca (adrenoleucodistrofia, leucodistrofia metacromática, leucoencefalopatia progressiva multifocal, doença de Schilder, doença de Pelizaeus-Merzbacher), epilepsia, exposição ou ingestão de toxinas (ciclosporina, etanol, chumbo, mercúrio, interferon, metotrexate, óxido nítrico, vincristina, etc.), hipoglicemia, hipertensão maligna, elevação ou redução súbita da pressão intracraniana, toxemia gravídica, meningite neoplásica ou infecciosa, trauma, uremia e ventriculografia.

Não é incomum que os pacientes com cegueira cortical neguem a sua cegueira, isto é denominada de anosognosia ou síndrome de Anton Esta síndrome acontece também em pacientes cegos por catarata, retinopatias ou atrofia do nervo óptico.

Lesões occipitais podem ainda ocasionar quadros sindrômicos incomuns como a acromatopsia cerebral e a acinetopsia cerebral. Acromatopsia cerebral é um defeito incomum para a percepção da visão de cores severa, causada por dano no córtex visual, quando o paciente retém alguma sensação residual para cores, é denominado de discromatopsia cerebral. Ambas as situações podem ser sintomas presentes durante a recuperação da cegueira cortical. A causa mais comum é a isquemia vertebrobasilar afetando a irrigação da artéria cerebral posterior para o lobo occipital. Outras causam incluem encefalite por herpes simples, metástase cerebral, ataques focais recorrentes e demência com envolvimento do córtex visual.

Ambos os hemisférios cerebrais processam as cores, então para haver uma acromatopsia completa, deve haver lesões de ambos os hemisférios. Lesões unilaterais produzem alterações na visão de cores no hemicampo homônimo contralateral, nestas situações é denominada de hemiacromotopsia cerebral. A acromatopsia cerebral pode estar associada à quadrantopsia homônima superior, agnosia visual e alexia adquirida.

Agnosia visual é uma condição rara caracterizada pela falha do paciente em reconhecer os objetos que vê. Pacientes com agnosia visual deixam de reconhecer objetos com os quais anteriormente era familiarizado e não tem a capacidade de aprender a identificar novos objetos usando apenas a visão. O termo é utilizado de uma forma relativamente ampla indicando a dificuldade na interpretação pelo indivíduo de uma imagem que ele é capaz de ver. Esta pode ser dividida em várias condições específicas sendo as principais a alexia, a prosopagnosia e a simultaneognosia.

A agnosia visual pode afetar a identificação de todas as classes de objetos, mas existem formas mais restritas de agnosia, sendo a mais importante delas a prosopagnosia, na qual os pacientes não são capazes de reconhecer as faces de pessoas previamente familiares e nem aprender a reconhecer faces novas. A sua manifestação mais impressionante é aquela do paciente que não é capaz de reconhecer a própria face no espelho. Como a capacidade de reconhecer faces é muito importante na vida diária, a prosopagnosia representa um handicap social importante e os pacientes geralmente têm consciência da sua deficiência. Prosopagnosia ocorre geralmente devido a lesões extensas e bilaterais do córtex occipital mesial, geralmente resultante de acidente vascular cerebral, hipóxia ou trauma.

Simultaneognosia é um termo usado para se referir a uma condição na qual o paciente é incapaz de reconhecer ou abstrair sentido de um conjunto de estímulos (por exemplo, uma figura) embora os detalhes (elementos individuais) sejam vistos de forma correta. O paciente com simultaneognosia pode reconhecer e descrever elementos específicos que compõem o estímulo, mas não pode integrar tais elementos para obter o reconhecimento da figura. A condição envolve um defeito na atenção visual e é visto algumas vezes em combinação com o que é chamado de paralisia psíquica do olhar, uma condição na qual existe uma incapacidade de olhar voluntariamente para a periferia do campo visual. Pode também ocorrer juntamente com o que se chama ataxia óptica, uma dificuldade ou incapacidade de responder manualmente a estímulos visuais o que resulta em localização errônea quando aponta ou tenta pegar um alvo visual. Os três defeitos, simultaneognosia, paralisia psíquica do olhar e ataxia óptica são chamados em conjunto de síndrome de Balint. Embora os três tendam a ocorrer em conjunto, podem também ocorrer separadamente.

# REFERÊNCIAS BIBLIOGRÁFICAS

1. Dantas AM, Monteiro ML. Neurite Óptica. In: Dantas AM, Monteiro ML (eds), *Neuro-oftalmologia*. Rio de Janeiro: Editora Cultura Médica; 2010:237-288.

2. Beck RW. Optic neuritis or anterior ischemic optic neuropathy? *Arch Ophthalmol* 1992;110(10):1357.

3. Beck RW. The optic neuritis treatment trial. Implications for clinical practice. Optic Neuritis Study Group. *Arch Ophthalmol* 1992;110(3):331-332.

4. Beck RW, Smith CH, Gal RL, et al. Neurologic impairment 10 years after optic neuritis. *Arch Neurol* 2004;61(9):1386-1389.

5. The clinical profile of optic neuritis. Experience of the Optic Neuritis Treatment Trial. Optic Neuritis Study Group. *Arch Ophthalmol* 1991;109(12):1673-1678.

6. Guy J, Mao J, Bidgood WD, Jr., Mancuso A, Quisling RG. Enhancement and demyelination of the intraorbital optic nerve. Fat suppression magnetic resonance imaging. *Ophthalmology* 1992;99(5):713-719.

7. Beck RW, Cleary PA, Anderson MM, Jr., et al. A randomized, controlled trial of corticosteroids in the treatment of acute optic neuritis. The Optic Neuritis Study Group. *N Engl J Med* 1992;326(9):581-588.

8. Ormerod IE, Miller DH, McDonald WI, et al. The role of NMR imaging in the assessment of multiple sclerosis and isolated neurological lesions. A quantitative study. *Brain* 1987;110 ( Pt 6)(1579-1616.

9. Beck RW, Arrington J, Murtagh FR, Cleary PA, Kaufman DI. Brain magnetic resonance imaging in acute optic neuritis. Experience of the Optic Neuritis Study Group. *Arch Neurol* 1993;50(8):841-846.

10. Rolak LA, Beck RW, Paty DW, Tourtellotte WW, Whitaker JN, Rudick RA. Cerebrospinal fluid in acute optic neuritis: experience of the optic neuritis treatment trial. *Neurology* 1996;46(2):368-372.

11. Beck RW, Cleary PA. Optic neuritis treatment trial. One-year follow-up results. *Arch Ophthalmol* 1993;111(6):773-775.

12. Comi G, Filippi M, Barkhof F, et al. Effect of early interferon treatment on conversion to definite multiple sclerosis: a randomised study. *Lancet* 2001;357(9268):1576-1582.

13. Jacobs LD, Beck RW, Simon JH, et al. Intramuscular interferon beta-1a therapy initiated during a first demyelinating event in multiple sclerosis. CHAMPS Study Group. *N Engl J Med* 2000;343(13):898-904.

14. Interferon beta-1a for optic neuritis patients at high risk for multiple sclerosis. *Am J Ophthalmol* 2001;132(4):463-471.

15. Visual function 5 years after optic neuritis: experience of the Optic Neuritis Treatment Trial. The Optic Neuritis Study Group. *Arch Ophthalmol* 1997;115(12):1545-1552.

16. Dreyer RF, Hopen G, Gass JD, Smith JL. Leber's idiopathic stellate neuroretinitis. *Arch Ophthalmol* 1984;102(8):1140-1145.

17. Maitland CG, Miller NR. Neuroretinitis. *Arch Ophthalmol* 1984;102(8):1146-1150.

18. Selbst RG, Selhorst JB, Harbison JW, Myer EC. Parainfectious optic neuritis. Report and review following varicella. *Arch Neurol* 1983;40(6):347-350.

19. Wingerchuk DM, Hogancamp WF, O'Brien PC, Weinshenker BG. The clinical course of neuromyelitis optica (Devic's syndrome). *Neurology* 1999;53(5):1107-1114.

20. Wingerchuk DM, Lennon VA, Pittock SJ, Lucchinetti CF, Weinshenker BG. Revised diagnostic criteria for neuromyelitis optica. *Neurology* 2006;66(10):1485-1489.

21. Lennon VA, Wingerchuk DM, Kryzer TJ, et al. A serum autoantibody marker of neuromyelitis optica: distinction from multiple sclerosis. *Lancet* 2004;364(9451):2106-2112.

22. Wingerchuk D, Hogancamp W, O'Brien P, Weinshenker B. The clinical course of neuromyelitis optica (Devic's syndrome). *Neurology* 1999;53(5):1107-1114.

23. Takahashi T, Fujihara K, Nakashima I, et al. Anti-aquaporin-4 antibody is involved in the pathogenesis of NMO: a study on antibody titre. *Brain : a journal of neurology* 2007;130(Pt 5):1235-1243.

24. Wingerchuk DM, Banwell B, Bennett JL, et al. International consensus diagnostic criteria for neuromyelitis optica spectrum disorders. *Neurology* 2015;85(2):177-189.

25. Bennett JL. Finding NMO: The Evolving Diagnostic Criteria of Neuromyelitis Optica. *J Neuroophthalmol* 2016;36(3):238-245.

26. Rucker JC, Biousse V, Newman NJ. Ischemic optic neuropathies. *Curr Opin Neurol* 2004;17(1):27-35.

27. Olver JM, Spalton DJ, McCartney ACE. Microvascular study of the retrolaminar optic nerve in man: the possible significancy in anterior ischaemic optic neuropathy. *Eye* 1990;4(7-24.

28. Monteiro ML. Neuropatia Óptica Isquêmica. In: Dantas AM, Monteiro ML (eds), *Neuro-Oftalmologia*. Rio de Janeiro: Editora Cultura Médica; 2010:289-314.

29. Kelman SE. Ischemic optic neuropathies. In: Milller NR, Newman NJ (eds), *Walsh & Hoyt's Clinical Neuro-Ophthalmology*. Baltimore: William & Wilkins; 1998:549-598.

30. Hayreh SS, Podhajsky PA, Zimmerman B. Nonarteritic anterior ischemic optic neuropathy: time of onset of visual loss. *Am J Ophthalmol* 1997;124(5):641-647.

31. Mojon DS, Hedges TR, 3rd, Ehrenberg B, et al. Association between sleep apnea syndrome and nonarteritic anterior ischemic optic neuropathy. *Arch Ophthalmol* 2002;120(5):601-605.

32. Li J, McGwin G, Jr., Vaphiades MS, Owsley C. Nonarteritic Anterior Ischemic Optic Neuropathy and Presumed Sleep Apnea Syndrome Screened by the Sleep Apnea Scale of the Sleep Disorders Questionnaire (SA-SDQ). *Br J Ophthalmol* 2007.

33. Monteiro ML. Anterior ischemic optic neuropathy: a comparison of the optic disc area of patients with the arteritic and non-arteritic forms of the disease and that of normal controls. *Arq Bras Oftalmol* 2006;69(6):805-810.

34. Madill SA, Riordan-Eva P. Disorders of the anterior visual pathways. *J Neurol Neurosurg Psychiatry* 2004;75 Suppl 4(iv12-19.

35. Characteristics of patients with nonarteritic anterior ischemic optic neuropathy eligible for the Ischemic Optic Neuropathy Decompression Trial. *Arch Ophthalmol* 1996;114(11):1366-1374.

36. Rizzo JF, 3rd, Lessell S. Optic neuritis and ischemic optic neuropathy. Overlapping clinical profiles. *Arch Ophthalmol* 1991;109(12):1668-1672.

37. Monteiro ML, Coppeto JR, Greco P. Giant cell arteritis of the posterior cerebral circulation presenting with ataxia and ophthalmoplegia. *Arch Ophthalmol* 1984;102(3):407-409.

38. Hayreh SS, Zimmerman B. Management of giant cell arteritis. Our 27-year clinical study: new light on old controversies. *Ophthalmologica* 2003;217(4):239-259.

39. Hayreh SS. Anterior ischaemic optic neuropathy. III. Treatment, prophylaxis, and differential diagnosis. *Br J Ophthalmol* 1974;58(12):981-989.

40. Stone JH, Tuckwell K, Dimonaco S, et al. Trial of Tocilizumab in Giant-Cell Arteritis. *N Engl J Med* 2017;377(4):317-328.

41. Hayreh SS, Zimmerman MB. Non-arteritic anterior ischemic optic neuropathy: role of systemic corticosteroid therapy. *Graefes Arch Clin Exp Ophthalmol* 2008;246(7):1029-1046.

42. Sergott RC, Cohen MS, Bosley TM, Savino PJ. Optic nerve decompression may improve the progressive form of nonarteritic ischemic optic neuropathy. *Arch Ophthalmol* 1989;107(12):1743-1754.

43. The ischemic optic neuropathy decompression trial (IONDT): design and methods. *Control Clin Trials* 1998;19(3):276-296.

44. Sanderson M, Kupersmith M, Frohman L. Aspirin reduces anterior ischemic optic neuropathy in the second eye. *Invest Ophthalmol Vis Sci* 1995;36(S196.

45. Beck RW, Hayreh SS, Podhajsky PA, Tan ES, Moke PS. Aspirin therapy in nonarteritic anterior ischemic optic neuropathy. *Am J Ophthalmol* 1997;123(2):212-217.

46. Monteiro ML. Edema do disco óptico. In: Dantas AM, Monteiro ML (eds), *Neuro-oftalmologia*. Rio de Janeiro: Cultura Médica; 2010:211-235.

47. Monteiro MLR. Perda visual na síndrome do pseudotumor cerebral. *Arq Bras Oftalmol* 1994;57(122-125.

48. Johnston I, Hawke S, Halmagyi M, Teo C. The pseudotumor syndrome. Disorders of cerebrospinal fluid circulation causing intracranial hypertension without ventriculomegaly. *Arch Neurol* 1991;48(7):740-747.

49. Monteiro MLR. Perda visual na síndrome do pseudotumor cerebral. *Arq Bras Oftalmol* 1994;57(122-125.

50. Monteiro ML. Descompressão da bainha do nervo óptico para tratamento do papiledema no pseudotumor cerebral. *Arq Bras Oftalmol* 2002;65(4):401-407.

51. Shults WT. Compressive optic neuropathies. In: Miller NR, Newman NJ (eds), *Walsh & Hoyt's Clinical Neuro-Ophthalmology*. Baltimore: Williams & Wilkins; 1998:649-662.

52. Nikoskelainen EK, Huoponen K, Juvonen V, Lamminen T, Nummelin K, Savontaus ML. Ophthalmologic findings in Leber hereditary optic neuropathy, with special reference to mtDNA mutations. *Ophthalmology* 1996;103(3):504-514.

53. Newman NJ. Hereditary optic neuropathies: from the mitochondria to the optic nerve. *Am J Ophthalmol* 2005;140(3):517-523.

54. Cohn AC, Toomes C, Potter C, et al. Autosomal dominant optic atrophy: penetrance and expressivity in patients with OPA1 mutations. *Am J Ophthalmol* 2007;143(4):656-662.

55. Johnston RL, Seller MJ, Behnam JT, Burdon MA, Spalton DJ. Dominant optic atrophy. Refining the clinical diagnostic criteria in light of genetic linkage studies. *Ophthalmology* 1999;106(1):123-128.

56. Lessell S. Nutritional amblyopia. *J Neuroophthalmol* 1998;18(2):106-111.

57. Dantas AM, Monteiro ML. Síndrome Quiasmática. In: Dantas AM, Monteiro ML (eds), *Neuro-oftalmologia*. Rio de Janeiro: Cultura Médica; 2010:371-432.

58. Horton JC. Wilbrand's knee of the primate optic chiasm is an artefact of monocular enucleation. *Trans Am Ophthalmol Soc* 1997;95(579-609.

59. Monteiro ML, Leal BC, Rosa AA, Bronstein MD. Optical coherence tomography analysis of axonal loss in band atrophy of the optic nerve. *Br J Ophthalmol* 2004;88(7):896-899.

60. Kedar S, Zhang X, Lynn MJ, Newman NJ, Biousse V. Congruency in homonymous hemianopia. *Am J Ophthalmol* 2007;143(5):772-780.

61. Rizzo M, Burton J. Retrochiasmal visual pathways and higher cortical function. In: Tasman W, Jaeger E (eds), *Duane's Clinical Ophthalmology.* Philadelphia: Lippincott William & Wilkins; 1999:1-58.

62. Kardon R, Kawasaki A, Miller NR. Origin of the relative afferent pupillary defect in optic tract lesions. *Ophthalmology* 2006;113(8):1345-1353.

63. Savino P, Paris M, NJ Schatz ea. Optic tract syndrome. A review of 21 patients. *Arch Ophthalmol* 1978;96(656-663.

64. Monteiro ML, Dantas AM. Síndrome Retroquiasmática. In: Dantas AM, Monteiro ML (eds), *Neuro-oftalmologia.* Rio de Janeiro: Cultura Médica; 2010:433-457.

65. Donahue SP, Kardon RH, Thompson HS. Hourglass-shaped visual fields as a sign of bilateral lateral geniculate myelinolysis. *Am J Ophthalmol* 1995;119(3):378-380.

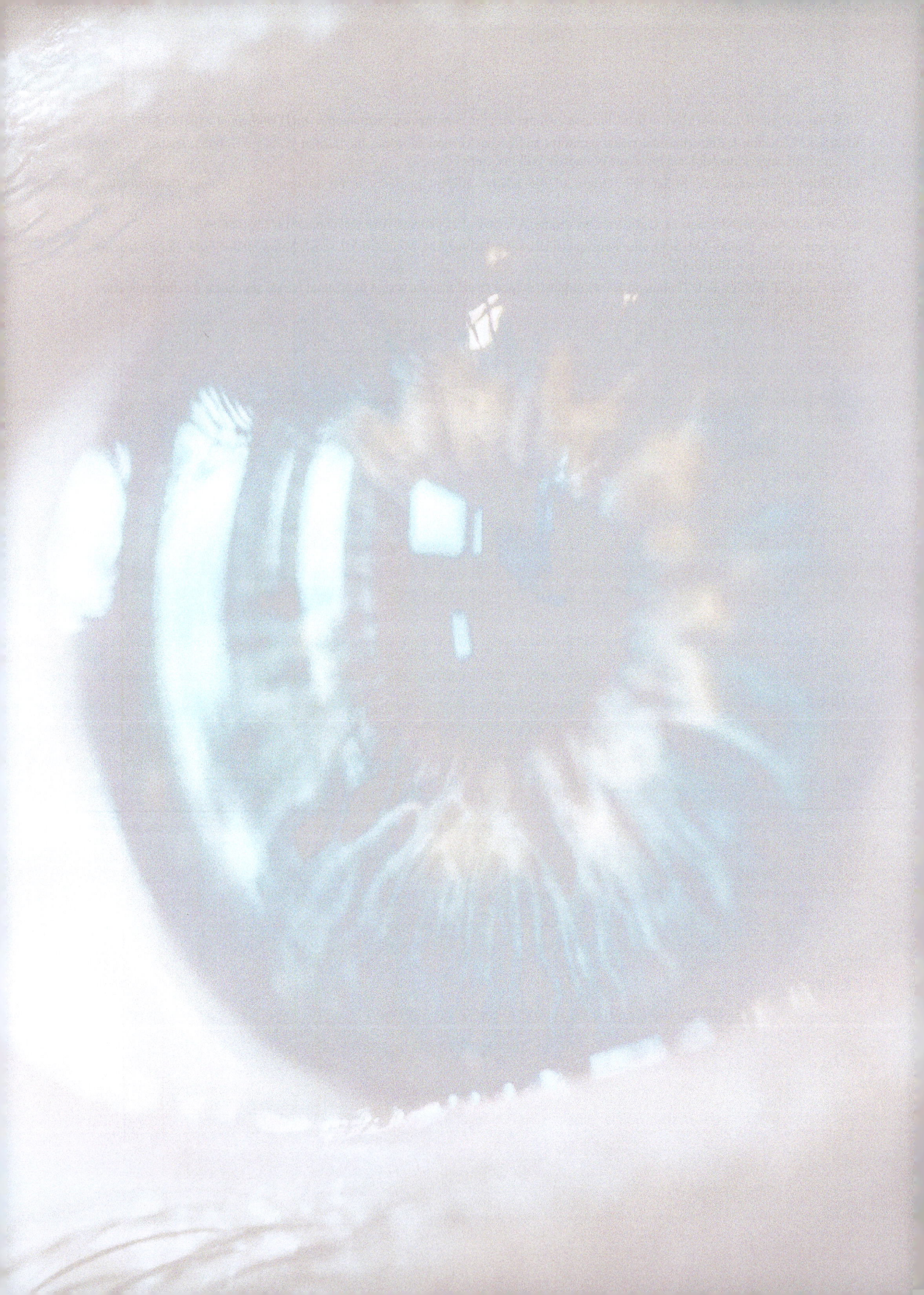

# 18

# Alterações oculares associadas a doenças sistêmicas

Larissa Yuri Yaegaschi

Thaisa Silveira Barbosa

Cleide Guimarães Machado

O microcosmo ocular reflete muito o que ocorre no macrocosmo sistêmico. Assim muitas doenças podem ser diagnosticadas através das manifestações oculares, bem como afetam também a visão e o olho.

A anatomia do olho permite o exame direto da circulação interna através da fundoscopia. Muitas alterações sistêmicas podem ser diagnosticadas e monitoradas pelo exame ocular. Assim consideramos importante a inclusão do presente capítulo tanto para o médico generalista quanto para o oftalmologista.

## SINAIS FUNDOSCÓPICOS PATOLÓGICOS RELEVANTES

### Hemorragias retinianas

As hemorragias retinianas podem ter diferentes apresentações de acordo com sua localização na retina. Enquanto as hemorragias em chama de vela estão localizadas na camada de fibras nervosas, as hemorragias puntiformes-borrão tipicamente se localizam nas camadas nuclear interna e plexiforme externa (Figura 18.1).

Hemorragias grandes podem ser observadas nos pacientes com discrasias e se apresentam logo abaixo da membrana limitante interna (MLI) da retina (Figura 18.2). Elas podem romper a MLI e se estender para dentro da cavidade vítrea. Também podem ocorrer hemorragias sob a membrana hialóide posterior (Figura 18.2B).

Hemorragias com centro esbranquiçado e, muito menos comuns, infiltrados com centro avermelhado, podem ser vistos em pacientes com discrasias sanguíneas (Figura 18.3). O centro branco pode estar associado a um êmbolo leucêmico ou, mais comumente, a um trombo de plaqueta/fibrina. O centro avermelhado é

sangue, que pode estar associado a exsudatos algodonosos ou infiltrado retiniano leucêmico

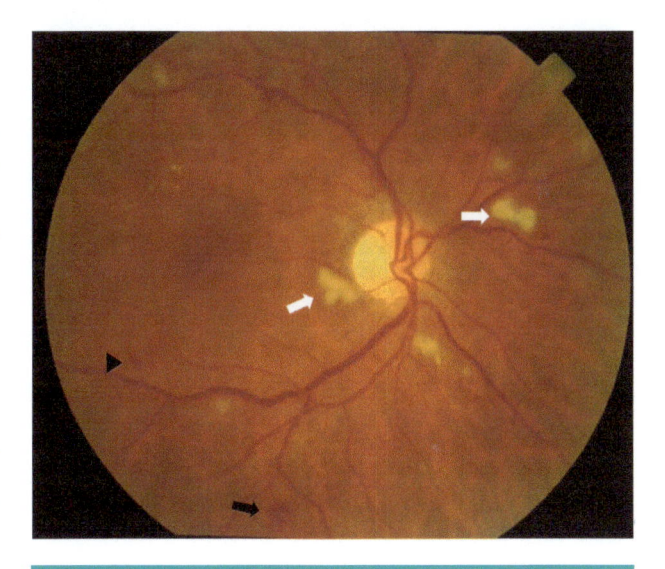

**Figura 18.1.**Hemorragias em chama de vela (cabeça de seta) e em borrão (flecha). Os vasos estão tortuosos e há exsudatos algodonosos (seta branca).

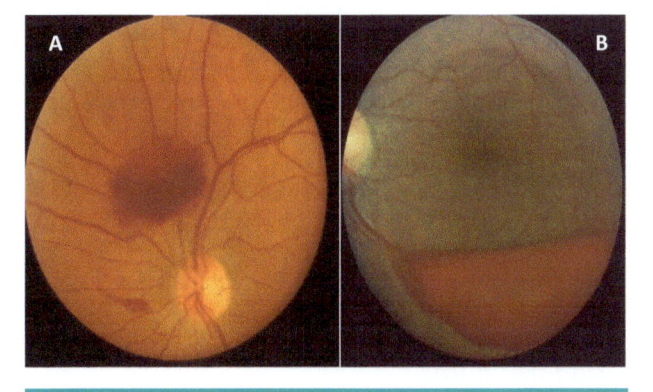

**Figura 18.2.** A. Hemorragia sub limitante interna. B. Hemorragia subhialoidéia

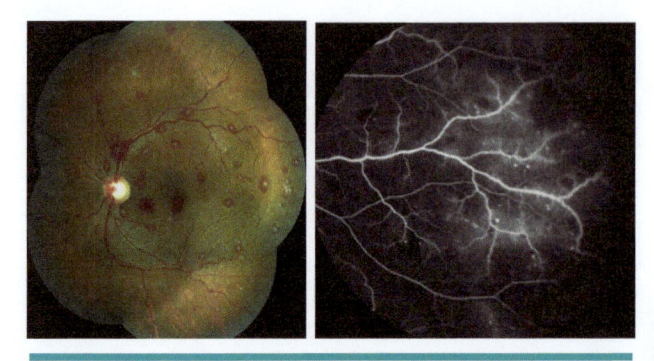

**Figura 18.3.** (A). Hemorragias com centro branco e áreas de microaneurismas que podem ser melhor percebidos na angiofluoresceinografia (B).

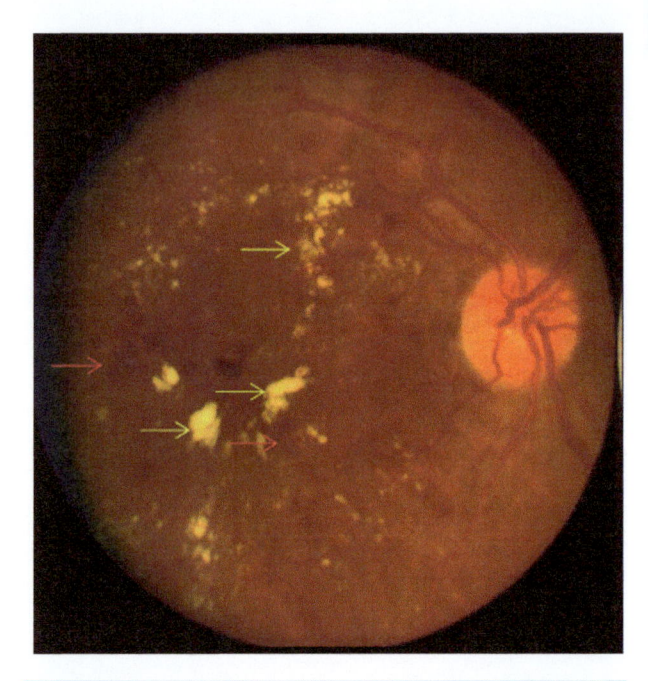

**Figura 18.4.** Exsudatos duros (seta amarela); hemorragias em vermelho

## Microaneurismas

Microaneurismas são pequenas dilatações das paredes dos capilares retinianos que aparecem como pequenos pontos vermelhos ao exame de fundoscopia (Figura 18.4). Trata-se do achado clássico da retinopatia diabética, mas também é descrito na leucemia e nas discrasias de células plasmáticas (1).

Os microaneurismas das discrasias sanguíneas tendem a se localizar na retina periférica, diferente daqueles da retinopatia diabética, que têm preferência pelo pólo posterior.

## Exsudatos duros

São depósitos proteicos e lipídicos refráteis, amarelados oriundos dos capilares retinianos incompetentes

ou com extravazamento. Hiperpermeabilidade dos capilares retinianos pode ser vista nas síndromes de hiperviscosidade, congestão venosa retiniana e OVCR secundária a discrasias de células plasmáticas (1). Os exsudatos duros resultantes dessa hiperpermeabilidade capilar localizam-se predominantemente na camada plexiforme externa da retina (Figura 18.5).

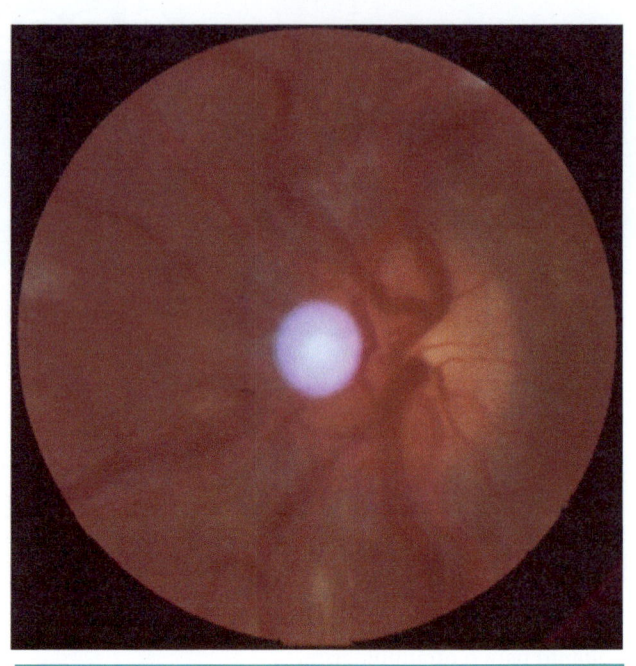

**Figura 18.5.** Dilatação venosa , edema de papila, edema de retina

## Edema retiniano

Além de contribuir para a formação dos exsudatos duros, a hiperpermeabilidade ou extravasamento dos capilares retinianos pode levar a edema retiniano focal ou generalizado. Ao exame de fundoscopia na presença de edema, é possível observar uma discreta opacificação ou acinzentamento da retina que normalmente é transparente. O edema retiniano de longa duração pode levar a degeneração cística; e o edema localizado na região macular pode se manifestar como edema macular cistóide. Histologicamente, os cistos no edema macular cistóide (EMC) geralmente contêm material proteináceo eosinofílico e localizam-se, principalmente, na camada plexiforme externa da retina e, em menor extensão, na camada nuclear interna. Ocasionalmente, agregados de macrófagos ricos em lipídios são observados nas regiões de degeneração cística (Figura 18.6)

## Exsudatos algodonosos

São microinfartos na camada de fibras nervosas. O fluxo normal axoplasmático é bloqueado em resposta a uma isquemia retiniana focal causada pela oclusão de uma arteríola pré-capilar por trombos de plaqueta

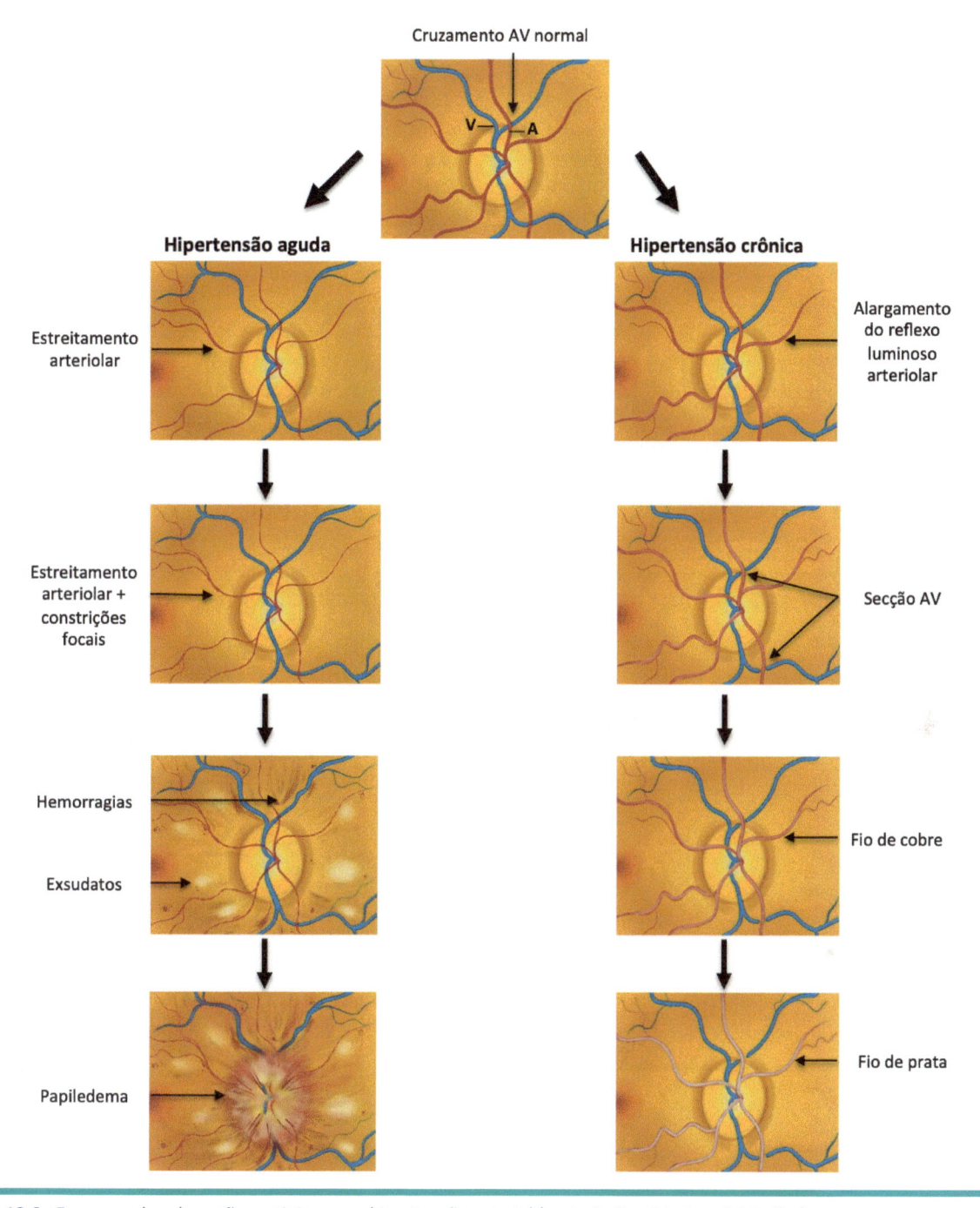

**Figura 18.6.** Esquema das alterações retinianas na hipertensão arterial (cortesia Dra. Mariana Meirelles)

e fibrina ou por células leucêmicas. Ao fundo de olho, trata-se de lesões retinianas esbranquiçadas superficiais com limites irregulares bocelados que podem estar associadas a pequenas hemorragias retinianas (Figura 18.1). Após sua resolução, ocorre o desaparecimento do exsudato algodonoso e pode haver o desenvolvimento de uma área de depressão retiniana secundária a atrofia isquêmica da retina interna. Histologicamente, os exsudatos algodonosos caracterizam-se pelo espessamento fusiforme da camada de fibras nervosas com corpúsculos cistóides globulares - axônios de células ganglionares edemaciados com organelas celulares degeneradas.

## Alterações vasculares retinianas

A aparência dos vasos retinianos tem relação com fenômenos de constricção, dilatação e espessamento de paredes. Em estados hipertensivos agudos, há vasoconstricção arteriolar focal ou difusa que podem ser vistos à fundoscopia. A túnica média arteriolar (camada central da arteríola) se espessa, o reflexo luminoso arteriolar normal primeiro se alarga, posteriormente com o aumento do espessamento o reflexo é percebido com a cor acobreada (vasos em " fios de cobre") e finalmente em "fios de prata". A compressão das veias nos cruzamentos provoca os chamados "cruzamento AV patológico"que são áreas que ao exame são percebidas como se houvesse secção da veia. Com a distensão venosa, o cruzamento arteriovenoso pode se tornar mais aparente e predispor ao aspecto de «ensalsichamento venoso" retiniano (representação esquemática- Figura.18.6)

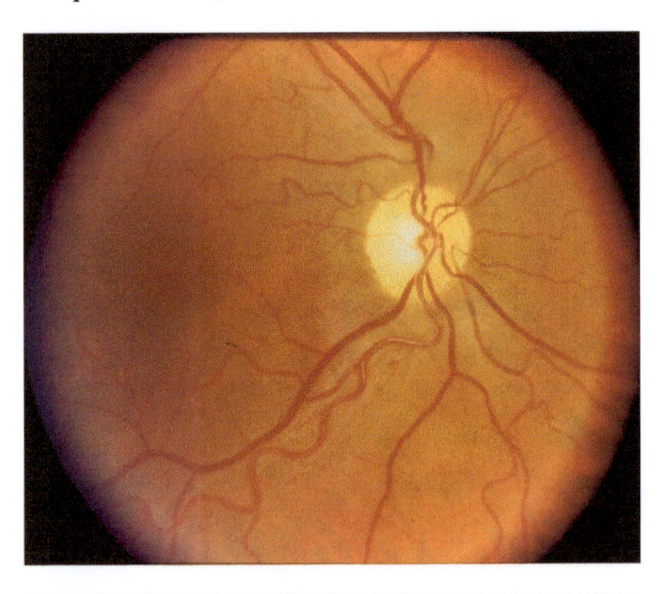

**Figura 18.7.** Forma vasocontritiva

### *Edema de disco óptico*

A fundoscopia, a papila e a retina peripapilar aparecem elevadas, com borramento das margens do disco por edema da camada de fibras nervosas. Pode haver hemorragias em chama de vela, lesões puntatas esbranquiçadas (secundárias à obstrução do fluxo axoplasmatico), e exsudatos algodonosos peripapilares. O edema de disco em geral é bilateral e pode ocorrer em consequência ao aumento da pressão intracraniana (papiledema), secundária a hemorragia ou efeito de massa associados a tumores discrasia sanguínea (ex.: infiltração meníngea, sarcoma granulocítico).

## HIPERTENSÃO ARTERIAL E ALTERAÇÕES OCULARES

A HAS causa efeitos importantes tanto na estrutura quanto na função da rede vascular do olho. As circulações da retina, coróide e nervo óptico são submetidas a várias mudanças fisiopatológicas em resposta ao aumento da pressão arterial, levando a um espectro de sinais clínicos conhecidos como retinopatia hipertensiva, coroidopatia hipertensiva e neuropatia óptica hipertensiva (2). A HAS também é um fator de risco importante para muitas outras doenças oculares, incluindo o desenvolvimento e progressão da retinopatia diabética (3), oclusões de veias retinianas, macroaneurisma retiniano, e possivelmente DMRI e glaucoma(2).

### Retinopatia hipertensiva

A retinopatia consiste na mais comum manifestação da HAS no olho, que se desenvolve devido às elevações agudas e/ou crônicas da pressão arterial. A retinopatia pode ser dividida em diferentes estágios:

### *Vasoconstritiva*

Manifesta-se clinicamente com estreitamento arteriolar difuso ou generalizado (Figura 18.8). Ocorre como resposta inicial ao aumento da pressão arterial como medida para controle do volume sanguíneo, com vasoespasmo e aumento do tônus vasomotor.

### *Esclerótica*

Ocorre devido ao aumento persistente da pressão arterial. Manifesta-se patologicamente como um espessamento da íntima, hiperplasia da camada média, e degeneração hialina. Este estágio corresponde a estreitamento arteriolar difuso ou localizado (focal), opacificação da parede arteriolar (vaso em fio de prata ou cobre), e compressão venular por alterações estruturais das arteríolas (cruzamento arteriovenoso patológico) (Figura 18.9).

### *Exsudativa*

Com o aumento crônico e persistente da pressão arterial, ocorre quebra da barreira hemato-retiniana. Alterações patológicas neste estágio incluem necrose da musculatura lisa e células endoteliais, exsudação de sangue e lipídeos, e isquemia da camada de fibras nervosas, resultando em microaneurismas, hemorragias retinianas, exsudatos duros e exsudatos algodonosos na retina (Figura 18.10).

### *Maligna*

Ocorre com aumento importante da pressão arterial. Manifesta-se com edema de disco bilateral resultante da encefalopatia hipertensiva e aumento da pressão intracraniana (2) (Figura 18.11).

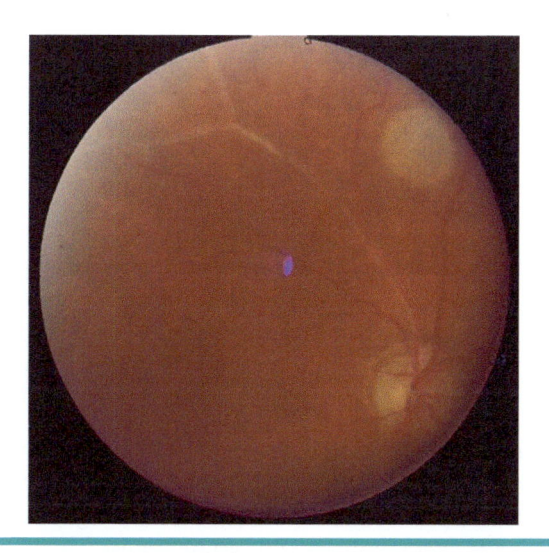

**Figura 18.8.** Forma esclerótica – arteríolas em fios de prata e cruzamentoa A-V patológicos

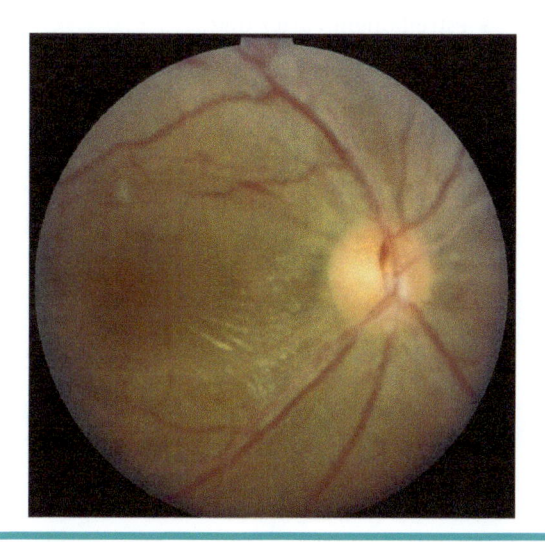

**Figura 18.9.** Forma exsudativa Exsudatos duros, algumas hemorragias retinianas, arteríolas em fios de prata, edema de retina.– Arteríolas em fios de cobre e prata, cruzamento AV patológico

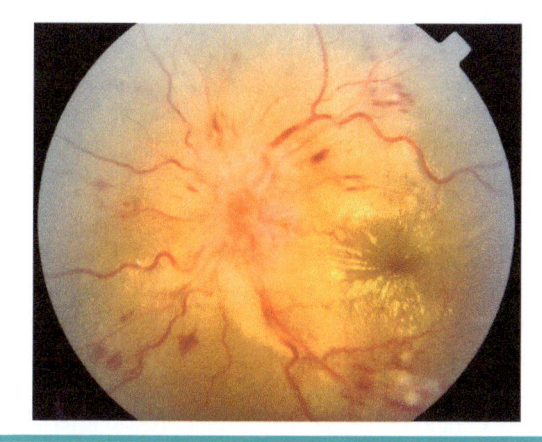

**Figura 18.10.** Hipertensão maligna - Exsudatos duros formando uma estrela macular, hemorragias retinianas, exsudatos algodonosos, edema de papila

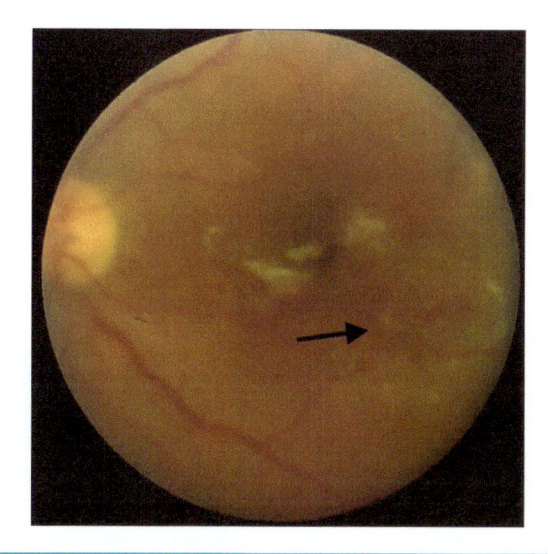

**Figura 18.11.** Coroidopatia hipertensiva Mancha de Elschnig mais escura.

As fases da retinopatia hipertensiva citadas acima nem sempre são sequenciais. Por exemplo, pacientes com elevação aguda da pressão arterial podem apresentar sinais da fase exsudativa sem achados da fase esclerótica. Além disso, a elevação da pressão arterial não explica completamente todos os mecanismos fisiopatológicos da retinopatia. Outros processos incluem inflamação, disfunção endotelial, angiogênese anormal e estresse oxidativo (4) De fato, sinais da retinopatia hipertensiva podem ser vistos em pessoas sem antecedente de hipertensão .

Presença de retinopatia hipertensiva tem sido relacionada a acidente vascular encefálico, com doença coronariana, com lesão de órgãos-alvo e com a demência (LEIA MAIS 18.1)

## Coroidopatia Hipertensiva

A coroidopatia hipertensiva é menos reconhecida do que a retinopatia hipertensiva. O mecanismo subjacente envolve isquemia da coróide que gera alterações no EPR e retina. Assim como os vasos retinianos, os vasos da coróide também podem sofrer necrose fibrinóide ao nível da coriocapilar na presença de aumento da pressão arterial, levando aos sinais de Coroidopatia Hipertensiva que incluem:

- Manchas de Elschnig: lesões arredondadas, profundas, amarelo-acinzentadas ao nível do EPR) (Figura 18.12)

- Estrias de Siegrist: estrias lineares hiperpigmentadas ao longo das artérias da coróide.

- Em casos graves, também pode haver descolamento seroso de retina que pode levar a baixa de visão.

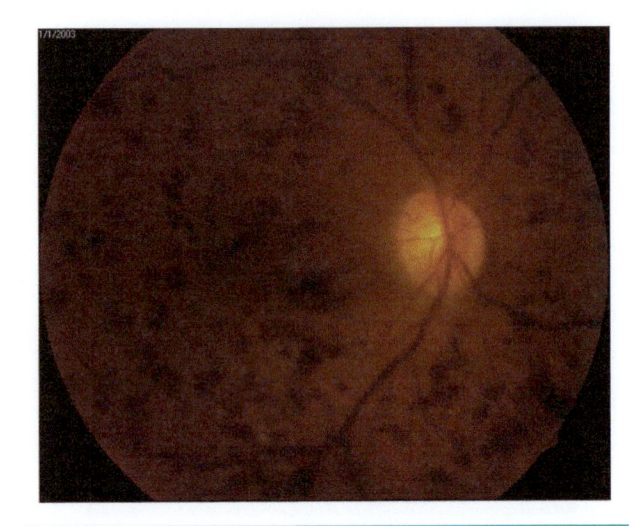

**Figura 18.12.** Síndrome Ocular isquêmica: Dilatação venosa, estreitamento arteriolar, hemorragias retinianas arredondadas e profundas

## Neuropatia Óptica Hipertensiva

Edema de disco óptico bilateral ou papiledema são comumente causados por hipertensão acelerada ou maligna, representando o estágio da «retinopatia hipertensiva maligna» na classificação acima. A patogênese do edema de disco óptico permanece controversa. Isquemia, aumento da pressão intracraniana e encefalopatia hipertensiva são todos mecanismos possíveis que podem resultar em papiledema . Edema de disco bilateral correlaciona-se fortemente com risco de DCV e mortalidade e estes pacientes necessitam de manejo anti hipertensivo de urgência (5).

## SÍNDROME OCULAR ISQUÊMICA E RETINOPATIA DE DOENÇA OCLUSIVA CAROTÍDEA

O termo Síndrome Ocular Isquêmica (SOI) compreende sinais e sintomas oculares atribuíveis a hipoperfusão crônica grave causada por obstrução carotídea ipsilateral ou por obstrução da artéria oftálmica.

### Sinais e sintomas da Síndrome Ocular Isquêmica

Sintomas:

- baixa de acuidade visual progressiva que se desenvolve num período de semanas a meses
- dor periorbital ipsilateral ao olho acometido
- aumento do tempo de recuperação da acuidade visual após exposição a luz intensa

Sinais no segmento anterior:

- neovascularização presente em dois terços dos olhos;
- reação de câmara anterior está presente em 20% dos casos;
- apesar de neovascularização de íris e ângulo serem comuns, somente metade destes olhos evoluiu com aumento da PIO, já que há diminuição da produção de humor aquoso pela isquemia do corpo ciliar

A síndrome ocular isquêmica pode causar uma retinopatia similar a uma oclusão parcial da veia central da retina; por este motivo, a mesma era originalmente chamada como retinopatia de estase venosa.

Fundo de olho (Figura 18.13):

- estreitamento arteriolar;
- aumento do calibre venoso sem aumento da tortuosidade vascular;
- hemorragias retinianas estão presentes em cerca de 80% dos olhos afetados; são tipicamente profundas e arredondadas, principalmente na média periferia;
- microaneurismas;
- neovascularização de disco, retina ou ambos.

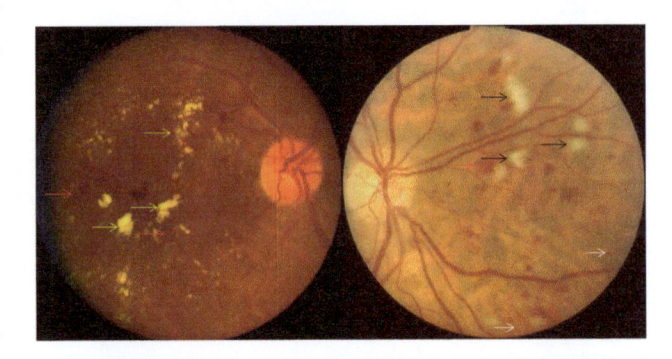

**Figura 18.13.** Microaneurismas (pequenos pontos vermelhos, setas brancas), hemorragias (setas vermelhas), exsudatos duros (setas amarelas), exsudatos algodonosos (setas pretas)

Uma forma de diferenciar a SOI de uma oclusão de veia central da retina (OVCR) é através da avaliação da pressão da artéria retiniana, seja através de um oftalmodinamômetro ou pela observação da artéria central da retina ao exame de fundoscopia enquanto é aplicada uma leve pressão sobre o olho. O olho com OVCR terá uma pressão arterial normal, enquanto que o olho com SOI terá uma pressão arterial baixa; portanto, a artéria central da retina irá colapsar facilmente com a pressão exercida sobre o globo.

## Exames complementares

A angiofluoresceinografia mostra um atraso no enchimento coroideano em cerca de 60% dos olhos, aumento do tempo de trânsito arteriovenoso em 95% dos olhos, e impregnamento vascular (especialmente arterial) em 85% dos olhos.

### Eletroretinograma

Há redução da amplitude global que reflete a diminuição de suprimento sanguíneo dos fotoreceptores e da retina interna.

Quando há comprometimento do suprimento sanguíneo da retina interna, como na OVCR ou na Oclusão da Artéria Central da Retina (OACR), podemos ter um eletroretinograma negativo. Nestes casos, o suprimento dos fotorreceptores está preservado.

### Etiologia e história natural da SOI

A etiologia mais comum é a aterosclerose. Outras possíveis causas incluem Síndrome de Eisenmenger, arterite de células gigantes e outras condições inflamatórias.

A maioria dos pacientes tem mais de 55 anos.

Tipicamente, uma obstrução de 90% ou mais do fluxo da carótida interna é necessária para causar a SOI. Tem se mostrado que uma estenose de 90% reduz a perfusão da artéria central da retina em cerca de 50%. A obstrução pode ocorrer ao nível da carótida comum ou da carótida interna. Cerca de 20% dos casos é bilateral (6)

O prognóstico visual é incerto, mas quando há rubeosis iridis, a AV em mais de 90% dos casos irá declinar para 20/200 ou pior em 01 ano do diagnóstico. Por este motivo, o diagnóstico oportuno é essencial.

Cerca de metade dos pacientes com SOI tem outra doença cardiovascular isquêmica; 25% já teve um AVE prévio e 20% teve doença vascular periférica aterosclerótica que necessitou de abordagem cirúrgica.

A prevalência de AVE é mais alta do que na população geral, e a mortalidade em 5 anos é aproximadamente 40%, principalmente por complicações cardiovasculares.

## *DIABETES MELLITUS E RETINOPATIA

A Retinopatia Diabética (RD) tem grande impacto nos sistemas de saúde no mundo, é a principal causa de cegueira que se pode prevenir na população economicamente ativa. Estima-se que em 2030 haverá 552 milhões

de diabéticos, que corresponde a quase 10% da população adulta (7).

Conforme discutido no Capítulo 15 - Retina, a RD é uma vasculopatia isquêmica, com produção de fatores angiogênicos, aumentando a permeabilidade vascular e levando a neovascularização. O curso natural da RDP parte do surgimento de neovasos discretos, seguido pela formação de tecido fibrótico, regressão parcial ou total dos neovasos, contração das membranas fibróticas e do vítreo, e por último uma fase involucional caracterizada por contração vítrea máxima, descolamento de retina tracional, estreitamento arteriolar e isquemia do polo posterior. O edema de mácula pode se apresentar tanto na forma proliferativa quanto não proliferativa ,como uma das causas de baixa de acuidade visual do diabético (3).

A recomendação de exame oftalmológico de triagem é diferente para cada tipo de doença e tempo de diagnóstico (8). Nos primeiros 5 anos após o diagnóstico do Diabetes Mellitus tipo 1 a retinopatia é rara, em contraste no momento do diagnóstico do Diabetes Mellitus tipo 2 grande parte dos pacientes já apresenta retinopatia estabelecida, devendo ser realizado o exame oftalmológico. Durante a gestação existe um risco para progressão da retinopatia, portanto um exame é recomendado no primeiro trimestre e após de acordo com a determinação do oftalmologista. (Tabela 18.1)

**Tabela 18.1.** de recomendação para Exame Oftalmológico em Retinopatia Diabética

| Tipo DM | Tempo recomendado para Primeiro Exame Oftalmológico | Intervalo mínimo de seguimento |
|---------|----------------------------------------------------|-------------------------------|
| Tipo 1 | 5 anos após o diagnóstico | Anual |
| Tipo 2 | No momento do diagnóstico | Anual |
| Gestação (tipos 1 ou 2) | Início primeiro trimestre | Retinopatia Leve a moderada: 3-12 meses Severa: 1-3 meses |

## DISTÚRBIOS HEMATOLÓGICOS

### Anemia falciforme

A coloração normal do fundo de olho é derivada do epitélio pigmentado da retina (EPR), dos melanócitos da coróide e do sangue na vasculatura retiniana e da coróide. A retina é normalmente transparente. Nos pacientes com anemia grave, o fundo de olho pode se apresentar pálido e os vasos retinianos podem ser menos vermelhos do que o normal.

---

* Causas de baixa visão no diabético: alteração refracional, catarata precoce , edema de mácula, hemorragia de retina, de vítreo, descolamento de retina e neuropatia óptica.

As hemorragias retinianas são achados comuns em pacientes anêmicos, principalmente quando a anemia é acompanhada por trombocitopenia. Na anemia grave, exsudatos algodonosos e hemorragias com centro esbranquiçado podem ser observadas com maior frequência, além das hemorragias retinianas.

Dentre essas doenças anêmicas, a mais relevante é a anemia falciforme que apresenta quadro característico. A anemia falciforme está relacionada à substituição da hemoglobina normal por hemoglobina anômala que produz uma deformidade em foice das hemácias.

A hemoglobinopatia falciforme com maior número de manifestações clínicas é a do tipo SS, que cursa com crises de falcização e hemólise, dando ao paciente um caráter anêmico, o que o torna sujeito a várias transfusões sanguíneas durante a vida. Os portadores do genótipo SC, apresentando alterações sistêmicas irrelevantes, são os que entretanto possuem manifestações mais graves na retina (9).

A freqüência da retinopatia é maior na idade adulta, porém tem sido descrita também em crianças, ressaltando-se a importância do exame oftalmológico precoce e periódico em pacientes portadores de hemoglobinopatias Esta avaliação deve ser periódica e incluir: aferição da acuidade visual e pressão intra-ocular, avaliação das estruturas do segmento anterior com a lâmpada de fenda, bem como uma avaliação da retina, do polo posterior e da periferia, incluindo a angiofluoresceinografia.

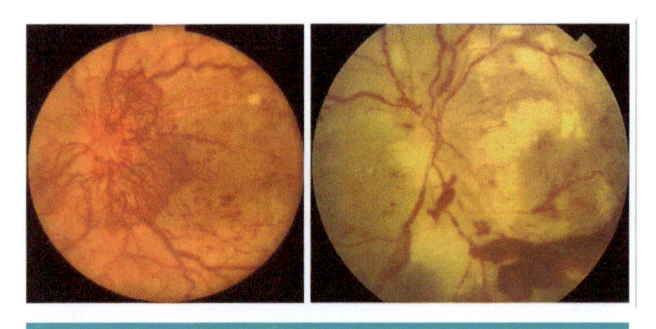

**Figura 18.14.** Neovasos de papila (A), hemorragia pré retiniana, neovasos de retina (B)

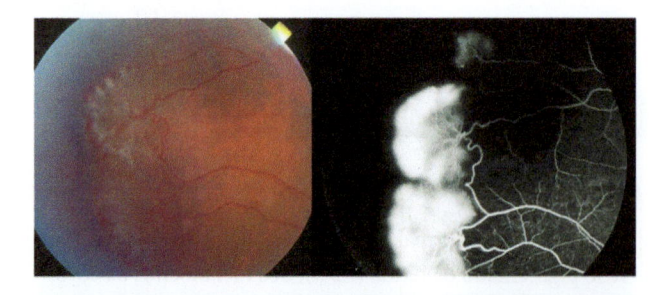

**Figura 18.15.** Neovasos na periferia da retina em "seafan". Foto colorida à esquerda e exame com injeção de contraste intravascular (angiofluoresceinografia) mostrando o extravazamento do corante pelos neovasos à direita.

Os achados oculares são representados por alterações orbitárias, conjuntivais, uveais, papilares e retinianas (10). As alterações de segmento anterior mais importantes são sinal conjuntival e atrofia de íris, como indicadores do diagnóstico, e o hifema, que tem abordagem terapêutica especial em pacientes falciformes.

As alterações retinianas da doença falciforme podem ser não-proliferativas, sendo que os achados têm importância diagnóstica, ou proliferativas, quando existe realmente o risco de morbidade ocular com perda de visão (Veja mais imagens relacionadas no LEIA MAIS 18.2) A retinopatia não proliferativa apresenta: tortuosidade venosa, hemorragias, corpos iridescentes e "black sunburst" (proliferação do EPR secundária a hemorragias), alterações maculares, estrias angióides, anomalias vasculares no nervo óptico e outras alterações vasculares como oclusão da artéria central da retina

Os eventos que levam à retinopatia proliferativa começam quando um segmento vascular é ocluído, há um remodelamento vascular anômalo com mais tendência à neovascularização (Figura 18.14). O tecido neovascular bem desenvolvido tem a característica forma de leque. Esta morfologia foi comparada, por Welch & Goldberg, em 1966 (45), ao invertebrado marinho *Gorgonia flabelum* ou *sea fan* (SF) (Figura 18.15). Os SF podem levar a Hemorragia vítrea e descolamento de retina que, em geral, é misto, ou seja, regmatogênico e tracional, cujo tratamento é o mesmo que os casos convencionais.

Outros casos de anemia podem cursar com alterações fundoscoópicas:

- anemia perniciosa (deficiência de B12) - hemorragias intrarretinianas (em chama de vela, puntiformes e com centro esbranquiçado) e exsudatos algodonosos. As anormalidades retinianas desapareceram após a administração de vitamina B12.

- anemia aplásica (doença com risco de morte caracterizada por pancitopenia e hipoplasia de medula óssea) - hemorragias retinianas, exsudatos algodonosos, hemorragia vítrea, quadros semelhantes a OVCR e papiledema.

## Síndromes de hiperviscosidade

O aumento de viscosidade do sangue causa fluxo menor no olho resultando em dilatação vascular, hemorragias, microraneurismas, isquemias, quadros obstrutivos e exclusão capilar. Após a instauração da isquemia retiniana, pode haver o desenvolvimento da retinopatia proliferativa. A síndrome de hiperviscosidade e anemia associadas às discrasias sanguíneas podem exacerbar e acelerar a retinopatia diabética. A combinação entre diabetes e anemia resulta na redução tanto da capacidade de transporte de oxigênio, como da dissociação do oxigênio sanguíneo, levando a uma maior hipóxia tecidual e consequente isquemia retiniana (15).

Pacientes diabéticos que desenvolvem discrasia sanguínea concomitante, pode haver a rápida progressão de uma retinopatia leve para uma forma proliferativa grave em um curto espaço de tempo (1).

Dilatação e tortuosidade venosa retiniana similar e até mesmo indistinguível em alguns casos dos achados oftalmoscópicos da OVCR podem ser observadas nas discrasias sanguíneas, particularmente nas discrasias plasmocitárias (ex.: macroglobulinemia de Waldestrom, gamopatias monoclonais e, menos comumente, no mieloma múltiplo) (1) (Figura 18.16). A imagem clássica da retinopatia de estase venosa associada à hiperviscosidade é vista na MW.

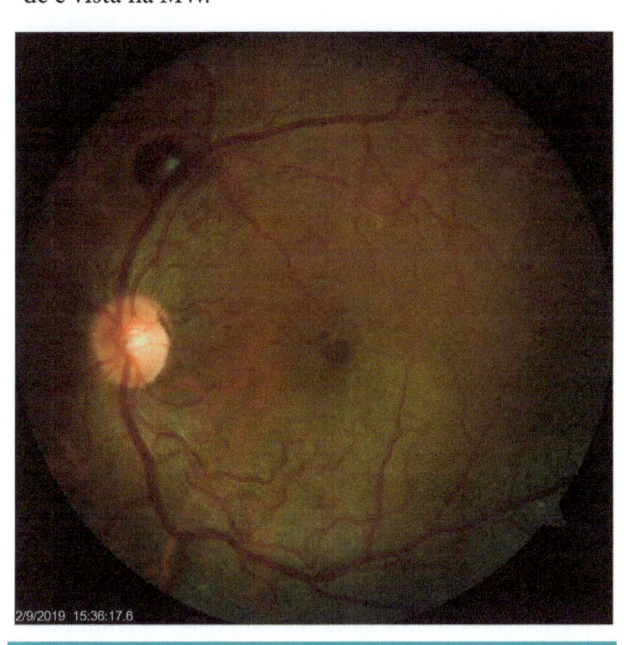

**Figura 18.16.** Dilatação venosa, microaneurismas, edema de mácula e hemorragias retinianas num paciente com mieloma múltiplo.

## Leucemias

As manifestações oculares das leucemias incluem hemorragias intrarretinianas (em chama de vela, puntiformes, com centro esbranquiçado), microaneurismas, exsudatos duros, edema retiniano, exsudatos algodonosos, retinopatia por estase venosa, embainhamento vascular, papiledema, infiltração do disco óptico, neovascularização, vitreíte/hemorragia vítrea, descolamento de retina e EPR e infiltrados retinianos e de coroide (11). A presença de hemorragias intrarretinianas ou outras manifestações oftalmológicas na leucemia aguda, particularmente nas leucemias infantis, pode ser um sinal de mau prognóstico para sobrevida a longo prazo (12). Devido à alta prevalência de lesões oculares assintomáticas, recomenda-se recomenda-se que, no momento do diagnóstico das leucemias agudas na infância, seja realizado o exame oftalmológico como parte da avaliação completa do paciente. Pode haver ainda infiltração de nervo óptico (deve ser diferenciada clinicamente do papiledema).

Infiltrados retinianos e de coróide são observados em pacientes com leucemia. Um infiltrado retiniano leucêmico pode se apresentar como uma massa elevada amarelada de tamanho variável com ou sem hemorragias ou vitreíte associados, com localização mais comum no pólo posterior ou região peripapilar.

A infiltração leucêmica da retina e/ou coróide podem simular uma coriorretinite infecciosa (12)

## Doenças autoimunes

As manifestações oculares ocorrem em várias doenças autoimunes. Existe uma predileção pela úvea, embora possa acometer segmento anterior e posterior também(13).

As doenças reumatológicas mais envolvidas são: lúpus eritematoso sistêmico (LES), artrite reumatoide (AR), espondilite anquilosante, Síndrome de Reiter e Behcet.

LES e AR são as mais relacionadas com ceratoconjuntivite seca (ver Capítulo de Córnea) por inflamação e destruição de glândula lacrimal. Podem causar esclerites levando até necrose tecidual com exposição da úvea. A síndrome de Reiter cursa com conjuntivite, iridociclite (com hipópio) e artrite. A Doença de Behcet também é semelhante ao Reiter, entretanto tem um agravante de causar vasculite oclusiva dos vasos retinianos (ver Capítulo de Uveítes).

A granulomatose com poliangeíte (Granulomatose de Wegener) é outra doença multissistêmica grave que se caracteriza por vasculite de pequenos vasos, comprometendo rins, sistema respiratório e seios paranasais. Pode levar a esclerite necrotizante, ceratite ulcerativa periférica, inflamação crônica da órbita e dacriocistite, (14). (Figura 18.17)

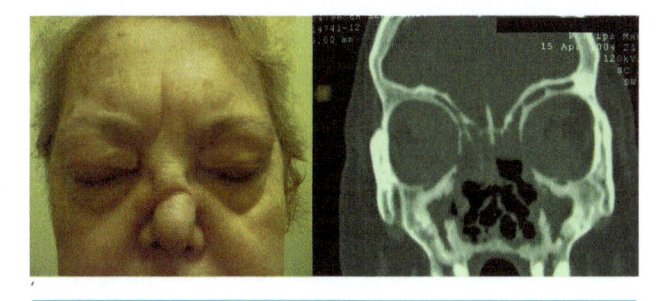

**Figura 18.17.** Granulomatose de Wegener: paciente com proptose bilateral, xantelasma, sinusite e deformidade nasal.

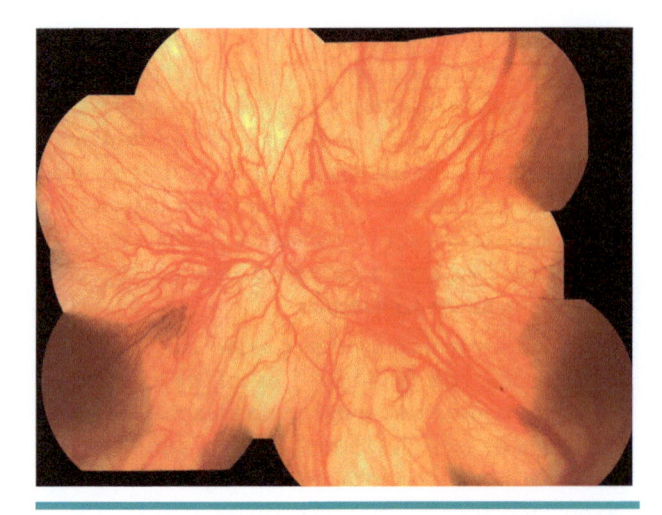

**Figura 18.18.** Albinismo ocular: hipopigmentação do epitélio pigmentado da retina e a correspondente hipoplasia macular, vasos retinianos com distribuição anômala, passando próximo ou através do local onde a mácula deveria estar localizada.

Anticorpos antineutrófilos citoplasmáticos (c-ANCA) é um dado importante no diagnóstico.

Já a sarcoidose é uma doença inflamatória granulomatosa idiopática mediada por linfócitos -T. É uma doença que pode afetar múltiplos sistemas. Os tecidos mais afetados são pulmões, linfonodos, fígado, baço, pele, ossos, cérebro e olhos. Pode cursar com panuveíte que pode comprometer os vasos retinianos além do nervo óptico. (ver Capítulo de Uveítes)

Por último vale destacar a Doença de Vogt-Koyanagi-Harada que afeta estruturas pigmentadas do olho, pele, sinais meníngeos e auditivos. Caracteriza-se por uma panuveíte (iridociclite aguda, coroidite focal e descolamento seroso de retina) (15).

## Doenças hereditárias metabólicas

### Albinismo

O Albinismo inclui um grupo de doenças genéticas diferentes em que a síntese de melanina está reduzida ou ausente. A classificação atual se baseia na mutação genética, dividida entre desordens tirosinase-positivas ou tirosinase-negativa. Quando a redução da produção de melanina afeta os olhos, pele e folículos pilosos a doença é denominada albinismo oculocutâneo. Essas condições geralmente são autossômicas recessivas. Se a pele e cabelos são normalmente pigmentadas denomina-se albinismo ocular, esse normalmente tem padrão de herança ligada ao X. Mulheres portadoras da herança ligada ao X de albinismo ocular podem apresentar transiluminação parcial da íris e pigmentação de fundus em mosaico. O aconselhamento genético inclui determinação do padrão de herança e testes moleculares.

O envolvimento em qualquer um dos tipos de albinismo envolve um dos dois grupos: (1) visão subnormal congênita (geralmente 20/100- 20/400) e nistagmo ou (2) acuidade visual normal ou minimamente reduzida sem nistagmo. O primeiro padrão denomina-se verdadeiro albinismo, o segundo albinoidismo devido seu acometimento visual leve. Ambos os grupos têm em comum fotofobia, transiluminação da íris e fundi hipopigmentados (Figura 18.18). A diferença consiste no fato de que no albinismo verdadeiro existe uma hipoplasia foveal, sem depressão foveal.

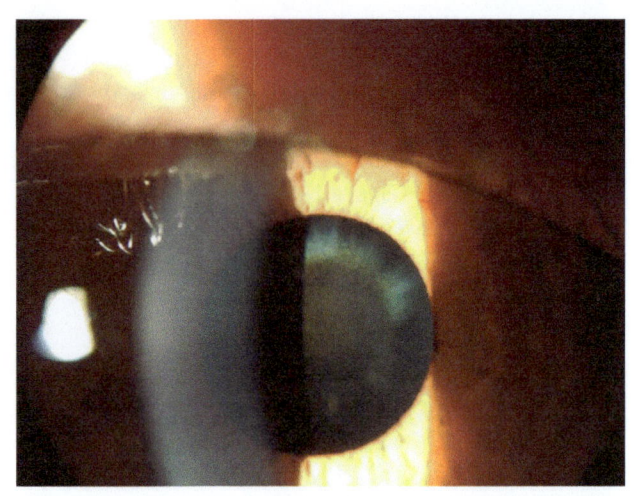

**Figura 18.19.** Catarata em girassol em Doença de Wilson. (Cortesia de Dr. Rodolpho Takaishi Ninin Matsumoto)

O padrão ouro para o diagnóstico do albinismo verdadeiro é o achado de alterações características no Potencial Evocado (VEP).

Na infância todos pacientes com albinismo oculocutâneo tem fenótipo semelhante, com o crescimento e envelhecimento os pacientes com a forma tirosinase-positiva acumulam gradualmente mais pigmento e apresentam escurecimento lento da pele, cabelos, íris e epitélio pigmentado da retina. Em geral, quanto maior pigmentação apresentada melhor o prognóstico visual apresentado, muitos apresentam redução do nistagmo e acuidade visual conforme aumenta a pigmentação.

Existem duas formas de albinismo oculocutâneo potencialmente letais por alterações sistêmicas, a Síndrome de Chédiak-Higashi, uma associação de albinismo com neutropenia, extremamente susceptível a infecções e sangramentos, e a Síndrome Hermansky-Pudlak, caracterizada por deficiência de plaquetas e risco para hemorragias (16).

### Cistinose

A cistinose é causada pelo acúmulo de cistina intralisossomal secundária a um defeito no seu transporte. Existem três tipos da doença: (1) neuropática, (2) início tardio ou intermediária, e (3) benigna. Os cristais de cistina se acumulam na córnea e conjuntiva em todos os três tipos, no entanto os depósitos retinianos ocorrem apenas na forma neuropática.

Os pacientes costumam ser assintomáticos até 8-15 meses de idade, quando apresentam insuficiência renal progressiva, atrasos de crescimento e hipotireoidismo.

A retinopatia se caracteriza por áreas de despigmentação do epitélio pigmentado da retina alternadas com regiões de acúmulo de pigmento irregular, associados a depósitos finos de cristais na retina. Apesar das alterações no exame não há alterações significativas na acuidade visual. O tratamento com cisteamina pode ser benéfico, há uma reação com a cistina lisossomal, formando um dissulfeto que consegue sair do lisossomo(17).

## Doença de Wilson

A degeneração hepatolenticular progressiva, ou doença de Wilson, é um distúrbio genético do metabolismo do cobre. Se não tratada, a doença leva invariavelmente a incapacidade e a morte em última instância. O diagnóstico é facilmente ignorado, mas se descoberto cedo, estão disponíveis tratamentos eficazes que impedirão ou reverterão muitas manifestações desse distúrbio.

Os achados oftálmicos incluem anéis Kayser-Fleischer e catarata em girassol (Figura 18.19). Ambos os achados são reversíveis com terapia médica ou após transplante de fígado. O reaparecimento de qualquer uma dessas alterações oculares em um paciente tratado clinicamente sugere não adesão à terapia.

Os anéis K-F são mais aparentes na periferia da córnea. Eles são causados pela deposição granular de cobre na superfície interna da córnea na membrana de descemet, acometendo primeiramente a parte superior. Os anéis têm uma aparência marrom dourada. Embora às vezes visível a olho nu, o exame da lâmpada de fenda é necessário para confirmar a presença ou ausência de anéis K-F. Outras formas de doenças hepáticas crônicas, especialmente colestase de longa duração e cirrose criptogênica também se observam anéis indistinguíveis dos anéis K-F.

A catarata em girassol é brilhante e multicolorida e situa-se na parte anterior do cristalino. Esses achados geralmente não provocam baixa de acuidade visual. Outros achados menos comuns incluem cegueira noturna, estrabismo exotrópico, neurite óptica e palidez do disco óptico (18).

## Galactosemia

Galactosemia é uma doença autossômica recessiva caracterizada pela incapacidade de converter galactose em glicose. Como consequência há acúmulo de gaalctose nos tecidos, a galactose é então convertida em galactitol. A galactosemia pode resultar de defeitos em uma das três enzimas envolvidas no metabolismo da galactose: galactose 1-phosphato uridyltransferase (Gal-1-PUT), galactoquinase ou UPD galactose 4-epimerase. A forma mais comum e severa da doença, conhecida como galactosemia clássica, resulta do defeito na Gal-1-PUT.

Na galactosemia clássica os seguintes sintomas apresentam-se nas primeiras semanas de vida:desnutrição, hepatomegalia, icterícia, déficit cognitivo. O acúmulo de galactose e galactitol nos cristalinos levam a um aumento da osmolaridade e influxo de água, tipicamente o núcleo e córtex profundo tornam-se opacificados, levando a aparência de "gota de óleo»na retroiluminação do cristalino. Se a doença permanecer não tratada há progressão da catarata para opacificação total dos cristalinos. O tratamento consiste em excluir leite e derivados da dieta. Caso o diagnóstico seja precoce a opacidade cristaliniana pode ser reversível.

A deficiência das outras enzimas leva a uma forma mais branda da doença, menos comum, e a opacidade cristaliniana tende a ser mais tardia (19).

## DOENÇAS INFECCIOSAS

Infecções virais, bacterianas, fúngicas por protozoários e helmintos podem levar a comprometimento ocular e orbitário. Como são muitas doenças, destacamos as mais importantes.

## Virais

### Herpes

A infecção herpética mais frequente é a produzida pelo herpes simples causando lesões vesiculares na pele palpebral e na córnea (ceratite superficial e intersticial). Esporadicamente produzem iridociclite. Nos imunoderpimidos pode causar retinite grave (ver Capítulo 10 - Córnea).

O herpes zoster está relacionado à reativação do vírus, a apresentação mais frequente é o acometimento do dermátomo do ramo oftálmico do nervo trigêmeo (ver Capítulo 6 - Pálpebras)

Pode causar ainda necrose aguda de retina (Capítulo 11 - Uveíte)

Já o citomegalovírus (CMV) tem sua importância em dois momentos, um como diferencial das infecções do recém-nascido (ver Capítulo 19 - Oftalmopediatria) quanto nos pacientes portadores do vírus da imunodeficiência humana.

### HIV

O vírus infecta as células T ocasionando imunodepressão que leva a infecções por microorganismos oportunistas. No olho as infecções por CMV são as mais frequentes, caracterizando-se por retinopatia necrótica hemorrágica.

Retinite e coriorretinite por Herpesvirus e por Toxoplasma também fazem parte do espectro de envolvimento ocular (Capítulo 10 - Uveíte).

## Bacterianas

### Tuberculose

A tuberculose ocular resulta da disseminação endógena de um foco sistêmico. Compromete principalmente a úvea e a retina (Capítulo 11 - Uveíte), embora possa afetar desde órbita até o nervo óptico.

### Hanseníase

Doença granulomatosa crônica produzida pelo bacilo Mycobacterium leprae; em 20-50-% dos casos pode comprometer os olhos por invasão direta dos tecidos oculares, lesão nervosa e inflamação (iridociclite e esclerite). (Figura 18.20)

### Sifilis

Representante máxima das doenças sexualmente transmissíveis, a sífilis afeta todos os órgãos e sistemas. No olho pode levar à ceratite intersticial, uveíte anterior, posterior e panuveíte (Capítulo 11 - Uveíte; Capítulo 19 - Oftalmopediatria)

## Fúngicas

### Candidíase

Acomete o olho por infecção sistêmica em imunodeprimidos levando à retinite granulomatosa necrosante que pode envolver o nervo óptico. Por outro lado a infecção pode se iniciar via parede ocular (córnea) e se disseminar em direção ao vítreo em processo de endoftalmite (ver Capítulo 10 - Córnea)

### Mucormicose

Muito rara, a infecção ocorre principalmente em imunodeprimidos e diabéticos mal controlados. Os fungos em geral atacam o sistema respiratório superior e invadem a órbita e globo ocular produzindo isquemia pela invasão vascular. Placas negras necróticas são patognomônicas. (Figura 18.21)

## Protozoários

### Toxoplasmose

Infecção frequente, causada pelo *Toxoplasma gondii*, pode ser congênita (ver Capítulo 19 - Oftalmopediatria) e adquirida causando uveíte posterior e coriorretinite em diferentes graus de comprometimento visual (ver Capítulo 10 - Uveíte)

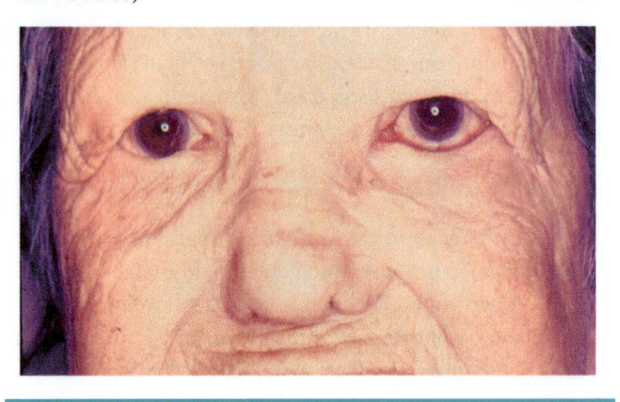

**Figura 18.20.** Paciente com hanseníase: note ausência de cílios e supercílios, olho vermelho devido a lagoftalmo e deformidade nasal.

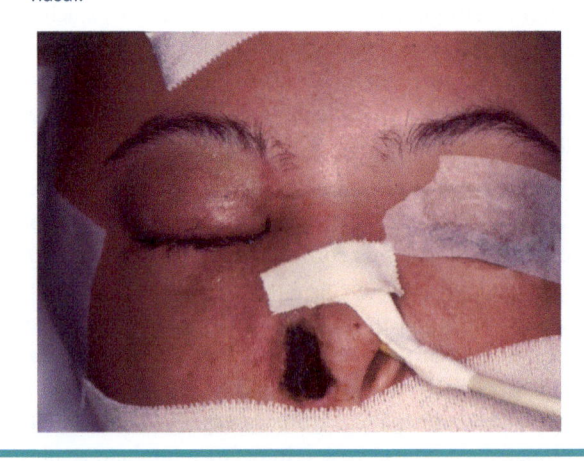

**Figura 18.21.** Mucormicose de órbita, nariz e seios paranasais em paciente com diabetes descompensada. Note a proptose direita e a placa de necrose da asa nasal.

| Pontos -chave |
| --- |
| Muitas alterações sistêmicas podem ser diagnosticadas e monitoradas pelo exame ocular. |
| O exame fundoscópico permite o exame direto da circulação. Hemorragias, exsudatos, microaneurismas, edema de retina e de nervo óptico, alterações de calibre e cor dos vasos- esses parâmetros caracterizam estados hipertensivos e quadros de diabetes mellitus. |
| Doenças hematológicas como leucemias e anemias também apresentam alterações fundoscópicas principalmente envolvendo quadros hemorrágicos. |
| Doenças autoimunes provocam alterações de olho seco, esclerites, uveítes e coroidites. |
| Quadros infecciosos virais, bacterianos e por protozoários também podem levar a comprometimento visual desde a pele palpebral ao nervo óptico causando baixa visual de vários graus. |

## LEIA MAIS 18.1

### Retinopatia hipertensiva e sua relação com —— acidente vascular encefálico

Os vasos retinianos e os pequenos vasos cerebrais compartilham origens embriológicas, características anatômicas e propriedades fisiológicas. Há agora inúmeros estudos que reportaram uma forte ligação entre a presença de retinopatia hipertensiva e AVE clínico e subclínico, além de outras condições cerebrovasculares. Em um estudo multicêntrico dos EUA, pessoas de meia idade hígidas com sinais de retinopatia hipertensiva moderada, tinham maior probabilidade de apresentar infarto cerebral definido pela RNM, lesões cerebrais de substancia branca, atrofia cerebral e microsangramentos cerebrais do que aqueles sem estes sinais (123-127). Além disso, pacientes com sinais de retinopatia hipertensiva moderada no baseline eram mais propensas a desenvolver um AVE clínico incidental e AVE lacunar (128-132), do que pacientes sem estes sinais, apesar do controle dos fatores de risco tradicionais. Outro grande estudo de coorte em Roterdã, reportou associações entre maior diâmetro venular com incidência de AVE hemorrágico (133). Alguns estudos recentes demonstraram que a retinopatia hipertensiva pode auxiliar no refinamento e subclassificação de AVE. Num estudo multicêntrico de pacientes com AVE agudo, diferentes sinais da retinopatia hipertensiva foram associados com subtipos específicos de AVE (134). Por exemplo, estreitamento arteriolar foi associado ao AVE lacunar, enquanto hemorragias retinianas foram relacionadas a hemorragias cerebrais. Estes achados sugerem que sinais hipertensivos refletem microvasculopatia cerebral específica e que estes podem auxiliar no entendimento dos mecanismos fisiopatológicos envolvidos (132, 134-136).

### Retinopatia hipertensiva e sua relação com —— doença coronariana

A presença de sinais de retinopatia hipertensiva é associada a múltiplos marcadores de doenças cardiovasculares subclínicas, incluindo calcificação arterial coronariana, enrijecimento aórtico, hipertrofia ventricular e espessamento das camadas íntima/média nas carótidas. Também há evidência de que sinais de retinopatia hipertensiva sejam preditivos de doença arterial clínica coronariana e insuficiência cardíaca congestiva; entretanto, os resultados destes estudos mostram associações menos consistentes do que com AVE (137-139). Em um estudo, pessoas com retinopatia hipertensiva moderada eram três vezes mais sujeitas a desenvolver insuficiência cardíaca congestiva do que aqueles sem retinopatia, mesmo considerando o efeito de outros fatores de risco cardiovascular (140). A retinopatia hipertensiva também está associada com aumento de risco de morte por doença cardiovascular, por AVE e doença coronariana (91, 141, 142). Um estudo encontrou maior risco de morte por doença coronariana em pacientes portadores de sinais de retinopatia hipertensiva moderada, com risco equivalente ao do diabetes (141). Esses dados sugerem que a retinopatia hipertensiva pode fornecer informações prognósticas adicionais a outros fatores de risco de doença cardiovascular.

### Retinopatia hipertensiva e sua relação com —— lesão de órgão alvo

A significância de sinais de retinopatia hipertensiva como indicadores de risco para doença renal já está estabelecida há bastante tempo (143). Além disso, estes sinais também foram associados a microalbuminúria e insuficiência renal (144-146). Esta associação foi independente da pressão arterial, diabetes e outros fatores de risco, e também foi vista em pacientes sem diabetes ou hipertensão. Além disso, a retinopatia hipertensiva foi correlacionada com hipertrofia de VE, mesmo em pacientes com retinopatia leve a moderada (147-149).

De maneira geral, estes dados sugerem que os sinais de retinopatia hipertensiva são marcadores de doença vascular sistêmica, que podem refletir alterações estruturais pré clínicas nas microcirculações coronarianas e cerebrais, e representam uma grande sobrecarga de risco cardiovascular que predispõem ao desenvolvimento de doenças cardiovasculares (DCV). Logo, a presença de retinopatia hipertensiva pode fornecer informação prognóstica adicional do que outros fatores de risco de DCV.

### Retinopatia hipertensiva e relação com —— demência

A hipertensão é também um fator de risco para perda cognitiva e demência (150). Vários estudos demonstraram que sinais hipertensivos estão associados a pior performance cognitiva e demência, mesmo após de ajuste para idade, níveis pressóricos, e fatores de risco tradicionais (151, 152). Um estudo multicêntrico dos EUA correlacionou sinais de retinopatia hipertensiva com declínio no Mini exame do estado mental modificado (3SME) numa coorte de mulheres idosas (153, 154). Entretanto, nem todos os estudos são consistentes, e em um deles, não houve associação entre retinopatia e incidência de demência, doença de Alzheimer e demência vascular. Estudos recentes também mostraram que mudanças quantitativas nos parâmetros da vasculatura retiniana (ex.: vasculatura retiniana esparsa) estão associados a doença de Alzheimer (155-157). Estes estudos podem proporcionar novos entendimentos a respeito dos mecanismos entre hipertensão e perda cognitiva.

**LEIA MAIS 18.2**

Imagens de retinopatia da anemia falciforme (cortesia da Dra. Maria Teresa Bonanomi)

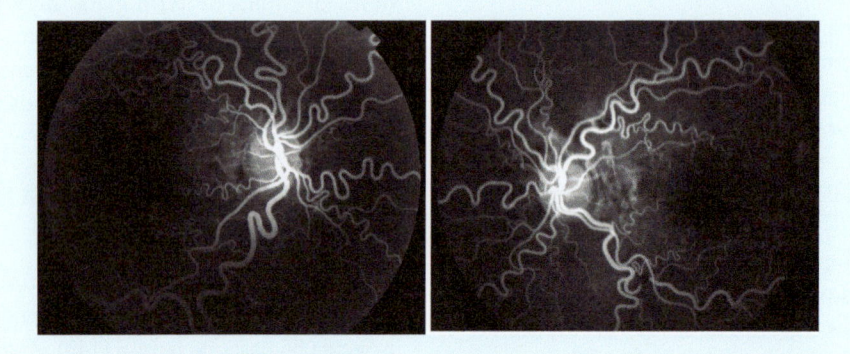

Dilatação venosa ao exame com injeção de contraste intravascular (angiofluoresceinografia).

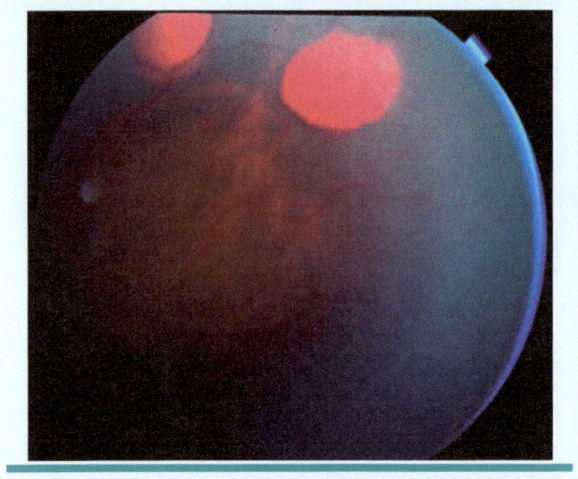

Hemorragia em "salmon patch".

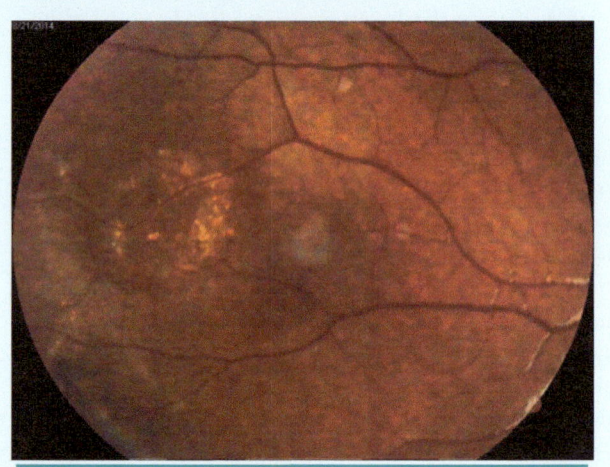

Corpos iridescentes.

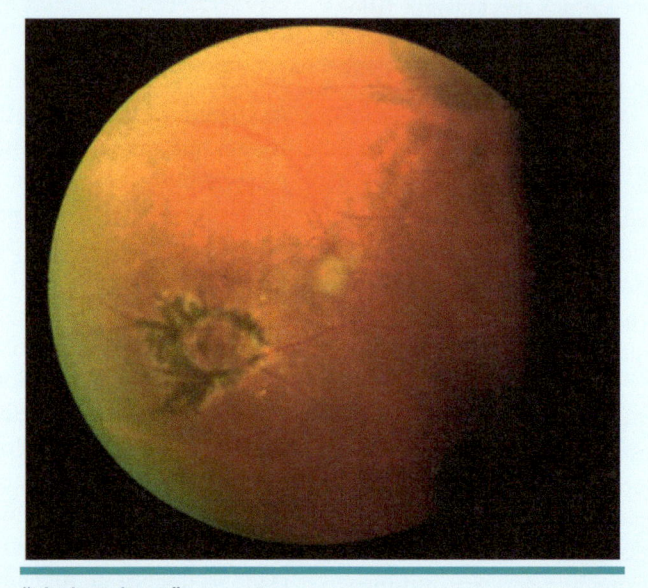

"Black sunburst".

# REFERÊNCIAS BIBLIOGRÁFICAS:

1. Rajagopal R, Apte RS. Seeing through thick and through thin: Retinal manifestations of thrombophilic and hyperviscosity syndromes. Surv Ophthalmol. 2016 Mar-Apr;61(2):236-47

2. Wong TY, Mitchell P. The eye in hypertension. Lancet 2007; 369(9559):425–35.

3. Cheung N, Mitchell P, Wong TY. Diabetic retinopathy. Lancet 2010;376(9735):124–36.

4. Van den Born BJ, Hulsman CA, Hoekstra JB, et al. Value of routine funduscopy in patients with hypertension: systematic review. BMJ 2005;331(7508):73.

5. Luo BP, Brown GC. Update on the ocular manifestations of systemic arterial hypertension. Curr Opin Ophthalmol 2004; 15(3):203–10.

6. Brown GC, Sharma S. Ocular ischemic syndrome. In: Schachat AP, Wilkinson CP, Hinton DR, Sadda SR, Wiedemann P, eds. Ryan's Retina. 6th ed. Philadelphia: Elsevier/Saunders; 2018:chap 62.

7. Ruta et al. Diabet. Med. 30, 387–398 (2013) Zheng et al. Indian J Ophthalmol. 2012 Sep-Oct; 60(5): 428–431

8. American Academy of Ophthalmology 2016-2017 Retina and Vitreo

9. Elagouz M, Jyothi S, Gupta B, Sivaprasad S. Sickle cell disease and the eye: old and new concepts. Surv Ophthalmol. 2010; 55(4): 359-77.

10. Bonanomi, M.T., S.L. Cunha, and J.T. de Araujo, Funduscopic alterations in SS and SC hemoglobinopathies. Study of a Brazilian population. Ophthalmologica 1988; 197(1): 26-33.

11. Davies CE, Whitelocke RA, Agrawal S: Retinal complications associated with hyperviscosity in chronic lymphocytic leukaemia. Intern Med J 38:140, 2008

12. Russo V, Scott IU, Querques G et al: Orbital and ocular manifestations of acute childhood leukemia: Clinical and statistical analysis of 180 patients. Eur J Ophthalmol 18:619–623, 2008

13. Bredvik BK, Trocme SD. Ocular manifestations of immunological and rheumatological inflammatory disorders. Curr Opin Ophthalmol. 1996 Dec;7(6):91-5.

14. Hinojosa-Azaola A, García-Castro A, Juárez-Flores A, Recillas-Gispert

15. C. Clinical significance of ocular manifestations in granulomatosis with polyangiitis: association with sinonasal involvement and damage.Rheumatol Int. 2019 Mar;39(3):489-495.

16. Burkholder BM Vogt-Koyanagi-Harada disease. Curr Opin Ophthalmol. 2015 Nov;26(6):506-11.

17. King RA, Jackson IJ, Oetting WS. Human albinism and mouse models. In: Wright AF, Jay B, eds. Molecular Genetics of Inherited Eye Disorders. Chur, Switzerland: Harwood Academic; 1994: 89-122

18. Pinxten AM, Hua MT, Simpson J, Hohenfellner K, Levtchenko E, Casteels I.Clinical Practice: A Proposed Standardized Ophthalmological Assessment for Patients with Cystinosis. Ophthalmol Ther. 2017 Jun;6(1):93-104

19. Ram J, Gupta A. Kayser-Fleischer ring and sunflower cataract in Wilson disease.JAMA Ophthalmol. 2014 Jul;132(7):873.

20. Stambolian D. Galactose and cataract. Surv Ophthalmol. 1988 Mar-Apr;32(5):333-49.

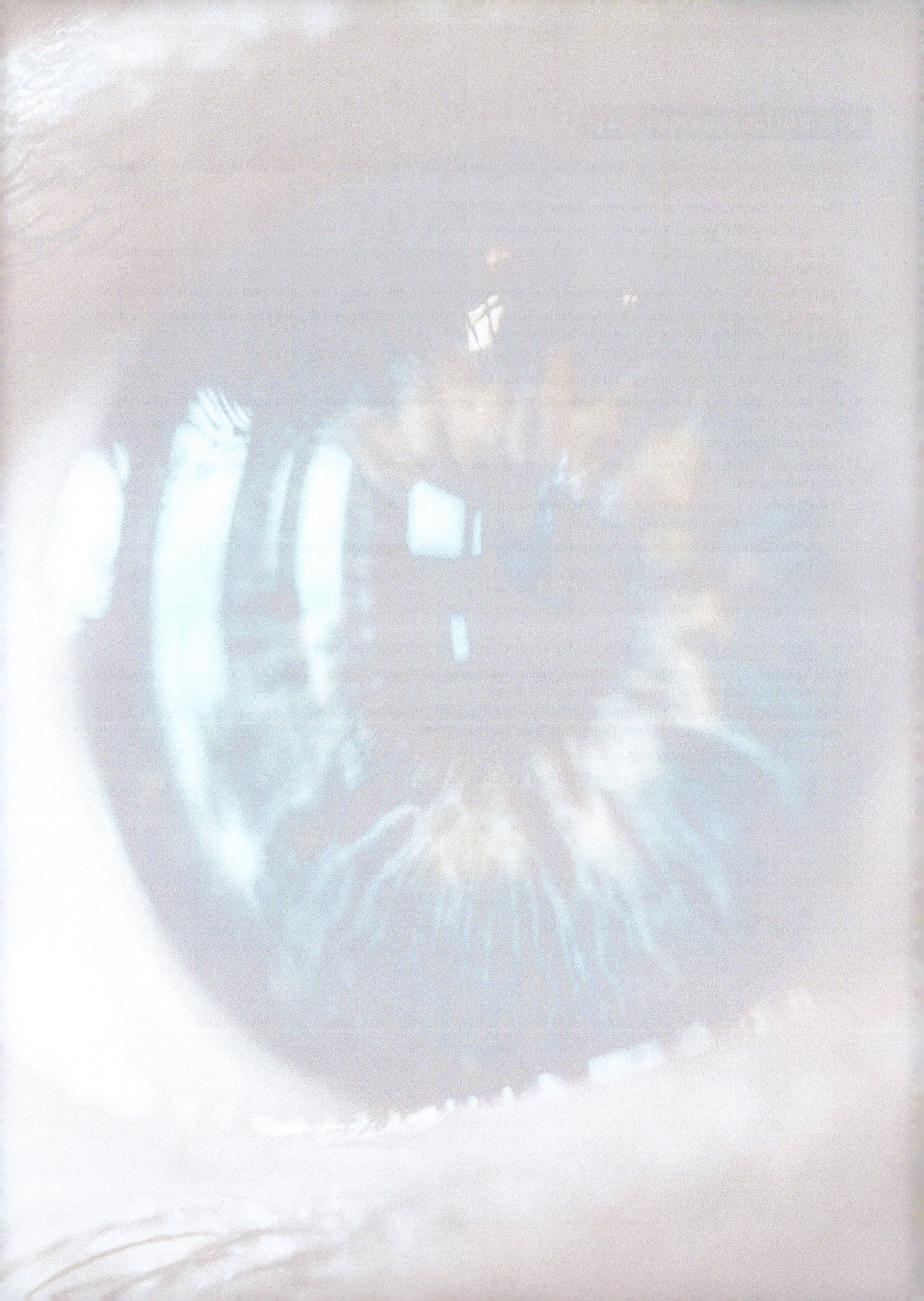

# Melanoma maligno da coroide

Vera Regina Cardoso Castanheira

Felipe Baccega

Várias neoplasias que acometem o olho já foram abordadas em outros capítulos (tumores conjuntivais malignos no Capítulo -Conjuntiva; retinoblastoma no Capítulo - Retina e Oftalmopediatria). O presente capítulo irá enfatizar o melanoma de coroide.

O melanoma maligno (MM) intraocular e dos anexos oculares, ou seja, pálpebras, vias lacrimais e órbita, correspondem apenas a 5% de todos os casos de melanoma que podem afetar os pacientes.[17]

Os intraoculares se desenvolvem a partir de melanócitos localizados na úvea, comprometendo a íris (8%), o corpo ciliar (12%) e a coroide (80%) e, mesmo sendo raro o melanoma maligno da coroide é o tumor intraocular maligno primário mais frequente do adulto.

Sendo fundamental considerar esse diagnóstico com o encaminhamento adequado e imediato do paciente para o subespecialista em oncologia ocular, pois é uma doença com potencial de levar a perda visual ou a morte do paciente, já que ainda não há tratamento adjuvante eficaz para a doença metastática.

## EPIDEMIOLOGIA

A incidência nos Estados Unidos e Europa é de 5 a 7 casos a cada milhão de habitantes por ano [12, 28]

Há maior prevalência, após 65 anos, em caucasianos, em pessoas com íris azul e cabelos louros, sendo raro em afrodescendentes ou asiáticos. Destaca-se que no Brasil os pacientes afetados não raramente têm olhos e cabelos escuros, assim como a pele pigmentada, devemos, portanto, ter o cuidado de considerar o diagnóstico desse tumor nesses indivíduos.

Não é comum história familiar e não há consenso nas publicações por predileção do sexo e, ao contrário

do MM cutâneo, nos melanomas intraoculares a relação com a irradiação ultravioleta é controversa. [19]

## ASSOCIAÇÕES

A ocorrência de MM da coroide está associado a:

- Melanocitose ocular, onde há o aumento congênito e, no geral, unilateral de melanócitos hiperplásicos na episclera, esclera ou na úvea; [27]

- Melanocitose oculodérmica (nevo de Ota), onde se associa a alteração ocular de aumento de pigmentação ao comprometimento da pele periocular e, eventual, da órbita e da leptomeninge ipsilateral por melanócitos anômalos (Figura 19.1), podendo elevar nos caucasianos afetados a incidência de MM da coroide de 1 caso a cada 400 pessoas afetadas, inclusive em menor faixa etária, sendo descritos casos na infância; [27]

- Presença de nevo cutâneo simples e displásico ou de melanoma cutâneo; [2]

- Neurofibromatose Tipo 1, está associada ao aumento de nevo uveal e, eventualmente, ao melanoma maligno da coroide.[13]

## FATORES DE RISCO

Das alterações associadas ao desenvolvimento do melanoma maligno da coroide, destaca-se a possibilidade de surgir de um nevo pré-existente na coroide, daí a importância do seguimento desses pacientes.[12]

## Nevo da coroide

A incidência de nevo da coroide na população americana varia de 4,6 a 7,9%.[29] São lesões raras nas crianças, mais comumente diagnosticadas na adolescência, pois, possivelmente, as células potenciais do tumor já estão presentes ao nascimento como proliferação típica de melanócitos na úvea, porém, tornam-se pigmentados nos adultos jovens.[5]

coroide estão localizados na região posterior ao equador, 22 facilitando o seu diagnóstico.

O nevo é uma lesão sub-retiniana, de pigmentação variável, que, às vezes, altera a retina sobre e ao redor dele, levando a sinais de cronicidade, como drusas e distúrbios da pigmentação do epitélio pigmentar da retina (Figura 19.2), mas devemos estar alertas para a possibilidade de seu crescimento e de transformação em melanoma, sendo o risco anual estimado na população caucasiana americana de aproximadamente 1 em 8845.[23, 29]

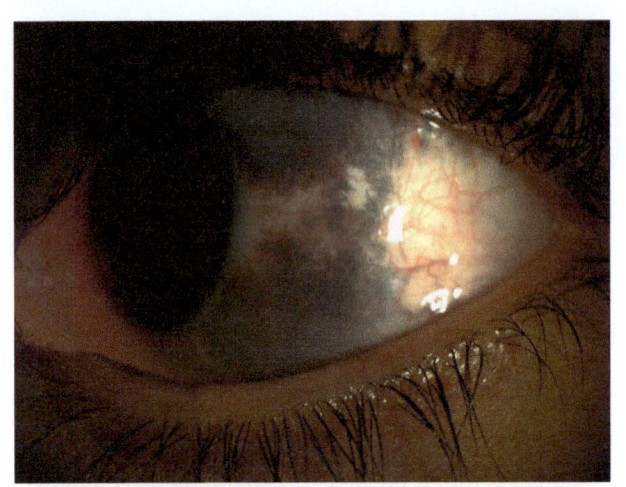

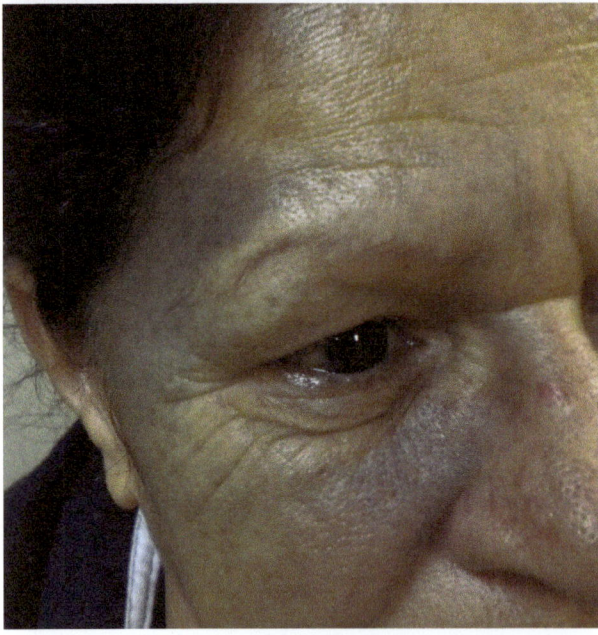

**Figura 19.1.** Melanocitose ocular congênita, afetando a esclera e a úvea e associação de pigmentação da pele periocular (Nevo de Ota)

A maioria dos pacientes é assintomático e assim permanecerá. Nas consultas oftalmológicas onde a avaliação da fundoscopia indireta e sob midríase é realizada são observados, já que ao redor de 90% dos nevos da

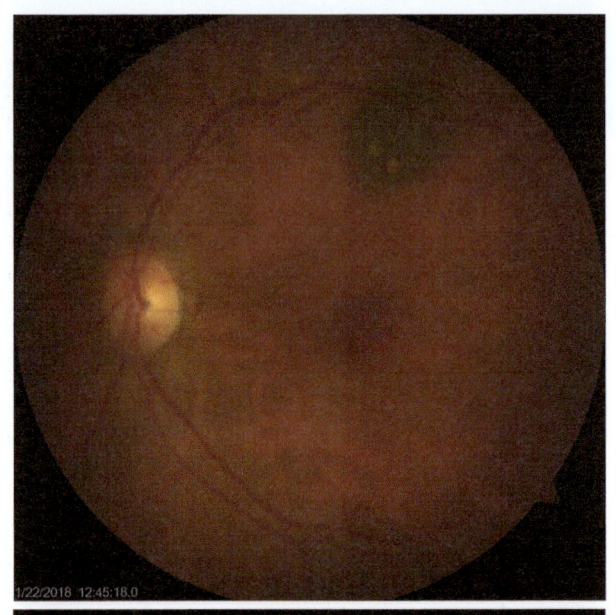

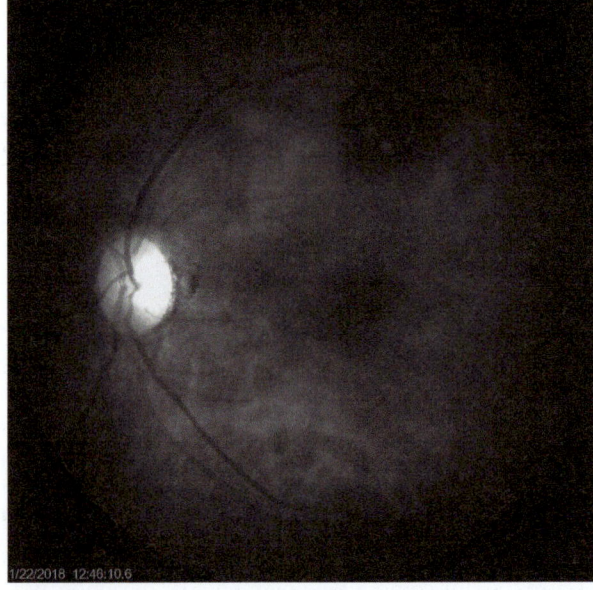

**Figura 19.2.** Nevo plano da coroide, foto colorida e com filtro vermelho, ideal para lesões pigmentadas. Drusa sobre a lesão sugerem cronicidade.

É fundamental considerar os fatores de risco para possível malignização do nevo da coroide, denominado nevo atípico ou pequeno melanoma maligno da coroide, permitindo o tratamento precoce e assim minimizando o risco de doença secundária com que os tumores grandes estão relacionados.[20]

Há vários estudos clínicos onde se identificam na presença de nevo da coroide os principais sintomas e sinais associados ao desenvolvimento do melanoma, sendo esses obtidos na avaliação multimodal, utilizando uma série de equipamentos na avaliação complementar dos mesmos 11:

1. Espessura maior do que 2 mm observado à ultrassonografia;

2. Presença fluido sub-retiniano identificado no exame de Tomografia de coerência óptica (OCT);

3. Sintomas de redução visual (menor que 20/40) na Tabela de Snellen;

4. Pigmento laranja observado sobre a lesão obtido com o uso de filtro de autofluorescência durante a retinografia;

5. Baixa refletividade sonora no interior da lesão (denominado vazio ecográfico) na avaliação pela ultrassonografia ocular;

6. Diâmetro da lesão maior que 5 mm, medido nas fotografias da retina.

Carol Shields, et al, 26 analisando 2355 que evoluíram para melanoma, consideraram os fatores de risco acima relacionados e estimaram o crescimento e transformação para melanoma em 5 anos, de 1% para aqueles sem fatores de risco, 11% com 1 fator, 22% com 2 fatores, 34% com 3 fatores, 51% com 4 fatores, 55% com 5 fatores.

Os nevos sem fatores de risco devem ser observados, com documentação fotográfica (retinografia) e avaliação anual. Os nevos com fatores de risco, avaliados a cada 3 meses no primeiro ano e depois semestralmente, por avaliação clínica e complementar multimodal, e, eventualmente, devemos considerar o tratamento da lesão (Figura 19.3).

## DIAGNÓSTICO

O Melanoma Maligno da coroide quanto mais afastado está da região macular é frequentemente assintomático até atingir grandes dimensões, portanto é fundamental na consulta oftalmológica de rotina realizar a avaliação do fundo de olho sob midríase de preferência com a oftalmoscopia indireta.[12]

Os sintomas quando presentes são variáveis como a redução visual, opacidades móveis no campo visual, alteração de parte do campo visual, fotopsia, e dor variável.

O tumor ao exame apresenta pigmentação variável, espessura maior que 3 mm, configuração cupuliforme

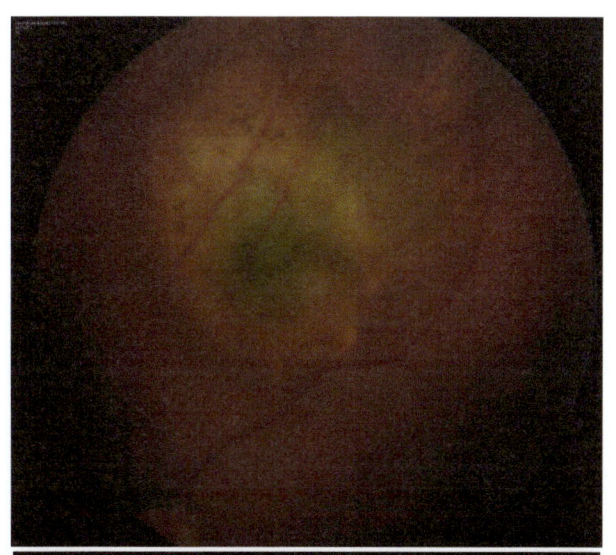
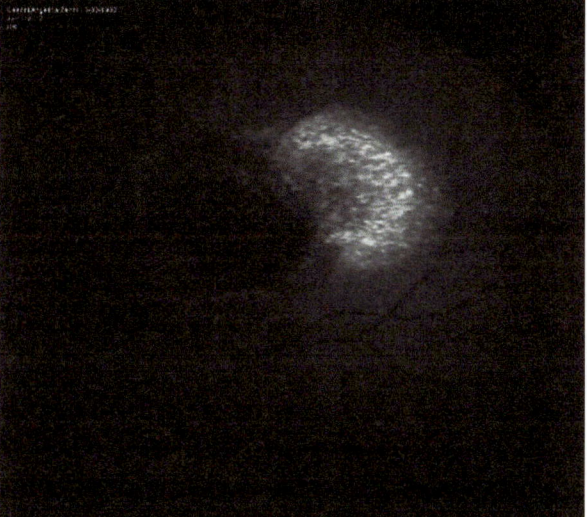
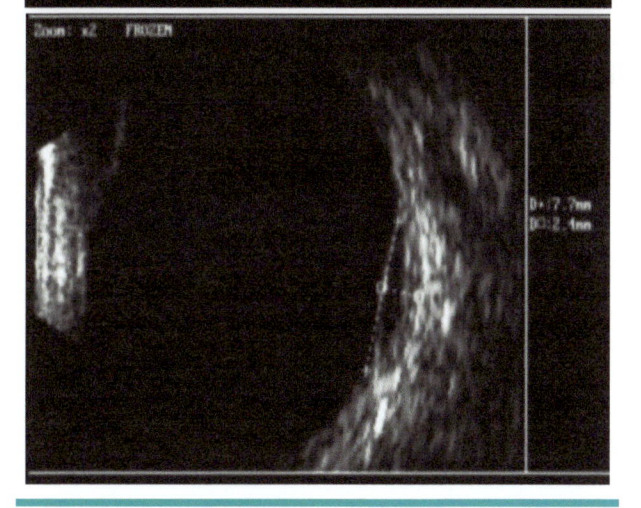

**Figura 19.3.** Nevo suspeito ou pequeno melanoma. Lesão elevada, com pigmento laranja sobre o mesmo, confirmado com o filtro de autofluorescência e sinais de fluido subretiniano ao redor da lesão. O ultrassom indica uma lesão com 2,4 mm de espessura e o interior tem baixa refletividade (vazio ecográfico). Todos esses achados demonstram risco para crescimento.

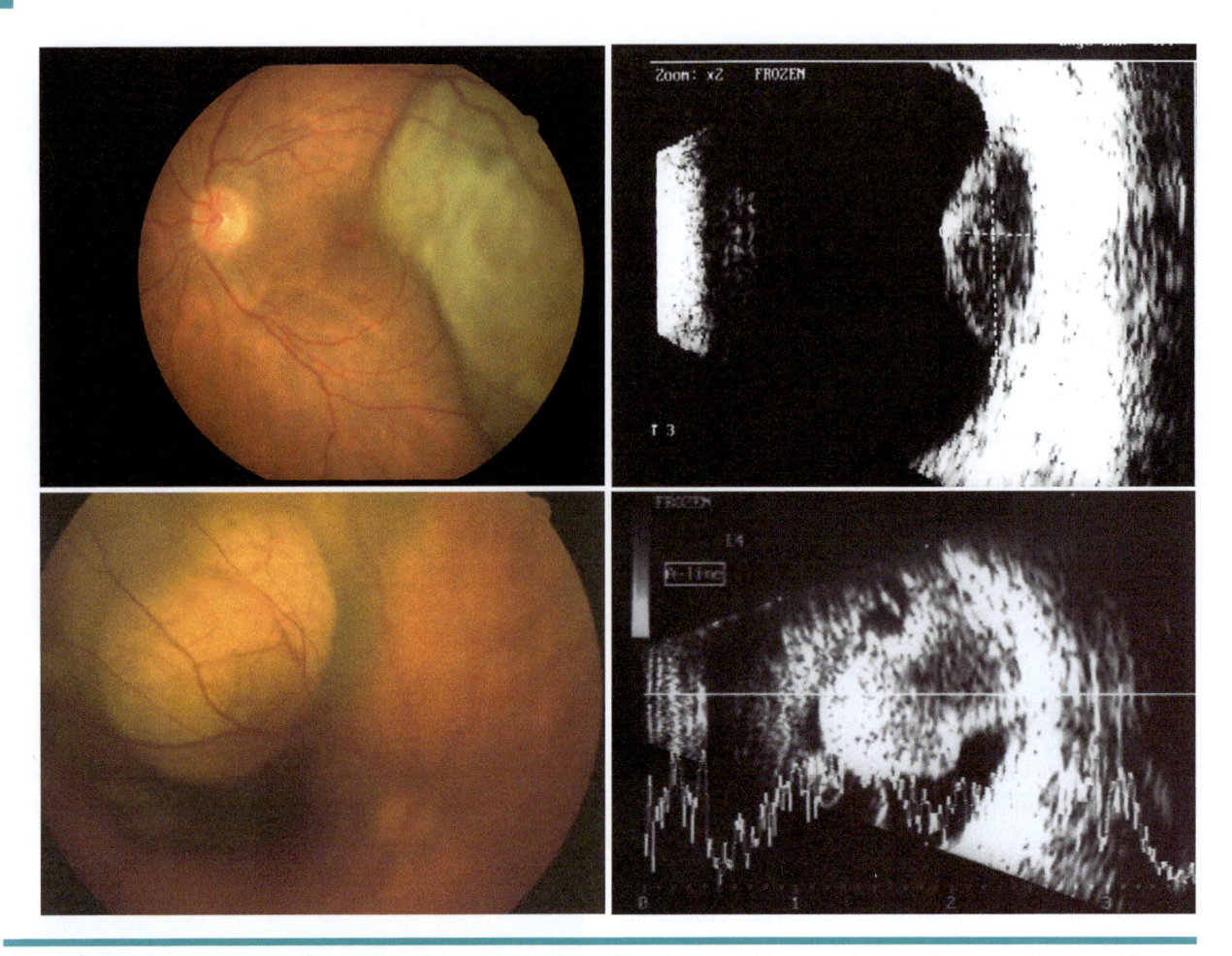

**Figura 19.4.** Melanoma maligno da coroide, acima lesão de dimensão média, cupuliforme e abaixo lesão de grande dimensão, com crescimento para o espaço sub-retiniano, levando a configuração em cogumelo.

ou em cogumelo, quando ocorre a rotura da membrana de Brüch e a lesão ocupa a coroide e o espaço sub-retiniano simultaneamente (Figura 19.4). Excepcionalmente, pode ocorrer o crescimento difuso dificultando o seu diagnóstico.

Eventualmente, os tumores de grandes dimensões, associam-se a descolamento da retina, hemorragia vítrea, glaucoma neovascular, catarata unilateral, vasos episclerais dilatados, denominados vasos sentinelas nas lesões que se estendem ao corpo ciliar e ou até pigmentação subconjuntival ou proptose por crescimento extraocular do tumor.[21]

## EXAMES COMPLEMENTARES

### Ultrassonografia ocular

O ultrassom ocular, também denominada ecografia ocular é o exame complementar de maior importância na avaliação do MM pois, nem sempre será possível realizar a biópsia e o estudo anatomopatológico do tumor, assim os achados clínicos e do ultrassom podem ser os únicos critérios para o diagnóstico e o planejamento do seu tratamento, chegando a acurácia maior que 95,0% nos melanomas da coroide com espessura maior que 3 mm, quando realizados por profissionais experientes, segundo o *Collaborative Ocular Melanoma Study* (COMS).[6] Assim diferente de outras doenças oncológicas se faz o tratamento do melanoma da coroide por braquiterapia ou até a enucleação do olho afetado, mesmo sem a biópsia do tumor.[33]

Aparelhos específicos para a oftalmologia, com sondas de menores proporções e com transdutores que emitem ondas sonoras com maior frequência, ao redor de 8 a 12 MHz, e, a avaliação de forma padronizada nas formas típicas revela um tumor sólido, de configuração cupuliforme ou em cogumelo, único, homogêneo, de média a baixa refletividade interna pelo Modo B, e consequente sinais de absorção sonora (ângulo Kappa no modo A) e de vascularização interna percebida como um movimento discreto e pulsátil no interior da lesão à ultrassonografia. Realiza-se as medidas das dimensões da lesão, espessura e base, colaborando na classificação do tumor por sua dimensão e em consequência para a decisão diagnóstica e no seguimento após tratamento conservador dos MM da coroide.[3,4]

**Vídeo 19.1** Enucleação de olho com melanoma de coróide

## Retinografia

Retinografia, é o nome dado a fotografia da retina. Os equipamentos evoluíram permitindo fotos com diferentes campos ou até de campo amplo, onde quase toda a retina é fotografada e, é interessante para demonstrar a localização e documentar lesões grandes.

Destaca-se a foto colorida, que deve ser feita com flash reduzido e se possível com a função "caliper" do equipamento medir a base da lesão no maior eixo e a 90° desse.

Há possibilidade de usar diferentes filtros no equipamento, o uso do filtro vermelho, ideal para lesões pigmentada da coroide e o filtro de autofluorescência identificando na superfície da lesão áreas de hiperautofluorescência por lipofuscina relacionada ao crescimento da lesão.

## Tomografia de coerência óptica

A Tomografia de coerência óptica a OCT, abreviação do inglês de *Optical Coherence Tomography*, é método de escaneamento óptico da retina, que evoluiu obtendo imagens em maior profundidade, ou seja, da coroide, que pode ser útil em lesão mais posterior e de menor espessura, ou seja, muito útil no seguimento de nevos suspeitos, identificando a presença precoce de fluido sub-retiniano.[24]

## Angiofluoresceinografia

Angiofluoresceinografia, exame que utiliza o retinógrafo, filtros especiais e contraste não iodado, a fluoresceína, injetado na veia do braço, não demonstra achados específicos, mas revelam a vascularização anômala do tumor maligno (dupla circulação e extravasamento do contraste pelos vasos tumorais), ideal para tumores de menor dimensão e no controle pós tratamento.

## Indocianina verde

Indocianina verde, aqui o contraste com o nome do exame, irá circular nos vasos da coroide e, também, não demonstram achados específicos, podendo ser interessante no diagnóstico de transformação maligna em tumores com menor e espessura, mas muita variação na retina sobre a lesão, demonstrando a microcirculação anômala nas lesões e o extravasamento do contraste por esses vasos.

### *Transiluminação ocular*

A transiluminação ocular ideal para as lesões que se estendem anteriormente, permite notar o bloqueio da luz, em lesões sólidas e pigmentadas e na delimiitação das bordas do tumor, utilizado, geralmente, no momento de implante de placa episcleral.

### *Biópsia*

A biópsia por agulha fina ou incisional nas lesões com mais de 3 mm, utilizada quando há dificuldade diagnóstica ou por exigência do paciente, permitindo o exame citológico, o estudo cromossômico e da expressão gênica das células tumorais, realizado de rotina em alguns serviços no exterior, na maioria das vezes é realizada já no momento do tratamento por braquiterapia ou logo após a enucleação.[32]

## Tomografia Computadorizada ou Ressonância Magnética da Órbita

Tomografia computadorizada ou Ressonância Magnética da Órbita (Hipo em T1 e Hiper em T2) só tem sentido na suspeita da extensão orbitária do tumor, caso contrário é dispensável. O ultrassom é mais sensível na detecção de discreto crescimento extraescleral ou pelo nervo óptico.

### *Avaliação sistêmica oncológica*

Avaliação sistêmica do paciente portador de MM da coroide deve incluir exame físico oncológico, avaliação laboratorial com ênfase na função hepática e avaliação de imagem complementar de pulmão e abdome (US, CT, RMN) para verificar presença de doença secundária ou metastática, sendo o fígado o mais acometido. O PET Scan, que vem crescentemente sendo solicitado, não é, no geral, necessário.

### Classificação

O melanoma primário da úvea pode ser classificado por dois sistemas: o do "Collaborative Ocular Melanoma Study" - COMS e o sistema TNM, recomendado pelo "American Joint Committee on Cancer.

### Dimensões do tumor

A classificação pelo tamanho da lesão tumoral pode ser feita considerando a dimensão do tumor definida pelo "Collaborative Ocular Melanoma Study" – COMS 8 :

"Collaborative Ocular Melanoma Study" (COMS):

- **I. Pequeno**. Tumor com altura <= 3mm e diâmetro basal <=5mm

- **II.Médio**. Tumor com altura >3.0mm<=8mm e diâmetro basal >5mm<=16mm

- **III.Grande**. Tumor com altura >8mm e diâmetro basal >16mm

- **TMN**

A classificação TMN da 8° edição da *AJCC Cancer Staging Manual*, onde T é baseado no valor do maior diâmetro basal e da espessura da lesão, N é pela presença ou ausência de comprometimento de linfonodos e M por presença ou ausência de metástases à distância. [14]

Cada aumento de estágios na classificação é relacionado a maior possibilidade de metástase, e, portanto, pior prognóstico de vida.[1]

## ACHADOS PATOLÓGICOS

A avaliação anátomo patológica com o estudo histológico deve ser sempre associada a imunohistoquímica e irá demonstrar o tipo celular dos melanócitos atípicos do presente no tumor, podendo ser fusiforme B (50%), epitelioide (5%) ou mistos (45%), os dois últimos com pior prognóstico de sobrevida do paciente. A análise também considera a infiltração linfocitária, mitoses, necrose celular e vascularização, e esses achados são índices prognósticos de sobrevida. A identificação de Melan A, proteína S-100 e HMB-45 expressas nas células tumorais no estudo imunohistoquímico e fecha o diagnóstico de MM da coroide (CID H: C 69.3).[12]

## ANOMALIAS CROMOSSÔMICAS DAS CELÚLAS – TUMORAIS

Anomalias cromossômicas das células tumorais do MM da coroide, são distintas do melanoma cutâneo e, avaliadas nas amostras obtidas em biópsias ou após a enucleação do globo ocular, podem demonstrar a monossomia do cromossomo 3, que se relaciona a sobrevida menor de 50% dos pacientes em 5 anos. Outras anomalias associadas a pior sobrevida a perda do cromossomo 1p e ganho do cromossomo 8q. Já o ganho do 6p mostra melhor prognóstico por possíveis efeitos protetores.[16,25, 30]

## DIAGNÓSTICO DIFERENCIAL

Principais são tumores metastáticos para a coroide, destacadamente, mama e pulmão, tumores benignos pigmentados, como o nevo, a hipertrofia primária do epitélio pigmentar da retina e o melanocítoma, o hemangioma localizado da coroide um tumor cupuliforme benigno e não pigmentado,o descolamento da retina e da coroide associado a processo hemorrágico sub-retiniano, catarata unilateral, glaucoma neovascular e processo inflamatório atípico, que podem ser associados a presença de tumores intaocular. Assim, se a avaliação fundoscópica não é possível é mandatório realizar o exame de ultrassom ocular.[12]

## TRATAMENTO

O nevo não suspeito e plano deve ser observado, se possível com documentação fotográfica anual (retinografia simples) e os suspeitos devem incluir a Retinografia (colorida, com filtro vermelho e com filtro de autofluorescência), a ultrassonografia, OCT e, eventual, angiofluoresceinografia da lesão, semestralmente, buscando sinais de crescimento ou se há 3 a 4 fatores de risco, quando se considera o tratamento.[23]

Na escolha do tratamento há influência da vontade e da situação clínica do paciente, o prognóstico visual do olho afetado, mas, principalmente, a dimensão do tumor. [10, 31]

Lesões pequenas e médias (menos que 10 mm de espessura e 15 mm de diâmetro) podem ser tratadas de forma conservadora, destacando-se a radioterapia episcleral ou braquiterapia (em nosso meio Iodo 125 e Rutênio 106) e nas lesões de grandes dimensões, junto a 180° do nervo óptico ou com important alterações oculares secundárias ao tumor é indicada a enucleação com reconstrução da cavidade orbitária já no momento do procedimento e rápida a adaptação da prótese ocular no pós-operatório. [32]

Infelizmente, não há adjuvância com eficiência comprovada, iniciando-se protocolos de quimioterapia sistêmica paleativos, que são constantemente revisados, apenas na evolução de doença metastática e o resultado é limitado. A radioterapia orbitária após a enucleação nos casos de invasão da órbita pelo tumor é controversa.[9]

## EVOLUÇÃO E PROGNÓSTICO

No MM da coroide, no momento do diagnóstico, acredita-se que já existam micro metástases, de forma semelhante aos demais tipos de câncer, as células tumorais têm a capacidade de se dispersar à distância especialmente por via hematogênica e então se alojar em órgãos alvo, no geral, no fígado (89% dos casos) e ali continuarem a se proliferar. Na ausência de tratamento adjuvante eficaz os pacientes devem ser periodicamente avaliados por oncologista geral e oftalmológico.

O avanço no diagnóstico e no tratamento dessa doença, não alterou o prognóstico de sobrevida, sendo a taxa cumulativa de metástase de 25% em 5 anos, o maior fator de risco é a grande dimensão de tumor na ocasião do diagnóstico, assim a prevenção e o diagnóstico precoce quando a lesão ainda tem menor dimensão é primordial.[7]

## CONSIDERAÇÕES FINAIS

Aos poucos vai se compreendendo melhor o comportamento distinto do melanoma da coroide em relação ao melanoma cutâneo, quer pelo tempo de evolução e da sobrevida e a diferente resposta às novas drogas usados nos tratamentos sistêmicos para a doença secundária, devido a uma cascata de mutações peculiares no melanoma maligno da coroide, esse processo acontece de forma única e inclusive permite distinguir o melanoma primário da coroide ou raramente de metástase de um melanoma cutâneo para a coroide e, além disso, estimam o risco da lesão levar a tumores à distância.[15]

Talvez novos estudos possam levar a tratamentos específicos, pois só a adjuvância eficaz poderá reduzir os altos índices de mortalidade desses pacientes. No momento a única interferência possível é a descoberta e o tratamento do melanoma da coroide de pequenas dimensões.[18]

## BIBLIOGRAFIA

1. Baron ED, Di Nicola M, Shields C L Updated AJCC classification for posterior uveal melanoma. Retina Today ,2018, May/June: 30-34

2. Bataille V, Sasieni P, Cuzick J, Hungerford JL, Swerdlow A, Bishop J. A.Risk of ocular melanoma in relation to cutaneous and íris naevi. Int. J. Cancer 1995, 60,622-6.

3. Byrne, S.F.; Green, R. L (2002). Intraocular Tumors. In: Ultrasound of the eye and orbit, Saint Louis: Mosby, Inc, pp. 115-190.

4. Castanheira, V. R. C. (2003). Atualidades de Oftalmologia USP. Ecografia Ocular e orbitária, São Paulo: Roca, pp. 183-208.

5. Chien J L, Sioufi K, Surakiatchanukul T, Shields J A, Shields C L. Choroidal nevus: a review of prevalence, features, genetics, risks, and outcomes. Curr Opin Ophthalmol 2017 May;28(3):228-237.

6. Collaborative Ocular Melanoma Study Group. report n.1 Accuracy od diagnosis of choroidal melanomas in the collaborative ocular Melanoma COMS report . 1 Arch Ophthalmol 1990;108:1268-73)

7. Collaborative Ocular Melanoma Study Group. Assessment of metastatic disease status at death in 435 patients with large choroidal melanoma in the Collaborative Ocular Melanoma Study (COMS): COMS report no. 15. Arch Ophthalmol. 2001 May;119(5):670-6.

8. Collaborative Ocular Melanoma Study Group Report No. 1. Accuracy of diagnosis of choroidal melanomas in the Collaborative Ocular Melanoma Study. COMS report no. 1. Arch Ophthalmol. 1990; 108: 1268–1273.

9. Collaborative Ocular Melanoma Study Group.The COMS randomized trial of iodine 125 brachytherapy for choroidal melanoma: V. Twelve-year mortality rates and prognostic factors: COMS report No. 28. Arch Ophthalmol. 2006 Dec;124(12):1684-93.

10.Cruickshanks KJ, Fryback DG, Nondahl DM, Robinson N, Keesey U, Dalton DS et al. Treatment choice and quality of life in patients with choroidal melanoma. Arch Ophthalmol 1999;117:461-7.

11.Dalvin L A, Shields CL, Ancona-Lezama D, Yu M D, Di Nicola M, Williams Jr, BK, Lucio-Alvarez J A, Ang SM, Maloney S, Welch RJ, Shields, JA. Combination of multimodal imaging features predictive of choroidal nevus transformation into melanoma.Br J Ophthalmol. 2019 Oct;103(10):1441-1447.

12.Damato, B. E. (2000). Uveal Melanoma. In: Ocular tumors. Diagnosis & Treatment, Oxford:Butterworth-Heinemann, pp. 55 a 93.

13.Friedman S M, Margo C E. Choroidal melanoma and neurofibromatosis Type 1. Arch. Ophthalmol., 1998, 116, 694-5.

14.Kivelä T, Simpson R E, Grossniklaus, HE, et al Uveal melanoma. In: AJCC Cancer Stanging Manual, 8 th ed.New York, NY: Springer; 2016:805-817.

15.Landreville S, Agapova O.A., Harbour JW. Review. Melanoma biology and new targeted therapy. Future Oncol. 2008 Oct; 4 (5):629-36.

16.Nielsen M, Dogrusöz M, Bleeker J C, Kroes W G,van Asperen C A, Marinkovic M, Luyten G P M, Jager M J. The genetic basis of uveal melanoma. .J Fr Ophtalmol 2015 Jun;38(6):516-21.

17.Lucena E, Goldemberg D C,Thuler L C, Melo A C. Epidemiology of uveal melanoma in Brazil. Int J Retina Vitreous. 2020; 6: 51, 1-19.

18.Rishi P, Koundinya V V, Shields CL Using risk factors for detection and prognostication of uveal melanoma.Indian J Ophthalmol.2015 Feb;63(2):110-6.

19.Schwartz LH; Ferrand R; Boelle P Y; Maylin C ; D'Hermies F; Virmont J .Lack of Correlation between the Location of Choroidal Melanoma and Ultraviolet-Radiation Dose Distribution. Radiat Res (1997) 147 (4): 451–456.

20. Shields CL, Shields JA, Kiratli H, et al: Risk factors for metastasis of small choroidal melanocytic lesions. Ophthalmology 1995; 102:1351-1361.

21. Shields J., Shields C. Intraocular Tumors. An Atlas and Textbook. In Shields J., Shields C.(eds): Posterior Uveal Melanoma: Clinical Features. Lippincott, Williams & Wilkins, Philadelphia,2008,85- 115.

22. Shields, J. A.;Shields, C. L. (2008). Posterior Uveal Melanoma: Diagnortic

23. Approaches. In: Intraocular Tumors. An Atlas and Textbook, Philadelphia: Lippincott Williams & Wilkins, pp. 128-138.

24. Shields CL, et al "Choroidal nevus transformation into melanoma. Analysis of 2,514 consecutive cases" Arch Ophthalmol 2009; 127(8): 981-87.

25. Shields CL1, Pellegrini M, Ferenczy SR, Shields JA. Enhanced depth imaging optical coherence tomography of intraocular tumors: from placid to seasick to rock and rolling topography. Retina. 2014 Aug;34(8):1495-512.

26. Shields CL, Pefkianaki M, Mashayekhi A, Shields JA, Ganguly A. Cytogenetic results of choroidal nevus growth into melanoma in 55 consecutive cases. Saudi J Ophthalmol. 2018 Jan-Mar;32(1):28-32.

27. Shields CL, Dalvin L A, Ancona-Lezama D, Yu M D, Di Nicola M, Williams Jr, BK, Lucio-Alvarez J A, Ang SM, Maloney S, Welch RJ, Shields, JA. Choroidal nevus imaging features in 3,806 cases and risk factors for transformation into melanoma in 2,355 cases: The 2020 Taylor R. Smith and Victor T. Curtin Lecture

28. Singh AD, De Potter P, Fijal BA, Shields CL; Shields JA, Elston RC. Lifetime prevalence of uveal melanoma in white patients with oculo (dermal) melanocytosis. Ophthalmology, 1998;105, 195-8.

29. Singh AD, Topham A. Incidence of uveal melanoma in the United States: 1973-1997. Ophthalmology. 2003;110:956-961.

30. Singh AD, Kalany P , Topham A. Estimating the risk of malignant transformation of a choroidal nevus. Ophthalmology. 2005;112 (10):1784-1789.

31. Speicher M, Prescher G, Manoir S, Jauch A, Horsthemke B, Bornfeld N, Becher R, Cremer T. Chromosomal Gains and Losses in Uveal Melanomas Detected by Comparative Genomic Hybridization Cancer research 1994 July 15 (54):3817-3823.

32. Sussman T A, Funchain P, Arun Singh A. Clinical Trials in Metastatic Uveal Melanoma: Current Status. Ocul Oncol Pathol 2020 ;6(6):381-387.

33. Vasileios Petousis, Paul Finger. Current Methods for the Diagnosis and Treatment of Choroidal Melanoma. US Ophthalmic Review, 2012;5(1):62–9

34. Wilczek M A, Gold A S, Ehlies F J, Murray T J. Case Report: Importance of B-scan Ultrasonography for the Detection of Choroidal Melanoma. Optom Vis Sci 2018 Oct;95(10):971-974.

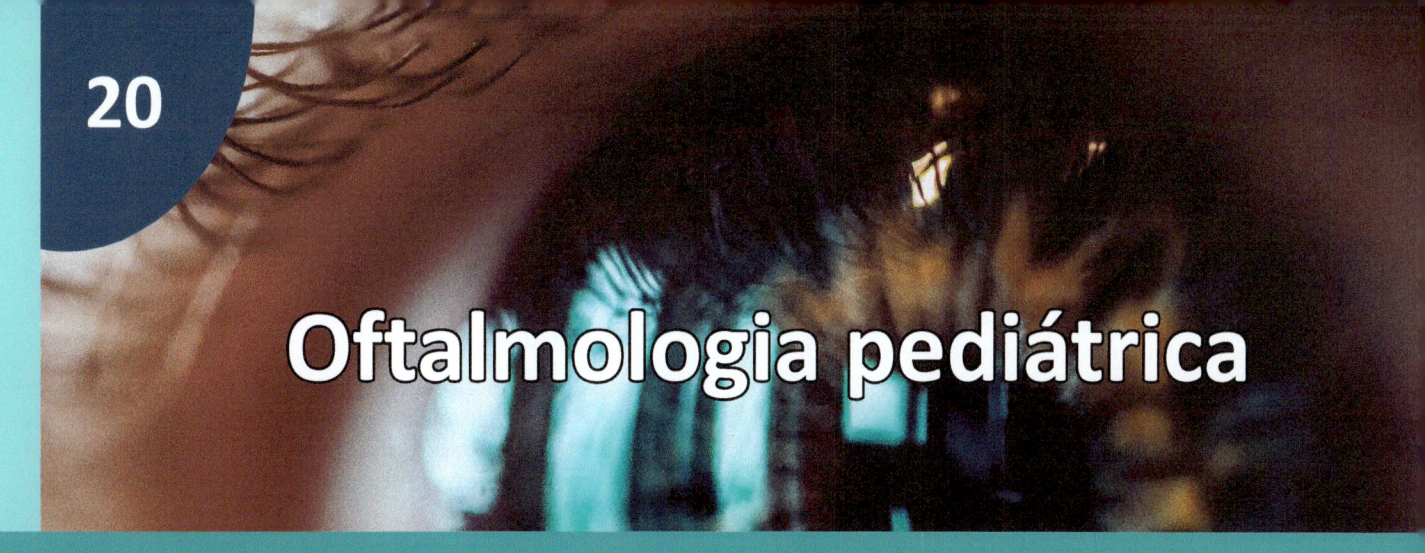

# Oftalmologia pediátrica

Rosa Maria Graziano

## INTRODUÇÃO

O olho da criança está em desenvolvimento e algumas doenças adquirem características próprias. A fisiologia e o tratamento de catarata e glaucoma congênitos são diversos do adulto; a prescrição de lentes, observa regras próprias, quando o cliente é uma criança.

A visão é um dos mais importantes sentidos no desenvolvimento físico e cognitivo normal da criança e adolescente. Através da visão, percepções externas são recebidas, processadas e irão interferir nos valores adquiridos do mundo exterior. Para que haja desenvolvimento normal da visão, são necessárias boas condições anatômicas e fisiológicas de toda a via óptica. Qualquer obstáculo à formação de imagens nítidas em cada olho, podem levar a um mau desenvolvimento visual, que se tornará irreversível se não tratado em tempo hábil.

### Desenvolvimento visual e indicação do exame – oftalmológico

A prevenção à cegueira infantil é uma das cinco prioridades do projeto da Organização Mundial da Saúde "VISION 2020 - Right to Sight" com a finalidade de eliminar a cegueira prevenível ou tratável (1). No Brasil, toxoplasmose, catarata congênita, retinopatia da prematuridade (ROP), glaucoma congênito e erros refrativos são as principais causas de cegueira prevenível que se tratadas em tempo adequado permitem um melhor prognóstico visual.

O Teste do Reflexo Vermelho (TRV) Figura 20.1, realizado nas maternidades, permite o diagnóstico e tratamento precoce de catarata e glaucoma congênitos. O TRV repetido aos 1 e 3 anos permite o diagnóstico do retinoblastoma e outras retinopatias. A prevenção à ROP e o diagnóstico de erros refrativos não corrigidos, em um país continental como o Brasil, demanda um empenho governamental e campanhas de esclarecimento da população.

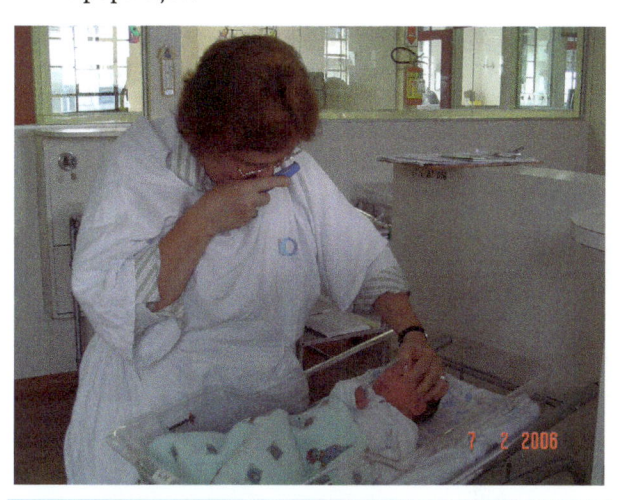

**Figura 20.1.** Teste do reflexo vermelho em berçário

Os primeiros 3-6 meses de vida são o período crítico do desenvolvimento visual, até os 2-3 anos a visão se aprimora e atinge a visão do adulto, após os 8-9 anos de vida temos muita dificuldade de combater a ambliopia, pois o desenvolvimento visual estará completo. Baseando-se no desenvolvimento visual da criança o ideal será avaliá-la no berçário e aos 1, 3, 5, 7 e 9 anos. Isto demanda conscientizar as famílias da importância do exame oftalmológico preventivo nos primeiros anos de vida da criança. Campanhas governamentais e orientação aos pediatras e médicos de família são fundamentais.

Em condições de emergência o exame deve ser imediato; na presença de sinais e sintomas como cefaléia, lacrimejamento, olhos vermelhos, dor e fotofobia, baixo rendimento escolar e aproximar-se muito de objetos o exame deve ser realizado a qualquer tempo quando ocorrer.

## *Exame da criança no berçário*

O pediatra deve fazer o exame externo, a pesquisa dos reflexos fotomotores (RFM) e o TRV em todo recém-nascido (RN). O oftalmologista deve complementar o exame em algumas condições abaixo listadas:

- Nas crianças prematuras (RNPT) com peso ao nascer (P) <1500 gramas (g) e/ou idade gestacional (IG)< 32 semanas (s)

- Quando houver suspeita de glaucoma congênito, casos sindrômicos ou em infeção materna durante a gestação.

- Quando o TRV for suspeito ou ausente.

- Quando apresentar trauma de parto, conjuntivite neonatal ou septicemia.

O roteiro do exame oftalmológico inicia-se com informações sobre a história familiar, condições da gestação, parto e exames realizados no pré-natal. No exame deve-se:

1. Olhar a face, observando assimetrias e alterações em supercílios, margens orbitárias, pálpebras, fenda palpebral, cílios, conjuntiva, pontos lacrimais, saco e glândula lacrimal e o olho propriamente dito; Figura 20.2.

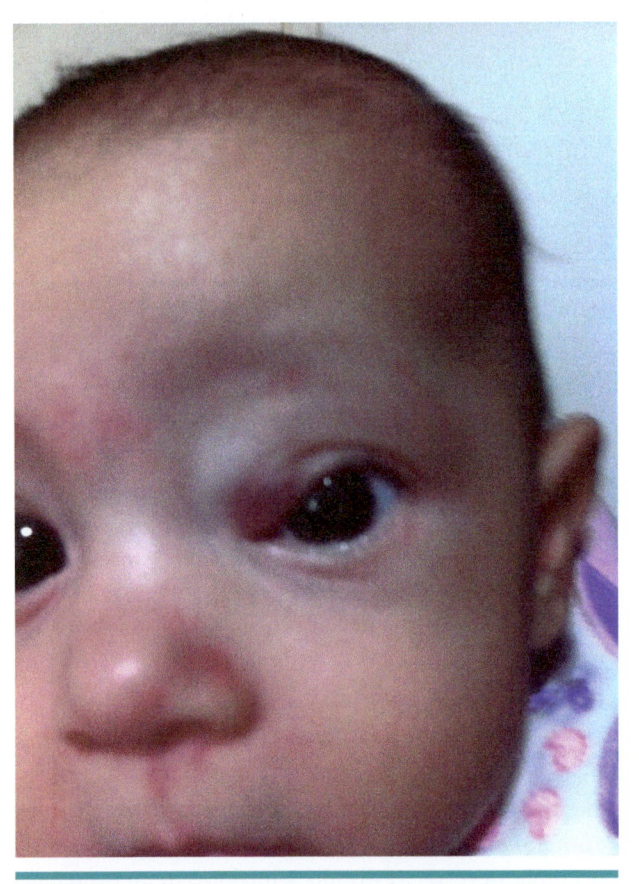

**Figura 20.2.** Exame ocular da face. Observe o hemangioma palpebral.

2. Medir o diâmetro corneano e observar se existe opacidade de córnea, alterações do RFM e se a pupila tem formato e aspecto normal;

3. Mapeamento de retina com exame de periferia de retina;

4. Em condições especiais poderá fazer a biomicroscopia do segmento anterior, tonometria de aplanação, gonioscopia, ultrasom ocular (US) e angio-tomografia de coerência óptica da retina (Angio -OCT).

Exame da criança pré-verbal

O exame deve ser precedido por história clínica pregressa; história e cronologia da queixa atual.

1. Avaliação da acuidade visual (AV): ao redor de 30-36 meses já conseguimos a informação da AV com a tabela de Lea Hyvarinen (Figura 20.3) e após os 4 anos usamos as tabelas com optotipos do E. Nos primeiros meses de vida observamos o comportamento da criança e os marcos do desenvolvimento visual (Tabela 20.1). Uma criança que não atinja estes parâmetros deve ser avaliada com potencial evocado visual de varredura (PEV-V) ou testes de olhar preferencial. Estes exames podem ser solicitados também para crianças com desenvolvimento neurológico comprometido ou para medir a AV com acurácia em condições de seguimento e indicação cirúrgica da catarata congênita como exemplo.

A partir de 1 ano de idade é possível estimar o erro refrativo, o alinhamento ocular, o posicionamento das pálpebras e a presença de opacidade de meios com

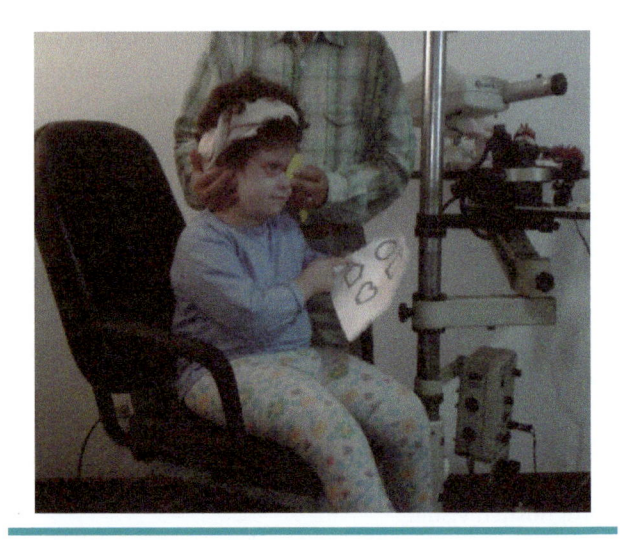

**Figura 20.3.** Teste de Acuidade visual com figuras de Lea Hyvarinen

*Fonte: Adaptada pela autora baseada nas informações do trabalho: Hyvärinen L, MD, PhD; Walthes R, PhD; Jacob N, et al. Delayed Visual Development: Development of Vision and Visual Delays. http://www.aao.org/ pediatric-center-detail/delayed-visual-development-development-of-vision-v JAN 27, 2016*

auto-refratores infantis como o Plusoptix® (Figura 20.4). A criança deve cooperar brevemente, apenas para fixar na câmera até que o software identifique se há fatores de risco relacionados às principais afecções visuais. O custo do aparelho é elevado e o resultado não é superior ao exame do oftalmologista; no exterior é usado pelo pediatra como triagem de causas de ambliopia.

**Tabela 20.1.** Desenvolvimento Visual Adaptado de Lea Hyvarinen.

| Idade | Comportamento |
|---|---|
| 0-1 m | Gira a cabeça na direção da luz.<br>Contato visual 6-8 sem, segue objetos |
| 2-3 m | Contato visual intenso<br>Interesse em móbiles e na face humana |
| 3-6 m | Descobre as próprias mãos<br>Pega objetos<br>Troca fixação<br>Observação de brinquedos |
| 7-10 m | Percepção de pequenos objetos.<br>Primeiro, toca o objeto depois "pinça" o objeto.<br>Reconhecimento de objetos parcialmente escondidos |
| 11-12 m | Orientação visual em casa<br>Reconhecimento de pessoas e figuras<br>Brinca de esconde-esconde |
| 18 meses | Pode montar quebra cabeças simples<br>Se interessa por livros e figuras<br>Pode reconhecer figuras que representam objetos reais<br>Gosta de escutar histórias<br>Pode reconhecer objetos e figuras como maçã, casa, bola |
| 24 meses | É capaz de reconhecer que figuras podem ter diferentes tamanhos e ser a mesma coisa<br>É capaz de arrumar figuras semelhantes em grupos<br>É capaz de informar acuidade visual com figuras simples<br>É capaz de olhar pequenas figuras de forma semelhante com os dois olhos |

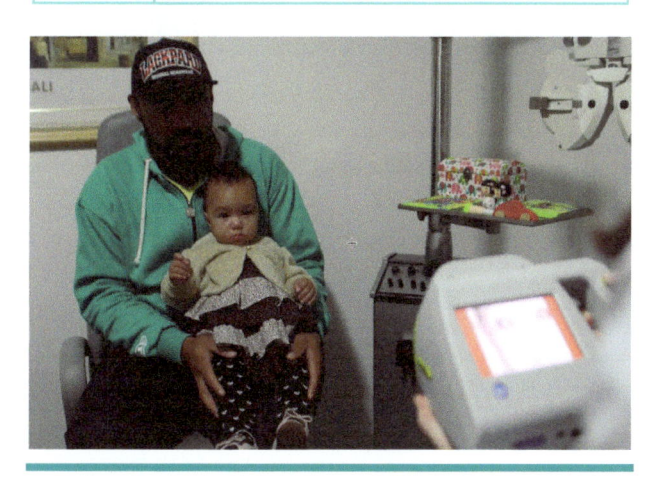

**Figura 20.4.** Cálculo do erro refrativo com Plusoptix

2. Pesquisa dos RFM e motilidade extrínseca ocular (ME): uso de lanternas na forma de super-heróis, princesas, galinha pintadinha ajudam o examinador para a pesquisa dos RFM e ao mesmo tempo para o teste de cover para perto. (Figura 20.5).

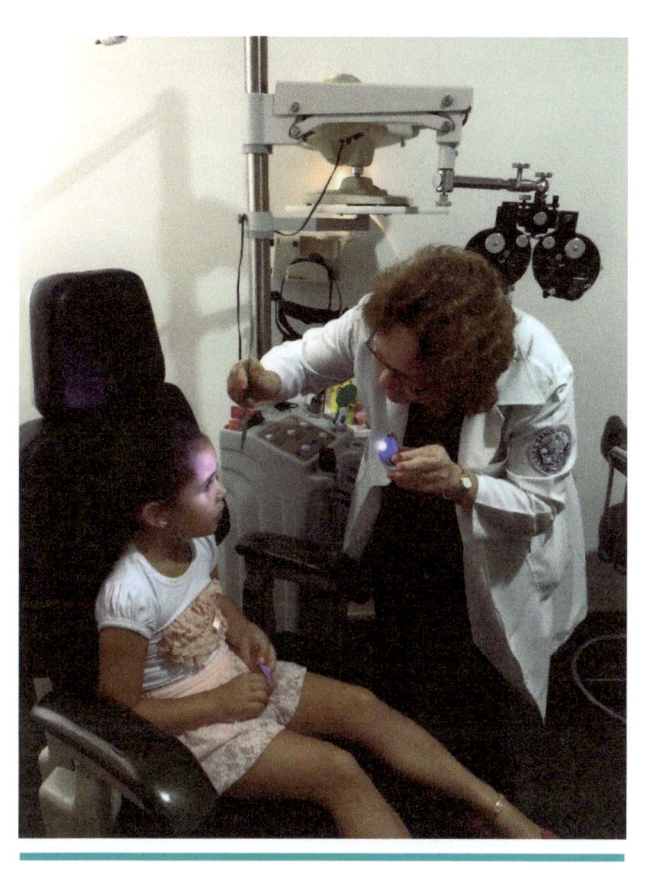

**Figura 20.5.** Avaliação de motilidade ocular e reflexos fotomotores: aplicativo A galinha pintadinha

O uso de aplicativos e vídeos infantis auxiliam muito avaliação da fixação, seguimento do objeto nas várias posições do olhar e a acomodação visual. A criança está familiarizada com estes personagens e participa do exame ativamente seguindo um personagem do vídeo com seu dedo e desta forma permite avaliação da sua coordenação olho-mão e a capacidade de processar objetos em movimento.

3. Cálculo do erro refrativo deve ser realizado com cicloplegia e as orientações de prescrição variam com a idade da criança. A Sociedade Brasileira de Oftalmologia Pediátrica (SBOP) sugere a prescrição de lentes resumida na Tabela 20.2.

A autora criou a tabela à partir de dados do site da SBOP

4. Avaliação da visão de cores: usar o teste de Ishihara ou aplicativos como color test.

5. Pesquisa do TRV deve ser repetida com 1 e 3 anos e tem a finalidade de detectar casos tardios de catarata congênita e retinopatias.

6. O exame do seguimento anterior descrito para exame no berçário é acrescido do exame em lâmpada de fenda.

7. Mapeamento de retina (MR) deve ser realizado com a criança deitada; a depressão de periferia de retina após os 6 meses de vida é muito difícil. Se no exame até equador se observar áreas suspeita ou a doença necessitar avaliação periférica, o exame deve ser feito sob sedação.

8. Conforme a doença ou os achados de exame, podem ser necessários gonioscopia, medida do desvio com prismas, US, retinografia, tomografia de coerência óptica (OCT), angio-OCT e angiofluoresceinografia.

A grande importância do TRV é a detecção precoce de doenças que comprometem o eixo visual, como opacidades de córnea, catarata congênita, traumas de parto, glaucoma congênito, hemorragias de retina e vítreo além de algumas retinopatias infecciosas.

Opacidades de córnea (veja mais no Capítulo 10- Córnea)

As opacidades de córnea do RN acometem de 3 a 6 RN a cada 100.000 nascidos [2] e, para efeito didático, podem ser divididas em:

- Anomalias estruturais da córnea: microcórnea e megalocórnea
- Causas metabólicas: mucopolissacaridoses, cistinose e tirosinemia
- Distrofias corneanas hereditárias: Distrofia endotelial hereditária congênita e distrofia polimorfa posterior.
- Causas infecciosas: Herpes simples, conjuntivite gonocócica, rubéola e sarampo.
- Trauma de parto
- Disgenesias do segmento anterior: dermoide, esclerocórnea e anomalia de Peters
- Glaucoma congênito

Defeitos da porção posterior da córnea: ceratocone posterior, estafiloma corneano.

O espaço editorial não permite discorrer por cada uma das etiologias, mas vale lembrar:

A microcórnea caracteriza-se por olho de tamanho normal, com uma córnea menor, geralmente com diâmetro menor do que 10,0mm. Deve ser diferenciada do microftalmo e do nanoftalmo em que todo o olho é menor.

A megalocórnea apresenta córnea mais curvas, com mais de 13,0 mm de diâmetro, não progressiva, com transparência preservada e devem ser diferenciadas da esclerocórnea onde a córnea é opaca na periferia ou em sua totalidade por desorganização do colágeno.

Na cistinose cristais de cistina depositam-se em várias estruturas do olho, como a conjuntiva, córnea, úvea e retina. O de colírio de cisteamina tem a função de evitar a deposição da cistina na córnea, assim como de dissolver os cristais nela já existentes.

A lesão corneana da tirosinemia pode ser revertida com o controle da ingestão de tirosina e de fenilalanina. [3,4]

**Tabela 20.2.** Orientação de prescrição de lentes em crianças pré-verbal

| | 0 a 1 ano | 1 a 2 anos | 2 a 3 anos |
|---|---|---|---|
| Hipermetropia sem anisometropia/ortoforia (*) | + 6,00 DE ou maior | + 5,00 DE ou maior | + 5,00 DE ou maior |
| Hipermetropia com Esotropia acomodativa (**) | +2,00 DE ou maior | +2,00 DE ou maior | +1,50 DE ou maior |
| Miopia | -4,00 DE ou maior | -3,00 DE ou maior | -2,50 DE ou maior |
| Astigmatismo sem anisometropia | 2,50 DE ou maior | 2,50 DE ou maior | 2,00 DE ou maior |
| Astigmatismo com anisometropia | 2,00 DE ou maior | 1,50 DE ou maior | 1,50 DE ou maior |
| Astigmatismo hipermetrópico | +2,00 DE ou maior | +1,50 DE ou maior | +1,50 DE ou maior |
| Astigmatismo miópico | -2,50 DE ou maior | -2,50 DE ou maior | -2,50 DE ou maior |

(*) - Reduzir a prescrição de 1 a 2 DE;
(**) - Se a hipermetropia for maior que +3,00 DE - prescrever total ou diminuir 0,50 DE.

A mucopolissacaridose VI ou Síndrome de Maroteaux-Lamy é rara e está em avaliação o uso de Galsufase (Naglayme®) para seu tratamento. (5)

O trauma ocular causado pelo uso do fórceps durante o parto pode levar à ruptura da membrana de Descemet. (Figura 20.6). O aumento súbito da pressão ocular ultrapassa sua capacidade elástica, causando rupturas e consequente entrada de aquoso no estroma e edema de córnea. As linhas presentes na córnea têm direção vertical ou oblíqua devido a compressão imprimida pelo fórceps.

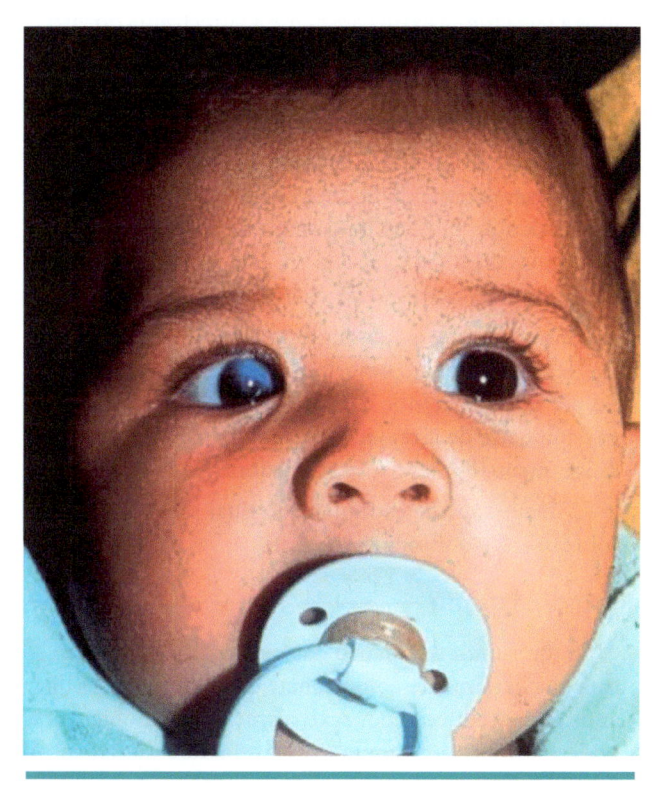

**Figura 20.6.** Trauma de córnea por fórcipe: leucoma de córnea

O glaucoma congênito é o principal diagnóstico diferencial. No trauma de parto o edema de córnea geralmente é unilateral e não compromete toda a córnea, apresenta também edema e equimose palpebral e a pressão intraocular é normal. No glaucoma congênito o edema da córnea é difuso geralmente bilateral e as linhas presentes na córnea são horizontais, e no trauma de parto são verticais ou obliquas. (Figura 20.7)

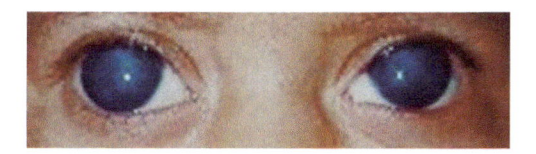

**Figura 20.7.** Glaucoma congênito: buftalmo e opacificação de córnea bilateralmente

Outro tipo de trauma ocular pode ocorrer na amniocentese.

## Glaucoma congênito

O Glaucoma Congênito está presente ao nascer, mas pode se expressar até o terceiro ano de vida; é pouco mais frequente em meninos e tem herança autossômica recessiva relacionada a mutações dos genes CYP1B1, MYOC e FOXC1. Pode ser primário quando existe uma anormalidade no desenvolvimento da câmara anterior do olho e secundário quando existe uma redução da drenagem do aquoso em consequência de doenças oculares congênitas ou adquiridas. Disgenesias do segmento anterior, catarata congênita, rubéola, ROP, síndrome de Sturge-Weber, persistência de vítreo primário hiperplásico (PVPH). e mucopolissacaridoses são doenças que podem cursar com glaucoma. (6)

Os achados clínicos mais frequentes: fotofobia, lacrimejamento, edema corneano, buftalmo, estrias corneanas, pressão intraocular elevada.

O diagnóstico diferencial deve ser feito com a oclusão de via lacrimal se for considerada a fotofobia e lacrimejamento. Se considerarmos o buftalmo, deve ser diferenciado da megalocórnea primária e miopia axial. Quanto ao aspecto da córnea deve ser diferenciado da esclerocórnea, trauma de parto, cistinose, tirosinemia, mucopolissacaridose e outras degenerações da córnea.

O tratamento clínico com colírios beta bloqueadores e análogos da prostaglandina devem ser usados com cautela até a cirurgia poder ser realizada.

As técnicas tradicionais goniotomia, trabeculotomia e trabeculectomia visam restabelecer um novo caminho para o aquoso e quando estas técnicas falham o uso de tubos de drenagem pode ser a solução. Novas técnicas como a esclerectomia profunda e a viscocanaloscopia parecem promissoras, mas merecem maior tempo de seguimento.

Após a diminuição da pressão intraocular o edema corneano regride em semanas ou meses, mas pode deixar cicatrizes por desarranjar as fibrilas do colágeno.

Na Anomalia de Peters a opacidade corneana é a alteração ocular mais importante. A maior parte dos casos é bilateral e pode estar associada a outras alterações oculares e sistêmicas. Sua etiologia é controversa e esta associada a pelo menos três genes, PAX6, PITX2 e PITX3. A maior parte dos casos são esporádicos, mas podem apresentar herança dominante e autossômica recessiva (7). Nessa anomalia há três componentes anatômicos: Defeito corneano posterior com opacificação da córnea sobrejacente à área do defeito; aderências entre a córnea e a íris na margem da lesão; contato entre a córnea e o cristalino, ou catarata. A câmara anterior geralmente é rasa e a pupila pode ser redonda ou excêntrica.

### Leucocoria ou "Pupila Branca"

O reflexo branco na área pupilar pode ser devido a opacidade do cristalino, alterações do vítreo ou retina. Por vezes o reflexo branco da pupila pode mostrar a papila do nervo óptico e não representar qualquer patologia.

Os principais diagnósticos diferenciais são: catarata congênita e infantil, retinoblastoma. doença de Coats, persistência de vítreo primário hiperplásico, descolamento de retina, ROP, hemorragia vítrea, coloboma de retina e nervo óptico, toxocaríase, toxoplasmose entre outras. Além de uma adequada anamnese, exame do segmento anterior e oftalmoscopia indireta, a utilização de métodos de imagens, auxiliam no diagnóstico diferencial.

### Catarata congênita

Decorre da perda de transparência do cristalino, dificultando a formação da imagem na retina (Figura 20.8). Podem estar presentes ao nascimento (cataratas congênitas) mas podem aparecer no primeiro ano de vida (cataratas infantis). As cataratas infantis apresentam melhor prognóstico visual por permitirem visão nos primeiros meses de vida, o período crítico do desenvolvimento visual. (8)

Pode apresentar diversas etiologias:

- Infecções intra-uterinas (rubéola, toxoplasmose, citomegalovírus),
- Hereditárias (heranças autossômicas dominantes e recessivas),
- Erros inatos do metabolismo como galactosemia e hipoparatireoidismo,
- Síndromes genéticas,
- Idiopáticas.

As cataratas infantis podem ser adquiridas (traumática, secundária à uveíte, radiações, medicamentos)

A pesquisa etiológica é feita através de sorologia para infecções congênitas, detecção de alterações metabólicas, condições de gestação e história familiar.

Tratamento: Nem toda catarata congênita deve ser operada, mas deve ser avaliada no primeiro mês de vida por oftalmologista, que poderá avaliar sua intensidade e se esta associada a outras alterações como microftalmia e PVPH. Quando total e sem outras complicações deve ser operada entre a quinta e oitava semanas de vida para ter um melhor prognóstico visual.

Nas cataratas parciais, deve-se solicitar o PEV-V ou o teste com os cartões de Teller, para avaliar a acuidade visual do bebê e definir se a cirurgia é a melhor opção.

Cataratas com e visão melhor que 20/70 não devem ser operadas e o uso de colírios para dilatar a pupila, oclusão e óculos podem ser recomendados.

O implante de lente intraocular (LIO) é controverso abaixo de 2 anos de vida. Nas crianças menores de 2 anos é recomendado fazer a lensectomia via pars plicata e remoção do vítreo anterior. Nas crianças maiores, que irão receber o implante da LIO na cirurgia primária, realizamos a facectomia extra capsular e a vitrectomia do vítreo anterior via pars plana. Os vitreófagos com sonda de 25 e 27 gauge permitem pequenas aberturas na esclera que não necessitam sutura.

A remoção do cristalino gera uma alta hipermetropia que será corrigida no pós-operatório com a prescrição de óculos ou lente de contato nas crianças menores de 2 anos. A LIO mais usada em crianças é a monofocal e necessitará a correção da visão de perto.

Casos em que a catarata está associada à persistência de remanescente embrionário, devem ser avaliados no pré-operatório por US com Doppler para verificar a possibilidade de circulação fetal estar patente, evitando sangramentos indesejados na cirurgia.

A reabilitação e estimulação visual precoce no pós-operatório são muito importantes.

## Retinoblastoma

É um tumor originário das células primitivas da retina que geralmente compromete crianças menores de 3 anos, sem predileção por sexo ou raça. O retinoblastoma pode originar-se de mutação germinal ou somática. A mutação é recessiva, e ocorre no gene RB1 localizado no lócus 14q do cromossomo 13. (9)

Quadro clínico: Os sinais mais comuns são a leucocoria e o estrabismo; mais raramente a criança pode apresentar heterocromia de íris, hiperemia conjuntival, anisocoria, perda de visão, dor óssea.

O diagnóstico inicial é feito através de mapeamento de retina e a presença de cálcio intraocular confirma o diagnóstico. A variedade endofítica do tumor, que tem crescimento centrípeto, projeta-se da retina para dentro da cavidade vítrea com aspecto de área branca ou rosada demarcada pela presença de calcificações secundárias. A forma exofítica cresce no espaço subretiniano, causando elevação e descolamento da retina. (Figura 20.9)

Com a finalidade de classificar o tumor e direcionar o tratamento são realizados RX de crânio, US e ressonância magnética (RM). Mielograma e citológico do líquido cefalorraquidiano são reservados para casos extraoculares. Prefere-se a RM para avaliar o envolvimento extraocular, do nervo óptico, a disseminação pelo sistema nervoso central ou o envolvimento da glândula pineal por um pinealoma. A US demonstra a presença de tumores, sua localização e se existe depósitos de cálcio ou infiltração do nervo óptico.

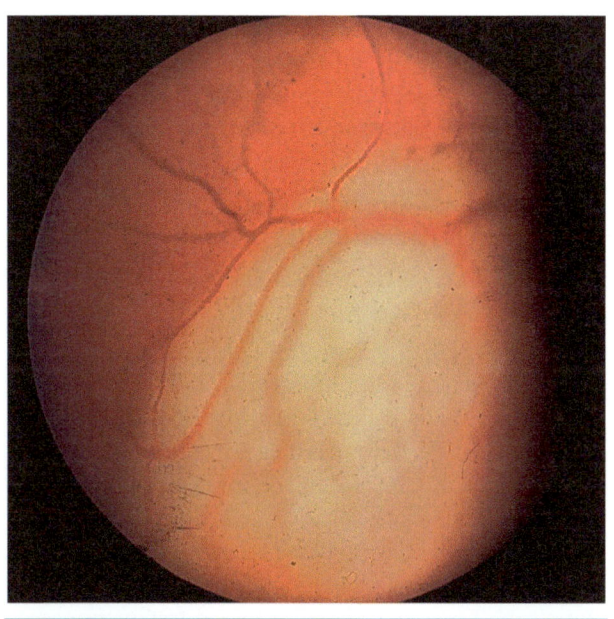

**Figura 20.9.** Retinoblastoma exofítico – massa esbranquiçada crescendo em direção ao vítreo

As fotos com retinógrafos de grande angular permitem a documentação e seguimento das lesões de fundo de olho e seguimento anterior, pré e pós tratamento.

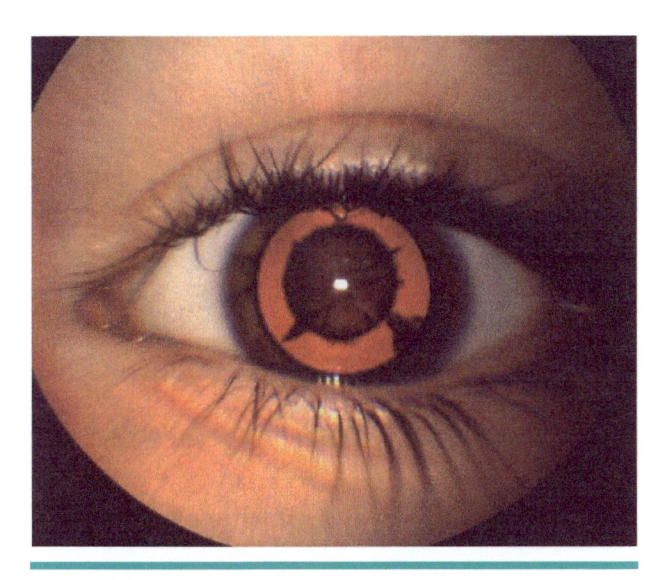

**Figura 20.8.** Catarata congênita: opacidade central

**Tabela 20.3.** Classificação Internacional de Retinoblastoma Intraocular e o tratamento proposto para o tumor. [9]

|  | Tipo de tumor | Tratamento proposto |
|---|---|---|
| Grupo A: Tumores Pequenos | -Tumores menores que 3 mm em seu maior diâmetro, confinado 'a retina<br>-Tumor distante da fóvea 3 mm ou mais e a 1,50 mm ou mais do nervo óptico | 1.Tratamento focal |
| Grupo B: Tumores Grandes | -Tumor retinianos maiores que 3 mm<br>-Tumor na fóvea ou Nervo Optico<br>-Tumores com líquido sub retiniano (LSR) pequeno e sem semente vítrea | 1.Quimioterapia + Tratamento focal |
| Grupo C: Sementes Focais | -Tumor grande limitado ao vítreo<br>C1-Sementes sub retinianas < 3mm<br>C2- Sementes vítreas < 3mm<br>C3- Sementes sub retinianas e vítreas < 3 mm | 1.Quimioterapia + Tratamento focal |
| Grupo D: Tumor Difuso | -Tumor grande<br>D1-Sementes sub retinianas > 3mm<br>D2- Sementes vítreas > 3mm<br>D3- Sementes sub retinianas e vítreas > 3 mm | Tratamento 1. Quimioterapia + Tratamento focal<br>2.Radioterapia como segunda opção quando 1 falhar |
| Grupo E: Tumores Extensos | Tumor toma mais de 50% do olho ou Glaucoma neovascular<br>Celulite orbitária<br>Tumor compromete câmara anterior, íris ou corpo ciliar<br>Retinoblastoma com filtração difusa necrose tumoral e atrofia bulbar<br>Envolvimento de coróide, nervo óptico e órbita | 1.Enucleação<br>2.Enucleação + radioterapia + quimioterapia |

Alguns aparelhos permitem realizar angiofluoresceino-grafia e pode ser de interesse após o tratamento para evidenciar atividade do tumor e áreas de isquemia. A biomicroscopia ultrassonica (UBM) detecta tumores anteriores à ora serrata difíceis de avaliar pelo FO.

O OCT pode determinar pequenos tumores e a presença de edema de mácula pós tratamento.

A biópsia é contraindicada pelo risco de disseminação sistêmica do tumor.

A Classificação de Reese-Ellsworth se baseia no tratamento do tumor com a radioterapia; hoje reservado aos casos resistentes aos outros tratamentos. A Classificação Internacional de Retinoblastoma Intraocular foi desenhada para o tratamento com quimioterapia e tratamento focal. Uma terceira classificação que é empregada para todos os tumores, leva em conta o comprometimento do pior olho e se existe comprometimento extraocular. A Tabela 20.3 mostra a classificação e o tratamento recomendado para cada grupo [9]

A decisão do tratamento depende do tamanho e localização do tumor. Devem ser levados em consideração as condições dos dois olhos e a vontade dos pais.

A enucleação é indicada em olhos cegos e quando os tratamentos conservadores falharam. A quimioterapia endovenosa tem sido usada em associação com placa radioativa, crioterapia e fotocoagulação evitando-se a enucleação e a radioterapia externa, tratamentos com maior efeito colateral. As drogas mais utilizadas são a vincristina, etoposide e carboplastina (9). A quimioterapia intra-arterial é um tratamento mais recente. (10) A fotocoagulação é indicada para tumores pequenos e médios em polo posterior e com meios transparentes. A crioterapia pode ser usada em tumores periféricos e pequenos. A terapia gênica é uma promessa para o futuro.

### Retinopatia da prematuridade

A Retinopatia da prematuridade (ROP) é uma doença vasoproliferativa secundária à interrupção da vascularização normal da retina de recém-nascidos prematuros (RNPT). É uma das principais causas de cegueira prevenível na infância e é muito influenciada pelo nível de cuidado neonatal existente nas maternidades.

A doença foi dividida em 5 estágios conforme sua gravidade e em 3 zonas quanto a sua localização. A Tabela 20.4 resume os achados clínicos, seguimento e tratamento proposto para cada fase [11,12,13]. (Figura 20.10 e 20.11)

Quem, Quando e Como examinar? Todo RNPT que tenha idade gestacional (IG) ≤ 32 semanas de vida (SV) e P ≤ 1.500g deve ser examinado entre a 4a e 6 a SV. (14) Para maternidades com índice de sobrevida < 80% aconselha-se examinar os RNPT com IG <35 SV (15)

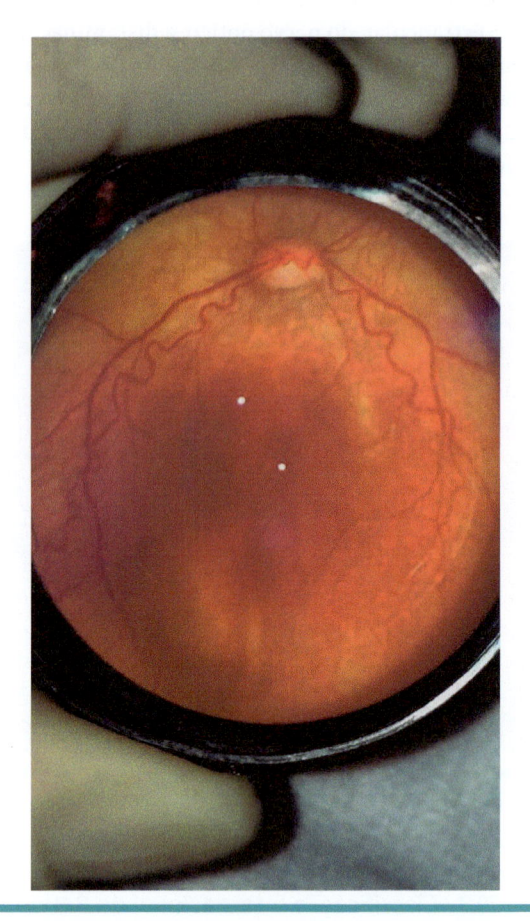

**Figura 20.10.** Retinopatia da prematuridade. Observar a tortuosidade e congestão venosa.

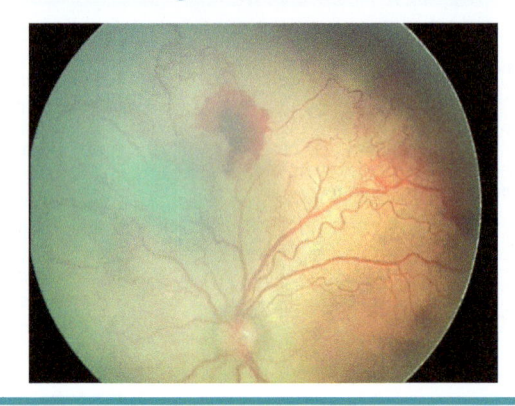

**Figura 20.11.** Retinopatia da prematuridade forma agressiva: observe hemorragias e neovasos.

O ROP–Score [16] é um algoritmo usado para detectar os RNPT de maior risco.

Uma mistura de colírios de fenilefrina 2,5% + tropicamida 0,5% deve ser usada 2 vezes, 40 min. antes do exame. Aconselha-se ocluir o ponto lacrimal para diminuir a absorção sistêmica do colírio.

Como examinar os RNPT? Deve-se usar o blefarostato infantil, anestesia tópica e deprimir a periferia da retina, que é o local onde ocorre a doença ativa*

Qual o melhor tratamento? O melhor tratamento é a prevenção do parto prematuro e a atenção que a criança receber na unidade neonatal como controle:

oxigênio oferecido, dor, temperatura, nutrição e evitar Infecções.

O padrão ouro é a fotocoagulação da retina avascular (Figura 20.12), mas existem condições em que o uso de anti fator de crescimento vascular (anti- VEGF) é indicado:

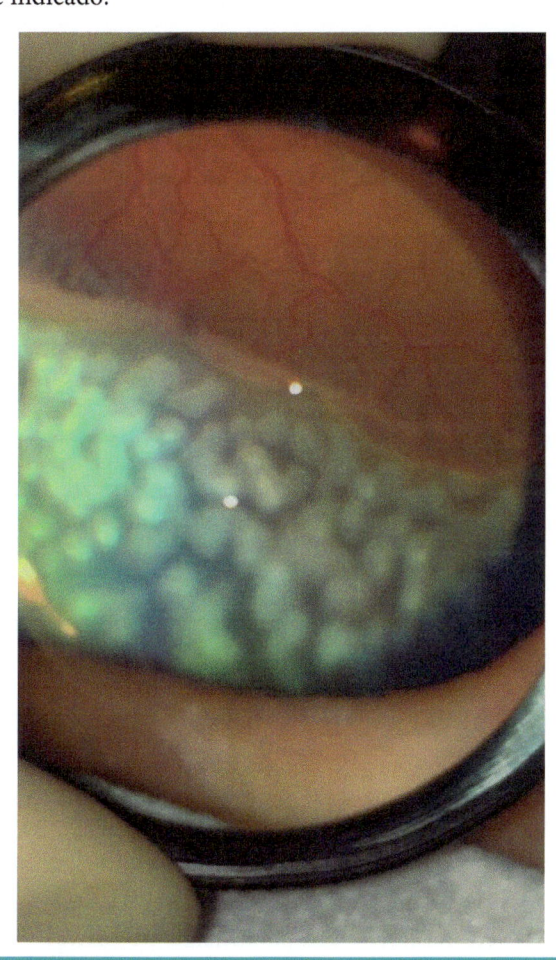

**Figura 20.12.** Marcas de fotocoagulação a laser em retinopatia da prematuridade)

1. Na Retinopatia Agressiva Posterior (ROP-AP)

2. Quando o RNPT não tiver condições clínicas de ser submetido a uma anestesia prolongada,

---

* A telemedicina pode ser usada para documentação científica, na judicialização da medicina e uma solução de saúde pública em um Brasil continental.

3. Na presença de membrana retro-cristaliniana e vítreo fetal que prejudicam a visibilidade do fundo de olho para a aplicação do laser.

O anti VEGF seria o tratamento de escolha caso tivéssemos trabalhos de longa evolução mostrando que a medicação usada intraocular não interfere no desenvolvimento de rim, pulmão e cérebro. No Brasil estão disponíveis o Avastin (bevacizumabe), Lucentis (ranibizumabe) e Eylia (aflibercepte), todos usados off label. Até o momento o Lucentis é o que tem o menor efeito sistêmico. A Tabela 20.5 resume as vantagens e desvantagens de laser e anti VEGF no tratamento da ROP. [17]

**Tabela 20.4.** Classificação da ROP e o Tratamento Recomendado para cada Estágio

| Estágio | Alteração retiniana | Tratamento – seguimento |
|---|---|---|
| Estágio 1 | linha branca e plana que separa a retina vascular da avascular | Reavaliação semanal |
| Estágio 2 | crista elevada | Reavaliação semanal |
| Estágio 3 | proliferação fibrovascular a partir da crista | Reavaliação a cada 2 dias |
| Estágio 4 | A proliferação pode provocar um descolamento de retina subtotal, (4a, a fóvea está poupada; 4b, a fóvea esta acometida) | Criocoagulação + Introflexão escleral e/ ou vitrectomia pars plana |
| Estágio 5 | Descolamento total de retina (funil aberto ou fechado) | Vitrectomia via pars plana |
| Doença limiar | Retinopatia estágio 3, em zona 1 ou 2, com pelo menos 5 horas de extensão contínuas ou 8 horas intercaladas, na presença de doença "plus" (dilatação de arteríolas e venulas) | Fotocoagulação da retina avascular |
| Doença pré-limiar tipo 1 | Zona 1- qualquer estágio com "plus" Zona 1- estágio 3 sem "plus" Zona 2- estágio 2 ou 3 com "plus" | Fotocoagulação da retina avascular |
| Doença pré-limiar tipo 2 | Zona 1- estágio 1 ou 2 sem "plus" Zona 2- estágio 3 sem "plus" | Reavaliação a cada 2 dias |
| ROP- AP Figura 20.1 | localizada em polo posterior (Zona 1 e 2), progride rapidamente. A tortuosidade e engurgitamento vascular precede linha de demarcação | Anti VEGF ou Fotocoagulação |

É fundamental que as equipes de oftalmologia e neonatologia tenham um protocolo de tratamento do RNPT aprovado pelo comitê de ética do hospital e que tenham um bom relacionamento com a família do RNPT, e nos casos cirúrgicos obtenham um termo de consentimento informado.

A maior causa de cegueira no RNPT é devida a comprometimento cortical; a documentação com fotos e um prontuário completo podem evitar transtornos futuros e pagamentos de indenizações milionárias.

Frequentemente os RNPT tem alta da maternidade antes de ter sua retina completamente vascularizada e devem ter os retornos ambulatoriais previamente agendados. Os prematuros também tem uma maior incidência de erros refrativos, estrabismo, catarata e glaucoma congênitos que devem ser monitorados nos anos seguintes.

**Tabela 20.5.** Vantagens e desvantagens do Laser e Anti-VEGF no tratamento da ROP

| Laser necessita: | Anti- VEGF necessita: |
|---|---|
| * De 7 a 14 dias para o VEGF na retina periférica parar de ser produzido e o VEGF no vítreo diminuir.<br>* Anestesia geral ou sedação para o laser demora horas em RNPT de risco<br>* É um procedimento destrutivo, pois o laser cobre toda a área avascular da retina e a destroi onde é aplicado.<br>* Sem prejuizo para o desenvolvimento de cérebro, rim e pulmão<br>* Maior grau de miopia e taxa de descolamento de retina na adolescência<br>* Necessidade de aparelho de laser de alto custo e profissional experiente para fazer a aplicação. | * O efeito do Anti VEGF na periferia de retina e no vítreo é imediato.<br>* Sedação ou gotas anestésicas para procedimento rápido.<br>*O procedimento não é destrutivo, mas a retina periférica pode demorar meses para vascularizar e tem alta taxa de recidiva.<br>* Requer acompanhamento pos aplicação prolongado.<br>* Sem estudos de longo prazo para avaliar o desenvolvimento de cérebro, rim e pulmão na vigência do Anti VEGF usado.<br>* Menor grau de miopia que o laser<br>* Menor taxa de descolamento de retina qdo comparado ao laser<br>Custo baixo e facilidade de tratamento fora de grandes centros |

### Descolamento de retina (DR)

Em crianças é pouco frequente e é importante diagnóstico diferencial de leucocoria. Pode ser idiopático ou estar associado a miopia, trauma e ROP. As malformações como a persistência de vítreo primário hiperplásico, colobomas e as doenças vitreo-retinianas como vitreoretinopatia exsudativa familiar, Sindrome de Stickler, Sindrome de Marfan podem cursar com descolamento de retina. Raramente o descolamento de retina em criança está associado a Doença de Coats e quadros de uveíte.

### Infeções Congênitas – TORCH síndrome

Estas doenças (T=toxoplasmose; R=Rubéola; C=Citomegalovírus; H=Herpesvírus) partilham o mesmo quadro sistêmico: hepatoesplenomegalia, febre, icterícia e coriorretinite. Recentemente a infecção por zika vírus também se incorporou ao grupo.

O exame com oftalmoscópio indireto é o padrão ouro para avaliar crianças suspeita de infeções congênitas. O US deve ser usado nos casos em que o fundo de olho não está visível. Para sua documentação científica e onde o oftalmologista não está presente tem se usado retinógrafos portáteis de alta definição.

### Toxoplasmose congênita

A lesão retiniana por toxoplasmose congênita normalmente apresenta-se como extensas áreas de coriorretinite com acometimento vítreo na fase ativa e cicatrizes pigmentadas que podem causar tração retiniana nas fases tardias. A toxoplasmose pode levar à atrofia óptica e microftalmia com menor frequência.

O tratamento mais utilizado ainda é a associação de pirimetamina e sulfadiazina; o corticoide é associado quando a mácula e nervo óptico estão em risco.

### Rubéola congênita

Na rubéola congênita pode ocorrer catarata, alterações de epitélio pigmentar retiniano, glaucoma congênito e, mais raramente, microftalmo, ceratite, membrana neovascular sub retiniana e hipoplasia iriana. O tratamento é sintomático e a prevenção com vacinação materna é o melhor tratamento.

### Infecção por citomegalovírus

A infecção por citomegalovírus (CMV) é pouco frequente, apresenta coriorretinite severa, geralmente periférica, com cicatrizes retinianas destrutivas. Ceratite, catarata e o microftalmo são manifestações mais raras.

As drogas usadas no tratamento do CMV (ganciclovir e valganciclovir) são potencialmente toxicas e seu uso deve ser controlado.

### Síndrome de Imunodeficiência Adquirida

A manifestação ocular mais comum na Síndrome de Imunodeficiência Adquirida (SIDA) é uma microvasculopatia retiniana. As infecções por agentes oportunistas como a toxoplasmose, CMV, sífilis, herpes zoster e simples causam as lesões oculares mais graves quando associadas à SIDA. O uso de coquetéis pelas mães diminuiu muito o comprometimento dos bebês.

## Sífilis congênita

A sífilis congênita se caracteriza pela tríade: ceratite intersticial, surdez por comprometimento do VIII nervo craniano e dentes de Hutchinson. As alterações de fundo de olho em "sal com pimenta" secundária à coriorretinite multifocal observada na fase aguda da doença além da ceratite intersticial são as manifestações mais frequentes da sífilis no olho. A vasculite retiniana é pouco frequente.

O risco de infeção do feto é maior nos estágios iniciais da gravidez. O tratamento da mãe antes da 16ª semana geralmente previne o comprometimento do feto. O tratamento do RN é feito com penicilina benzatina intra-muscular em dose única de 2,4 milhões de unidades.

## Zika vírus

O primeiro surto de infecção pelo Zika Vírus no Brasil foi confirmado em maio de 2015. A infecção pelo zika vírus na maior parte dos casos apresenta-se de forma assintomática e nos casos sintomáticos, confunde-se com os achados de dengue: febre baixa, cefaleia, dores musculares, dores articulares nas pequenas articulações das mãos e pés, conjuntivite não purulenta, dor ocular, prostração e lesões maculo-papulares pruriginosas.

A transmissão do zika vírus mais frequente é pela picada do mosquito contaminado e menos frequentemente é relatada transmissão por ato sexual, hemotransfusão e período perinatal.

A síndrome do zika vírus inclui anormalidades oftalmológicas, neurológicas, otorrinolaringológicas, esqueléticas e difere das outras infeções congênitas por:

- Microcefalia grave com crânio parcialmente colapsado
- Cortex cerebral fino com calcificações subcorticais
- Cicatriz macular e retinianas com área central atrófica e bordos pigmentados, alterações vasculares e retinopatia hemorrágica. (Figura 20.13)
- Com menos frequência podem apresentar glaucoma congênito, hipoplasia do nervo óptico e anormalidades do disco óptico.
- Contraturas congênitas
- Hipertonia precoce marcada e sintomas de envolvimento extrapiramidal.
- Pé torto congênito e alterações auditivas.

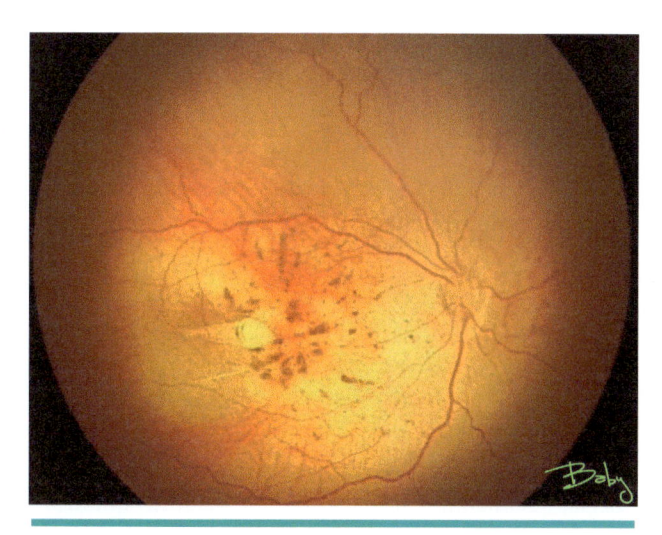

**Figura 20.13.** Retinopatia hemorrágica por zika vírus

O diagnóstico de infeção congênita por zika vírus é bastante complexo e restrito ao termo presumido pela dificuldade de diagnóstico sorológico no RN.

Não existe um tratamento para as alterações oftalmo-neurológicas, mas a detecção precoce no período de neuroplasticidade e uma estimulação visual efetiva podem minimizar os comprometimentos global e visual da criança.

Não existe uma vacina e a preocupação das grávidas deve ser intensa com uso de repelentes, proteção no ato sexual e um cuidado da sociedade com os criadouros do mosquito.

### Maus Tratos em crianças

A violência doméstica ou maus-tratos é definida como "toda ação ou omissão praticada por adulto na qualidade de responsável, permanente ou temporário que tenha a intenção, consciente ou não, de provocar dor na criança seja essa dor física ou emocional". [18,19,20,21,22]

A negligência é definida como a omissão no provimento das necessidades básicas da criança e adolescentes. A violência física representa o emprego da força física. A violência sexual é todo ato sexual, de carácter homo ou heterossexual em que o agressor utiliza a criança com a finalidade de estimula-lo sexualmente ou utiliza-lo para obter estímulo sexual. A violência psicológica ocorre quando a criança tem bloqueados seus esforços de aprendizagem e auto - aceitação.

**Principais Fatores de Risco:** crianças prematuras, choronas, deficientes ou com dificuldades de aprendizado. [21,22]; famílias em processos de separação, gravidez indesejada, pais jovens e que fazem uso de álcool ou drogas ilícitas, história de violência doméstica com outros membros da família, pais que sofreram abuso na infância, lares com pais separados e presença de padrastos / madrastas. [20,21,22]

Quadro clínico geral: deve-se suspeitar de maus tratos, quando os achados de exame não são compatíveis com a informação da família e se existem evidências de traumas anteriores. [20,21,22]

São crianças com distúrbio do sono, apatia, irritabilidade, tristeza constante, enurese, distúrbios alimentares, desenvolvimento psicomotor prejudicado sem doença aparente que o justifique.

**Lesões em partes moles:** equimoses e hematomas em qualquer parte do corpo, mais frequentemente em região encefálica, braços e antebraços.

Lacerações e escoriações em tronco e glúteos. Lacerações e escoriações de mucosa bucal. Áreas de alopécia, queimaduras térmicas ou queimaduras químicas em face e corpo.

**Lesões esqueléticas:** fraturas de costelas e ossos do nariz. Fraturas múltiplas e em diferentes fases de cicatrização nos ossos longos. Fraturas de crânio com ou sem hematoma extradural. Calcificação de hematomas periostais e hipertrofia óssea resultante do crescimento desordenado ou da reabsorção inadequada de sucessivos calos ósseos.

**Exame Oftalmológico:** O exame oftalmológico deve ser o mais completo possível e documentado com fotos da criança. [20,21,22] A AV, defeitos em RFM e a presença de estrabismo ou nistagmo são dependentes das lesões encontradas no olho e pares cranianos.

**Trauma direto:** ao olho, pálpebras e orbita na forma de ferimento perfurante e queimaduras. Hifema, hemorragia vítrea, catarata traumática, hemorragias retinianas, DR e roturas retinianas.

**Trauma indireto:** o trauma intracraniano e esquelético ganha vários nomes: síndrome da criança sacudida, criança espancada, "shaken baby syndrome", neurotrauma infantil infligido.

**Neurotrauma infantil infligido** (NTI) ocorre em geral nas crianças com menos de 1 ano e raramente com mais de 3 anos de idade. É caracterizada pela tríade: hematoma subdural, edema cerebral e hemorragias retinianas com ou sem lesão externa evidente. A presença de hemorragias conjuntivais e retinianas em chama de vela, redondas ou com centro branco não são patognomônicas, mas altamente sugestivas de NTI. A presença de hemorragia retiniana, pregas retinianas, retinosquise e hemorragia vítrea são alterações intraoculares com alta correlação com o trauma intencional. Comprometimento de nervo óptico, órbita e paralisia dos 3°, 4°, 6° pares cranianos são menos frequentes [20,21,22]. (Figura 20.14)

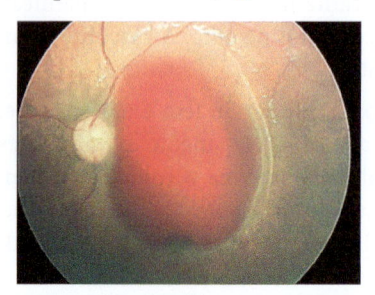

**Figura 20.14.** Trauma típico em caso de Maus tratos na criança: hemorragia pré-retiniana macular

A rápida aceleração e desaceleração da cabeça de crianças pequenas além da contusão cerebral, leva a DR, rotura de retina e vasos retinianos, porque as crianças apresentam adesões vítreo – retinianas fortes, um pobre controle muscular da cabeça e uma cabeça relativamente pesada. [20,21]

Diagnóstico diferencial: o médico tem obrigação jurídica de notificar a presença de maus tratos e frente `as graves consequências futuras para a criança e a família, deve excluir diagnósticos diferenciais como trauma acidental, distúrbios de coagulação, meningites, sepse, erros inatos do metabolismo, ingestão acidental de substâncias tóxicas, traumatismo de parto, manobras de ressuscitação, osteomielite, osteogene imperfeita, sífilis congênita entre outras doenças, [20,21,22]

O tratamento destas crianças é multiprofissional sempre deve-se preservar a integridade da criança e da unidade familiar. Deve-se avaliar o risco de repetição do ato de violência e considerar a internação até que todos os exames e tratamento sejam realizados. Casos confirmados devem ser notificados ao Conselho Tutelar e/ou Vara da Infância e Juventude e são subnotificados por desconhecimento de médicos e enfermeiros de como fazer o processo ou por medo de represálias dos agressores, [22,23]

| Pontos chave |
|---|
| O olho da criança está em desenvolvimento e algumas doenças adquirem características próprias. A fisiologia e o tratamento de catarata e glaucoma congênitos são diversos do adulto |
| O pediatra deve fazer o teste reflexo vermelho em todo recém-nascido e encaminhar os casos positivos e duvidosos ao oftalmologista. |
| Avaliação oftalmológica ideal para acompanhar o desenvolvimento visual da criança deve ser realizada no berçário e aos 1, 3, 5, 7 e 9 anos. |
| Os achados clínicos mais frequentes do glaucoma congênito: fotofobia, lacrimejamento, edema corneano, buftalmo, estrias corneanas, pressão intraocular elevada. O tratamento cirúrgico (goniotomia e trabeculotomia) deve ser precoce. |
| Catarata total sem outras complicações deve ser operada entre a quinta e oitava semanas de vida para ter um melhor prognóstico visual. |
| Os sinais mais comuns do retinoblastoma são a leucocoria e o estrabismo. Quimioterapia endovenosa tem sido usada em associação com placa radioativa, crioterapia e fotocoagulação. Enucleação é reservada para casos avançados e sem resposta aos tratamentos mais conservadores. |
| A Retinopatia da prematuridade é uma doença vasoproliferativa secundária à interrupção da vascularização normal da retina de recém-nascidos prematuros, O padrão ouro é a fotocoagulação da retina avascular. |
| O exame com oftalmoscópio indireto é o padrão ouro para avaliar crianças suspeita de infeções congênitas da Síndrome TORCH+ zika. |
| Neurotrauma infantil infligido é caracterizada pela tríade: hematoma subdural, edema cerebral e hemorragias retinianas com ou sem lesão externa evidente. |

## REFERÊNCIAS BIBLIOGRÁFICAS

1. Frick K D, Foster A. The Magnitude and Cost of Global Blindness: An Increasing Problem That Can Be Alleviated. Am. J. Ophthalmol 2003; 471-6.

2. Graziano RM, Freitas D, Carani JCE. Opacidade de córnea do recém-nascido: Diagnóstico e tratamento. Sistema de Educação Médica Continuada à Distância. Ciclo 8, módulo 3, pg. 101-150. Artmed Panamericana Editora LTDA. Porto Alegre - RS. AN0

3. Tyrosinemia type II: nine cases of ocular signs and symptoms. Macsai MS, Schwartz TL, Hinkle D, Hummel MB, Mulhern MG, Rootman D. Am J Ophthalmol. 2001 Oct;132(4):522-7

4. Richner-Hanhart syndrome (tyrosinemia type II). Case report and literature review. al. Hemidan AI, al-Hazzaa SA. Ophthalmic Genet. 1995 Mar;16(1):21-6

5. http://conitec.gov.br/images/consultas/relatorios/2018/relatório Galsufas MPSVI CP52 2018. pdf.

6. Papadopoulos M, Brookes JL, Khaw PT. Childhood Glaucoma in Taylor D, Hoyt C – Pediatric Ophthalmology and Strabismus, pg 353-367, London, Elsevier, 2013

7. Nischal KK, Sowden J- Anterior Segment: Developmental Anomalies in Taylor D, Hoyt C – Pediatric Ophthalmology and Strabismus, pg. 290-309 , London, Elsevier, 2013.

8. Lambert SR. Childhood Cataracts. in Taylor D, Hoyt C – Pediatric Ophthalmology and Strabismus, pg 339- 352, London, Elsevier, 2013.

9. Gallie BL, Sagoo MS, Reddy MA. Retinoblastoma in Taylor D, Hoyt C – Pediatric Ophthalmology and Strabismus, pg 413-431, London, Elsevier, 2013.

10. Abramson DH; Dunkel IJ, Brodie SE, Marr B, Gobin YP. Superselective ophthalmic artery chemotherapy as primary treatment for retinoblastoma. Ophthalmology. 2010 ;117 (8): 1623-9.

11. The International Classification of Retinopathy of Prematurity revisited. International Committee for the Classification of Retinopathy of Prematurity. Arch Ophthalmol 2005; 123:991-9.

12. Screening Examination of Premature Infants for Retinopathy of Prematurity Walter M. Fierson, American Academy Of Pediatrics Section on Ophthalmology, American Academy Of Ophthalmology, American Association For Pediatric Ophthalmology And Strabismus, American Association Of Certified Orthoptists. Pediatrics Dec 2018, 142 (6) e20183061; DOI: 10.1542/peds.2018-3061

13. Early Treatment for Retinopathy of Prematurity. Cooperative Group, Good WV, Hardy RJ, Dobson V, Palmer EA, Phelps DL, et al. Final visual acuity results in the early treatment for retinopathy of prematurity study. Arch Ophthalmol 2010; 128:663-71.

14. Proposta de diretrizes brasileiras do exame e tratamento de retinopatia da prematuridade (ROP). Andrea Zin et al. Oftalmol. 2007;70(5):875-83

15. Zin AA, Moreira ME, Bunce C, Darlow BA, Gilbert CE. Retinopathy of prematurity in 7 neonatal units in Rio de Janeiro: screening criteria and workload implications. Pediatrics. 2010 Aug;126(2):e410-7. doi: 10.1542/peds.2010-0090. Epub 2010 Jul 26.

16. A predictive score for retinopathy of prematurity in very low weight preterm infants. Eckert GU et al. Eye 2012, 26, 400-406.

17. Cochrane Database Syst Rev. 2018- Anti-vascular endothelial growth factor (VEGF) drugs for treatment of retinopathy of prematurity. Sankar Mj et al

18. Brasil. Ministério da Saúde. Impacto da violência na saúde das crianças e adolescentes. Brasília: Ministério da Saúde; 2009.

19. World Health Organization. Global consultation on violence and health. Violence: a public health priority. Geneva: WHO; 1996 (Document WHO/EHA/SPI. POA.2).

20. Taylor D. Child abuse, nonaccidental injury, and the eye in Taylor D, Hoyt C. Pediatric Ophthalmology and Strabismus. Elsevier limited, Third edition, 2005

21. Watts P. Child maltreatment, abusive head injury and the eye in Taylor D, Hoyt C. Pediatric Ophthalmology and Strabismus. Elsevier limited, Fourth edition 2013.

22. Hornor G. Physical abuse: Recognition and reporting. J.Pediatr Health Care, 19 (1): 4-11, 2005.

23. Brasil. Ministério da Saúde. Secretaria de Assistência `a Saúde. Notificação de maus-tratos contra crianças e adolescentes pelos profissionais de saúde: Um passo a mais na cidadania em saúde/ Ministério de Saúde Secretaria de assistência `a saúde. Brasilia: Ministério da Saúde, 2002. Disponível em http://bvsms.saude.gov.br/bvs/publicacoes/notificacao_maustratos_criancas_adolescentes.pdf.

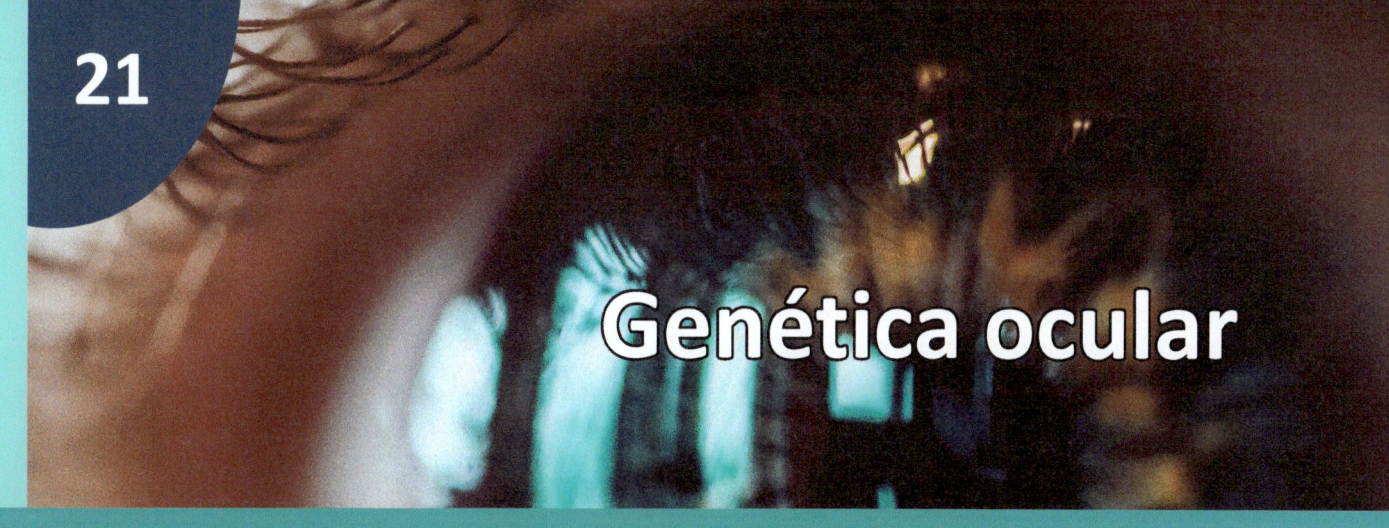

# Genética ocular

Simone Finzi

Artur Lins Tenório

Thales Antônio Cabral de Guimarães

## CONCEITOS

Neste item faremos uma breve revisão dos principais conceitos de genética e biologia molecular para uma melhor compreensão dos demais tópicos.

Genes são unidades físicas e funcionais responsáveis pela hereditariedade, formados basicamente por DNA. Essas unidades são agrupadas em cromossomos, que estão localizados primariamente nos núcleos das células. São 46 cromossomos no total.

Conforme descrito por Watson e Crick em 1953, o DNA é composto por fitas em dupla-hélice, interligadas por pontes de hidrogênio entre as bases nitrogenadas de cada segmento, que são capazes de realizar a *transcrição, replicação e tradução*.

O *dogma central da genéti*ca descreve o processo em que o DNA transcreve uma fita de RNAm que depois é traduzido em sequências de aminoácidos formando assim as proteínas. Atualmente, sabe-se que em torno de 95% do DNA é composto por sequências altamente repetitivas que não codificam proteínas. Por exemplo, no cromossomo 11 existem 200 genes que formam RNA não codificadores. Apesar de não formarem proteínas, essas moléculas têm importantes funções no reparo e homeostase do DNA. Alguns desses RNA não codificadores são conhecidos como *microRNA* (miRNA) e sabe-se hoje que muitos deles controlam a expressão ou repressão de genes.

Dois últimos importantes conceitos que abordaremos nesse tópico são a *Penetr*ância e *Expressividade*. A *Penetrância* avalia a proporção da população que apresenta um fenótipo determinado por aquele genótipo estudado, podendo ser divido em completo, quando o gene produz o fenótipo correspondente sempre que possível, ou incompleto, quando apenas uma parcela da população

expressa o fenótipo daquele gene. Já a *Expressividade* está relacionada com a gravidade da expressão do fenótipo entre indivíduos como mesmo genótipo. O conceito de expressividade fica claro ao avaliarmos casos Glaucoma Juvenil, que familiares apresentam o mesmo genótipo, mas com graus variados da doença.

Uma importante ferramenta no estudo das alterações genéticas é o Banco de dados chamado OMIM (*Online Mendelian Inheritance in Man*). Essa ferramenta do Centro Nacional de Informações sobre Biotecnologia do governo americano é fomentada pelo Instituto de Medicina Genética McKusick-Nathans. O OMIM tem compilado informações sobre todos os distúrbios mendelianos conhecidos e traz textos fazendo a correlação entre o genótipo e fenótipo das patologias conhecidas.

## PADRÕES DE HERANÇA GENÉTICA

Para entender os possíveis tratamentos das doenças ligadas a genética é imprescindível analisar o padrão de transmissão delas. Na genética clássica, descrita por Mendel, a herança dominante x recessiva foi muito bem documentada. O termo *gene dominante* é dado para aquele gene que é expresso mesmo quando está presente em apenas uma das fitas de DNA (apenas um dos alelos). Por outro lado, o gene é classificado com *recessivo* quando é expresso apenas no estado homozigoto. Classicamente é consenso que os genes dominantes apresentam o mesmo fenótipo mesmo que um dos alelos seja recessivo. Por outro lado, existem os casos de *codominância*, onde os alelos mesmo que diferentes se expressão no fenótipo, por exemplo o sistema AB0.

Na prática médica, as doenças recessivas são caracterizadas por genes que expressam proteínas/enzimas anômalas impedindo o funcionamento normal dessa estrutura, mas quando pelo menos um alelo selvagem (não mutante) está presente as proteínas normais são produzidas fazendo com que as pessoas não sejam clinicamente afetadas. Na oftalmologia podemos citar o albinismo, Doença de Nieman-Pick e Atrofia Girata da Coroide como afecções que seguem esse modelo de doenças recessivas.

AS doenças de herança *autossômica dominante* são causadas por mutações que afetam proteínas estruturais, como fatores de crescimento de receptores celulares, ou por déficits funcionais gerados por subunidades polipeptídicas anormais. Elas se caracterizam pelo surgimento de alterações mesmo quando o portador apresenta um outro alelo normal e normalmente os portadores das doenças com essa característica são heterozigotos, no entanto quando os pais possuem essa alteração, a prole tem um risco de 25% de ser homozigota dominante e normalmente apresentam um quadro mais severo da doença. Por outro lado, existe uma condição chamada penetração incompleta, nesse caso o paciente apresenta o gene dominante defeituoso, mas não apresenta uma alteração fenotípica exuberante, podendo na avaliação da linhagem, aparecer um quadro de *geração pulada*. Para se concluir que a herança é autossômica dominante com penetrância completa, há necessidade de demonstrar a doença em pelo menos 3 gerações sucessivas, independente do sexo. Aniridia, síndrome de Waardenburg e algumas retinoses pigmentares são exemplos desse padrão de transmissão.

A herança ligada aos cromossomos sexuais (X,Y) é conceitualmente chamada de *Herança Ligada ao Sexo*. Na oftalmologia, a doença mais conhecida com esse padrão, ligada ao X, é o defeito de visão de cores. Da mesma forma que as doenças autossômicas apresentam genes dominantes e recessivos, a herança ligada ao sexo possui o mesmo padrão, mas com a diferença que os homens só possuem um cromossomo X, consequentemente podem expressar uma doença recessiva com apenas um alelo recessivo.

## TESTES EM GENÉTICA OCULAR

Nas ultimas décadas, uma serie de métodos tem sido utilizado para associar doenças aos cromossomos e genes específicos. Nesse tópico iremos abordar alguns dos principais métodos.

### Determinação do Cariótipo

Conceitualmente o cariótipo é o conjunto completo de cromossomos de um organismo. Na prática médica esse exame é usado para determinar anomalias cromossômicas numéricas ou estruturais. Por exemplo, na síndrome de DiGeorge, há uma deleção de um segmento do cromossomo 22 (anomalia estrutural) e pode ser avaliada por esse exame. Por outro lado, a síndrome de Down, Trissomia do 21, anomalia numérica, também é assim avaliada.

### PCR (*Polymerase Chain Reaction*)

É uma técnica que foi desenvolvida no começo dos anos 80 por Kary Mullis. Essa técnica consiste na utilização de um *Primer* que determina o fragmento de DNA que será estudado (em torno de 17 -25 nucleotideos) e a DNA polimerase que atua na replicação do fragmento indicado pelo *Primer*. Atualmente, existe a técnica do *PCR-RT* (real time) que usa o mesmo processo inicial de replicação a partir do Primer, no entanto para analisar o fragmento usa-se uma sonda fluorescente que permite o equipamento identificar a sequência de DNA que está presente. Apesar das limitações do exame, ainda há uma grande aplicação deste, por exemplo, na identificação de infecção pelo vírus da AIDS, do HCV além de bactérias.

### Sequenciamento Genético

Em meados dos anos 70, Sanger desenvolveu uma técnica para sequenciar o código genético que revolucionou a biologia molecular. A técnica teve uma importância enorme na genética, pois permitiu o início do Projeto do Genoma Humano. Inicialmente, era um processo extremamente trabalhoso e caro, no entanto, assim como as demais tecnologias, ela foi aprimorada e houve uma significativa redução de seus custos, principalmente com o desenvolvimento da atual tecnologia de NGS (*Next Generation Sequencing*). Esta técnica utiliza uma tecnologia muito mais rápida e barata que usa marcadores moleculares e scanners a laser para identificar diversos sequenciamentos simultâneos. Nesse tópico também é importante diferenciar os exames de Exoma e Genoma. Basicamente, o Genoma é composto por toda a sequência de DNA do individuo. Já o Exoma, compreende os éxons contidos no código genético, onde estão contidas as principais funções biológicas, possibilitando o estudo das maiorias das doenças genéticas.

### GWAS (*Genome Wide Association*)

É uma abordagem utilizada ainda apenas para fins de pesquisa, que tem objetivo de determinar associações entre variações genéticas específicas a doenças específicas. O método envolve a varredura dos genomas de uma população e a procura de marcadores genéticos que possam ser usados para prever a presença de uma doença. Esse método é muito utilizado para encontrar os genes envolvidos na patologia estudada e muitas vezes contribui para o melhor entendimento da fisiopatologia da doença. Essa ferramenta é especialmente importante para as doenças com herança complexa. Uma vez identificados, esses marcadores genéticos podem ser usados para entender como os genes contribuem para a doença e desenvolver melhores estratégias de prevenção e tratamento.

## TERAPIA GÊNICA

A terapia gênica é o processo pelo qual um novo DNA é inserido nas células. O objetivo deste método é oferecer à célula um gene que está faltando ou reparar uma região não funcionante, fornecendo o material genético que será usada para fins terapêuticos. Atualmente a terapia genética tem sido utilizada para uma série de tecidos e células com índices de sucesso ainda muito variáveis.

Perspectivas de terapia gênica tem avançado praticamente em todas as áreas da medicina, no entanto a área de oncologia e oftalmologia são as áreas em que há o maior avanço. O olho humano tem algumas características que propiciam grande vantagem para as primeiras terapias gênicas. Primeiramente a barreira hematorretiniana permite isolamento dos vetores utilizados na terapia genica no ambiente ocular, evitando que estes se propaguem para o resto do corpo e que haja uma menor resposta imunológica sistêmica. Outras vantagens são o pequeno tamanho do órgão e a facilidade em que todas as camadas podem ser acessadas. Essas últimas características também auxiliam no monitoramento da terapia, permitindo a avaliação tanto funcional quanto estrutural após o tratamento, seja com exames como a tomografia de coerência óptica (OCT) ou a eletrorretinografia.

Atualmente, existem três modelos que são utilizados como terapia gênica: terapia genética através de um *vetor viral, células tronco* e o novo método de *CRISPR* (cluster curtas repetições palindrômicas regularmente interespaçadas).

### CRISPR

Das novas tecnologias utilizadas para a terapia gênica o *CRISPR (Clustered Regularly Interspaced Short Palindromic Repeats)* é uma das mais promissoras. O CRISPR é uma região do DNA de bactérias que tem uma função análoga à vacina. Nessa região são inseridos fragmentos de DNA de um patógeno, por exemplo, vírus, fazendo com que as bactérias tenham uma "memória imunológica" contra esses patógenos.

O CRISPR/Cas9 é composto basicamente por duas partes, o RNA guia e a Enzima Cas9 (endonuclease). A função básica do RNA guia é se ligar a região do DNA do alvo, servindo de guia para a enzima Cas9 cortar esse genoma. Após o corte pelo Cas9, existem basicamente 2

formas de correção. A primeira se dá por *reparo homólogo direto*, onde é fornecido um "molde" de DNA, corrigindo a alteração desejada. Ou uma *junção por extremidades não homólogas*, quando os fragmentos são unidos pelas suas extremidades, no qual gene "cortado" não é expresso - "knocked out". Este último é um processo extremamente propenso ao erro, visto que frequentemente resulta em inserções e deleções indesejadas.

Um dos maiores desafios atuais para o uso clinico dessa técnica na espécie humana deve-se principalmente ao fato da alta complexidade das células eucariotas, fazendo com que muitas vezes os RNA guia se liguem em mais de um sitio do genoma, efeito conhecido por *off-target effect*. Estas ligações fora de alvo das enzimas Cas são importantes principalmente no contexto clínico, no qual é necessário gerar modificações precisas nos genes alvo.

Atualmente, ainda não existe nenhum tratamento disponível clinicamente que use essa tecnologia para as doenças oculares, embora alguns trabalhos já apontem que é possível o tratamento de algumas degenerações hereditárias da retina (DHR) com essa tecnologia. No entanto, para o uso clínico do sistema CRISPR Cas9, ainda há algumas questões de segurança a serem esclarecidas devido a possibilidade de efeitos colaterais, como possibilidade da formação de mosaicos de células do mesmo embrião com sequências genéticas distintas e, como citado anteriormente com possibilidade de mutações fora do alvo (*off target*).

### Terapia com células-tronco

As células-tronco podem ser isoladas a partir de diferentes tecidos em diferentes pontos de desenvolvimento. É possível induzir que elas se renovem ou se diferenciem em praticamente todos os tipos de células. Por exemplo, as *células-tronco embrionárias* – CTE são pluripotentes e são isoladas da massa celular interna de um blastocisto de embriões pré-implantado. Esse tipo de células, pluripotentes, podem ser induzidas para o tecido de todas as três camadas germinativas embrionárias. Em modelos animais, o EPR (epitélio pigmentar da retina) derivadas de CTE mostram-se transplantáveis e funcionais, possibilitando uma excelente opção de tratamento para as distrofias retinianas. No entanto, por questões éticas, o acesso às CTEs é muito limitado. Por isso, as células mais utilizadas para esse fim são as *Células-Tronco Pluripotentes Induzidas* – CTPI, que são produzidas a partir de células somáticas adultas, por exemplo os fibroblastos. Atualmente o desafio dessa técnica é manipular o genoma das CTPIs antes de realizar o transplante para que as células implantadas não possuam a mutação que causou a doença base.

Como foi citado anteriormente, a doença ocular, especialmente da retina é ideal para o estudo de células-tronco devido à sua acessibilidade, facilidade não invasiva de monitorar o olho *in-vivo*, compartimentação significativa e o privilégio imune relativo do olho.

Atualmente existem mais de 15 estudos na fase 2 usando células-tronco no tratamento de distrofias retinianas. Esses ensaios de células-tronco oculares concentram-se no transplante de EPR derivado de vários tipos de células-tronco tais como *células-tronco pluripotentes induzidas por humanos* – CTPih, CTEs, *células-tronco de medula óssea* - CTMO e *célula-tronco derivadas do tecido adiposo* - CTDA. Assim como a tecnologia CRISPR/Cas9, ainda não há nenhum produto disponível para o tratamento das doenças oculares utilizando terapia com CT. No entanto, certamente haverá avanços importantes nesses próximos anos.

## AAV

Nos últimos anos, o adenovírus (AAV) foi utilizado como vetor para muitas aplicações *in vivo* e *in vitro*, devido a certas características específicas, como segurança, expressão gênica estável e prolongada e alta eficiência na transcrição. Os AAV são pequenos vírus pertencentes a família *Parvoviridae* que possuem uma fita simples linear de DNA. Múltiplos subtipos de AAV foram caracterizados, dentre os quais o subtipo 2 foi o mais estudado. São vetores ideais para terapia gênica pois possuem baixa imunogenicidade, o que restringe o surgimento de anticorpos e, consequentemente, aumenta sua efetividade e potencial de ação. Sua eficácia e segurança foram comprovadas após alguns ensaios clínicos [1-3].

Os resultados históricos da terapia gênica para amaurose congênita de Leber causada por mutações no gene *RPE65* (OMIM #204100), foram publicados no *The New England Journal of Medicine* em 2008 [3]. Mutações neste gene podem causar amaurose congênita de Leber ou retinose pigmentar, ambas com padrão autossômico recessivo de herança. Estudos demonstraram que a doença causada por mutações no *RPE65* é um modelo ideal para intervenção, pois apesar do fenótipo severo e início precoce da doença, havia relativa preservação de fotorreceptores em estágios iniciais da doença [4]. Os resultados desse ensaio clínico foram modestos, porém a melhora funcional evidente nessa condição até então intratável, mudou completamente o panorama e prognóstico das distrofias hereditárias de retina, pois demonstrou a viabilidade e o potencial para futuras terapias gênicas.

A rápida expansão desse campo de pesquisa culminou com a aprovação da primeira terapia gênica pela US Food and Drug Administration (FDA) em dezembro de 2017 [5]. O Voretigene neparvovec-rzyl (Luxturna®;

Spark Therapeutics) foi aprovado para o tratamento de pacientes com distrofia hereditária de retina causada por mutações bi-alélicas no *RPE65*. Outros ensaios clínicos em diferentes fases vêm sendo realizadas nos últimos anos para doenças como coroideremia, retinosquise juvenil ligada ao cromossomo X, doença de Stargardt, acromatopsia, retinose pigmentar, síndrome de Usher, entre outras. Saiba mais no vídeo anexo (Vídeo 21.1)

**Vídeo 21.1  Medicina de precisão - Dra. Simone Finzi**

## AFECÇÕES OCULARES COM ENVOLVIMENTO GENÉTICO

### Glaucoma

O glaucoma se caracteriza por ser uma neuropatia óptica progressiva, com típica perda do campo visual e é a principal causa de cegueira irreversível no mundo. Existem diversos subtipos, que varia principalmente quanto a etiologia e a forma do ângulo camerular (Capítulo13 - Glaucoma). Neste tópico iremos abordar algumas características moleculares e genéticas do Glaucoma Primário de Ângulo Aberto (GPAA).

É consenso que o GPAA é uma doença multifatorial, que por diversas vias as células ganglionares da retina (CGR) sofrem apoptose precoce e acelerada causando um defeito no campo visual característico e reprodutível. Atualmente o único tratamento consiste na redução da pressão intraocular (PIO), podendo ser por cirurgia, laser, dispositivos intraoculares ou colírios. Determinadas regiões gênicas já foram associadas com a PIO e/ou GPAA. Liu et al descreveram 34 regiões genômicas associadas ao GPAA em diversas etnias. Muitos desses genes estão relacionados com o estresse oxidativo, grande parte deles foram replicados em outros estudos confirmando a associação. A expressão desses genes foi confirmada principalmente na malha trabecular, na cabeça do nervo óptico e no humor aquoso. Nesse artigo, os genes também foram associados com a espessura central da córnea, PIO e espessura da camada de fibra nervosa da retina (RFNL).

Até o momento, várias abordagens promissoras estão sendo desenvolvidas para o tratamento de glaucoma usando entrega de genes, ablação de genes e transplante de células-tronco. No entanto, várias questões importantes ainda precisam ser abordadas. A maioria dos estudos nessa área foram realizados *in vitro,* sendo necessário mais modelos *in vivo.* O uso de células-tronco autólogas, pode constituir uma abordagem promissora no futuro para o tratamento, embora sejam necessários mais estudos pré-clínicos. Além disso, técnicas usando AAV e CRISPR para atingir células específicas, pode ser outro caminho promissor de pesquisa nessa área.

Saiba mais no vídeo anexo (**Vídeo 21.2**).

### Vídeo 21.2 Genética do glaucoma - Dr. Artur Tenório

## DISTROFIAS HEREDITÁRIAS DE RETINA

### Retinose Pigmentar

A Retinose pigmentar (RP) é o grupo de distúrbios hereditários da retina mais comum, possuindo prevalência estimada de 1:4000 a 1:8000 indivíduos. A RP é caracterizada por ser uma doença com alta heterogeneidade genética, possuindo grande variabilidade na idade de início dos sintomas, associação com achados sistêmicos, prognóstico e padrão de herança. Até o presente momento, mais de 100 diferentes genes foram associados à RP.

É caracterizado por perda de visão noturna seguida por perda progressiva de visão periférica. É uma desordem progressiva da retina que envolve dano e morte de bastonetes, seguida por perda de cones. A visão central é tipicamente poupada até estágios mais tardios da doença. Classicamente apresenta os achados de espículas ósseas inicialmente na periferia da retina, atenuação vascular retiniana e palidez de disco óptico. A maioria dos pacientes evolui com catarata subcapsular posterior precocemente e alguns pacientes desenvolvem edema macular cistóide, gliose epirretiniana e descolamento posterior de vítreo durante o curso da doença. A RP é ainda caracterizada por ser uma doença com alta heterogeneidade genética, possuindo grande variabilidade na idade de início dos sintomas, associação com achados sistêmicos, prognóstico e padrão de herança. Até o presente momento, aproximadamente 100 diferentes genes foram associados à RP.

### Doença de Stargardt

A Doença de Stargardt (STGD) é a distrofia macular hereditária mais frequente da juventude, com prevalência estimada de 1:10000 indivíduos O modo de

herança mais comum é autossômico recessiva secundário a mutações no gene *ABCA4* (OMIM #248200), embora também possa ser herdada de maneira autossômica dominante por mutações heterogênicas nos genes *ELOVL4* (OMIM #600110) e *PROM1* (OMIM #603786).

STGD resulta da acumulação de lipofuscina no epitélio pigmentado da retina (EPR), com disfunção secundária de fotorreceptores e subsequente morte tecidual. Sabe-se que o gene *ABCA4* codifica a proteína *ABCR*, localizada no segmento externo dos fotorreceptores. Acredita-se que esta funcione como uma "flippase" que transporta ativamente N-retinylidene-phosphatidylethanolamine através da membrana celular. Com a redução da ação do gene *ABCA4*, há acumulação progressiva de A2E (produto da reação entre o all-trans-retinal e N-retinylidene-phosphatidylethanolamine) no EPR como depósitos de lipofuscina, o que altera a arquitetura da membrana celular e induz à apoptose.

O achado clínico mais característico é uma maculopatia bilateral e progressiva com acúmulo de depósitos (flecks) subrretinianos de lipofuscina. Os pacientes apresentam perda visual central de início já na primeira década de vida, embora a visão periférica fique preservada até estágios mais avançados da doença. Cabe ainda ressaltar que a distrofia de retina causada por mutações no gene *ABCA4* podem apresentar outros fenótipos além do descrito acima. Entre eles, fundus flavimaculatus (que hoje alguns autores acreditam ser um subtipo de STGD com início mais tardio e melhor prognóstico), distrofia de cones e bastonetes e retinose pigmentar

### Distrofia de Cones e Bastonetes

A Distrofia de cones e bastonetes é um conjunto de distúrbios caracterizados por degeneração de cones, que é mais significante e ocorre antes da degeneração de bastonetes. A prevalência estimada varia de 1:30000 até 1:40000 indivíduos. Os pacientes apresentam perda progressiva da visão central, fotofobia e anomalias na visão de cores, geralmente de início na primeira década de vida. Nistagmo pode estar presente e nictalopia e perda do campo visual periférico geralmente se iniciam mais tardiamente no curso da doença.

A base molecular da distrofia de cones e bastonetes é altamente heterogênea e complexa, e os padrões de herança incluem autossômico recessivo, autossômico dominante ou recessivo ligado ao cromossomo X. Entre os genes mais comuns estão o *ABCA4* (OMIM #601691), *RPGR* (OMIM #312610) e *GUCY2D* (OMIM #600179).

Saiba mais no vídeo anexo (**Vídeo 21.3**).

**Vídeo 21.3: Distrofias retinianas - Dr. Thales Guimarães**

## Neuropatia Óptica de Leber ─────────

A neuropatia óptica de Leber é um distúrbio bilateral, caracterizado por perda indolor aguda ou subaguda de visão. Escotomas cecocentral ou central e distúrbios na visão de cores são comuns. Os olhos podem ser afetados simultaneamente ou sequencialmente, com um intervalo médio de aproximadamente 2 meses. É causada por mutações no DNA mitocondrial e mais comumente afeta homens jovens, porém também pode acometer mulheres em qualquer idade. A prevalência mundial é estimada entre 1:30000 a 1:50000 indivíduos.

Embora em estágios mais avançados da doença a palidez evidente e difusa da papila torne difícil a distinção entre outras causas de neuropatia óptica, alguns achados fundoscópicos podem estar presentes na fase aguda. Entre eles, hiperemia da cabeça do nervo óptico, teleangiectasias peripapilares, hemorragias, dilatação e aumento difuso de tortuosidades vasculares (Figura 21.1).

## ACONSELHAMENTO GENÉTICO

O processo de aconselhamento genético é bastante sensível e muitas vezes esbarra em barreiras éticas importantes. O médico geneticista tem o papel principal de informar sobre o quadro e não propriamente aconselhar, ou orientar as decisões a serem tomadas pelos pacientes. Não cabe ao médico tomar as decisões sobre a saúde e escolhas reprodutivas.

Em relações aos testes genéticos, é importante que eles sejam adequadamente avaliados quanto os conhecimentos científicos das afecções em questão e opiniões, posicionamentos existentes, cobrindo os problemas éticos relacionados. Por exemplo, não é recomendado realizar teste genético em uma criança (para uma condição de início na idade adulta), a pedido dos pais, quando não houver benefício médico imediato.

A Academia Americana de Oftalmologia formou uma força tarefa com o intuito de produzir um relatório com as orientações para testes genéticos em doenças oculares herdadas em 2014 [10]. As recomendações são as seguintes:

- Deve-se oferecer testes genéticos a pacientes com achados clínicos sugestivos de distúrbios mendelianos para qual já se tem genes causais descritos e para facilitar o diagnóstico.

- Evitar testes de estratégias massivas como o exoma completo, genoma inteiro, quando não necessário.

Atualmente não há indicação de testes genéticos para distúrbios genéticos complexos, como DMRI, Glaucoma Primário. Para essas afecções os exames realizados ocorrem em protocolos de pesquisas.

Desaconselhável realizar testes em menores assintomáticos quanto a distúrbios intratáveis, exceto em condições extraordinárias. Nesses casos, as exceções, os pais e menores devem der acompanhados com aconselhamento genético formal por médicos especialistas, tendo a anuência dos pais.

## CONCLUSÃO

Para uma variedade de doenças da retina, incluindo retinose pigmentar, retinosquise, retinoblastoma, doença de Stargardt, DMRI e glaucoma já existem pesquisas avançadas que poderão auxiliar o tratamento. No entanto, ainda precisamos de tempo para que essas novas opções de tratamento baseadas em terapia gênica estejam disponíveis para a população no futuro próximo.

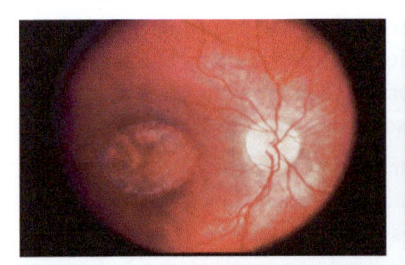 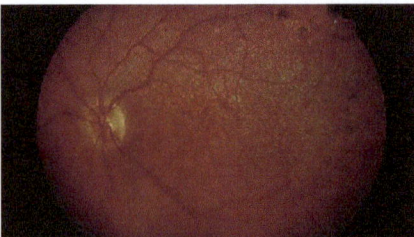 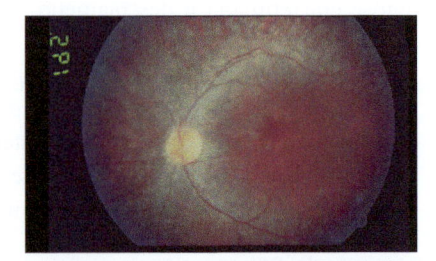

**Figura 21.1.** Espectro fenotípico de pacientes com Amaurose Congênita de Leber. (Fotografias Cortesia Dra Irene Hussels Maumenee - Columbia University)

# REFERÊNCIAS

1. Kaplitt MG, Feigin A, Tang C, Fitzsimons HL, Mattis P, Lawlor PA, Bland RJ, Young D, Strybing K, Eidelberg D, During MJ. Safety and tolerability of gene therapy with an adeno-associated virus (AAV) borne GAD gene for Parkinson's disease: an open label, phase I trial. *Lancet.* 2007 Jun 23;369(9579):2097-105.

2. Rangarajan S, Walsh L, Lester W, Perry D, Madan B, Laffan M, Yu H, Vettermann C, Pierce GF, Wong WY, Pasi KJ. AAV5-Factor VIII Gene Transfer in Severe Hemophilia A. *N Engl J Med.* 2017 Dec 28;377(26):2519-2530.

3. Bainbridge JW, Smith AJ, Barker SS, Robbie S, Henderson R, Balaggan K, Viswanathan A, Holder GE, Stockman A, Tyler N, Petersen-Jones S, Bhattacharya SS, Thrasher AJ, Fitzke FW, Carter BJ, Rubin GS, Moore AT, Ali RR. Effect of gene therapy on visual function in Leber's congenital amaurosis. *N Engl J Med.* 2008 May 22;358(21):2231-9

4. Paunescu K, Wabbels B, Preising MN, Lorenz B. Longitudinal and cross-sectional study of patients with early-onset severe retinal dystrophy associated with RPE65 mutations. Graefes Arch Clin Exp Ophthalmol. 2005 May;243(5):417-26.

5. Russell S, Bennett J, Wellman JA,. Efficacy and safety of voretigene neparvovec (AAV2-hRPE65v2) in patients with RPE65-mediated inherited retinal dystrophy: a randomised, controlled, open-label, phase 3 trial. *Lancet.* 2017;390(10097):849-860.

6. Liu, Y. and R.R. Allingham, *Major review: Molecular genetics of primary open-angle glaucoma.* Exp Eye Res, 2017. 160: p. 62-84.

7. Wiggs, J.L. and L.R. Pasquale, *Genetics of glaucoma.* Hum Mol Genet, 2017. 26(R1): p. R21-r27.

8. Youngblood, H., M.A. Hauser, and Y. Liu, *Update on the genetics of primary open-angle glaucoma.* Exp Eye Res, 2019. 188: p. 107795.

9. Wu, N., et al., *The Progress of CRISPR/Cas9-Mediated Gene Editing in Generating Mouse/Zebrafish Models of Human Skeletal Diseases.* Comput Struct Biotechnol J, 2019. 17: p. 954-962.

10. Stone, E.M., et al., Recommendations for genetic testing of hereditary eye diseases. Report of the American Academy of Ophthalmology Task Force on Genetic Testing, Revised 2014. Available: https://www.aao.org/clinical-statement/recommendations-genetic-testing-of-inherited-eye-d#disqus_thread

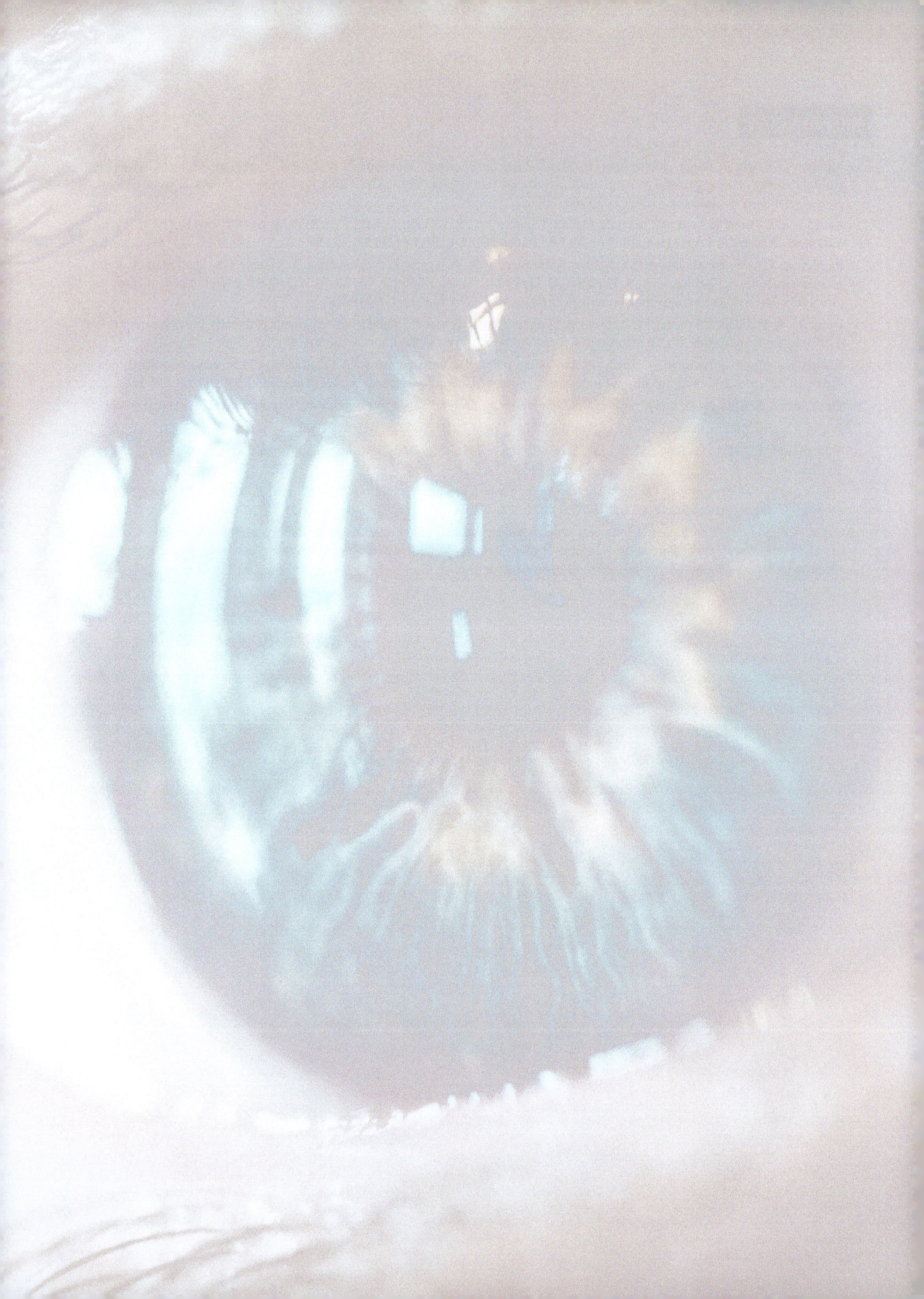

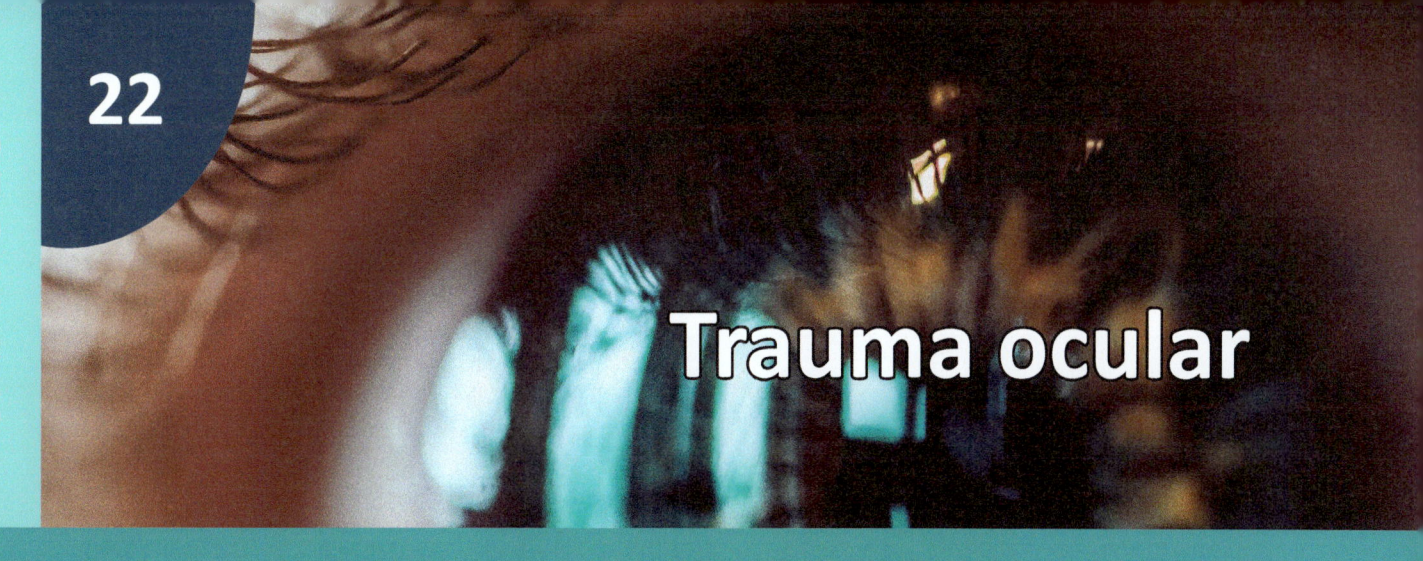

# Trauma ocular

Allan C. Pieroni Gonçalves

Jaqueline Silva de Rezende

Neste capítulo, abordaremos os diferentes tipos de trauma ocular e orbitários, bem como as principais condutas do especialista.

Uma vez que o paciente seja liberado do atendimento de urgência em relação aos órgãos vitais (ATLS -Advanced trauma Life Support), quando recebe-se uma vítima de trauma, deve-se inicialmente avaliar o seu mecanismo e energia.Estando o paciente estável, podemos prosseguir com a avaliação oftalmológica.

Outro ponto importante a ser ressaltado é a avaliação em relação à imunidade antitetânica e para raiva humana em pacientes acometidos de mordedura animal. No final do capítulo, em anexo se encontram duas tabelas que guião a conduta profilática pós-trauma em ambas as situações, segundo o Ministério da Saúde em 2019. [1]

## TRAUMATISMO DAS PÁLPEBRAS

### Hematoma periocular

O hematoma, habitualmente, decorre de uma lesão contusa que incorreu em lesão vascular. Acompanhado de edema palpebral, o hematoma dificulta a abertura palpebral espontânea. Nestes casos, para o exame ocular pode-se valer de uma leve pressão sobre as pálpebras, de forma tangencial ao globo, sem pressioná-lo diretamente

- **Conduta:** após averiguada a integridade do globo ocular, pode-se orientar o paciente a realizar compressas geladas locais, com o intuito de reduzir o edema e reestabelecer precocemente a função palpebral.

| Atenção! |
| --- |
| O hematoma periocular bilateral pode estar relacionado a fratura de base de crânio (sinal do guaxinim) |

### Laceração

Diante de uma laceração palpebral, e após confirmada a integridade do globo ocular, explorada a ferida, higienizada e descartada a presença de corpo estranho, podemos prosseguir com a sutura palpebral, visando reestabelecimentos anatômicos, com aproximação direta de margens, sempre que possível. Isso é mais fácil diante de lacerações lineares, sem perda de conteúdo e sem acometimento de margem palpebral. Em casos de laceração palpebral com rotura do septo orbitário e exposição de gordura, a possiblidade de corpo estranho intra-orbitário deve ser pesquisado por exames de imagem como a tomografia e história detalhada. A exploração cirúrgica pode ser necessária.

Se a laceração se apresentar como não linear (estrelada) a primeira conduta é reestabelecer minuciosamente os elementos anatômicos, para então dar prosseguimento à sutura por planos.

Caso a margem palpebral seja acometida, esta deve ser a primeira estrutura a ser reparada. Primeiro aproximam-se e alinham-se as margens da borda palpebral com suturas feitas com fio vicryl 6-0 ou seda 6-0 pela linha cinzenta, pela linha das glândulas de Meibomius e pela linha dos cílios, atentando-se para que os fios estejam a 2 mm de distância da borda e 2 mm de profundidade, de modo que as margens fiquem levemente eevertidas. Estes fios podem ser deixados não enodados nessa etapa da cirurgia para facilitar as conseguintes. O segundo passo é a sutura de tarso com fios de vicryl 6-0 e do plano muscular com vicryl 6-0. A sutura tarsal é a principal sutura do reparo palpebral. A seguir deve-se realizar a sutura do músculo orbicular com vycril 6-0 e da pele com nylon 6-0. (Figura 22.1) Ao final, são enodadas as suturas da margem. Cotos dessas suturas de borda devem ser deixados longos para que possam ser presos sob as suturas da pele ao final do processo, de modo que não invertam e traumatizem a superfície corneana. Uma última sutura no plano tarso-conjuntival pode ser acrescida na borda, mas nem sempre se faz necessária.

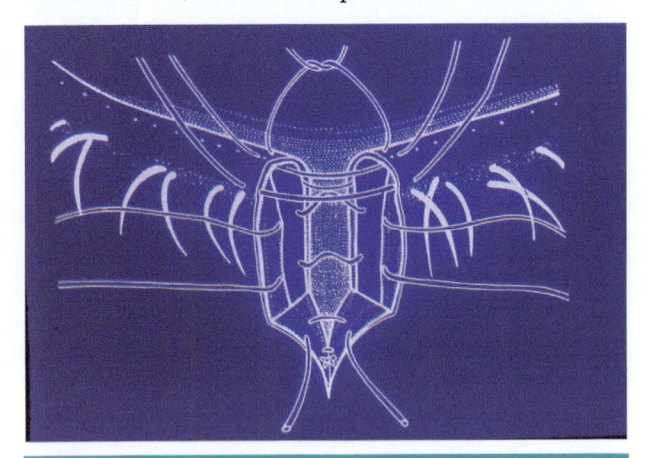

**Figura 22.1.** Laceração palpebral: suturas por planos.

Para lacerações com discreta perda de tecido, pode-se lançar mão de cantotomia e cantólise lateral, e em casos de perdas extensas de tecido, pode-se usar retalhos ou enxertos miocutâneos.

Lacerações de canto medial em geral envolvem os canalículos lacrimais. São mais comuns em crianças e jovens, decorrentes de agressões, ou por animais domésticos.

Lesões nas vias lacrimais, mesmo que monocanaliculares, devem ser tratadas de forma primária pois tratamentos secundários não costumam ser tão eficientes e podem deixar sequela de lacrimejamento constante. Por isso, lesões em canto medial deve ser examinadas com muito rigor. Quando possível pode ser realizada a sondagem com sonda de Bowman, tanto em canalículo inferior quanto superior para certificar-se da integridade da via em casos duvidosos (Figura 20.2). O aspecto clínico em crianças pode ser bastante sugestivo, o diagnóstico de certeza muitas vezes é feito com o paciente anestesiado.

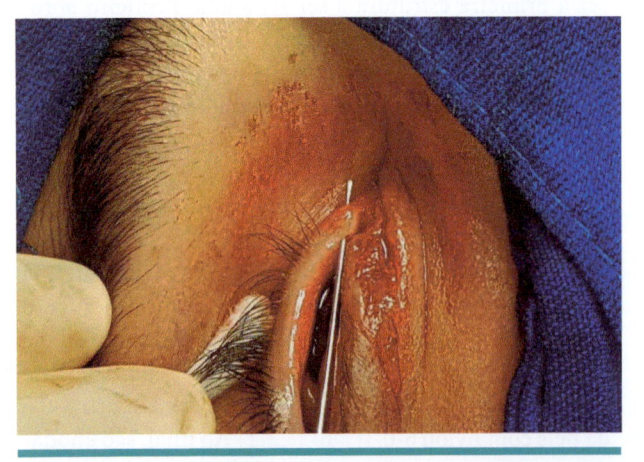

**Figura 22.2.** Laceração de canalículo lacrimal: a sondagem é um meio para verificar laceração da parede canalicular

O tempo para ideal para o reparo da lesão canalicular fica entre 48 e 72 horas. Tempo suficiente para diminuição do edema, o que facilita a identificação das estruturas na cirurgia. A correção cirúrgica consiste em canalização das vias com um *stent* de forma mono ou bicanicular. O material utilizado geralmente é um material de silicone com hastes para sua introdução. Nas lacerações de canto medial a primeira etapa é justamente a restituição doas canalículos, que já confere a posição anatômica onde as outras estruturas devem ser reparadas.

## Traumatismos da órbita

As fraturas orbitárias podem ser divididas em fraturas internas, que acometem as paredes orbitárias, fraturas externas, quando o rebordo orbitário é comprometido e fraturas complexas, onde outros ossos faciais estão associados.

As fraturas internas da órbita, são as fraturas onde existe um deslocamento das paredes orbitária por trauma sem o comprometimento da rima, também são conhecidas pelo termo *blowout fractures*. Existe uma controvérsia sobre o mecanismo exato dessas fraturas. Existem 2 teorias sobre o mecanismo: A teoria hidráulica, onde a contusão desloca o globo ocular para dentro da cavidade orbitária e causa um aumento súbito da pressão da mesma causando rotura das paredes mais frágeis. A teoria da deformação, onde a contusão aplicada a rima orbitária transmite essa energia para regiões frágeis da parede orbitária causando a fratura a distância.[2] Como o teto da órbita e a parede lateral são espessas, as fraturas internas ocorrem no assoalho da órbita, principalmente ao longo do canal infraorbitário ou na parede medial ou a associação das duas. [3]

Os sinais das fraturas internas incluem: anestesia da face média ipsilateral (pálpebra inferior, região maxilar, porção lateral do nariz, lábio superior, dentes e gengiva superior); diplopia/estrabismo Figura 22.3 , edema palpebral, quemose e deslocamento do bulbo ocular (enoftalmo, exoftalmo e/ou distopia). A anestesia decorre de lesão do nervo infraorbitário, geralmente se recupera em meses. A diplopia decorre de estrabismo por comprometimento de músculo extraocular no trauma. A musculatura pode estar parética por lesão direta ou decorrente de edema ou com restrição de movimentação pela fratura na qual encontramos teste da dução forçada positivo. O deslocamento do bulbo ocular geralmente provoca enoftalmo pois o continente ósseo está aumentado pela fratura, porém essa observação pode só notada após regressão parcial ou total do edema.(Figura 22.4) O exoftalmo pode decorrer de edema importante ou possível enfisema. A tomografia de órbita é o exame de imagem de escolha na suspeita da fratura. O exame de tomografia mostra todo arcabouço ósseo orbitário além do seu conteúdo de partes moles (músculos, gordura e nervo óptico)(Figura 22.5). Sinais como hemossino (sangue no seio paranasal), enfisema, hemorragias intraorbitárias, corpo estranho, danos estruturais como lesões nervosas, vasculares e musculares diretas devem ser investigados.

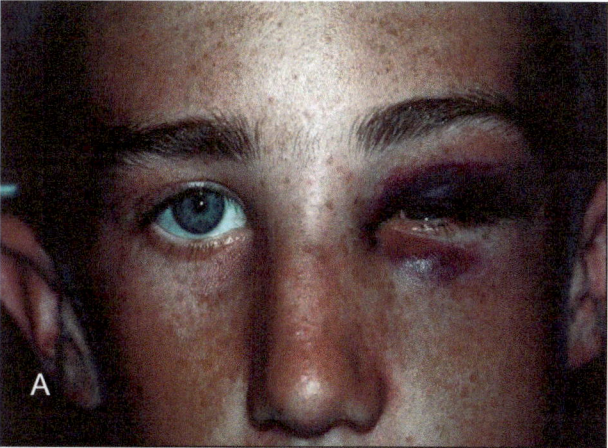

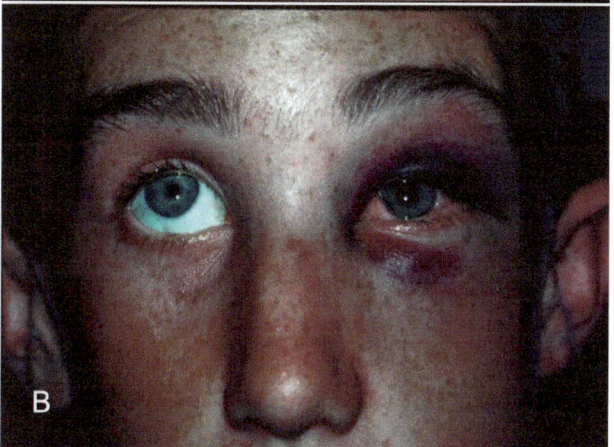

**Figura 22.3.** Fratura de órbita: restrição à supraversão indica lesão de músculo extrínseco

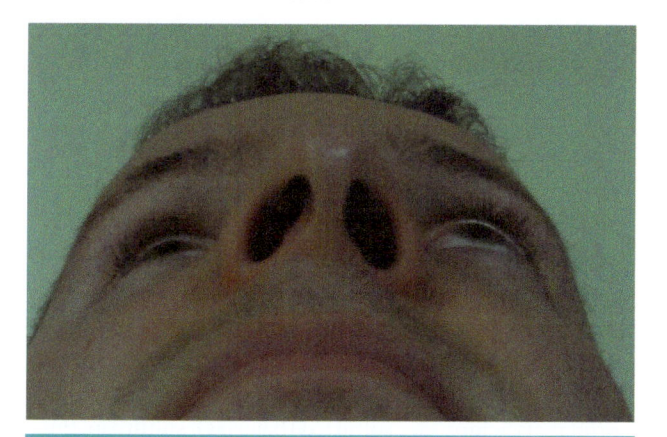

**Figura 22.4.** Enoftalmia associada ao trauma orbitário

O tratamento consiste em compressas geladas e antiinflamatório oral para diminuir o edema, antibioticoterapia profilática para vias aéreas superiores e blefarorrafia se houver quemose importante ou até úlcera de córnea por exposição. Devemos orientar os pacientes a evitar assoar o nariz ou realizar manobra de Valsalva, evitando enfisema orbitário devido à comunicação formada com os seios da face.

A cirurgia só está indicada em caso de enoftalmo maior que 2mm e o estrabismo restritivo decorrente da fratura. (Figura 22.5) Assim, essa indicação só pode realmente ser definida após uns 10 dias do trauma, onde existe regressão do edema e o enoftalmo e estrabismo podem ser apropriadamente avaliados. Por questões logísticas de pronto socorro , um exame de tomografia mostrando uma fratura grande (mais de 50% da área) ou um enoftalmo precocemente diagnosticado podem sim ser indicações de uma cirurgia mais precoce, apesar da avaliação após regressão do edema se o ideal.

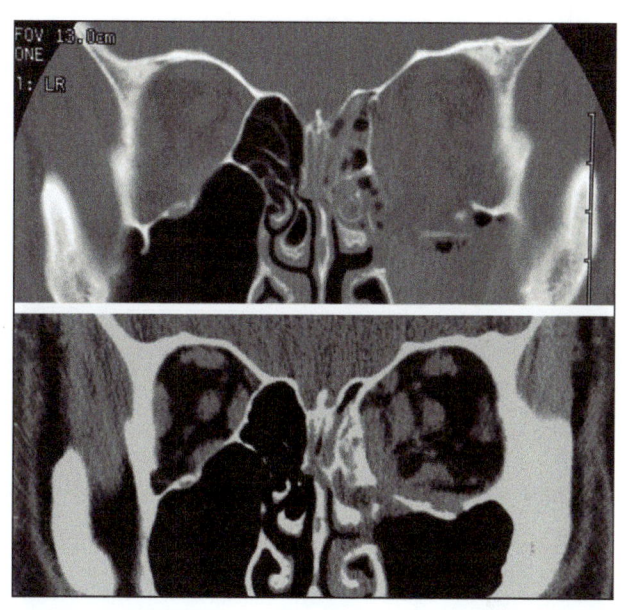

**Figura 22.5.** Imagem de TC:fratura de parede medial e hemossino

A abordagem cirúrgica consiste na reconstrução da parede lesada com anteparo e restituição do tecido orbitário herniado. Essa abordagem corrige o enoftalmo, realoca a musculatura ocular extrínseca na sua posição anatômica e corrige encarceramento de tecidos. O material utilizado de anteparo na correção cirúrgica é variado. Dentre os vários materiais disponíveis, a tela de titânio tem sido preferencialmente utilizada por ser firme e poder ser fixada na rima orbitária evitando migrações tardias.(Figura 22.6) Fraturas antigas podem ser corrigidas também apesar de fibrose e atrofia de gordura comprometer o resultado ideal. Válido ressaltar que as correções cirúrgicas nem sempre resolvem completamente o estrabismo e correções musculares podem ser necessárias secundariamente.

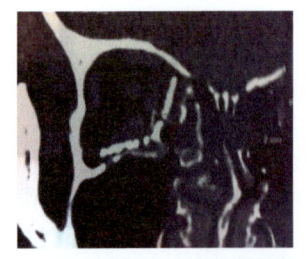

**Figura 22.6.** Cirurgia para correção de fratura: tela de titânio

Há um tipo específico de fratura chamada de ''Fratura em alçapão'', que ocorre em crianças e adolescentes. Nesse tipo de fratura, o osso do assoalho fratura mas volta à sua posição original, fazendo com que haja aprisionamento de conteúdo orbitário. A tomografia característica desse tipo de fratura é o sinal da gota (tecido orbitário encarcerado numa pequena fratura) com o seio maxilar limpo sem a presença de hemossino.(Figura 22.7) Esse aprisionamento do conteúdo orbitário acarreta em náuseas, vômitos e mal-estar por ativação constante do reflexo óculo-cardíaco. Esse tipo peculiar de fratura necessita de uma correção cirúrgica precoce.

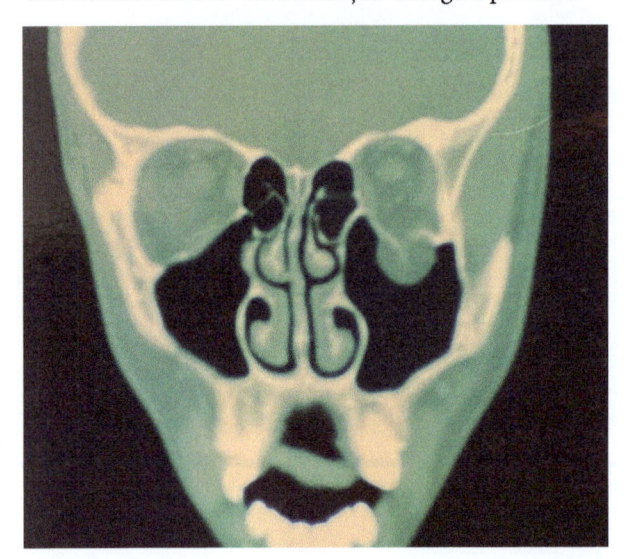

**Figura 22.7.** TC: sinal da gota mostra a descontinuidade do assoalho orbitário e a extrusão de conteúdo orbitário para o seio maxilar

Nas fraturas externas que envolvem o rebordo orbitário geralmente a indicação cirúrgica está associada ao diagnóstico de desalinhamento ósseo.

As fraturas complexas são associadas a alterações craniofaciais. São causadas por traumas de alto impacto, atingindo várias paredes orbitárias, podendo muitas vezes acometer o canal do nervo óptico. Dentre elas, as orbitozigomáticas ou também denominadas trimalares são as mais frequentes. Nesse tipo de fratura o impacto ocorre no corpo do osso zigomático que ao deslocar gera fratura da parede lateral da órbita, assoalho incluindo a rima além da face anterior do seio maxilar (Figura 22.8).[3]

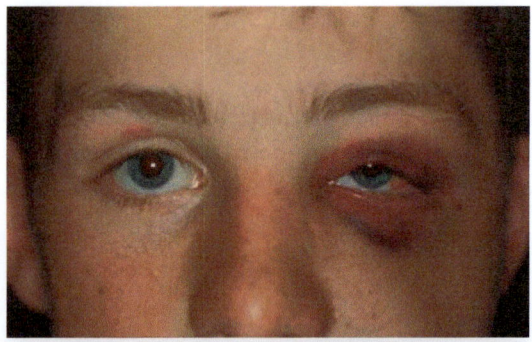

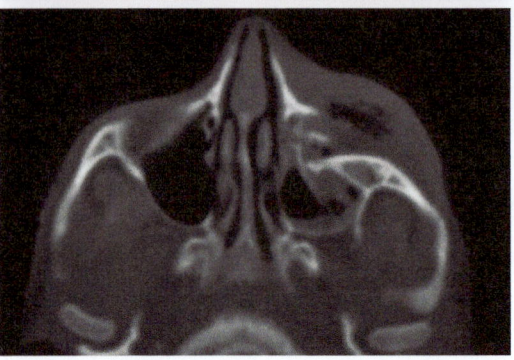

**Figura 22.8.** Aspecto de fratura trimalar

Outras fraturas complexas são as Fraturas Le Fort. A fratura Le Fort I: não acomete a órbita, é uma fratura em linha horizontal somente maxilar inferior; Le Fort II: acomete a rima infraorbital; Le Fort III: ocorre deslocamento total da face média do crânio (dissociação craniofacial).[4]

As correções dessas fraturas envolvem fixação com placas metálicas e parafusos para ossos desalinhados além da tela para o assoalho orbitário. Equipes multidisciplinares são indicadas para o melhor tratamento nesses casos.

## Lesões químicas

As queimaduras químicas são oriundas de acidentes domésticos, de acidentes de trabalho ou de agressões. Normalmente as lesões causadas por álcalis são mais graves que as causadas por ácidos, pois estes tendem a provocar desnaturação proteica e consequente coagulação de tecidos, que acabam por formar uma capa protetora que impede a penetração da substância. Outros fatores envolvidos com a gravidade da lesão são área de superfície ocular afetada, tempo de exposição, retenção de partículas em fórnices conjuntivais e se houve lesão térmica ou física associada. Os principais álcalis envolvidos neste tipo de trauma são: amônia, detergentes, cal, soda cáustica; e os principais ácidos são: sulfúrico (baterias), sulfuroso, fluorídrico, acético, crômico, clorídrico.

O tratamento imediato deve instituído mesmo antes de checar a acuidade visual, para todos os tipos de queimaduras (exceto se há suspeita de perfuração ocular). Após anestesia tópica e colocação de blefarostato, inicia-se com irrigação copiosa, preferencialmente com Ringer lactato por 15 a 30 minutos (mínimo de 2L, até normalizar o pH). Deve-se everter e irrigar fórnices superior e inferior, limpá-los com cotonete umedecido para remover resíduos ou conjuntiva necrótica, e checar pH após 5-10 minutos de descanso (usa-se fita de tornassol – medidor de pH da urina). Continua-se irrigação até pH entre 7,3 e 7,7. [5]

> **Atenção!**
>
> Nunca promover reação de neutralização acido-básica, uma vez que ela provoca reação exotérmica que pode piorar o quadro.

O quadro clínico é complexo e heterogêneo. Pode conter queimadura da pele periocular, edema palpebral, quemose, isquemia conjuntival e limbar, ceratite puntacta, desepitelização corneana, opacificação do estroma corneano, lesão de íris e cristalino com reação de câmara anterior. (Figura 22.9) Tais lesões podem evoluir a longo prazo, com vascularização da superfície corneana, defeito epitelial corneano persistente com ulceração estéril e perfuração, alteração da lubrificação ocular, formação de simbléfaros e entrópio cicatricial, hipotonia e *phithisis bulbi*.

O tratamento subsequente pode ser feito com lubrificaçao intensa com colírios e géis lubrificantes. Colírios antibióticos podem ser usados como profilaxia de infecção secundária. É importante monitoramento de PIO e uso de colírios anti-hipertensivos, se necessário. Os corticoides controlam a inflamação aguda e reduzem a infiltração inflamatória além de tratarem um possível quadro de uveíte induzida pela queimadura, mas não devem ser usados por mais de 10 a 14 dias, por lentificarem a reeptelização e síntese de colágeno. Cicloplégicos podem ser usados para diminuir a dor.[5]

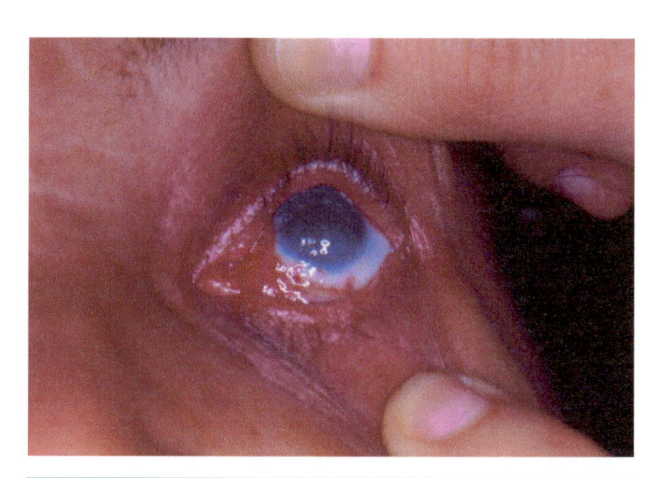

**Figura 22.9.** Queimadura por álcali: opacidade de córnea e área de isquemia perilímbica

Também se deve considerar, nos casos graves: o uso de curativo oclusivo entre aplicações de colírio/pomada; lente escleral para evitar simbléfaro, quando extensa necrose da conjuntiva; doxiciclina 100 mg 2x/dia, se houver risco de *melting* corneano, pois são efetivos inibidores de colagenase; adesivo tecidual de cianoacrilato, enxerto conjuntival, transplante de membrana amniótica ou transplante tectônico de córnea de emergência, se houver progressão do melting ou perfuração corneana; vitamina C 1g/dia via oral, pois melhora a cicatrização da ferida, por promover a síntese de colágeno maduro pelos fibroblastos[5]. .

## Traumatismos do bulbo ocular

### Traumatismo contuso

A lesão é fechada, com a túnica córneo escleral intacta. Resulta de deformação do globo ocular, com diminuição do diâmetro ântero-posterior e aumento do equatorial. Isso resulta em um aumento importante e imediato da PIO.

#### Córnea

Pode ser acometida em forma de abrasão, edema corneano ou laceração na membrana de Descemet.

#### Hifema

Presença de sangue ou coágulos na câmara anterior. É importante documentar altura do hifema, localização de coágulos, acuidade visual e PIO. Seu tratamento visa evitar o aumento expressivo da PIO ou a impregnação hemática corneana .

Inicialmente é tratado com colírios hipotensores, mas nos seguintes casos está indicada a lavagem de câmara anterior[6]:

- Impregnação do sangue no estroma corneano
- Hifema total por mais de 4 dias.

Qualquer hifema quando a PIO não responder ao tratamento clínico e permanecer maior de 50 mmHg por 5 dias

Na hemoglobinopatia talassêmica ou falciforme quando PIO permanecer após o tratamento clínico maior que 35 mmHg por 24 horas.

Deve-se evitar lavar com menos de 2 a 3 dias de história por risco de ressangramento. Em caso de hifema total, pedir ecografia para avaliação de polo posterior.

#### Íris

Um sinal da compressão da íris é o anel de Vossius, que se trata de uma impressão de pigmentos irianos na cápsula anterior do cristalino, com a o raio compatível com o da pupila em miose.

Midríase ou corectopia, temporárias ou permanentes, também podem ser encontradas, secundárias a lesões no esfíncter iriano.

A iriodiálise é uma desinserção da raiz da íris, que se apresenta como pupila em formato da "D" associada a uma lesão biconvexa próxima ao limbo. (Figura 22.10)

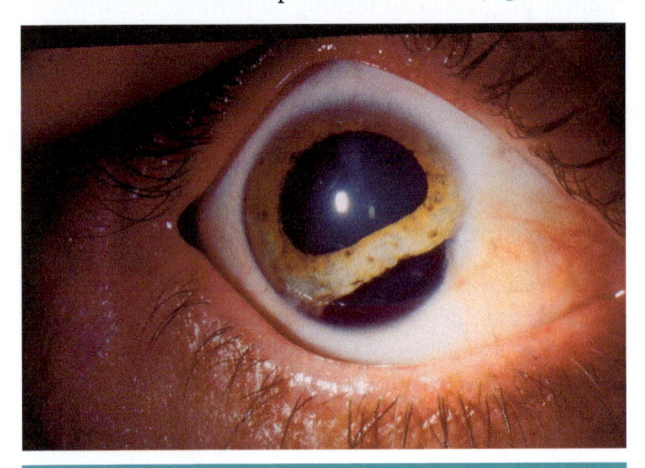

**Figura 22.10.** Iridodiálise

### Pressão Intraocular

Podem haver aumento de pressão intraocular, tanto hipertensão ocular secundária a hifema ou inflamação, quanto hipotonia secundária a choque ciliar. Casos de resseção angular estão mais associados a risco de desenvolvimento de glaucoma.

### Cristalino

Quando o impacto da contusão é suficiente para alcançar as estruturas lenticulares, pode haver lesão das fibras do cristalino, da sua cápsula ou da zônula. Tanto a lesão direta das fibras, causando a sua desorganização, quanto da cápsula lenticular, causando a hidratação das mesmas, levam à formação de catarata.

Os possíveis mecanismos traumáticos de opacificação cristliniana são desorganização das fibras cristalinianas ou hidratação das mesmas, devido a formação de roturas ou microrroturas no saco capsular.

Por sua vez, a lesão das fibras zonulares podem resultar em subluxação ou luxação completa do cristalino. Nos casos de subluxação, o paciente pode apresentar diplopia monocular, caso a borda cristaliniana atinja a área pupilar. Outros achados relevantes são a iridodonese e a facocodenese, que são a oscilação, respectivamente, da íris e do cristalino durante a movimentação ocular ou através de pequenos abalos causados pelo examinador na lâmpada de fenda, demonstrando instabilidade dessas estruturas.

### Ruptura do globo ocular

As roturas oculares ocorrem nos lugares de maior fragilidade ocular, tanto anatômicos, como canal de Schlemm e inserções musculares, quanto secundárias a traumas prévios ou cirurgias (catarata, transplantes penetrante de córnea, entre outras).

A propedêutica armada mais usada é a tomografia computadorizada de órbitas com cortes finos.

> **Atenção!**
>
> Ressonância magnética deve ser evitada, sempre que suspeitarmos de presença de corpo estranho metálico intraocular ou orbitário.

Para melhor avaliação da extensão da rotura, é premente a exploração minuciosa da ferida, buscando mapear toda a sua extensão.

## Hemorragia vítrea

Diante de uma hemorragia vítrea, é de suma importância avaliar a integridade retiniana. O mapeamento da retina deve ser feito com extrema cautela, em qualquer caso de hemorragia vítrea. Casos leves em que não sejam evidenciados rotura ou descolamento podem ser acompanhados, lembrando sempre de orientar sinais de alarme ao paciente e refazendo o mapeamento de forma seriada.

Casos mais graves, nos quais não seja possível a visibilização retiniana, é de extrema importância lançar mão de ultrassonografia para avaliação de polo posterior. A vitrectomia posterior não deve ser adiada por mais que 2 semanas, em casos de hemorragia vítrea secundárias a trauma sem melhora espontânea.

## Commotio retinae

São áreas confluentes de branqueamento da retina com vasos inalterados. É secundário a disrupção dos segmentos externos dos fotorreceptores, mas pode lesionar outros segmentos da retina, a depender da foça do trauma. Quando acomete a mácula, a retina empalidecida pelo edema se contrasta com o tom avermelhado da vascularização coroideana, denotando o sinal da "mancha em cereja". Seu prognóstico de forma geral é bom, com melhora espontânea dentro de 6 semanas, em casos de acometimento periférico. No acometimento central, pode incorrer, raramente, em acometimento permanente, secundário a degeneração pigmentar progressiva ou buraco macular.[7]

## Rotura e descolamento de retina.

Traumas são responsáveis por 10% dos casos de descolamento de retina. Os descolamentos podem ser imediatos ou podem surgir posteriormente pela presença de roturas retinianas. Fica, assim, ressaltada mais uma vez, a necessidade de avaliação detalhada, pois o bloqueio das roturas por fotocoagulação a laser evita a perda visual.

À biomicroscopia, caso sejam detectadas células do epitélio pigmentado da retina suspensas no vítreo (sinal do "tabaco dust"), há uma grande suspeição de rotura retiniana.

No momento do trauma, a base vítrea, que é aderida à ora serrata, pode se destacar e tracionar retina, gerando uma diálise retiniana. Este apresenta ao exame oftalmológico o aspecto de alça de balde.

Buracos maculares podem ocorrer no momento da lesão ou após resolução do *commotio retinae*.

## Rotura de coroide

São estriações arqueadas, concêntricas ao disco óptico, esbranquiçadas. Como principais complicações são encontradas hemorragia sub-retiniana, neovascularização de coroide e, caso seja acometida a fóvea, o prognóstico visual torna-se reservado. Hemorragias sub-retinianas podem ocultar a rotura de coroide, e nestes casos a angiofluoreceinografia auxilia a sua identificação[7]

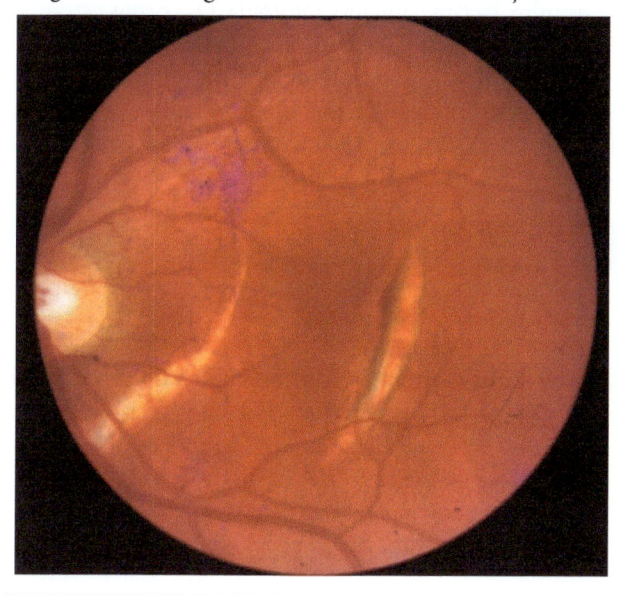

**Figura 22.11.** Trauma de coroide: lesão em meia lua lateral à mácula. Cortesia Dr. Walter Y. Takahashi

## Nervo óptico

Lesões de nervo óptico podem ser classificadas como diretas (contusão, deformação, compressão, transecção, hemorragia intraneural, cisalhamento) ou indiretas (vasos espasmo secundário, edema e transmissão de uma onda de choque através da órbita).

Apresenta-se com baixa visão, associado a defeito aferente, inicialmente sem alterações papilares, e progressivamente se estabelece palidez.

A investigação é realizada através de exames de imagem, sendo a tomografia mais adequada para avaliação de lesões ósseas e a ressonância para partes moles. Ambas devem ser realizadas em cortes finos e a solicitação é guiada pela suspeição clínica.

O prognóstico está relacionado à acuidade visual na avaliação inicial do paciente. Espera-se melhora espontânea em metade dos casos de lesão indireta. Diversos tratamentos foram testados, como descompressão do nervo óptico e fenestração da bainha do nervo óptico, ou tratamento clínico com pulsoterapia de corticoesteróide endovenoso para tentar recuperar função visual.[8]

A avulsão do nervo óptico é rara e é decorrente da rotação ou anteriorização do globo ocular. Ao exame de fundo de olho vemos a cabeça do nervo óptico recuada de sua posição original. Não há tratamento e o prognóstico depende de a avulsão ser parcial ou completa. [9]

## Traumatismo penetrante ————————

São lacerações de espessura total da córnea ou da esclera sem orifício de saída. As causas mais comuns são trauma com objeto pontiagudo ou objeto pequeno em alta velocidade, causados por acidentes domésticos, esportes, assaltos, acidentes de trânsito. É altamente sugestivo quando há relato de perda de líquido ou sangue no momento do trauma, principalmente se acompanhado de baixa de acuidade visual, hemorragia subconjuntival, câmara anterior rasa ou muito profunda, hifema, pupila irregular, iridodiálise, ciclodiálise, tensão ocular digital diminuída, hemorragia vítrea, identificação de corpo-estranho intra-ocular, restrição da motilidade ocular.

| **Atenção!** |
|---|
| • Nunca medir PIO, se há suspeita de perfuração ocular. |
| • Sempre se atentar para vacinação antitetânica |

Casos de perfuração ocular geralmente são conduzidos com internação hospitalar

## Laceração corneana

Pequenas lacerações corneanas (< 2mm) que sejam auto-selantes ou apresentem sinal de Seidel positivo de forma intermitente podem ser tratadas com antibióticos tópicos (gatifloxacina ou moxifloxacina 2h/2h), cicloplégicos (ciclopentolato 12/12h), e um supressor de produção do humor aquoso (timolol ou brimonidina 12/12h). Devem ser observadas diariamente durante 5-7 dias. Considera-se suturar se Seidel positivo após uma semana. (Figura 22.12)

Lacerações maiores geralmente necessitam de sutura, principalmente se a câmara anterior estiver rasa ou houver atalamia.

**Vídeo 22.1 - Sutura de ferimento córneo-escleral**

Em casos de acometimento do cristalino, é necessária a realização de facoemulsificação ou lensectomia, de acordo com a idade do paciente, e rigidez lenticular, sempre com extrema cautela, atentando-se para a possibilidade de ruptura traumática da cápsula posterior.

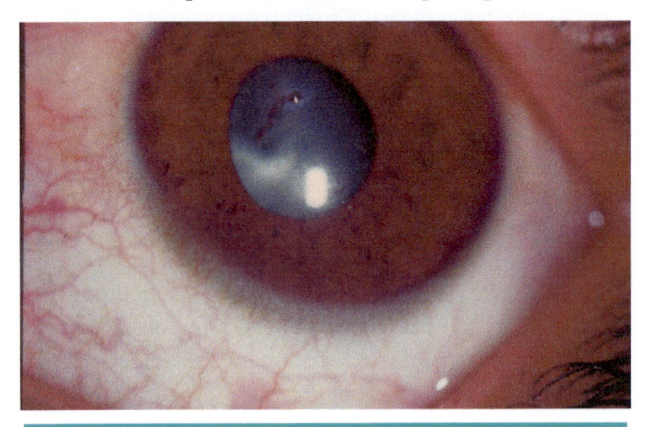

**Figura 22.12.** Ferimento perfurante de córnea

## Laceração escleral

As lacerações esclerais podem ser anteriores ou posteriores. As posteriores normalmente estão relacionadas com rotura retiniana e portanto, tem pior prognóstico visual. As anteriores, em geral tem melhor prognóstico, mas deve-se atentar para possível prolapso de estruturas da úvea ou vítreo, e descolamento de retina tracional. (Figura 22.13)

É sempre muito importante a exploração ampla da laceração, pois lacerações anteriores podem se estender de forma subconjuntival para região pós-equatorial.

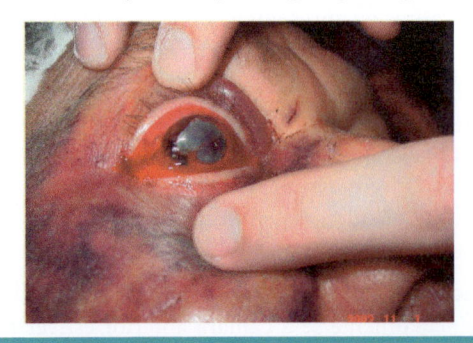

**Figura 22.13.** Laceração escleral

## Corpo estranho superficial

Corpos estranhos superficiais são comuns na prática clínica. Em geral são partículas metálicas, areia, vidro ou materiais orgânicos, provenientes de acidentes de trabalho.

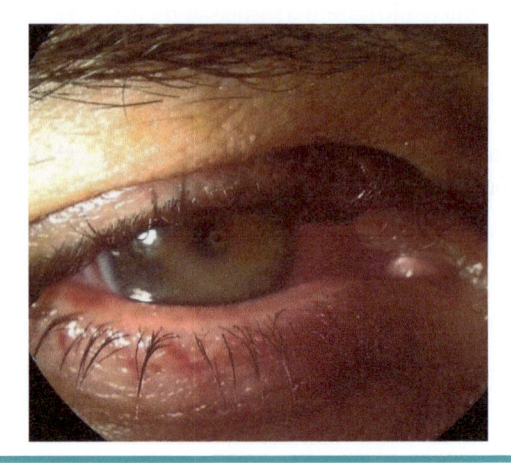

**Figura 22.14.** Corpo estranho superficial de córnea

Quando atingem o olho com grande energia, podem ficar presos na córnea, causando dor, sensação de corpo estranho, lacrimejamento, fotofobia. Os corpos estranho corneanos podem ser circundados por anel ferruginoso ou por infiltrado estéril. Porém, é importante afastar a presença de infecção secundária, baseando-se no tempo de permanência do corpo estranho na córnea e nas características da lesão.

> **Atenção!**
>
> Diante de história compatível, sempre avaliar possibilidade de corpo estranho intraocular ou perfuração.

Os corpos estranhos podem também ficar presos em conjuntivas tarsais superiores ou inferiores, causando abrasões corneanas lineares (em "arranhadura") sempre que o paciente pisca. Nestes casos, o desconforto é caracteristicamente maior com o passar do tempo.

A conduta diante de corpos estranhos superficiais é:

- Avaliar a profundidade do corpo estranho para excluir a presença de perfuração auto-selante.

- Instilação de anestésico tópico.

- Eversão das pálpebras à procura de outros corpos estranhos.

- Remoção do corpo estranho sob lâmpada de fenda, usando uma agulha estéril calibre 26 (agulha de insulina).

- Remover todo o anel de ferrugem, pois sua remoção incompleta pode resultar em defeito epitelial persistente. Caso esteja em localização muito profunda, deve-se retirar após alguns dias, quando estiver mais superficial.

- Medir o tamanho do defeito epitelial resultante, com uso de fluoresceína.

- Aplicar de antibiótico em colírio (ex. Ofloxacino 0,3%) ou pomadas reepitelizantes, associado a colírio lubrificante por 7 dias ou até a cicatrização completa.

- Curativo oclusivo pode ser usado para o conforto do paciente, mas raramente é necessário. Deve-se evitar o uso se a lesão envolver material vegetal.

- Atenção para os casos que apresentarem infiltrado acompanhado por reação significativa de câmara anterior, dor e injeção ciliar excessivas, devido à possibilidade de ceratite infecciosa.

- Reavaliação em 24h, caso seja usado curativo, tenha anel de ferrugem residual, ou se abrasão corneana for grande ou central.

### Corpos estranho intraoculares

Sempre que se estiver diante de um trauma penetrante deve-se ter em mente a possibilidade de um corpo estranho intraocular (CEIO). Estes podem causar lesões mecânicas, como catarata por lesão capsular, hemorragia vítrea ou roturas retinianas, infecções e inflamações. Exames de imagem como TC podem ajudar na localização do CEIO. Nunca deve-se esquecer que na possibilidade de CEIO metálico, é contraindicada a Ressonância Magnética.

Todo material orgânico é considerado como contaminado. Nestes casos, deve-se agilizar a cirurgia para sua retirada e associá-la a injeções intravitreas de antibiótico.

Os materiais inorgânicos podem ser inertes, como vidro, plástico, ouro e prata. Para estes materiais, caso não estejam comprometendo o eixo visual, pode-se avaliar os riscos da remoção e a possibilidade de acompanhamento regular.

Outros materiais inorgânicos podem causar reação inflamatória importante, como ferro e cobre. O ferro sofre oxidação e dissociação e pode se depositar em estruturas epiteliais intraoculares como epitélio do cristalino, íris, corpo ciliar e retina sensorial. Há um efeito tóxico no sistema enzimático celular com consequente morte celular. Os achados clínicos incluem catarata, depósitos cor de ferrugem subcapsulares posteriores, heterocromia da íris com descoloração acastanhada, pupila dilatada e não

reativa, electrorretinograma com amplitudes de onda b diminuídas, retinopatia pigmentar, microangiopatia da retina e glaucoma de ângulo aberto. Estas alterações são chamadas de *siderosis bulbi*. O cobre, por sua vez, quando em liga em que esteja presente em conteúdo baixo, pode causar calcose, que é resultante de sua dissociação eletrolítica e deposição dentro do olho semelhante ao da doença de Wilson, com desenvolvimento de anel de Kayser-Fleisher e catarata anterior em "girassol", além de depósitos retinanos em placas douradas. Porém, em conteúdo alto, causa um quadro inflamatório violento, semelhante a endoftalmite, que pode progredir para *phthisis bulbi*. CEIOs contendo ferro e cobre, portanto, sempre devem ser retirados cirurgicamente.[10, 11]

### Evisceração e enucleação

A possibilidade de evisceração só deve ser levantada em casos de lesões muito graves (Figura 22.15), sem possibilidade de preservação da integridade do globo ocular, com acuidade visual sem percepção luminosa (SPL). O objetivo da evisceração após o trauma é realizar limpeza do conteúdo ocular, como o vítreo cristalino, retina e coroide evitando meio propício de infecção secundária. Mesmo na cirurgia primária a reposição do volume perdido pode ser reposta por implantes ou enxertos, sutura da Cápsula de Tenon e conjuntiva, colocação de lente conformadora. Os fundamentos da reconstrução de uma cavidade anoftálmica envolve a restituição do volume orbitário e preservação dos fórnices conjuntivais para adequada adaptação protética posteriormente.

Olhos muito traumatizados que não foram submetidos a evisceração na primeira abordagem cirúrgica podem evoluir com atrofia e possível sintomatologia dolorosa refratária ao tratamento clínico. Olhos inestéticos e atróficos podem ter indicação de evisceração assim como a dor crônica. (Figura 22.15)

A enucleação geralmente não é realizada em casos de trauma.

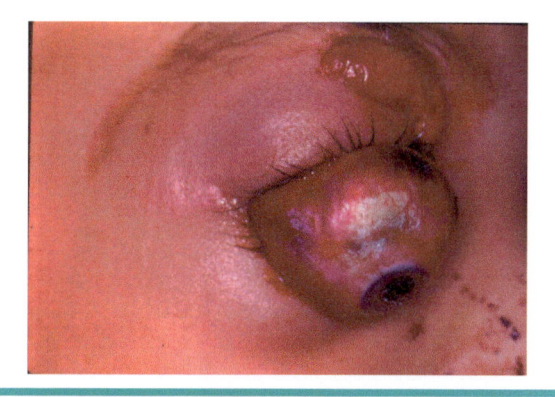

**Figura 22.15.** Luxação anterior do bulbo por laceração de nervo óptico, músculos extrínsecos e hemorragia orbitária. Esse caso foi posteriormente submetido à evisceração.

## - Oftalmia simpática

Oftalmia simpática é uma pan-uveíte endógena não infecciosa muito rara, causada por dano uveal de origem traumática ou cirúrgica. Há uma reação autoimune com reação granulomatosa difusa não necrosante de todo o trato uveal. O olho traumatizado é chamado de excitante e o contralateral de simpatizante. O acometimento costuma ser semelhante entre ambos os olhos e a clínica surge em média 10 dias após o trauma e de forma insidiosa. Podem ser encontrados precipitados ceráticos em "gordura de carneiro", espessamento da íris, sinéquias posteriores, nódulos de Dalen-Fuchs, atrofia da coróide peri-papilar, papilite e descolamento exsudativo da retina. O tratamento deve ser feito com corticoides ou imunomoduladores sistêmicos. A cirurgia precoce de enucleação ou evisceração em casos comprovadamente sem prognóstico visual diminuem as chances de desenvolvimento desta doença. [12]

## Endoftalmite bacteriana

Casos de endoftalmite se desenvolvem em 3 a 11% dos casos e de perfuração e 3 a 17% dos casos de corpo estranho intra ocular (CEIO). Os fatores de risco são exposição vegetal e demora em mais de 24 horas para a remoção de CEIO. Os principais patógenos são *Staphylococcus spp.* E *Bacillus spp.* Além da remoção cirúrgica imediata, em casos de CEIO, é importante o uso de antibioticoterapia profilática em todos os casos de trauma perfurante ou penetrante (ciprofloxacina 750mg EV 2 vezes ao dia, ou moxifloxacino 400mg EV 1 vez ao dia ou associação de Vancomicina 1g EV 1 2/12h e Ceftazidime 1g EV 12/12h). A cultura do CEIO também pode ser útil, principalmente em casos que não respondem à antibioticoterapia empírica. [13]

| Pontos chave |
|---|
| No exame inicial do paciente com trauma ocular importante avaliar acuidade visual inicial e ter o registro documental (prontuário e fotográfico) para fins médico-legais. |
| Quando há indício de perfuração ocular, evitar manipulação desnecessária até que o paciente esteja sedado (para evitar blefaroespasmo). |
| Trauma mecânico contuso no olho causa elevação da pressão intraocular com deformação do bulbo e lesões anatômicas que vão desde a órbita, pálpebras, córnea, íris, coroide, cristalino, retina, vítreo e nervo óptico. |
| A cirurgia de fratura orbitárias está indicada em caso de enoftalmo maior que 2mm e o estrabismo restritivo decorrente da fratura |
| Caso de queimaduras químicas devem ser submetidas à lavagem exaustiva com água corrente, além de seguimento para evitar sequelas oculares |
| Casos de laceração palpebral, laceração canalicular, perfurações corneanas e esclerais necessitam de tratamento cirúrgico de urgência. |
| A intensidade do trauma em grande parte determina a perda parcial, total ou a recuperação visual. |
| Dano permanente de olhos e anexos só poderão ser avaliados com a evolução pós-trauma, sendo que glaucoma, descolamento de retina, catarata podem se desenvolver dias e meses após o trauma. |
| Importante lembrar de profilaxia antibiótica, antirrábica e antitetânica no atendimento ao paciente traumatizado. |

## ANEXOS

### 1) Esquema para profilaxia da raiva humana pós-exposição com vacina de cultivo celular em casos de acidentes graves (ferimento na cabeça)

| | |
|---|---|
| **Cão ou gato sem suspeita de raiva no momento da agressão** | Lavar com água e sabão. Observar o animal durante 10 dias após exposição. Iniciar esquema profilático com duas doses uma no dia 0 e outra no dia 3. Se o animal permanecer sadio no período de observação, encerrar o caso. Se o animal morrer, desaparecer ou se tornar raivoso, dar continuidade ao esquema profilático, administrando o soro e completando o esquema até 4 (quatro) doses. Aplicar uma dose entre o 7º e o 10º dia e uma dose no 14º dia, pela via IM, ou nos dias 0, 3, 7 e 28, pela via ID. |
| **Cão ou gato clinicamente suspeito de raiva no momento da agressão** | Lavar com água e sabão. Iniciar o esquema profilático com soro e 4 (quatro) doses de vacina nos dias 0, 3, 7 e 14, pela via IM, ou nos dias 0, 3, 7 e 28, pela via ID. Observar o animal durante 10 dias após a exposição. Se a suspeita de raiva for descartada após o 10º dia de observação, suspender o esquema profilático e encerrar o caso. |
| **Cão ou gato raivoso, desaparecido ou morto. Animais domésticos de interesse econômico ou de produção** | Lavar com água e sabão. Iniciar imediatamente o esquema profilático com soro 3 e 4 (quatro) doses de vacina administradas nos dias 0, 3, 7 e 14, pela via IM, ou nos dias 0, 3, 7 e 28, pela via ID. |
| **Morcegos e outros animais silvestres (inclusive os domiciliados)** | Lavar com água e sabão. Iniciar imediatamente o esquema profilático com soro e 4 (quatro) doses de vacina administradas nos dias 0, 3, 7 e 14, pela via IM, ou nos dias 0, 3, 7 e 28, pela via ID. |

## 2) Esquema de condutas profiláticas para tétano acidental de acordo com o tipo de ferimento e — situação vacinal

| História de vacinação prévia contra tétano | Ferimentos com risco mínimo de tétano (superficiais, limpos, sem corpos estranhos ou tecidos desvitalizados) | | | Ferimentos com alto risco de tétano (profundos ou superficiais sujos; com corpos estranhos ou tecidos desvitalizados; queimaduras; feridas puntiformes ou por armas brancas e de fogo; mordeduras; politraumatismos e fraturas expostas) | | |
|---|---|---|---|---|---|---|
| | Vacina | SAT (soro antitetânico) ou IGHAT (imunoglobulina humana antitetânica) | Outras condutas | Vacina | SAT (soro antitetânico) ou IGHAT (imunoglobulina humana antitetânica) | Outras condutas |
| Incerta ou menos de 3 doses | Sim | Não | Limpeza e desinfecção, lavar com soro fisiológico e substâncias oxidantes ou antissépticas e desbridar o foco de infecção | Sim | Sim | Desinfecção, lavar com soro fisiológico e substâncias oxidantes ou antissépticas e remover corpos estranhos e tecidos desvitalizados. Desbridamento do ferimento e lavagem com água oxigenada. |
| 3 doses ou mais, sendo a última dose há menos de 5 anos | Não | Não | | Não | Não | |
| 3 ou mais doses, sendo a última dose há mais de 5 anos e menos de 10 anos | Não | Não | | Sim (1 reforço) | Não | |
| 3 ou mais doses, sendo a última dose há 10 ou mais anos | Sim | Não | | Sim (1 reforço) | Não | |
| 3 ou mais doses, sendo a última dose há 10 ou mais anos em situações especiais | Sim | Não | | Sim (1 reforço) | Sim | |

## REFERENCIAS

1. Ministério da Saúde SdVeS, Serviços C-GdDdEe. Guia de Vigilância em Saúde : volume único 3 edição: Brasil. Ministério da Saúde. Secretaria de Vigilância em Saúde. Coordenação-Geral de Desenvolvimento da Epidemiologia em Serviços.; 2019.

2. Waterhouse N, Lyne J, Urdang M, Garey L. An investigation into the mechanism of orbital blowout fractures. Br J Plast Surg. 1999;52(8):607-12.

3. Lozada KN, Cleveland PW, Smith JE. Orbital Trauma. Semin Plast Surg. 2019;33(2):106-13.

4. Rhea JT, Novelline RA. How to simplify the CT diagnosis of Le Fort fractures. AJR Am J Roentgenol. 2005;184(5):1700-5.

5. Eslani M, Baradaran-Rafii A, Movahedan A, Djalilian AR. The ocular surface chemical burns. J Ophthalmol. 2014;2014:196827.

6. Brandt MT, Haug RH. Traumatic hyphema: a comprehensive review. J Oral Maxillofac Surg. 2001;59(12):1462-70.

7. Williams DF, Mieler WF, Williams GA. Posterior segment manifestations of ocular trauma. Retina. 1990;10 Suppl 1:S35-44.

8. Warner N, Eggenberger E. Traumatic optic neuropathy: a review of the current literature. Curr Opin Ophthalmol. 2010;21(6):459-62.

9. Mufti O, Mathew S, Harris A, Siesky B, Burgett KM, Verticchio Vercellin AC. Ocular changes in traumatic brain injury: A review. Eur J Ophthalmol. 2019:1120672119866974.

10. Loporchio D, Mukkamala L, Gorukanti K, Zarbin M, Langer P, Bhagat N. Intraocular foreign bodies: A review. Surv Ophthalmol. 2016;61(5):582-96.

11. Pandey A. Ocular Foreign Bodies: A Review. Journal of Clinical & Experimental Ophthalmology [Internet]. 2017; 8:[645 p.].

12. Bilyk JR. Enucleation, evisceration, and sympathetic ophthalmia. Curr Opin Ophthalmol. 2000;11(5):372-86.

13. Jensen MK, Fiscella RG, Crandall AS, Moshirfar M, Mooney B, Wallin T, et al. A retrospective study of endophtalmitis rates comparing quinolone antibiotics. Am J Ophthalmol. 2005;139(1):141-8.

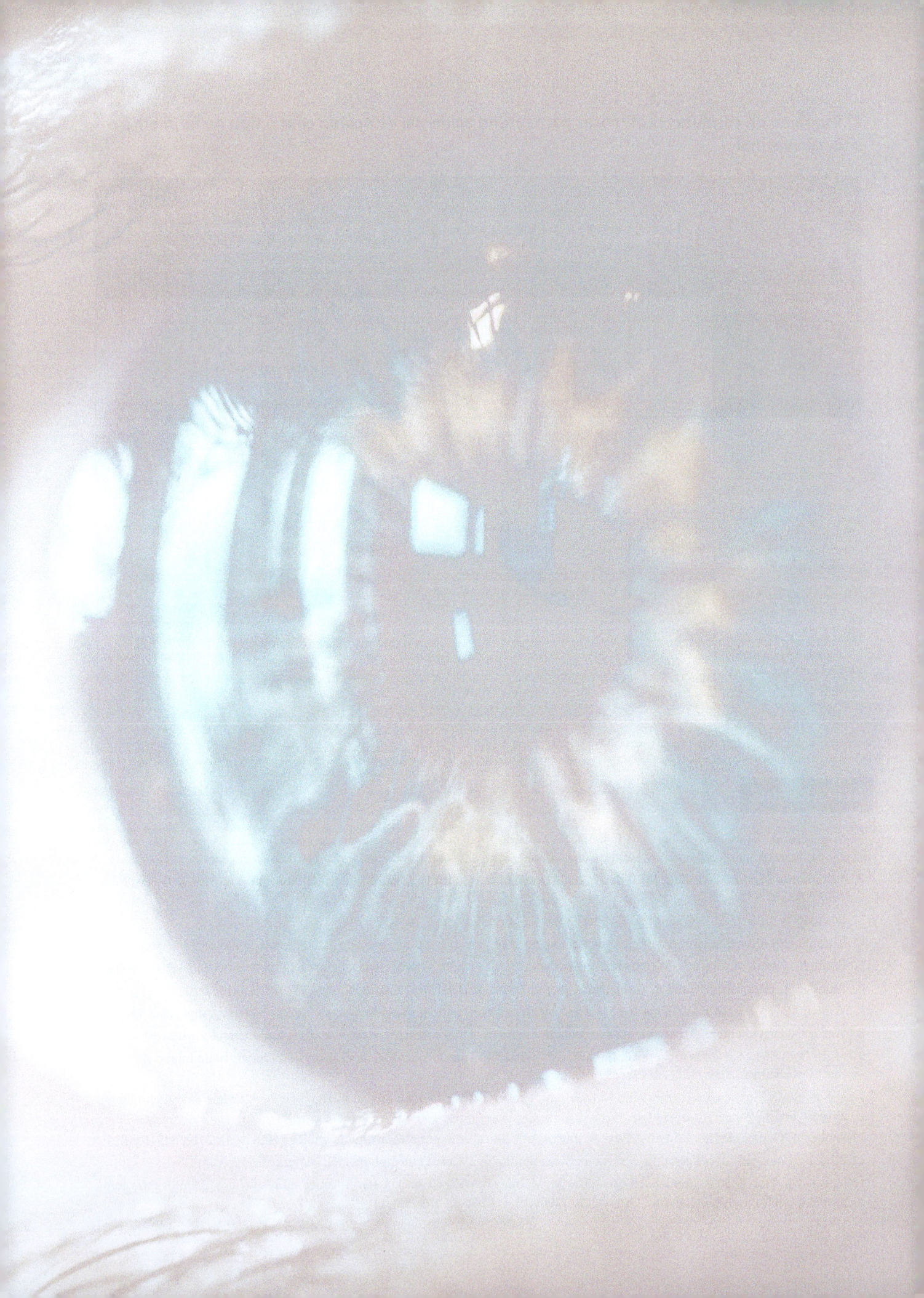

# CAPÍTULO 23

# Óptica e refração ocular

Milton Ruiz Alves

Daniel de Queiroz Omote

## A LUZ E A VISÃO

A luz visível é uma forma de energia radiante que se propaga na forma de ondas eletromagnéticas. A luz é a base da óptica. Para visualizarmos corretamente as características de um objeto, como cor, volume, forma e movimento, esse objeto deve estar iluminado por uma fonte de luz. Os raios de luz refletidos pelo objeto alcançando os nossos olhos devem ser corretamente focalizados na retina. A informação contida nestes raios de luz é na retina transformada em sinais fotoelétricos e de lá é enviada ao cérebro (córtex visual) onde é decifrada [1] (Figura 23.1).

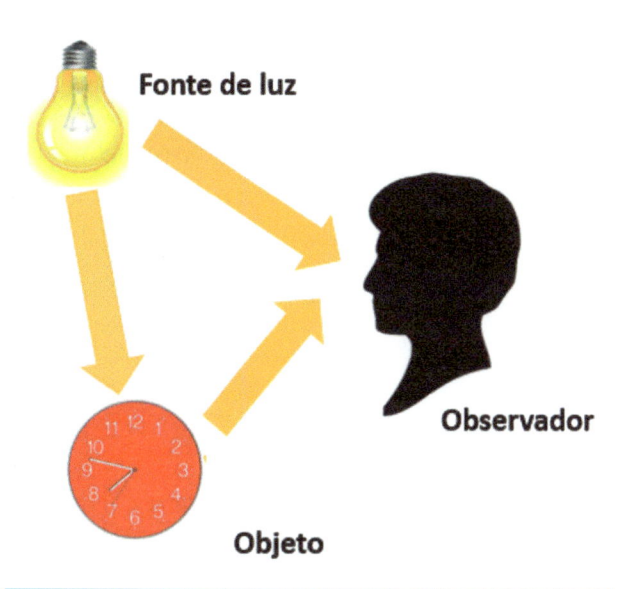

**Figura 23.1.** Os raios de luz emitidos por uma fonte de luz e os refletidos pelo objeto alcançam os olhos do observador.

Os raios de luz são a representação geométrica da trajetória da luz, indicando a direção e o sentido da sua propagação. Representa-se um raio de luz por um segmento de reta orientado no sentido da propagação. Os raios de luz podem ser convergentes, divergentes ou paralelos (Figura 23.2).

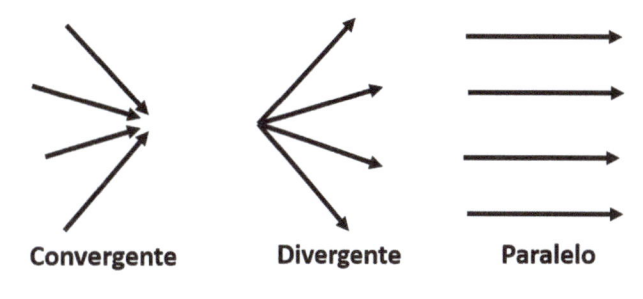

**Figura 23.2.** Feixe de luz convergente, divergente e paralelo.

A luz, durante a sua propagação, obedece aos seguintes princípios:

1. quando dois raios de luz ou feixes de luz se cruzam, continuam suas trajetórias individualmente (princípio da independência dos raios luminosos);

2. um raio não interfere na trajetória de outro (princípio da reversibilidade da luz);

3. a trajetória seguida pelo raio de luz, num sentido, é a mesma quando o raio troca o sentido de percurso (princípio da propagação retilínea dos raios luminosos) e

4. em meios homogêneos e transparentes, a luz se propaga em linha reta.

A luz ao alcançar um objeto:

1. pode ser refletida pelo objeto (reflexão da luz);

2. pode ter a sua direção ou velocidade modificada pelo objeto (refração da luz) ou

3. pode ser absorvida pelo objeto (absorção da luz) (Figura 23.3).

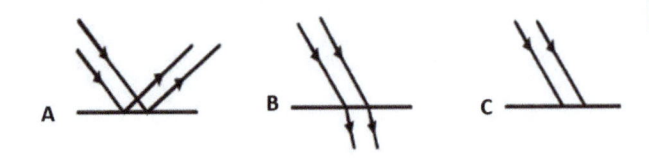

**Figura 23.3.** a. Reflexão; B. Refração e C. Absorção da luz.

A luz pode se propagar em qualquer material transparente (meio óptico). O meio óptico pode ser um gás (ar), líquido (água) ou sólido (vidro ou plástico). Cada meio óptico tem um índice de refração específico.

O índice de refração ($n$) de um meio é um número (adimensional): representa quantas vezes nesse meio, a velocidade da luz é menor que no vácuo. Por exemplo, o índice de refração do ar é 1,0 e do vidro é 1,5. Isto significa que a luz se propaga 1,5 vezes mais rápida no ar do que no vidro.

A refração da luz consiste na mudança de velocidade da luz ao passar de um meio para outro. A intensidade da refração dependerá da variação sofrida pela velocidade ao passar de um meio para outro. Quando a luz incide sobre uma superfície de separação entre dois meios com um ângulo de incidência (i), uma parte da luz atravessa a superfície e passa deste meio para o outro, ou seja, é refratada com um ângulo de refração (r) (Figura 23.4).

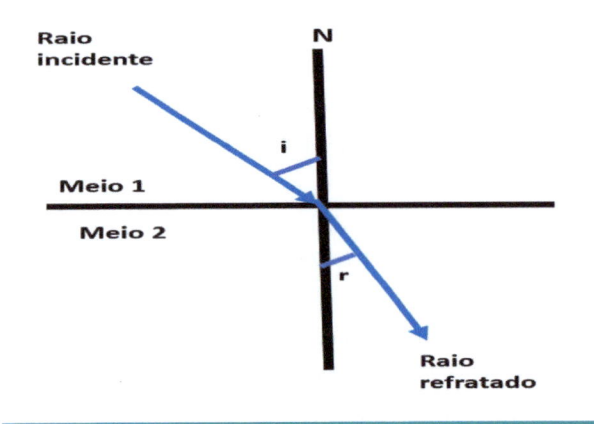

**Figura 23.4.** Refração da luz. i: ângulo de incidência e r: ângulo de refração.

A lei básica da refração da luz, denominada lei de Snell, tem o seguinte enunciado: Quando a luz passa de um meio, cujo índice de refração é n1, para outro meio, que tem índice de refração n2, temos: n1 . sen i = n2 . sen r. [2]

Se o raio de luz incidente vier de um meio com índice de refração mais elevado (n1 > n2), o ângulo de incidência (i) será menor que o ângulo de refração (r). Ou se o raio de luz vier de um meio com índice de refração mais baixo(n1 < n2), então, o ângulo de incidência (i) será maior que o ângulo de refração (r).

## PRISMA ÓPTICO

O prisma ótico é feito de material transparente (vidro ou plástico) e, portanto, tem índice refração mais elevado do que o ar. Prisma com índice de refração (n) maior que o do ar desvia o raio de luz incidente para a sua base e, como consequência, o raio emergente do prisma desloca-se para o seu ápice (Figura 23.5).

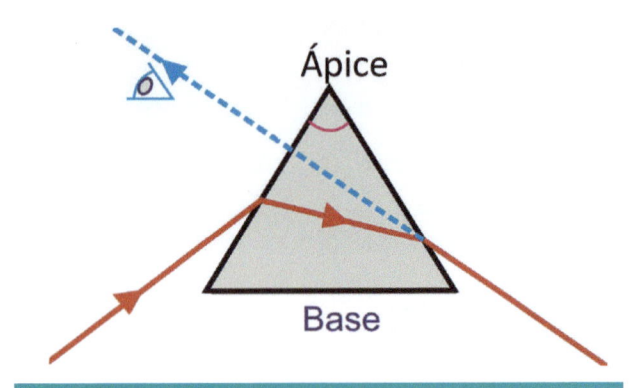

**Figura 23.5.** Prisma óptico. O raio incidente (vermelho) desvia-se para a base, enquanto o raio emergente (azul) desvia-se para o ápice do prisma.

## LENTES OFTÁLMICAS

Uma lente óptica ou oftálmica é uma peça de material transparente moldada de tal forma que refrata os raios de luz para um certo ponto, denominado ponto focal. Todas as lentes têm duas superfícies: a superfície frontal e a superfície interna. A lente deve ter pelo menos uma das superfícies curva para poder focalizar a luz. As lentes são comumente feitas de vidro ou plástico e elas têm muitas formas. As lentes mais comuns são esféricas (lentes positivas ou convergentes e negativas ou divergentes) e astigmáticas (lentes cilíndricas ou esferocilíndricas).

As lentes esféricas positivas (convergentes) podem ser pensadas como dois prismas unidos pela base, enquanto as lentes esféricas negativas (divergentes) como dois prismas unidos pelos ápices (Figura 23.6).

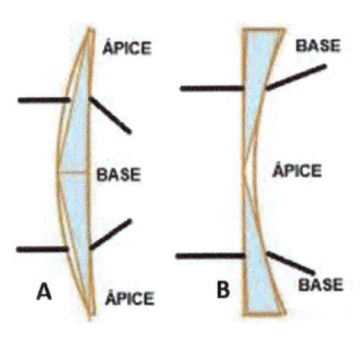

**Figura 23.6.** a. Lente esférica positiva (convergente): dois prismas unidos pela base. B. Lente esférica negativa (divergente): dois prismas unidos pelos ápices.

Os raios que passam pelo centro óptico das lentes não sofrem desvio. Os raios de luz incidentes paralelos convergem para o plano focal da lente (real nas lentes positivas) e virtual (nas lentes negativas) (Figura 23.7).

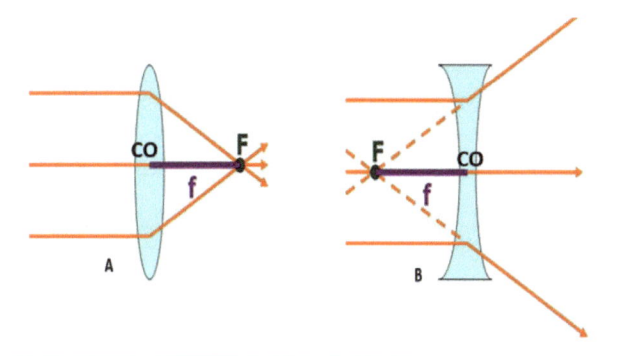

**Figura 23.7.** A. Lente positiva. B. Lente negativa. F: ponto focal; f: distância focal e CO: centro óptico.

Vergência é o poder que cada lente possui de alterar a trajetória dos raios luminosos. É medida em dioptrias e corresponde ao inverso da distância focal (f) em metros.

Existem dois tipos de lentes astigmáticas: lentes cilíndricas e esferocilíndricas. A lente esferocilíndrica é uma combinação de lente cilíndrica com esférica. As lentes cilíndricas podem ser negativas ou positivas (Figura 23.8).

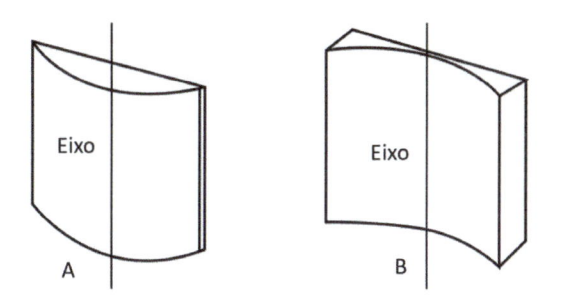

**Figura 23.8.** A. Lente cilíndrica positiva. B. Lente cilíndrica negativa. Linhas verticais: meridiano eixo das lentes cilíndricas.

As lentes cilíndricas têm poder em apenas um meridiano, o meridiano poder, que está a $90^0$ do meridiano eixo (que não tem poder). Para compreender a diferença entre lentes esféricas e cilíndricas: as lentes esféricas refratam os raios de luz paralelos incidentes para um único ponto focal, enquanto as lentes cilíndricas refratam os raios de luz paralelos incidentes para uma linha focal (Figura 23.9).

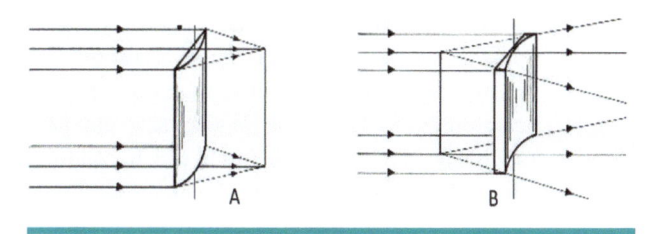

**Figura 23.9 A.** Lente cilíndrica positiva e linha focal real. B. Lente cilíndrica negativa e linha focal virtual.

As lentes esferocilíndricas têm poder em ambos os meridianos principais, porém cada meridiano tem um poder diferente: o meridiano poder tem o maior poder dióptrico e o meridiano eixo tem o menor poder dióptrico (Figura 23.10).

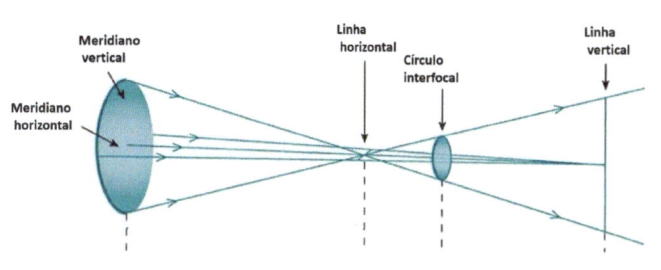

**Figura 23.10.** Lente esferocilíndrica com duas linhas focais e um círculo interfocal.

O poder das lentes astigmáticas é medido em dioptrias cilíndricas.

## LENTES DE CONTATO

Uma grande variedade de materiais tem sido utilizada na confecção das lentes de contato (LC). As LC são fabricadas de plástico, resultante da união de vários monômeros, conferindo-lhe o nome de polímero.

São classificadas, de acordo com o material com que são produzidas em rígidas ou gelatinosas. As LC rígidas podem ser gás permeáveis ou não. As LC rígidas confeccionadas com materiais permeáveis aos gases (por exemplo, silicone metacrílico ou copolímero de flúor silicone acrilato) são chamadas de LC rígidas gás permeáveis (RGP).

As LC rígidas de corte simples possuem as seguintes características anatômicas (Figura 23.11):

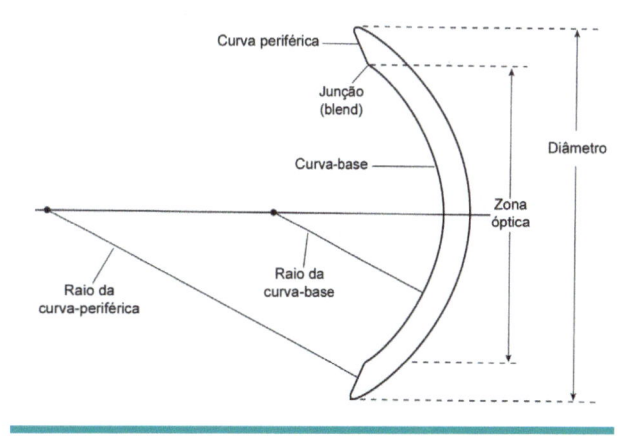

**Figura 23.11.** Anatomia da LC rígida de corte simples.

As LC gelatinosas possuem as seguintes características anatômicas (Figura 23.12):

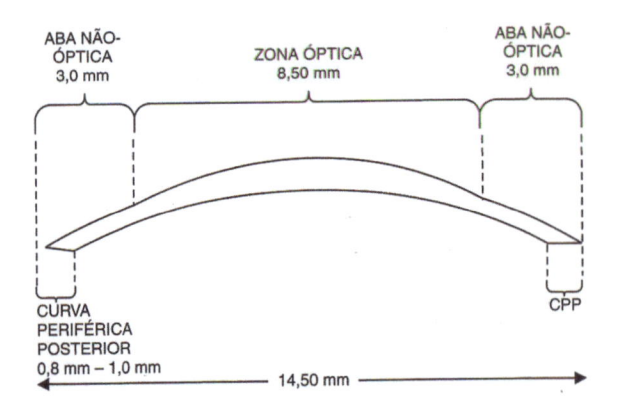

**Figura 23.12.** Anatomia das LC gelatinosas torneadas.

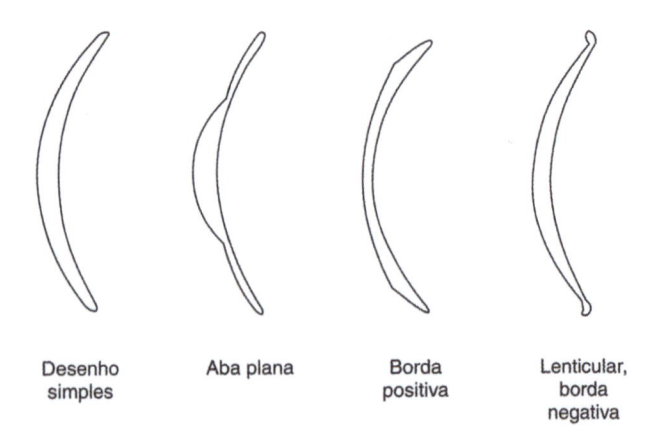

**Figura 23.13.** Perfis de bordas de LC rígida de corte simples.

Apresentamos a seguir os principais parâmetros das LC (3):

- **Curva Central Anterior:** é o raio de curvatura da superfície anterior da lente;

- **Curva Base (CB):** é a curvatura da parte central da superfície posterior da LC (côncava) - expressa em milímetros (mm) de raio de curvatura ou em dioptrias (D);

- **Curvas Intermediárias e Periféricas:** são curvas desenhadas na superfície posterior da LC para criar uma transição suave entre a CB e a margem da LC. Estas curvas facilitam um melhor alinhamento da LC com a córnea periférica e favorecem a circulação e renovação da lágrima sob a LC, quando da movimentação da LC ao piscar;

- **Diâmetro:** é a medida linear entre as bordas da LC, sendo expressa em mm.;

- **Espessura Central:** é a distância em mm da superfície posterior à superfície anterior da LC. Uma LC positiva é mais espessa que uma LC negativa de mesmo poder dióptrico;

- **Poder Dióptrico:** é a habilidade da LC de refratar a luz, sendo medido em D;

- **Zona Óptica:** é a área da LC que tem o poder refrativo da lente;

- **Borda:** é a união da curva periférica anterior com a posterior, variando caso a LC seja positiva ou negativa (Figura 23.13). Pode ser modificada para aumentar ou diminuir a captura da LC pela pálpebra superior.

- **K:** é a medida ceratométrica do meridiano mais plano da córnea. Exemplo: ceratometria 42,00 x 43,50 (900) e K= 42,00 (8,04mm).

- **Profundidade sagital:** é a distância do centro da superfície posterior da LC ao centro do plano que passa pela borda da LC. É relacionada tanto com o diâmetro como com a curva base (Figura 23.14). Para um mesmo diâmetro, a LC com raio de curvatura maior tem profundidade sagital menor. Para um mesmo raio de curvatura, a LC com maior diâmetro tem maior profundidade sagital.

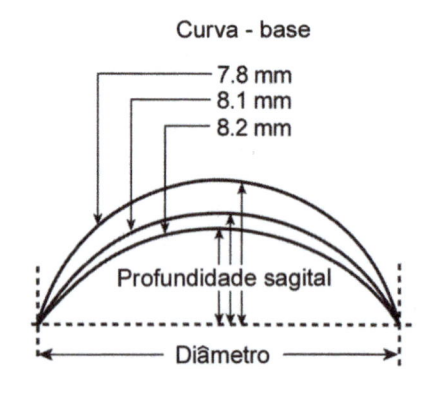

**Figura 23.14.** Relação entre profundidade sagital, curva-base e diâmetro.

- **Lente Lacrimal:** é a lente refrativa criada pela camada de filme lacrimal que se interpõe entre a superfície posterior da LC e a superfície anterior da córnea (Figura 23.15). Geralmente com LC gelatinosas a lente lacrimal tem poder plano. O poder da lente lacrimal varia com LC rígidas dependendo da CB da LC e do poder ceratométrico da córnea. Na adaptação em que a CB é igual a K a lente lacrimal é plana, quando a CB é mais apertada que K, a lente lacrimal é positiva e quando a CB é mais frouxa do que K a lente lacrimal é negativa.

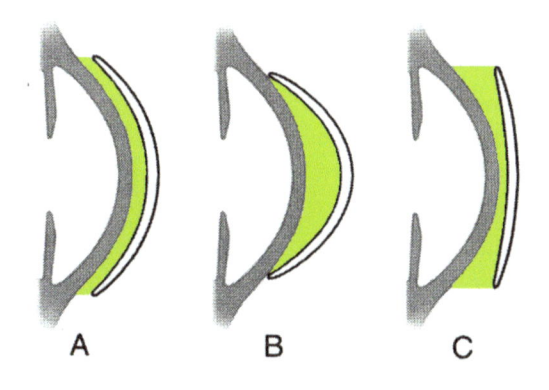

**Figura 23.15.** A camada de filme lacrimal entre a superfície posterior da LC e a superfície anterior da córnea forma uma lente lacrimal plana (A), positiva (B) e negativa (C).

- **Ângulo de umectação:** é o ângulo que a borda de uma gota de água forma com a superfície da LC (Figura 23.16). Quanto menor o ângulo de umectação maior será a capacidade de umectação dessa LC.

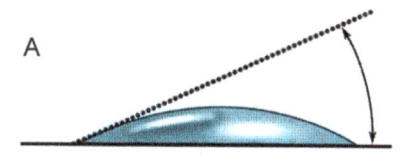

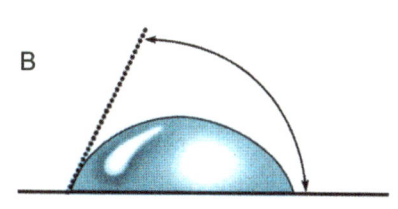

**Figura 23.16.** Ângulo de umectação do material da LC. A: ângulo menor, maior umectabilidade e maior conforto. B: ângulo maior, menor umectabilidade e maior desconforto.

- **DK:** é um coeficiente de permeabilidade que expressa a propriedade de certos polímeros em serem mais ou menos permeáveis aos gases. **D** é o coeficiente de difusão do material e **K** é a constante de solubilidade do oxigênio no material.

- **DK/L:** é o coeficiente de transmissibilidade da LC. Depende do material e da espessura central (L) da LC.

- **PEO (Porcentagem Equivalente de Oxigênio):** expressa uma comparação entre o DK/L de uma

LC e uma mistura gasosa de oxigênio que tem efeitos equivalentes sobre o metabolismo corneano. Um valor de PEO de 10% sugere que uma LC exerça na córnea o efeito equivalente de uma mistura gasosa , contendo 10% de oxigênio.

## SISTEMA ÓPTICO OCULAR

Os raios de luz refletidos por um objeto penetram no olho através do filme lacrimal e da córnea, atravessam a câmara anterior, pupila, cristalino e humor vítreo até alcançarem a retina (Figura 23.17).

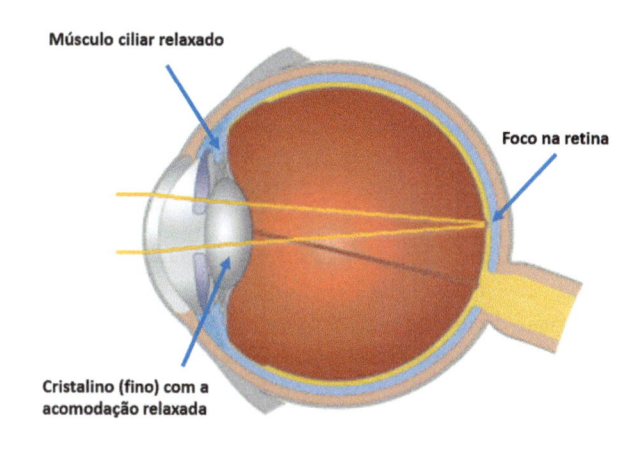

Músculo ciliar relaxado

Foco na retina

Cristalino (fino) com a acomodação relaxada

**Figura 23.17.** Luz de um objeto distante focalizada na retina.

O poder dióptrico do olho humano é, aproximadamente, 60D. A córnea provê 2/3 deste total (cerca de 43D) e o cristalino o restante (cerca de 17D).

Quando o olho tem o tamanho e a forma correta para focalizar a imagem de um objeto distante na retina com o músculo ciliar em repouso, chamamos este olho de emétrope (Figura 23.18).

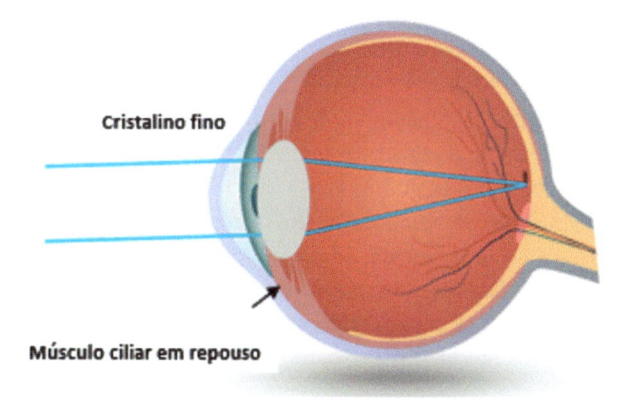

Cristalino fino

Músculo ciliar em repouso

**Figura 23.18.** Olho emétrope. Focalização de um objeto distante. Músculo ciliar em repouso (cristalino fino).

Dá-se o nome de ponto remoto (PR) ao ponto do espaço conjugado com a retina, com o músculo ciliar relaxado. No olho emétrope o PR está no infinito. Quando o olho emétrope focaliza um objeto próximo, com o músculo ciliar em repouso. a imagem deste objeto será focalizada atrás da retina (Figura 23.19).

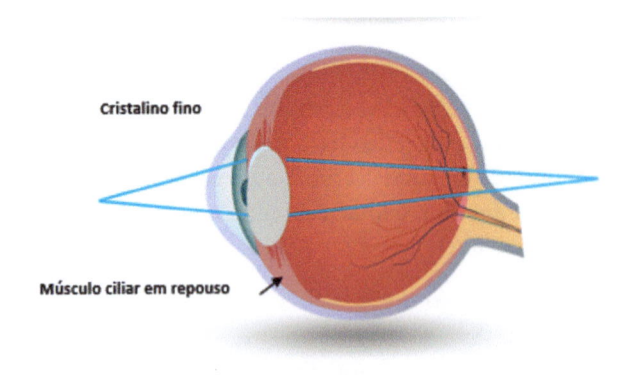

**Figura 23.19.** Raios de luz de um objeto próximo focalizados atrás da retina em olho com o músculo ciliar em repouso (cristalino fino).

Para trazer a imagem deste objeto para a retina o olho utiliza a acomodação. A acomodação ocorre com a contração do músculo ciliar que altera o poder e a forma do cristalino, tornando-o mais espesso (Figura 23.20).

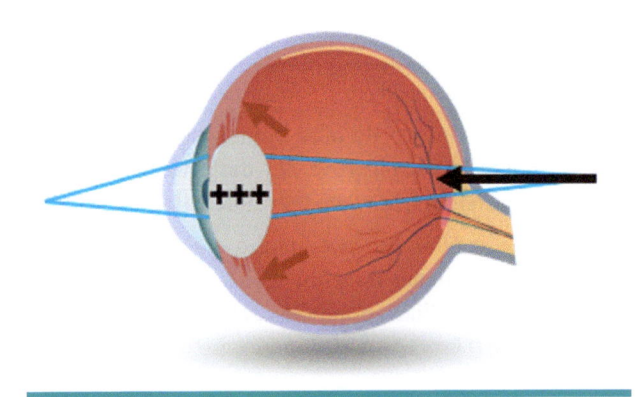

**Figura 23.20.** Raios de luz de um objeto próximo focalizado na retina em um olho acomodado: contração do músculo ciliar (flechas vermelhas) e cristalino mais espesso.

Com o envelhecimento, o cristalino torna-se gradualmente mais duro e a contração do músculo ciliar o olho não consegue mudar a sua forma (e poder). A dificuldade de focalizar objetos próximos que se manifesta no decorrer da vida, é denominado presbiopia. Isto significa que pessoas idosas não conseguem mudar a forma (e o poder) do cristalino para ver objetos próximos tão facilmente como faziam na juventude. A presbiopia, comumente, se torna aparente por volta dos 40 anos de idade.

Há uma estimativa global de 517 milhões de pessoas présbitas sem a correção óptica de sua presbiopia, destas, 410 milhões sofrem restrições para a realização de tarefas básicas[4]

Quando o olho não tem a forma e o tamanho adequados para focalizar corretamente a imagem de um objeto distante na retina com o músculo ciliar em repouso, dizemos que este olho tem um erro de refração. Uma pessoa portadora de um erro de refração pode necessitar da ajuda de lentes corretivas (óculos ou lentes de contato) para poder ver claro e confortavelmente.

A magnitude do erro de refração depende dos poderes refrativos da córnea e cristalino e do comprimento axial do olho. Uma falha na combinação da contribuição de qualquer uma destas partes pode gerar um erro de refração.

Hipermetropia ocorre quando o olho, em repouso acomodativo, tem poder refrativo insuficiente para seu comprimento axial (Figura 23.21).

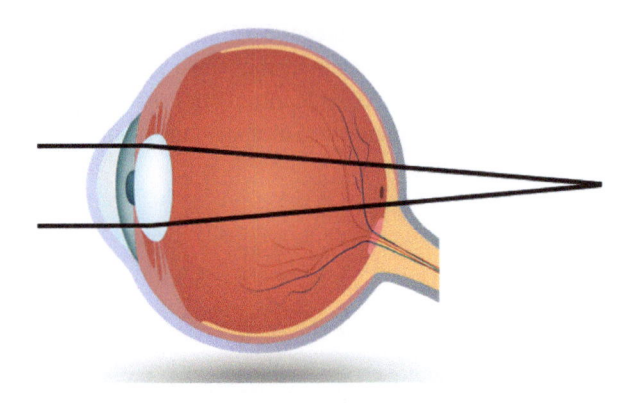

**Figura 23.21.** Hipermetropia – os raios de luz de um objeto distante são focalizados atrás da retina, com o músculo ciliar em repouso.

No olho hipermétrope, devido à falta de poder de convergência, a luz que entra no olho tem que ser convergente para focalizar na retina. Logo, a luz sai do olho em divergência. Os prolongamentos dos raios no sentido oposto ao da luz emergente, interceptam-se em um ponto imaginário, situado entre o polo posterior do olho e o infinito retro-ocular (ponto remoto). Portanto, o PR do olho hipermétrope é virtual (Figura 23.22).

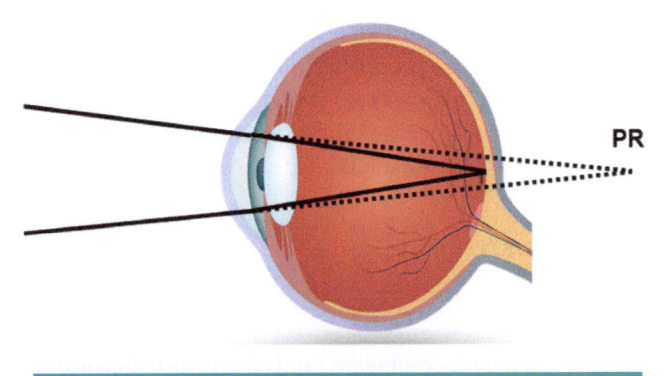

**Figura 23.22.** Olho hipermétrope. Ponto Remoto (PR) virtual.

A hipermetropia é classificada, levando-se em conta aspectos anatômicos, em axial (o olho em repouso é muito curto para o seu poder refrativo) e **r**efrativa (poder refrativo insuficiente para o seu comprimento axial). Outros fatores anatômicos que produzem hipermetropia incluem a ausência do cristalino (afacia) e o seu deslocamento.

Cerca de 90% dos olhos dos recém-nascidos têm menos de +5,00 D. O limite superior de normalidade para a criança pré-verbal é menos que +3,50 D. A hipermetropia praticamente não varia até os 3,5 e, aos 6 anos de idade, está ao redor de +1,75 D. A partir daí, ocorre redução gradual da hipermetropia de 0,12 D por ano de vida. Hipermetropia persistente é fator de risco para estrabismo e ambliopia. Diz-se que um olho é amblíope quando tem acuidade visual inferior à de um olho considerado normal. É sempre provocada por uma experiencia visual incorreta nos primeiros meses ou nos primeiros anos de vida. Ou seja, para que ocorra é necessário que as imagens que chegam ao córtex visual não sejam de boa qualidade. Erro de refração significativo não corrigido pode ser o seu principal fator desencadeante. Programas com caráter preventivo, como os rastreamentos visuais na infância, preconizados pelo Conselho Brasileiro de Oftalmologia (CBO) são fundamentais para identificar alterações oculares ou a probabilidade de desenvolvimento visual anormal.(5)

Miopia ocorre quando o poder refrativo do olho em repouso é excessivo para o seu comprimento (Figura 23.23).

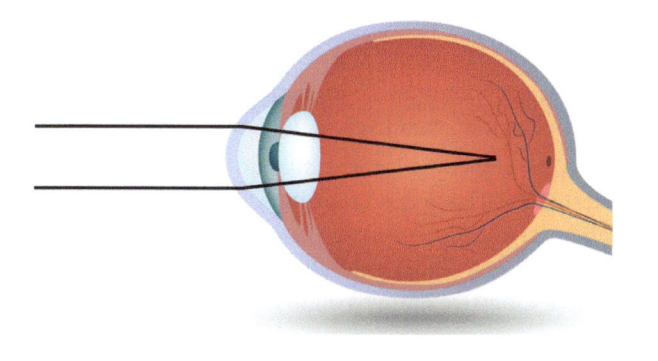

**Figura 23.23.** Miopia – os raios de luz de um objeto distante são focalizados na frente da retina, com o músculo ciliar em repouso.

No olho míope, devido ao excesso de convergência, os raios que saem convergentes e cruzam-se em um ponto situado entre a frente do olho e o infinito. O ponto remoto do olho míope, é, portanto, real e finito (Figura 23.24).

A miopia é classificada, levando-se em conta aspectos anatômicos, em axial (o olho em repouso é muito comprido para seu poder refrativo) e refrativa (poder refrativo excessivo para seu comprimento axial).

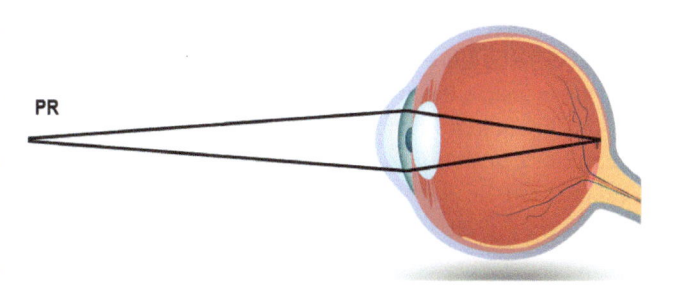

**Figura 24 Olho míope. Ponto Remoto (PR) real.**

Globalmente, a miopia é a causa principal de baixa visual para longe e é estimado que 2,5 bilhões de pessoas estejam afetadas por miopia em 2020. Entre adolescentes e adultos jovens da Coreia, Taiwan e China, a prevalência da miopia está entre 84% e 97%. Ao contrário da população ocidental em que a prevalência de miopia é baixa (menor que 5%) em crianças com 8 anos de idade ou menos, em crianças asiáticas há uma prevalência significativamente mais alta de miopia afetando entre 9% e 15% das crianças pré-escolares; 24,7% das crianças com 7 anos de idade; 31,3% das crianças com 8 anos de idade e 49,7% dos escolares com 9 anos de idade, em Singapura. Nos escolares com 12 anos de idade, a prevalência de miopia é 62% em Singapura e 49,7% em Guangzhou, China, comparada com 20% nos Estados Unidos da América (EUA); 11,9% na Austrália; 9,7% em áreas urbanas da Índia e 16,5% no Nepal. A alta miopia (definida como mais alta que −5D em olho com comprimento axial igual ou maior que 26 mm) está associada com aumento do risco de desenvolvimento de condições que ameaçam a visão, como a degeneração macular miópica, retinosquise, estafiloma posterior, glaucoma, descolamento de retina e catarata. O Brasil tem a população míope estimada entre 22 e 72 milhões de indivíduos, e entre 2 e 7 milhões de pessoas com miopia degenerativa. (6). Neste notável aumento de prevalência da miopia em todo o mundo evidenciam-se associações da miopia com uma série de fatores ambientais e características comportamentais apontando para uma forte influência ambiental. Existe associação de miopia com história parental. Os achados de hereditariedade indicam que cerca de 70% do erro refrativo é determinada por fatores genéticos.

Estudos atuais têm demonstrado que o uso tópico de atropina a 0,01% (1 gota, 1 vez ao dia, a noite) em crianças com miopia progressiva, é efetivo no retardo da progressão da miopia e é seguro, uma vez que o seu uso nesta concentração praticamente não induz sintomas clínicos.

Astigmatismo ocorre quando os meridianos principais do olho têm poderes refrativos diferentes. No olho astigmático um ponto objeto não forma um ponto imagem. A palavra astigmatismo vem de "a" que significa "falta de", e "stigma" que significa "um ponto". A imagem formada pelo olho astigmático é mostrada na Figura 23.25. O conjunto formado pelas linhas imagens focais (anterior e posterior) e o círculo interfocal é denominado intervalo de Sturm.

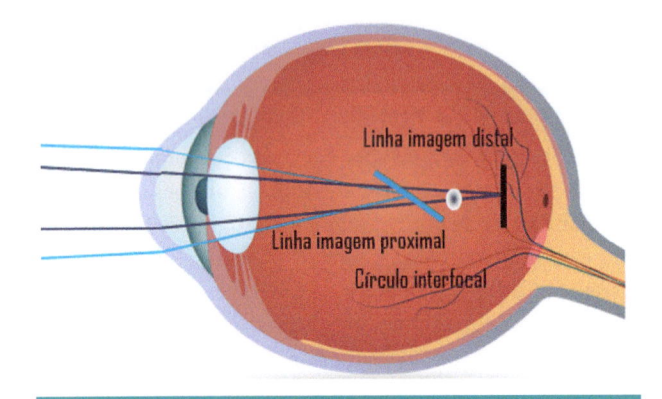

**Figura 23.25.** Astigmatismo – linhas focais e círculo interfocal.

O astigmatismo é classificado pela orientação dos meridianos principais da córnea em astigmatismo com a regra quando o meridiano corneano com o menor poder refrativo é horizontal e está entre 20° e 160°; astigmatismo contra a regra quando o meridiano com o menor poder refrativo está entre 70° e 110° e astigmatismo oblíquo quando o meridiano com o menor poder refrativo está entre 20° e 70° ou entre 110° e 160° (Figura 23.26).

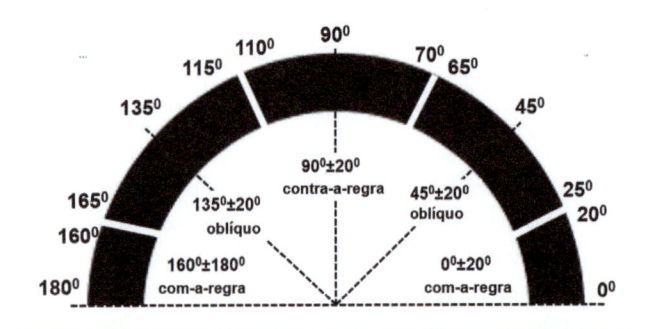

**Figura 23.26.** Astigmatismo: classificação pela orientação dos meridianos principais da córnea.

O astigmatismo é classificado em regular quando tem os dois meridianos principais a ângulos retos um do outro. No astigmatismo irregular, os dois meridianos principais não estão a ângulos retos e, geralmente, é secundário a doença corneana ou trauma, coloboma de fibras zonulares, pterígio, subluxação do cristalino e pós cirurgia de catarata, entre outros (Figura 23.27).

A Figura 23.28 mostra a classificação do astigmatismo, considerando-se a posição relativa das linhas focais em relação a retina.

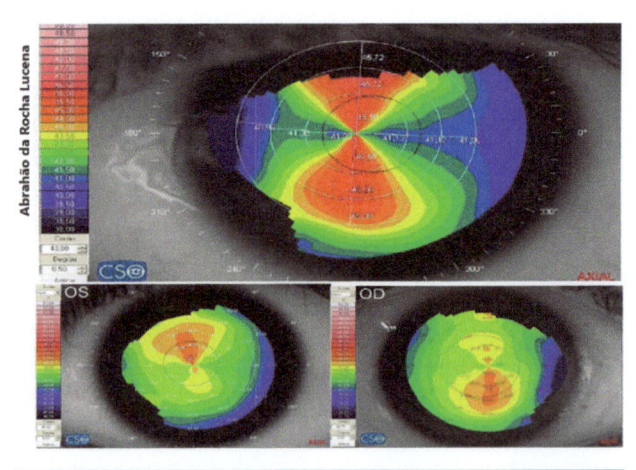

**Figura 23.27.** Imagem topográfica de córnea com astigmatismo regular (superior) e irregular (inferior).

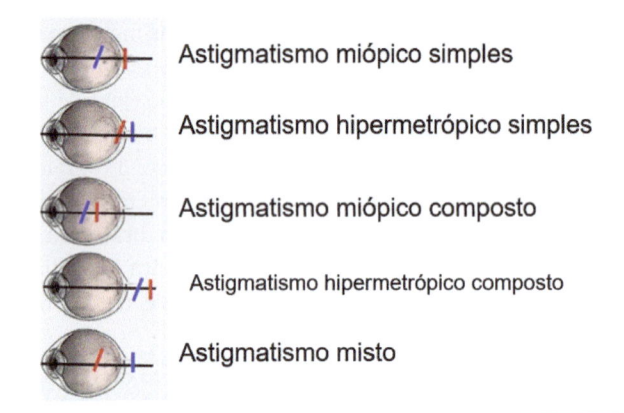

**Figura 23.28.** Classificação do astigmatismo

As pessoas portadoras de astigmatismo não corrigido referem sintomas de astenopia, desconforto ocular, cansaço ocular, queimação e olhos irritados.

**Anisometropia** ocorre quando há diferença entre o estado refrativo dos dois olhos. A anisometropia tem sido classificada em axial (diferença no comprimento axial entre os olhos) e refrativa (diferença do poder refrativo dióptrico entre os olhos) (Figura 23.29)

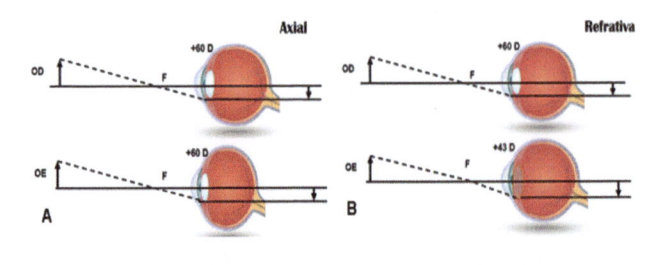

**Figura 23.29.** Anisometropia A. axial (o olho é mais curto na figura debaixo). B, refrativa (córnea mais curva na figura debaixo).

Cerca de 4 a 7% das crianças até 1 ano de idade apresentam 1,00D ou mais de diferença refrativa entre meridianos correspondentes. Este número sobe para 11% quando são consideradas apenas crianças astigmáticas. Além da ambliopia, a anisometropia é ainda causa significativa de estrabismo. Os sintomas da anisometropia são altamente variáveis, estão relacionados não só com o tipo e magnitude da anisometropia, mas também com a correção óptica utilizada e com a capacidade do paciente de se adaptar a esta correção.

## REFRATOMETRIA OCULAR

O termo refratometria ocular traduz valores de adequação posicional (da retina e do foco objeto do olho), ou seja, do bom ajustamento (emetropia) ou não (erro refrativo) [3].

Os erros de refração não corrigidos constituem a causa mais comum de baixa visual. Nos casos mais acentuados, a baixa visão corresponde ao sintoma mais importante. Outras queixas podem surgir do esforço visual para compensar o erro refrativo. Os dois sintomas mais comuns relacionados à presença de erro refrativo não corrigido (ou inadequadamente corrigido) são: baixa visão e astenopia. A baixa visão é percebida como se a imagem do objeto em questão estivesse fora do foco ou como a dificuldade de manter o foco claro de objetos situados a diferentes distâncias. O termo astenopia corresponde a ampla variedade de sintomas (cefaleia, dor ao redor ou acima dos olhos, fotofobia, cansaço, desconforto ocular) com origem no uso dos olhos.

Com a utilização de testes objetivos e subjetivos do exame de refração, obtêm-se informações preciosas sobre a natureza e a magnitude dos erros refrativos e identificam-se lentes oftálmicas que permitirão ao paciente ter visão clara e confortável mantida sem esforço.

## ACUIDADE VISUAL

Os astrônomos descobriram que eram capazes de detectar duas estrelas separadas se a distância entre elas subentendesse ao olho um ângulo de no mínimo 1 minuto de arco. Donders, em 1861, cunha o termo acuidade visual e introduz a unidade de 1 minuto de arco como o Mínimo Ângulo de Resolução - MAR - para o olho humano. Snellen, em 1862, publica tabela de optotipos e define arbitrariamente a "visão padrão" como a habilidade de reconhecer um optotipo com tamanho angular de 5 minutos de arco, formado por linhas de espessura e espaçamento de 1 minuto de arco (Figura 23.30).

A AV é uma medida angular (recíproco do MAR em minutos de arco) e pode ser entendida como a capacidade do olho de perceber dois pontos distintos no espaço. Portanto, a AV quantifica o poder de resolução do olho, ou seja a sua capacidade discriminativa. É a medida da eficiência do olho para discriminação no espaço entre formas (figuras, símbolos, letras, números) com máximas diferenças de contrastes (formas pretas no fundo branco).

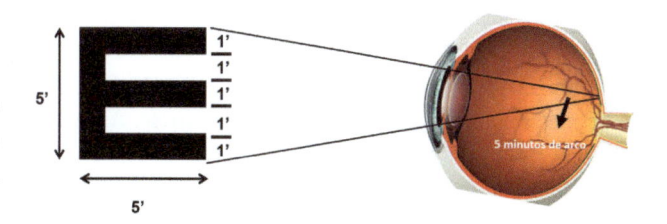

**Figura 23.30.** Representação esquemática de um optotipo com tamanho angular de 5 minutos de arco formado por linhas de espessura e espaçamento de 1 minuto de arco.

Podemos registrar a medida da AV por meio de várias formas de notação: decimal, fracionária, logaritmo do mínimo ângulo de resolução (logMAR) e frequência espacial.

A notação decimal exprime o inverso do ângulo visual: AV=0,2; o ângulo visual é igual a 1/0,2 = 5' de arco.

A notação fracionária exprime uma relação onde o numerador da fração representa a distância entre o paciente e a tabela de optotipos, e o denominador representa a distância na qual o optotipo corresponderia a um ângulo visual de 1 minuto: 20/30 significa que o examinado enxergou a 20 pés (6m) um optotipo que deveria ser enxergado por quem tem AV 20/20 a 30 pés (9m). Podemos transformar este valor em decimal , executando a fração, ou seja AV 0,67.

A notação em logMAR é considerada a mais adequada para levantamentos populacionais. O logaritmo de determinado valor é o expoente que, elevado a uma base, resulta nesse valor. Assim, por exemplo, logMAR = 0,5 corresponde a AV=0,32, cujo mínimo ângulo de resolução é 3,2 minutos.

A AV trata-se de característica macular, uma vez que o poder discriminatório do olho é depende dos cones. Um sinal do objeto é transmitido pelos cones ao SNC sem perda da informação, se houver uma fileira de cones não estimulados entre as fileiras de cones estimulados (Figura 23.31).

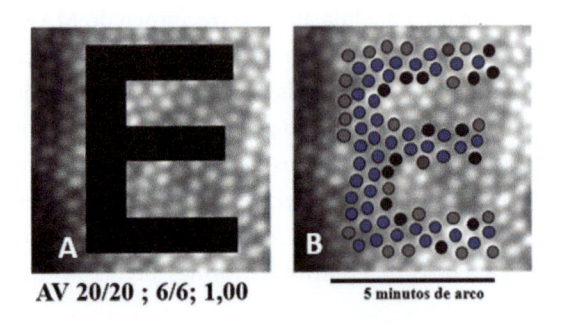

**Figura 23.31.** Imagem de um optotipo A. imagem do optotipo projetada na mácula. B. amostragem de cones.

Nos pacientes informantes, a medida da AV deve ser a primeira avaliação aplicada após a anamnese. A medida da AV deve ser tomada utilizando-se tabelas padronizadas, em condições adequadas de iluminação e contraste (Figura 23.32 e 23.33)

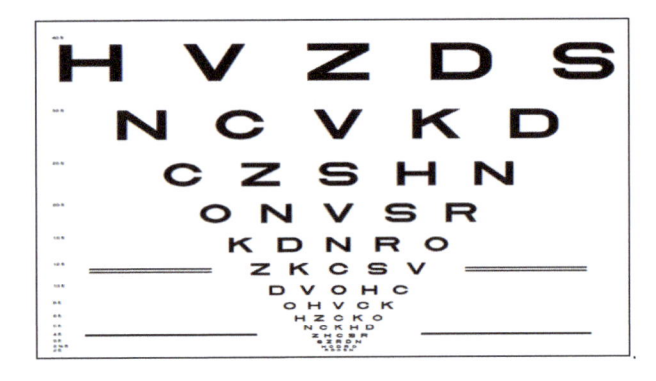

**Figura 23.32.** Tabela padronizada para a medida da AV de longe (EDTRS).

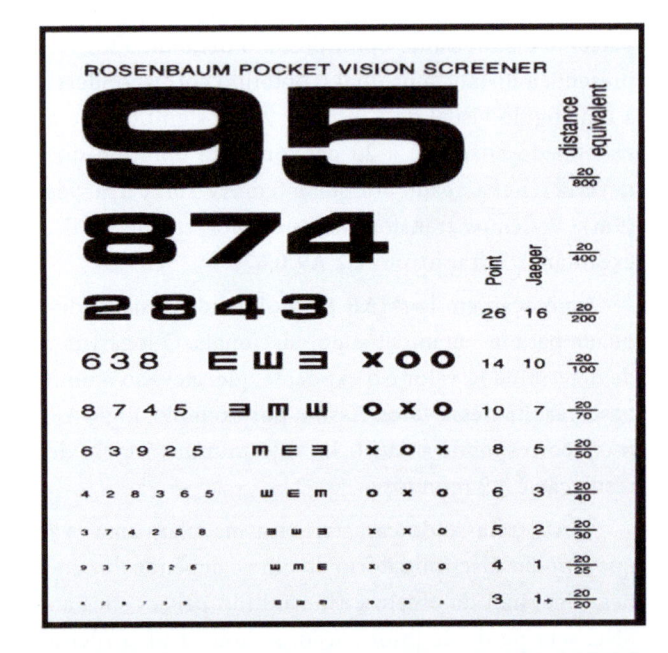

**Figura 23.33.** Tabela padronizada para medida da AV de perto (Rosenbaum).

## REFRATOMETRIA: TESTES OBJETIVOS

A ceratometria é a medida objetiva dos raios de curvatura dos meridianos principais da superfície anterior da córnea. A sua importância está no fato de a superfície anterior da córnea representar cerca de 75 a 80% de todo o poder dióptrico do olho.

O exame topográfico da córnea é importante na detecção de deformações irregulares da superfície anterior da córnea decorrentes do uso de lentes de contato, do ceratocone, de cirurgias corneanas, de traumatismos, de condições degenerativas e de sequelas de processos inflamatórios.

### RETINOSCOPIA

A retinoscopia é o melhor método objetivo da refratometria ocular e pode ser traduzida como a caça ao ponto remoto do olho em questão. O ponto remoto corresponde ao ponto do espaço conjugado com a retina, com a acomodação relaxada. Toda imagem colocada no ponto remoto é focalizada na retina; toda imagem provinda da retina é focada no ponto remoto.

No olho emétrope, a luz sai dos olhos com raios paralelos e assim o seu ponto remoto está no infinito (ura 23.34). No olho míope, devido ao excesso de poder de convergência, os raios saem convergentes e cruzam-se em um ponto situado entre a frente do olho e o infinito, portanto, o seu ponto remoto é real e finito (Figura 23.34). No olho hipermétrope, devido a falta de poder de convergência, a luz sai do olho em divergência e o prolongamento dos raios, no sentido oposto da luz emergente, intercepta-se em um ponto imaginário, situado entre o polo posterior do olho e o infinito retro-ocular (ponto remoto virtual) (Figura 23.34).

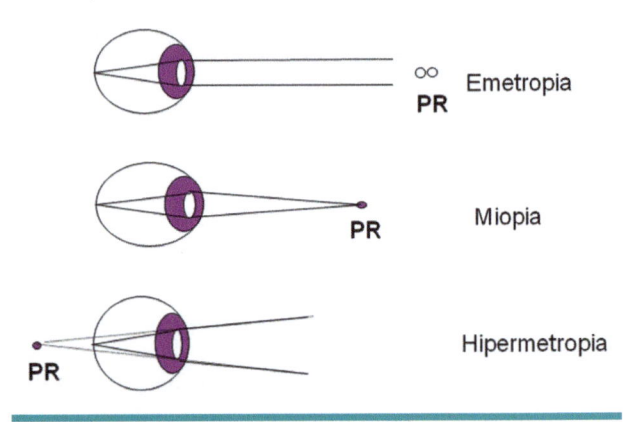

**Figura 23.34.** Emetropia, miopia e hipermetropia e seus respectivos pontos remotos (PR).

O inverso da distância, em metros, entre o ponto remoto e os planos principais do olho mede o erro de refração. Os planos principais são um par de planos imaginários, frontais ao olho, situados cerca de 2mm diante da íris (Figura 23.35).

A retinoscopia é realizada com o retinoscópio (Figura 23.36), instrumento que tem a capacidade de projetar luz na forma de faixa luminosa. A luz do retinoscópio e projetada na retina, através da pupila do paciente. Como a luz incidente tem a forma de faixa, o reflexo retinopupilar se apresenta como uma faixa luminosa na pupila do olho examinado.

Na retinoscopia, a única posição em que o ponto remoto pode ser detectado é quando ocupa o orifício de observação do retinoscópio. Nela, o reflexo retinopupilar vira um borrão (ponto de neutralização do reflexo). Na retinoscopia, o exame baseia-se na observação do movimento do reflexo retinopupilar relativo ao movimento da faixa do retinoscópio. Se ele acompanha o sentido da faixa (movimento a favor), aumenta-se o poder das lentes positivas ou diminui-se o poder das lentes negativas, antepostas ao olho. Se o reflexo for oposto ao sentido da faixa (movimento contra), aumenta-se o poder das lentes negativas ou diminui-se o poder das positivas. A lógica do comportamento desses reflexos está na posição do ponto remoto relativo ao examinador (Figura 23.37).

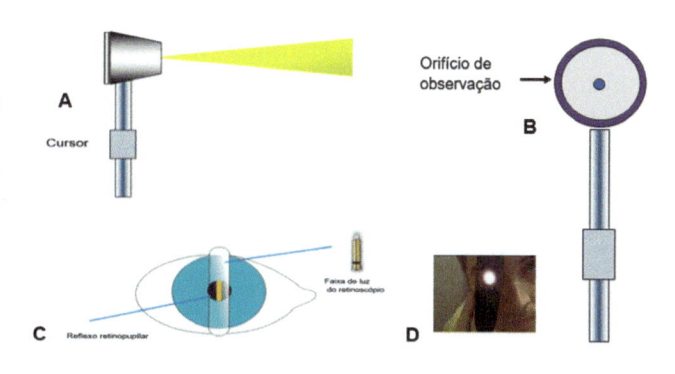

**Figura 23.36.** A. Retinoscópio. B. Orifício de observação. C. Faixa luminosa do retinoscópio e reflexo retinopupilar. D. Retinoscopia.

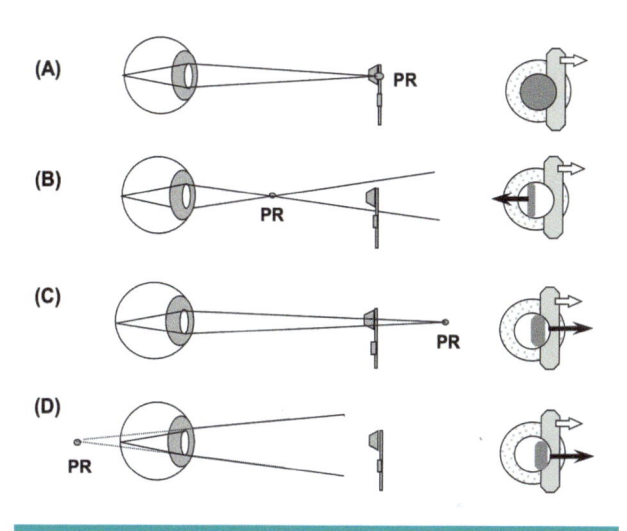

**Figura 23.37.** a. Ponto de neutralização. B. Movimento contra. C e D. Diferentes situações dos movimentos a favor. PR. Ponto Remoto.

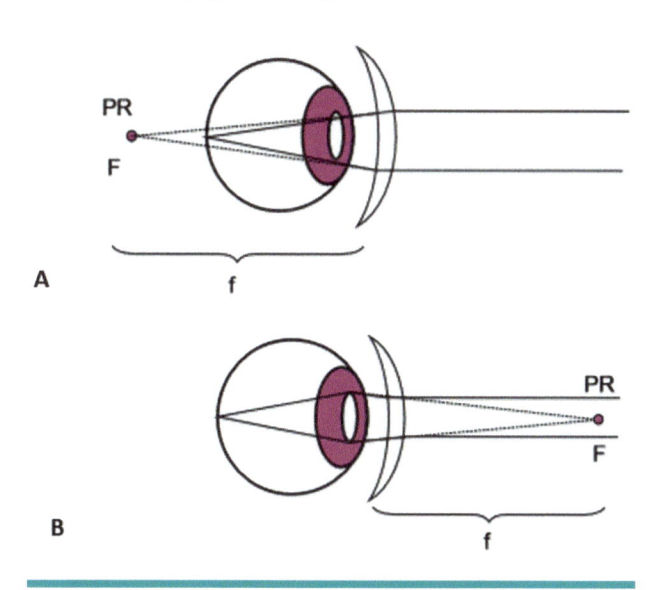

**Figura 35 A. hipermetropia.** B. Miopia. Correção dos erros de refração. PR, ponto remoto; F. Foco posterior da lente corretora.

O objetivo da retinoscopia é determinar o erro de refração, ou melhor, a lente que conjugue a retina ao infinito. Como, no final da retinoscopia, o ponto remoto ocupa o orifício de observação do retinoscópio, a retina estará conjugada com o instrumento e não com o infinito (Figura 23.38).

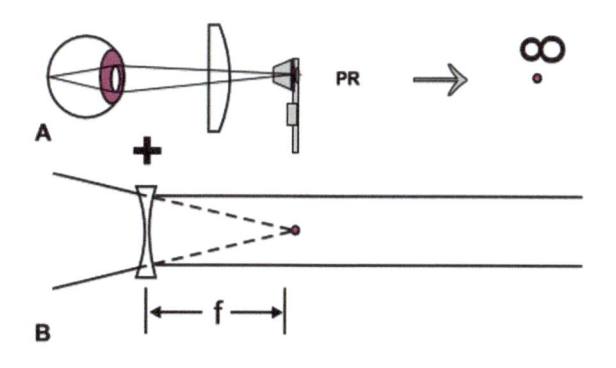

**Figura 23.38.** Conjugando o ponto remoto (PR) ao infinito. A. Final da retinoscopia. B. Distância focal da lente que promove a conjugação do PR ao infinito.

## REFRATOMETRIA COMPUTADORIZADA

Como consequência da tendência crescente à automatização das técnicas de refratometria surgiram, inicialmente, refratores computadorizados e, mais recentemente, aberrômetros ou analisadores de frentes de onda. Estes equipamentos são instrumentos úteis para o oftalmologista como auxiliares na prescrição de lentes corretoras, sem fornecer, porém, dados suficientemente exatos, a ponto de eliminar a necessidade da refratometria subjetiva.

## REFRATOMETRIA: TESTES SUBJETIVOS

A refratometria subjetiva pode ser dividida em refratometria dinâmica ou manifesta, quando é realizada com os olhos em seu estado natural e refratometria estática ou cicloplégica, quando a acomodação é paralisada com agentes cicloplégicos. A refratometria cicloplégica é recomendada a pacientes com menos de 40 anos de idade. A cicloplegia ideal para a realização do exame refratométrico é obtida 30 minutos após a instilação no fundo de saco conjuntival de 1 gota do colírio de ciclopentolato a 1%.

A refratometria subjetiva deve ser precedida pela retinoscopia. Pode ser utilizado o refrator manual (Figura 23.39) ou armação de provas e caixa de lentes de provas (Figura 23.40).

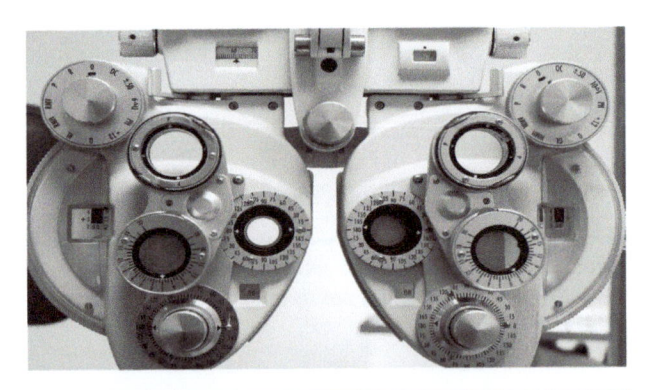

**Figura 23.39.** Refrator manual greens.

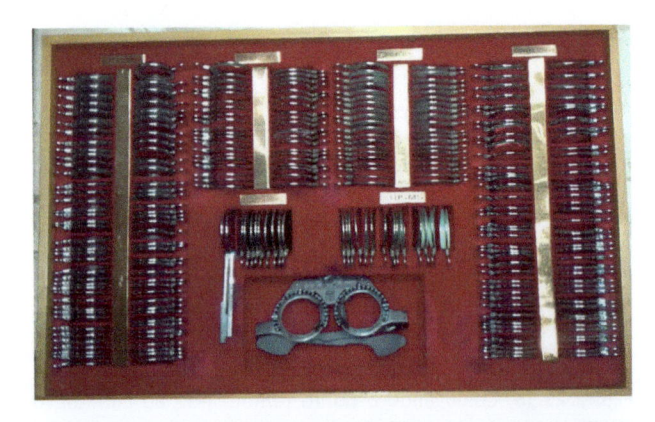

**Figura 23.40.** Caixa de lentes de prova com armação de provas.

## TESTE DO DIAL

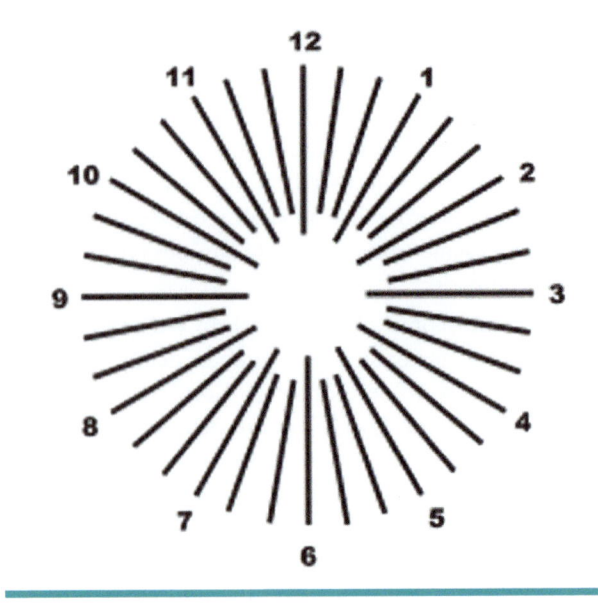

**Figura 23.41.** Figura de Lancaster e Reagan, que tem a forma de sol radiado, com raios negros de 5mm sobre um fundo branco, separados de 10°.

O teste do Dial é realizado monocular. O paciente com astigmatismo não pode ver todas as linhas da carta astigmática com a mesma nitidez (Figura 23.41).

## TESTE DO CILINDRO CRUZADO

Trata-se de teste subjetivo que busca refinar o poder e o eixo do cilindro corretor do astigmatismo. O cilindro cruzado de Jackson é constituído de dois cilindros de igual valor (±0,25 D ou ±0,50 D), um positivo e um negativo, com eixos perpendiculares e um cabo equidistante desses eixos (Figura 23.42).

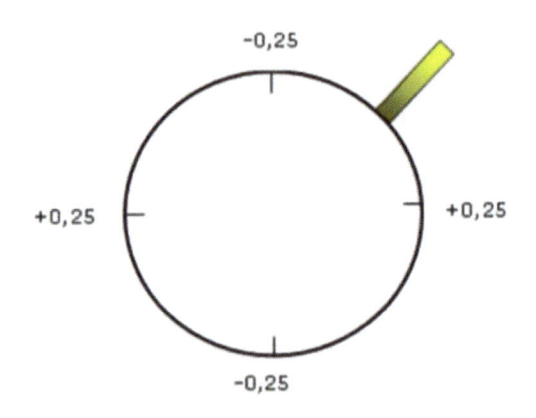

**Figura 23.42 Cilindro cruzado de Jackson.**

Anteposto ao olho do paciente, podemos, girando o seu cabo, inverter a posição dos cilindros positivo e negativo. O cilindro cruzado causa uma movimentação das linhas focais, anterior e posterior do conoide de Sturm em grau igual e oposto. A técnica do exame presume que a melhor visão se alcança quando o círculo interfocal cai na retina e requer que este permaneça nela durante a prova.

A realização do teste pode ser feita utilizando-se o cilindro cruzado em conjunto com o refrator manual ou com o cilindro da caixa de lentes de provas (Figura 23.43).

Para a determinação do poder do cilindro corretor do astigmatismo, o cilindro cruzado deve ser rodado 450 no sentido horário do relógio, quando coincidem os eixos do cilindro negativo do cilindro cruzado e do cilindro do refrator (Figura 23.44)

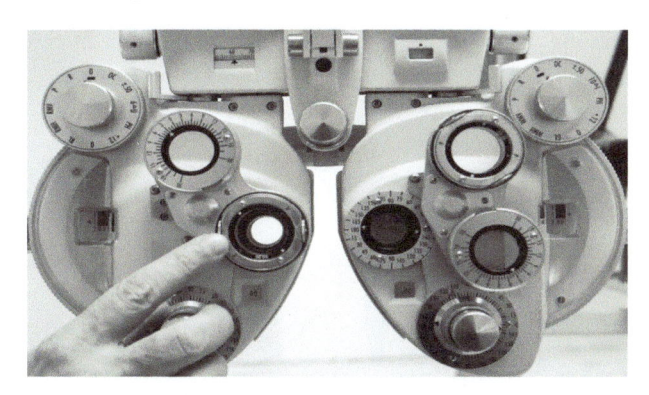

**Figura 23.43 Determinação do eixo do cilindro refrativo.** Se o paciente notar diferença na visão quando movimenta o cilindro cruzado de um lado para o outro, o eixo do cilindro deve ser deslocado na direção do cilindro negativo (no refrator, corresponde ao ponto vermelho).

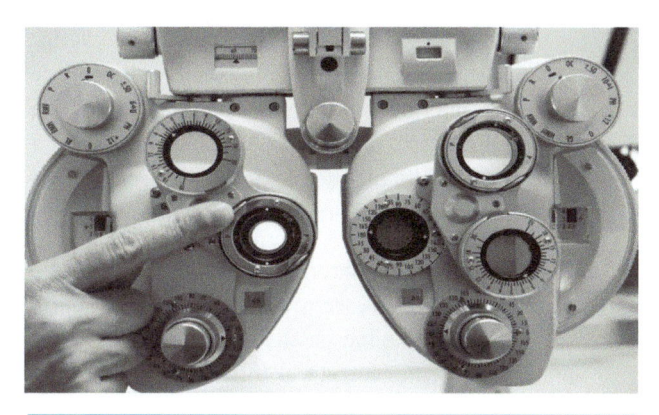

**Figura 23.44.** Determinação do poder do cilindro refrativo. Note que o cilindro cruzado foi rodado 450 no sentido do relógio, para coincidir os eixos do cilindro negativo do cilindro cruzado e do cilindro do refrator. Se o paciente referir melhor visão com o eixo do cilindro negativo do cilindro cruzado, adicionamos -0,25DC de poder ao cilindro (no refrator, corresponde ao par de pontos vermelhos).

## TESTE DO BURACO ESTENOPEICO

É um teste subjetivo útil para diferenciar se a redução de acuidade visual dá-se por razões ópticas ou não ópticas, visto que o buraco estenopeico reduz os círculos de

difusão na retina (Figura 23.45). Se o paciente com baixa visão vê melhor através do buraco estenopeico, a indicação é que a redução de sua visão é decorrente do erro de refração ainda não adequadamente corrigido.

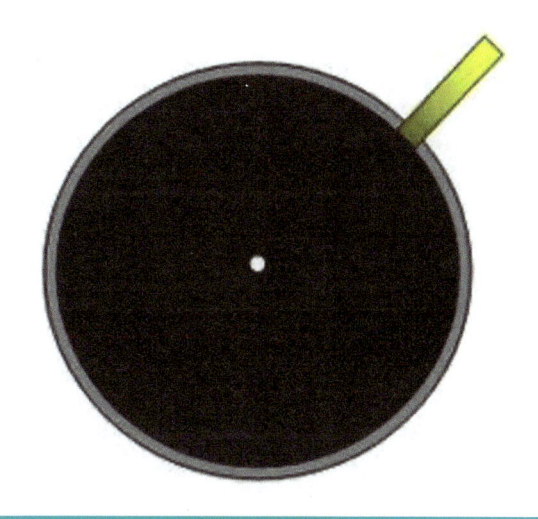

**Figura 23.45.** Buraco estenopeico.

## TESTE BICROMÁTICO

Trata-se de teste para refinar a refratometria a fim de evitar super ou subcorreção. É um teste subjetivo baseado no princípio da aberração cromática, ou seja, a luz branca ao atravessar uma lente, tem o seu foco dividido em vários planos, um para cada comprimento de onda, de tal modo que o foco da cor verde situa mais próximo do cristalino, e o da cor vermelha, mais afastado. Quando se utiliza o filtro vermelho/verde do projetor de optotipos, observa-se que o hipermétrope tem melhor visão no fundo verde e o míope no vermelho (Figura 23.46).

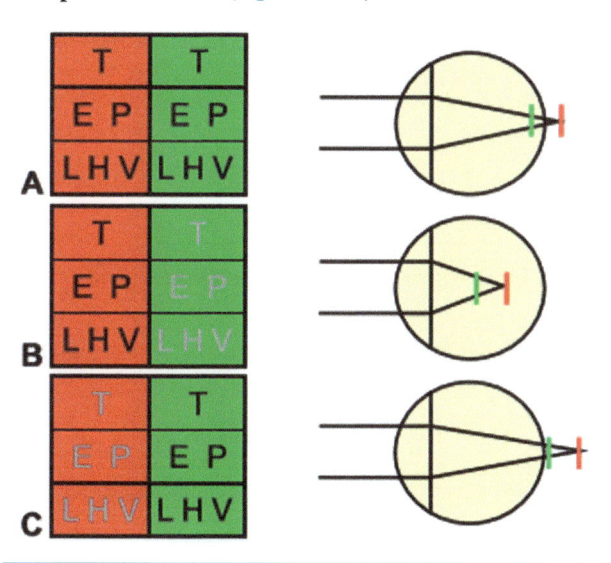

**Figura 23.46.** Resultados do teste bicromático para o olho emétrope (A); míope (B) e hipermétrope (C).

## CORREÇÃO DE ERROS REFRATIVOS

### *Óculos*

A decisão sobre quando prescrever correção óptica (óculos) para a hipermetropia é baseada na acuidade visual sem óculos e nos sinais e sintomas do paciente. A correção óptica faz parte do tratamento e prevenção da ambliopia e do estrabismo, particularmente na criança com menos de 6 anos de idade. Como regra geral, se aceita que não se deve prescrever correção óptica se o erro refrativo for pequeno, acuidade visual normal, se o paciente tiver boa saúde, não se queixar de astenopia acomodativa (cansaço visual) e nem manifestar alterações da visão binocular.

A correção da hipermetropia é feita com lentes esféricas positivas ou convergentes (Figura 23.47).

A manifestação principal da miopia é a redução da AV de longe. É importante caracterizar se o borramento visual de longe é constante ou intermitente. O borramento intermitente geralmente sinaliza alteração acomodativa. A correção óptica da miopia é feita com lentes esféricas negativas ou divergentes (Figura 23.48).

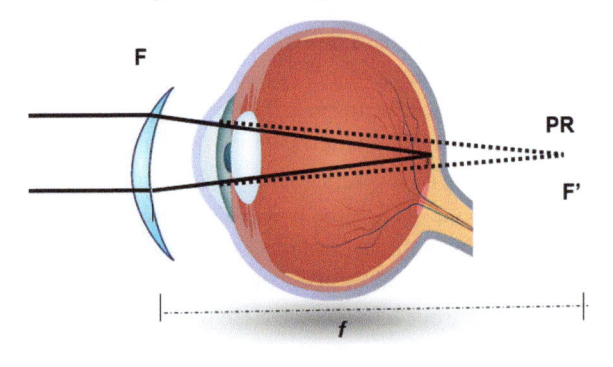

**Figura 23.47.** Olho hipermétrope corrigido para longe. O poder dióptrico da lente (**F**) é dado pelo inverso da distância focal (f). O foco principal (**F′**) da lente coincide com o ponto remoto (PR).

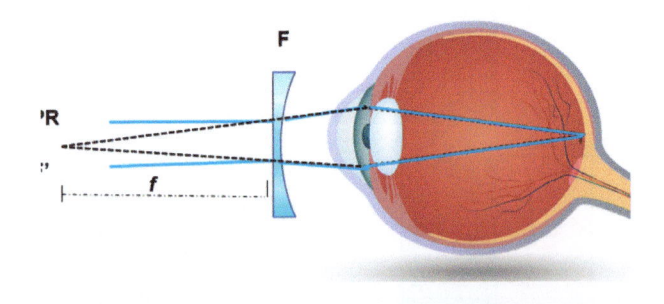

**Figura 23.48.** Olho míope corrigido para longe. O poder dióptrico da lente (**F**) é dado pelo inverso da distância focal (f). O foco principal (**F′**) da lente coincide com o ponto remoto (PR).

As pessoas astigmáticas não corrigidas com frequência referem cefaleia, desconforto ocular, cansaço ocular, queimação e olhos irritados. Os astigmatas corrigidos necessitam de algum tempo para se acostumarem aos óculos, em razão da distorção espacial que experimentam. Na maioria dos casos, a adaptação ocorre em dias ou semanas.

A correção óptica do astigmatismo é feita com lentes cilíndricas ou esferocilíndricas (Figura 23.49).

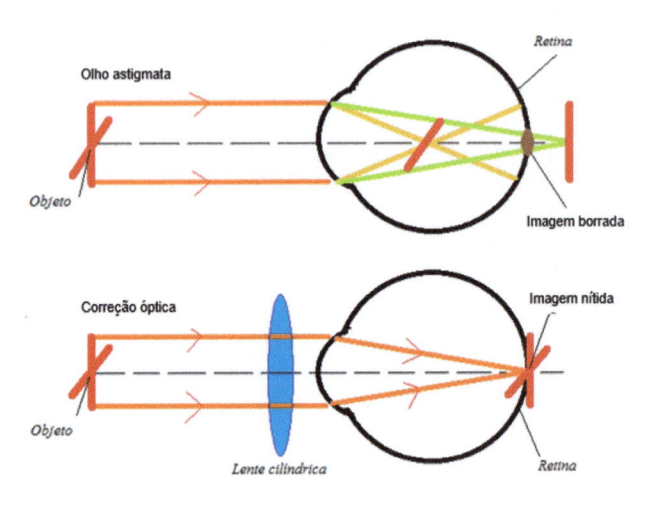

**Figura 23.49.** Olho astigmata corrigido com lente cilíndrica .Observe que o intervalo de Sturm foi colapsado com a lente cilíndrica.

Para o astigmatismo irregular, a melhor opção de correção é o uso de lentes de contato rígidas.

Os sintomas da anisometropia são altamente variáveis; estão relacionados não só com o tipo e magnitude da anisometropia, mas também com a correção óptica utilizada e com a capacidade do paciente em se adaptar a essa correção. As dificuldades ópticas na anisometropia podem resultar de três principais fatores:

- Anisoforia ou diferença no desvio prismático induzido pela descentração, que ocorre quando a direção do olhar passa fora dos centros ópticos das lentes corretoras (distorção espacial);

- Diferença acomodativa, que se verifica quando os olhos são corrigidos com lentes oftálmicas; e

- Aniseiconia ou diferença do tamanho das imagens produzidas pelas lentes corretoras.

O objetivo principal no tratamento da anisometropia é prescrever a correção óptica que dê ao paciente AV clara em cada olho, a despeito da diferença refrativa além de visão binocular confortável. Para diminuir a aniseiconia induzida pela correção óptica recomenda-se prescrever óculos nas anisometropias axiais e LC nas anisometropias refrativas.

## LENTES E ARMAÇÕES

As lentes de cristal (ou mineral) são menos resistentes e mais pesadas do que as lentes orgânicas (resina plástica). São indicadas para usuários frequentemente expostos a vento e areia, pois arranham com menos facilidade. Os vidros podem ser afinados nas bordas (lenticular), endurecidos (temperado) e serem fotocromáticos. As lentes orgânicas são mais resistentes à quebra e mais leves que o vidro, porém arranham com facilidade. As lentes orgânicas podem ter tratamento: antirrisco, antirreflexo, proteção UV, hidro repelência e fotossensibilidade (Figura 23.50).

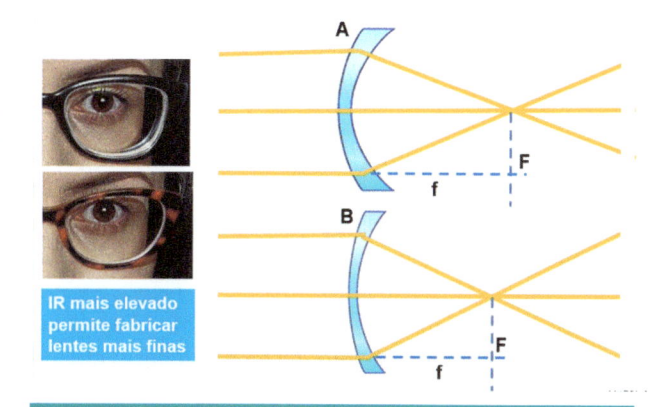

**Figura 23.51.** Lentes de alto índice de refração são mais finas.

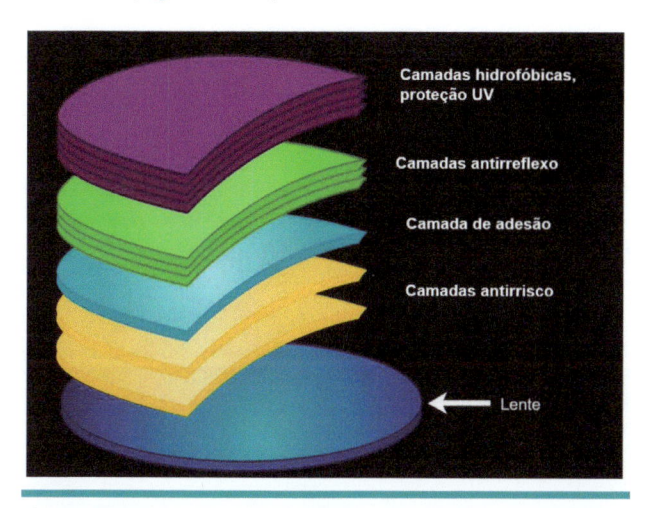

**Figura 23.50.** Lente com tratamentos antirrisco, antirreflexo, proteção UV e hidro repelente.

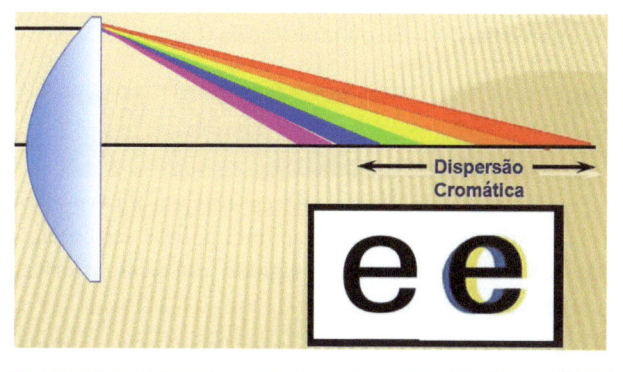

**Figura 23.52.** Lentes de alto índice apresentam maior dispersão cromática.

Para a correção de erros de refração mais altos são indicadas lentes de alto índice (Figura 23.51). As lentes de alto índice provocam maior dispersão cromática o que prejudica seu desempenho óptico (Figura 23.51).

As lentes orgânicas de policarbonato ou trivex são indicadas para crianças, atletas ou pessoas que precisem de óculos mais resistentes.

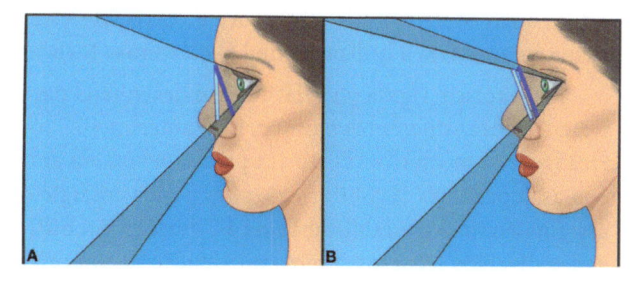

**Figura 23.53.** a. Inclinação pantoscópica. B. Distância vértice.

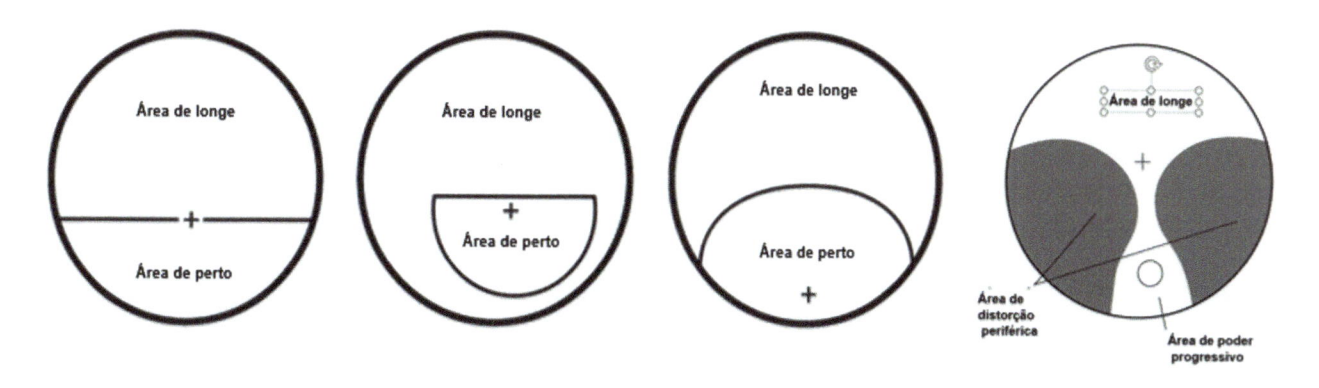

**Figura 23.54.** Presbiopia: lentes bifocais e multifocais.

A armação dos óculos deve ser ajustada ao rosto com inclinação pantoscópica (inclinação vertical das lentes dos óculos) entre 7 e 100. A falta de inclinação pantoscópica influencia no campo visual de perto e o excesso influencia na eficiência da correção óptica (Figura 23.53). Na correção dos altos erros de refração o afastamento das lentes dos olhos (distância vértice) impacta na eficiência da correção óptica e , também, nos campos visuais de longe e de perto (Figura 23.53). Nas graduações até ± 4,00D, esse efeito não chega a ser significativo. Acima de ± 10,00D é mandatório que no cálculo do poder dióptrico da lente corretora seja considerada a distância vértice.

A correção óptica da presbiopia é feita com lentes monofocais, bifocais ou multifocais (Figura 23.54).

## CORREÇÃO DE ERROS REFRATIVOS COM LENTES DE CONTATO

Os erros refrativos oculares (miopia, hipermetropia e astigmatismo) e a presbiopia podem ser corrigidos com LC gelatinosas ou rígidas (esféricas, asféricas ou tóricas).

A LC rígida de desenho esférico corrige miopia, hipermetropia e astigmatismo corneano entre 3,00D (contra-a-regra) e 4,00D (a favor-da-regra). A LC gelatinosa de desenho esférico geralmente não corrige astigmatismos acima de 0,75D. Para a correção destes casos é necessária a utilização de LC gelatinosa tórica.

A LC tórica, rígida ou gelatinosa, é desenhada para ter curvaturas diferentes na superfície anterior (LC tórica frontal), posterior (LC tórica posterior) ou em ambas as superfícies (LC bitórica), para poder corrigir o astigmatismo. Na estabilização de LC tóricas são utilizados diversos recursos como a introdução de um prisma (prisma de lastro), na porção inferior da LC, agindo como peso, para resistir a forças rotacionais; a porção inferior da LC é cortada (truncada), criando uma borda inferior horizontal, espessa e plana, que se apoia na pálpebra inferior e atua para manter o alinhamento e a orientação da LC, ou a retirada de material das regiões superiores e inferiores da LC (zonas delgadas). Essas zonas mais finas posicionam-se sob as pálpebras, evitando a rotação da LC .

As LC rígidas gás-permeáveis proporcionam excelente correção para o astigmatismo irregular, como no ceratocone, reduzindo as aberrações provocadas pela irregularidade corneana, fornecendo uma melhor acuidade visual.

Ortoceratologia refere-se ao processo de remodelamento da córnea e, consequentemente, correção da miopia pelo uso de LC rígidas desenhadas para aplanar

a córnea central. Trata-se de processo reversível e não invasivo, visto que nenhum tecido é removido. Os resultados melhoraram com o desenvolvimento de LC com desenho de geometria reversa e com o seu uso noturno. Para serem usadas durante a noite, essas LC devem ter alta transmissibilidade de oxigênio, sendo geralmente confeccionadas com materiais com DK de 100 ou maior. Na Figura 23.55, 23.56 e 23.57 são mostrados, respectivamente, o perfil de uma lente com desenho de geometria reversa, o padrão de fluoresceína de uma lente bem adaptada e as mudanças topográficas consequentes.

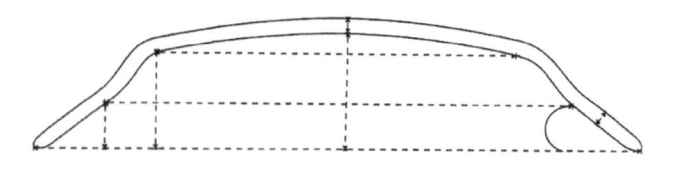

**Figura 23.55.** Perfil de lente com desenho de geometria reversa (LC CRT da Paragon, Vision Sciences, Mesa, Arizona).

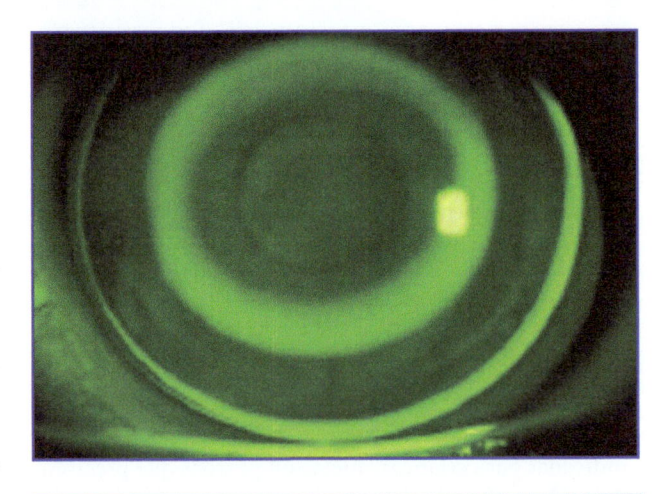

**Figura 23.56.** Padrão de fluoresceína de lente com desenho de geometria reversa (LC CRT da Paragon, Vision Sciences, Mesa, Arizona).

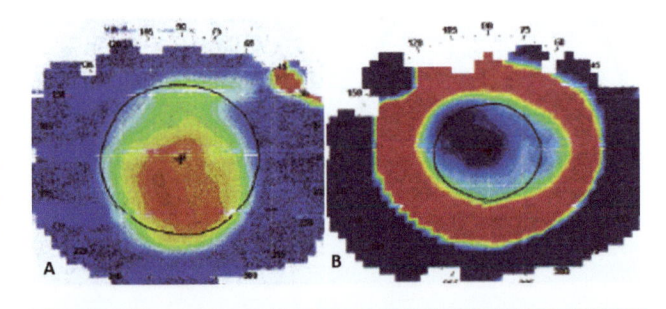

**Figura 23.57.** Topografia corneana, pré e pós-uso de LC CRT, mostrando um adequado aplanamento central.

## ADAPTAÇÃO DE LENTES DE CONTATO

A adaptação de LC é um procedimento médico e, como tal, começa sempre com uma boa anamnese, na qual se procura saber detalhes pessoais que possam orientar a adaptação, seguidas do exame oftalmológico. Todos os portadores de erros refrativos podem ser considerados como potenciais candidatos ao uso de LC. As LC são contraindicadas para pessoas com higiene pessoal ruim, inabilidade para seguir as orientações de limpeza, conservação e assepsia das LC, para portadores de doenças sistêmicas ou alérgicas que possam afetar o olho e serem exacerbadas pelo uso da LC; pacientes imunodeprimidos, portadores de diabetes descompensado e usuários de medicações sistêmicas que podem interferir com a produção lacrimal, como por exemplo, anti-histamínicos, diuréticos, antidepressivos e relaxantes musculares. As principais contraindicações de ordem ocular incluem infecções e inflamações ativas do segmento anterior do olho, lagoftalmo, olho seco grave e hipoestesia corneana.

## LENTE DE CONTATO RÍGIDA GÁS PERMEÁVEL — (LCRGP)

Os parâmetros curva-base, diâmetro e poder dióptrico de cada LCRGP são testados de forma individualizada a partir de uma lente de prova obtida da caixa de lentes de prova. A seleção inicial para a curva-base muitas vezes é sugerida nas diretrizes de adaptação do fabricante. O padrão de fluoresceína é muito importante e necessário para a avaliação da adaptação da LC RGP (Figura 23.58). O ideal é que haja uma distribuição uniforme de fluoresceína sob a LC. Devem-se evitar áreas escuras que demonstram ausência de fluoresceína onde a compressão ou o toque da LC são observados. Também é importante evitar adaptação muito apertada, que é caracterizada pelo acúmulo central de fluoresceína e compressão na média-periferia (ausência de fluoresceína). Nas córneas com astigmatismos superiores a 2,5D o padrão de fluoresceína evidencia áreas de toque (compressão) e áreas de acúmulo de fluoresceína (livramento).

## LENTE DE CONTATO GELATINOSA

A adaptação deve ser testada com lente gelatinosa de prova, de preferência do mesmo fabricante para a qual a lente será pedida. Um bom padrão de adaptação inclui o movimento da LC entre 1,0-1,5,mm na vertical e entre 0,5-1,0mm na horizontal. Em avaliação rotineira, em uso diário, o paciente deve ser examinado em uma semana, de um a três meses, em seis meses e a cada seis meses, se não houver problemas.

Os pacientes devem receber instruções escritas sobre os seguintes pontos:

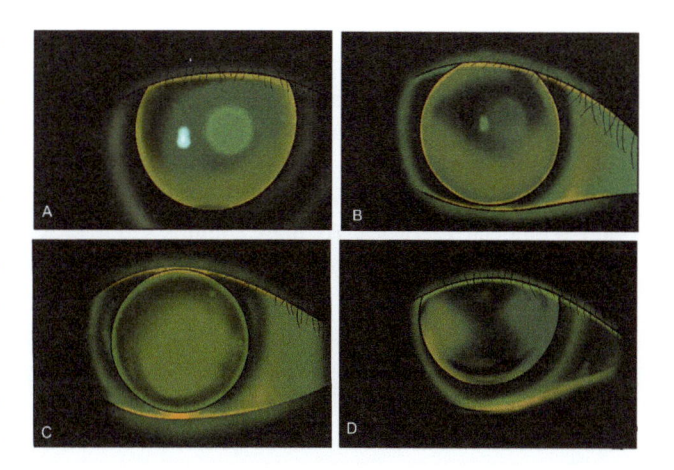

**Figura 23.58.** Exemplos de padrão de fluoresceína na adaptação de LCRGP. A: Distribuição uniforme de fluoresceína sob a LC com livramento apical mínimo; B: acentuado toque apical demonstrando padrão de adaptação frouxo; C: acentuado acúmulo central de fluoresceína e toque na média-periferia demonstrando padrão de adaptação apertado; e D: padrão fluoresceínico de córnea com astigmatismo contra a regra.

a. técnicas de colocação e remoção;

b. regime/soluções para o cuidado da LC;

c. programação para o uso; e

d. procedimento de emergência.

### COMPLICAÇÕES

Os problemas oculares associados à conjuntiva incluem quadros de conjuntivite alérgica e/ou tóxica e a conjuntivite papilar gigante (CPG), que leva a diminuição da tolerância à LC, aumento da secreção e do movimento da lente, visão embaçada e prurido ocular. A incidência de CPG em usuários de LC gelatinosa é de 10-15%, e é a principal causa de abandono do uso da LC.

Os problemas associados à córnea incluem quadros de ceratopatia superficial, infiltrados marginais estéreis e úlceras corneanas infecciosas. Pseudomonas aeruginosa, estafilococos e estreptococos são os agentes mais frequentes de úlceras infecciosas em usuário de LC. Essas infecções podem ocorrer devido às soluções/estojo contaminados, lentes com depósitos e higiene inadequada das LC. Menos frequente é a infecção corneana pela Acanthamoeba, mas é potencialmente devastadora (Leia no Capítulo 10 - Córnea)

A grande maioria das complicações pode ser evitada com a educação do usuário e com a adoção de medidas simples, como a higiene das mãos e do estojo das lentes e, principalmente, com a obediência às instruções médicas. Admite-se que entre 40-70% dos usuários de LC não obedecem às diretrizes dadas pelo médico.

## CORREÇÃO CIRÚRGICA DOS ERROS REFRATIVOS E DA PRESBIOPIA

Os erros de refração e a presbiopia podem ser corrigidos cirurgicamente. Na maioria das vezes, a cirurgia refrativa é realizada com aplicação de excimer laser para remodelar a córnea. As mais comuns são a PRK (Photorefractive keratectomy) e a LASIK (Laser In Situ Keratomileusis) (Figura 23.59). A presbiopia pode ser corrigida cirurgicamente com aplicação de excimer laser (presbyLASIK), com o implante de lentes intracorneanas (Figura 23.60) e de lente intraocular multifocal/trifocal (Figura 23.61).

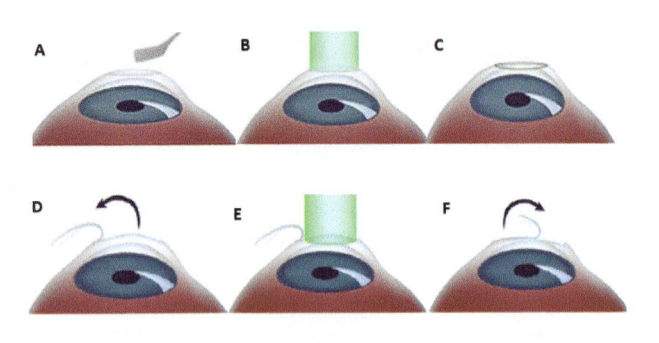

**Figura 23.59.** PRK A. Retirada do epitélio corneano. B. Aplicação do excimer laser. C. Colocação de LC gelatinosa. LASIK D. Confecção de flap corneano. E. Aplicação do excimer laser. F. Reposição do flap corneano.

### Video 23.1-Cirurgia refrativa

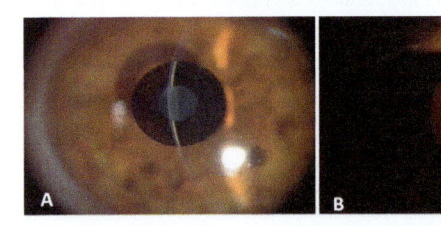

**Figura 23.60.** A. Kamra: implante intracorneano opaco e microperfurado que usa o princípio óptico do buraco estenopeico aumentando a profundidade de foco e bloqueando a luz que não está no foco. b. Flexivue: disco transparente, hidrofílico, com diâmetro central plano de 1,6mm e zona periférica com adição de +1,5D a +3,5D, implantado no estroma corneano e posicionado no centro do eixo visual. O buraco central de 0,15mm de diâmetro permite a passagem de oxigênio e nutrientes.

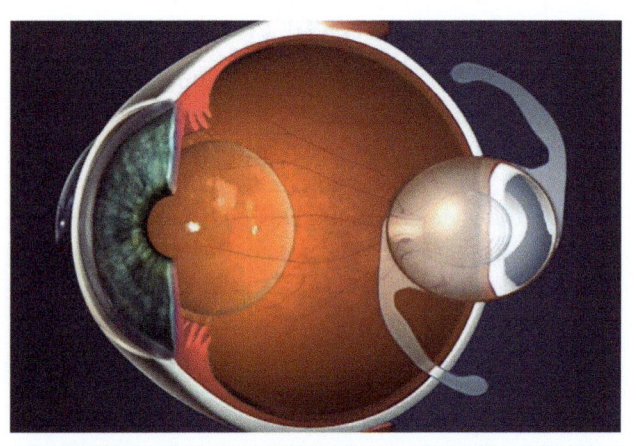

**Figura 23.61.** Substituição de cristalino opaco por lente intraocular multifocal/trifocal.

Os estudos clínicos do tratamento do excimer laser para a miopia (normalmente abaixo de -6,00D) demonstraram que 56 a 86% dos olhos tratados com PRK ou LASIK alcançaram AV sem correção ≥20/40, e 82% a 100% estavam entre ±1,00D da correção planejada. Os estudos clínicos de PRK e LASIK para hipermetropia até +6,00D demonstraram que 46 a 59% dos olhos apresentaram AV sem correção de 20/20 ou maior, 92 a 96% de 20/40 ou maior e 84 a 91% dos pacientes estavam entre ±1,00D da correção planejada. Em um seguimento de 7 anos e meio entre pacientes com correção acima de +4,00D, apenas 40% estavam entre ±1,00D da correção planejada (7).

Um estudo clínico com o implante de Flexvue mostrou que após 3 anos de seguimento 79% dos olhos não dominantes tratados apresentavam visão de perto sem correção de J1 (7) .O tratamento da presbiopia no cristalino acontece na substituição do cristalino opaco (catarata) por LIO multifocal/trifocal.

## ALTERAÇÕES TRANSITÓRIAS DA REFRAÇÃO POR EFEITOS ADVERSOS DE MEDICAÇÕES SISTÊMICAS

Algumas classes de medicamentos sistêmicos podem promover mudanças refratométricas transitórias desde a primeira dose da aplicação ou em terapia crônica. A maioria das alterações refracionais é a miopização (de −1,00 a −5,00 D), com resolução (normalização) dentro de até 7 dias após a suspensão do medicamento. Existem vários mecanismos que podem induzir mudanças no erro refrativo, como a hidratação ou desidratação do cristalino, deslocamento do cristalino e da íris, alteração no volume ou nos componentes do humor aquoso e do humor vítreo, alongamento do bulbo ocular, espasmo do músculo ciliar e edema do corpo ciliar (8, 9). (LEIA MAIS 23.1)

## EFEITOS REFRATIVOS ADVERSOS POR AFECÇÕES OCULARES E DE ANEXOS

O conhecimento do estado refrativo do olho, na maioria das vezes, agrega um valor extraordinário na decisão clínica sobre se o paciente tem ou não uma desordem ocular e ou sistêmica. O exame de refração permite não somente conhecer se o paciente está enxergando bem, mas também, se está ocorrendo uma significante mudança no seu estado refrativo. O estado refrativo do olho provê a chave para a identificação de muitas condições patológicas, oculares e/ou sistêmicas (10). Estas condições foram categorizadas em grupos e são apresentadas a seguir:

- afecções palpebrais: calázio (11), tumores e ptose palpebral

- doenças conjuntivais: pterígio

- doenças corneanas: ceratocone

- afecções do cristalino: alterações de forma, posição e refração

- doenças retinianas com elevação da retina e pós-cirurgia de descolamento de retina

- tumores orbitários

Veja em detalhes no LEIA MAIS 23.2

## EFEITOS REFRATIVOS DE DOENÇAS SISTÊMICAS

Doenças como o Diabetes Mellitus, a insuficiência renal crônica e condições como gravidez e hemodiálise podem alterar a refração ocular. LEIA MAIS 23.3.

## ENTREVISTA – REFRAÇÃO - MILTON RUIZ ALVES

Vídeo 23.2. Refração Ocular

---

| Pontos chave |
|---|
| A luz é a base da óptica, na retina é transformada em sinais fotoelétricos e de lá é enviada ao cérebro (córtex visual) onde é decifrada. As lesi da öptica aplicam-se ao aparelho visual. |
| As lentes oftálmicas mais comuns são esféricas (lentes positivas ou convergentes e negativas ou divergentes) e astigmáticas (lentes cilíndricas ou esferocilíndricas). |
| Propriedades de lentes de contato como tipo de material, curvatura, diâmetro, espessura, poder dióptrico, dK são parâmetros importantes para dar ao paciente maior conforto e melhor acuidade visual. |
| O poder dióptrico do olho humano é, aproximadamente, 60D. A córnea provê 2/3 deste total (cerca de 43D) e o cristalino o restante (cerca de 17D). |
| O olho emétrope tem o tamanho e a forma correta para focalizar a imagem de um objeto distante na retina com o músculo ciliar em repouso; já o hipermetrope tem poder refrativo insuficiente para seu comprimento axial; o míope apresenta um poder refrativo excessivo para seu comprimento axial. |
| Astigmatismo ocorre quando os meridianos principais do olho têm poderes refrativos diferentes. |
| Presbiopia é decorrente da perda do poder de acomodação (contração do músculo ciliar que torna o cristalino mais espesso. |
| Os erros de refração não corrigidos constituem a causa mais comum de baixa visual. A correção pode ser feita por prescrição de óculos, lentes de contato ou cirurgia (corneana a laser principalmente) |
| Medicações sistêmicas podem levar a alterações refracionais e queixas de diplopia |
| Afeçcoes oculares e de anexos podem levar a alterações refracionais: calázio, tumor palpebral, pterígio, ceratocone, catarata, retinopatias e cirurgias intraoculares |
| Doenças como o Diabetes Mellitus, a insuficiência renal crônica e condições como gravidez e hemodiálise podem alterar a refração ocular. |

## LEIA MAIS 23.1

### Drogas sistêmicas que causam alterações refracionais

Entre as drogas sistêmicas que mais comumente causam miopia transitória estão: acetazolamida, hidroclortiazida, tetraciclina, proclorperazina, prometazina, corticosteroide, ampicilina, acetaminofeno, arsenicais, sulfonamida, hidralazina, contraceptivo oral e drogas anti-inflamatórias não esteroides.

Análogos de retinoides, incluindo a vitamina A e a isotretinoina, causam miopia atribuída à hidratação do cristalino ou à edema do corpo ciliar com deslocamento anterior do diafragma iridocristaliniano. Esta miopia é totalmente revertida dentro de 1-2 dias após a descontinuidade do tratamento.

Diuréticos, como a hidroclortiazida e a furosemida, utilizados no tratamento de insuficiência cardíaca congestiva e da hipertensão arterial causam miopia transitória. Os diuréticos alteram o fluido renal e o equilíbrio eletrolítico, resultando em perda renal de água acompanhada da perda de sódio e potássio. O cristalino se desidratando leva à miopia transitória. Estas alterações refrativas comumente se estabilizam com a continuidade da terapêutica diurética, após duas a quatro semanas.

A fenilbutazona (AINH) usada para tratar artrite pode causar desvio hipermetrópico de +3,00 a +4,00D. Esta alteração decorre de alteração na hidratação do cristalino resultante da excreção renal alterada de água e de sódio.

Alguns agentes cardiovasculares, como o isosorbide dinitrato usado no tratamento de angina e insuficiência cardíaca congestiva, podem causar miopia transitória que desaparece dentro de 6 horas, após a administração do medicamento.

Drogas contendo sulfa, antibióticos e hipoglicemiantes orais, podem causar miopia reversível. Este fenômeno é provavelmente devido ao aumento da espessura do cristalino resultante de edema do corpo ciliar.

O topiramato (Topomax) usado inicialmente no tratamento de epilepsia induz desvio miópico. O topiramato causa efusão uveal com edema do corpo ciliar e rotação do diafragma iridocristaliniano resultando em miopia e em glaucoma de ângulo fechado.

Entre os medicamentos sistêmicos que alteram a acomodação dificultando a visão de perto ou produzindo borramento visual destacam-se os seguintes: antipsicóticos (clorpromazina, clozapina, flufenazina haloperidol, loxapina, perfenazina, pimozida, risperidona, thioridazina, thiothixene e a trifluoperazina); antidepressivos (bupropiona, phenelzina, tranilcipromina, maprotilina, nefazodona, fluoxetina, fluvoxamina, paroxetina, sertralina, amitriptylina, clomipramina, desipramina, imipramina, nortriptylina, trimipramina e venlafaxina); outras drogas como a cloroquina, corfeniramina, clomifene, ciclofosfamida, citarabina, digoxina, fludarabina, gabapentina, guanetedine, hidroxichloroquina, indinavir, lamotrigina, lithium, mexilitina, piroxicam, quinidina, ritonavir, trimetadiona e o zidovudine.

Entre os medicamentos sistêmicos que mais frequentemente provocam diplopia, destacam-se os seguintes: felbamate, fluoxetina, gabapentina, isotretinoina e retinoides orais, lamotrigina, pergolida, procarbazina e o topiramato.

Ressalta-se que o borramento da visão pode ocorrer pela combinação de efeitos, por exemplo, irritação ocular e nistagmo. A maioria dos medicamentos de uso sistêmico que altera a visão apresenta efeitos reversíveis após a descontinuação da droga. O espasmo ciliar provoca dores de cabeça, turvação visual e diminuição na amplitude de acomodação.

## LEIA MAIS 23.2

### Efeitos refrativos adversos por afecções oculares e de anexos

### AFECÇÕES PALPEBRAIS: CALÁZIO E TUMORES —

O calázio resulta de inflamação lipogranulomatosa das glândulas meibomianas ou de Zeiss, causada por retenção cística de material sebáceo (Figura 23.62). Dependendo de sua localização e dimensão, e por meio de efeito mecânico pode provocar alterações de contorno e posição palpebral. Calázios podem ter implicações nos pacientes pediátricos como fator de risco para ambliopia. Da mesma forma, tumores palpebrais (hemangioma, dacriocele, dermoide) podem alterar a forma da córnea por compressão direta, da mesma forma que o calázio].

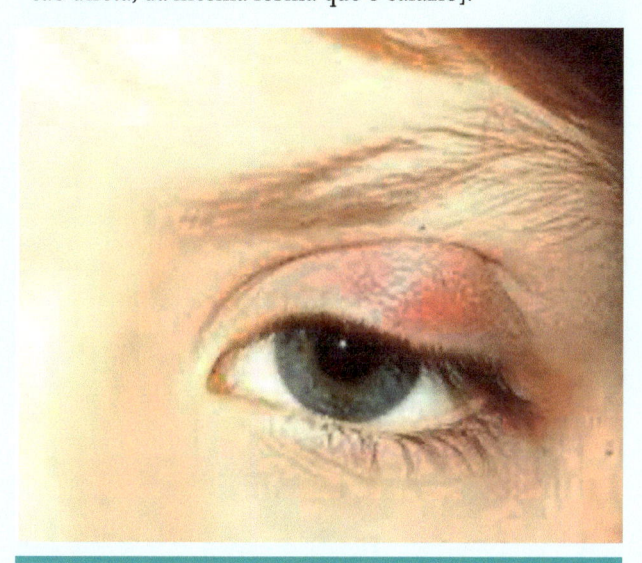

**Figura 23.62.** Calázio em pálpebra superior.

### AFEÇÕES CONJUNTIVAIS: PTERÍGIO ————

O pterígio é uma afecção de etiologia multifatorial e de distribuição mundial, que resulta no depósito anormal de substância elastoide na conjuntiva subepitelial e que causa crescimento e avanço de tecido fibrovascular da conjuntiva bulbar sobre o limbo e a córnea, tanto na região medial quanto temporal do bulbo ocular (Figura 23.63). As causas de prejuízo visual induzidas pelo pterígio incluem o astigmatismo e a opacificação do eixo visual. A alteração topográfica mais encontrada, associada à presença do pterígio é o astigmatismo assimétrico a favor da regra, causado pelo aplanamento da córnea na direção da lesão. A própria cirurgia do pterígio pode acarretar mudanças no poder refrativo da córnea, aumentando o valor esférico e reduzindo o astigmatismo induzido, a regularidade e a simetria corneana.

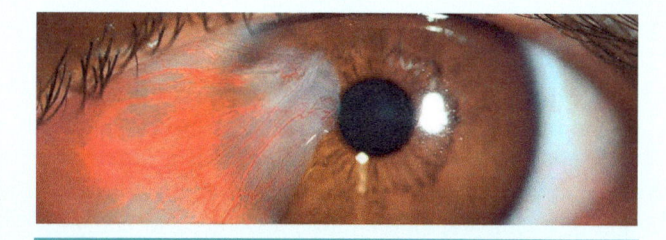

**Figura 23.63.** Pterígio nasal.

### AFECÇÕES CORNEANAS: CERATOCONE ————

O ceratocone é uma distrofia da córnea, não inflamatória, progressiva, comumente bilateral, podendo ser assimétrica, caracterizada por alterações estruturais que a tornam mais fina e alteram a sua curvatura normal para um formato mais cônico no local do afilamento, provavelmente de origem genética. (Figura 23.64) . O paciente apresenta diminuição de acuidade visual, distorção da imagem, observação de halos noturnos, cefaleia e sensibilidade à luz. Ao exame clínico apresenta alteração refracional, com astigmatismo irregular, acuidade visual alterada, sombra em tesoura na retinoscopia. Pacientes com alterações de seu exame refracional, com miopia e principalmente astigmatismo com AV alterada, devem ser submetidos à exame topográfico da córnea. Nos diferentes aparelhos comercialmente disponíveis destinados ao estudo topográfico da córnea, observa-se a presença de astigmatismo irregular, assimétrico na face anterior da córnea, com curvaturas comumente superior a 45D e afilamento localizado.

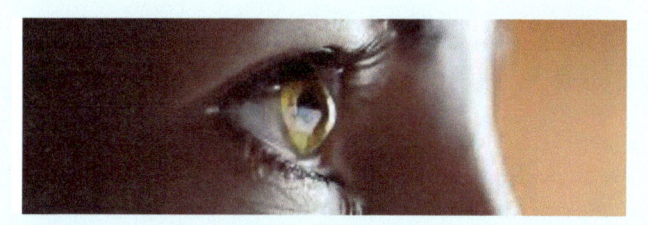

**Figura 23.64.** Ceratocone.

### AFECÇÕES DO CRISTALINO: ALTERAÇÕES NO — ÍNDICE DE REFRAÇÃO (ESCLEROSE), DA FORMA (LENTICONE) E POSICIONAL (LUXAÇÃO)

Com o envelhecimento, a maioria dos olhos que com esclerose da cortical do cristalino manifesta desvio hipermetrópico e aumento do astigmatismo (Figura 23.65A). Os pacientes que apresentam esclerose nuclear do cristalino geralmente manifestam desvio miópico (Figura 23.65B). O lenticone é uma anomalia da curvatura do cristalino, caracterizada por protrusão cônica, quase sempre bilateral do polo anterior e/ou posterio (Figura 23.65C). O abaulamento anterior ou posterior resulta em alta miopia central de até -30 D. A luxação do cristalino ou ectopia lentis pode ser definida como o deslocamento do cristalino da sua posição anatômica normal (Figura 23.65D). A luxação congênita simples é uma desordem autossômica dominante (mais comum), usualmente bilateral e simétrica com deslocamento temporal superior. A luxação congênita associada a síndromes é usualmente bilateral e associada a outras características sistêmicas e oculares, que sedimenta a síndrome. Na síndrome de Marfan a luxação geralmente é temporal inferior. Na hemocistinúria, a luxação comumente para baixo. Na síndrome de Weill-Marchesani, o cristalino de forma reduzida e arredondada (microesferofacia), geralmente se desloca para cima e para o lado temporal [12].

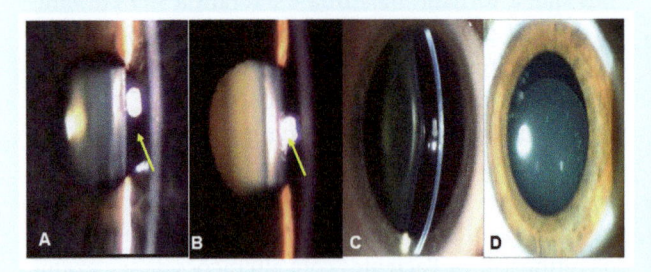

**Figura 23.65.** Catarata A. esclerose cortical. B. esclerose nuclear. C. Lenticonus anterior e D. Luxação do cristalino.

## AFECÇAO DA RETINA: ELEVAÇÕES RETINIANAS - E PÓS-CIRURGIA DO DESCOLAMENTO DE RETINA

As condições que elevam a retina estão associadas com desvio hipermetrópico. Afecções como coroidopatia central serosa, esclerite posterior, descolamento regmatogênico da retina, melanoma da úvea e tumor metastático, entre outras, podem produzir elevações retinianas (diminuição do comprimento axial). Uma elevação da retina em cerca de 150 μm leva a um desvio hipermetrópico de +0,50D. O reparo cirúrgico do descolamento de retina pela técnica de introflexão escleral pode alterar o comprimento axial e refracional do olho em até −5,00 D, causando a miopização do paciente. A introflexão escleral, além da alteração no comprimento axial pode adicionalmente modificar a curvatura central da córnea induzindo astigmatismo (13). Nas cirurgias vitreorretinianas em que se usa o óleo de silicone , lembrar que o seu índice de refração é superior ao do vítreo, sendo que, assim, sua substituição poderá acarretar mudanças na refração. Em olhos afácicos, o óleo de silicone assume uma superfície convexa, funcionando como lente positiva, levando a desvio miópico . Já em olhos fácicos, o óleo de silicone assume forma côncava, provocando desvio hipermetrópico. Os pacientes com óleo de silicone podem sofrer alterações

de refração com as mudanças na posição da cabeça por causa do deslocamento do óleo de silicone .

## AFECÇÃO DA ÓRBITA: TUMORES

Um tumor crescendo atrás do olho pode pressionar o nervo óptico e a porção posterior do bulbo ocular. Isto causa compressão do nervo óptico, edema do disco óptico e pregas coroidais. A protrusão da retina no polo posterior causa encurtamento do comprimento axial e leva a um desvio refrativo hipermetrópico. Um desvio hipermetrópico acompanhado por edema do disco óptico, dobras coroidais e/ou proptose é altamente sugestivo de um tumor intraorbitário. Imagens do cérebro e da órbita devem ser realizadas com TC ou RMI (Figura 23.66).

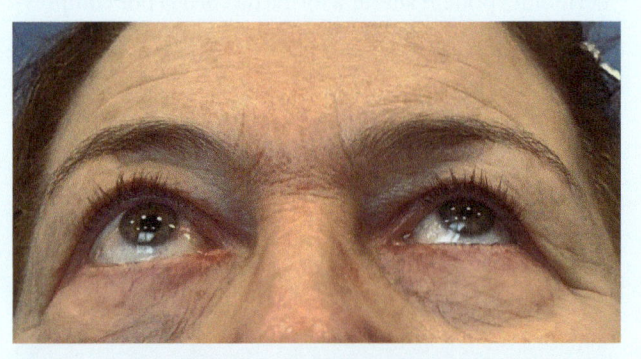

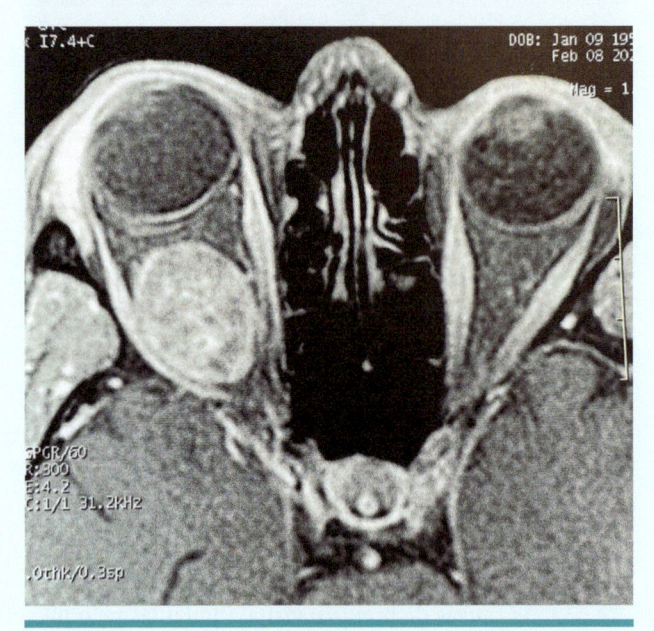

**Figura 23.66.** Tumor fibroso solitário.

## LEIA MAIS 23.3

### Efeitos refrativos de doenças sistêmicas

### Diabetes Mellitus

Pacientes com diabetes apresentam flutuações na visão por mudanças na morfologia e/ou no índice de refração do cristalino. Na hiperglicemia, a glicose do sangue penetra no humor aquoso, vítreo e cristalino de forma livre. Uma vez no cristalino, a glicose é convertida pela enzima aldose redutase em sorbitol. Este é convertido em frutose pela enzima sorbitol desidrogenase. Ao contrário da glicose, o sorbitol e a frutose não podem se mover livremente para fora do cristalino, pois apresentam grande peso molecular. Estes provocam um estado hiperosmótico nas células do cristalino tornando-as mais hidratadas, aumentando assim a espessura axial do mesmo, elevando o índice de refração e fazendo com que os raios de luz sofram maior desvio com a focalização mais anteriorizada, provocando miopia . Gwinup & Villarreal (1976) estudaram pacientes internados e com glicemia normal, administrando glicose em dose intravenosa e fazendo a refração a cada 15 minutos por uma hora e meia. Os autores descobriram que todos os olhos fácicos tiveram um aumento da miopia na refração nos primeiros 15 minutos e chegaram a uma diferença máxima de –0,75 D após 45 minutos. Verificaram que o aumento da glicemia estava associado ao maior poder dióptrico de mudança na refração e que a cada 100 mg/dl de glicose no sangue ocorria uma mudança refracional de –0,50 D, sendo esta alteração bilateral e aguda (14). Foi observado ainda que em pacientes internados, com a administração de insulina que ocorre mudanças no índice de refração (hipermetropia) entre +0,75 D e +3,00 D, sendo estas mudanças causadas pela desidratação do cristalino. Nota-se também que a mudança refracional na hipermetropia levava até duas semanas para ser resolvida, mesmo após o controle da glicemia. Durante a hiperglicemia, pode ocorrer o desenvolvimento da catarata cortical, além das alterações na espessura do cristalino e diminuição da profundidade da câmara anterior. O mecanismo acomodativo no diabetes pode sofrer espasmo acomodativo ou paralisia da acomodação. A estimulação do músculo ciliar ou o seu bloqueio podem produzir alteração na refração ocular. O espasmo da acomodação pode levar à miopia enquanto a paralisia da acomodação à hipermetropia. É geralmente aceito que os óculos não devem ser prescritos até que a glicemia esteja estabilizada. O manejo do erro refrativo no diabetes requer o conhecimento do nível glicêmico de controle do diabético. Se o paciente foi recentemente diagnosticado, se o controle do diabetes não está adequado ou se ocorreram mudanças na refração que acabou de ser feita, o paciente deverá ser aconselhado a retornar em intervalos de 3-4 semanas até a estabilidade refracional para a prescrição dos novos óculos.

### Gravidez

Durante a gravidez, o olho sofre alterações fisiológicas que podem ser mensuradas, principalmente, a partir do terceiro trimestre, quando a atividade hormonal gestacional é mais alta. Contudo, estas alterações são transitórias e desaparecem no pós-parto, após algumas semanas, quando a atividade hormonal retorna ao seu estado pré-gestacional. Redução da pressão intraocular, perda de campo visual, diminuição da sensibilidade táctil corneana, aumento da espessura e da curvatura corneana são consideradas alterações oculares fisiológicas do terceiro trimestre da gravidez. Foram, também, relatadas mudanças no aumento do volume sanguíneo no terceiro trimestre de gestação que poderiam levar a maior hidratação cristaliniana e, consequente, miopização. Ocorre também aumento do volume da câmara anterior; aumento da espessura e curvatura corneana e, ainda, diminuição da pressão intraocular, no terceiro trimestre da gravidez(15). A cirurgia refrativa (Lasik ou PRK) não é sugerida para mulheres grávidas. A intolerância ao uso da lente de contato na gravidez é atribuída á diminuição da secreção lacrimal e ao aumento da espessura e curvatura corneana.

### Insuficiência renal crônica e hemodiálise

Trata-se de tratamento que promove remoção e depuração de substâncias tóxicas do organismo. Durante a hemodiálise, podem ocorrer mudanças na osmolaridade do plasma sanguíneo com a rápida remoção da ureia e creatinina. Pode haver desidratação do cristalino e desvio hipermetrópico rápido de +0,25 a +0,75 D (equivalente esférico) (16).

## REFERÊNCIAS

1. Albuquerque A. Refração Cultura Médica. 5a. ed. ed. Rio de Janeiro: Cultura Médica; 2008.

2. Bicas HEA, Alves MR. Refratometria e Visão Subnormal. Série Oftalmologia Brasileira , 4a.ed. Rio de Janeiro: Cultura Médica, 2018.

3. Alves MR, Polati M, SJF. S. Refratometria Ocular e a Arte da Prescrição Médica. 6ª ed. Cultura Médica; 2019.

4. Resnikoff S, Pascoalini D, Marioti SP, GP. P. Global magnitude of visual impairment caused by uncorrected refractive errors in 2004. . Bull World Health Organ 2008   86:63-70. .

5. Alves MR, Nishi M, Carvalho KM, Ventura LMV, Schellini SA, N K-J. Refração Ocular: Uma necessidade Social. CBO. Rio de janeiro: Cultura Médica; 2014.

6. Ávila M, Alves MR, M N. (Eds). As Condições de Saúde Ocular no Brasil 2015. CBO. Rio de Janeiro, Selles & Henning, 2015; 58-75. [internet]. . Rio de Janeiro: Selles & Henning; 2015.

7. Santiago MR, Chamon W, Nosé W, Victor G, MR. A. Cirurgia Refrativa. . Rio de Janeiro: Cultura Médica.  ; 2017.  .

8. Smith JL, Buncic JR. Drugs Which Can Affect Near Vision: A Useful List.: University of Wisconsin Press; 2019.

9. Connor CG, Chang FW. Pharmacology and Refraction. In Benjamin W (Ed.) Borish's Clinical Refraction. Philadelphia. Elsevier's Health 2006: 432-484

10. Schifanella LL, TR. K. Refractive effects of ocular disease. . In Benjamin W (Ed.) Borish's Clinical Refraction. Philadelphia: Elsevier's Health; 2006: 1619-1658.

11. Bagheri A , Hasani HR , Karimian F , Abrishami M , . YS. Effect of chalazion excision on refractive error and corneal topography. Eur J Ophthalmol. 2009;19:521-6.

12. Geraissate Filho EJ, Geraissate CAA, JCA. G. Anomalias congênitas do cristalino. In: M Á, Jr.A P, editors. Farmacologia e Terapêutica Ocular. Rio de Janeiro: Cultura Médica; 2013. p. 123-5.

13. Randleman JB, Hwetulting RD. Refractive changes after posterior segment surgery.  Ophthalmol Clin N Am 2004. 2004;17: 521-6.

14. Gwinup G, Villarreal A. Relationship of serum glucose concentration to changes refraction. Diabetes 1976:25:29-31. 1976;25:29-31.

15. Atas M, Durub N, Ulusoya DM, Altınkaynak H, Duru Z, Açmaz G , et al. Evaluation of anterior segment parameters during and after pregnancy. Contact Lens & Anterior Eye. 2014;37:447-50.

16. Tomazzoli L, De Natale R, Lupo A, Paroline B. Visual acuity disturbances in chronic renal failure. . Ophthalmologica. 2000;214:403-5 .

# CAPÍTULO 24

# Oftalmologia Preventiva

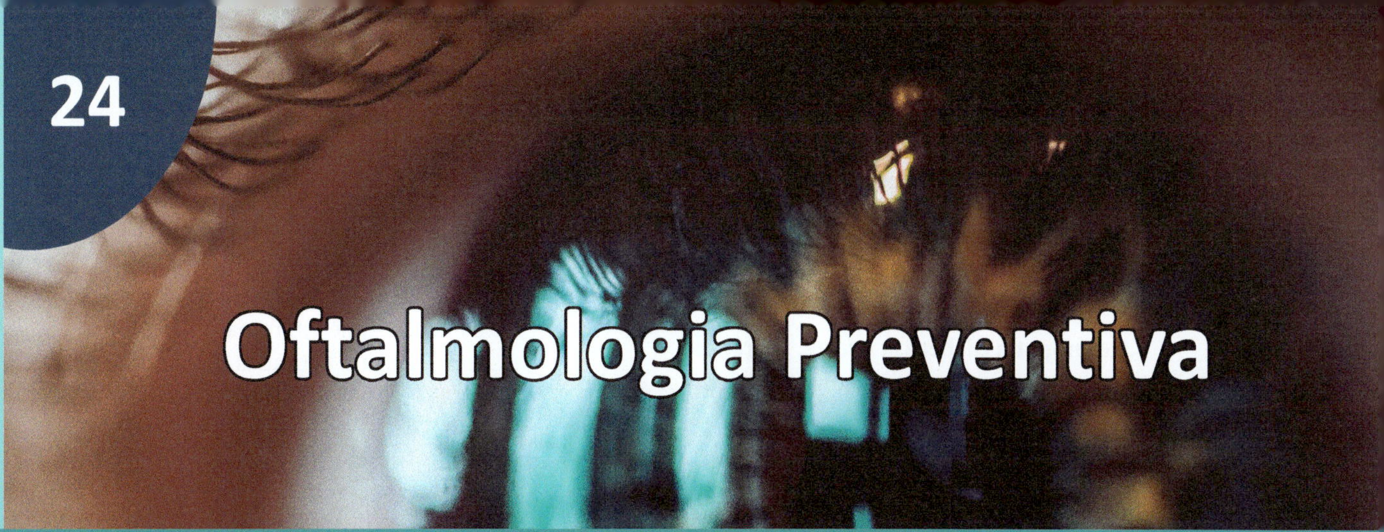

Helen Nazareth Santos Veloso

Taurino Rodrigues

Maria Fernanda Abalem

## INTRODUÇÃO

A oftalmologia preventiva tem a missão é evitar a deficiência visual tratável e evitável. Esse é um esforço conjunto que depende de pesquisas científicas, políticas e programas de saúde pública sólidos e treinamento e conscientização das futuras geração de líderes em oftalmologia e em saúde pública. A maioria das causas de perda visual ainda são evitáveis. É possível que a telemedicina aplicada à oftalmologia contribuía para a expansão do diagnóstico precoce e tratamento otimizado.

Este capítulo abordará os principais grupos de doenças oculares que podem ser evitados, bem como suas estratégicas de prevenção atuais. São assuntos que foram veiculados previamente nos capítulos anteriores. Aqui é o enfoque preventivo dessas afecções oculares.

## CEGUEIRA E CAUSAS MAIS PREVALENTES NO MUNDO

Conhecer a prevalência e as causas mais frequentes de baixa visão e cegueira de uma população é primordial para traçar estratégias de saúde pública tanto no que diz respeito a medidas preventivas como de reabilitação desses pacientes.[12] A primeira estimativa feita pela Organização Mundial de Saúde (OMS), em 1972, apontou 10-15 milhões de pessoas cegas no mundo e 159,9 milhões com deficiência visual moderada ou severa.[3] Projeções baseadas no aumento da população global e em seu envelhecimento estimam cerca de 75 milhões de pessoas cegas em 2020 e um número pelo menos três vezes maior de pessoas com baixa visão.[4]

As principais causas de cegueira diferem conforme a região estudada e faixa etária, mas sua prevalência está diretamente relacionada às condições socioeconômicas locais com quase 90% dos casos em locais de baixa e média renda.[13]

No mundo, as 3 principais causas de deficiência visual são: erros de refração não corrigidos, catarata e degeneração macular relacionada à idade (DMRI). As principais causas de cegueira, por sua vez, são: catarata, erros refrativos não corrigidos e glaucoma.[13] (Figura 24.1).

| Causa | Cegueira* | Deficiência visual* |
|---|---|---|
| DMRI | 1.96 | 8.41 |
| Catarata | 12.60 | 52.60 |
| Opaciidade de córnea | 1.28 | 2.89 |
| Retinopatia diabética | 0.36 | 2.57 |
| Glaucoma | 2.96 | 4.05 |
| Erros refrativos | 7.42 | 116.34 |
| Tracoma | 0.40 | 1.60 |
| Outras | 9.04 | 28.13 |
| Todas as causas | 36 | 217 |

**Figura 24.1.** Estimativa de pessoas com cegueira e deficiência visual no mundo. *Número em milhões. Adaptado de As condições de saúde ocular no Brasil 2019, 1a. edição.

De acordo com a Organização Mundial de Saúde (OMS)[4], são causas de cegueira e deficiência visual prevalentes na população adulta:

- **DMRI:** há perda ou redução da visão central tanto na forma seca quanto na forma exsudativa da doença. Idade, história familiar e tabagismo são fatores de risco importantes.

- **Catarata:** mais comumente relacionada com a idade avançada, porém pode também ser causada por traumas oculares e induzida por medicações, como corticoides.

- **Retinopatia diabética:** ocorre, sobretudo, nos pacientes com pobre controle glicêmico e longo tempo de doença.

- **Glaucoma:** pode ser primário (sem causa etiológica definida) ou secundário (após trauma ocular ou uveítes). **É a p**rincipal causa de baixa visual e de cegueira irreversível no mundo.

- **Oncocercose:** infecção causada pelo verme nematoide Onchocerca volvulus. Os vermes adultos se localizam no tecido subcutâneo e produzem microfilárias que podem migrar ao longo de todo o corpo. Nos olhos, causam: ceratite, atrofia coriorretiniana, iridociclite e atrofia óptica.

- **Erros refrativos:** ausência de lentes corretivas ou lentes corretivas inadequadas para erros de refração (miopia, hipermetropia, astigmatismo e presbiopia) seja em pacientes fácicos, pseudofácicos ou em casos de afacia após cirurgia de catarata.

- **Tracoma:** causada pela bactéria *Chlammydia trachomatis*. Ocorre, sobretudo, em comunidades com grandes aglomerados de pessoas e pobres condições de higiene e acesso sanitário. Repetidos episódios de conjuntivite podem levar a sequelas como: entrópio, triquíase e baixa visão secundária a múltiplas cicatrizes/opacidades corneanas.

Em relação à população pediátrica, as principais causas relacionadas também pela OMS são:

- Catarata congênita

- Glaucoma congênito

- Sarampo: uma das principais causas de mortalidade infantil em países em desenvolvimento. As alterações visuais podem ocorrer como sequela de: cicatrizes corneanas, ceratites infecciosas secundárias (causadas por bactérias e também por vírus como *Herpes simplex vírus*) e sequelas referentes à deficiência de vitamina A induzida pelo vírus.

- Conjuntivite neonatal: causada pela infecção através do trato genital materno durante o nascimento. Os principais agentes são: *Chlamydia trachomatis* and *Neisseria gonorrhoeae*.

- Retinopatia da prematuridade

- Deficiência de vitamina A: relacionada às complicações causadas pela xeroftalmia (úlceras de córnea e cicatrizes corneanas).

## Prevenção de lesões oculares: ocupacionais e não ocupacionais

Os acidentes oculares constituem uma ameaça tanto para crianças como para adultos e idosos. Devem ser lembrados e evitados nos ambientes doméstico, escolar, de trabalho e também no trânsito. Prevenir sempre é a melhor forma de garantir a visão.[5]

Nossos olhos podem nos defender contra muitas injúrias no dia-a-dia: a cavidade óssea orbitária, as pálpebras e cílios, o reflexo de piscar e a composição de lipídios da lágrima nos garantem uma barreira a múltiplos acidentes oculares, mas, infelizmente, não são capazes de nos proteger contra todos os possíveis traumas nessa região.[6]

## Acidentes oculares domésticos

Acidentes em ambientes domésticos envolvem principalmente crianças e, nesse caso, podem ocasionar deficiência visual grave decorrente do próprio trauma ou consequente à ambliopia.[7] Podem ser evitados se algumas medidas forem tomadas, como:

- Vigilância redobrada sempre de pais, professores e demais responsáveis;

- Manter crianças distantes de produtos de limpeza e plantas (a seiva pode precipitar queimaduras oculares);

- Evitar a aproximação de animais como cães e gatos com o rosto (mordeduras podem acarretar lacerações palpebrais e lesões oculares);

- Proteger quinas de mesas;

- Evitar contato com micro-ondas e fogão e virar o cabo de panelas para o lado de dentro do fogão (evitar queimaduras térmicas)

## Acidentes relacionados à prática esportiva

As lesões oculares relacionadas à prática de esportes representam até próximo de 20% dos traumas oculares que motivam busca de atendimento oftalmológico de urgência.[8] Essas lesões são tão preveníveis quanto aquelas relacionadas a acidentes de trabalho. Esportes podem envolver trauma ocular contuso por contato direto com outros jogadores, bolas e tacos, além de lesões decorrentes de projéteis em esportes como paintball e airsoft.[5] Lesões como lacerações conjuntivais, desepitelizações corneanas, catarata traumática, uveítes pós trauma, descolamento de retina e até neuropatia óptica pós-trauma já foram relacionadas à prática de esportes sem a proteção adequada. [68] Com o intuito de reduzir os traumas oculares relacionados à prática esportiva, uma gama ampla de medidas de proteção já foi publicada:[8]

Esportes cujo risco maior é pelo impacto de bolas, projéteis, tacos/raquetes e mesmo contusão com outros jogadores: airsoft, paintball, tênis, futebol, basquete. Exigem proteção de rosto, cabeça e olhos, não sendo possível combinar sempre a prática esportiva em sim com o uso de equipamentos de proteção individual. Nessa última situação, cabe ao esportista adotar medidas protetivas individuais para evitar o trauma (como desviar de bolas arremessadas e do impacto direto com outros jogadores);

Esportes com riscos relacionados ao ambiente em que são praticados: ciclismo, esqui e corrida. Além do risco inerente a quedas, a velocidade com que é realizada a atividade e o ambiente onde se realiza propiciam, por exemplo, acidentes com corpos estranhos em superfície ocular ou mesmo intraoculares. Nesse caso, o uso de óculos e capacetes adequados com visores pode reduzir sobremaneira a incidência destas injúrias.

Óculos de proteção para esportistas devem sempre considerar alguns pontos: material da armação mais leve e resistente (como policarbonato e TR90), material da lente mais resistente (policarbonato é o mais recomendado) e proteção UV. A escolha da cor das lentes também é importante e depende se as atividades são praticadas durante dia, noite ou sob luz solar intensa.

## Acidentes automobilísticos

Nessa situação, o uso de cinto de segurança é capaz de assegurar a vida dos que se envolvem em acidentes automobilísticos e, por conseguinte, também proteger os olhos contra traumas diretos e indiretos (contusão com estruturas internas do carro, perfuração ocular se trauma direto com vidro do parábrisa ou mesmo com a projeção do indivíduo para fora do automóvel). [56]

## Acidentais envolvendo festivais e datas comemorativas

São comuns acidentes oculares com fogos de artifício em datas comemorativas assim como ao acender fogueiras em festas juninas. A prevenção de traumas oftalmológicos, nestas situações, está relacionada à utilização de produtos com controle de segurança para venda e uso apenas por pessoas capacitadas, seguindo sempre as recomendações de segurança instituídas pelo órgão responsável pela vistoria local (Corpo de Bombeiros, por exemplo).[6]

## Acidentes ocupacionais

Os acidentes de trabalho no Brasil aumentaram 51% em 2 anos.[9] Educação de empregadores e de empregados e adoção de medidas de proteção eficientes são capazes, por sua vez, de reduzir potencialmente o risco de lesões oculares. Trabalhadores da agricultura, mineração, pesca e setor químico da indústria costumam ser os mais comumente afetados. Em relação às medidas a serem adotadas para minimizar tais acidentes, destaca-se prioritariamente adotar medidas capazes de eliminar o risco envolvido (uso de maquinários sempre que possível ao invés de pessoas para manipular produtos químicos/tóxicos; controle de acesso de funcionários a ambientes potencialmente perigosos). Quando não for possível eliminar o risco, deve-se minimizar as lesões que possam ser ocasionadas através da capacitação e conscientização da necessidade de uso de equipamentos de proteção individual conforme o cenário de trabalho. Nesse âmbito, o uso de óculos e máscaras de proteção apropriados são capazes de oferecer uma barreira para traumas mecânicos, químicos, biológicos e térmicos sendo eficazes na redução da lesão ocular. (05)(06)

## PREVENÇÃO DE INFECÇÕES

Cada uma das estruturas oculares pode ser acometida por processos infecciosos relacionados a vírus, fungos, protozoários e bactérias. As infecções bacterianas são as mais prevalentes no mundo inteiro e podem ser ocasionadas por um único agente ou serem polimicrobianas. [10]

A prevenção de processos infecciosos oculares se inicia ainda durante a gestação, ao longo do atendimento pré-natal. É importante para a equipe médica e paciente o conhecimento da presença de imunidade prévia ativa ou passiva contra inúmeros agentes que podem causar danos sistêmicos e também oftalmológicos importantes ao feto em formação. Entre esses agentes, destacam-se aqueles causadores das TORCHS: toxoplasmose, outros agentes, rubéola, citomegalovirose, família herpesvirus e sífilis. Conhecido o cenário de imunidade da gestante, é possível traçar estratégias de modo a evitar o contato e possível desenvolvimento de doenças ocasionados por esses agentes (evitar ingestão de frutas e verduras mal lavados, ingestão de água contaminada, relação sexual desprotegida , entre outros)[:1011]

No período neonatal, têm destaque as conjuntivites que podem ser bacterianas (adquiridas durante a passagem pelo canal do parto), química (induzida pela instilação de colírio de nitrato de prata 1% para a profilaxia ocular – método de Credé) ou virais (espectro geral das conjuntivites virais adquiridas). Dentre as causas bacterianas, os principais agentes (*Chlamydia trachomatis* - CT e *Neisseria gonoheae* - NG) podem ser prevenidos com a instilação de colírio de Nitrato de Prata 1% logo após o nascimento, ainda na sala de parto. Embora não haja um consenso, alguns estudos apontam que a Iodopovidona a 2,5% teria cobertura contra não apenas a CT e o NG como também contra outras bactérias, fungos e herpes vírus 1 e 2. [12] No Brasil, o Ministério da Saúde recomenda a utilização da pomada de Eritromicina a 0,5% e, como alternativa, Tetraciclina a 1%, destacando que o nitrato de prata a 1% deve ser reservado apenas quando não houver disponibilidade das outras duas substâncias. [13]

As conjuntivites são um problema comum também para as demais faixas etárias. Nesse grupo, destacam-se as conjuntivites virais (mais comuns) e bacterianas (segunda principal causa).[14] A conjuntivite por adenovírus, em particular, é altamente contagiosa com risco de transmissão de até 50% em alguns estudos.[15] Uma vez que a transmissão de ambas ocorre através do contato direto de mãos contaminadas, instrumentos médicos contaminados, itens pessoais e água contaminada da piscina, tornam-se necessários cuidados como: lavagem de mãos, evitar levar às mãos aos olhos, higienização de instrumentais médicos e isolamento de contato em caso de pacientes internados. [14]

A endoftalmite, por sua vez, infecção bem menos frequente que a conjuntivite, mas com potencial prejuízo visual requer medidas preventivas tanto por parte da equipe médica quanto do próprio paciente. Pacientes a serem submetidos a procedimento cirúrgico oftalmológico devem ter uma avaliação médica geral antes da cirurgia de modo a identificar e corrigir fatores reconhecidamente associados ao maior risco de infecção pós-operatoria, tais como: correção do estado nutricional, tratar focos infecciosos de outros sítios, redução de excesso de peso, cessar tabagismo pelo menos 1 mês antes do procedimento e compensar doenças sistêmicas (HAS, DM). A equipe cirúrgica deve estar atenta à antissepsia adequada da pele periocular (uso de solução aquosa de povidine 10% com 1% de iodo livre – PVPI tópico). Em pacientes alérgicos, pode-se optar por clorexidina solução aquosa a 2%. Após os cuidados com a região periocular, prosseguir com a instilação de colírio de iodopovidona a 5% para antissepsia da córnea e conjuntiva. Deve-se aguardar pelo menos 3 min após instilação para realizar a incisão cirúrgica. O uso de antibióticos intracameral, como Cefuroxima e Cefazolina, ao término da cirurgia demonstrou redução significativa dos casos de endoftalmite pós-operatória e deve fazer, portanto, parte da

rotina do cirurgião. Por último, cabe ao paciente seguir as recomendações de higiene (lavagem de mãos antes de instilar colírios, por exemplo) e uso de antibiótico profilático conforme determinado no período pós-operatório. [16]

Quando se refere às uveítes de causas infecciosas, destacam-se os quadros atribuídos à toxoplasmose ocular. A toxoplasmose ocular, causada pelo protozoário *Toxoplasma gondii* (TG) é a causa mais frequente de uveítes posteriores infecciosas. Sua prevalência em todo o mundo é próxima de 30% com muitas variações a depender da região estudada. A probabilidade de desenvolver toxoplasmose ocular é relacionada, dentre outros fatores, à prevalência de cada região podendo ser baixa (1 para cada 357 habitantes) nos Estados Unidos (prevalência 1-2% de doença ocular entre indivíduos com sorologia positiva) [17] e muito elevada (1 para cada 6 habitantes) em cidades como Erechim/RS, Brasil (prevalência da doença ocular se aproxima de 20% em indivíduos com contato prévio com o agente. [18] Não raramente, os prejuízos visuais decorrentes de um primeiro episódio de retinocoroidite (RC) ou mesmo decorrentes de episódios de repetição podem reduzir anos de produtividade econômica e impactar, assim, negativamente no planejamento socioeconômico de um país, sobretudo quando se trata de países em desenvolvimento. Nesse âmbito, medidas como implementação de educação primária (lavagem de frutas e verduras, consumo de água tratada em domicílio, cuidados de higiene em escolas) e secundária (saneamento básico, acesso assistência médica especializada), além de medidas profiláticas (atendimento pré-natal efetivo para triagem e instituição precoce de tratamento para gestantes de modo a reduzir a transmissão fetal) são potencialmente eficazes para reduzir o número de casos de RC secundária à toxoplasmose. Apesar do empenho em desenvolver uma vacina capaz de prevenir a infecção pelo TG, essa perspectiva ainda é distante.

Medidas preventivas podem ser bastante eficazes para evitar infecções oculares. Uma vez instaurado um processo infeccioso ocular, entretanto, seu reconhecimento e tratamento precoces são determinantes para o prognóstico visual final.

## Prevenção de doenças genéticas com envolvimento ocular

Com o avanço exponencial da tecnologia e no conhecimento no campo da genética médica e molecular, observa-se também maior entendimento das doenças oculares hereditárias e de seus respectivos fundamentos genéticos. Atualmente, mais de 500 genes implicados na gênese de diversas doenças oculares já foram mapeados e diversas terapias têm sido desenvolvidas para o tratamento destas doenças. Deste modo, o diagnóstico precoce utilizando a história familiar, exames oftalmológicos clínicos e o teste genético pode ajudar a evitar e possivelmente tratar algumas destas doenças, ajudar no planejamento de vida, além de desmistificar mitos e reduzir o impacto psicológico. Doenças oculares hereditárias podem afetar todas as estruturas oculares, como a órbita, segmentos anterior e posterior. As distrofias retinianas representam a maioria. As principais ferramentas que auxiliam no diagnóstico precoce serão discutidas a seguir:

## HISTÓRIA CLÍNICA

A história clínica com ênfase no padrão de perda visual, início dos sintomas e sua progressão é extremamente importante para o estabelecimento do fenótipo e seus diagnósticos diferenciais. O tipo de acometimento visual pode ser central, periférico, com discromatopsia, com fotofobia, com nictalopia, e com redução da sensibilidade ao contraste. A perda de campo visual periférico associado à nictalopia, por exemplo, é sugestivo de distrofia bastonete-cone (retinose pigmentar), enquanto a redução da visão central associada a um escotoma central é sugestivo de distrofia macular. O início dos sintomas, em geral, é classificado em precoce ou tardio, com surgimento dos sintomas na infância e idade adulta, respectivamente. Dentre as doenças de início na infância, destacam-se a amaurose congênita de Leber, a doença de Stargardt e o glaucoma congênito. Já na idade adulta, podem ser manifestar alguns tipos de distrofias retinianas. Pacientes em idade avançada, embora não isentos de manifestar doenças genéticas, devem ser criteriosamente avaliados para presença de doenças que mimetizam doenças hereditárias, como a retinopatia relacionada ao câncer e ao melanoma, a retinopatia autoimune e até mesmo hipovitaminoses, em especial à carência de vitamina A e do complexo B. Em geral, as doenças hereditárias têm uma progressão lenta, em comparação à doenças inflamatórias. Dentre as doenças retinianas hereditárias, por exemplo, também há distrofias que tendem a progredir mais rapidamente, como a retinose pigmentar causada por variantes no gene *RPGR*, e distrofias que tendem a progredir mais lentamente, como a retinose pigmentar dominante causada por variantes no gene *RHO*.

Além da história oftalmológica, sempre se deve questionar sobre manifestações sistêmicas, que podem estar associadas a um quadro sindrômico. Doenças sindrômicas, em geral, tendem a ser mais graves e sua identificação ainda mais necessária. Deve-se sempre questionar sobre a presença de polidactilia, malformações,

alterações cardíacas, renais e hepáticas, perda auditiva, além de alterações neurológicas. Muitas vezes, o paciente já foi tratado para algumas destas e o exame clínico pode aparentar normalidade. Um exemplo comum são pacientes que já corrigiram a polidactilia e não apresentam este achado ao exame físico. Deste modo, uma anamnese detalhada é sempre importante.

## HISTÓRIA FAMILIAR

Após a coleta da história clínica, conhecer o histórico familiar e construir o heredograma é fundamental na abordagem ao paciente com doença ocular hereditária. O heredograma nada mais é do a representação gráfica da árvore genealógica através de símbolos padronizados. Essa ferramenta auxilia na detecção do padrão de herança mendeliana (autossômica recessiva, autossômica dominante e recessiva ligada ao cromossomo X) pode ser útil para o aconselhamento genético, isto é, identificar membros da família que podem ter doenças oculares ou predisposições semelhantes, e interpretação dos exames clínicos e moleculares.

## EXAMES OFTALMOLÓGICOS

Além da anamnese e do histórico familiar, o exame oftalmológico é fundamental para finalmente se estabelecer o fenótipo. O exame de cada segmento ocular deve ser minuciosamente examinado e exames complementares realizados, dependendo da suspeita clínica. Para boa parte de doenças oculares genéticas, em geral, muitas vezes o exame à lâmpada de fenda é suficiente. Na suspeita de distrofias retinianas, por exemplo, exames como o eletrorretinograma de campo total, autofluorescência de fundo e a tomografia de coerência óptica podem ser úteis para o diagnóstico.

### Teste Genético

Com avanço das técnicas de sequenciamento genético, o teste genético se tornou uma ferramenta mais disponível e útil no diagnóstico de doenças oculares genéticas. Os testes genéticos podem ter um impacto positivo em pacientes e famílias afetadas com doenças oculares hereditárias de várias maneiras. Quando solicitados e interpretados adequadamente, os testes genéticos podem melhorar a precisão dos diagnósticos e prognósticos, prover aconselhamento genético específico, e discutir terapias aprovadas e em estudos disponíveis para a doença em questão.

No entanto, é importante ressaltar que o teste tem limitações. [19] Algumas doenças hereditárias são causadas por mutações em um único gene (doenças monogênicas), são raras e são herdadas de forma mendeliana, enquanto outras são de trato complexo, mais frequentes e causadas por diversos fatores. O teste genético, associado às ferramentas descritas acima, pode diagnosticar a doença monogênica com uma precisão relativamente alta, como é o caso das distrofias retinianas. Já doenças de trato complexo, como o glaucoma e a DMRI, o teste genético ainda não é altamente preditivo do desenvolvimento da doença. Nestes casos, o diagnóstico clínico de rotina e específico para cada doença, ainda são mais **úteis do que o teste genético. Ainda não há recomendações para realização do teste genético para estas doenças.** [20]

Em casos de doenças monogênicas cujos maiores exemplos são as distrofias retinianas, o teste genético é extremamente útil. Dependendo da suspeita clínica, podem ser realizados o estudo do exoma ou painéis específicos contendo um determinado número de genes já conhecidos. Além da interpretação, que é complexa, o oftalmologista deve ser capaz de discutir as expectativas e limitações do teste, e principalmente questões éticas envolvidas. [21-22]

Em suma, as doenças monogênicas e de herança mendeliana são as mais exploradas e, portanto, são as que mais se beneficiam, atualmente, da abordagem da oftalmologia preventiva. [23]. Existem outras doenças de tratos complexos e multifatoriais, como a DMRI e o glaucoma. Nestes casos, embora a genética tenha seu papel, os fatores não genéticos são mais conhecidos e portanto, mais explorados sob o ponto de vista de prevenção, como já discutido anteriormente neste capítulo. O exame oftalmológico bem feito juntamente com a avaliação clínica ainda é fundamental para o diagnóstico e o tratamento das doenças oculares de origem genética .

## Detecção precoce de doença ocular tratável: — DMRI, glaucoma, catarata

A maior parte das doenças relacionadas à cegueira ou baixa visão são reconhecidamente condições passíveis de tratamento definitivo (como os casos de catarata que podem acometer tanto idosos quanto adultos jovens e crianças) ou de medidas terapêuticas para minimizar os prejuízos visuais decorrentes de sua progressão (como no caso do glaucoma e DMRI). Para tanto, é fundamental o reconhecimento precoce de cada uma dessas condições. [24,28,31]

### DMRI

A degeneração macular relacionada à idade (DMRI) é uma das principais causas de baixa de acuidade visual severa, sobretudo na população acima dos 65 anos de idade. Estima-se que até 2020 pelo menos 196 milhões

de pessoas sejam afetadas pela doença com uma projeção de 288 milhões de casos de DMRI até 2040.[24]

A DMRI avançada pode ser do tipo atrófica e neovascular, essa última responsável pela maioria dos casos de prejuízo visual grave. Medidas de tratamento específicas estão disponíveis atualmente apenas para a forma neovascular da DMRI tornando a detecção precoce dessa fundamental para minimizar o dano visual.[25] Nesse contexto, o exame oftalmológico de rotina se torna essencial, sobretudo na presença de fatores de risco para o desenvolvimento de DMRI: idade (principal fator de risco), história familiar positiva, tabagismo, HAS e outras doenças cardiovasculares e raça (mais frequente em caucasianos). Na presença de qualquer achado fundoscópico sugestivo, o paciente deve ser avaliado por especialista em retina sempre que possível.[26]

Algoritmos baseados na análise de retinografias coloridas têm sido estudados como ferramenta de triagem mais precisa para a detecção precoce de DMRI, mas ainda se encontram em fase de validação. [26] Deverão ser úteis, sobretudo, em países em desenvolvimento com difícil acesso da população a profissionais capacitados para o diagnóstico precoce de alterações de fundo de olho.

### Glaucoma

O glaucoma, principal causa de cegueira irreversível da atualidade, é uma doença multifatorial relacionada a fatores genéticos e com incidência aumentada com o avançar da idade. [27] Por se tratar de uma doença assintomática na maioria dos casos, o exame oftalmológico de rotina é essencial para o diagnóstico precoce devendo ser realizado a cada 2-3 anos. Para os pacientes que pertencem a algum grupo de risco, o exame de rotina deve ser realizado com uma periodicidade ainda maior (anualmente). São eles: [28]

- Idade > 40 anos;
- Histórico familiar de glaucoma;
- Etnia africana ou asiática;
- Presença de outras comorbidades, como DM e HAS;
- Trauma ocular pregresso;
- Doenças inflamatórias (uveítes);
- Uso crônico de medicações, como corticóides de uso tópico ou sistêmico

O diagnóstico de glaucoma é baseado no achado de alterações glaucomatosas características do nervo óptico ao exame de fundo de olho com defeitos campimétricos correspondentes associados, quase sempre, a valores alterados de pressão intraocular.[29] A avaliação funcional através da campimetria acromática ainda é considerada o padrão-ouro como ferramenta diagnóstica. Entretanto, novas tecnologias para um diagnóstico ainda mais precoce vem sendo desenvolvidas, a exemplo da perimetria azul-amarelo, perimetria de frequência dupla, GDX® e OCT para estudo de camada de fibras. Empregadas em conjunto, essas tecnologias poderão se tornar uma ferramenta importante de rastreamento para o glaucoma, incluindo principalmente suas formas iniciais. [30]

### Catarata

A catarata é a principal causa de baixa de visão reversível em todo o mundo. [31] Seu desenvolvimento se relaciona, principalmente, com as alterações consequentes do envelhecimento natural do cristalino, mas também pode ser causada por doenças sistêmicas, uso de medicações (corticoides) e ser de origem congênita. Espera-se um aumento contínuo de sua incidência diante do processo de envelhecimento global. Seu diagnóstico e tratamento precoces, por sua vez, são essenciais para reduzir os encargos socioeconômicos acarretados (redução de anos efetivamente trabalhados devido à baixa visão), evitar ambliopia (cataratas congênitas) bem como melhorar a qualidade de vida dos pacientes. [32]

Sua detecção precoce em adultos pode ser feita a partir da percepção de piora da acuidade visual com sintomas como embaçamento visual pelo paciente e também pelo acesso ao exame oftalmológico por especialista para confirmação diagnóstica.

No Reino Unido e Estados Unidos, estima-se a prevalência de catarata entre 3-5 crianças para cada 10.000. Pelo menos o dobro desta prevalência pode ser verificada em países em desenvolvimento.[33] Cataratas congênitas com impacto visual significativo devem ser operadas, preferencialmente, por volta de 8-10 semanas de vida para evitar o desenvolvimento de ambliopia. De modo a possibilitar sua detecção precoce também em lugares com dificuldade de acesso a profissionais treinados para realizar testes de triagem, potenciais novos métodos diagnósticos vêm sendo desenvolvidos, como testes de reflexo infravermelho através de protótipos de dispositivos de imagem (smartphones modificados). [34]

### Prevenção de ambliopia

Ambliopia é uma das causas mais comuns de perda visual monocular, ou raramente bilateral, em crianças. O comprometimento visual que a acompanha torna-se irreversível se não diagnosticado e tratado precocemente.[35]

Caracteriza-se por uma redução na acuidade visual consequente a uma desordem no processamento da informação visual, resultante da degradação da imagem retiniana durante o período de desenvolvimento visual. As conexões neuronais são inadequadas e originadas pelo mecanismo de supressão (rejeição da imagem menos nítida). Não existe patologia clinicamente identificável na via óptica. Podemos classificar a ambliopia de acordo com as seguintes causas [36]:

### Ambliopia por estrabismo

É a forma mais frequente. É desencadeada por uma interação binocular anormal, quando existe supressão contínua do olho desviado.

### Ambliopia por anisometropia

É a segunda forma mais frequente. O diagnóstico, em geral, é tardio, pois a criança apresenta os olhos alinhados, não despertando a atenção do pediatra ou dos pais. A ambliopia se desenvolve, pois o olho com maior ametropia recebe uma imagem mais borrada. O prognóstico para o desenvolvimento da visão binocular é mais favorável do que na ambliopia por estrabismo.

### Ambliopia por privação de estímulo

É causada por afecções que prejudicam a chegada da luz à retina, como ptose palpebral, leucomas corneanos, catarata congênita ou opacidades vítreas. É a forma menos comum, porém a mais grave

### Ambliopia por alta ametropia

É a forma menos grave. É bilateral. Resulta de erros de refração altamente simétricos, geralmente hipermetropia.

### Diagnóstico

O diagnóstico é feito pela diferença na melhor acuidade visual corrigida, de pelo menos duas linhas de Snellen ou mais (ou > 1 unidade logarítmica - logMAR). Na ambliopia pode ocorrer o fenômeno denominado *crowding* - a acuidade visual é melhor com optotipos isolados. Este fenômeno pode subestimar a ambliopia, ou até não detectá-la se for um quadro brando.[37]

### Tratamento

É imprescindível a realização de exame fundoscópico para descartar qualquer doença orgânica antes do início do tratamento. O período sensível durante o qual a acuidade visual de um olho amblíope pode ser melhorada varia de 7-8 anos de idade na ambliopia por estrabismo. Na ambliopia anisometrópica, quando uma boa função binocular estiver presente, pode ser tentado tratamento até a adolescência. O tratamento deve levar em consideração os seguintes passos: Eliminação, se possível, de qualquer obstáculo ao desenvolvimento da visão (exemplo: catarata congênita); Correção do erro refrativo e oclusão. A recuperação da acuidade visual é provida pelo uso do olho comprometido e, para que isso ocorra, o método tradicional é a oclusão do olho bom. Deve-se atentar no esquema de oclusão, para evitar uma terapêutica excessiva que possa ambliopizar o olho bom. A oclusão pode ser feita em regime total (realizada em desvios constantes) ou parcial (indicada nos desvios intermitentes).38,39

Após o término do tratamento, pode ocorrer recorrência da ambliopia . Para evitá-la, deve-se retirar gradualmente a oclusão.

A ambliopia é reversível na maioria dos casos quando o diagnóstico é precoce e a intervenção adequada é instituída. Quanto maior o tempo sem tratamento, pior o prognóstico.

## Prevenção de lesões oculares devido às doenças sistêmicas

Diabetes e hipertensão arterial sistêmica são duas das principais causas de doenças sistêmicas com acometimento visual. Muitos dos pacientes portadores não sabem sobre todas as complicações que podem ser causadas pela patologia.

### Diabetes mellitus

O diabetes mellitus (DM) é uma das principais causas de cegueira entre a população economicamente ativa nos países desenvolvidos. Se a avaliação do fundo de olho iniciar antes do desenvolvimento de uma retinopatia significativa e as recomendações terapêuticas forem seguidas adequadamente, o risco de perda visual grave será menor que 5%. A retinopatia diabética (RD) constitui a principal complicação do DM e apesar dos avanços terapêuticos e diagnósticos nas últimas décadas, continua sendo uma das principais causas de casos novos de cegueira, não pela incapacidade do tratamento e sim pelo retardo na procura de cuidados prévios à instalação de um quadro ocular grave.[40,41]

#### Fatores de risco para retinopatia diabética

Os fatores de risco para o desenvolvimento da RD são[42]

- Tempo de evolução do DM. É o principal fator relacionado. No diabetes tipo 1, o risco de desenvolver retinopatia nos cinco primeiros anos é muito pequeno. Com 5-10 anos de doença o risco é de 27%. Acima de 10 anos, 71-90% apresentam algum grau de RD.

- Controle metabólico. Pacientes com controle glicêmico rigoroso apresentam menor chance de desenvolvimento de retinopatia. A hiperglicemia é considerada o segundo fator mais importante, logo um controle metabólico inadequado está associado a um pior prognóstico. No estudo para controle do diabetes e complicações (referencia) (DCCT) evidenciou redução de 76% na chance de desenvolver qualquer retinopatia e 54% na progressão de retinopatia já estabelecida no grupo com controle rigoroso (4 medidas por dia) em comparação com o grupo de terapia convencional (uma medida por dia).[43]

- Tipo de diabetes. Os diabéticos tipo 1 apresentam maior frequência e formas mais graves do que os diabéticos tipo 2.

- Forma de tratamento. Pacientes insulino dependentes apresentam maior prevalência de RD do que pacientes tratados com hipoglicemiantes orais.

- Doença renal. Evidenciada por proteinúria, aumento da creatinina sérica e uremia, está relacionada a uma maior prevalência e gravidade da RD.

- Hipertensão arterial sistêmica. O controle rigoroso da pressão arterial reduz a chance de progressão da retinopatia diabética.

- Gravidez. Alterações no controle metabólico, consequentes a disfunções hormonais e hemodinâmicas, aumentam o risco de surgimento e progressão da RD. A RD proliferativa previamente tratada em geral não piora durante a gravidez, porém as mulheres que apresentam RD proliferativa não tratada e engravidam, apresentam prognóstico ruim.

#### Diagnóstico da retinopatia diabética

O exame fundoscópico de rotina constitui o melhor método para o diagnóstico precoce da RD. A retinopatia diabética pode ser dividida em retinopatia diabética não proliferativa e retinopatia diabética proliferativa - forma mais grave que tem como característica o surgimento de neovasos retinianos. Pode resultar em hemorragia vítrea grave ou descolamento de retina e consequentemente importante comprometimento visual .[44] O edema macular ou espessamento retiniano é outra importante manifestação da RD e representa a principal causa de cegueira legal em diabéticos.[44]

#### Tratamento da retinopatia diabética

A terapia com drogas anti-VEGF estão disponíveis para auxiliar na redução do risco de perda visual em pacientes com edema macular e a panfotocoagulação retiniana para impedir ou causar a regressão da neovascularização retiniana.

Nos casos com hemorragia vítrea sem absorção espontânea, descolamento de retina tracional que envolva mácula e descolamento de retina misto (combinação de descolamento tracional e regmatogênico - apresenta rotura retiniana) a cirurgia A vitrectomiaestariaindicada.. terapia com drogas anti-VEGF estão disponíveis para o prognóstico da retinopatia diabética melhorou após a implementação da fotocoagulação a laser no momento adequado, reduzindo a perda visual grave em 95% segundo o ETDRS.45 Logo a prevenção é o principal fator para evitar o surgimento e o ritmo de progressão da RD. Logo, recomenda-se que diabéticos tipo 2 devam ser examinados no momento do diagnóstico e com uma frequência anual. Diabéticos tipo 1 não precisam ser examinados nos primeiros cinco anos do diagnóstico da doença, mas o primeiro exame deve ser feito na ocasião da puberdade e posteriormente manter em uma frequência anual. Se for diagnosticado algum grau de retinopatia, a frequência do exame deve ser aumentada conforme a necessidade.

## Hipertensão arterial

É uma das doenças de maior prevalência nos países industrializados A hipertensão essencial ou primária é diagnosticada quando a pressão arterial está maior que 140 mmHg na pressão sistólica ou 90 mmHg na diastólica em pelo menos duas medidas em diferentes momentos. A prevalência é maior em negros e homens.46

### Diagnóstico da retinopatia hipertensiva

A retinopatia hipertensiva geralmente é assintomática. O diagnóstico da retinopatia hipertensiva é clínico e observado ao exame fundoscópico. Os achados clínicos incluem dilatação das arteríolas da retina associada a constrição focal, tortuosidade arteriolar e aumento do reflexo dorsal. O surgimento

de cruzamentos arteriovenosos marcam a retinopatia hipertensiva crônica. Outros sinais incluem hemorragias retinianas, edema macular e exsudatos algodonosos. A severidade da retinopatia hipertensiva está diretamente relacionada com o grau da pressão arterial sistêmica.

Nos casos em que a hipertensão for resistente ao tratamento ou outros sintomas estejam presentes, causas de hipertensão secundária como estenose vascular renal, feocromocitoma e hiperaldosteronismo primário devem ser investigados.47

### Tratamento da retinopatia hipertensiva

O tratamento da retinopatia hipertensiva objetiva o controle sistêmico para interromper a evolução das alterações retinianas. Nos casos de hipertensão maligna, síndrome rara na qual a pressão sistólica está acima de 200 mmHg ou a diastólica acima de 140 mmHg associada a achados de comprometimento sistêmico, a redução pressórica deve ocorrer de forma lenta para prevenir dano a algum órgão. Uma redução rápida pode ocasionar isquemia da cabeça do nervo óptico, com perda visual permanente. O diagnóstico e tratamento da hipertensão maligna trata-se de uma emergência médica devido a elevada mortalidade. Após controle adequado, a maioria dos pacientes recupera a visão normal.48

A maioria das doenças oftalmológicas pode ser evitada.

Vídeo 24.1 - Comentário sobre Prevenção e Cegueira - Entrevista Suzana Matayoshi

| Pontos-chave |
| --- |
| As principais medidas de prevenção ainda são o exame oftalmológico de rotina; acompanhamento clínico da doença de base, quando houver; e medidas de saúde pública. |
| O exame genético isoladamente, embora evoluído, ainda não é suficiente para detecção precoce das doenças oftalmológicas. |

## REFERÊNCIAS

1. Flaxman SR, Bourne RRA, Resnikoff S, Ackland P, Braithwaite T, Cicinelli M V, et al. Global causes of blindness and distance vision impairment 1990 – 2020 : a systematic review and meta-analysis. Lancet Glob Health 2020; 5 (12):1221–34.

2. Bourne RRA, Flaxman SR, Braithwaite T, Cicinelli M V, Das A, Jonas JB, et al. Magnitude , temporal trends , and projections of the global prevalence of blindness and distance and near vision impairment : a systematic review and meta-analysis. Lancet Glob Health 2017;5 (9): 888-97.

3. Ottaiano JAA, Ávila MP, Umbelino CC, Taleb AC. Condições de saúde ocular no Brasil 2019. Edição 1, 2019. Disponível em : http://www.cbo.com.br/novo/publicacoes/condicoes_saude_ocular_brasil2019.pdf

4. Pizzarello L, Abiose A, Ffytche Timophy, et al. VISION 2020: the right to sight. A global initiative to eliminate avoidable blindness. Arch Ophthalmol 2004. 122(4): 615-620.

5. Asevedo M. Veja bem...CBO em revista. Situações que podem causar lesões oculares.2018. Available from: http://cbo.net.br/novo/publicacoes/revista_vejabem_15_grafica.pdf

6. Hoskin AK, Mackey DA, Keay L. Agrawal R, Watoson S. Eye Injuries across history and the evolution of eye protection. Acta Ophthalmol 2019; 97(6): 637-43.

7. Puodziuviene E, Jokubauskene G, Vieversyt M, Asselineau K. A five-year retrospective study of the epidemiological characteristics and visual outcomes of pediatric ocular trauma. BMC Ophthalmol 2018;18(1):10.

8. Dain SJ. Sports eyewear protective standards. Clin Exp Optom 2016;99(1):4–23.

9. Zakrzewski H, Chung H, Sanders E, Hanson C, Ford B. Evaluation of occupational ocular trauma : are we doing enough to promote eye safety in the workplace ? Can J Ophthalmol 2017;52(4): 338-42.

10. Teweldemedhin M, Gebreyesus H, Atsbaha AH, Asgedom SW. Bacterial profile of ocular infections : a systematic review. BMC Ophthalmol 2017; 17(1): 212.

11. Neu N, Duchon J, Zachariah P. TORCH Infections. Clin Perinatol 2015; 42(1):77–103. Available from: http://dx.doi.org/10.1016/j.clp.2014.11.001

12. Zloto O, Gharaibeh A, Mezer E, Stankovic B. Ophthalmia neonatorum treatment and prophylaxis : IPOSC global study. Graefes Arch Clin Exp Ophthalmolol 2016; 254 (3): 577-82.

13. Diretrizes nacionais de assistência ao parto normal: versão resumida [recurso eletrônico] / Ministério da Saúde, Secretaria de Ciência, Tecnologia e Insumos Estratégicos, Departamento de Gestão e Incorporação de Tecnologias em Saúde. 2017. Available from: http://bvsms.saude.gov.br/bvs/publicacoes/diretrizes_nacionais_assistencia_parto_normal.pdf

14. Azari AA, Barney NP. Conjunctivitis: a systematic review of diagnosis and treatment. JAMA 2013; 310(16): 1721-9.

15. Kaufman HE. Adenovirus advances : new diagnostic and therapeutic options. Curr Opin Ophthalmol 2011; 22(4): 290-3

16. Série Segurança do Paciente e Qualidade em Serviços de Saúde Medidas de Prevenção de Endoftalmites e de Síndrome Tóxica do Segmento Anterior Relacionadas a Procedimentos Oftalmológicos Invasivos/ Agência Nacional de Vigilância Sanitária. Brasília: Anvisa, 2017. Available from: http://portal.anvisa.gov.br/documents/33852/3507912/Caderno++9+-medidas+de+Preven%C3%A7%C3%A3o+de+Endoftalmites+e+de+S%C3%ADndrome+T%C3%B3xica+do+Segmento+Anterior+Relacionadas+a+Proced imentos+Oftalmol%C3%B3gicos+Invasivos/29330c97-0334-4816-be48-c964998baa8d

17. Lykins J, Wang K, Wheeler K, et al. Understanding Toxoplasmosis in the United States Through "Large Data" Analyses. *Clin Infect Dis.* 2016;63(4):468-475. doi:10.1093/cid/ciw356

18. Dubey JP, Lago EG, Gennari SM, Su C, Jones JL. Toxoplasmosis in humans and animals in Brazil: high prevalence, high burden of disease, and epidemiology. *Parasitology.* 2012;139(11):1375-1424. doi:10.1017/S003118201200076

19. Bertier G, Hetu M, Joly Y. Unsolved challenges of clinical whole-exome sequencing: a systematic literature review of end-users' views. BMC medical genomics. 2016;9(1):52.

20. Li AS, MacKay D, Chen H, Rajagopal R, Apte RS. Challenges to Routine Genetic Testing for Inherited Retinal Dystrophies. Ophthalmology. 2019;126(10):1466-8.

21. Stone EM, Aldave AJ, Drack AV, Maccumber MW, Sheffield VC, Traboulsi E, et al. Recommendations for genetic testing of inherited eye diseases: report of the American Academy of Ophthalmology task force on genetic testing. Ophthalmology. 2012;119(11):2408-10.

22. Wang L, Zhang J, Chen N, Wang L, Zhang F, Ma Z, et al. Application of Whole Exome and Targeted Panel Sequencing in the Clinical Molecular Diagnosis of 319 Chinese Families with Inherited Retinal Dystrophy and Comparison Study. Genes. 2018;9(7).

23. Wiggs JL, Pierce EA. Genetic testing for inherited eye disease: who benefits? JAMA ophthalmology. 2013;131(10):1265-6.

24. Wong WL, Su X, Li X, Cheung CMG, Klein R, Cheng C et al. Global prevalence of age-related macular degeneration and disease burden projection for 2020 and 2040 : a systematic review and meta-analysis. Lancet Glob Health 2014; 2: 106-16. Available from: http://dx.doi.org/10.1016/S2214-109X(13)70145-1

25. Iii FLF, Wilkinson CP, Bird A, Chakravarthy U. Clinical classification of age-related macular degeneration. Ophthalmology 2013; 120(4): 844–51. Available from: http://dx.doi.org/10.1016/j.ophtha.2012.10.036

26. Kanski, Jack J. Oftalmologia clínica: uma abordagem sistemática. 7. ed. Rio de Janeiro: Elsevier, 2012.P. 611-629.

27. Fan BJ, Bailey JC, Jr RPI, Kang JH, Boumenna T, Brilliant MH, et al. Association of a primary open-angle glaucoma genetic risk score with earlier age at diagnosis. JAMA Ophthalmolol 2019; Published online August 22, 2019

28. Nierg M. Veja bem...CBO em revista. Glaucoma: como prevenir e tratar. 2019. Available from: https://www.cbo.net.br/novo/publicacoes/revista_vejabem_19.pdf

29. Ph D, Weinreb RN. Management of advanced glaucoma: characterization and monitoring. Surv Ophthalmol 2016; 61(5): 597-615. Available from: http://dx.doi.org/10.1016/j.survophthal.2016.03.006

30. Dias M, Gomi ES. Sensitivity and specificity of machine learning classifiers and spectral domain OCT for the diagnosis of glaucoma. Arq Bras Oftalmol 2013; 76(3):170-4.

31. Lee CM, Afshari NA. The global state of cataract blindness. Curr Opin Ophthalmol 2017;28(1):98–103.

32. Ramke J, Zwi AB, Lee AC, Blignault I, Gilbert CE. Inequality in cataract blindness and services : moving beyond unidimensional analyses of social position. Br J Ophthalmol 2017; 101 (4): 395-400.

33. Sheeladevi S, Lawrenson JG, Fielder AR, Suttle CM. Global prevalence of childhood cataract : a systematic review. Eye (Lond) 2016; 2016; 30(9):1160–9. Available from: http://dx.doi.org/10.1038/eye.2016.156

34. Duret A, Humphries R, Ramanujam S, Naudé W, Allen LE, Allen LE. The infrared re fl ex : a potential new method for congenital cataract screening. Eye (Lond) 2019. Publishe 02 July, 2019. Available from: http://dx.doi.org/10.1038/s41433-019-0509-9

35. Webber AL. The functional impact of amblyopia. *Clin Exp Optom*. 2018;101(4):443-450.

36. Prieto-Diaz J, Dias CS. Estrabismo. 4. ed. São Paulo: Santos, 2002.

37. Wallace DK, Repka MX, Lee KA, Melia M, Christiansen SP, Morse CL, et al. American Academy of Pediatric Ophthalmology/Strabismus Preferred Practice Pattern Pediatric Ophthalmology Panel. Amblyopia Preferred Practice Pattern. *Ophthalmology*. 2018;125(1):105-42.

38. Zhao W, Jia WL, Chen G, Luo Y, Lin B, He Q, et al. A complete investigation of monocular and binocular functions in clinically treated amblyopia. *Sci Rep*. 2017;7(1):10682.

39. Stewart CE, Fielder AR, Stephens DA, Moseley MJ. Design of the Monitored Occlusion Treatment of Amblyopia Study (MOTAS). *Br J Ophthalmol*. 2002;86(8):915-919.

40. Diabetes Control and Complications Trial/Epidemiology of Diabetes Interventions and Complications Research Group.Effect of intensive therapy on the microvascular complications of type 1 diabetes mellitus. JAMA 2002;287:2563-9

41. Cheung N, Mitchell P, Wong TY. Diabetic retinopathy. Lancet. 2010;376(9735):124–36.

42. Bertelsen G, Peto T, Lindekleiv H, Schirmer H, Solbu MD, Toft I, et al. Tromso eye study: prevalence and risk factors of diabetic retinopathy. Acta Ophthalmol. 2013;91(8):716–21.

43. Diabetes Control and Complications Trial Research Group. The effect of intensive treatment of diabetes on development and progression of long-term complications in insulin dependent diabetes mellitus. New Engl J Med. 1993;329:977–986.

44. Kollias AN, Ulbig MW. Diabetic retinopathy: Early diagnosis and effective treatment. Dtsch Arztebl Int. 2010;107(5):75–84.

45. Early Treatment Diabetic Retinopathy Study Research Group. Early treatment diabetic retinopathy study. Ophthalmology. 1991;98(5):739–840.

46. Mancia G, Fagard R, Narkiewicz K, Redon J, Zanchetti A, Bohm M et al. ESH/ESC Guidelines for the management of arterial hypertension: the Task Force for the management of arterial hypertension of the European Society of Hypertension (ESH) and of the European Society of Cardiology (ESC). J Hypertens. 2013; 31: 1281–1357.

47. Tien YW, Rachel M. Hypertensive retinopathy signs as risk indicators of cardiovascular morbidity and mortality. British Medical Bulletin. 2005; 73-74(1): 57–70.

48. Strachan MW, McKnight JA. Improvement in hypertensive retinopathy after treatment of hypertension. N Engl J Med. 2005; 352:17.

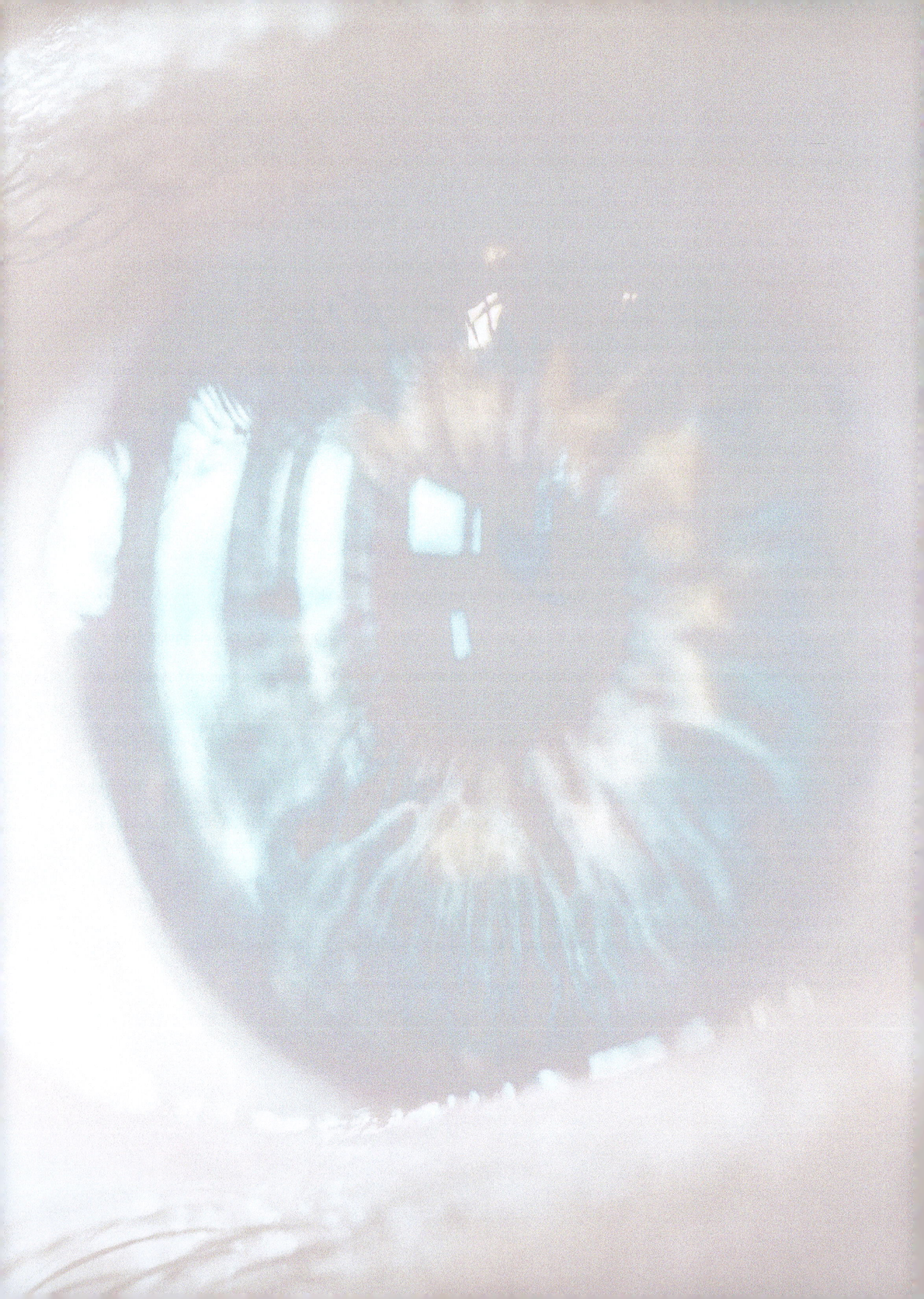

# Reabilitação de Pessoas com Deficiência Visual

Maria Aparecida Onuki Haddad

Marcos Wilson Sampaio

## INTRODUÇÃO

### Conceitos

De acordo com a Lei Brasileira de Inclusão da Pessoa com Deficiência, Lei 13.146/2015 de 06/07/2015, a pessoa com deficiência é aquela que tem impedimento de longo prazo de natureza física, mental, intelectual ou sensorial, o qual, em interação com uma ou mais barreiras, pode obstruir sua participação plena e efetiva na sociedade em igualdade de condições com as demais pessoas.[1]

Segundo o Relatório Mundial sobre a Deficiência, desenvolvido pela Organização Mundial da Saúde (OMS) e pelo Banco Mundial (2011), as condições de deficiência podem não ser compreendidas por um modelo de forma exclusiva, médico ou social. Dessa forma, o emprego equilibrado de ambos os modelos deve ser considerado (modelo biológico-psíquico-social). A deficiência, ao ser definida como uma interação de diversos fatores, não pode ser considerada como um atributo do indivíduo[2]

De acordo com a 10ª revisão atualizada da Classificação Estatística Internacional das Doenças e Problemas relacionados à Saúde (CID-10), os valores de acuidade visual apresentada no melhor olho são empregados para a categorização da perda visual (Tabela 25.1). Se o campo visual

**Tabela 25.1.** Categorias de deficiência visual segundo a 10ª Revisão da Classificação Internacional de Doenças e Problemas Relacionados à Saúde.

| Categorias | Acuidade visual apresentada menor que | Acuidade visual apresentada igual ou maior que |
|---|---|---|
| Deficiência visual leve ou ausência de deficiência visual 0 | | 6/18<br>3/10 (0.3)<br>20/70 |
| Deficiência visual moderada 1 | 6/18<br>3.2/10 (0.3)<br>20/70 | 6/60<br>1/10 (0.1)<br>20/200 |
| Deficiência visual grave 2 | 6/60<br>1/10 (0.1)<br>20/200 | 3/60<br>1/20 (0.05)<br>20/400 |
| Cegueira 3 | 3/60<br>1/20 (0.05)<br>20/400 | 1/60*<br>1/50 (0.02)<br>5/300 (20/1200) |
| Cegueira 4 | 1/60*<br>1/50 (0.02)<br>5/300 (20/1200) | Percepção de luz |
| Cegueira 5 | Sem Percepção de luz | |
| 9 | Indeterminado ou não especificado | |

\* Conta dedos a 1 metro

for menor do que 10° de raio ao redor do ponto central de fixação no melhor olho, a pessoa será classificada como cega (categoria 3). O termo baixa visão, empregado na revisão anterior da CID-10, deve ser substituído por deficiência visual moderada e grave.[3]

A versão da 11ª Revisão da Classificação Estatística Internacional das Doenças e Problemas relacionados à Saúde (CID-11) foi apresentada, em junho de 2018, para que Estados Membros da Organização das Nações Unidas (ONU) possam organizar sua implementação. Os Estados Membros da ONU programarão seu emprego a partir de 01 de Janeiro de 2022.[4]

## Dados globais

Apesar do avanço tecnológico, a deficiência visual acomete importante parcela da população mundial e em todas as faixas de idade. Bourne et al (2017) observaram, com base em dados mundiais no ano de 2015, que:

- 188 milhões de pessoas apresentavam quadro de deficiência visual leve;

- 253 milhões de pessoas apresentavam quadro de deficiência visual (população composta por 217 milhões de pessoas com deficiência visual de moderada a grave e 36 milhões com cegueira);

- 1,09 bilhões de pessoas com 35 anos de idade ou mais e 666,7 milhões de pessoas com 50 anos de idade ou mais apresentavam presbiopia não corrigida.

- A prevalência da deficiência visual na população mundial diminuiu de 4,58%, no ano de 1990, para 3,38% no ano de 2015;

- 55% da população mundial com deficiência visual é composto pelo sexo feminino;

- 89% das pessoas com deficiência visual encontra-se nas regiões mundiais com menor desenvolvimento social e econômico;

- 75% dos casos de deficiência visual são evitáveis (por prevenção ou tratamento).[5]

Fricke et al (2018) estimaram que cerca de 826 milhões de pessoas apresentam quadro de deficiência visual para curtas distâncias por não terem acesso a correção óptica para suas dificuldades acomodativas.[6]

As causas da deficiência visual, tanto na população infantil quanto na população adulta, são variáveis, de acordo com o desenvolvimento social e econômico de diferentes regiões mundiais. As principais causas mundiais de cegueira são: catarata não operada (34,47%), erros refrativos não corrigidos (20,62%), glaucoma (8,30%),

DMRI (5,64%), opacidades de córnea (3,46%), retinopatia diabética (1,07%) tracoma (0,98%) e outros (25,46%). As principais causas mundiais de deficiência visual moderada e grave são: erros refrativos não corrigidos (53,72%), catarata não operada (24,05%), DMRI (4%), glaucoma (1,91%), opacidades de córnea (1,29%), retinopatia diabética (1,25%), tracoma (0,63%) e outros (13,16%).[7]

No Brasil, de acordo com o Censo 2010, entre as deficiências graves, a visual foi a que mais incidiu sobre a população: 3,5% das pessoas declararam possuir grande dificuldade ou nenhuma capacidade de enxergar.[8]

De acordo com a Agência Internacional de Prevenção à Cegueira (2017), a faixa de idade de 0 a 19 anos, responde por 3,35% dos casos de deficiência visual observados globalmente.[7] Estima-se, mundialmente, uma população de 19 milhões de crianças, abaixo de 15 anos de idade, com deficiência visual. Desses casos, 12 milhões são decorrentes de ametropias não corrigidas e 1,4 milhões apresentam quadros de cegueira irreversível.[3]

Nos países em desenvolvimento, a deficiência visual na infância ocorre, principalmente, em decorrência de fatores nutricionais, infecciosos e falta de tecnologia apropriada. Nos países com renda per capita intermediária, as causas são variadas e observa-se a retinopatia da prematuridade como causa emergente de cegueira, com maior prevalência nos países da América Latina e leste europeu. Doenças degenerativas retinianas, doenças do sistema nervoso central e anomalias congênitas são observadas nos países desenvolvidos.[9]

### Dados dos autores

Haddad et al (2007) observaram as seguintes causas de deficiência visual em uma população infantil com deficiência visual, sem outras deficiências associadas, atendida no Serviço de Reabilitação Visual/Visão Subnormal da Clínica Oftalmológica do Hospital das Clínicas e na Laramara – Associação Brasileira de Assistência à Pessoa com Deficiência Visual: retinocoroidite macular bilateral por toxoplasmose congênita (20,7%), distrofias retinianas (12,2%), retinopatia da prematuridade (11,8%), malformação ocular (11,6%), glaucoma congênito (10,8%), atrofia óptica (9,7%) e catarata congênita (7,1%).[10]

A deficiência múltipla, presença de duas ou mais deficiências no mesmo indivíduo, tem importância crescente na população infantil com deficiência visual e é mais prevalente nos países em desenvolvimento.[11]

As afecções associadas podem ser: motoras, sensoriais, cognitivas, emocionais, distúrbios de comportamento, dificuldades de comunicação, problemas neurológicos e doenças crônicas que afetam o desenvolvimento, a educação e a vida independente.

As causas da deficiência visual associada a outros comprometimentos podem ser:

1. pré-natais: infecções (por exemplo, rubéola, herpes, sífilis, toxoplasmose); causas genéticas; traumas e exposição a agentes externos (por exemplo, drogas e radiação);

2. perinatais: condições de anóxia neonatal, prematuridade

3. pós-natais: traumatismos crânio-encefálicos, infecções (meningites, encefalites)[12]

Haddad et al. (2007) observaram como principais causas de deficiência visual numa população com deficiência múltipla: atrofia óptica (37,7%), deficiência visual cortical (19,7%) retinocoroidite macular por toxoplasmose (8,6%), retinopatia da prematuridade (7,6%), malformações oculares (6,8%), catarata congênita (6,1%) e doenças degenerativas da retina e mácula (4,8%).[10]

Nos próximos anos, se ações de prevenção não forem desenvolvidas, estima-se aumento da população com deficiência visual secundária:

- ao aumento da expectativa de vida e doenças crônicas e degenerativas subsequentes;

- ao desenvolvimento da terapêutica que evitam a perda total da visão, mas que levam, consequentemente a quadros de deficiência visual moderada e grave.;

- ao aumento dos casos de obesidade, diabetes e hipertensão arterial;

- ao aumento da sobrevivência de crianças nascidas prematuras e que apresentam deficiências múltiplas.[13]

## REABILITAÇÃO VISUAL E O PAPEL DO OFTALMOLOGISTA

Reabilitação pode ser definida como "um conjunto de medidas que ajudam pessoas com deficiências ou prestes a adquirir deficiências a ter e manter uma funcionalidade ideal na interação com seu ambiente".[3] Essas ações podem contemplar: a prevenção da perda funcional; a redução do ritmo de perda funcional; a melhora ou recuperação da função; a compensação da função perdida; a manutenção da função atual.[2]

O oftalmologista é o agente catalisador do processo de reabilitação visual. A atenção oftalmológica à baixa visão permite o direcionamento de ações, desde o esclarecimento ao indivíduo com deficiência visual e à família, indicação de terapias pertinentes, indicação e adaptação de tecnologia assistiva até a referência a profissionais de outras áreas para subsídio no trabalho de habilitação ou reabilitação visual. A atuação oftalmológica é parte de um trabalho conjunto, interdisciplinar, cuja meta é a promoção da funcionalidade, da qualidade de vida e da inclusão social do indivíduo com a deficiência visual. Além da atenção oftalmológica, o trabalho interdisciplinar contempla a intervenção precoce para apoio ao desenvolvimento global da criança com deficiência visual, o apoio à inclusão escolar, o apoio à inclusão no trabalho, o apoio da assistência social, o apoio psicológico, a orientação para maior funcionalidade nas atividades de vida diária e o treinamento em orientação e mobilidade.[14,15,16,17]

## OBJETIVOS DA AVALIAÇÃO OFTALMOLÓGICA NA DEFICIÊNCIA VISUAL

- avaliar a necessidade de terapias clínicas/cirúrgicas pertinentes ou complementares para colaborar com a manutenção do quadro visual ou sua melhora;

- avaliar funções visuais e, por meio da correlação clínico-funcional, compreender o padrão visual do paciente, assim como suas incapacidades e potencialidades;

- por meio do exame refracional do paciente, realizar a indicação da correção óptica adequada, a qual irá interferir na indicação de auxílios ópticos especiais;

- indicar auxílios pertinentes, de acordo com o quadro ocular e funcional do paciente;

- indicar intervenções especializadas e estratégias para a habilitação/reabilitação do paciente, de acordo com suas habilidades e potencialidades.

## EXAMES ESSENCIAIS

Nesse processo são importantes dados referentes:

- acuidade visual – deve ser pesquisada para longe e para perto. Permite reconhecer a ampliação da imagem retiniana necessária para realização de uma atividade;

- sensibilidade aos contrastes – a diminuição da sensibilidade aos contrastes pode sugerir a modificação da potência de recursos de ampliação da imagem, estratégias para aumento do contraste da imagem e adequação da condição de iluminação do ambiente;

- campo visual – a presença de comprometimento grave de campo visual ou a existência de defeitos, com posição e densidade variáveis, dificultam a adaptação de auxílios especiais e interferem na orientação e mobilidade no ambiente;

- visão de cores. Sua pesquisa é importante para o diagnóstico de defeitos congênitos ou adquiridos da visão de cores e para o reconhecimento de dificuldades funcionais;

- Ofuscamento ou glare – Sugere a necessidade de controle da iluminação para obtenção da maior resolução visual.

## Verificar as necessidades do paciente

Esta etapa é fundamental, pois influencia a conduta a ser tomada pelo médico. Assim os seguintes fatores devem ser avaliados:

- perfil individual: idade, nível de instrução, vida profissional e estilo de vida;

- histórico clínico, histórico da deficiência visual e de atendimentos prévios na área de reabilitação: permite alinhar com o paciente suas metas no processo de reabilitação;

- atividades que requerem melhora do desempenho - Auxílios especiais específicos podem ser indicados para diferentes situações e tarefas.

## Prescrição de auxílios e recursos especiais para pessoas com deficiência visual (tecnologia assistiva)

A perda parcial bilateral irreversível da visão, de acordo com o grau de gravidade, levará à restrição na realização de atividades e da participação de um indivíduo em seu meio e consequente quadro de incapacidade. A maior funcionalidade poderá ser obtida por meio da adequação das condições ambientais, da adaptação de materiais e da melhora da qualidade da imagem retiniana. O oftalmologista, na sua prática diária, poderá realizar a indicação, a adaptação e a prescrição de auxílios especiais para a maior resolução visual. [14,15,16,17,18]

Os auxílios especiais utilizados podem ser:

- ópticos, que utilizam uma lente ou um sistema óptico posicionado entre o observador e o objeto a ser observado. De acordo com suas características ópticas proporcionam: filtração seletiva do espectro visível da luz (lentes filtrantes - Figura 25.1); ampliação para perto: óculos com lentes convexas de alto valor dióptrico (Figura 25.2), lupas manuais (Figura 25.3), lupas de

apoio (Figura 25.4) e sistemas telemicroscópicos; para longe: sistemas telescópicos (Figura 25.5); condensação ou reposicionamento da imagem retiniana (prismas e espelhos);

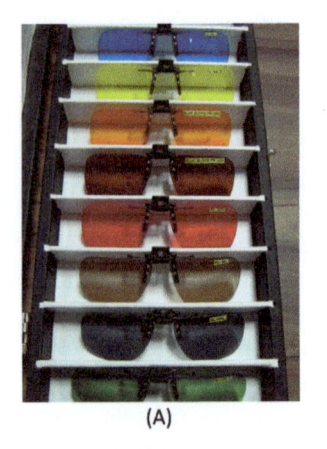 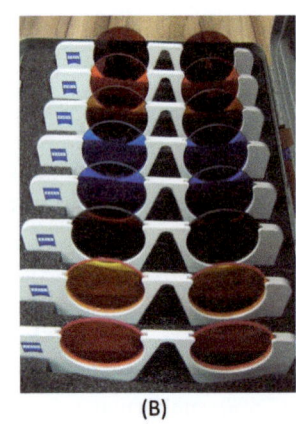

(A)                              (B)

**Figura 25.1.** Lentes filtrantes para teste nos casos de glare. (A) lentes Segment® (B) Lentes Zeiss®

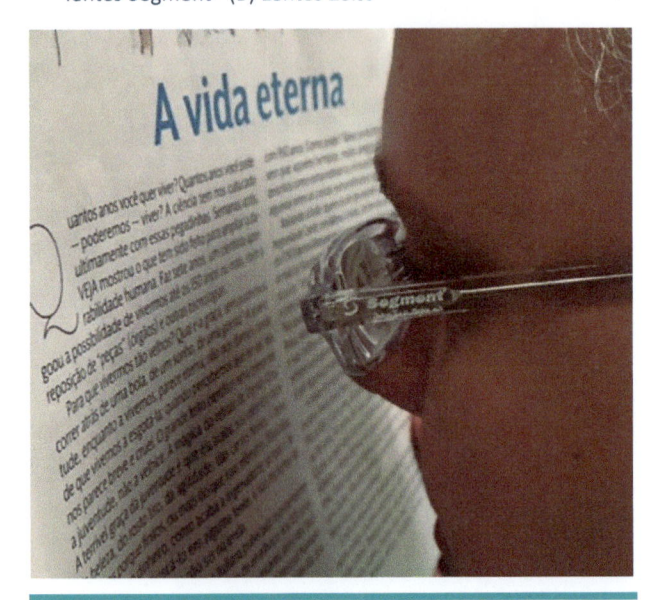

**Figura 25.2.** Uso de óculos para leitura. Observar a menor distância focal dos mesmos.

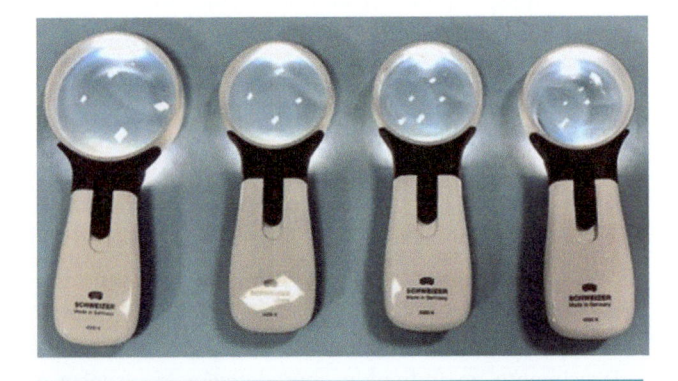

**Figura 25.3.** Exemplos de lupas manuais com iluminação.

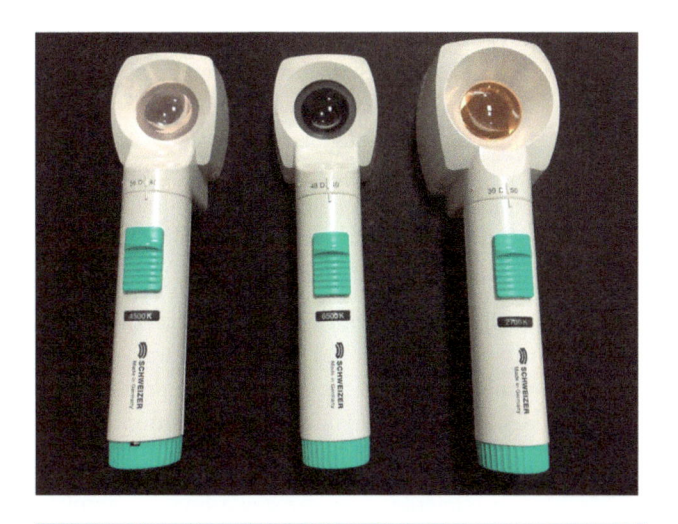

**Figura 25.4.** Exemplos de lupas de apoio com iluminação.

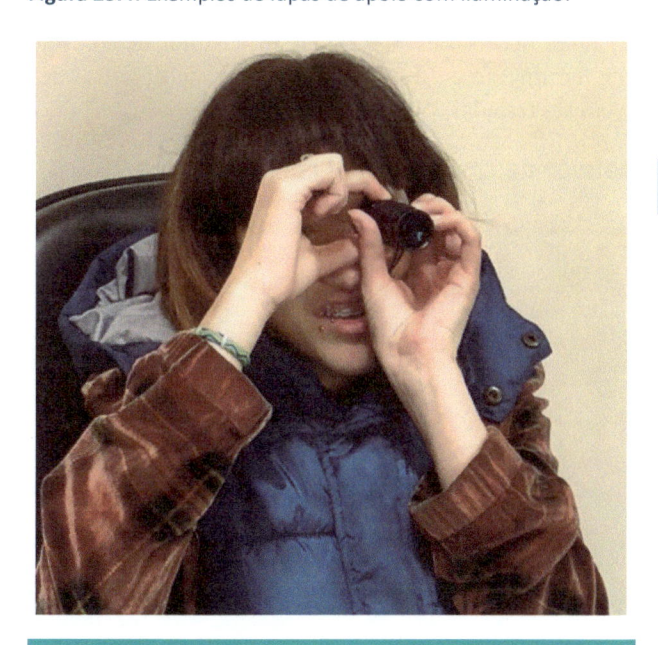

**Figura 25.5.** Paciente com baixa visão realiza ajuste de foco de sistema telescópico manual para ampliação da imagem de objeto posicionado a longa distância.

- não ópticos, que modificam as características ambientais e/ou o material a ser observado por meio não óptico; (auxílios para postura e posicionamento, aumento linear dos objetos, aumento do contraste, controle da iluminação);

- eletrônicos e de informática, em constante evolução e vão desde auxílios de ampliação eletrônica da imagem, recursos de informática (programas especiais, displays braile, teclados ampliados), smartphones, aplicativos e equipamentos autônomos para reconhecimento de textos, pessoas e objetos. (Figura 25.6 e 25.7)

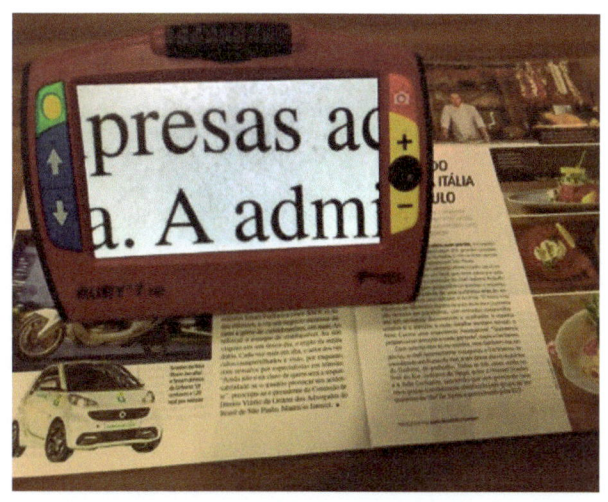

**Figura 25.6.** Sistema de ampliação eletrônica portátil

A adaptação de auxílios especiais não é empírica e aleatória: todo um protocolo deve ser seguido para que exista efetividade no uso do recurso indicado.[14,15,17,18]

## QUADROS CLÍNICOS E CONDUTAS

Faye (1984) define, de forma didática, padrões funcionais gerais de resposta visual, de acordo com a interação da doença ocular de base e seu impacto nas funções visuais.[16] Essa classificação permite a definição de condutas oftalmológicas quanto à indicação de auxílios especiais, orientações e encaminhamentos necessários. Os modelos propostos não são exclusivos e sobreposições de quadros poderão ocorrer de forma a comprometer, ainda mais, a funcionalidade do indivíduo.

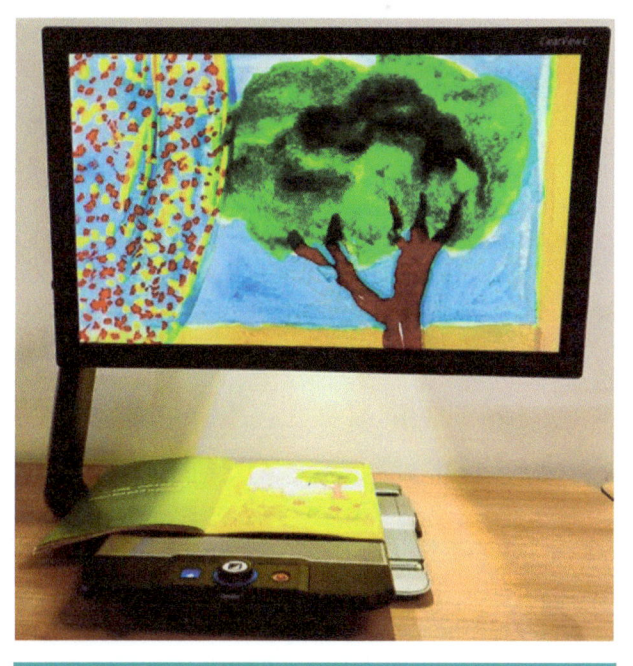

**Figura 25.7.** Sistema de ampliação eletrônica da imagem.

## Diminuição da transparência dos meios ópticos do globo ocular (sem alterações de campo visual) (Figura 25.8 A)

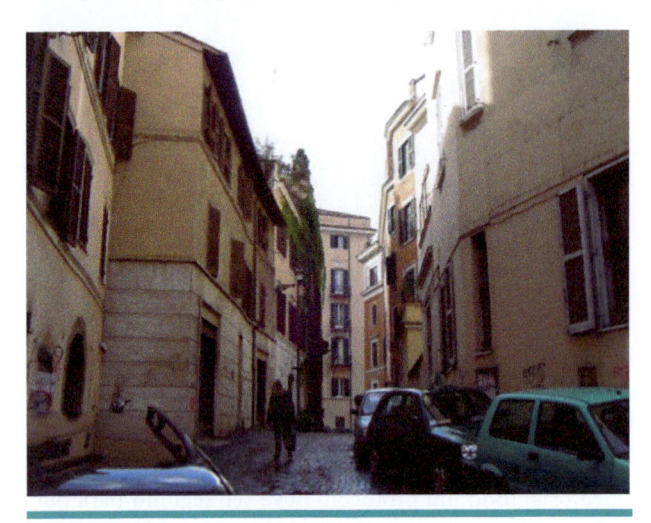

**Figura 25.8.** (A) Padrões visuais visão normal

Redução na transparência dos meios ópticos do globo ocular irá modificar a entrada da informação visual que deve atingir a retina. Na transparência reduzida dos meios ópticos, a maior dispersão dos raios de luz irá provocar o glare de desconforto e incapacitante (com redução da acuidade visual e da sensibilidade ao contraste).

Principais causas: cataratas, opacidades vítreas, lesões, irregularidades e opacidades corneais, irregularidades no filme lacrimal.

### *Alterações funcionais:*

- acuidade visual reduzida;
- presença de glare (de desconforto e incapacitante) importante;
- redução da sensibilidade ao contraste;
- dificuldade para atividades em ambientes internos e externos com luz solar incidente. De acordo com as condições de iluminação do ambiente, poderá haver flutuação das respostas visuais.

### *Auxílios possíveis:*

- correção óptica adequada (a falta da correção de ametropias existentes pode levar a maior borramento da imagem);
- controle da iluminação (melhora da iluminação direcionada ao material e não incidente aos olhos do paciente, emprego de lâmpadas com maior componente de luz amarela e menor de

luz azul, escolha de fontes de iluminação direcionais, uso de chapéus para diminuir a luz solar incidente aos olhos em ambientes externos, tiposcópios para reduzir a reflexão de luz em páginas de livros, óculos com lentes filtrantes indicadas para o quadro ocular, emprego de polaridade reversa se houver indicação de auxílios de ampliação eletrônica) e

- melhora do contraste por meio de auxílios ópticos (lentes filtrantes específicas para o quadro visual) e não ópticos (em materiais de leitura, de escrita, para atividades de vida autônoma).

A ampliação óptica da imagem com baixa resolução pode não ser eficiente, uma vez que a imagem ampliada não será nítida e o aumento da imagem leva ao menor contraste resultante. Pequenas ampliações ópticas, quando necessárias, associadas aos auxílios de controle de iluminação e de aumento do contraste descritos devem ser testadas. [14,15,16,17,18]

## Defeito de campo visual central (Figura 25.8 B)

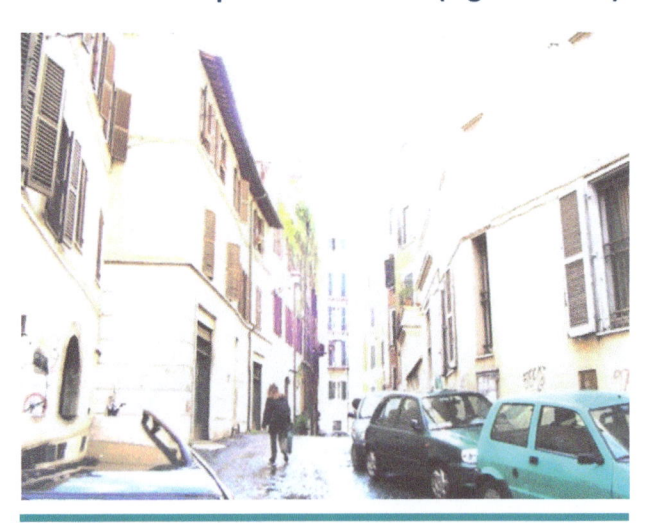

**Figura 25.8.** (B) Diminuição difusa da resolução visual,

As lesões estão localizadas em uma área de 30 graus centrais da retina, correspondente às áreas perimacular, macular e foveal (com maior concentração de cones). O quadro será variável, de acordo com a localização da lesão retiniana, a presença de lesões paracentrais, a profundidade e extensão da lesão retiniana;

Principais causas: degeneração macular relacionada à idade, retinocoroidites maculares, distrofias de cones, doença de Stargardt e lesões das vias ópticas.

### *Alterações funcionais.*

- variam de acordo com a extensão e intensidade do envolvimento macular, desde leve distorção da imagem até um escotoma central denso;

- a acuidade visual pode se apresentar com uma leve redução até valores menores que 20/400, de acordo com a gravidade da lesão;

- defeitos da visão de cores e redução na sensibilidade são observados;

- dificuldade para reconhecimento de faces /e expressões faciais e leitura ineficiente;

- quadros insidiosos de acometimento visual permitem maiores ajustes funcionais compensatórios, por parte do paciente, do que quadros agudos;

- pacientes podem relatar o uso de campo visual periférico por meio do posicionamento de olhos e da cabeça;

### Auxílios possíveis.

- uso da correção óptica e da adição necessária;

- uso de auxílios para ampliação da imagem retiniana (uso da retina periférica e da região perimacular intactas);

- aumento do contraste e adequação das condições ambientais de iluminação;

- o paciente aprende a utilizar a retina com maior sensibilidade e amplitude de campo por meio de adequações da posição do olhar e/ ou da cabeça;

- a presença de escotomas paracentrais à direita do campo de fixação dificultará a dinâmica de leitura e a adaptação de auxílios ópticos;

- o emprego de sistemas telescópicos com diâmetro reduzido da ocular pode não se efetivo na presença de escotomas centrais densos;

- alguns pacientes, com escotomas centrais extensos, podem ter benefício com o emprego de prismas para relocação da imagem para áreas perimaculares com maior sensibilidade (prisma com base voltada à área retiniana para a qual a imagem deverá ser desviada). [1415,16,17,18,19]

### Defeitos de campo visual periférico (Figura —— 25.8 C)

O campo visual periférico, com maior quantidade de bastonetes, é responsável pela adaptação a condições de baixa luminosidade e pela percepção do movimento. Comprometimento dessa área do campo visual levará a diminuição da visibilidade noturna e da localização de estímulos no ambiente.

Principais causas: casos avançados de glaucoma, retinose pigmentar; descolamentos de retina, retinopatia diabética proliferativa, casos de retina fotocoagulada, doenças vaculares oclusivas e doenças neurológicas.

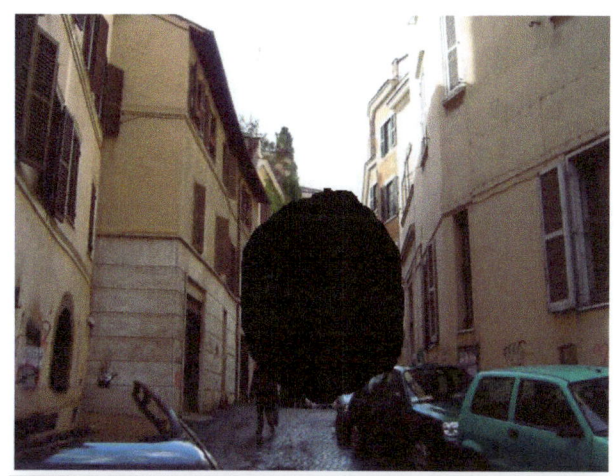

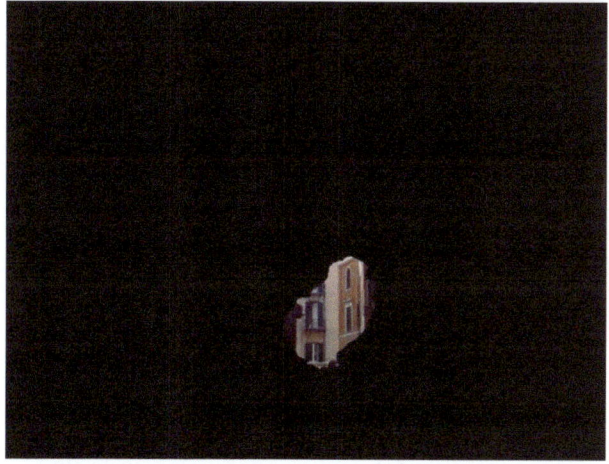

**Figura 25.8.** (C) Alteração de campo visual central, (D) contração do campo visual

### Alterações funcionais.

- dificuldade de reconhecimento e de orientação no ambiente;

- dificuldade para localização de objetos;

- diminuição da resposta visual sob condições de baixa luminosidade e redução da sensibilidade ao contraste;

- os defeitos de campo visual periférico podem ser classificados em duas categorias: defeitos setoriais ou hemianopsias e contração generalizada do campo visual (como no glaucoma avançado);

- nos casos de hemianopsias há posicionamento funcional da cabeça para localização de

- estímulos no campo visual viável e rastreamento, o que pode ser cansativo para o paciente;

- nos casos em que a contração do campo ocorre de forma paulatina, o indivíduo desenvolverá mecanismos inconscientes de compensação para varredura do ambiente, por meio de movimentos dos olhos e da cabeça, e a percepção da perda visual ocorrerá somente quando esta estiver avançada (o indivíduo poderá ter funcionalidade adequada, se houver boa acuidade visual, o que poderá levar a diagnósticos tardios da doença ocular);

- há redução da visão em ambientes com menor iluminação e se o campo visual apresentar extensão abaixo de 10 graus, a cegueira noturna estará presente com grande prejuízo na funcionalidade do indivíduo;

- estímulos visuais com maiores dimensões não entrarão no campo visual remanescente e rastreamento ou varredura com os olhos e cabeça devem ser realizados para a observação dos mesmos.

### Auxílios possíveis.

- Uso da correção óptica para melhora da acuidade visual (maior resolução do campo visual central remanescente);

- recursos para condensação e reposicionamento da imagem (para aumento da informação visual dentro do campo visual viável);

- melhora das condições de iluminação do ambiente e aumento do contraste;

- a ampliação da imagem retiniana fica restrita a recursos de pequeno poder de ampliação quando há necessidade de melhora da acuidade visual para realização de tarefas;

- quando o campo visual for menor do que 10 graus no maior meridiano e a acuidade visual menor do que 20/60, a ampliação da imagem retiniana não terá bons resultados (a imagem ampliada terá extensão maior do que o campo remanescente);

- o uso de sistemas telescópicos é raro, uma vez que há dificuldade de alinhamento do campo visual reduzido com a pupila de saída do sistema de ampliação;

- há maior aceitação de pequenas ampliações por meio do emprego de lupas manuais e de apoio (principalmente as lupas plano-convexas);

- os auxílios de vídeo-ampliação trarão resultados mais significativos por permitirem maior ampliação associada a distâncias maiores de trabalho (há facilidade para realizar a varredura da informação ampliada na tela), pelo maior controle do contraste, pela possibilidade do contraste reverso (nos casos de glare);

- os auxílios de informática poderão fornecer a ampliação da imagem no monitor e também a informação sonora para maior velocidade de trabalho;

- nos casos de contração generalizada do campo visual, sistemas telescópicos reversos, lentes negativas (auxílios de condensação da imagem) e prismas de Fresnel dispostos circularmente nas lentes dos óculos com a base posicionada para a periferia (relocação da imagem para diminuir os movimentos oculares de rastreamento necessários para obtenção da informação do campo visual periférico ao campo visual central remanescente) podem ser empregados.

- auxílios de condensação da imagem reduzem a resolução da mesma (minificação) e podem não ser efetivos;

- apesar da resposta visual presente, o paciente deve ser encaminhado para profissionais da área de orientação e mobilidade e, em muitos casos, o uso da bengala é necessário para garantir sua autonomia e independência, uma vez que a orientação espacial e funcionalidade estarão extremamente comprometidos; Figura 25.9

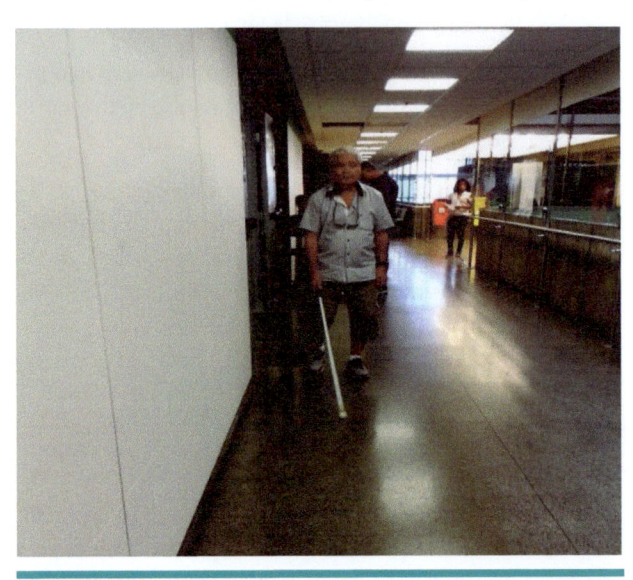

**Figura 25.9.** Paciente com deficiência visual e uso da bengala longa para sua orientação e mobilidade. Foto: Maria Aparecida Onuki Haddad

- nas hemianopsias poderão se indicados espelhos e prismas para que a informação visual do campo lesado seja apresentada ao campo remanescente e o paciente deverá ser orientado quanto a técnicas de rastreamento;

- lentes filtrantes podem ser indicadas se glare estiver presente e se houver necessidade de redução do tempo de adaptação luminosa quando o paciente passa de uma condição de maior iluminação para menor (se o campo remanescente é central, os cones permitem respostas à maior iluminação, mas não possibilitam visibilidade em ambientes escuros);

- lanternas para mobilidade noturna podem ser empregadas.[14,15,16,17,18]

Colenbrander (2008,2010) considera que:

- na deficiência visual moderada (acuidade visual de 20/80 a 20/160) e na deficiência visual grave (de 20/200 a 20/400), os auxílios para ampliação da imagem são os mais indicados;

- na deficiência visual profunda (de 20/500 a 20/1000) a magnificação tem uso restrito a tarefas de curta duração e recursos de substituição (que usam outros sentidos) são introduzidos (como recursos audíveis e o sistema braille) para maior funcionalidade do indivíduo.[19,20]

Na ausência total de percepção visual, a reabilitação envolve, além dos cuidados oftalmológicos pertinentes, o emprego de auxílios táteis e sonoros de substituição da visão (sistema Braille, programas de informática com recursos audíveis, aplicativos em smartphones com recursos audíveis, aparelhos autônomos para leitura e identificação de objetos e cenas), treinamento em orientação e mobilidade (emprego da bengala longa, cão-guia, guia vidente e aparelhos eletrônicos para auxílio à mobilidade). Apoio psicológico e social devem ser considerados, de acordo com a demanda do paciente.

A partir dos dados obtidos na avaliação, os auxílios mais adequados ao paciente são selecionados, apresentados e testados. A orientação para manuseio do auxílio selecionado deve ser realizada e visa o uso funcional e eficaz do instrumento nas diversas atividades, nas várias situações e condições ambientais. Auxílios não ópticos são apresentados e incorporados à rotina do paciente para garantir melhor posicionamento, maior conforto, aumento do contraste e redução do ofuscamento. O paciente deve estar seguro quanto ao emprego dos recursos e certo de que os mesmos trarão benefícios às suas atividades diárias. Ao final do processo o recurso é prescrito e acompanhamentos periódicos são realizados[.3,4]

A adaptação de auxílios para pacientes com baixa visão é um processo dinâmico que envolve a avaliação específica, a indicação, a orientação para uso funcional, a prescrição e o acompanhamento.[14,17,18]

A reabilitação visual é parte dos cuidados contínuos da visão, ao longo da vida de um indivíduo, que englobam a refração e a terapêutica clínica e cirúrgica e que têm como objetivos maximizar a funcionalidade visual e promover o desempenho às atividades diárias para garantir a independência e a qualidade de vida.[18,21]

**Vídeo 25.1 - Reabilitação visual: Entrevista Dra Maria Aparecida O.Haddad**

| Pontos- chave |
|---|
| Cegueira: campo visual for menor do que 10º de raio ao redor do ponto central de fixação no melhor olho ou visão abaixo de 20/400. |
| As principais causas mundiais de cegueira são: catarata não operada, erros refrativos não corrigidos, glaucoma, DMRI, opacidades de córnea, retinopatia diabética e tracoma. |
| Baixa visão corresponde à deficiência visual moderada (AV entre 20/70 e 20/200) e grave (AV entre 20/200 e 20/400) |
| As principais causas mundiais de deficiência visual moderada e grave são: erros refrativos não corrigidos, catarata não operada, DMRI, glaucoma , opacidades de córnea, retinopatia diabética e tracoma |
| Objetivo da reabilitação visual: conservar e promover as habilidades existentes além de ampliar as áreas de interesse |
| Avaliação objetiva inclui: medida da acuidade visual; sensibilidade ao constraste; campimetria visual; visão de cores; pesquisa de ofuscamento. |
| Auxílios especiais podem ser ópticos, não-opticos e eletrônicos |
| Para estabelecimento de condutas os pacientes se classificam em: a) diminuição de transpar6encia de meios; b) déficit de campo visual central; c). déficit de campo visual periférico; d) ausência total de percepção visual |

## REFERÊNCIAS

1. Brasil. Lei nº13.146, de 6 de julho de 2015. http://www.planalto.gov.br/ccivil_03/_Ato2015-2018/2015/Lei/L13146.htm

2. OMS. Relatório mundial sobre a deficiência. Organização Mundial da Saúde. 2011. 334p.

3. WHO. International Classification of Diseases and Related Health Problems 10th revision 2016 (current version) https://icd.who.int/browse10/2016/en. Acessado em 15/11/2018.

4. WHO. International Classification of Diseases and Related Health Problems 11th revision https://icd.who.int. Acessado em 15/11/2018.

5. Bourne RRA, Flaxman SR, Braithwaite T, Cicinelli M V, Das A, Jonas JB, et al. Articles Magnitude, temporal trends, and projections of the global prevalence of blindness and distance and near vision impairment: a systematic review and meta-analysis. Lancet Glob Heal [Internet]. 2017 [cited 2018 Mar 17];5:e888-97. Available from: www.thelancet.com/lancetgh

6. Fricke TR, Tahhan N, Resnikoff S, Papas E, Burnett A, Ho SM, et al. Global Prevalence of Presbyopia and Vision Impairment from Uncorrected Presbyopia Systematic Review, Meta-analysis, and Modelling. Ophthalmology [Internet]. 2018 [cited 2019 Jan 17];125:1492-9. Available from: https://doi.org/10.1016/j.ophtha.2018.04.013

7. International Agency for the Prevention of Blindness. Vision Atlas. http://atlas.iapb.org/global-burden-vision-impairment/gbvi-global-cause-estimates. Acessado em 10 de dezembro de 2018.

8. IBGE Instituto Brasileiro de Geografia e Estatística. Censo demográfico. Disponível em http://www.ibge.gov.br> acesso em: 20.maio. 2012.

9. Gilbert C, Awan H – Blindness in children. BMJ. 2003;327:760-1.

10. Haddad MAO, Sei Mayumi, Sampaio MW, Kara-José N. Causes of visual impairment in children: Study of 3210 cases. J. Pediatr. Ophthalmol. Strabismus. 2007; 44:232-40.

11. World Health Organization - Programme for the Prevention of Blindness - Management of low vision in children - Report of a WHO Consultation. Bangkok : WHO/PBL/93.27; 1992.

12. Akhil P. www.senseintindia.org 2008

13. WHO. International standards for vision rehabilitation: report of the international consensus conference [Internet]. 2017 [cited 2018 Mar 24]. Available from: www.fgeditore.it

14. Sampaio MW, Haddad MAO, Costa Filho HA, Siaulys MOC. Baixa visão e cegueira. Os caminhos para a reabilitação, a educação e a inclusão. Rio de Janeiro: Cultura Médica Guanabara Koogan; 2010.

15. Haddad MAO, Sampaio MW, Siaulys MOC. Baixa visão na infância. Guia prático de atenção oftalmológica. São Paulo: Laramara, 2011.

16. Faye EE - Clinical Low Vision. 2nd ed. New York: Little, Brown and Company, 1984.

17. Sampaio MW, Haddad MAO. Baixa visão: manual para o oftalmologista. Rio de Janeiro:Guanabara Koogan, 2009

18. Haddad MAO, Sampaio MW, Susanna Jr R. Reabilitação em oftalmologia. Barueri: Editora Manole, 2020

19. Colenbrander A. Measuring Vision and Vision Loss In: Tasman W, Jaeger EA. Duane´s Ophtalmology, chap.51. Philadelphia Lippincott Williams & Wilkins; 2008.

20. Colenbrander A.Assessment of functional vision and its rehabilitation. Acta Ophthalmol. 2010: 88: 163–173

21. Markowitz SN. Principles of modern low vision rehabilitation. Can J Ophthalmol 2006;41:289–312

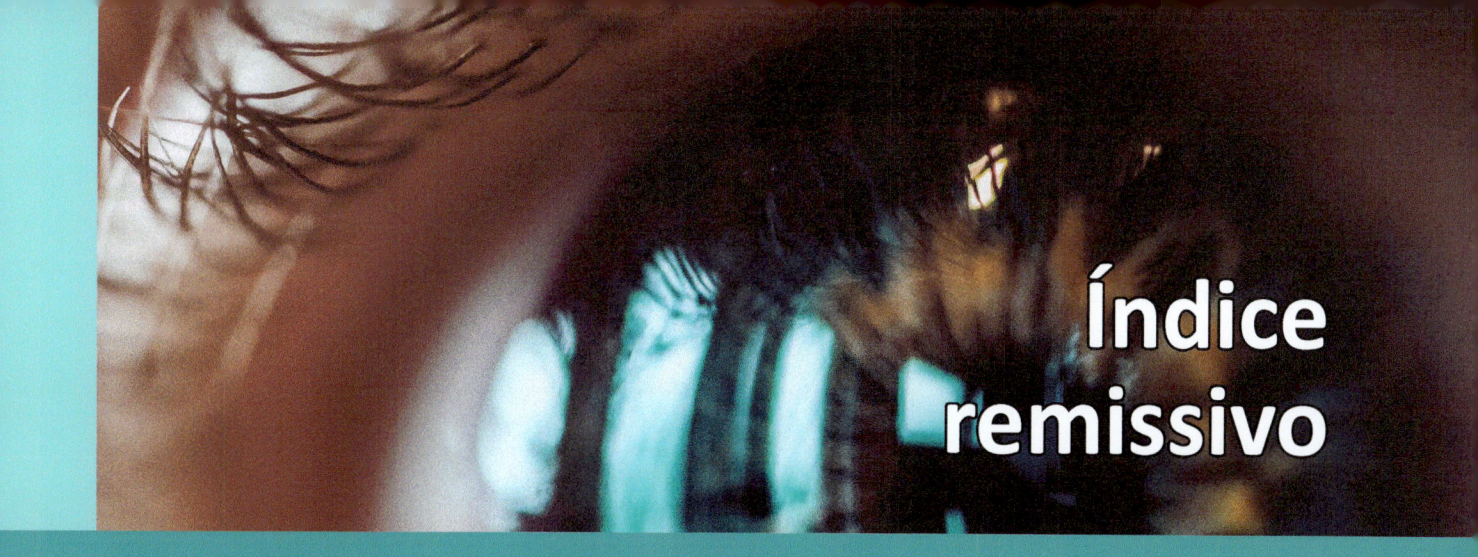

# Índice remissivo

# F

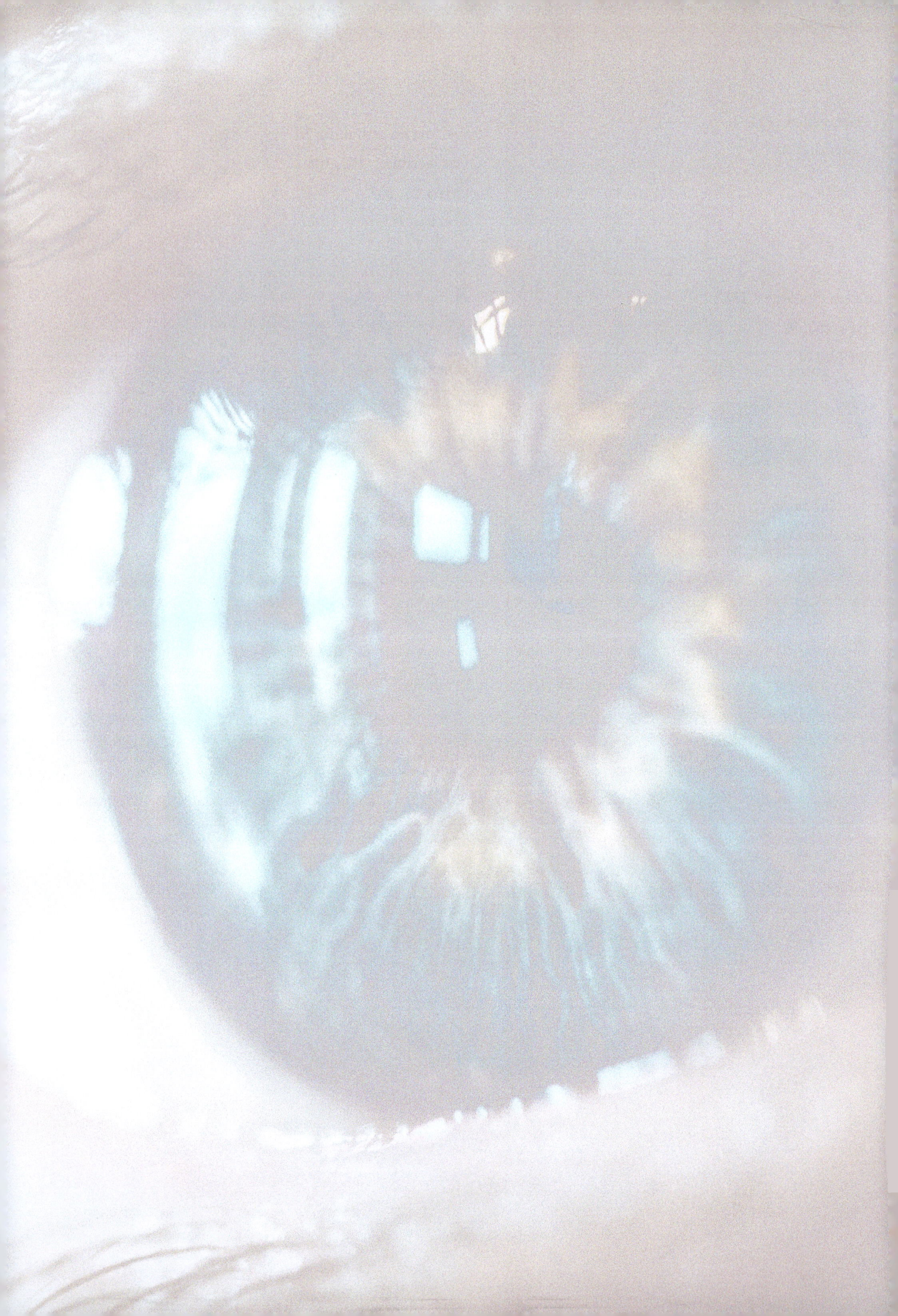